Inhalt

Kapitel	Leiterkrankung
8.3.6	A.-spinalis-anterior-Syndrom
7.1.5	Adult Respiratory Distress Syndrome
16.1.5	Agranulozytose
18.2.4	Akute Blutverluste
6.3	Akutes Koronarsyndrom
9.1.4	Amnesie, akute
16.1.1	Anämie
6.2	Angina pectoris, stabile
9.1.3	Angstzustand, akuter
18.2.1	Aortendissektion
6.9	Arterielle Hypertonie
7.1.4	Aspiration
7.1.2	Atemwegsobstruktion, akute
14.1.4	Bakterielle Infektionen (Übersicht)
8.1.2	Basilaristhrombose
18.2.1	Bauchaortenaneurysma
6.12.4	Bradykardien
15.1.1	Coma diabeticum
6.10	Cor pulmonale, akutes
8.3.7	Critical-Illness-Myopathie/-Neuropathie
9.1.1	Delir
10.1.3	Durchfall
5.2.7	Elektrischer Unfall
6.11	Endokarditis, infektiöse
8.3.3	Enzephalitis
8.2.2	Epidurales Hämatom
8.3.2	Epileptischer Anfall
10.1.2	Erbrechen
9.1.2	Erregungs- und Verwirrtheitszustand, akuter
5.2.4	Ertrinken
18.2.1	Extremitätenarterienverschluss, akuter
10.1.1	Gastrointestinale Blutung, obere
8.3.5	Guillain-Barré-Syndrom
16.1.2	Hämorrhagische Diathese
16.1.4	Heparininduzierte Thrombopenie
15.1.6	Hepatische Porphyrien, akute
6.7.2	Herzinsuffizienz, chronische
6.12.3	Herzrhythmusstörungen, ventrikuläre
8.1.4	Hirnparenchymblutung
5.2.6	Hitzschlag
14.1.5	HIV-Infektion
6.8	Hypertensive Entgleisung
15.1.2	Hypoglykämischer Schock
15.1.8	Hypophysenvorderlappeninsuffizienz
15.1.4	Hypothyreotes Koma
10.1.4	Ileus
7.1.6	Inhalationstrauma
19.2	Intoxikationen
8.3.1	Intrakranieller Druck, erhöhter
8.3.6	Ischämie, spinale
18.2.2	Ischämische Kolitis
5.2.3	Koma
11.1.1	Leberinsuffizienz
11.1.2	Leberinsuffizienz, Komplikationen
11.1.1	Leberkoma

Kapitel	Leiterkrankung
11.1.4	Lebertransplantation
6.7.1	Linksherzinsuffizienz, akute
6.10	Lungenembolie
6.7.1	Lungenödem
9.1.7	Malignes Neuroleptikasyndrom
8.3.3	Meningitis
18.2.2	Mesenterialinfarkt
5.2.2	Multiorganversagen
8.3.4	Myasthenia gravis
6.5	Myokardinfarkt (MINOCA)
6.6	Myokardinfarkt (Non-STEMI)
6.4	Myokardinfarkt (STEMI)
15.1.4	Myxödemkoma
15.1.5	Nebenniereninsuffizienz
12.1	Nierenschädigung, akute
18.2	Operative Notfälle
11.1.5	Pankreatitis, akute
18.2.3	Peritonitis
15.1.7	Phäochromozytom
14.1.7	Pilzinfektionen, systemische
7.1.3	Pneumonie
7.1.7	Pneumothorax
18.2.5	Polytrauma
11.1.3	Prometheus-System
14.1.8	Protozoeninfektionen
12.3	Pulmorenales Syndrom
8.2.4	Querschnittssyndrom
7.1.1	Respiratorische Insuffizienz, akute
12.5	Rhabdomyolyse
8.2.1	Schädel-Hirn-Trauma
8.1.1	Schlaganfall, ischämischer
5.2.1	Schock
14.1.1	Sepsis
8.1.6	Sinusvenenthrombose
7.1.2	Status asthmaticus
13.1.3	Störungen des Ca^{2+}-Haushalts
13.1.2	Störungen des K^{+}-Haushalts
13.1.5	Störungen des Mg^{2+}-Haushalts
13.1.4	Störungen des Phosphathaushalts
13.1.6	Störungen des Säure-Basen-Haushalts
13.1.1	Störungen des Wasser- und Na^{+}-Haushalts
8.1.5	Subarachnoidalblutung
8.2.3	Subduralhämatom
9.1.6	Suizidalität
6.12.2	Tachykardien, supraventrikuläre
12.4	Thrombotische Mikroangiopathie
15.1.3	Thyreotoxische Krise
10.1.2	Übelkeit
5.2.5	Unterkühlung
12.2	Urosepsis
16.1.3	Verbrauchskoagulopathie
18.2.6	Verbrennungen
14.1.6	Viruserkrankungen
9.1.5	Wernicke-Enzephalopathie
8.3.8	Zentrale pontine Myelinolyse

J. Braun · R. Preuss (Hrsg.)

Klinikleitfaden Intensivmedizin

Jörg Braun Roland Preuss (Hrsg.)

Klinikleitfaden Intensivmedizin

10. Auflage

Mit Beiträgen von Dr. med. Martin Bachmann, Hamburg; Prof. Dr. med. Jörg Braun, Großhansdorf; Prof. Dr. med. Wolfgang Eichler, Neustadt; Dr. med. Jonas Klameth, Neustadt; Dr. med. Volkhard Kurowski, Ratzeburg; Dr. med. Martin Lindig, Lübeck; Dr. med. Amitava Majumder, Hamburg; Dr. med. Anne Paschen, Hamburg; Dr. med. Roland Preuss, Ratzeburg; Priv.-Doz. Dr. med. Friedhelm Sayk, Lübeck; Prof. Dr. med. Sebastian M. Schmid, Lübeck; Dr. med. Cord Schneuzer, Hamburg; Dr. med. Karsten Schwarting, Hamburg; Priv.-Doz. Dr. med. Trillenberg, Lübeck; Anja Voß, Neustadt; Prof. Dr. med. Tilman Wetterling, Berlin

ELSEVIER

Elsevier GmbH, Hackerbrücke 6, 80335 München, Deutschland
Wir freuen uns über Ihr Feedback und Ihre Anregungen an books.cs.muc@elsevier.com

ISBN 978-3-437-23766-9 (bereits erschienen unter der ISBN 978-3-437-23764-5)
eISBN 978-3-437-18359-1

Wichtiger Hinweis für den Benutzer
Ärzte/Praktiker und Forscher müssen sich bei der Bewertung und Anwendung aller hier beschriebenen Informationen, Methoden, Wirkstoffe oder Experimente stets auf ihre eigenen Erfahrungen und Kenntnisse verlassen. Bedingt durch den schnellen Wissenszuwachs insbesondere in den medizinischen Wissenschaften sollte eine unabhängige Überprüfung von Diagnosen und Arzneimitteldosierungen erfolgen. Im größtmöglichen Umfang des Gesetzes wird von Elsevier, den Autoren, Redakteuren oder Beitragenden keinerlei Haftung in Bezug auf jegliche Verletzung und/oder Schäden an Personen oder Eigentum, im Rahmen von Produkthaftung, Fahrlässigkeit oder anderweitig, übernommen. Dies gilt gleichermaßen für jegliche Anwendung oder Bedienung der in diesem Werk aufgeführten Methoden, Produkte, Anweisungen oder Konzepte.

Für die Vollständigkeit und Auswahl der aufgeführten Medikamente übernimmt der Verlag keine Gewähr.
Geschützte Warennamen (Warenzeichen) werden in der Regel besonders kenntlich gemacht (®). Aus dem Fehlen eines solchen Hinweises kann jedoch nicht automatisch geschlossen werden, dass es sich um einen freien Warennamen handelt.

Bibliografische Information der Deutschen Nationalbibliothek
Die Deutsche Nationalbibliothek verzeichnet diese Publikation in der Deutschen Nationalbibliografie; detaillierte bibliografische Daten sind im Internet über http://www.d-nb.de/ abrufbar.

21 22 23 24 25 5 4 3 2 1

Um den Textfluss nicht zu stören, wurde bei Patienten und Berufsbezeichnungen die grammatikalisch maskuline Form gewählt. Selbstverständlich sind in diesen Fällen immer Frauen und Männer gemeint.

Planung: Petra Schwarz, München; Dr. Andreas Dubitzky, München
Projektmanagement: Martha Kürzl-Harrison, München
Redaktion: Dr. med. Sibylle Tönjes, Kiel
Satz: abavo GmbH, Buchloe, Deutschland; TNQ, Chennai/Indien
Druck und Bindung: CPI books GmbH, Leck
Umschlaggestaltung: SpieszDesign, Neu-Ulm
Titelfotografie: AdobeStock; Colourbox

Aktuelle Informationen finden Sie im Internet unter **www.elsevier.de**

Vorwort

Die Intensivmedizin wird immer stärker digitalisiert: Die Geräte kommunizieren miteinander, Expertensysteme füttern die Patientendaten direkt in die Abrechnungsprogramme. Algorithmen und standardisierte Pfade gehören zur Intensivmedizin ebenso wie der immer hohe Zeitdruck.
Was spricht in dieser digitalen Welt für ein höchst analoges Medium? Aus unserer Sicht sind dies insbesondere folgende 5 Punkte:
Gesicherte Aktualität: Unsere Autoren sorgen dafür, dass jedes Kapitel an neue Leitlinien und Erkenntnisse angepasst wird. Wir haben die Möglichkeit, bahnbrechende Neuerungen bis unmittelbar vor Druckbeginn aufzunehmen
Zuverlässigkeit: Wir stehen mit unserem Namen für alle Informationen und insbesondere Therapieempfehlungen ein.
Präzision: Ungefähre Angaben ohne Dosisangaben nutzen im klinischen Alltag wenig: „Die Wahrheit ist auf dem Platz" und da geht es um die konkrete Umsetzung.
Erfahrung: Zwar helfen uns Leitlinien und die *Evidence Based Medicine* bei geplanten Behandlungsabläufen, erstaunlich oft lassen sich unsere Patienten aber nicht in die engen Grenzen von Studien einfügen sondern bedürfen eines individuell angepassten Vorgehens. Um hierbei keinen Schiffbruch zu erleiden, bedarf es einer umfassenden klinischen Erfahrung. Gleichzeitig nehmen wir auch immer wieder junge Kollegen in unser Autorenteam auf, damit wir uns an die Sorgen und Nöte gerade bei den ersten Schritten in die Intensivmedizin erinnern.
Zeitersparnis: Durch die hochstrukturierte Darstellung, die sehr komprimierte Klinikleitfadensprache und die Fokussierung auf die handlungsrelevanten Fakten glauben wir, dass die meisten Fragen schneller mit unserem Buch als mit dem Smartphone zu beantworten sind.
Die Intensivmedizin hat ein besonders hohes Burn-out-Risiko, sie ist körperlich und psychisch anstrengend und herausfordernd. Daher erlauben Sie uns zum Schluss folgenden Wunsch an Sie: „Bleiben Sie immer am richtigen Ende der Spritze!"

Großhansdorf und Ratzeburg, Januar 2019
Prof. Dr. med. Jörg Braun Dr. med. Roland Preuss

Abbildungsnachweis

Der Verweis auf die jeweilige Abbildungsquelle befindet sich bei allen Abbildungen im Werk am Ende des Legendentextes in eckigen Klammern. Alle nicht besonders gekennzeichneten Grafiken und Abbildungen © Elsevier GmbH, München.

[A300] Reihe Klinik- und Praxisleitfaden, Elsevier GmbH, Urban & Fischer Verlag, München

[A400] Reihe Pflege konkret, Elsevier GmbH, Urban & Fischer Verlag, München

[F766-001] Pugh RNH, et al. Transection of the oesophagus for bleeding oesophageal varices. Br J Surg 1973; 60(8): 646–9. © John Wiley & Sons Inc. Please note: This is an unofficial translation of an article that appeared in a Wiley publication. The publisher has not endorsed this translation.

[F783-002] Campeau L. Letter: Grading of angina pectoris. Circulation 1976; 54(3): 522–3.

[F819-001] Busse O, Straeten V. Konzept zur besseren Versorgung von Schlaganfallpatienten. Psycho: Psychiatrie, Neurologie, Psychotherapie, Psychosomatik für Klinik und Praxis 1997; 23 (8): 488–93.

[G289] Diener H-Ch (Hrsg.). Leitlinien für Diagnostik und Therapie in der Neurologie, 5. Aufl., Stuttgart: Georg Thieme Verlag; 2012.

[G399] Müller-Plathe O. Säure-Basen-Haushalt und Blutgase. 2. Aufl. Stuttgart: Georg Thieme Verlag; 1982

[G400] Querschnitts-Leitlinien zur Therapie mit Blutkomponenten und Plasmaderivaten. Herausgegeben von der Bundesärztekammer auf Empfehlung ihres Wissenschaftlichen Beirats. 4. Aufl. Köln: Deutscher Ärzte-Verlag; 2009.

[L106] Henriette Rintelen, Velbert

[L157] Susanne Adler, Lübeck

[L190] Gerda Raichle, Ulm

[L215] Sabine Weinert-Spieß, Neu-Ulm

[L234] Helmut Holtermann, Dannenberg

[M184] Dr. med. Roland Preuss, Ratzeburg

[M246] Dr. med. Manio von Maravic, USP Hospital de Marbella, Unidad de Neurología, Marbella, Spanien

[P496] Dr. med. M. Bachmann, Hamburg

[R318] Klotz Th, Zafari AM, Schupp M. Innere Medizin in Frage und Antwort. 8. Aufl. München: Elsevier Urban & Fischer; 2013

[T733] Professor E. Wesley Ely Jr, Vanderbilt University School of Medicine

[T125] Prof. Dr. med. Ulrich Stierle, Klinik für Herz- und thorakale Gefäßchirurgie, Universitätsklinikum Schleswig-Holstein, Campus Lübeck

[T792] Dr. med. Karsten Schwarting, Klinik für Innere Medizin, Agaplesion Diakonieklinikum Hamburg gGmbH

[V213] PULSION Medical Systems SE, Feldkirchen

[V492] Deutsche Gesellschaft für Kardiologie – Herz- und Kreislaufforschung e.V. German Cardiac Society. Grafenberger Allee 100, 40237 Düsseldorf Prof. Dr. Hugo A. Katus (Präsident)

[W916] Morbidity and Mortality Weekly Report (MMWR), Centers for Disease Control and Prevention (CDC), Atlanta, USA

Adressen

Herausgeber

Prof. Dr. med. Jörg Braun (Facharzt für Innere Medizin, Pneumologie, Allergologie, Internistische Intensivmedizin), Park-Klinik Manhaben, Chefarzt Innere Medizin, Sieker Landstr. 9, 22927 Großhansdorf, profbraun@outlook.de

Dr. med. Roland Preuss (Facharzt für Innere Medizin, Gastroenterologie, Nephrologie, Internistische Intensivmedizin), DRK-Krankenhaus Mölln-Ratzeburg gGmbH, Chefarzt der Abt. für Innere Medizin, Röpersberg 2, 23909 Ratzeburg, preuss@drk-krankenhaus.de

Weitere Autoren

Dr. med. Martin Bachmann, Asklepios Klinik Harburg, Intensivmedizin und Beatmungszentrum im Thoraxzentrum, Eißendorfer Pferdeweg 52, 21075 Hamburg

Prof. Dr. med. Wolfgang Eichler, Schön Klinik Neustadt, Klinik für Anästhesiologie und Intensivmedizin, Am Kiebitzberg 10, 23730 Neustadt

Dr. med. Jonas Klameth, Schön Klinik Neustadt, Klinik für Anästhesiologie und Intensivmedizin, Am Kiebitzberg 10, 23730 Neustadt

Dr. med. Volkhard Kurowski, DRK-Krankenhaus Mölln-Ratzeburg gGmbH, Abt. für Innere Medizin, Röpersberg 2, 23909 Ratzeburg

Dr. med. Martin Lindig, Universitätsklinikum Schleswig-Holstein, Campus Lübeck, Klinik für Anästhesiologie und Intensivmedizin, Ratzeburger Allee 160, 23562 Lübeck

Dr. med. Amitava Majumder, Asklepios Klinik Wandsbek, Kardiologie, Pneumologie und Internistische Intensivmedizin, Alphonsstr. 14, 22043 Hamburg

Dr. med. Anne Paschen, Segeberger Kliniken GmbH, Am Kurpark 1, 23795 Bad Segeberg

Priv.-Doz. Dr. med. Friedhelm Sayk, Sana Kliniken Lübeck, Sektion Interdisziplinäre Intensivmedizin, Kronsforder Allee 71–73, 23560 Lübeck

Prof. Dr. med. Sebastian M. Schmid, Universitätsklinikum Schleswig-Holstein, Medizinische Klinik I, Fachbereich Endokrinologie & Diabetologie, Ratzeburger Allee 160, 23562 Lübeck

Dr. med. Cord Schneuzer, Diaverum MVZ Dialyse Alter Teichweg, Alter Teichweg 59–61, 22049 Hamburg

Dr. med. Karsten Schwarting, Agaplesion Diakonieklinikum Hamburg, Klinik für Innere Medizin, Hohe Weide 17, 20259 Hamburg

Priv.-Doz. Dr. med. Peter Trillenberg, Universitätsklinikum Schleswig-Holstein, Campus Lübeck, Klinik für Neurologie, Ratzeburger Allee 160, 23562 Lübeck

Anja Voß, Schön Klinik Neustadt, Klinik für Anästhesiologie, Intensivmedizin, Schmerztherapie und Notfallmedizin, Am Kiebitzberg 10, 23730 Neustadt

Prof. Dr. med. Tilman Wetterling, Tivoliplatz 4, 10965 Berlin

Nach der 9. Auflage ausgeschiedene Autoren

Dr. med. Hans-Joachim Frercks, Vital Kliniken GmbH, Klinik Buchenholm, Plöner Str. 20, 23714 Malente

Dr. med. Manio von Maravic, USP Hospital de Marbella, Unidad de Neurología, Avd. Severo Ochoa 22, 29603 Marbella, Spanien

Nach der 8. Auflage ausgeschiedene Autoren

Prof. Dr. med. Arno J. Dormann, Kliniken der Stadt Köln gGmbH, Krankenhaus Holweide, Medizinische Klinik, Neufelder Str. 32, 51067 Köln

Prof. Dr. med. Ulrich Stierle, Universitätsklinikum Schleswig-Holstein, Campus Lübeck, Klinik für Herz- und thorakale Gefäßchirurgie, Ratzeburger Allee 160, 23562 Lübeck

Benutzerhinweise

Der Klinikleitfaden ist ein Kitteltaschenbuch. Das Motto lautet: kurz, präzise und praxisnah. Medizinisches Wissen wird komprimiert dargestellt. Im Zentrum stehen die Probleme des klinischen Alltags. Auf theoretische Grundlagen wie Pathophysiologie oder allgemeine Pharmakologie wird daher weitgehend verzichtet.

- Vorangestellt: Tipps für die tägliche Arbeit und Arbeitstechniken.
- Im Zentrum: Fachwissen nach Krankheitsbildern bzw. Organsystemen geordnet – wie es dem klinischen Alltag entspricht.
- Zum Schluss: praktische Zusatzinformationen.

Wie in einem medizinischen Lexikon werden gebräuchliche Abkürzungen verwendet, die im Abkürzungsverzeichnis erklärt werden.
Um Wiederholungen zu vermeiden, wurden viele Querverweise eingefügt. Sie sind mit einem Pfeil gekennzeichnet.

® **Handelsnamen und Pharmakologie**

Wichtige Zusatzinformationen sowie Tipps

Notfälle und Notfallmaßnahmen

Warnhinweise

Internetadressen: Alle Websites wurden bei Redaktionsschluss im November 2018 geprüft. Das Internet unterliegt einem stetigen Wandel. Sollte eine Adresse nicht mehr aktuell sein, empfiehlt sich der Versuch über eine übergeordnete Adresse (Anhänge nach dem „/" weglassen) oder eine Suchmaschine. Der Verlag übernimmt für Aktualität und Inhalt der angegebenen Websites keine Gewähr.
Die angegebenen Arbeitsanweisungen ersetzen weder Anleitung noch Supervision durch erfahrene Kollegen. Insbesondere sollten Arzneimitteldosierungen und andere Therapierichtlinien überprüft werden – klinische Erfahrung kann durch keine noch so sorgfältig verfasste Publikation ersetzt werden.

Abkürzungen

Symbole

®	Handelsname
↔	normal (im Normbereich)
↑	hoch, erhöht
↓	tief, erniedrigt
→	daraus folgt
▶	siehe (Verweis)

A

AA	absolute Arrhythmie
A., Aa.	Arteria, Arteriae
ACE	*Angiotensin Converting Enzyme*
ACS	akutes Koronarsyndrom
ACT	*Activated Coagulation Time*
ACTH	adrenokortikotropes Hormon
ACVB	aortokoronarer Venenbypass
ADH	antidiuretisches Hormon
AF	Atemfrequenz
Ag	Antigen
AIDS	*Acquired Immune Deficiency Syndrome*
AK	Antikörper
AMA	antimitochondriale Antikörper
Amp.	Ampulle
Ang. pect.	Angina pectoris
ANA	antinukleäre Antikörper
ANCA	antineutrophile zytoplasmatische Antikörper
Angio	Angiografie
ant.	anterior
ANS	akute Nierenschädigung
AP	alkalische Phosphatase, Aktionspotenzial
a. p.	anterior-posterior
APC	aktiviertes Protein C
APCV	*Assisted Pressure Controlled Ventilation*
APRV	*Airway Pressure Release Ventilation*
APSAC	acetylierter Plasminogen-Streptokinase-Aktivationskomplex
ARDS	*Adult Respiratory Distress Syndrome*
art.	arteriell
AS	Aminosäure
ASB	*Assistant Spontaneous Breathing*
ASD	Vorhofseptumdefekt
ASL	Anti-Streptolysin-Titer
ASR	Achillessehnenreflex
ASS	Acetylsalicylsäure
AT III	Antithrombin III
ATLS	*Advanced Trauma Life Support*
AV	atrioventrikulär
AVCV	*Assisted Volume Controlled Ventilation*
AZ	Allgemeinzustand
AZT	Azidothymidin, Zidovudin

B

BAA	Bauchaortenaneurysma
bakt.	bakteriell
BAL	bronchoalveoläre Lavage
BB	Blutbild
bds.	beidseits, bilateral
BE	Broteinheit, Base Excess
bes.	besonders
BGA	Blutgasanalyse
Bili	Bilirubin
BIPAP	*Biphasic Positive Airway Pressure*
BSG	Blutkörperchensenkungsgeschwindigkeit
BSR	Bizepssehnenreflex
BtMVV	Betäubungsmittel-Verschreibungsverordnung
BZ	Blutzucker

C

ca.	circa
Ca^{2+}	Kalzium
Ca	Karzinom
CAVH	kontinuierliche arterio-venöse Hämofiltration
CBF	zerebraler Blutfluss
CCT	kraniales Computertomogramm
Ceph.	Cephalosporin
cGMP	zyklisches Guanosinmonophosphat

CHE Cholinesterase
chron. chronisch
CI *Cardiac Index*
CK Kreatinkinase
Cl Chlorid
CMV Zytomegalievirus, *Continuous Mandatory Ventilation*
CNV chronisches Nierenversagen
CO Kohlenmonoxid
COPD *Chronic Obstructive Pulmonary Disease*
CPAP *Continuous Positive Airway Pressure*
CPP zerebraler Perfusionsdruck
CRP C-reaktives Protein
CT Computertomogramm
CVVH kontinuierliche veno-venöse Hämofiltration
CVVHD kontinuierliche veno-venöse Hämodialyse

D

d Tag(e)
DA Dosieraerosol
DD Differenzialdiagnose
Diab. diabetisch
Diab. mell. Diabetes mellitus
diastol. diastolisch
Diagn. Diagnostik,
diagn. diagnostisch
DIC disseminierte intravasale Koagulopathie
DK Dauerkatheter
DNA Desoxyribonukleinsäure
DOAK direkte orale Antikoagulanzien
DSA digitale Subtraktionsangiografie
DSO Dt. Stiftung Organtransplantation

E

EBV Epstein-Barr-Virus
Echo Echokardiografie
EEG Elektroenzephalografie
EF Ejektionsfraktion
EHEC enterohämolytische Escherichia coli
EIEC enteroinvasive Escherichia coli
EK Erythrozytenkonzentrat
EKG Elektrokardiogramm
ELISA *Enzyme-linked Immunosorbent Assay*
E'lyte Elektrolyte
EMG Elektromyografie
ENG Elektroneurografie
EPEC enteropathogene Escherichia coli
E'phorese Elektrophorese
ERBS Erregungsrückbildungsstörungen
ERC/ERCP endoskopische retrograde Cholangio-(Pankreatiko-)grafie
Erkr. Erkrankung
Ery. Erythrozyten
ESBL *Extended Spectrum Beta-Lactamase*
ETEC enterotoxische Escherichia coli
EU Extrauteringravidität
EZ Ernährungszustand
EZR Extrazellulärraum

F

F Frauen, Faktor, French
FEV_1 Einsekundenkapazität
FFP *Fresh Frozen Plasma*
FiO_2 inspiratorischer Sauerstoffgehalt
Fl. Flasche
FRC *Functional Residual Capacity*
FSP Fibrinogenspaltprodukte

G

G Gauge
g Gramm
G6PDH Glukose-6-Phosphat-Dehydrogenase
GABA Gamma-Aminobuttersäure
γ-GT Gamma-Glutamyltransferase
GFR glomeruläre Filtrationsrate
GIT Gastrointestinaltrakt
GN Glomerulonephritis
GOT Glutamat-Oxalacetat-Transaminase
GPT Glutamat-Pyruvat-Transaminase
GvHD *Graft-versus-Host-Disease*

H

h Stunde
Hb Hämoglobin
HBDH Hydroxybutyrat-Dehydrogenase
HBV Hepatitis-B-Virus
hCG humanes Choriongonadotropin
HCV Hepatitis-C-Virus
HF Herzfrequenz
HFNC High-Flow-Nasale O_2
HHV Hypophysenhinterlappen
HIT heparininduzierte Thrombopenie
HIV *Human Immunodeficiency Virus*
Hkt. Hämatokrit
HLA *Human Leucocyte Antigen*
HLM Herz-Lungen-Maschine
HMV Herzminutenvolumen
HOCM hypertrophe obstruktive Kardiomyopathie
HSV Herpes-simplex-Virus
HT Herzton
HUS hämolytisch-urämisches Syndrom
HVL Hypophysenvorderlappen
HWI Harnwegsinfektion
HWS Halswirbelsäule
HWZ Halbwertszeit
HZV Herzzeitvolumen

I

IABP intraaortale Ballongegenpulsation
ICD implantierbarer Kardioverter-Defibrillator
ICP intrakranieller Druck
ICR Interkostalraum
ICU Intensivstation
i. d. R. in der Regel
IE internationale Einheit
IFL Immunfluoreszenztest
IFT indirekte Fluoreszenztechnik
IgA, IgG, IgM Immunglobulin A, G, M
IKZ Inkubationszeit
i. m. intramuskulär
IMV *Intermittent Mandatory Ventilation*
Ind. Indikation
Inf., inf. Infektion, Infusion, inferior
Inj.-Fl. Injektionsflasche
insbes. insbesondere
Insuff. Insuffizienz
Intox. Intoxikation
ISA intrinsische sympathomimetische Aktivität
ITS Intensivstation
i. v. intravenös

J

J Jahr(e), Joule
JÜR Jahresüberlebensrate

K

K^+ Kalium
Kaps. Kapsel(n)
KBR Komplementbindungsreaktion
KCI Kaliumchlorid
KG Körpergewicht
/kg KG pro Kilogramm Körpergewicht
KH Kohlenhydrate
KHK koronare Herzkrankheit
KI Kontraindikation
Klebs. Klebsiellen
Klin., klin. Klinik, klinisch
KM Knochenmark, Kontrastmittel
KMT Kontrastmitteltransplantation
KO Komplikation
Komb. Kombination
Konz. Konzentration
Koro Koronarangiografie
Krea Kreatinin

L

LAD *Left Anterior Descending*
LCT *Long Chain Triglycerides*
LDH Laktatdehydrogenase
Leuko(s) Leukozyten
li links/e/r/s
Lj. Lebensjahr
Lk Lymphknoten
LM Larynxmaske
LMWH *Low Molecular Weight Heparin*
LP Lumbalpunktion

LSB	Linksschenkelblock
Lufu	Lungenfunktion
Lsg.	Lösung
LV	linker ventrikel/linksventrikulär
LWS	Lendenwirbelsäule

M

MAO	Monoaminooxidase
MAP	*Mean Arterial Pressure,* arterieller Mitteldruck
max.	maximal
MCL	Medioklavikularlinie
MCT	*Middle Chain Triglycerides*
MCV	mittleres korpuskuläres Volumen
Mg^{2+}	Magnesium
mg	Milligramm
MG	Molekulargewicht
Meningok.	Meningokokken
Min.	Minute(n)
mind.	mindestens
Mio.	Millionen
ml	Milliliter
Mon.	Monat(e)
MOV	Multiorganversagen
MRSA	methicillinresistenter Staphylococcus aureus
MRT	Magnetresonanztomografie
MS	Multiple Sklerose
ms	Millisekunde(n)
MSH	melanozyten-stimulierendes Hormon

N

N., Nn.	Nervus, Nervi
Na^+	Natrium
neg.	negativ
NIV	nichtinvasive Beatmung
NNH	Nasennebenhöhlen
NNR	Nebennierenrinde
NNT	*number neaded to treat*
NW	Nebenwirkungen

O

OP, op.	Operation, operativ
OPS	Operationen- und Prozedurenschlüssel
ORSA	oxacillinresistenter Staphylococcus aureus
Ös.	Ösophagus

P

p. a.	anterior-posterior
PAP	Pulmonalarterien-Druck
Pat.	Patient/in
path.	pathologisch
PAVK	periphere arterielle Verschlusskrankheit
PCHZV	Pulskontur Herzzeitvolumen
PCA	patientenkontrollierte Analgesie
PCI	perkutane Koronarintervention
PCR	*Polymerase Chain Reaction*
PCT	Procalcitonin
PCV	druckkontrollierte Beatmung
PCWP	pulmonal-kapillärer Verschlussdruck
PDK	Periduralkatheter
PEEP	*Positive endexpiratory Pressure*
PEG	perkutane endoskopische Gastrostomie
PEJ	perkutane endoskopische Jejunostomie
PI	Protease-Inhibitoren
P. m.	Punctum maximum
Pneumok.	Pneumokokken
PNP	periphere Polyneuropathie
p. o.	per os
pos.	positiv
postop.	postoperativ
PPI	Protonenpumpeninhibitor
PPSB	Prothrombin-Komplex
präop.	Präoperativ
prim.	primär
PRIND	*Prolonged Reversible Ischemic Neurological Deficit*
PSR	Patellarsehnenreflex
PSV	*Pressure Support Ventilation*
PTBS	Posttraumatische Belastungsstörung
PTCA	perkutane transluminale Koronarangiografie
PTT	partielle Thromboplastinzeit

R

RAP	*Right Atrial Pressure*
re	rechts/e/r/s
rel.	relativ

respir.	respiratorisch
rezid.	rezidivierend
RG	Rasselgeräusch
RIA	Radioimmunoassay
Rö	Röntgen
ROSC	*Return of spontaneous Circulation*
RR	arterieller Blutdruck nach Riva-Rocci
RSB	Rechtsschenkelblock

S

SA	sinuatrial
SAB	Subarachnoidalblutung
s. c.	subkutan
Sek.	Sekunden
serol.	serologisch
SHT	Schädel-Hirn-Trauma
SIADH	Syndrom der inadäquaten ADH-Sekretion
SIMV	*Synchronised Intermittent Mandatory Ventilation*
SIRS	*Systemic Inflammatory Response Syndrome*
s. l.	sublingual
SLE	systemischer Lupus erythematodes
SMA	*Smooth Muscle Antigen*
sog.	sogenannt
SSW	Schwangerschaftswoche
SSSS	*Staphylococcal Scalded Skin Syndrome*
Staph.	Staphylokokken
stdl.	stündlich
Strept.	Streptokokken
sup.	superior
SV	Schlagvolumen
SVR	*Systemic Vascular Resistance*
SVT	Sinusvenenthrombose
Sy.	Syndrom
Sympt., sympt.	Symptom(e), symptomatisch
syst.	Systemisch
systol.	systolisch

T

T_3, T_4	Thyroxin (3-fach, 4-fach jodiert)
TAA	Tachyarrhythmia absoluta
Tabl.	Tablette(n)
TAD	trizyklische Antidepressiva
tägl.	täglich
Tbc	Tuberkulose
TDM	therapeutisches Drug-Monitoring
TEE	transösophageale Echokardiografie
Temp.	Temperatur
Ther., ther.	Therapie, therapeutisch
Thrombos	Thrombozyten
TIA	transiente ischämische Attacke
TK	Thrombozytenkonzentrat
TMA	thrombotische Mikroangiopathie
tox.	toxisch
TRALI	*Transfusion Related Acute Lung Injury*
TSH	*Thyreotropin Stimulating Hormon*
TSR	Trizepssehnenreflexe
TSS	toxisches Schocksyndrom
TUR	transurethrale Resektion
TVT	tiefe Venenthrombose
TZ	Thrombinzeit

V

V. a.	Verdacht auf
v. a.	vor allem
VC	*Vital Capacity*
VCI	Vena cava inferior
VES	ventrikuläre Extrasystolen
Vit.	Vitamin
VSD	Ventrikelseptumdefekt
VT	ventrikuläre Tachykardie
VTE	venöse Thrombembolie
VTe	exspiratorisches Atemzugvolumen
VTi	inspiratorisches Atemzugvolumen
VVHF	veno-venöse Hämofiltration
VZV	Varicella-Zoster-Virus

W

Wo.	Woche(n)
WPW	Wolff-Parkinson-White
WW	Wechselwirkung

Z

ZAS	zentrales anticholinerges Syndrom
z. B.	zum Beispiel

Z. n. Zustand nach
ZNS zentrales Nervensystem
ZVD zentraler Venendruck
ZVK zentraler Venenkatheter
zzt. zurzeit

Medikamentenwegweiser

Freiname	Kapitelnummer	Seitenzahl
Abciximab	▶ 16.3.12	548
Acetylsalicylsäure (ASS)	▶ 17.3.3	573
Aciclovir	▶ 14.11.2	496
Adenosin	▶ 6.23	262
Adrenalin	▶ 5.3.4	177
Ajmalin	▶ 6.17.2	245
Alfentanil	▶ 17.4.7	579
Alpha-Methyldopa	▶ 6.31.3	275
Alteplase	▶ 16.2.2	536
Aluminiumhydroxyd	▶ 10.3	372
Amikacin	▶ 14.6.3	484
Amiodaron	▶ 6.19.2	257
Amoxicillin	▶ 14.3.4	472
Amphotericin B	▶ 14.12.2	502
Antithrombin (AT III)	▶ 16.4.5	558
Apixaban	▶ 16.3.10	547
Atropin	▶ 6.24.2	264
Azidothymidin/Zidovudin	▶ 14.11.3	499
Biperiden	▶ 19.3.3	680
Botulismus-Antitoxin	▶ 19.3.11	684
Buprenorphin	▶ 17.4.10	571
Butylscopolamin	▶ 10.5	374
Carvedilol	▶ 6.18.4	255
Cefazolin	▶ 14.4.2	476
Cefepim	▶ 14.4.6	479
Ceftazidim	▶ 14.4.5	478
Ceftriaxon	▶ 14.4.4	478
Cefuroxim	▶ 14.4.3	477
Ciprofloxacin	▶ 14.8.2	489
Cisatracurium	▶ 17.10.5	599
Clindamycin	▶ 14.7.3	486

Freiname	Kapitelnummer	Seitenzahl
Fondaparinux	▶ 16.3.4	543
Furosemid	▶ 6.15.2	240
Ganciclovir	▶ 14.11.4	500
Gefrorenes Frischplasma (FFP)	▶ 16.4.3	556
Gentamicin	▶ 14.6.2	482
Glukagon	▶ 19.3.5	681
Glyzerol	▶ 8.4.2	341
Haloperidol	▶ 9.2.2	355
Hämin	▶ 15.7	524
Heparin, unfraktioniertes	▶ 16.3.1	537
Heparine, niedermolekulare	▶ 16.3.2	539
Hydrochlorothiazid	▶ 6.15.6	243
Hydrocortison	▶ 15.6	523
Ibuprofen	▶ 17.3.5	575
Imipenem/Cilastatin	▶ 14.5.2	480
Insuline	▶ 15.3	519
Ivabradin	▶ 6.14.5	238
Ketamin	▶ 17.9.5	594
Laktulose	▶ 11.2.1	389
Levetiracetam	▶ 8.6.3	344
Levofloxacin	▶ 14.8.3	490
Levosimendan	▶ 6.26	266
Lidocain	▶ 6.17.3	246
Lokalanästhetika	▶ 17.5	581
Lomoparan	▶ 16.3.3	540
Lorazepam	▶ 8.6.2	344
L-Ornithin-L-Aspartat	▶ 11.2.2	389
Losartan	▶ 6.28.2	269
Magnesiumhydroxid	▶ 10.3	372
Mannitol	▶ 8.4.3	342
Melperon	▶ 9.2.3	356
Meropenem	▶ 14.5.3	481
Metamizol	▶ 17.3.4	574

Freiname	Kapitelnummer	Seitenzahl
Thyroxin	▶ 15.5.1	522
Ticagrelor	▶ 16.3.7	545
Tilidin	▶ 17.4.4	578
Tirofiban	▶ 16.3.13	549
Tramadol	▶ 17.4.3	578
Trijodthyronin	▶ 15.5.2	523
Urapidil	▶ 6.29.2	270
Valproat	▶ 8.6.4	344
Valsartan	▶ 6.28.2	269
Vancomycin	▶ 14.10.1	493
Verapamil	▶ 6.20.2	259
Vitamin K	▶ 16.4.11	563
Voriconazol	▶ 14.12.4	504
Warfarin	▶ 16.3.5	544

Inhaltsverzeichnis

1 Tipps für die Stationsarbeit

Jörg Braun

1

1.1 Patientenaufnahme

1.1.1 Erste Maßnahmen

Nach der Aufnahmeuntersuchung (▶ 1.2) muss entschieden werden:
- **Nahrungskarenz:** absolute Nahrungskarenz, solange dringende op. Eingriffe (z. B. Laparotomie) oder invasive diagnostische Prozeduren (z. B. Koronarangiografie, Phlebografie, Bronchoskopie, CT mit KM) nicht ausgeschlossen sind
- **Schmerzbehandlung** (▶ 17.2): effektive Analgesie senkt z. B. bei Herzinfarkt den myokardialen O_2-Verbrauch!
- **Sedierung** (▶ 17.7): rel. KI: V. a. zerebrale Blutung, Atemwegsobstruktion, V. a. Intoxikation
- **Intubation und Beatmung** (▶ 3): frühzeitig v. a. nach Polytrauma und bei drohendem ARDS. Tendenz der Atemfrequenz und pO_2-Verschlechterung entscheidender als absoluter pO_2!
- **Monitoring** (▶ 2.1)
- **Parenterale Ernährung** (▶ 4)
- Bei blindem oder schwerhörigem Pat. Info an Personal (ggf. Zettel ans Bett!). Alle Prozeduren vorher erklären, sich bei jedem Patientenkontakt vorstellen

1.1.2 Notfalluntersuchung

Bei Aufnahme auf die Intensivstation sind initiale Ther.-Maßnahmen meist vordringlich, daher zunächst nur problemorientierte Kurzuntersuchung (Kontrolle der Vitalfunktionen). Ausführliche Untersuchung nachholen!
- **Inspektion:** Schmerzen, Atemnot (Atemfrequenz, Zyanose), Prellmarken, Trauma, Ödeme
- **Bewusstseinslage:** Pat. ansprechbar, komatös (Glasgow Coma Scale ▶ Tab. 5.5)?
- **Herz/Kreislauf:** Puls (auch Fußpulse), RR, Herzrhythmus, Nebengeräusche
- **Lunge:** seitengleich belüftet, RG?
- **Abdomen:** hochgestellte Darmgeräusche, Abwehrspannung, Totenstille?
- **Orientierende neurologische Untersuchung:** Pupillen (Lichtreaktion), Meningismus, Paresen, Reflexe
- **Anamnese** (z. B. Schmerzbeginn bei Ang. pect.), möglichst Fremdanamnese: Vorerkr., Medikation
- **Dringliche Diagnostik** festlegen:
  - EKG, Temperatur, Sauerstoffsättigung (obligat)
  - Ggf. BGA, Notfall-Labor, Rö-Thorax, Echo, Sono

1.2 Körperliche Untersuchung

1.2.1 Allgemeine Untersuchung

Allgemeine Einschätzung

- **Allgemeinzustand** (AZ) und **Ernährungszustand** (EZ): gut, reduziert, stark reduziert?
- Diagnostik und Vorgehen bei Koma und Präkoma nach Glasgow Coma Scale (▶ Tab. 5.5): Konzentrationsfähigkeit? Orientierung zu Raum, Zeit und Person (Verwirrtheit ▶ 9.1.2)? Kontaktfähigkeit? Körperhaltung?

Inspektion von Haut und Schleimhäuten

- **Exsikkose** (▶ 13.1.1): „stehende" Hautfalten, trockene Haut und Schleimhäute, borkige Zunge, weiche Augenbulbi, flacher schneller Puls, Hypotonie
- **Zyanose:** Konzentration des reduzierten Hb im Kapillarblut > 5 g/dl.
  - Periphere Zyanose: nur Haut und Akren blau, Zunge dagegen nicht. Lokal begrenzte oder generell erhöhte O_2-Ausschöpfung bei normaler O_2-Sättigung des Bluts in der Lunge → zirkulatorische Störung, z. B. bei Herzinsuff.
  - Zentrale Zyanose: Haut und Zunge blau. O_2-Sättigung im art. Blut sinkt unter 85 % → alveoläre Hypoventilation, Vitien mit Rechts-links-Shunt
- **Ikterus:** Gelbfärbung der Skleren ab Serum-Bili > 1,5 mg/dl (> 26 µmol/l), Juckreiz, oft zusätzlich dunkler Urin und heller Stuhl (→ Verschlussikterus)
- **Blässe:** bei Hb < 9 g/dl Konjunktiven blass. Anämie zusammen mit Ikterus z. B. bei Hämolyse oder Malignom
- **Ödeme:** prätibial, periorbital, sakral? Ein- oder beidseitig? Anasarka?
- **Haut:** Behaarung? Pigmentierung? Exantheme? Enantheme? Ekzeme? Petechien? Spider naevi (u. a. bei Lebererkr.)?

Hände

- **Trommelschlägelfinger und Uhrglasnägel** → chron. Hypoxämie
- **Braunfärbung** an Endgliedern von D_2, D_3 → „Raucherfinger"
- **Palmarerythem** → Leberhautzeichen, z. B. bei Leberzirrhose
- **Dupuytren-Kontraktur** → Leberzirrhose, Alkohol, Epilepsie, idiopathisch
- **Gelenkschwellungen:**
  - Proximale Interphalangealgelenke (PIP) → rheumatoide Arthritis
  - Distale Interphalangealgelenke (DIP) → Heberden-Arthrose (hart, reizlos), Arthritis psoriatica (Rötung)
  - Fingergrundgelenke → RA
  - Alle Gelenke eines Fingers („im Strahl") → Arthritis psoriatica
- **Tremor** → chron. Alkoholismus, Hyperthyreose (feinschlägig), Parkinsonismus; Flapping Tremor → Leberausfallkoma
- **Koilonychie** (Einsenkung der Nagelplatte) → Eisenmangelanämie

Kopf und Hals

- **Pupillen:** direkte und konsensuelle Lichtreaktion, Konvergenz, Isokorie. Konjunktiven. Augenhintergrund spiegeln (hypertensive oder diabetische Retinopathie? Stauungspapille?). **Cave:** Glaukomanfall durch Weitstellung der Pupillen bei erhöhtem Augeninnendruck!
- **Mundhöhle:** Rötung/Entzündung von Rachenring und Tonsillen, Zahnstatus, Gaumensegeldeviation, Belag/Ulzera/Aphthen/Enantheme/Soor auf Zunge und/oder Mundschleimhaut. Mikrostomie (zu kleine Mundöffnung) → Sklerodermie. Blaue Zunge → zentrale Zyanose. Himbeerzunge → Scharlach. Vergrößerte Zunge → Akromegalie. Hunter-Glossitis → megaloblastäre Anämie
- **Foetor ex ore:** Alkohol? Säuerlicher Geruch → z. B. Gastritis. Azeton → diabetische Ketoazidose. Lebergeruch → Leberkoma. Urinartig → Urämie
- **Kopf:** Meningismus (Nackenbeugeschmerz ▶ 8.3.3)? Druckschmerzhafte Temporalarterien (Hinweis auf Arteriitis)?
- **Hals:** Struma? Vergrößerung der Lk? Halsvenen gestaut (im Sitzen oder bei 45° Oberkörperneigung)? Strömungsgeräusche über den Karotiden?

Thorax

- **Form** (Fassthorax, Trichterbrust). Mammae und regionäre Lk inspizieren und palpieren
- **Atmungstyp** (Kußmaul-, Schnapp-, paradoxe Atmung; ▶ Abb. 1.1)
- **Palpation:** Stimmfremitus („99" mit tiefer Stimme): einseitige Verstärkung → Infiltrat; Abschwächung → Erguss oder Schwarte
- **Perkussion** (Pat. vorher abhusten lassen!): Klopfschall (KS):
  - Sonor (physiologisch)
  - Gedämpft (Infiltrat, Pleuraerguss, Pleuraschwarte)
  - Hypersonor (Emphysem, Pneumothorax)
  - Tympanitisch (über Lungenkavernen oder Darmschlingen)
- Atemverschieblichkeit der Lungengrenzen bestimmen, Lungengrenzen seitengleich?

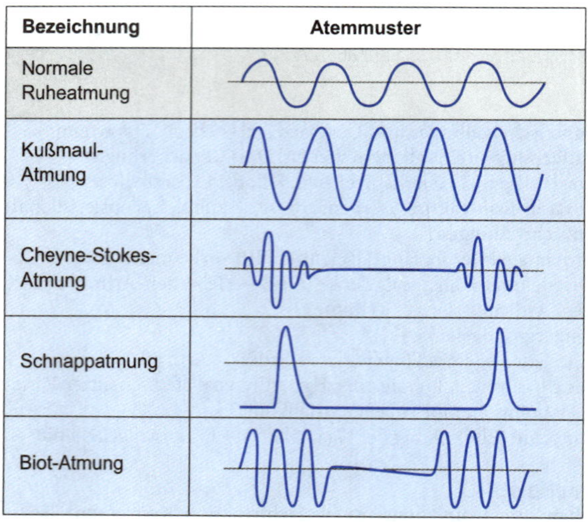

Abb. 1.1 Pathologische Atemmuster [A400]

Auskultation der Lunge

Typische Befunde ▶ Tab. 1.1.

Das **Atemgeräusch** wird beschrieben als:

- Vesikulär: nur bei Inspiration leises Rauschen, Normalbefund
- Abgeschwächt: Infiltration, verminderte Entfaltung
- Fehlend: Pneumothorax, Erguss
- Verschärft (fauchend): z. B. bei beginnender Infiltration
- Pfeifend (= Stridor): Einengung der oberen Luftwege
- „Bronchialatmen": auch im Exspirium hörbar, bei Infiltration oder Lungenfibrose

Nebengeräusche werden differenziert in:

- Trockene Rasselgeräusche: Pfeifen, Giemen, Brummen, entstehen durch in- und exspiratorisch schwingende Schleimfäden (Asthma, obstruktive Bronchitis, „lösende" Pneumonie)
- Feuchte Rasselgeräusche (nur im Inspirium). Zu unterscheiden sind:
  - Grobblasige (= tieffrequente RG): bei Flüssigkeit in den Bronchien, z. B. bei akutem Lungenödem, Bronchiektasen
  - Feinblasige (= hochfrequente RG): bei Flüssigkeit in Bronchiolen und Alveolen, z. B. bei chron. Linksherzinsuff. mit Lungenstauung
  - Klingende (= ohrnahe RG): z. B. bei Infiltration
  - Nichtklingende (= ohrferne RG): z. B. bei Stauung

Tab. 1.1 Typische physikalische Lungenbefunde

Diagnose	Perkussionsbefund	Stimmfremitus	Auskultation
Kardiale Stauung	Dämpfung (oder normal)	Normal oder verstärkt	Feuchte, eher spätinspiratorische, nichtklingende RG
Pneumonisches Infiltrat	(Starke) Dämpfung	Verstärkt	Feuchte, ohrnahe (= klingende) frühinspiratorische RG
Pleuraerguss	Dämpfung, aber lageveränderlich	Aufgehoben	Fehlendes Atemgeräusch, oft feuchte RG im Grenzbereich
Große Atelektase	Dämpfung; keine Veränderung bei Umlagerung	Abgeschwächt	Abgeschwächtes bis fehlendes Atemgeräusch
Chronische Bronchitis	Normal	Normal	Trockene RG, auch feuchte, nichtklingende RG, verschärftes, oft verlängertes Exspirium
Pneumothorax	Hypersonor bis tympanitisch	Aufgehoben	Fehlendes Atemgeräusch

Herz/Kreislauf

- **Pulse:** seitengleich? Femoralispuls abgeschwächt (Hinweis auf pAVK, Aortenisthmusstenose)?
  - Frequenz: Tachykardie > 100/Min., Bradykardie < 60/Min.
  - Rhythmus: regelmäßig, unregelmäßig, peripheres Pulsdefizit, Pulsus paradoxus (Puls wird bei Inspiration deutlich schwächer → Hinweis auf Perikarderguss mit Tamponade oder schweren Asthmaanfall)
- **Blutdruck:** Seitendifferenz > 20 mmHg path., Manschette sollte ⅗ des Oberarms bedecken (bei kleineren Manschetten falsch hohe RR-Werte). Distaler Rand mindestens 3 cm oberhalb der Ellenbeuge. **Cave:** Bei Dialysepatienten nie am Shuntarm messen, bei Hemiplegikern nicht an der gelähmten Seite!
- **Herzinspektion, -palpation und -perkussion:** Pulsationen (z. B. bei Aorteninsuff. im 2. ICR parasternal), Herzspitzenstoß (normal im 5. ICR, MCL; bei Linksherzhypertrophie hebend, verbreitert und nach außen unten verlagert)

1

Herztöne (HT)

- **1. Herzton:** tiefer Myokardanspannungs- bzw. AV-Klappenschlusston. P. m. 3. ICR li parasternal = „Erb". An der Herzspitze lauter als der 2. HT
  - Laut bei Stress: Fieber, Anämie, Schwangerschaft
  - Paukend bei Mitralstenose
  - Gedämpft bei Kontraktilitätsverminderung: Myokarditis, Infarkt, Herzinsuff., Perikarderguss
  - Hörbar gespalten z. B. bei Schenkelblock
- **2. Herzton:** höherfrequenter Semilunarklappenschlusston. P. m. 2. ICR li bzw. re parasternal:
  - Laut bei Aortensklerose, Hypertonus
  - Gedämpft oder fehlend bei Aortenstenose
  - Physiologische, bei Inspiration verstärkte Spaltung: Aortenklappe schließt vor Pulmonalklappe
  - Paradoxe Spaltung (Pulmonalklappe schließt vor Aortenklappe, in Exspiration verstärkt) bei Linksschenkelblock, Hypertonus, Aortenisthmusstenose
  - Fixierte Spaltung bei ASD
  - Weite Spaltung bei pulmonaler Hypertonie und Rechtsschenkelblock
- **3. Herzton:** ventrikulärer Füllungston in der frühen Diastole → protodiastolischer Galopp. DD: im Vergleich zum 2. HT später, im Vergleich zum Mitralöffnungston dumpfer und ebenfalls später. P. m. Herzspitze. Beim Erwachsenen nur bei rascher Ventrikelfüllung hörbar: Mitralinsuff., Herzinsuff. (Vorlast ↑). Bei Kindern und Jugendlichen häufig und physiologisch
- **4. Herzton:** niederfrequenter Vorhofkontraktions- und Myokardfüllungston kurz vor dem 1. HT → präsystolischer Galopp. DD: im Vergleich zum 1. Anteil eines gespaltenen 1. HT leiser und gegenüber dem 2. Anteil des 1. HT anders klingend. P. m. Erb. Hörbar bei verstärkter Vorhofkontraktion bei Herzinsuff., häufig bei Hypertonus, Aortenstenose, Myokardinfarkt. Bei Jugendlichen physiologisch. Fehlt bei Vorhofflimmern

Nebengeräusche

Jeweils Zeitpunkt, Lautstärke (übliche Skala ⅙–⁶⁄₆), Frequenz (hoch-, niederfrequent), Atemabhängigkeit und P. m. bestimmen.

- **DD Systolikum:** Mitral- und Trikuspidalinsuff. (Pansystolikum). Aortenstenose (spindelförmig, fortgeleitet in die Karotiden), Pulmonalstenose; VSD (Frühsystolikum); Aorteninsuffizienz (Mittsystolikum); offener Ductus Botalli (Maschinengeräusch)
- **Funktionelle Herzgeräusche:** ohne organische Herzveränderung. P. m. meist nicht lokalisiert, selten holosystolisch: z. B. bei schwerer körperlicher Arbeit, Fieber (HZV ↑), Anämie (Viskosität ↓), Schwangerschaft, Hyperthyreose
- **DD Diastolikum:** Mitralstenose; Aorteninsuff. (frühdiastolisches Decrescendo); offener Ductus Botalli (Maschinengeräusch). Gelegentlich schwer abgrenzbar von Mitralöffnungston, 3. und 4. HT

Abdomen

- **Inspektion:**
  - Zeichen der Lebererkr. („Abdominalglatze", Venenzeichnung?)
  - Aufgetriebener Bauch: Faustregel zur DD „**F**ett, **F**etus, **F**äzes, **F**latus (Luft), **F**lüssigkeit (Aszites) und Tumor"
- **Palpation:**
  - Im schmerzarmen Bereich beginnen. Druckschmerz? Resistenzen (verschieblich, schmerzhaft, wie groß)?

- Bauchdecken weich oder Abwehrspannung? Loslassschmerz? Bruchpforten geschlossen?
- „Hebende" Pulsation: BAA
- Leberpalpation: Größe, Konsistenz, Leberpulsation, Courvoisier-Zeichen (pralle, tastbare Gallenblase); hepatojugulärer Reflux bei Leberpalpation (bei Rechtsherzinsuff.)?
- Milzpalpation (wenn tastbar, dann bereits vergrößert)

- **Perkussion:**
  - Lebergrenzen z. B. mit Kratzauskultation bestimmen
  - Klopfschall über Abdomen (tympanitisch, gedämpft)
  - Aszites-Ausdehnung abschätzen (Perkussion/Palpation fortgeleiteter Flüssigkeitswellen)
- **Auskultation der Darmgeräusche:**
  - Totenstille bei paralytischem Ileus
  - Gesteigerte, hochgestellte, spritzende, metallisch klingende DG bei mechanischem Ileus (▶ 10.1.4)
- **Rektale Untersuchung:** Ampulle stuhlgefüllt? Blut, Teerstuhl, okkultes Blut, Tumor

1.2.2 Neurologische Untersuchung

Kopf- und Hirnnerven (Auswahl)

Klinische Untersuchung der Kopf- und Hirnnerven ▶ Tab. 1.2.

Tab. 1.2 Wichtige Kopf- und Hirnnerven

Hirnnerv	Funktion	Klinische Untersuchung
N. II (opticus)	Augenhintergrund	Direkte Spiegelung (umgekehrtes Bild): • Abgeblasste Papille (Optikusatrophie)? • Stauungspapille (Hirndruck)?
	Pupillen	Symmetrisch? Rund? Lichtreaktion (indirekt = Reaktion der nicht beleuchteten Pupille), Konvergenzreaktion = Miosis bei Konvergenz
Halssympathikus		Horner-Sy.: Ptosis, Miosis und Enophthalmus auf der betroffenen Seite
N. III (oculomotorius)	Blickrichtungsbewegungen	Nn. III, IV und VI werden zusammen untersucht: Augenbewegungen in den vier Richtungen prüfen; Doppelbilder?
N. IV (trochlearis)	Blickrichtungsbewegungen	Senkung und Abduktion des Auges prüfen. Kompensatorische Kopfseitenneigung? Doppelbilder beim Treppabsgehen?
N. VI (abducens)	Blickrichtungsbewegungen	Abduktion des Auges prüfen
	Nystagmus	Spontannystagmus (Richtung, Grad), Blickrichtungsnystagmus, Lagerungsnystagmus
N. V (trigeminus)	Kornealreflex	Berührung der Kornea mit sterilem Wattestäbchen von der Seite → Lidschluss (Afferenz N. V_1, Efferenz N. VII)

Tab. 1.2 Wichtige Kopf- und Hirnnerven *(Forts.)*

Hirnnerv	Funktion	Klinische Untersuchung
N. VII (facialis)	Mimische Muskulatur	Asymmetrie? Verstrichene Nasolabialfalte? Periphere Lähmung: komplett mit Lagophthalmus und Bell-Phänomen (beim Schließen der Augen wird auf der betroffenen Seite die Vertikaldrehung des Augapfels sichtbar) Zentrale Lähmung: Stirnast intakt, Lidschluss funktioniert, kein Bell-Phänomen
N. IX (glossopharyngeus)	Würgereflex (Afferenz)	Mit Spatel auf beiden Seiten getrennt den Würgereflex am weichen Gaumen auslösen
N. X (vagus)	Würgereflex (Efferenz)	N. IX
	Tonus der hinteren Rachenwand	Pat. „Aaaaa" sagen lassen. Gaumensegelparese auf der kranken Seite
N. XI (accessorius)	M. sternocleidomastoideus, M. trapezius	Kopf gegen Widerstand zur Seite wenden lassen und kontralateralen M. sternocleidomastoideus palpieren. Schultern hochziehen lassen und oberen Teil des M. trapezius palpieren
N. XII (hypoglossus)	Zungenmotorik	Symmetrie der herausgestreckten Zunge? Abweichung zur gelähmten Seite? Atrophie? Faszikulationen, Fibrillationen?

Reflexe

Eigenreflexe Funktionsstörungen der Pyramidenbahn führen zur Steigerung, periphere Nervenschädigungen zur Abschwächung der Eigenreflexe.

- **Masseterreflex:** N. V_3
- **PSR** = Patellarsehnenreflex: L2–L4
- **ASR** = Achillessehnenreflex: (L5–)S1(–S2)
- **Adduktorenreflex:** (L2–)L3–L4
- **BSR** = Bizepssehnenreflex C5–C6
- **RPR** = Radiusperiostreflex: C5–C6
- **TSR** = Trizepssehnenreflex: C7–C8

Fremdreflexe Fremdreflexe sind bei spastischen Lähmungen oder bei Sensibilitätsstörungen gemindert oder erloschen (▶ Tab. 1.3).

Pathologische Befunde

Pathologische Reflexe Frühzeichen einer ipsilateralen Pyramidenbahnläsion.

- **Babinski-Reflex:** Bestreichen des äußeren Rands der Fußsohle mit Holzstab von der Ferse in Richtung Zehen; Babinski pos. bedeutet tonische Dorsalflexion der großen Zehe, meist mit Abspreizung und Plantarflexion der Zehen II–V

! Der Babinski-Reflex gilt nur als negativ, wenn auch die alternativen Methoden negativ waren

- **Gordon-Reflex:** Kneten der Wadenmuskulatur → wie positiver Babinski
- **Oppenheim-Reflex:** kräftiges Streichen entlang der Tibiakante von proximal nach distal → wie positiver Babinski

Tab. 1.3 Fremdreflexe

Reflex	Segment	Prüfung (a: aktiv, p: passiv)
Kornealreflex	N. V_1	a: Berühren der Kornea p: Lidschluss
Würgereflex	Nn. IX und X	a: Berühren des Gaumens p: Würgen
Bauchhautreflex (BDR)	Th8–Th12	a: Bestreichen des Bauchs von außen nach innen p: Kontraktion der Bauchhautmuskeln
Kremasterreflex	L1–L2	a: Bestreichen der Oberschenkelinnenseite p: Hochziehen des Hodens
Analreflex	S4/S5	a: Bestreichen perianal p: Kontraktion des M. sphincter ani

Klonus Rasche, wiederholte Abfolge von Eigenreflexen als Ausdruck einer gesteigerten Reflextätigkeit. Seitendifferenz und fehlende Erschöpfung (> 6-mal hin und her) sind pathologisch und deuten auf Pyramidenbahnschädigung; erschöpfliche Form nur bei Seitendifferenz pathologisch.

- **Patellarklonus:** Patella ruckartig nach distal schieben
- **Fußklonus:** ruckartige Dorsalflexion des Fußes

Nervendehnungsschmerz

- **Lasègue:** gestrecktes Bein im Liegen senkrecht anheben (▶ Abb. 8.6). Schmerzen bei Wurzelirritation L5–S1 oder Meningitis
- **Kernig:** Pat. liegt mit in Hüft- und Kniegelenk um 90° gebeugtem Bein auf dem Rücken. Schmerzen beim Senkrecht-nach-oben-Strecken des Beins (Abb. 8.5). Hinweis auf Wurzelirritation L5–S1 oder Meningitis
- **Umgekehrter Lasègue:** Prüfung wie Lasègue, nur in Bauchlage. Wurzelreizung L3–L4
- **Brudzinski:** Bei passiver Kopfbewegung nach vorn kommt es bei meningealer Reizung zu einem reflektorischen Anziehen der Beine (Abb. 8.5)

Akutes Mittelhirnsyndrom

- **Ätiologie:** durch zunehmende intrakranielle Druckerhöhung Herniation des Lobus temporalis in den Tentoriumschlitz mit Kompression des N. oculomotorius
- **Klinik:**
  - Mittelweite oder weite Pupille mit träger oder fehlender Lichtreaktion, fehlende Spontanbewegung der Bulbi
  - Kontralaterale Hemiparese mit pos. Babinski-Reflex, Muskeltonus erhöht, Eigenreflexe gesteigert
  - Bewusstlosigkeit

Akutes Bulbärhirnsyndrom

- Pupillen weit und lichtstarr
- Keine Spontanbewegungen, schlaffer Muskeltonus
- Bewusstlosigkeit, Apnoe
- Puls- und RR-Abfall

Hirntod Irreversibler vollständiger Ausfall der Hirnfunktion (▶ 1.6.3).

- **Klinik:**
  - Pupillen weit und lichtstarr
  - Fehlen jeglicher Spontanatmung bzw. anderer Eigenbewegungen

  - Koma, zerebrale Areflexie
  - Fehlen des okulozephalen Reflexes (d. h. Fehlen von Bulbusbewegungen bei rascher passiver Kopfrotation), des Kornealreflexes, der okulovestibulären Reflexe, der pharyngeal-trachealen Reflexe
  - ! Spinale Reflexe können bestehen, haben aber keine diagnostische Bedeutung

Tonus Arme und Beine mit unregelmäßigen passiven Bewegungen prüfen.
- **Rigor:** Hand-, Ellenbogen- und Kniegelenk beugen und strecken; durchgehender, wächserner Widerstand: Leadpipe; ruckartig: Zahnradphänomen bei Parkinson-Sy.
- **Spastik:** Prüfung von Pro- und Supination am Unterarm und Beugung/Streckung am Ellenbogen- und Kniegelenk: stärkster Widerstand beim Beginn schneller Bewegungen; deutet auf zentrale Parese
- **Tonusverlust:** schlaffe Lähmung bei peripherer oder frischer zentraler Parese, Kleinhirnläsion

Kraft
- **Inspektion:** Atrophien? Faszikulationen?
- Suche nach latenten zentralen Paresen:
  - **Armhalteversuch:** Arme bei geschlossenen Augen supiniert nach vorne halten → Pronation und einseitiges Absinken bei zentraler Parese
  - **Beinhalteversuch:** auf dem Rücken liegend gebeugte Beine hochhalten → einseitiges Absinken bei zentraler Parese

1.3 Die erste Nacht

Jeder wird dem 1. Tag auf der Intensivstation (und natürlich der 1. Nachtschicht) mit gemischten Gefühlen entgegensehen. Hier einige Tipps:
- Persönliche Vorstellung bei jedem einzelnen Mitarbeiter: Intensivmedizin ist immer Teamarbeit. Ratschläge erfahrener Schwestern und Pfleger ernst nehmen, ggf. eigenes Unwissen auch eingestehen: Es zählt das Ergebnis und nicht die gute Haltungsnote
- Bei Unsicherheit oder Problemen nicht zögern, den Hintergrund anzurufen
- Möglichst früh Geräteeinweisung, z. B. für Beatmungsgeräte, Defibrillatoren, externe Schrittmacher. Diese muss dokumentiert werden
- Sich mit dem Notfallwagen vertraut machen: Intubationsbestecke, Laryngoskope, verschiedene Tuben, Führungsstab usw. in die Hand nehmen
- Logistik der Station: Telefonnummern, Funker-Nummern, Zuständigkeiten (z. B. von Oberärzten, Dialyseteam, Endoskopie) klären
- Ablauf bei Reanimationsalarm durchsprechen
- Notfallmedikamente (z. B. Adrenalin, Atropin): wo, welche Dosierung?
- Übliche Perfusoreinstellungen aufschreiben
- Hausrezepte (z. B. Lyseschema) übertragen
- Vor Notfallintubation elektive Intubationen z. B. im OP üben
- Anlegen eines ZVK unter Anleitung üben
- Essen, Trinken und andere Primärbedürfnisse nicht vergessen

> *In case of emergency, the first procedure is to take your own pulse.*
> *(S. Shem)*

1.4 Verlegung eines Patienten von Intensivstation

Eine **Verlegung ist möglich,** wenn:

- Der Pat. so hinreichend stabilisiert ist, dass das Risiko für einen plötzlichen Tod oder eine irreversible Verschlechterung reduziert ist.
- Eine weitere Verbesserung mit den Mitteln der Intensivmedizin nicht zu erreichen ist und ein erhöhtes Sterberisiko daher zu akzeptieren ist (Absprache mit Angehörigen empfohlen, Diskussion im Team!).
- Ein anderer Pat. bei Bettennot von einer intensivmedizinischen Versorgung stärker profitieren würde als der zu verlegende Pat. (sog. Triage-Entscheidung). **Cave:** Bei Triage-Entscheidungen müssen die Notsituation und die möglichen Lösungsansätze dokumentiert werden.
- Eine weitere intensivmedizinische Versorgung aufgrund Patientenverfügung oder mutmaßlichem Patientenwillen nicht indiziert ist.

Patiententransfer ▶ 2.12.

Information der nachbehandelnden Ärzte:

- Möglichst vollständige Dokumentation des bisherigen Verlaufs und der weiter empfohlenen Ther.
- Möglichst vollständige Dokumentation der erfolgten Pflege und der weiter empfohlenen Pflegemaßnahmen.
- Sicherstellung der kontinuierlichen Weiterbehandlung.
- Kodierung von Diagnosen und OPS-Schlüssel. Zurzeit sind vor allem die Beatmungsprotokolle und die Dokumentation des intensivmedizinischen Behandlungsaufwands entgeltrelevant!

!

- Deutlich erhöhte Mortalität bei nächtlichen Notfallverlegungen
- Verlegungen am Freitagabend sind häufig risikobehaftet

Geplante Verlegungen schonen den Pat., die Mitarbeiter und verbessern die Prognose!

1.5 Organisation einer Intensivstation

1.5.1 Interdisziplinäre Zusammenarbeit

Intensivmedizin ist Teamarbeit!

Für eine erfolgreiche Intensivmedizin ist eine **enge Zusammenarbeit** zwischen Ärzten, Pflegekräften, Physiotherapeuten und unterstützenden Diensten (z. B. Seelsorger/Psychologe, Transport und Logistik, Funktionen wie Endoskopiepflegekräften) notwendig. Gemeinsame Visiten sind zwingend.
Gerade bei der **zunehmenden Spezialisierung** der Intensivmedizin (z. B. Stroke-Unit, kardiochirurgische, neurochirurgische Intensivstation) ist eine interdisziplinäre Zusammenarbeit verschiedener ärztlicher Professionen für die Verbesserung der Patientenprognose von großer Bedeutung.

Beispiele:
- Plastischer Chirurg zur definitiven Wundversorgung
- Absprache mit Gastroenterologe/Viszeralchirurg mit Fokus auf die Darmfunktion
- Augenarzt zur Augenhintergrundbeurteilung bei septischen Pilzinf.
- HNO-Arzt zur operativen Tracheotomie bzw. Fokus-Sanierung bei Sinusitis (heute häufig Dilatationstracheotomie ohne HNO-Assistenz)
- Neurologie zur Beurteilung von unklaren Komazuständen
- Dermatologe bei allergischen Hautreaktionen
- Ernährungsberatung bei länger dauernder parenteraler oder enteraler Ernährung
- Apotheker für rationalen Medikamenteneinsatz, Organisation und Überwachung der Medikamentenbevorratung, BtM-Medikamente Medikamenteninteraktionen
- Kardiochirurg bei Aortendissektion oder Herzinfarkt bei unzureichender Interventionsmöglichkeit
- Mikrobiologe bzw. Antibiotic-Stewardship-Experte für rationalen Antibiotikaeinsatz unter Berücksichtigung der krankenhausspezifischen Resistenzsituation
- Seelsorger, z. B. für ethische Fallbesprechungen

Viele Krankenhäuser werden nicht jede Spezialisierung vorhalten können. Hier ist eine Vernetzung mit festen Absprachen sowie moderner Informationstechnologie (z. B. PACS-Systeme, Telemedizin) hilfreich.

1.5.2 Burn-out-Risiko

> **!** Die Arbeit auf der Intensivstation geht mit einem hohen Burn-out-Risiko einher!

Belastend sind:
- Hohe Arbeitsverdichtung: Eine Vielzahl von diagnostischen und therapeutischen Geräten erzwingen rasch wechselnde Tätigkeiten (statistisch alle 90 Sek., 50 % der Tätigkeiten dauern weniger als 30 Sek.!), pro Tag werden über 500 Daten dokumentiert!
- Lärmbelastung z. B. durch Alarme, Telefone. Der Dauerschallpegel beträgt statistisch 60 dB(A) und in Spitzen > 100 dB(A). Lärmreduktion ist Burn-out-Prophylaxe!
- Konflikte im Team werden v. a. von Pflegekräften als belastend empfunden (fehlende Wertschätzung, mangelnde Information über Therapieziele). Klassisch ist der Konflikt zwischen dem unerfahrenen Arzt (mit berechtigten Zweifeln an der eigenen Autorität) und der erfahrenen Pflegekraft: Hier sind die Ohren des Arztes wichtiger als sein Mund!
- Schichtdienst: Antizyklische Schichtwechsel (Spät – Früh, Nacht – Spät) sollten heute obsolet sein
- Persönliche Belastung: Paarkonflikte durch Schichtdienst, existenzielle Ängste gerade bei der Behandlung jüngerer Pat., posttraumatisches Belastungssy. (PTBS)
- Ethische Probleme: Durch die vielfältigen Möglichkeiten der Intensivmedizin ergeben sich schwierige ethische Entscheidungen am Lebensende (Therapiezieländerungen, Diskussion mit Angehörigen), ▶ 1.7

- Verantwortung und Schuldgefühle: Neue Mitarbeiter auf der Intensivstation haben Angst vor Fehlern und Rechtsunsicherheiten. Erschwert zusätzlich das „Abschalten“ und Schlafen und erhöht damit die Fehlerwahrscheinlichkeit
- Körperliche Belastung: z. B. Umlagern, Heben von Bewusstlosen, Reanimation
- Kostendruck, Unterbesetzung, Personalausfälle usw.

Hilfreich sind:
- Teamarbeit! (s. o.)
- Angemessene Personalausstattung
- Schaffung einer positiven Arbeitsatmosphäre: Im Zentrum steht die Wertschätzung des Pat. **und** der Mitarbeiter
- Angebote für eine Teilnahme an einer Supervision, Gesprächsangebote bei Überforderung. Ther.-Angebote bei PTBS
- (Ethische) Fallbesprechungen, welche unterschiedliche Wahrnehmungen von Pat., die Kommunikation im Team, die ethische Grundlage der Arbeit und die Beurteilung des Behandlungserfolgs zum Inhalt haben
- Gemeinsame Fortbildungen: gemeinsames Lernen schweißt zusammen
- Interdisziplinäre Reanimationskurse für das Krankenhaus
- Regelmäßige Stationsbesprechungen sollten auch in spannungsarmen Zeiten Routine sein
- Stationsfeiern!
- www.arztgesundheit.de

1.5.3 Hygiene auf der Intensivstation

Infektionsmanagement ▶ 14.2.

Definition der nosokomialen Infektion

Alle durch Mikroorganismen hervorgerufenen Inf., die im Krankenhaus erworben sind, ohne Hinweis darauf, dass die Inf. bei Aufnahme schon vorhanden oder in der IKZ waren. Bei unbekannter IKZ gilt die Inf. als nosokomial, wenn sie später als 48 h nach Aufnahme auftritt.

!
- Gemäß § 23 Abs. 1 des zuletzt 7/2017 aktualisierten Infektionsschutzgesetzes sind nosokomiale Inf. und Erreger mit speziellen Resistenzen in Krankenhäusern zu erfassen und zu bewerten
- Meldepflicht bestimmter Inf. durch den Arzt (Verdacht, Erkr., Tod): akute Virushepatitis, Botulismus, Tollwut, Meningokokkenmeningitis, Masern, Pest, Cholera, Diphtherie, virusbedingtes hämorrhagisches Fieber, HUS, Poliomyelitis, Typhus abdominalis, Paratyphus, behandlungsbedürftige Tuberkulose, Milzbrand, weiterhin: Verdacht Impfreaktion über das normale Maß hinaus, Verletzung durch tollwutverdächtiges oder -krankes Tier, bedrohliche Krankheit von zwei oder mehr gleichartigen Erkr., bei denen ein epidemiologischer Zusammenhang vermutet wird

Besondere Problematik auf Intensivstationen

Besonders hohe Hygieneanforderungen auf Intensivstationen wegen:
- Immuninkompetenten Pat.
- Invasiven Diagnose- und Therapieverfahren

- Erhöhter Zahl multiresistenter („antibiotikaerfahrener") Keime
- Hoher Personalzahl (3-Schichtbetrieb, Physiother., ggf. interdisziplinäre Belegung)

Empfohlene Hygienemaßnahmen

> Uhren und Schmuck einschließlich Eheringe dürfen an Händen und Unterarmen in Bereichen mit erhöhter Infektionsgefahr nicht getragen werden (UVV BGV C8 § 22).

- Anzahl der Personen im Intensivzimmer auf das Notwendige reduzieren
- **Händedesinfektion:** Die Hände des ärztlichen und des Pflegepersonals sind der wesentliche Überträger von Krankheitserregern. Deshalb gehört die hygienische Händedesinfektion zu den wichtigsten Verhütungsmaßnahmen nosokomialer Inf. Eine hygienische Händedesinfektion ist erforderlich:
  - Bei Betreten und Verlassen der Pflegeeinheit oder der Station
  - Vor und nach **jedem** Patientenkontakt
  - Vor invasiven Maßnahmen, auch wenn dabei Handschuhe (steril oder nicht sterilisiert) getragen werden (z. B. ZVK-Anlage, Legen von Harnableitungen, Injektionen, Punktionen, Bronchoskopien)
  - Vor reinen Tätigkeiten z. B. Bereitstellung von Infusionen, Aufziehen von Medikamenten
  - Vor und nach jeglichem Kontakt mit Wunden, dem Bereich der Einstichstellen von Kathetern, Drainagen und Ähnlichem
  - Nach Kontakt mit potenziell kontaminierten Gegenständen oder Flächen (Urinsammelsysteme, Absauggeräte, Trachealtuben etc.)
- **Handschuhe:**
  - **Nicht sterilisierte Einmalhandschuhe** sollten bei folgenden Tätigkeiten getragen werden: Waschen des Pat., Blutentnahmen, Kontaktgefahr mit potenziell oder kontaminiertem Material (Urin, Stuhl, AP-Beutel)
  - **Sterile Einmalhandschuhe** sind zu tragen bei Verbandswechsel von Wunden, Kathetern, Drainagen; Trachealkanülenwechsel; endotrachealem Absaugen; invasiven Maßnahmen wie ZVK-Anlage, Einschwemmen von Rechtsherzkathetern, Bronchoskopien, Einlegen von Thoraxdrainagen
- **Infusionssysteme** können mit Inlinefilter (bei Infusionsther. > 24 h empfohlen) oft bis zu 96 h verwendet werden, sofern eine Kontamination ausgeschlossen ist. Eine Diskonnektion ist zu vermeiden (wenn doch: strenge Asepsis!)
- **ZVK:** meist Mehrlumenkatheter, erlauben eine separate Zufuhr von z. T. auch inkompatiblen Medikamenten. **Cave:** katheterinduzierte Inf. bei 5–7 %!
- **Drainagen:** Manipulationen an Drainagen (Thoraxdrainagen, abdominale Drainagen, Blasenkatheter) grundsätzlich unter aseptischen Bedingungen (hygienische Händedesinfektion, sterile Handschuhe). Eine Diskonnektion sollte vermieden werden
- **Endotracheales Absaugen:** hygienische Händedesinfektion, sterile Einmalhandschuhe mit sterilem Einmal-Absaugschlauch. Geschlossene Absaugsysteme senken die Umgebungskontamination und werden zumindest bei Pat. mit MRE empfohlen

- **Geräte:** alle Geräte potenziell kontaminiert → daher Wischdesinfektion aller Geräte einschließlich Computerplätze und Tastaturen. Nicht desinfizierbare Tastaturen sind z. B. mit desinfizierbaren Folienhüllen zu bedecken. Gerätetransporte von einem Patientenplatz zum anderen nur nach vorheriger vollständiger Aufbereitung des Geräts
- **Visite:** Teilnehmerzahl auf möglichst geringe Personenzahl beschränken. Bei direktem Patientenkontakt sind Händedesinfektion davor und danach obligat. Auf routinemäßiges Händegeben möglichst verzichten
- **Nicht erforderlich sind:** Kopfbedeckungen (Ausnahmen: Isoliermaßnahmen z. B. von Pat. mit MRE, invasive Maßnahmen); lange Haare sind zusammengebunden und hochgesteckt zu tragen
- **Besucher:** dürfen keinen Kontakt zu anderen Pat. haben und müssen die Station auf direktem Wege betreten und verlassen. Beim Besuch von „hygienischen Risikopatienten" (Langzeitbeatmung, Pneumonie, Inf.) ist Schutzkleidung sinnvoll. Für Besucher von Pat. mit MRE sind Schutzkittel, Gesichtsmaske, Haube und Handschuhe empfohlen (Einkleiden vor dem Patientenzimmer, Abwurf der Schutzkleidung im Patientenzimmer)

! Überschuhe verschlechtern die Händehygiene

Prophylaxe von katheterassoziierten Infektionen

Die Einhaltung dieser 5 Regeln reduziert die Inzidenz um ca. 66 %!

- Händewaschen!
- Hautdesinfektion
- Strenge Barrieremaßnahmen beim Legen des Katheters (z. B. Abdecktuch, Mundschutz, sterile Handschuhe)
- Keine femoralen Zugänge
- Konsequente Entfernung von unnötigen Zugängen

Prophylaxe von Beatmungspneumonien

- Lagerung mit erhöhtem Oberkörper (30–45°, neuerdings wieder umstritten). Beim schweren ARDS mit $PaO_2/FIO_2 < 100$ Bauchlagerung (KI akutes Schocksyndrom, Instabilität der Wirbelsäule, erhöhter intrakranieller Druck, bedrohliche Herzrhythmusstörungen, offenes Abdomen) oder kinetische Ther. zur Verbesserung des Gasaustauschs. Bei unilateraler Lungenschädigung Seitenlagerung („good lung down") zur Verbesserung der Oxygenierung
- Möglichst nichtinvasive Beatmung
- Striktes Antibiotikaregime nach Leitlinie mit dem Ziel, unnötige Antibiotikabehandlungen zu unterlassen
- Bronchialtoilette unter aseptischen Bedingungen
- Umstritten: selektive Darmdekontamination (in Subgruppen kurzfristig erfolgreich, langfristig Selektion hochresistenter Pathogene), Ulkusprophylaxe

1.6 Sterben und Tod des Patienten

1.6.1 Der sterbende Patient

Der Tod eines Pat. darf nicht mit ärztlichem Versagen gleichgesetzt werden. Liegt ein Pat. im Sterben, sollte der Arzt folgende Fragen prüfen:

- Ist die Verlegung des Pat. von der Intensivstation noch möglich?
- Ist der Pat. schmerzfrei?
- Können bei dem Pat. quälende Diagnostikmaßnahmen und Therapieformen (z. B. Dialyse, Blutentnahmen) abgesetzt werden?
- Ist ggf. dafür gesorgt, dass keine Reanimation vorgenommen wird?
- Sind die Angehörigen und ggf. der Hausarzt informiert?

Klinischer Tod

- **Diagnosekriterien:** Pulslosigkeit, Atemstillstand, Bewusstlosigkeit, weite, reaktionslose, entrundete Pupillen
- **Sichere Todeszeichen:** Totenflecken (nach 0–4 h, rotviolette Flecken v. a. in abhängigen Körperpartien, die nach spätestens 24 h nicht mehr wegdrückbar sind), Leichenstarre (nach 2–6 h, schreitet vom Kopf zur Peripherie hin fort und löst sich nach 2–3 d)

1.6.2 Totenbescheinigung (Leichenschauschein)

Landesrechtliches Dokument. Es wird von dem Arzt, der die Leichenschau vornimmt (möglichst innerhalb 24 h nach dem Tod), ausgefüllt. Es besteht meist aus einem offenen Teil für amtliche Zwecke und einem vertraulichen Teil mit medizinischen Angaben zur Todesursache (Grundlage der amtlichen Todesursachenstatistik).

- Personalien des Toten, Todesfeststellung, Todeszeitpunkt
- Todesart (erfordert Kenntnisse aus der Vorgeschichte)
- Lag eine übertragbare Krankheit im Sinne des Infektionsschutzgesetzes vor? Wenn ja, Amtsarzt im örtlichen Gesundheitsamt benachrichtigen
- Todesursache: Ist diese unklar (z. B. unbekannter Pat.) oder haben Gewalt, Verletzungen, Suizid, Alkohol, Vergiftung, Vernachlässigung, OP oder Anästhesie eine Rolle gespielt (V. a. unnatürliche Todesursache), ist der Staatsanwalt zu informieren

! Totenschein nur unterschreiben, wenn mindestens ein sicheres Todeszeichen vorhanden ist und eine komplette Untersuchung am unbekleideten Körper möglich war.

1.6.3 Hirntoddiagnostik

(Auch: www.bundesaerztekammer.de; Richtlinien zur Hirntodfeststellung).

- **Voraussetzungen:** akute, schwere primäre (z. B. Hirnblutungen) oder sekundäre (z. B. Hypoxie) Hirnschädigungen und Ausschluss von Intox., dämpfender Wirkung von Medikamenten (ggf. Spiegelbestimmung von Sedativa), Relaxation, prim. Hypothermie, Kreislaufschock, Koma bei metabolischer, endokriner oder entzündlicher Erkr.

- **Untersucher:** zwei Ärzte mit mehrjähriger Erfahrung in der Intensivbehandlung von Pat. mit schweren Hirnschädigungen (unabhängig voneinander, nicht an der Organentnahme oder Übertragung beteiligt)
- **Klinische Symptome (Symptomentrias):**
  - **Koma:** Bewusstlosigkeit, die auch durch starke Reize nicht zu durchbrechen ist
  - **Ausfall der Hirnstammreflexe:** bds. erloschener Pupillen-Lichtreflex, bds. erloschener Kornealreflex, fehlende Trigeminus-Schmerzreaktion, fehlender Pharyngeal-, Trachealreflex und okulozephaler Reflex (Puppenkopf-Phänomen)
  - **Ausfall der Spontanatmung:** Sicherung durch Apnoetest: Beatmung mit 100 % O_2, Reduktion des Ventilationsvolumens auf 25 % bis $pCO_2 >$ 60 mmHg (**Cave:** COPD) → Kontrolle der Spontanatmung unter Aufrechterhaltung des PEEP an der Beatmungsmaschine (CPAP bei AF ≤ 1/Min.), im Zweifel Diskonnektion von der Beatmungsmaschine
- **Nachweis der Irreversibilität:**
  - Beobachtungszeitraum: primäre supratentorielle Hirnschädigung bei Kindern > 2 J und Erwachsenen 12 h; sekundäre supratentorielle Hirnschädigung bei Kindern > 2 J und Erwachsenen 72 h; die Irreversibilität bei infratentoriellen Hirnschädigungen muss zusätzlich mit apparativer Diagnostik nachgewiesen werden
  - Apparative Zusatzdiagnostik: Eine apparative Zusatzuntersuchung ersetzt die Beobachtungszeit (Ausnahme: Kinder < 2 J)
  - ! Nachweis des Ausfalls der hirneigenen elektrischen Aktivität mithilfe eines EEG (30 Min. Null-Linien-EEG)
  - ! Nachweis des Ausfalls der intrazerebralen Komponenten der akustisch oder somatisch evozierten Potenziale (AEP/SEP)
  - ! Nachweis des zerebralen Perfusionsstillstands (transkranielle Doppler-Sonografie), Perfusionsszintigrafie
- **Dokumentation:** Die Dokumentation der Hirntodbestimmung muss schriftlich – möglichst auf ein für die Hirntoddiagnostik vorgesehenes Protokoll – erfolgen und dem Krankenblatt beigefügt werden. Der Todeszeitpunkt entspricht dem Zeitpunkt des Abschlusses der Hirntoddiagnostik (Ende der 2. klinischen Untersuchung nach entsprechendem Beobachtungszeitraum bzw. Ende einer klinischen Untersuchung plus apparativen Verfahren)

1.6.4 Organspende und -transplantation

Meldepflicht

Alle Krankenhäuser sind nach dem Transplantationsgesetz § 11 Absatz 4 **verpflichtet,** den endgültigen, nicht behebbaren Ausfall der Gesamtfunktion des Großhirns, des Kleinhirns und des Hirnstamms von Pat. (Hirntod) dem zuständigen Transplantationszentrum (bzw. der Deutschen Stiftung Organtransplantation, Koordinierungsstelle, Tel.: 0800/90 40 400) zu melden (entnommen der Fachinformation für Ärzte und Pflegekräfte der Deutschen Stiftung Organtransplantation).

Spenderkriterien

- Unbeeinflussbar fortschreitender Verlust der Hirnstammfunktionen bei Pat. mit akuter primärer oder sekundärer Hirnschädigung und kontrollierter Beatmung
- Eine Altersbegrenzung zur Organspende existiert nicht mehr. Entscheidend sind die aktuellen Organfunktionen

Ausschlusskriterien

- HIV-Inf., akute Inf. mit Hepatitis-Viren (HBV, HCV)
- Floride Tuberkulose
- Sepsis bei nachgewiesenen multiresistenten Keimen
- Nicht kurativ behandeltes Malignom (außer: prim. Hirntumoren, Basaliom und Spinaliom)

> **!** In Zweifelsfällen schafft ein orientierendes Konsil mit der DSO (www.dso.de) Klarheit.

Spenderuntersuchungen

- Größe, Gewicht und Anamnese
- BGA, BB, BZ, Urinstatus und -sediment; Na^+, K^+, Krea, Harnstoff, Amylase, Lipase, HbA_{1c}, AP, ASAT, ALAT, γ-GT, Gesamt-Bili, LDH, CK, CK-MB, Quick, PTT, Albumin, Fibrinogen, CRP
- HLA-Typisierung, Virologie
- EKG, Sono-Abdomen, Rö-Thorax
- Gegebenenfalls Herzecho, ggf. Bronchoskopie

Vor Organentnahme

- Einwilligung des Pat. (z. B. Organspendeausweis) oder eines nahen Angehörigen (Klärung des mutmaßlichen Willens) muss vorliegen
- Der Hirntod muss zweifelsfrei festgestellt sein

Management des potenziellen Organspenders (organprotektive Therapie)

- **Allgemeinmaßnahmen:** Entfernen oder Wechseln aller potenziell kontaminierter Zugänge, regelmäßiges Absaugen und Lagerung des Pat. (Lungenprotektion!), suffizientes Beatmungsregime, Magensonde, Dauerkatheter, ZVK, art. Druckmessung, Temperatursonde
- **Zielgrößen:** MAD 70–90 mmHg, ZVD 7–9 cmH_2O, $SpO_2 > 95\,\%$, $PaO_2 >$ 100 mmHg, Urinvolumen 1–2 ml/kg KG/h, Körpertemperatur > 35 °C, Na^+ 135–145 mmol/l, K^+ 3,5–5 mmol/l, Hkt. 20–30 %, BZ < 180 mg%, Laktat < 3 mmol/l, art. Blutgase im Normbereich
- **Therapiestrategien:**
  - **Hypotonie** (Hypovolämie/relative Hypovolämie [Verlust Vasomotorenregulation]; mit CRP-Erhöhung entsprechend Sepsis): Absetzen RR-senkender Medikamente, kombinierte Volumen-Katecholaminther. (Noradrenalin, ggf. Dopamin) nach Zielgrößen, bei Erfolglosigkeit Dobutamin, bei hohen Katecholaminkonz. ggf. 100 mg/h Methylprednisolon
  - **Hypertonie** nur sehr vorsichtig behandeln, evtl. Urapidil (**Cave:** Halbwertszeit)
  - **Diabetes insipidus centralis** (Urinvolumen > 5 ml/kg KG/h mit spezifischem Gewicht < 1.005, BZ normal): ADH-Substitution; Desmopressin 0,5–4 µg als Bolus i. v.
  - **Hypernatriämie/Hypokaliämie:** ZVD < 5 cmH_2O: Korrektur mit G5 % in Kombination mit Insulin unter BZ-Kontrolle; ZVD > 10 cmH_2O: Furosemidgabe und Substitution der Ausscheidungsmenge durch elektrolytfreie Lösung, separate K^+-Infusion

1

1.6.5 Obduktion

Eine Obduktion erfolgt nur nach Einwilligung der Angehörigen, evtl. auch nach Ablauf einer 24-h-Frist, innerhalb derer die Angehörigen Einspruch erheben können. Näheres regelt der Krankenhausbehandlungsvertrag zwischen Pat. und Krankenhausträger. Erzwingbar ist die Obduktion bei Seuchenverdacht (nach amtsärztlichem Gutachten!) und vor einer Feuerbestattung, sofern die Todesursache nicht anders geklärt werden kann. Die gerichtliche Sektion wird vom Staatsanwalt beantragt.

Obduktion nach einem Arbeitsunfall
Berufsgenossenschaften können zur Klärung eines Kausalzusammenhangs zwischen Arbeitsunfall und Tod eines Versicherten eine Obduktion verlangen. Eine „versorgungsrechtlich" begründete Obduktion kann auch vom Stationsarzt im Einverständnis mit den Angehörigen angeordnet werden, um die spätere Beweislage der Hinterbliebenen zu verbessern.

1.7 Rechtliche Probleme

1.7.1 Aufklärungspflicht

Der Pat. muss grundsätzlich über alle relevanten Umstände seiner Erkr. und ihrer Ther. aufgeklärt werden. Hiervon hängt die juristische Wirksamkeit der Einwilligung zu einem ärztlichen Eingriff ab. Die Aufklärung muss dem Pat. die Selbstbestimmung, d. h. eine abwägende Wahrnehmung seiner Interessen, ermöglichen.

1.7.2 Einwilligung

Jede Maßnahme am Pat. ohne dessen Einwilligung gilt als Körperverletzung (§§ 223 ff. StGB) und ist damit rechtswidrig. Grundlage ist das Persönlichkeits- und Selbstbestimmungsrecht (Art. 2 GG). Die Einwilligung des Pat. ist nach erfolgter Aufklärung rechtzeitig einzuholen.

- Bei **Notfallmaßnahmen** sind Aufklärung und Einwilligung in Abhängigkeit von der präop. zur Verfügung stehenden Zeit und dem Zustand des Pat. auf Wesentliches zu beschränken. Schriftliche Dokumentation!
- **Vor invasiven Maßnahmen** (z. B. PEG-Anlage, Tracheostoma) ist die Stufenaufklärung üblich: Der Pat. oder ein enger Verwandter erhält ein Formblatt, das über den bevorstehenden Eingriff informiert. Auf dieser Grundlage erfolgt das Gespräch mit dem behandelnden Arzt, der idealerweise auch den Eingriff durchführt. Mündliche und schriftliche Einwilligung mindestens 24 h vor der OP. Wenn der Pat. nicht unterschreiben kann, im Fall der mündlichen Einwilligung Anwesende als Zeugen unterschreiben lassen
- Bei **Bewusstlosen** ist vom mutmaßlichen Willen der Pat. auszugehen (Geschäftsführung ohne Auftrag, rechtfertigender Notstand gem. § 34 StGB). Angehörige über vorgesehenen Eingriff informieren
- Bei **nicht einwilligungsfähigen Pat.** ist der gesetzliche Vertreter zuständig (Eltern oder vom Gericht bestimmter Betreuer)
- **Kinder bis 14 J.** sind gesetzlich nicht einwilligungsfähig, sollten aber ihrem Entwicklungsstand entsprechend über den Eingriff aufgeklärt werden

- **Jugendliche von 14–18 J.** können selbst einwilligen, wenn sie in der Lage sind, die Bedeutung und die Folgen der Maßnahme für sich selbst zu erkennen. Ansonsten müssen die Erziehungsberechtigten einwilligen
- Verweigern Eltern **Transfusionen** für ihr Kind, kann ihnen erforderlichenfalls das Sorgerecht vorübergehend durch Gerichtsbeschluss entzogen werden
- Eine **OP** stellt für jeden Pat. eine Ausnahmesituation dar, in der seine Aufnahmefähigkeit verändert sein kann. Darum:
  - Informationen ausdrücklich gliedern, z. B.: „als Erstes erkläre ich Ihnen die OP, als Zweites die möglichen Gefahren und zuletzt, was nach der OP geschieht"
  - Aufklärungsgespräch möglichst wiederholen (auch Angehörige müssen oft mehrmals aufgeklärt werden!)
  - Wichtige Punkte schriftlich festhalten; nicht nur für den Staatsanwalt, auch für den Pat.!
- Die **Aufklärung** hat außer bei Notfällen rechtzeitig, d. h. zumindest am Tag vor dem Eingriff, und auf keinen Fall nach der Prämedikation zu erfolgen
- Es ist notwendig, die Aufklärung vom Pat. durch Unterschrift bestätigen zu lassen oder vor Zeugen vorzunehmen

! In fast allen Arzthaftungsprozessen muss der Arzt beweisen, dass der Pat. hinreichend aufgeklärt worden ist

1.7.3 Behandlung gegen Patientenwillen („Zwangseinweisung")

Zwangsmaßnahmen

- **Fixierung:** „erlaubt" z. B. bei verwirrten Pat., die durch unkontrolliertes Aufstehen zu Schaden kommen können, bei intubierten Pat. in der Weaning-Phase, bei Pleuradrainage oder art. Kathetern, deren unsachgemäße Entfernung mit einem besonders hohen Risiko verbunden ist. Erfolgt immer auf ärztliche Anordnung, die nicht an das Pflegepersonal delegiert werden darf. Der anordnende Arzt (schriftliche Dokumentation!) hat sich von der sachgerechten Durchführung zu überzeugen. Eine ständige Überprüfung der Ind. ist notwendig
- **„Heimliche" Medikamentengabe** ist z. B. bei hochgradig agitierten Pat. zur Abwendung von Fremd- oder Selbstgefährdung möglich
- Bei randalierenden Pat. ist die Anwendung von sogenannter „einfacher" Gewalt zur Gefahrenabwendung zulässig: ausreichende Übermacht („weiße Wolke") sicherstellen, keine „Einzelaktion"
- **Zeugen Jehovas:** strikte Ablehnung von Bluttransfusionen und anderen Blutprodukten (Erythrozyten, Leukozyten, Thrombozyten, Blutplasma) und der präoperativen Eigenblutspende, auch bei Lebensgefahr. Über die medizinische Behandlung mit Derivaten, z. B. Plasmafraktionen und Eigenblutverfahren wie die maschinelle Autotransfusion oder die Hämodilution sowie Organentnahme nach dem Tod entscheidet jeder Zeuge Jehovas nach eigenem Ermessen

Zwangseinweisung

Die zwangsweise Unterbringung eines Menschen in einem Krankenhaus ist nur in eng umrissenen Grenzen zulässig. In jedem Bundesland wird die gesetzliche Grundlage in den „Unterbringungsgesetzen" („PsychKG") geregelt.

Einzige hinreichende Begründung: akute und erhebliche Eigen- oder Fremdgefährdung, wenn zur Abwehr der Gefahr kein anderes Mittel zur Verfügung steht. Wird durch die örtliche Ordnungsbehörde aufgrund eines ärztlichen Zeugnisses veranlasst, bedarf jedoch der unverzüglichen richterlichen Überprüfung. Zunächst muss die Unterbringung in einer geschlossenen Abteilung einer psychiatrischen Klinik erfolgen.

> **!** **Cave**
> Die Behandlungsbedürftigkeit eines psychischen oder somatischen Leidens stellt alleine keinen Grund für eine Zwangsunterbringung dar, ebenso wenig ein wirtschaftlicher Schaden, eine einfache Störung der öffentlichen Ordnung oder die Verwahrlosung des Betreffenden. Auch die fehlende Bereitschaft, sich ärztlich behandeln zu lassen, rechtfertigt keine Unterbringung.

Praktisches Vorgehen
Zwingend erforderlich ist eine persönliche Untersuchung des Kranken. Das ärztliche Zeugnis muss eine Beschreibung der Erkr., eine Diagnose und eine Begründung für die akute Eigen- oder Fremdgefährdung enthalten. Darüber hinaus ist meist eine Zuordnung zu den Diagnosekriterien Psychose, Störung, die einer Psychose gleichkommt, Intelligenzminderung oder Sucht notwendig. Das Zeugnis wird dem zuständigen Amtsgericht zugestellt.

> **Beispieltext**
> „Ich habe Frau D. Elir (Pat.-Daten) heute psychiatrisch untersucht. Sie leidet an akuten Wahnvorstellungen und fühlt sich von ihrer Umgebung verfolgt. Sie hat in meiner Gegenwart (bzw. in Gegenwart von Zeugen) damit gedroht, ihre Kinder zu erschlagen. Die Unterbringung in einer geschlossenen Abteilung der psychiatrischen Fachklinik xy stellt die einzige Möglichkeit dar, mit der diese Fremdgefährdung abzuwenden ist.“ Ggf. Zusatz: „Die Unterbringung soll unverzüglich durch die Ordnungsbehörde, noch vor Einschaltung eines Richters, erfolgen.“

Betreuung

Die Einrichtung einer Betreuung ist in Betracht zu ziehen, wenn aufgrund einer psychischen Krankheit oder einer körperlichen, geistigen oder seelischen Behinderung wichtige „Angelegenheiten“ ganz oder teilweise nicht besorgt werden können. Das Betreuungsverfahren wird vom Vormundschaftsgericht nach Antrag des Betroffenen, seiner Angehörigen oder auf Anregung Dritter eingeleitet. Vor der Entscheidung ist eine persönliche Anhörung und ein Sachverständigengutachten obligat. Bei Eilbedürftigkeit kann eine einstweilige Anordnung erfolgen.
Das Gericht bestellt einen Betreuer und definiert dessen Aufgabenbereich, innerhalb dessen der Betreuer selbstständig entscheidet. Besteht bei einer Untersuchung, Heilbehandlung oder einem ärztlichen Eingriff eine begründete Gefahr für eine tödliche oder schwerwiegende Komplikation (Ausnahme nur bei akuter Gefahr), muss zusätzlich die Genehmigung durch das Vormundschaftsgericht erteilt werden. Für die Entscheidung des Richters ist ein fachärztliches Attest nötig, das zur Frage der Einwilligungsfähigkeit des Pat., der Art der Untersuchung, der Ther. oder des Eingriffs und den Risiken Stellung nimmt. Der Gutachter und der ausführende Arzt dürfen nicht identisch sein.

Praktisches Vorgehen
Die örtliche Praxis kann innerhalb eines Bundeslandes ebenso unterschiedlich sein wie die Gesetze der einzelnen Bundesländer. Deshalb immer zuvor nach dem ortsüblichen Vorgehen erkundigen.

1.7.4 Patientenverfügung

Auch als Patiententestament bezeichnet. Handschriftliches oder notariell beurkundetes Dokument, das den Ther.-Abbruch auf Wunsch des Pat. regelt.

- Lebenserhaltende Maßnahmen dienen der Aufrechterhaltung der Vitalfunktionen (z. B. Dialyse, Beatmung). Ob hierzu auch Ernährung, Antibiotikather. u. Ä. zählen, ist umstritten
- Der Pat. hat das Recht, eine lebenserhaltende Behandlung nach Aufklärung abzulehnen. Auf diese kann der Pat. auch auf ausdrücklichen Wunsch verzichten. Die mündliche Willensäußerung im Beisein von Zeugen ist ausreichend
- Bei sich anbahnender Aussichtslosigkeit einer Behandlung sollte von Bezugspersonen des Pat. dessen mutmaßlicher Wille erkundet werden. Dies Gespräch muss dokumentiert werden

! Ein Patiententestament kann hierbei eine wichtige Entscheidungshilfe sein, es ist jedoch derzeit nicht rechtsverbindlich

- Immer ist eine ausreichende Basispflege (Schmerzther., Sauerstoffgabe, Flüssigkeitssubstitution, Mundpflege, Absaugen) zu gewährleisten

1.8 Der Problempatient auf der Intensivstation

1.8.1 Der „infektiöse Patient" – Nadelstichverletzung

Definition Verletzung mit Hepatitis- oder HIV-kontaminierter Nadel

Prophylaxe

- Konsequentes Tragen von virusdichten Handschuhen bei jedem potenziellen Kontakt mit Körpersekreten
- Mundschutz und ggf. Schutzbrille tragen bei möglicher Entstehung von Spritzern
- Niemals gebrauchte Nadeln in die Schutzkappe (häufigste Ursache für Verletzung!) stecken, sondern sofort in geeignete Container abwerfen. Gebrauchte Nadeln oder Skalpelle nicht biegen oder brechen
- Auch wenn Speichel nicht zu einer HIV-Übertragung führen dürfte, bei Notwendigkeit zur „Mund-zu-Mund-Beatmung" Übertragungsgefahr z. B. durch immer vorhandene Gesichtsmasken, Ambu-Beutel minimieren
- Nach Nadelstich muss bis zum Beweis des Gegenteils von potenzieller Infektiosität ausgegangen werden → „Safer Sex", keine Blut- oder Organspenden

Cave
Das Risiko einer Nadelstichverletzung ist nach Nachtdiensten (v. a. im „Euphoriestadium") und Urlaub erhöht!

Therapie Jedes Krankenhaus sollte über eine schriftlich fixierte Behandlungsrichtlinie und einen verantwortlichen Ansprechpartner verfügen. Die Kontagiosität des HI-Virus ist zum Glück gering: Die Ansteckungsrate nach direkter Inokulation wird auf < 0,25 % geschätzt, die Kontagiosität von Hepatitis B und C ist dagegen ca. 25-mal höher. Aktuelle Vorgaben beim RKI (www.rki.de).

Sofortmaßnahmen nach Nadelstichverletzung

- Einstichstelle gründlich mit Wasser und Seife oder alkoholischer Lösung reinigen (20–30 % für Schleimhäute, sonst Alkohollösung für Hautdesinfektion), Blutfluss durch Druck auf das umliegende Gewebe fördern (> 1 Min.)
- Chirurgische Wundversorgung, erneute großzügige Desinfektion (z. B. Fingerbad in alkoholischer Lösung ≥ 80 Vol.-%, z. B. Betaseptic® R oder Freka-R-Derm® farblos). Nadel ggf. für mikrobiologische Untersuchung asservieren
- Immer D-Arzt-Bericht, Hepatitis-Serologie, HIV-Test
- Infektionsdosis (blutgefüllte Nadel > Lanzette > Spritzverletzung) erfragen
- Krankheitsstadium des Pat. dokumentieren. Höheres Übertragungsrisiko bei aktiver Hepatitis B oder C bzw. AIDS-Vollbild mit hoher Viruslast

HIV

Die medikamentöse Prophylaxe ist immer eine Individualentscheidung je nach Risikokonstellation. Für eine Chemotherapieprophylaxe sprechen die schwerwiegenden Folgen einer HIV-Inf., die bewiesene antiretrovirale Aktivität von AZT und die Tatsache, dass NW bei Kurzzeitmedikation fast immer reversibel sind. Dagegen sprechen die nicht bewiesene prophylaktische Wirksamkeit und im Tierversuch nachgewiesene Kanzerogenität.

- **Indikation:**
  - Eine Prophylaxe wird immer empfohlen bei perkutaner Verletzung mit kontaminierter Hohlraumnadel (Blut, Liquor, Organpunktion), bei tiefer Schnittverletzung mit sichtbarem Blut und bei Indexpat. mit dem Vollbild AIDS bzw. mit bekannt hoher Viruslast
  - Eine Prophylaxe soll angeboten werden bei oberflächlicher Verletzung oder bei Kontakt mit Material mit hoher Viruslast und Schleimhäuten oder geschädigter Haut
  - Keine Prophylaxe sollte bei perkutanem oder Schleimhautkontakt mit Urin, Speichel oder bei Kontakt von intakter Haut mit Blut erfolgen

! Antikonzeption während Tabletteneinnahme

- **Vorgehen:** nach Inokulation (d. h. „penetrierendem Kontakt") HIV-pos. Materials möglichst schnell mit Kombinationsther. beginnen, z. B.:
  - Emtricitabin/Enofovirdisoproxil (z. B. Truvada®) 1 × 1 (bei Schwangerschaft Zidovudin/Lamivudin [z. B. Combivir®] 2 × 1 Tbl.) in Komb. mit Raltegravir 2 x 400 mg/d (Isentress®), alternativ Lopinavir/Ritonavir (Kaletra®) 2 × 2 Tbl.
  - Kontrolle: HIV-Testung des Verletzten (nur mit Einverständnis) an Tag 0, 45, 90, 180, 365

! Die Chemoprophylaxe bewirkt eine Abnahme des ohnehin niedrigen Infektionsrisikos nach Inokulation von HIV um etwa 80 %

Hepatitis-B-Virus

- Hepatitis-B-Impfstatus erfragen. Bei fehlendem oder unsicherem Impfschutz gegen Hepatitis B ggf. simultane Aktiv-Passiv-Immunisierung binnen 24 h
- Anti-HBc, Anti-HCV-AK sofort, nach 6 und 12 Wo. kontrollieren

! Immer D-Arzt-Verfahren und ggf. Meldung beim Betriebsarzt

1.8.2 Der suizidale Patient

Auf der Intensivstation meist Aufnahme nach bereits erfolgtem Selbsttötungsversuch. **Cave:** Suizidgefahr auch nach harmlos erscheinenden Versuchen erhöht!

Hinweise auf das Vorliegen einer akuten Suizidalität

- Bei **Depression:**
  - Vegetative Hinweise: Schlafstörungen, Abendhoch/Morgentief, Verlust von Konzentrationsfähigkeit, Libido, Appetit und Gewicht
  - Depressive Denkinhalte: Anhedonie („Das Leben macht keinen Spaß mehr"), Gefühle der Enttäuschung, Verzweiflung, Hoffnungslosigkeit (fehlende positive Zukunftsperspektive), Hilflosigkeit, Ausweglosigkeit
  - Negatives Selbsterleben: Insuffizienzgefühle, Schuldgefühle, Hass und Wut auf eigene Person, evtl. auch Fremdaggressionen, selbstquälende Grübeleien
  - Auslöser: Veränderungen im zwischenmenschlichen Bezugssystem (Verlust von wichtigen Personen, oft Partnerschaftskonflikte), andere Verlust- und Versagenserlebnisse
- Bei **Psychosen:** Angst und Wahnvorstellungen
- Bei **neurotischen Störungen:** Autoaggression und Schuldgefühle

Medikamentöse Akuttherapie

- Depressionen: Doxepin 25–50 mg i. m. oder verdünnt auf 10–20 ml langsam i. v. oder als Kurzinfusion 25–75 mg in 250–500 ml Infusionslsg
- Bei Unruhezuständen: Neuroleptikum, z. B. Levomepromazin 25–50 mg i. m. oder Diazepam 10 mg i. v
- Bei psychotischer Symptomatik, starker Unruhe oder Halluzinationen: Haloperidol 5–10 mg i. v. oder i. m.

Indikationen für Überweisung in psychiatrische Klinik

- Hinweise auf akute Psychose mit psychotischer Suizidgefahr (Veränderung des Selbsterlebens und der Weltwahrnehmung, plötzlich auftretende Angstdurchbrüche)
- Hinweise auf „Bilanzhandlungen" bei Depressionen
- Vorausgegangene Selbstmordversuche bzw. bereits erfolgte appellativ-demonstrative Selbstmordhandlungen (z. B. Herumritzen an den Handgelenken)
- „Zwangseinweisung" ▶ 1.7.3

1.8.3 Der aggressive Patient

Bei Aggressivität mit Unruhe oder Halluzinationen an eine akute Psychose denken. Wesentlich häufiger als endogene Psychosen (Schizophrenie, Depression) sind exogen ausgelöste Psychosen bei akuten internistischen oder neurologischen Störungen, z. B. Stoffwechselentgleisungen, postoperativem Durchgangssy. (▶ 9.1.2) oder akuter Entzugssymptomatik (▶ 9.1.1).

Umgang mit aggressiven Patienten

- Genügend Pflegepersonal zur Unterstützung anfordern, nicht mit Pat. allein bleiben („Übermacht" herstellen, sog. „Weiße Wolke")
- Sich als Arzt vorstellen, Hilfe und Gespräch anbieten
- Sicher, bestimmt und ruhig auftreten, nicht drohen (z. B. mit Zwangseinweisung). Es ist nicht Aufgabe des Arztes, den Pat. körperlich zu bändigen!
- Sicherheitsabstand zum Pat. einhalten (schützt vor Panikreaktionen), alle notwendigen Handlungen erklären
- Dem Kranken nie den Rücken zuwenden, immer offen ins Gesicht sehen
- Falls möglich, Fremdanamnese: Hinweise auf exogene Psychose, Alkohol- und Drogenkonsum, bekannte psychische Erkr.?
- Zur Durchführung einer körperlichen Untersuchung oder Einleitung von Entgiftungsmaßnahmen kann eine medikamentöse Sedierung notwendig sein: meist keine i. v. Gabe möglich → Gabe bei gut fixiertem Pat. i. m.

Medikamentöse Sedierung

- Haloperidol 5–10 mg i. v. oder i. m., Wirkung abwarten. Falls nach 5 Min. immer noch agitiert und aggressiv, evtl. Nachinjektion von 5 mg; **Cave:** RR-Abfall
- Levomepromazin 25–50 mg i. m.
- Diazepam 10 mg i. m. oder i. v.
- Bei geriatrischen Pat. Melperon Drg. 100–200 mg p. o. oder als Saft 25–50 mg

Weiteres Prozedere

- Bei Intox. (▶ 19.1.2, ▶ 19.1.3)
- Alkoholentzugsdelir (▶ 9.1.1), Drogenentzug
- Überwachung des Pat., bis nachhaltige Beruhigung eingetreten ist und keine Selbst- oder Fremdgefährdung mehr besteht
- Bei akutem Schub einer endogenen Psychose oder persistierenden Zeichen einer Selbst- oder Fremdgefährdung: Verlegung in Fachklinik. Zwangseinweisung ▶ 1.7.3

! Keine Opiate oder Barbiturate zur medikamentösen Sedierung einsetzen

1.8.4 Der drogenabhängige Patient

Bei Bewusstlosigkeit unklarer Genese immer an evtl. zugrunde liegende Intoxikation denken. Häufig finden sich bereits anamnestisch Hinweise auf Drogenintoxikation (Ort und Art des Auffindens).

Diagnostisches Vorgehen bei V. a. Drogenintoxikation Körperliche Untersuchung mit besonderem Augenmerk auf:

- Atmung: Hypoventilation nach Einnahme zentral dämpfender Pharmaka, z. B. Barbiturate
- Pupillen: Miosis (Hinweis auf Opiate), Mydriasis (Hinweis auf Alkohol- oder Kokainintox.)
- Fötor: „Alkoholfahne"
- Haut: Untersuchung auf Injektionsstellen (nicht nur Ellenbeuge, sondern auch Leiste, Fußrücken usw.), „Barbituratblasen"
- Tonuserschlaffung der Muskulatur: bei Barbiturat-, Alkohol- und Tranquilizerintox

! Andere Komaursachen ausschließen (▶ 5.2.3)!

Therapeutisches Vorgehen

- Primär Sicherung der Vitalfunktionen
- Spezielle Maßnahmen ▶ 19.2
- Bei V. a. Suizidneigung, starker Verwirrtheit oder Unruhe engmaschige Überwachung; Monitoring von Herz und Kreislauf, evtl. Haloperidol 5 mg i. v. oder i. m. (▶ 9.2.2)

> **Cave**
> - Bei Aufnahme eines Pat. mit V. a. i. v. Drogenmissbrauch an das Infektionsrisiko (Hepatitis, HIV) beim Umgang mit Körpersekreten denken und die entsprechenden Schutzmaßnahmen einhalten (▶ 1.8.1). Bei stark unruhigen oder aggressiven Pat. primär Sedierung (▶ 17.7), um Bissverletzungen o. Ä. zu vermeiden
> - Pat. nicht allein lassen, Medikamentenschrank abschließen
> - Nach Gabe von Antagonisten weitere Überwachung des Pat., da häufig die HWZ kürzer als die der verwendeten Droge ist. Beispiel: Die HWZ von Flumazenil (▶ 19.3.1) ist deutlich kürzer als die der Benzodiazepine, daher erneutes Auftreten von Intoxikationserscheinungen möglich
> - Morphinantagonisten können ein akutes Entzugssyndrom auslösen. Daher nur bei strenger Indikation. Vorsichtig dosieren!
> - Die inzwischen verbreiteten sog. Designerdrogen (z. B. Methylendioxymetamphetamin, MDMA = „Ecstasy") rufen amphetaminähnliche Symptome hervor, Ther. wie bei Amphetaminintox. (▶ 19.2.11)

1.8.5 Der Patient mit Diabetes mellitus

Problematik

- Ca. 5 % der Bevölkerung sind betroffen
- Erhöhtes Risiko für kardiovaskuläre Erkr. (z. B. „stummer" Myokardinfarkt, Niereninsuff.: **Cave:** KM!) und Inf. (Harnwege, Lunge)
- Alle intensivpflichtigen Erkr. verschlechtern die Diabeteskontrolle
- Ein entgleister Diabetes verschlechtert wiederum die Prognose

Klinik

- **Ketoazidose:** Fötor, Anionenlücke, Ketone im Urin
- **Hyperosmolares Koma:** Exsikkosezeichen, Somnolenz, erhöhte berechnete Serumosmolarität: ▶ 15.1.1
- **Polyneuropathie:** erhöhtes Risiko für Druckulzera, maligne Rhythmusstörungen (Warnsignal: frequenzstarres Herz), obstruktives Schlafapnoe-Sy.

Management

- Engmaschige BZ-Kontrolle nach Schema (z. B. alle 4 h)
- Bei Hyperglykämie Normalinsulin im Bolus oder als Perfusor. Eher keine oralen Antidiabetika, bei lebensbedrohlichen Erkr. kein Metformin: zahlreiche Medikamenteninteraktionen, unsichere Resorption
- Bei eingeschränkter Mikrozirkulation Insulin i. v. (bei s. c. Gabe unsichere Resorption)
- Bei schwieriger BZ-Kontrolle eher kontinuierliche Gabe
- BZ-Ziel: < 120 mg/dl. Verbessert Prognose!
- **Cave:** bei diab. Ketoazidose häufig akute Oberbauchschmerzen mit Abwehrspannung wie bei akutem Abdomen = Pseudoperitonitis diabetica

1.8.6 Der geriatrische Patient

Bis 2030 wird sich der Anteil von Pat. > 65 J. in der Gesellschaft verdoppeln. Schon jetzt sterben 20 % der Amerikaner auf einer Intensivstation! Trotzdem gibt es nur wenige Daten für das konkrete Management geriatrischer Pat. mit lebensbedrohlicher Erkr. Dies bedingt ethische (Lebensqualität?), medizinische (erniedrigte Regenerationsfähigkeit) und ökonomische Unsicherheiten (eingeschränkte Abbildung komplexer Verläufe im DRG-System).

Probleme der Intensivtherapie im Alter

- Multimorbidität: kardiovaskuläre Begleiterkr. (Myokardinfarkt, Schlaganfall, Darmischämie, akuter Gefäßverschluss am Bein), Niereninsuff., aber auch eingeschränkte Hör- und Sehfähigkeit
- Diabetes mellitus (▶ 1.8.5): erhöhtes Infektionsrisiko (Aspiration, DK bei Harnverhalt, Hautläsionen)
- Erhöhtes Risiko für zerebrale Funktionsstörungen („Durchgangssyndrom") mit Prognoseverschlechterung
- Hohes Risiko für Arzneimittel-NW durch vermehrte Interaktionen und veränderte Pharmakokinetik

Management

- Die Prognose bezüglich des Überlebens korreliert nicht mit dem Alter. Daher kann Alter per se kein Triage-Kriterium sein
- Auch die subjektive Lebensqualität korreliert nicht mit dem Alter. Zudem wird die Lebensqualität von Pat. durch Ärzte regelhaft unterschätzt!
- Prophylaxe zerebraler Funktionsstörungen durch geregelten Tagesablauf, Vermeiden unnötiger Diagnostik, Begrenzung invasiver Therapiemaßnahmen
- Beschränkung der Medikation auf das Notwendige und die Prognose Verbessernde
- Beachtung des dokumentierten (Patientenverfügung) oder mutmaßlichen Patientenwillens
- Ggf. zeitliche Beschränkung der Maximalther.

1.8.7 Der Patient mit Post Intensive Care Syndrome (PICS)

Häufiges und zunehmendes Problem der modernen Intensivmedizin, das sowohl überlebende Pat. (ca. 30 % aller ICU-Pat.) als auch deren Angehörige (PICS-F) betrifft.

Klinik

- Kognitive Dysfunktion: bei ca. 25 % der Pat. Risikofaktoren z. B. Delir, Demenz, Sepsis (ca. 16 %), ARDS (ca. 50 %)
- Psychisch: Depression, Angststörung, Post Traumatic Stress Disorder (PTSD, häufig mit sexueller Dysfunktion)
- Somatisch: Schwäche (ca. 25 %, ICU related Weakness) u. a. durch Muskelabbau, chron. Schmerz-Sy., Einschränkung der Lungenfunktion. Risikofaktoren z. B. Langzeitbeatmung > 7 d, Sepsis bzw. SIRS, MOV

Diagnostik Anamnese (z. B. Mini-Mental Test) und Befund (z. B. Schlucktest, 6-Min.-Gehtest), ggf. EMG, ENG, Lufu, psychiatrisches Konsil.

DD vorbestehende Grundkrankheit, Hypothyreose, Vit.-B12-Mangel, Anämie, OSAP, Rhabdomyolyse, Guillain-Barré Sy., Critical-illness-Polyneuropathie.

Ther.

- Prävention: „early wake up“ (Sedierungspausen), Frühmobilisation, frühe enterale Ernährung, ICU-Tagebuch (durch Angehörige)
- Frühreha mit Fokus auf Mobilisation und kognitives Funktionstraining
- Gegebenenfalls psychiatrische Mitbehandlung

1.9 Kommunikation mit Angehörigen

Angehörige werden in der Intensivmedizin häufig als störend und für den Heilungsprozess nicht hilfreich aufgefasst. Das Gegenteil trifft zu: Gerade bei einer intensiven und invasiven Medizin kann der Angehörige helfen, das Gefühl des Ausgeliefertseins und der Hilflosigkeit beim Pat. zu reduzieren. Dies gilt auch für Pat., die analgosediert sind: Viele Pat. können nach erfolgreicher intensivmedizinischer Versorgung über Angehörigenkontakte berichten, obwohl eine tiefe Sedierung vorlag.
Andererseits befinden sich auch die Angehörigen in einer **Ausnahmesituation,** in der sie durch die Erkr. des Angehörigen selbst und ggf. noch zusätzlich durch Entscheidungsdruck völlig überfordert sein können (und entsprechend „unangemessen“ reagieren können). Es besteht daher die Notwendigkeit zu einer engmaschigen Kommunikation mit häufiger, geduldiger Wiederholung der medizinischen Sachverhalte.
Allerdings erfordern **Angehörigengespräche** gerade bei existenzieller Bedrohung und häufig komplexen medizinischen Situation regelhaft viel Zeit und Einfühlungsvermögen. Auch kann eine ungünstige räumliche Situation (z. B. Mehrbettzimmer) Besuche erschweren. Immer sollte der Angehörige zum Pat. geführt werden und entsprechend informiert sein. Lange Wartezeiten sollten erklärt und möglichst vermieden werden. Schriftliche Erläuterungen des Stationsablaufs und von intensivmedizinischen Verfahren (Monitor, Alarme, Zugänge, Perfusoren usw.).
Erfahrungsgemäß reduziert die Mühe während des Behandlungsprozesses die Arbeit mit Angehörigenbeschwerden bzw. Klagen bei unbefriedigenden Patientenverläufen. Sehr hilfreich kann die Einbeziehung von Seelsorgern bzw. Psychologen in die Angehörigenbetreuung sein.
Typische Situationen und Lösungsansätze:

- Große Familien mit hohem Gesprächsbedarf: frühzeitig wird ein Angehöriger zum Ansprechpartner definiert, der die Aufgabe hat, die übrigen Familienmitglieder zu informieren
- Unterschiedliche Auffassungen bei verschiedenen Angehörigen: frühzeitige Fokussierung auf einen Informationsgeber (möglichst Oberarzt), damit divergente Aussagen a priori reduziert werden
- Aggressive Angehörige: zunächst „Torerotaktik“, d. h. der gemeinsame Feind ist die Erkr., Verständnis für ungewohnte Situation und Angst um Angehörige. Ist dies nicht hinreichend, Schutz der Abteilung ggf. durch Besuchsverbote und Wachdienst
- Dekompensierte Angehörige: ggf. erfahrene Pflegekraft hinzuziehen, ggf. Anxiolyse mit niedrig dosiertem Benzodiazepin (auf Fahruntüchtigkeit hinweisen!), Information von weiteren Angehörigen
- Angehörige mit Patientenverfügung: diese muss jeweils individuell geprüft werden. Häufig entspricht der aktuelle Zustand nicht den in der Patientenverfügung spezifizierten Abbruchkriterien für eine Behandlung! Hier muss jeweils der mutmaßliche Patientenwillen eruiert werden, was in aller Regel Zeit und Ruhe erfordert

2 Ärztliche Arbeitstechniken

Amitava Majumder und Anne Paschen

2.1 Monitoring auf der Intensivstation

2.1.1 Übersicht

Auf der Intensivstation sind folgende apparative Untersuchungen in regelmäßigen Abständen empfohlen. Anpassung an den Individualfall erforderlich!
Die Überwachung erfolgt über eine Netzwerkzentrale mit Zugriff auf alle Vitalparameter mit Alarmsystem, Arrhythmiespeicherung, Trenddaten und Pat.-Verwaltung. Jede Gerätenutzung darf erst nach Einweisung durch eine dazu befähigte Person erfolgen (Dokumentation z. B. durch Gerätepass).

- **EKG:** Herzfrequenz kontinuierlich und Arrhythmieüberwachung mit Recall-Möglichkeit
- **Nichtinvasive RR-Messung:** stündlich
- **Invasive kontinuierliche RR-Messung** über art. Katheter in A. radialis oder femoralis (▶ 2.2.4), Ind.: hämodynamisch instabile Pat., Katecholaminther., Schock, stark schwankende RR-Werte
- **Atemfrequenz:** kontinuierliche Messung über nasalen Temperatursensor oder thorakale Impedanzänderung über EKG-Elektroden
- **Pulsoxymetrie** (▶ 2.1.2), **Kapnometrie** (▶ 2.1.4)
- **Temperatur:** bei Hypo- oder Hyperthermie, Harnblasenkatheter mit Temperatursonde oder intravasale Temperaturmessung, z. B. über Pulmonaliskatheter. 8-stdl.
- **Pulskonturanalyse** (PiCCO®, ▶ 2.2.3)
- Ggf. Module für **EEG, gemischt-venöse O_2-Sättigung, indirekte Kalorimetrie**
- **Ein-/Ausfuhrbilanz:** Urinausscheidung stdl., normal 50–100 ml/h
- **12-Kanal-EKG:** bei Herzinfarkt 6-stdl., bei kardialer Erkr. tägl.
- **BGA-Kontrolle:** bei Beatmung 6-stdl., nach jeder Umstellung der Beatmungsparameter, sonst 12-stdl.
- **Hämodynamik:** je nach Krankheitsbild ZVD 8-stdl., HZV und PCWP 8-stdl.
- **Rö-Thorax:** nach Intubation, nach Punktion, ZVK-Anlage, bei respir. Verschlechterung
- **Echokardiografie:** z. B. Bestimmung der li-ventrikulären Funktion (▶ 2.11.5)
- **Labor:** Krea, E'lyte, BB, BZ, Gerinnung tägl., weitere Laborparameter je nach Krankheitsbild und abhängig vom verwendeten Score-System, z. B. SAPS oder TISS
- **Intrakranielle Druckmessung** (ICP): bei schwerem SHT, nach Kraniotomie, bei V. a. Hirnödem, vor Einleitung der Barbituratther. zur Hirndrucksenkung (▶ 2.6.2)

! Keine ICP-Messung ohne ther. Konsequenz!

Bei folgenden Leiterkr. sind darüber hinaus zu empfehlen:

- **Herzinfarkt:** EKG 6-stdl. + Verlaufskontrolle Troponin, CK
- **E'lyt-Entgleisung:** E'lyte (mit Cl^-, HCO_3^-, Laktat), BGA (Azidose, Alkalose?), Serum- und Urinosmolalität 8-stdl.
- **Intox.:** Quick, CHE, E'lyte, CK, Transaminasen, BB, BGA 4- bis 8-stdl. Ggf. Met-Hb, CO-Hb, Hämolyseparameter (freies Hb, LDH, Haptoglobin), Laktat, Medikamentenspiegel
- **GIT-Blutung:** BB, Laktat 4-stdl., Quick, PTT, AT III 8-stdl.
- **Dekompensierte Leberinsuff.:** Gerinnung, Krea, E'lyte, Transaminasen, Phosphat, BB, Laktat, Ammoniak (NH_3), BGA, MELD-Score

- **Sepsis:** Blutkulturen (mind. 3) und Urinkulturen. Laktat, CRP, Fibrinogen, Gerinnung, BB, Krea, E'lyte, BGA 4- bis 8-stdl., Procalcitonin (PCT)
- **Pankreatitis:** E'lyte (insbes. Ca^{2+}), BZ, BB (Thrombopenie?), Gerinnung (Verbrauchskoagulopathie?), BGA 4-stdl.; Krea, CRP, LDH, Lipase 8-stdl.
- **ANV, Urämie:** E'lyte, BGA 8-stdl., Harnstoff, Krea 12-stdl.
- **Verbrauchskoagulopathie:** Quick, PTT, AT III, Fibrinogen, Fibrinmonomere 4- bis 6-stdl.
- **Schock:** BGA 6-stdl., Laktat, BB, Gerinnung 8-stdl.

2.1.2 Pulsoxymetrie

Messprinzip Kontinuierliches, nichtinvasives Verfahren zur Messung der art. Sauerstoffsättigung (SpO_2). Pulsoxymeter messen die Absorption von Licht mit zwei Wellenlängen: Rotlicht (660 nm) für oxygeniertes Hämoglobin und Infrarotlicht (940 nm) für desoxygeniertes Hämoglobin. Normwert > 95 %, Unterteilung in leichtgradige (90–94 % saO_2 ~ 80 mmHg paO_2), mittelgradige (85–89 % saO_2 ~ 60 mmHg paO_2) und hochgradige Hypoxämie (< 85 % saO_2 ~ < 50 mmHg paO_2).

Fehlermöglichkeiten
- Zwischen 70 und 100 % SpO_2 beträgt die Genauigkeit ± 2 % (95 %-Vertrauensgrenze).
- Dyshämoglobinämien und fetales Hämoglobin (HbF) werden nicht berücksichtigt:
  - Met-Hb-Vergiftung führt zur falsch hohen, niedrige Met-Hb-Konz. zu falsch niedrigen SpO_2-Werten
  - CO-Hb verhält sich überwiegend wie HbO_2 → CO-Vergiftung führt zu falsch hohen SpO_2-Werten
  - Auch hohe HbF-Werte haben keinen signifikanten Einfluss auf die Pulsoxymetrie
- Scheinbare Entsättigung durch Farbstoffe (Methylenblau, Indocyaningrün)

Nachteile Messung unzuverlässig bei Vasokonstriktion, Schock (Zentralisation), Hypotonie. Messfehler durch Bewegungsartefakte, Zittern. Werte falsch erhöht durch Hypothermie, falsch niedrig bei Nagellack, dunkler Haut, erhöhten Serum-Lipiden.

2.1.3 Blutgasanalyse (BGA)

Bestimmung von Sauerstoffpartialdruck (pO_2), Kohlendioxidpartialdruck (pCO_2) und der Pufferkapazität im art. bzw. arterialisiert-kapillären Blut. Die Referenzwerte für pO_2 (71–100 mmHg) und pCO_2 (40 ± 2 mmHg) sind vom Lebensalter und vom Broca-Index (Körpergröße minus 100) abhängig (20. Lj. > 85 mmHg, 70. Lj. > 70 mmHg). Weitere Normwerte: pH (7,35–7,45), HCO_3^- (22–26 mmol/l), Base Excess (–3 bis +3 mmol/l).

- **Respir. Partialinsuff.:** Erkr. des Lungenparenchyms → Beeinträchtigung des Gasaustausches → art. Hypoxämie ohne Hyperkapnie.
- **Respir. Globalinsuff.:** Störung des Atemantriebs oder der Atemmechanik → alveoläre Hypoventilation → zusätzlich Hyperkapnie.

! Kommt es durch Gabe von O_2 zur adäquaten Erhöhung des pO_2, liegt am ehesten eine Diffusionsstörung, andernfalls ein pulmonaler Shunt vor.

2.1.4 Kapnometrie

Messprinzip Kontinuierliche, nichtinvasive Messung der exspiratorischen Kohlendioxidkonz.($p_{et}CO_2$) anhand der Absorptionsmessung von infrarotem Licht durch CO_2 im Hauptstrom (Messküvette zwischen Tubuskonnektor und Y-Stück) oder im Nebenstrom (Messküvette im Kapnometer). Ein Kapnogramm ist die grafische Darstellung der CO_2-Konz. im Atemgas gegen die Zeit.

Transkutane Kapnometrie: kontinuierliche Messung des art. pCO_2 mittels auf der Haut fixiertem Sensor, meist mit integrierter Sättigungsmessung.

Klinische Bedeutung

- **Erhöhte CO_2-Konz.:** durch Hypoventilation, (maligne) Hyperthermie, überwiegend Kohlenhydraternährung, hohe N_2O-Konz. bei NO-Beatmung
- **Abfall der CO_2-Konz.:** durch Hyperventilation, Hypothermie, überwiegend Fetternährung, bei Zunahme der Differenz $p_{et}CO_2$ und art. $paCO_2$ → erniedrigtes HZV, Lungenembolie, exzessiver PEEP
- **Plötzlicher Abfall der $p_{et}CO_2$ auf den Wert null:** Diskonnektion, Extubation, Apnoe, Herz-Kreislauf-Stillstand
- **Abfall der Differenz $paCO_2/p_{et}CO_2$:** bei PEEP-Optimierung, Rückgang von Atelektasen und verbesserter Ventilation gut perfundierter Areale

Indikationen zum Monitoring Grundsätzlich bei Beatmung, post extubationem, bei grenzwertiger respir. Insuff. unter Spontanatmung.

Vorteile

- Nichtinvasives Verfahren, einfache Handhabung
- Kontinuierliche Messung mit guter Verlaufsbeurteilung

Nachteile

- Teils relevante Differenz zum blutig gemessenen pCO_2 → Abgleich bei klin. Unstimmigkeit
- Empfindliche und störanfällige Messgeräte

2.1.5 Hypothermie nach Reanimation

Indikationen Nach kardiopulmonaler Reanimation umgehende ther. Hypothermie nach der CPR-Leitlinie 2015 (▶ 5.1) v. a. bei initialem Kammerflimmern.

Durchführung

- **Zieltemperatur:** 32–36 °C, milde Hypothermie mit 35 °C
- **Behandlungsdauer:** 24 h
- **Wiedererwärmung:** langsam! z. B. mit 0,2–0,5 °C/h auf 37 °C
- **Kontrolle der zentralen Temp.:** rektale Temperatursonde/Urinkatheter mit Temperatursonde oder PiCCO-Messung
- Fieber vermeiden!

Invasive Kühlung z. B. mit Coolguard® mit dreilumigem Kühlkatheter

- **Zugangsweg:** V. femoralis, V. jugularis interna, V. subclavia.
- **Material:** Einmalpunktionsset mit Plastikkatheter, 10-ml-Spritze mit sterilem NaCl 0,9 %, 5–10 ml Lidocain 1 % mit Kanülen (z. B. 21 G/grün). Nahtmaterial, Nadelhalter. Hautdesinfektionsmittel, sterile Handschuhe, Tücher, Haube und Mundschutz. Sonogerät, Ultraschallgel.
- **Anlagetechnik:** wie bei ZVK (▶ 2.2.1), z. B. über die V. femoralis: Vorgehen in Seldinger-Technik: Draht über die Punktionsnadel einführen, Nadel entfernen, Dilatator über den Draht in die V. femoralis einführen und anschlie-

ßend entfernen. Beim Herausziehen Draht mit einer Hand fixieren, Kühlkatheter seldingern. Dabei darauf achten, dass der Draht über den braunen Schenkel herausgeführt wird, bevor der Kühlkatheter bis in die V. cava inferior vorgeschoben wird! Draht entfernen, alle nicht markierten Zugänge durchspülen, markierte Zugänge nach Anleitung anschließen.

Alternativ externe Kühlung:

- Gekühlte kristalloide Infusion: 30 ml/kg KG in 30 Min., bei Nichterreichen der Zieltemperatur Fortsetzen der Infusionstherapie.
- Oberflächenkühlung, z. B. mit Cool-Touch® oder ArticSun® AS 2000

Basistherapie

- Sedierung mit Midazolam und Sufentanyl, Beendigung erst bei Normothermie
- Relaxation nur bei Shivering, z. B. mit Magnesium 2 g i. v., Hand- und Fußwärmung immer von Beginn an. Bei Erfolglosigkeit Pancuronium 8 mg in Kühlungsphase verwenden
- Bei persistierender Temp. > 34 °C Kühlung mittels kalter Infusionslsg. und/oder Eispackungen ergänzen
- Weiteres Procedere (Koro? CT?) frühzeitig klären

! Cave: „Rebound"-Fieber, daher Kühlgerät weitere 24 h mit einer Zieltemperatur von 37 °C am Patienten lassen

Besondere Probleme

- Initial hoher Volumenbedarf. Zudem Verschiebung von Kalium und Magnesium nach intrazellulär → bei Rhythmusstörungen Kaliumsubstitution.
- Im Verlauf Bradykardie möglich. Bei hämodynamischer Relevanz Erhöhung der Zieltemperatur um 0,5 °C. QTc ist physiologisch verlängert, Atropin wirkt bei Kälte-Bradykardie nicht.
- Aufwärmphase: durch Verschiebung von Kalium nach extrazellulär rasche Entwicklung einer Hyperkaliämie möglich.

2.2 Gefäßpunktionen

2.2.1 Zentraler Venenkatheter (ZVK)

Indikation

- Jeder hämodynamisch instabile Patient
- Hypovolämischer Schock, Überwässerung, Herzinsuff., Z. n. Reanimation
- Zufuhr von hyperonkotischen und venenreizenden Substanzen, parenterale Ernährung (z. B. Gabe von KCl-Lösung; ab > 800 mosmol/l ZVK erforderlich)
- Zur Dialyse bei fehlendem Shunt
- Schleuse für Pulmonaliskatheter oder passageren intrakardialen Schrittmacher
- Peripherer Venenzugang nicht möglich

Rel. KI: Gerinnungsstörung, Lungenemphysem (V. subclavia), voraussichtlich lange ZVK-Verweildauer (V. cephalica, V. basilica), Inf., Narben, OP im Bereich der Punktionsstelle. Fehlendes Einverständnis des Pat.

Material

- **Katheterlänge:** 30 cm für V. jugularis und V. subclavia, ca. 70 cm für V. basilica und V. cephalica (▶ Tab. 2.1)
- **Kathetermaterial:** ZVK aus Silikon oder Polyurethan und Single-Lumen-Katheter aus hygienischer Sicht bevorzugen
- **Weiteres Material:** Sterile Handschuhe, 5 ml Lidocain 1 % mit 10-ml-Spritze und 21-G-Nadel (grün), 10-ml-Spritze mit NaCl 0,9 % zum Durchspülen des Katheters, steriles Abdecktuch, Dreiwegehahn, Nahtmaterial zum Annähen des Katheters und Skalpell zur Stichinzision der Haut bei art. und großlumigen Kathetern. Sonogerät, sterile Abdeckung für Sonde, Ultraschall-Gel/Desinfektionsspray

Tab. 2.1 Einmalpunktionsset entsprechend der Indikation

Größe	Verwendung
14 G–17 G	Einlumenkatheter für ZVD-Messung und Infusion
18 G	Art. Katheter für A. femoralis
20 G	Art. Katheter für A. radialis
F5–F7	Mehrfachlumenkatheter mit separatem Dilatator zur simultanen Infusion nicht kompatibler Medikamente, A. femoralis für Dialyse (F5). Einlumenkatheter als Schleuse
F7–F8	Zur „Single-needle"-Dialyse
F10–F12	Zur kontinuierlichen veno-venösen Hämofiltration oder Hämodialyse

Lagekontrolle

- Nach Punktion (bzw. Punktionsversuch): Rö-Kontrolle der Lage und zum Ausschluss eines Pneumothorax vor Versuch auf der Gegenseite. Bei nicht röntgendichten Kathetern: KM verwenden, Füllvolumen i. d. R. 2–3 ml, nach Rö KM wieder abziehen
- Richtige Lage: Katheterspitze in der V. cava superior ca. 3 cm unterhalb des Sternoklavikulargelenks außerhalb des Perikards
- Alternativ intrakardiale EKG-Ableitung über spez. Katheter (z. B. Alphacard®, Certofix®): Katheter bis in den re Vorhof schieben (hohe, zeltförmige p-Welle), dann zurückziehen, bis sich eine normale p-Welle zeigt (▶ Abb. 2.1, ▶ Tab. 2.5)
- Schnelle Überprüfung einer intravasalen Lage mittels Infusion: zunächst passiv einlaufen lassen, dann Rückfluss nach Schwerkraft (Infusion unterhalb Pat.-Niveau halten) beobachten. Dabei auch Differenzierung einer art. Fehllage

Nachsorge

- **Katheterpflege:** tägl. Inspektion von Eintrittsstelle, Transparentverbänden, Palpation bei Gazeverbänden. Routinewechsel von Transparentverbänden nach spätestens 7 d. Sofortiger Verbandswechsel bei Verschmutzung, Durchfeuchtung oder Ablösung. Aseptisches Vorgehen bei Manipulationen am Katheter. Kontinuierliche Heparinisierung senkt das Thromboserisiko, z. B. Heparin 600 IE/h (▶ 16.3.1) bei klin. notwendiger Antikoagulation, sonst Spülung mit NaCl 0,9 %
- Blutentnahmen aus ZVK bei laufender Infusion grundsätzlich möglich. Infusion unterbrechen, Dreiwegehahn umstellen, 10 ml Blut aspirieren (muss

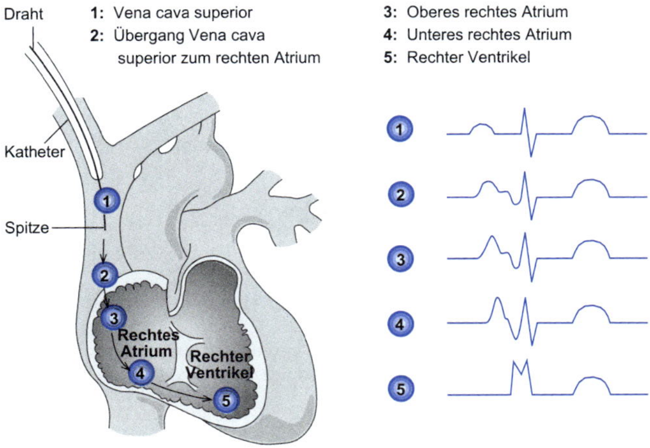

Abb. 2.1 EKG-gesteuerte Platzierung eines ZVK [L157]

leichtgängig sein!), verwerfen, Blutentnahme, Katheter durchspülen, Dreiwegehahn zurückstellen. **Cave:** Gerinnungswerte nur unter Vorbehalt
- **Fieber oder gerötete Eintrittsstelle:** Blutkultur abnehmen, Katheter entfernen, ZVK-Spitze mikrobiologisch untersuchen lassen. Neueinlage an anderer Stelle. Einmaldosis eines Staphylokokkenantibiotikums, z. B. Vancomycin (Kathetersepsis ▶ 14.1.1)

Komplikationen
- Pneumothorax
- Art. Punktion (Gefahr des Hämatothorax → sofortige Kanülenentfernung und Druckverband für mind. 5 Min., ggf. Eisbeutel), Hämatom
- Katheterfehllage mit Rhythmusstörungen
- Infusothorax (häufig 1–7 d nach Kathetereinlage durch Gefäßarrosion → Katheter entfernen, Pleurapunktion ▶ 2.5.1)
- Thrombophlebitis, Inf. bei 7–16 % der Pat. (v. a. S. aureus und epidermidis) und Thrombose (4–10 %, v. a. bei kleiner Vene und langem, großlumigem ZVK, Zunahme mit längerer Verweildauer)
- AV-Fistel (Leiste)
- Sehr selten: Endokardverletzung, Verletzung des Ductus thoracicus auf der li Seite (Chylothorax), Verletzung des Plexus brachialis, Luftembolie (Beatmung mit PEEP)

! **Cave**
- Volumensubstitution alleine ist keine Ind. für ZVK!
- Keine Infusion, bevor die korrekte Lage des Katheters sicher dokumentiert ist
- Äußerste Sorgfalt bei BZ-, Gerinnungs- und E'lytbestimmungen aus ZVK bei gleichzeitiger Infusion (unproblematisch bei Doppellumenkatheter): Fehler häufig

Prävention gefäßkatheterassoziierter Infektionen

- Regelmäßige Schulungen des Personals durch sog. Katheterteams
- Hygienische Händedesinfektion vor Anlegen der Schutzkleidung (Mund-Nasen-Schutz, Haube, steriler Kittel, sterile Handschuhe)
- Abdeckung mit großem sterilem Tuch
- Desinfektion unter Beachtung der Einwirkzeit
- Keine systemische Antibiotikaprophylaxe vor Insertion

Zugangswege

V. jugularis interna

- **Bewertung:** technisch anspruchsvoll, sicherster Zugang. Erfolgsrate: > 90 % (Geübter)
- **KI:** lokale OP, Struma. **Cave** bei A.-carotis-Stenosen (Mangelperfusion nach Fehlpunktion und Hämatombildung)
- **Punktionsort:** etwas unterhalb der sichtbaren Kreuzungsstelle der V. jugularis externa mit dem M. sternocleidomastoideus und ca. 1 cm lateral der tastbaren Arterie
- **Durchführung:**
  - Lagerung: Pat. in Trendelenburg-Lage bringen (Kopftieflage ca. 15°, soweit tolerabel, zur besseren Venenfüllung und Vermeidung von Luftembolien). Sonografische Lokalisierung des Gefäßes und Markierung auf der Haut (▶ Abb. 2.2). Sorgfältige Desinfektion, abdecken. Katheter mit NaCl 0,9% durchspülen, Länge abschätzen (re 15–17 cm, li 20–25 cm)
  - Kopf zur Gegenseite drehen, anatomische Orientierung (▶ Abb. 2.3). Zielpunkt ist die Lücke zwischen medialem und lateralem Bauch des M. sternocleidomastoideus
  - Nach Palpation der A. carotis Lokalanästhesie mit 21-G-Nadel
  - Transmuskuläres Einführen unter Aspiration im Winkel von ca. 30° zur Haut
  - Punktion erfolgreich, wenn in ca. 3 cm Tiefe venöses Blut leicht zu aspirieren ist. Andernfalls Nadel unter Aspiration langsam bis fast unter die Haut zurückziehen
  - Weiteres Vorgehen nach Seldinger-Technik.
- **Typische KO:** bei linksseitiger V.-jugularis-interna-Katheter-Anlage gehäuft Fehllagen in der linken V. mammaria interna

V. subclavia

V. subclavia kreuzt 1. Rippe dorsal des medialen Klavikuladrittels. Anteriore Lage zur A. subclavia und der Pleurakuppel. Katheterlänge li 20–22 cm, re 15–17 cm.

Infraklavikulärer Zugang

- **Bewertung:** technisch einfach. Lumen durch bindegewebige Fixierung stets offen. Daher auch möglich bei Hypovolämie und bei halbsitzender Lagerung, niedrigste Infektionsrate. Relevantes Pneumothoraxrisiko → Reservezugang. Erfolgsrate: 90 %
- **KI:** Klavikulafraktur (alt/frisch)
- **Punktionsort:** unmittelbar infraklavikulär in der Medioklavikularlinie
- **Durchführung:**
  - Lagerung: Arm des Pat. abduzieren und außenrotieren (übersichtlichere anatomische Verhältnisse)

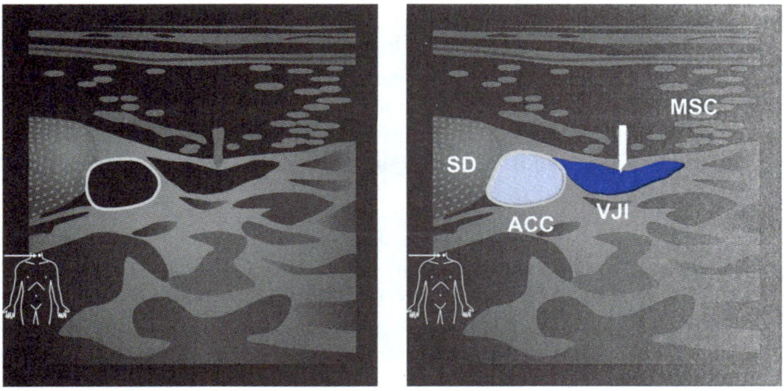

Abb. 2.2 Gefäßstruktur im Ultraschall. Komprimierung der V. jugularis interna (VJI, dunkelblau) durch Druck der Nadelspitze; pulsatiler Fluss der A. carotis interna (ACC, hellblau) [L157]

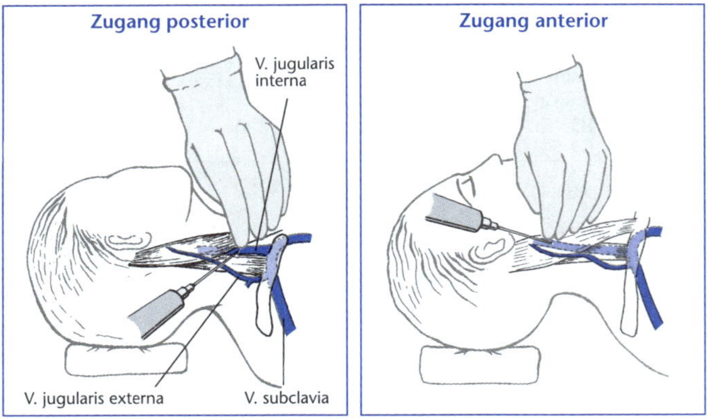

Abb. 2.3 Punktionstechnik der V. jugularis interna [A300]

- 1–2 ml des Lokalanästhetikums als „Depot" unmittelbar an das Periost der Klavikula setzen; mit weiteren ca. 3–4 ml das umgebende Gewebe infiltrieren. Dabei Probepunktion der V. subclavia zur Orientierung
- Einbringen der Punktionskanüle zwischen aufgesetztem II. und III. Finger der nicht punktierenden Hand unter ständiger Aspiration mit aufgesetzter 10-ml-NaCl-Spritze. Zunächst Haut annähernd senkrecht durchstechen, dann Punktionskanüle an die Dorsalfläche der Klavikula heranführen (▶ Abb. 2.4)
- Punktionskanüle horizontal unter der Klavikula und in ständigem Kontakt zu ihr in Richtung auf die obere Begrenzung des Sternoklavikulargelenks vorschieben. Der Winkel zur Thoraxoberfläche beträgt etwa 30°

- Nach Überwinden eines Widerstands (Lig. costoclaviculare) wird die V. subclavia in 4–6 cm Tiefe erreicht. Intraluminale Lage durch mühelose Blutaspiration kontrollieren. Weiteres Vorgehen nach Seldinger-Technik
- Katheter einführen; Eindringtiefe mit dem außen angelegten Führungsdraht abschätzen. **Cave:** Katheter nie gegen Widerstand vorschieben!
- Katheter durchspülen, fixieren, größeren Katheter unbedingt annähen

• **Typische KO:** Pneumothorax. Art. Punktion → BGA abnehmen zur Kontrolle

V. femoralis

• **Ind.:** zentraler Zugang bei Scheitern anderer Punktionsstellen, großlumiger Zugang für Dialyse oder arterio- bzw. veno-venöse Filtration. Lage der V. femoralis: medial der A. femoralis (Merkspruch: IVAN – von **i**nnen: **V**ene, **A**rterie, **N**erv). Erfolgsrate > 90 %

• **KI:** Phlebothrombose der ipsilateralen Vene

• **Durchführung:**
  - Lagerung: Pat. in möglichst flache Rückenlage bringen. Hilfreich ist die Außenrotation und leichte Abduktion im Hüftgelenk
  - Desinfektion der Leistenregion
  - Femoralarterie mit dem II. und III. Finger der nicht punktierenden Hand sicher palpieren und fixieren
  - Ca. 1 cm medial der Arterie von innen (Winkel zum Gefäßverlauf ca. 45°) auf die Mitte des Leistenbands hin punktieren und Nadel unter Aspiration vorschieben. Kommt kein Blut, langsames Zurückziehen der Kanüle unter Sog, bis Blut angesaugt wird
  - Weiteres Vorgehen in Seldinger-Technik

• **Typische KO:** Thrombose. Hohes Infektionsrisiko

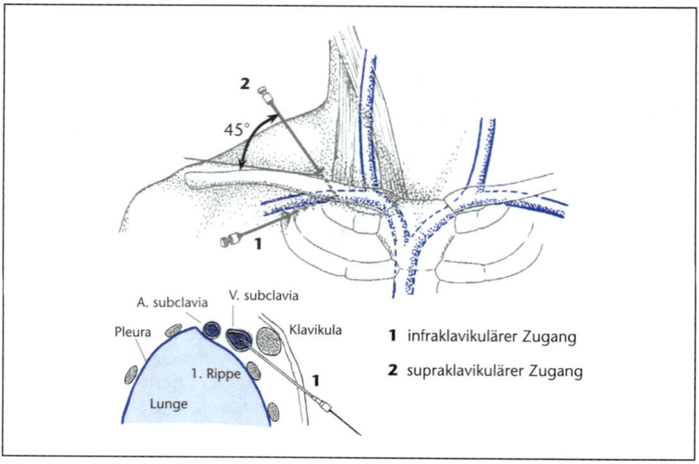

Abb. 2.4 Stichrichtung bei Subklaviapunktion [L157]

Cave
- Bei unzureichender Füllung der V. jugularis interna: Kopftief-, Beinhochlage, Pat. pressen lassen, zunächst Volumenzufuhr über periphere Vene
- Bei Richtungskorrekturen Kanüle bis unter die Haut zurückziehen, dann erst mit veränderter Richtung vorschieben
- Stahlkanüle niemals in situ in die Kunststoffkanüle zurückstecken. Diese kann durchbohrt und abgeschnitten werden.
- Bei Widerstand beim Vorschieben intravasale Lage des Katheters durch Blutaspiration kontrollieren. Niemals gegen Widerstand vorschieben. Beim geringsten V.a. Gefäßperforation Katheter entfernen
- Bei versehentlicher Punktion der A. carotis int.: Kanüle entfernen, manuelle Kompression der Punktionsstelle („je schlechter die Gerinnung, desto länger"), Dokumentation und Kontrolle des Halsumfangs
- Bei unplausibel hohem ZVD: Katheterspitze liegt der Wand an, Katheterspitze extravasal, Katheter teilthrombosiert. Katheterentfernung und Neuanlage erforderlich
- Blutentnahme bei Pat. im Schock: aus V. femoralis oder zentraler Vene, z.B. V. subclavia nach ZVK-Anlage

Spezielle Kathetersysteme

Portkatheter

Operativ implantierter Katheter meist in der V. jugularis interna oder der V. subclavia mit unter der Haut liegendem Metallbehälter mit einer Kunststoffabdeckung (meist infraklavikulär gelegen), durch die transkutan punktiert werden kann (▶ Abb. 2.5). Blutentnahme und Infusion mit Spezialkanülen möglich. Das Portsystem wird durch eine sog. Heparinschleuse, die vor Entfernen der Punktionsnadel injiziert wird, offen gehalten.

- **Ind.:** dauerhafter zentralvenöser Zugang, z.B. bei Tumorpat. oder HIV-Pat. zur längerfristigen zentralvenösen Ther.
- **KO:** Kathetersepsis, lokale Tascheninf.

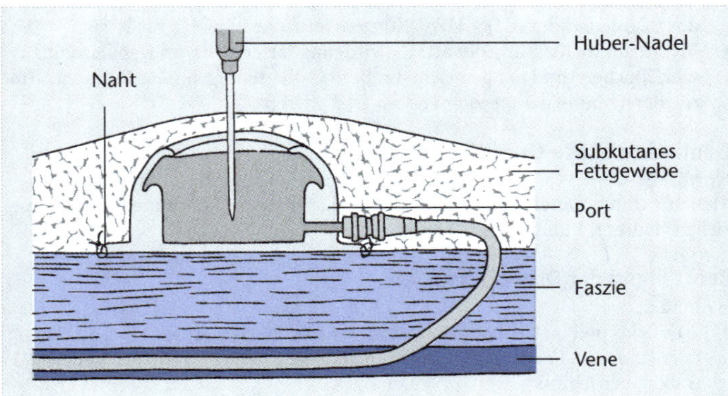

Abb. 2.5 Portkatheter [L157]

2

Demers-Katheter
Großlumiger operativ in die V. jugularis interna oder V. subclavia implantierter Katheter, der nach einer subkutanen Untertunnelung aus der Haut herausragt und mit Luer-Lock-Anschlüssen benutzt werden kann. Durch die Untertunnelung ist die Katheterinfektionsrate geringer als bei den üblichen ZVK. Einlumen- und Doppellumensysteme verfügbar. Bei intermittierender Benutzung Spülung des Katheters mit NaCl 0,9 % und Befüllung mit Heparin-NaCl-0,9 %-Lösung (z. B. 100 IE Heparin/ml NaCl 0,9 %).
Ind.: Dialysezugang, vor Shuntanlage oder wenn Shuntmöglichkeiten erschöpft sind.

2.2.2 Pulmonaliskatheter (Swan-Ganz-Katheter)

Ein meist 4-lumiger Katheter, der über das venöse System durch das re Herz in der A. pulmonalis gelegt wird. Selten indizierte, invasive Methode zur Beurteilung u. a. des Herzzeitvolumens, Herzindex (CI) und des Volumenstatus (z. B. bei sept. Schock). Außerdem spezielle Fragestellungen wie Klappenvitien. Bei beatmeten Pat. wegen erheblicher Fehlbestimmungen der Parameter nicht sinnvoll.

- **Durchführung:** Anlage eines ZVK mit F5-Schleuse und Einführen des Pulmonaliskatheters über den re Vorhof und die re Kammer in die Pulmonalarterie. Vier Lumina: distaler und prox. Schenkel, ein Kanal zur Temperatursonde, ein Kanal zum Ballon. Durch den aufblasbaren Ballon Verschluss der Pulmonalarterie und Kontrolle durch Beurteilung des Druckkurvenverlaufs, Parameter werden mittels mitgelieferten Computers bzw. Software ermittelt
- **KO:** Herzrhythmusstörungen (70 %: z. B. ventrikuläre Extrasystolen), Kathetersepsis (Risiko steigt drastisch ab dem 3. Tag → Wechsel spätestens nach 7 Tagen), Ballonruptur mit Luftembolie, Verknotung, Lungeninfarkt, Pulmonalarterienperforation (Hämoptyse, Letalität 50 %)

Messung des Herzzeitvolumens (HZV)

- **Thermodilutionsprinzip:** Injektion von 10 ml ca. 4 °C kalter NaCl-Lösung in das proximale Lumen des Swan-Ganz-Katheters und Bestimmung der Temperaturerniedrigung in der A. pulmonalis mit einem am distalen Katheterende angebrachten Thermistor, Berechnung mithilfe eines Computers. Herzindex (Cardiac Index, CI) = HZV/Körperoberfläche in m^2
- **Fick-Prinzip:** Messung der art. O_2-Sättigung (arterialisiertes Kapillarblut aus Ohrläppchen) und der gemischt-venösen O_2-Sättigung aus der Pulmonalarterie. Berechnung der arterio-venösen O_2-Differenz

Gemischt-venöse O_2-Sättigung (S_VO_2)

Normal 68–77 %, Abfall bei HZV ↓, Hb ↓, art. O_2-Sättigung ↓, O_2-Verbrauch ↑. Messung durch Blutentnahme aus Pulmonalarterie oder kontinuierlich über speziellen (teuren!) Pulmonaliskatheter.

Beurteilung der Druckkurven

▶ Abb. 2.6.

- **2 Druckgipfel** (a: Vorhofkontraktion, v: linksventrikuläre Systole), 2 Drucktäler (x: atriale Relaxation, y: linksventrikuläre Füllung). c entspricht dem Mitralklappenschluss
- **Hohe v-Welle** (hoher atrialer Druck während der Ventrikelsystole): Mitralinsuff., Linksherzinsuff., VSD, Mitralstenose, Vorhofflimmern

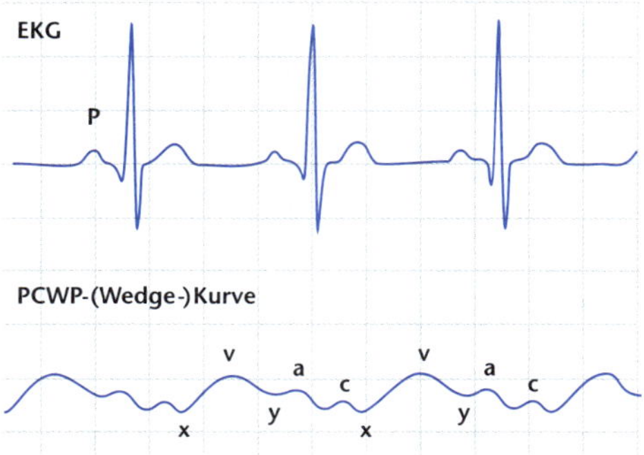

Abb. 2.6 Wedge-Kurve [A300]

- **Hohe a-Welle:** gestörte linksventrikuläre Füllung bei Mitralstenose, gestörte Dehnbarkeit des li Ventrikels (Insuff., Hypertrophie)
- **Fehlende a-Welle:** Vorhofflimmern, Vorhofasystolie

Besondere Probleme
- Messfehler 15 %, Fehlinterpretationen (s. u.)
- **Falscher Nullpunkt:** bei Abweichung des Nullpunkts um 5 cm Messfehler von 4 mmHg. Wahrscheinlich, wenn frühdiastolischer RVP (rechtsventrikulärer Druck) ungleich null. Vor jeder Messung exakte Nullpunkt-Kalibrierung. Messungen immer in Endexspiration

Differenzialdiagnose durch Pulmonaliskatheterbefunde

▶ Tab. 2.2.

Tab. 2.2 Differenzialdiagnose durch Pulmonaliskatheterbefunde

	RAP	PCWP	HZV	SVR
Hypovolämie	↓	↓	↓↓	↑
Kardiogener Schock	↑	↑↑	↓↓	↑
Herzinfarkt, linksventrikulär	↓/↑	↑↑	↓	↑
Herzinfarkt, rechtsventrikulär	↑↑	↓	↓	↑
Lungenembolie	↑↑	↓/↑	(↓)	↑
Sepsis früh	↓	↓	↑	↓
Sepsis spät	↓	↓/↑	↓	↑
Herzbeuteltamponade	↑↑	↑	↓	↑
Akute Ventrikelseptumruptur	(↑)	↑↑	↓↓	↑

RAP = re Vorhofdruck; PCWP = Pulmonary Capillary Wedge Pressure; HZV = Herzzeitvolumen; SVR = Systemic Vascular Resistance

2.2.3 Pulskonturanalyse (PiCCO®)

Kontinuierliche art. Druckmessung mit Beurteilung der Druckkurve (Pulskonturanalyse) z. B. über einen A.-femoralis-Katheter (max. Verwendung 10 Tage). Durch Applikation eines Kältebolus über einen ZVK transpulmonale Thermodilution zur HZV-Bestimmung, Ableitung weiterer Parameter (z. B. globales enddiastolisches Volumen, intrathorakales Blutvolumen, extravasales Lungenwasser) und Kalibrierung des Systems. Danach ist eine kontinuierliche Bestimmung von art. Blutdruck, HZV, Schlagvolumen, Schlagvolumenvariation und systemischem vaskulärem Widerstand möglich. PiCCO®-Management ▶ Abb. 2.7.

- **Ind.:** kardiovaskuläres und Volumenmonitoring bei Schock, ARDS, schwerer Herzinsuff., Polytrauma, Verbrennung, großen OPs
- **Vorteile:** kontinuierliche Messung mit Trendanalysen, keine zusätzliche Schleuse für Pulmonaliskatheter nötig, gute Steuerung des Volumenbedarfs, relativ einfache Handhabung, preiswerter als Pulmonaliskatheter
- **Nachteil:** regelmäßige Rekalibrierung mittels transpulmonaler Thermodilution alle 8 h
- **KO:** allgemeine KI gegen art. Zugang und ZVK

Durchführung

- Mess-System: Injekttemperatursensor zum Anschluss an ZVK, art. PiCCO®-Katheter in die A. femoralis (3–5 F) mit Thermistorstecker und Druckleitung, PiCCO®-Monitor
- Konnektion der Messeinheiten, Eingabe Patientengröße und -gewicht, Nullabgleich, Thermodilutionsmessung nach Vorgaben des PiCCO®-Monitors

Messwerte

- **Thermodilution:** HZV, globaler enddiastolischer Volumenindex (GEDI), intrathorakaler Blutvolumenindex (ITBI), extravaskulärer Lungenwasserindex (ELWI), pulmonalvaskulärer Permeabilitätsindex (PVPI), kardialer Funktionsindex (CFI), globale Auswurffraktion (GEF)
- **Kontinuierliche Pulskonturanalyse:** Pulskontur-HZV (PCHZV), art. RR, HF, Schlagvolumen (SV), Schlagvolumenvariation (SVV), Pulsdruckvariation (PPV), syst. vaskulärer Widerstand (SVR), Index der LV-Kontraktilität (dPmx)

Beurteilung PiCCO®-Normalwerte ▶ Tab. 2.3.

- PCHZV: kontinuierliche HZV-Bestimmung. Dadurch sofortige Beurteilung der Effektivität der ther. Maßnahmen, z. B. HZV < 3 l/Min.? Abhängig von SVV Volumengabe und ggf. Katecholamine (Abb. 2.6.)
- Volumetrische Parameter GEDI, ITBI und ELWI: Beurteilung des Volumenstatus und des Wassergehalts der Lunge
- SVV > 10 %: bei Hypovolämie erhöhtes HZV durch Volumengabe
- SVR: Beurteilung der Nachlast. < 1300: Laufrate Noradrenalin-Perfusor steigern bis SVR > 1500
- DP_{max} < 1000 mmHg/s: Dobutamin auf 4–6 ml/h einstellen
- GEF: Ausmaß der Herzinsuff.

Fehlermöglichkeiten Luftblasen im art. System, zu geringe oder zu warme Indikatormenge, schwere Klappenfehler (Volumenstatus wird zu hoch eingeschätzt), intrakardiale Shunts.

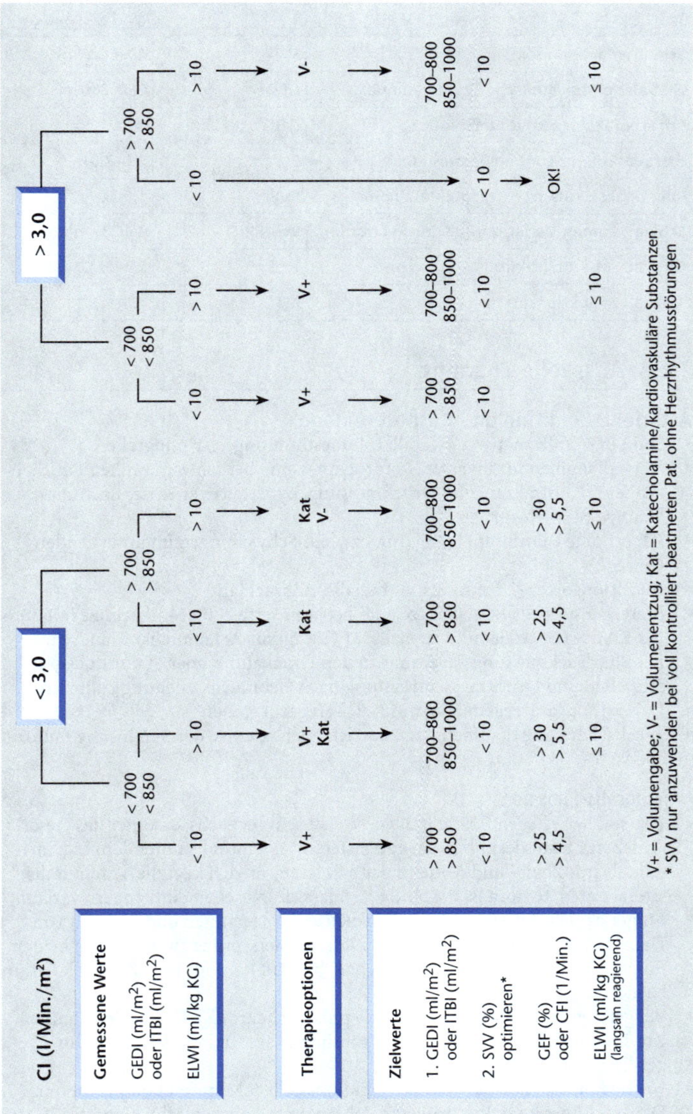

Abb. 2.7 PiCCO®-Management [V213, L157]

Tab. 2.3 PiCCO®-Normalwerte [V213]		
Schlagvolumenindex	SVI	40–60 ml/m²
Globaler enddiastolischer Volumenindex	GEDI	680–800 ml/m²
Intrathorakaler Blutvolumenindex	ITBI	850–1.000 ml/m²
Extravaskulärer Lungenwasserindex	ELWI	3,0–7,0 ml/kg
Pulmonalvaskulärer Permeabilitätsindex	PVPI	1,0–3,0
Schlagvolumen-Variation/Pulsdruckvariation	SVV/PPV	≤ 10 % ml/m²
Globale Auswurffraktion	GEF	25–35 %
Kardialer Funktionsindex	CFI	4,5–6,5 1/Min.

2.2.4 Arterielle Zugänge

Arterielle Punktion und Katheteranlage

- **Ind.:** BGA (alternativ zur Kapillarblutbestimmung), Arteriografie
- Verweilkanülen für invasive Blutdruckmessung bei schwer kranken Pat., bei großer OP, intrakranieller Druckmessung, hypertensiver Krise, Beatmung. Häufige BGA-Kontrolle
- **KI:** erhöhte Blutungsneigung, Inf. bzw. Lk-Schwellungen im umliegenden Gewebe
- **Punktionsorte:** A. femoralis, A. radialis, A. brachialis
- **Material:** spezielle BGA-Spritze oder heparinisierte 2- bis 5-ml-Spritze mit dünner Kanüle (24 G/lila für A. radialis, 21 G/grün für A. femoralis), Handschuhe
- Bei Blutdruckmessung Zuleitung an den Druckaufnehmer (Transducer) anschließen und Druckmesseinrichtung nach Gebrauchsanleitung kalibrieren
- Den art. Zugang regelmäßig mit NaCl-Heparin spülen
- Wechsel des Druckaufnehmers, des Schlauchsystems, der Spüllösung mind. alle 96 h

A.-femoralis-Punktion

- Pat. soll flach liegen, Hüfte muss gestreckt sein (evtl. Kissen unter das Gesäß schieben). Haut desinfizieren, ggf. rasieren. A. femoralis unter dem Lig. inguinale mit Zeige- und Mittelfinger palpieren (medial liegt die V. femoralis, lateral der N. femoralis, ▶ Abb. 2.8), sodass sie zwischen den Fingern verläuft
- Finger ca. 1 cm spreizen, dadurch gleichzeitiges Spannen und Fixieren von Haut und A. femoralis. Mit leerer, aufgezogener Spritze zwischen den beiden Fingern senkrecht zur Haut einstechen, bis Blut kommt. Evtl. Kanüle langsam zurückziehen
- Bei gelungener Punktion der Arterie **pulsiert** hellrotes Blut aus der Kanüle. Zur invasiven Druckmessung jetzt Einführen des Katheters nach Seldinger-Technik und sichere Fixation
- Nach Herausziehen der Kanüle Punktionsstelle 5 Min. fest komprimieren. Danach Blutstillung kontrollieren. Wenn praktikabel, anschließend ca. 30 Min. mit einem Sandsack oder Druckverband komprimieren

! **Cave:** Falsches oder ungenügendes Komprimieren führt zu erheblichen Hämatomen

- Spritze sofort luftdicht ohne Lufteinschluss verschließen, ins Labor transportieren

A.-radialis-Punktion

- Handgelenk überstrecken. Kollateralkreislauf überprüfen (Allen-Test, s. u.), Pulsation der A. ulnaris? Punktionskanüle (24 G) mit aufgesetzter Spritze im Winkel von 30° von distal nach proximal einführen
- Bei art. Blutdruckmessung nach o. g. Punktion via Seldinger-Technik Draht in die Kanüle einführen und vorschieben. Punktionsnadel zurückziehen, auf den Draht die Verweilkanüle (▶ Abb. 2.9) auffädeln, bis der Draht am distalen Ende herausragt. Verweilkanüle dann vorschieben, Draht entfernen, Dreiwegehahn aufschrauben und sichere Fixation, evtl. Unterarmschiene

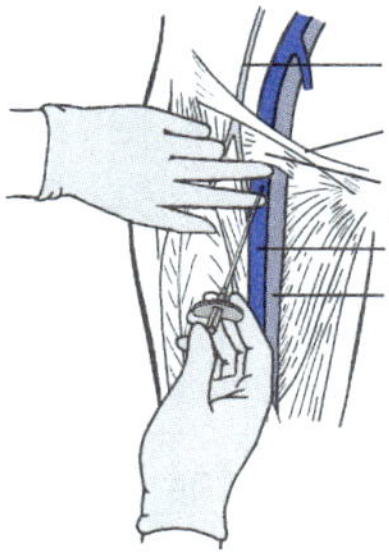

Abb. 2.8 Punktion der A. femoralis [L157]

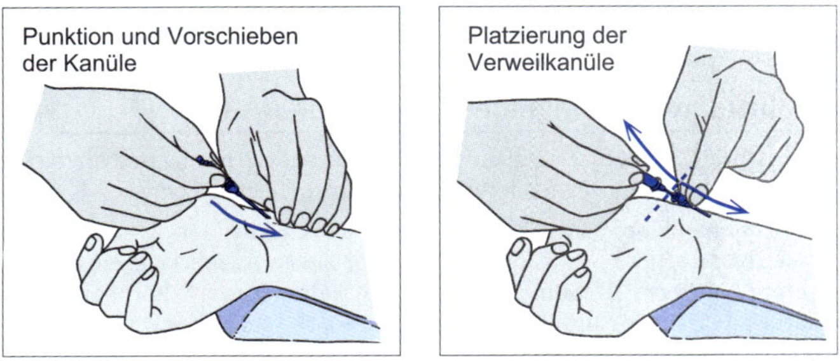

Abb. 2.9 Punktion der A. radialis [L157]

Allen-Test
Test zur Überprüfung der Funktion des art. Kollateralkreislaufs an der Hand. Obligat vor jeder Punktion der A. radialis und A. ulnaris.
Durchführung: A. radialis und A. ulnaris abdrücken → Hand blasst ab → A. ulnaris freigeben: wenn die Hand rot wird, ausreichende Blutversorgung durch A. ulnaris (pos. Allen-Test)

! **Verwechslung vermeiden**
Die eindeutige Markierung des Katheters („Arterie“) vermindert das Risiko einer versehentlichen intraart. Injektion!

2

2.2.5 Intraossärer Zugang

Indikationen Als Überbrückung bis zum Anlegen eines zentral- oder periphervenösen Zuganges, wenn dieser bei einer Reanimation nicht innerhalb von 2 Min. gelegt werden kann.

Anlage
- Punktionsort: proximale Tibia (2 cm medial und 1 cm proximal der Tuberositas tibea), distale Tibia (oberhalb des Malleolus medialis)
- Punktionssystem: manuell oder vorgespannte automatische Systeme (z. B. B.I.G.®, EZ-IO®)
- Vorgehen: Desinfektion, lokale Betäubung, Punktion der Markhöhle mit vorhandenem System, Mandrin/Punktionssystem unter Sicherung der Kanüle entfernen, Kanüle fixieren und mit Kochsalz anspülen, Infusion (max. Laufgeschwindigkeit 100 ml/Min.) oder Blutprodukte verabreichen.
- **Cave:** kein Natriumbikarbonat intraossär verabreichen!

Kontraindikationen Fraktur, lokale Infektion

Komplikation Osteomyelitis

2.3 Mechanische Kreislaufunterstüzung

2.3.1 Intraaortale Ballongegenpulsation (IABP)

Mechanisches Kreislaufunterstützungssystem zur passageren hämodynamischen Stabilisierung bei manifestem oder drohendem kardiogenem Schock.

Funktionsweise Eine externe Pumpe füllt diastolisch einen retrograd in die Aorta thoracalis descendens distal des Abgangs der linken A. subclavia eingeführten Ballon mit 30–40 cm^3 Helium → diastolischer Aortendruck ↑, koronarer Perfusionsdruck ↑. Deflation am Ende der Diastole → präsystolischer Dip → Phase der isovolumetrischen Kontraktion des li Ventrikels ist verkürzt, systolischer LV-Druck des folgenden Schlags sinkt → LV-Nachlast ↓. Folgen: HMV ↑ (zerebraler und peripherer Blutfluss ↑), myokardialer O_2-Bedarf ↓, Koronarperfusion ↑. **Voraussetzungen:** Herzindex 1,2–1,4 l/Min./m^2, regelmäßiger Herzrhythmus, art. Mitteldruck > 40 mmHg.

Indikationen
- **Therapierefraktärer kardiogener Schock** bei (sub-)akutem Myokardinfarkt
- **IABP bei PTCA:**
  - PTCA bei ungeschützten Stenosen, großem Versorgungsgebiet und primär eingeschränkter LV-Funktion
  - IABP als Brücke zur ACB-OP bei interventionell nicht beherrschbarem Koronarverschluss und drohendem oder manifestem Schock
- **Akute Mitralinsuff., erworbener VSD:** IABP als Brücke bis OP (Shuntvolumen ↓, Regurgitationsvolumen ↓)
- **Nach ACB-OP:** häufigste Indikation in der Weaning-Phase bei hämodynamisch instabilen Pat. OP-bedingte LV-Dysfunktion ist oft innerhalb von 24–48 h reversibel. IABP in Verbindung mit optimalem Preloading, Afterload-Reduktion und pos. inotropen Pharmaka

Kontraindikation

- **Absolute:** Aorteninsuff. (IABP verstärkt Regurgitation), Aortendissektion, fortgeschrittene aorto-iliakale Arteriosklerose (Dissektionsgefahr beim Einführen, beim Betrieb hohe Thromboembolie- und Okklusionsrate)
- **Relative:** Gerinnungsstörungen (inkl. Thrombopenie), manifeste Blutungen, pAVK

Durchführung

- Art. Druckmessung (▶ 2.2.2)
- Auswahl des Ballons nach Körpergröße des Pat. (z. B. bei 162–183 cm: 40 ml). Entlüftung des Ballonkatheters mit der 60-ml-Spritze mit dem aufgesetzten Einwegventil
- A. femoralis punktieren (▶ 2.2.4). Führungsdraht in thorakaler Aorta platzieren, spezielle Einführungsschleuse (12 F) in die A. femoralis communis einführen
- Deflatierten Ballon unter Rö-Durchleuchtung in die deszendierende Aorta ca. 2 cm unterhalb des Abgangs der linken A. subclavia einführen
- Über den Verlängerungsschlauch Konnektion an die Steuerkonsole
- Sichere Fixation (Pflaster oder besser Naht) des Katheters
- Durchblutung des punktierten Beins kontrollieren (wenn verfügbar, Doppler-Diagnostik am Krankenbett). Bei sehr ausgeprägter Beinischämie:
  - IABP zur Gegenseite und evtl. OP des betroffenen Beins oder
  - IABP in situ belassen, sofortige Koro und PTCA oder ACVB, dann Versorgung des Beins oder Cross-over-Bypass von der kontralateralen A. femoralis communis zur A. femoralis superficialis distal der IABP-Insertionsstelle
  - Vollheparinisierung während der gesamten Liegedauer (Bolus 7.500 IE i. v., Heparin-Perfusor nach PTT, Ziel 40–45 Sek.)!
  - Ballon darf nicht > 1 h deflatiert sein → Gerinnselbildung

Timing von Inflation und Deflation Triggerung der IABP durch EKG, Aortendruck oder externen Schrittmacher.

- **Prinzip** (▶ Abb. 2.10): Inflation des Ballons zum Zeitpunkt des Aortenklappenschlusses (= aortale Druckinzisur). Bei zu früher Inflation nimmt die LV-Nachlast zu, bei zu später ungenügende diastolische Augmentation. Deflation unmittelbar vor dem niedrigsten diastolischen Aortendruck. Bei zu früher Deflation ist die Augmentation vermindert, bei zu später steigt die LV-Nachlast
- Bis zum Erreichen der optimalen Einstellung 1:2-Assist-Ratio (nur jede zweite Herzaktion [Diastole] wird durch die Pumpe unterstützt) und Inflationsvolumen wählen, das nur der Hälfte des Betriebsvolumens entspricht
- Einstellung orientiert sich an Kurvenform des art. Drucks. Voraussetzungen: gute art. Kurvenqualität (essenziell für Systemsteuerung) und Korrektur der Pulswellenlaufzeit (z. B. 50 ms bei Druckmessung über die A. radialis, 120 ms bei A. femoralis)
- **Triggerung der Inflation:**
  - Druckmessung über IABP: (dikrote) Inzisur des Drucks = Aortenklappenschluss = Zeitpunkt der Inflation
  - Druckmessung über A. radialis: Inflation in der Mitte zwischen maximalem art. Druck und der dikroten Inzisur
  - Druckmessung über A. femoralis: Inflation zum Zeitpunkt des max. art. Drucks
- **Triggerung der Deflation:** unmittelbar vor dem niedrigsten diastolischen Aortendruck (deshalb Druckmessung über IABP bevorzugen). Bei optimaler Triggerung übersteigt die IABP-Augmentation den systolischen Druck, redu-

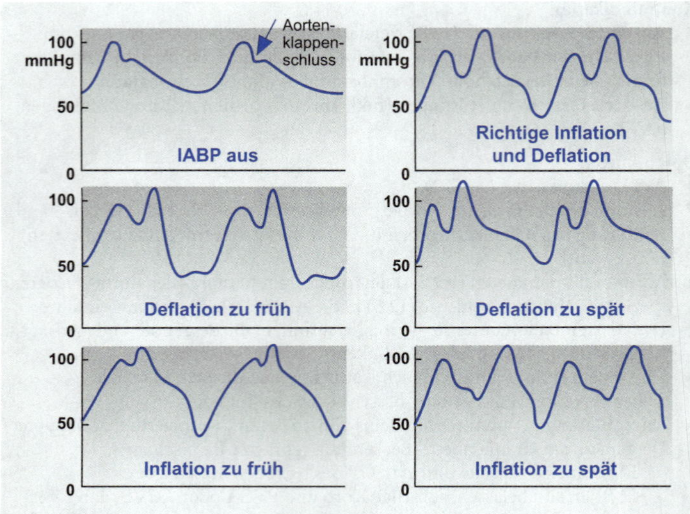

Abb. 2.10 Art. Druckkurven beim Einsatz der IABP [A300]

ziert die Deflation den enddiastolischen Aortendruck („dip") um 15–20 mmHg, und der systolische Druck nimmt um 5–10 mmHg ab

- Nach Erreichen der optimalen Einstellung: 1:1-Assist-Ratio, Inflationsvolumen = Betriebsvolumen
- **Entwöhnung von der IABP:** stufenweise Entwöhnung bei „Abhängigkeit" von der IABP aus hämodynamischer Sicht:
  - Stufenweise Assist-Ratio von 1:1 auf 1:3 reduzieren, Reduktion je nach Hämodynamik (unter fortlaufender medikamentöser Ther.) alle 3–4 h um 1 Assist-Stufe
  - Nach mind. 4 h Stabilität ohne IABP-Unterstützung Ballon entfernen
- 2–4 h vor Systementfernung Heparinther. beenden (PTT „nahezu normal")
- Dekonnektion des Ballons vom Leitungssystem. Ballon unter maximalem negativem Druck (mit Perfusorspritze durch Assistenten) zusammen mit Schleuse herausziehen. Art. Zugang manuell komprimieren. Hämatomentwicklung und Extremitätenischämie ausschließen

! Ballon darf nicht durch die Schleuse gezogen werden

Cave

- Inhalt und Anwendung der Pumpensets variieren von Hersteller zu Hersteller
- Bei nicht beherrschbarer lokaler Blutung (Koagulation, Thrombopenie, hypertensiver Pat.) chirurgische Versorgung
- Bei primär antikoagulierten Pat. mit Gerinnungsstörungen primär chirurgischen Verschluss der Einführungsstelle anstreben
- Blut in den Verbindungsschläuchen signalisiert ein Leck des Systems → Pumpensystem wechseln

Komplikationen

- **Bei IABP-Anlage:** AVK der Beckenstrombahn verhindert die Platzierung (ca. 5–7 %), Perforation von Beckenarterien oder Aorta. Aortendissektion (ca. 1–2 %)
- **Während IABP in situ:** Extremitätenischämie (in bis zu 30 %! Pulskontrolle, Myoglobin, CK), Inf. (Septikämie in 2 %), Hämolyse, Thrombozytopenie, Gasleck, Ballonruptur (in 2–4 %), Embolisation von aortalem atheromatösem Debris, Thrombembolien
- **Nach Entfernen der IABP:** lokale Blutungen, Hämatome (bis 10 %), art. Thrombosen im Bereich der Punktion, AV-Fisteln, Aneurysma spurium

2.3.2 Impella®-Mikroaxialpumpe

Prinzip Minimalinvasive Herz-Kreislaufunterstützung mittels perkutan retrograd implantierter Mikroaxialpumpe. Ansaugung sauerstoffreichen Blutes aus dem li Ventrikel mit Beförderung in die Aorta ascendens, dadurch Verbesserung der Koronarperfusion und Entlastung des Herzens durch Reduktion der Nachlast unabhängig vom Rhythmus. Impella-Pumpleistung abhängig vom Model 2,5–5 l/Min., Laufzeit 4–10 Tage, Steuerung über transportable Konsole.

Indikationen Einsatz während und nach der Koronarangiografie bei Pat. mit akutem Myokardinfarkt und kardiogenem Schock oder bei Hochrisikopat. mit bekannter chron. oder akuter schwerer Herzinsuff. und Low-output-Sy. (z. B. überbrückend nach ACB-OP).

Kontraindikationen Aortenklappenstenose, Aortenkunstklappe , li-ventrikuläre Thromben

Management

- Anlage unter Durchleuchtung, bei Übernahme des Pat. Impellalänge ablesen, korrekte Funktion der Impella anhand der grünen Motorstromkurve und roten Ventrikelkurve überprüfen. Zunächst Modus „AUTO" einstellen
- Echokontrolle nach jedem Alarm. Abstand Aortenklappe bis zum Pumpeneinlassventil 3,5 cm
- Kontrolle der aPTT, des freien Hb 1 × tägl., Protokollierung von Flussrate/P-Level, Platzierungssignal, Motorstrom, Purgefluss, Fußpulsen und Heparindosis
- Performancelevel bei Reanimation und bei Korrektur auf P2 reduzieren, nie darunter
- 1 h vor Entfernung der Impella Heparinperfusor ausstellen, PTT < 50 Sek. erforderlich, ggf. vorab Gefäßchirurg informieren
- Bei Entfernung Fixierungsnaht lösen, FemoStop® bereitlegen, Impella® mit der Schleuse entfernen (nie durch die Schleuse!). FemoStop® anlegen und im Verlauf auf einen Druckverband wechseln (Gesamtdauer 24 h). Kontrolle Fußpulse, Leiste, RR, BB

Häufigste Fehlermeldung

- Ansaugalarm: häufig zu geringe LV-Füllung → Volumengabe. DD: Positionierungsfehler oder Rechtsherzversagen, daher Echokontrolle immer erforderlich.
- Grüne Motorstromkurve fehlt und zusätzlich:
  - Rote Kurve = keine Ventrikelkurve:
    – Ein- und Auslassbereich im Ventrikel und Druckmessung in der Aorta. Korrektur mittels Echo

  - Impella® befindet sich komplett in der Aorta ascendens: Repositionierung nur unter Durchleuchtung mit Führungskatheter
  - Rote Kurve = Ventrikelkurve. Impella® liegt komplett im Ventrikel. Impella® zurückziehen, bis Aortendruckkurve erneut sichtbar. Anschließend von diesem Punkt weitere 4 cm
- Grüne Motorstromkurve korrekt, rote Aortendruckkurve mit einzelnen Spikes auffällig: Impella®-Auslassbereich liegt in oder an der Aortenklappe. Impella® 2 cm unter Echokontrolle ziehen.

Komplikationen
- Bei pAVK Extremitätenischämie
- Blutungen an der Punktionsstelle/Nachblutung nach Entfernung
- Thromboembolie, Sepsis, Hämolyse

2.4 Harnblasenkatheter

2.4.1 Transurethraler Blasenkatheter

Katheterarten Einmalkatheter zur Diagnostik, Dauerkatheter (gerader Nelaton-Katheter, Tiemann-Katheter mit distaler Krümmung), 2- oder 3-lumige Spülkatheter, Katheter mit Temperatursonde.

Indikationen Messung der Urinausscheidung, Bilanzierung, Harnretention (postop., Prostatahyperplasie, neurogen).

Material Katheter (Männer 14–18 Charrière, Frauen 10–12 Charrière).

Durchführung Frauen
- Flache Rückenlage, Beine gespreizt aufstellen, Lochtuch platzieren
- Desinfektion der Vulva mit in Povidon-Jod-Lösung getränkten Tupfern zuerst von ventral nach dorsal, dann mit der linken Hand Labien spreizen und kleine Schamlippen 3× mit je einem Tupfer desinfizieren, zuletzt die Harnröhrenöffnung. Letzten Tupfer vor die Vaginalöffnung legen
- Gleitgel auf die Katheterspitze geben, Katheter in die Harnröhre ca. 5 cm einführen, bis Urin läuft
- Ballon blocken (darf keine Schmerzen verursachen), Katheter bis zu leichtem Widerstand zurückziehen, Urinbeutel anschließen, Vaginaltupfer entfernen

Durchführung Männer
- Beine leicht geöffnet, Lochtuch platzieren, äußeres Genitale ohne sterilen Handschuh desinfizieren
- Penis mit der linken Hand (steriler Handschuh) fassen, Vorhaut zurückziehen, Glans penis und Harnröhrenöffnung mind. 3× desinfizieren
- Gleitgel auf die Katheterspitze und in die Harnröhre applizieren (ca. 1 Min. Einwirkzeit beachten). Katheter ca. 5 cm von der Spitze mit der rechten Hand oder einer Pinzette fassen, Penis mit der linken Hand nach oben strecken und Katheter einführen
- Nach ca. 10–15 cm bei Erreichen des Sphincter externus leichter Widerstand, Penis absenken und Katheter vorsichtig ca. 10–15 cm weiterschieben, bis Urin fließt
- Ballon blocken (darf keine Schmerzen verursachen), Katheter bis zu leichtem Widerstand zurückziehen, Urinbeutel anschließen. Vorhaut reponieren

Komplikationen Verletzung der Harnwege, HWI.

Cave
Katheter nie mit Gewalt vorschieben, ggf. dünneren Katheter probieren. Initial nicht mehr als 500 ml ablassen (Blutungsgefahr durch Schleimhauteinrisse).

2.4.2 Suprapubischer Blasenkatheter

Indikationen Harnableitung, wenn transurethrale Katheterisierung nicht möglich (Verletzungen, Inf., Prostatahyperplasie). Sterile Harngewinnung, dauerhafte Urinableitung, bei Intensivpat. zur Verminderung nosokomialer Inf. bei Notwendigkeit der Harnableitung > 5 d.

Material Katheterset mit Malecot-Katheter 20 G oder 24 G (z. B. Cystofix®, Einmalrasierer, Hautdesinfektion, steriles Lochtuch, Handschuhe, Tupfer, 11er-Skalpell, Verbandsmaterial, 5-ml-Spritze mit langer Kanüle mit Lokalanästhesie, z. B. Lidocain 1 %).

Durchführung

- Pat. in flacher Rückenlage. Punktion nur bei gefüllter Blase möglich (Palpation, Perkussion, am besten Sonografie), bei nicht gefüllter Blase Flüssigkeitssubstitution, bis Blase gefüllt, oder retrograde Füllung über einen transurethralen Katheter mit sterilem NaCl 0,9 %
- **Punktionsort** ca. 3 cm oberhalb der Symphyse in der Medianlinie rasieren und desinfizieren, Lochtuch platzieren, Lokalanästhesie der Haut und in Stichrichtung bis zur Blase unter wiederholter Aspiration, bis Urin fließt. Einstichtiefe merken
- Quere Stichinzision der Haut (ca. 2 mm), Punktion mit der Hohlnadel mit innen liegendem Katheter senkrecht zur Körperoberfläche, bis Urin zurückfließt. Katheter vorschieben (▶ Abb. 2.11a)

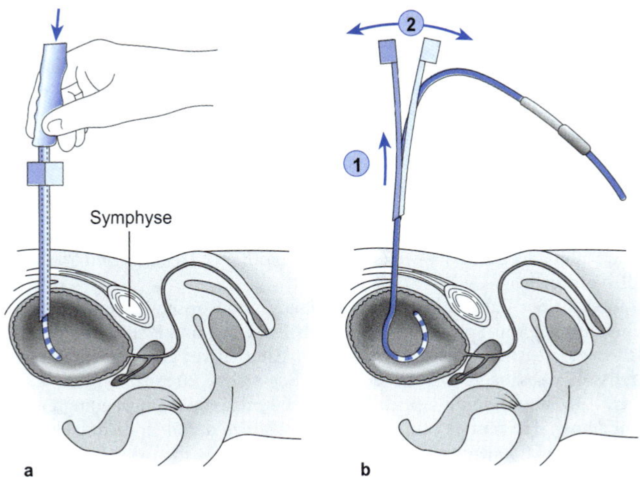

Abb. 2.11 Suprapubischer Blasenkatheter [L106]

- Hohlnadel zurückziehen (1), aufsplitten (2) (▶ Abb. 2.11b) und entfernen. Urinbeutel anschließen. Katheter entweder mit 5 ml Aqua dest. blocken oder mit Naht an der Bauchdecke fixieren. Verband

! Suprapubische Harnblasenkatheter mind. alle 2 Mon. in Seldinger-Technik wechseln. Initial nicht mehr als 500 ml ablassen (Blutungsgefahr)

- **KO:** Blutung durch Verletzung der hinteren Harnblasenwand (meist nur kurzfristig), Blasentamponade bei starker Blutung (Spülung, Urologe hinzuziehen), Verletzung von intraabdominellen Organen mit Peritonitis

2.5 Punktion und Drainage: Pleura, Aszites, Perikard

2.5.1 Pleurapunktion

Indikationen Diagnostische oder therapeutische Punktion eines Ergusses, Zytostatika-Instillation, Pleuraempyem, Pneumothorax.

Material Punktionsset mit Rotanda-Spritze oder 50-ml-Spritze mit Dreiwegehahn und sterilen Verbindungsschläuchen, 2 Punktionskanülen (Abbocath®, Braunüle®) 16 G/grau oder 17 G/gelb. Evtl. 5–10 ml Lidocain 1 % mit 2 Kanülen (25 G/braun und 21 G/grün). 4–5 Probenröhrchen, Blutkulturflaschen (aerob/anaerob), BGA-Röhrchen (für Laktat, BZ, pH), Auffangbeutel. Sterile Handschuhe, Desinfektionslösung, Pflaster, sterile Tupfer.

Durchführung

- Ggf. ca. 30 Min. vor Punktion Prämedikation mit Analgetikum und Antitussivum (z. B. Paracetamol 1 g + Codein 20 mg)
- Im Sitzen: Pat. von einer Hilfsperson halten lassen. Hand auf die Schulter der Gegenseite legen lassen. Im Liegen: Pat. auf die Seite des Ergusses drehen, Kopfteil des Betts so weit wie möglich aufstellen
- Pleuraerguss lokalisieren: Perkussion, Auskultation, am besten Sono. Markierung der **Punktionsstelle** (i. d. R. dorsolateral in der hinteren Axillarlinie im ICR unterhalb der oberen Begrenzung des Ergusses, nicht tiefer als 5.–6. ICR wegen möglicher Leber- oder Milzverletzung)
- Hautdesinfektion, Lokalanästhesie mit Lidocain 1 % am Rippenoberrand und Probepunktion, bis sich Pleuraflüssigkeit entleert. Eindringtiefe merken
- Absaugsystem montieren
- Punktionskanüle senkrecht zur Haut an gleicher Stelle einstechen. Ständige Aspiration mit aufgesetzter Spritze. Sobald sich Pleuraflüssigkeit aspirieren lässt, Stahlnadel zurückziehen (sonst Pneumothorax-Gefahr!) und Plastikkanüle vorschieben
- Während eines Valsalva-Manövers Schlauchsystem anschließen und zwischendurch 20-ml-Spritze auf Dreiwegehahn setzen und Pleuraflüssigkeit für Bakteriologie usw. abziehen (▶ Abb. 2.12). Alternative bei größeren Mengen: Erguss mit Absauggerät absaugen. **Cave:** Sog nicht > 20 mbar
- Max. 1,5 l/Sitzung abpunktieren (sonst Gefahr des entlastungsbedingten Lungenödems!). Hustenreiz (durch Aneinanderreiben der Pleurablätter) kündigt vollständige Drainage an
- Mit erneutem Valsalva-Manöver Kanüle entfernen, Pflasterverband

! Bei starkem Hustenreiz und Unruhe des Pat. Pleurapunktion abbrechen.

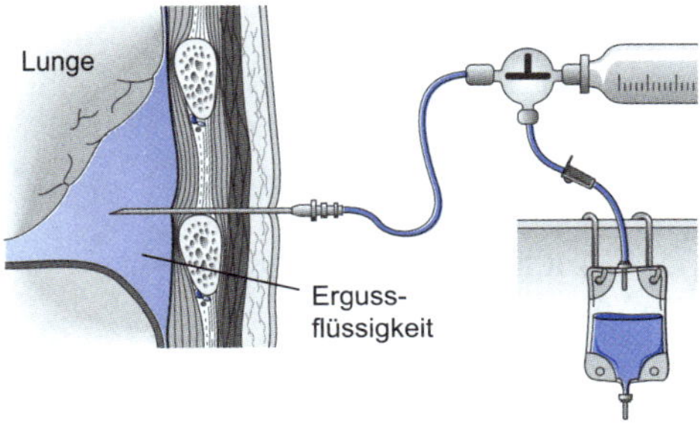

Abb. 2.12 Pleurapunktion [L106]

- Im Anschluss immer Rö-Kontrolle → Pneumothorax?
- Sono: Resterguss?

Komplikationen Pneumothorax (▶ 7.1.7), Hämatothorax, Verletzung der Interkostalgefäße, Lungenödem (e vacuo) bei zu schneller Entlastung. Verletzung intraabdomineller Organe, Inf.

Diagnostik von Pleurapunktat, Aszites und Peritoneallavage
„3 Röhrchen" für klinische Chemie, Pathologie und Mikrobiologie
Untersuchung des Punktats (i. d. R.):

- Proteingehalt, spez. Gewicht (Transsudat? Exsudat?), Cholesterin, LDH, Zellzahl und ggf. Differenzial-BB. Hkt, BZ, Laktat, pH.
- Bakt. Kulturen, Tbc-, ggf. Pilzkulturen
- Bei V. a. maligne Erkr.: Zytologie (Info ans Labor, Punktat ggf. zentrifugieren)

Untersuchung der Peritonealflüssigkeit:

- Mikroskopische Untersuchung auf Speiseanteile
- Bei V. a. Pankreatitis: Amylase, Lipase
- Bei V. a. Blutung (Peritoneallavage): Hkt. (> 2 % beweist Blutung)
- Bei V. a. maligne Entartung: Zytologie, Cholesterin, Albumin
- Bei V. a. Entzündung: Leukozytenzahl, Mikrobiologie, Albumin

2.5.2 Pleuradrainage, Bülau-Drainage

Indikationen Größerer Pneumothorax (ab ⅓ des halben Thoraxdurchmessers), Pneumothorax mit Atemnot oder bei bestehender Atemwegserkr., rezid. oder bds. Pneumothorax, Spannungspneumothorax, Pneumothorax unter Beatmung, Hämatothorax (Hkt > 50 %), Chylothorax, funktionell relevanter oder rezidiv. Pleuraerguss, Drainage eines Pleuraempyems.

Material Sterile Handschuhe, Haube, Kittel, Maske, Lochtuch, Ablagetuch, 10-ml-Spritze, Nadel 21 G, 20–40 ml Lidocain 1 %, Skalpell, Nahtmaterial (Seide 1/0), 2 Klemmen, Schere, Nadelhalter, Einführungsbesteck mit Trokar, Pleuradrainage der Größe 24 F bis 36 F oder kleinlumiger Pleurakatheter, z. B. Pleuracath®, vorbereitetes Ableitungssystem, Saugpumpe, Pflaster.

Durchführung

- Prämedikation mit Sedativum und Analgetikum, z. B. 2,5–5 mg Midazolam und 0,05 mg Fentanyl i. v., Lagerung des Pat. mit erhobenem Arm, leicht zur Gegenseite gedreht
- **Punktionsort** in der vorderen Axillarlinie im 4. oder 5. ICR, kranial der Mamillen (▶ Abb. 2.13)

! **Cave:** Drainagen möglichst nicht unter der Mammillarebene einlegen, um Verletzungen von Zwerchfell und intraabdominellen Organen zu vermeiden!

- Steriles Vorgehen!
- Großzügige Lokalanästhesie und Probepunktion am Rippenoberrand. Lässt sich weder Luft noch Flüssigkeit aspirieren, Punktionsort überprüfen

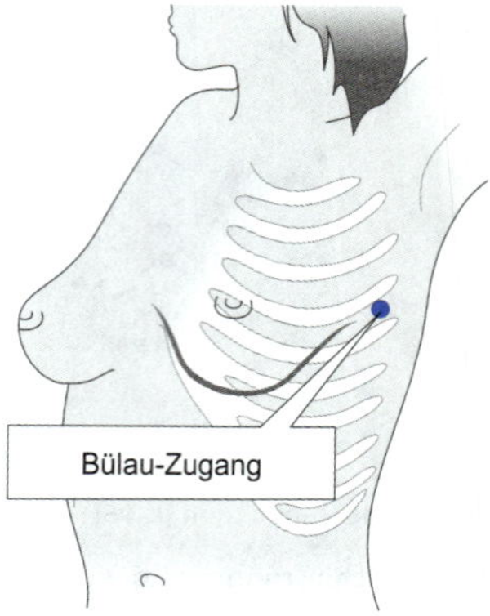

Abb. 2.13 Thoraxdrainage [L106]

- Inzision der Haut mit Skalpell 2–3 cm unterhalb des vorgesehenen ICR. Weitere Präparation mit der Klemme. Evtl. weitere Lokalanästhesie. Einführungslänge der Drainage abschätzen
- Mit der Klemme stumpf durch die Interkostalmuskulatur vordringen. Fenster muss für Zeigefinger passierbar werden. Einführen des Fingers, um Gebiet zu sondieren (z. B. Adhäsionen, Lage zum Zwerchfell). Bei Verwendung eines Trokars diesen nach Inzision der Haut zügig einführen, Drainageschlauch vorschieben und Trokar zurückziehen
- Zur Drainage eines Pneumothorax kraniale Platzierung. Hierzu Klemme um 180° drehen, dann Drainage vorschieben. Um Erguss zu drainieren, kaudale Platzierung. Alle seitlichen Öffnungen müssen intrathorakal liegen
- Äußeres Schlauchende nur bei Pleuraerguss zunächst mit Klemme abdichten, dann an vorbereitetes Ableitungssystem anschließen
- Tabaksbeutelnaht zum späteren Abdichten des Tunnels oder Rückstichnaht zur Fixierung des Drainageschlauchs. Zusätzlich Fixation mit Pflaster. Rö-Kontrolle
- Zur fortlaufenden Entleerung eines Pleuraergusses, -empyems oder eines Pneumothorax: entweder ohne Sog mittels einer Unterwasserdrainage mit Heberwirkung oder über Sog (Vakuum bis max. 20 mbar)
- Entfernen der Drainage: wenn Erguss entleert (< 100 ml/d) oder Pneumothorax behoben, 24 h ohne Sog am Wasserschloss (**Cave:** mind. 200 ml Flüssigkeit in der Flasche erforderlich), Rö-Kontrolle. Falls kein Rezidiv, Drainage durch rasches Herausziehen unter Valsalva-Manöver entfernen. Verknoten der Tabaksbeutelnaht oder Pflasterverband. Rö-Kontrolle

Ableitungssysteme

- Drainage über einen Ableitungsschlauch, der im Pleuraspalt zu liegen kommt und mit einem geschlossenen System verbunden ist, das eine Sekretauffangkammer und ein Ventil zum Einstellen eines Unterdrucks enthält
- **Ein-Flaschensystem:** Luftdicht verschließbare Flasche mit sterilem Wasser, in dem sich ein Glasrohr 2 cm unter der Wasseroberfläche befindet. Bei persistierendem Pneumothorax, z. B. bei Alveolarruptur oder Bronchusfistel, treten Blasen bei der Exspiration auf

- **Drei-Flaschensystem** besteht aus einer Sammelflasche mit Messskala, einem Unterwasserschloss mit sterilem Wasser und einer Saugkontrolle (▶ Abb. 2.14), meist kommerzielles Einwegsystem, z. B. Pleur-evac®

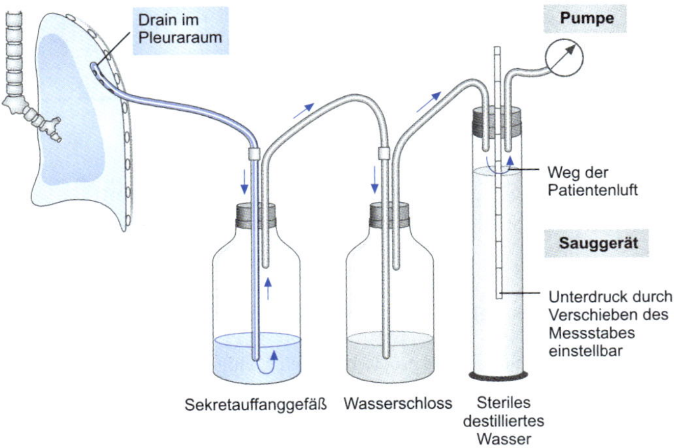

Abb. 2.14 Prinzip der Pleuradrainage [L157]

Komplikationen Blutung durch Verletzung von Interkostalgefäßen, Bronchusfistel, Verletzung von Zwerchfell, Leber und Milz. Lungenödem bei zu schneller Entlastung.

> **Cave**
> - Wenn Thoraxdrainage nicht fördert: nach Rö-Kontrolle, falls möglich, Drainage etwas zurückziehen. Seitliche Löcher müssen intrathorakal liegen
> - Wenn Pneumothorax persistiert: thorakoskopischer Fistelverschluss

Notfalldrainage bei Spannungspneumothorax (▶ 7.1.7). 2. ICR in der Medioklavikularlinie der betroffenen Seite mit möglichst großer Braunüle (14 G) punktieren (Monaldi-Zugang) → sofortige Entlastung des Überdrucks. Anschließend Pleura-Saugdrainage wie oben beschrieben mit Pleuracath® oder Bülau-Drainage.

2.5.3 Aszitespunktion

Indikationen Diagnostische und/oder therapeutische Punktion eines Ergusses.

Durchführung
- Sonografie der möglichen Punktionsstelle, z. B. li Unterbauch oder im Recessus hepatorenalis (▶ Abb. 2.15)
- Vorgehen abhängig vom Punktionsset, z. B. für eine Parazentese mit Pigtail-Katheter Haut durch Fixierung mit Mittel- und Zeigefinger straffen, senkrechter Einstich in die vorher mit lokaler Betäubung vorgesehene Region

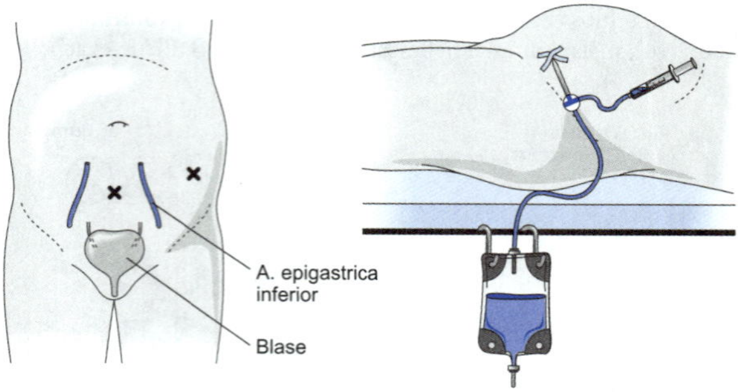

Abb. 2.15 Peritonealpunktion [L106]

- Zurückziehen der Nadel, sobald Aszites heraustropft, Anschluss an den Auffangbeutel
- Entlastung bis zu 6 l Aszites pro Tag bei gleichzeitiger parenteraler Gabe von 6–10 g Albumin/l Aszites möglich

Komplikationen Blutung, Inf., Darmperforation.

Kontraindikation Gerinnungsstörungen.

2.5.4 Perikardpunktion

Indikationen Herzbeuteltamponade (ZVD und re Vorhofdruck ↑, HZV ↓, Pulsus paradoxus: inspiratorische Abnahme des RR hin zu nicht tastbarem Puls), Perikarditis (infektiös, urämisch, Z. n. Infarkt oder Kardiotomie, Tumor).

Durchführung
- Pat. 45° Oberkörperhochlagerung, echokardiografische Darstellung des Ergusses und Punktionsortes (parasternal oder apikal), Desinfektion, Lokalanästhesie
- **Punktionsort:** meistens subxiphoidal oder ca. 1 cm li-lateral vom Xiphoid
- Steriles Vorgehen
- Einlegen eines 1-Lumen-ZVK (16–18 G) in Seldinger-Technik, dabei mit 10-ml-Spritze in Richtung li Schulter dicht unter der Thoraxoberfläche unter Aspiration vorschieben, bis nach Passieren des Perikards Flüssigkeit abzusaugen ist. Rö-Thoraxkontrolle.
- Sonografisch gezielte (inkl. Bubble-Test) oder EKG-gesteuerte Punktion: für intrakardiale Ableitung zugelassenes EKG mit Krokodilklemme an Punktionsnadel anschließen. Bei Berührung des Epikards ST-Hebung → Nadel sofort zurückziehen!
- Entlastung über die Drainage max. 48 h möglich, tgl. Echokontrolle

! **Vorgehen abhängig vom Ergebnis der Punktion**
- Bei blutigem Punktat sofort Hkt.-Bestimmung (z. B. über BGA) und Vergleich mit peripherem Hkt. Unterscheidung zwischen akzidenteller Ventrikelpunktion und hämorrhagischem Erguss: Erguss gerinnt nicht!

- Bei nicht beherrschbarer Herzbeuteltamponade chirurgische Intervention
- Bei Hämoperikard (→ TCT) infolge Aortendissektion, Myokardruptur, Trauma sofortige kardiochirurgische Intervention

2.6 Liquorpunktion

2.6.1 Lumbalpunktion (LP)

Indikationen

- Koma, DD Meningitis, Enzephalitis, MS, intrazerebrale Blutung, Subarachnoidalblutung, zerebrale Raumforderung mit Liquorzirkulationsstörung
- Bei jeder unklaren Bewusstseinsstörung mit Entzündungszeichen und/oder Fieber zum Meningitisausschluss

Kontraindikation Erhöhter Hirndruck (▶ 8.3.1), Augenhintergründe spiegeln, bei Stauungspapille > 3 dpt Prominenz sofort Not-CCT. Bei V. a. Meningitis Hirndruck nur rel. KI.

Durchführung

- Material: sterile Tücher, Handschuhe, Maske. Evtl. 5 ml Lidocain 1 % mit Kanülen, Spinalnadel (19 oder 21 G)
- Pat. aufklären, evtl. Prämedikation (z. B. Midazolam 2,5–5 mg i. v.)
- ½ h vor LP venöse Blutentnahme zur BZ- und Eiweiß-Bestimmung, Serologie zum Vergleich mit Liquorkonz.
- 3 sterile Röhrchen mit Nr. 1, 2, 3 beschriften (Material für Mikrobiologie, Zytologie und klin. Chemie)
- Pat. in Embryohaltung, Rücken an der Bettkante
- **Punktionsort:** L4/L5 oder L3/L4 zwischen den Dornfortsätzen markieren (▶ Abb. 2.16). Orientierung: Kreuzungspunkt der Verbindungslinie beider Darmbeinschaufeln mit der Wirbelsäule = Höhe L3/L4. Evtl. Lokalanästhesie s. c. und interspinal
- Haut 3× großflächig desinfizieren. Evtl. Lokalanästhesie s. c. und interspinal
- Spinalnadel mit Mandrin durch die Haut stechen. Zielrichtung schräg nach kranial Richtung Bauchnabel.

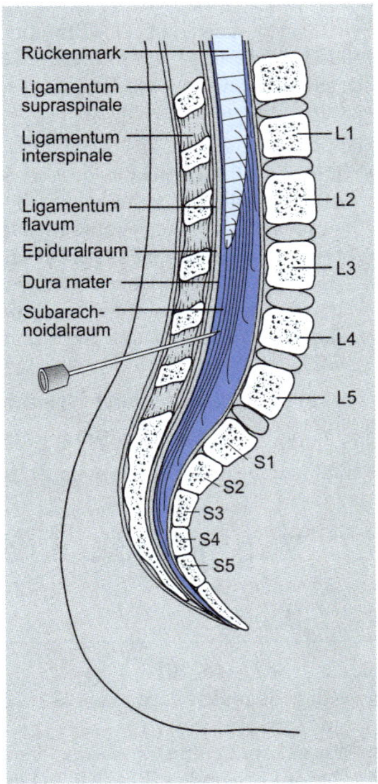

Abb. 2.16 Lumbalpunktion [L157]

Nach Überwinden des Widerstands (Lig. interspinale) Nadel vorschieben, Nadelöffnung soll nach lateral zeigen
- Zwischendurch Mandrin herausziehen, einige Sek. warten und kontrollieren, ob schon Liquor abtropft, sonst Nadel mit Mandrin langsam weiter vorschieben. Liquor in Röhrchen sammeln (je etwa 1 ml), Reihenfolge beachten
- Nadel herausziehen, steriles Pflaster, Punktionsstelle einige Min. komprimieren. Pat. soll 1 h flach auf dem Bauch, dann 24 h flach im Bett liegen

! **Cave:** postpunktionelles Sy. Evtl. atraumatische Spinalkanüle nach Sprotte benutzen. Vorteil: keine Bettruhe notwendig

Liquoruntersuchung Normwerte, charakteristische Befundkonstellationen:
- Inspektion: Klar? Eitrig? Blutig?
- Zuckergehalt/Laktat, quantitative Proteinbestimmung, E'phorese (IgG, IgA, IgM, monoklonale IgG-Banden) im Vergleich mit Serumproteinen
- Virologie, Lues-Serologie
- Zentrifugation: xanthochromer Überstand → Hinweis auf Liquoreinblutung
- Mikroskopie: Bakterien (sofortiges Gram-Präparat), Zellen, Kultur (Pilze, Pneumok., Meningok., Listerien, Enterobakterien, H. influenzae)

2.6.2 Intrakranielle Druckmessung (ICP-Monitoring)

Indikationen Gefahr der Entwicklung eines erhöhten intrakraniellen Drucks (▶ 8.3.1), v. a. schweres SHT, Hirnblutung, nach neurochir. OP (▶ 18.3.5), Liquorabflussbehinderung, zum frühzeitigen Erkennen von erhöhtem Hirndruck bei sedierten oder bewusstlosen Pat., Kontrolle von ther. Maßnahmen zur Hirndrucksenkung, Prognosebeurteilung.

Methoden
- **Direkte Liquordruckmessung im Seitenventrikel:** Vorteil: Möglichkeit zur diagnostischen oder therapeutischen Liquorentnahme. Nachteil: leichtes Verstopfen des Katheters, hohes Infektionsrisiko
- **Epidurale Messung:** Platzierung eines Druckwandlers nach Anlegen eines Bohrlochs. Vorteil: Dura wird nicht eröffnet, deshalb geringere Infektionsgefahr und keine Gefahr der Einklemmung durch Liquorleck. Nachteil: Dämpfungseffekte durch Dura, Überschätzen des ICP, bei hohem ICP Artefakte im CCT

Durchführung Anlage durch Neurochirurgen unter aseptischen Bedingungen.

Normalwerte 3–15 mmHg (intraventrikulär), 5–17 mmHg (epidural).

Komplikationen Inf., Liquorverlust, Einklemmung, Blutung.

2.7 Magen- und Dünndarmsonden

2.7.1 Übersicht

Sondentypen (16–20 Ch.)
- **Kurzzeitsonden** für diagnostische Zwecke (nasale oder orale Applikation) und intraoperativ
- **Verweilsonden** für Ernährung oder Sekretabsaugung (nasale Applikation)
- **Perkutane Sonden** (PEG ▶ 2.7.2) für enterale Ernährung

Durchführung **Vorbereiten des Pat.:** Das Einführen der Sonde ist für den Pat. sehr unangenehm → Zeit nehmen, Vorgehen erklären. Zahnprothesen entfernen, ggf. Anästhesie des Mund- bzw. Nasenraums mit Lidocain-Spray. Pat. sollte aufrecht sitzen, den Kopf leicht nach vorne geneigt.

- Sonde wird durch vorheriges Anfeuchten gleitfähiger, durch Aufbewahrung im Kühlschrank ist Flexibilität herabgesetzt und Sonde beim 1. Versuch besser zu schieben
- Sonde durch Mund oder Nase behutsam einführen, dabei soll Pat. tief durchatmen und vor allem während des Schiebens schlucken (evtl. Wasser trinken)
- Kontrolle der Sondenlage durch Einblasen von Luft mit einer Magenspritze und Auskultation des Luftaustritts im epigastrischen Winkel. Sollte der Pat. Hustenreiz oder Luftnot verspüren, Sonde in Trachea → sofort zurückziehen!
- Entfernen der Sonde durch gleichmäßigen und raschen Zug bei aufrecht sitzendem Pat.

! Cave

- Bei länger liegender Sonde müssen E'lyt-Verluste durch Magensekretverlust ausgeglichen werden! Magensaft ist sehr K^+-reich (ca. 10 mval K^+/l); Konz. von Na^+ (40–100 mval/l) und Cl^- (70–120 mval/l) sind pH-abhängig
- Bei diagnostischer Magensekretgewinnung ergibt linksseitige Lage bessere Ausbeute
- Bei länger liegender Sonde Gefahr der Refluxösophagitis → Protonenpumpeninhibitor (▶ 10.4)

2.7.2 Ernährungssonden

Magensonden (nasogastrische Verweilsonden)

- 75 cm lang, Durchmesser 2–4 mm, aus Polyurethan oder Silikonkautschuk
- Entfernung Naseneingang – Kardia ca. 45 cm
- Keine PVC-Sonden verwenden wegen Verletzungs- und Perforationsgefahr durch Aushärten
- Korrekte Lage durch Röntgenaufnahme überprüfen
- Vorteil: einfache Sondenanlage
- Nachteil: Aspirationsgefahr bei Magenentleerungsstörungen

Dünndarmsonden

- Platzierung der Sonden unter Bildwandlersicht oder Pyloruspassage endoskopisch; Lage 10 cm distal des Treitz-Bandes (Flexura duodenojejunalis); Re-Seitenlage bei Legen der Sonde hilfreich
- Kontinuierliche Applikation der Nährlösung über eine Ernährungspumpe
- Entfernen der Sonde: Ballon (wenn vorhanden) entblocken. Langsames, stündliches Zurückziehen um ca. 20 cm (Invaginationsgefahr). Sonde jedes Mal neu fixieren, die letzten 50 cm auf einmal ziehen

Perkutane endoskopische Gastrostomie (PEG)

Methode der Wahl zur länger dauernden enteralen Sondenernährung.

Indikationen Schluckstörungen, Verbrennungen bzw. Verätzungen im Kopf-Halsbereich, maligne Stenosen, Wiedereinleitung der Galleflüssigkeit bei externer Galleableitung (perkutane transhepatische Gallenwegsableitung, PTCD).

Kontraindikation Gerinnungsstörung, Peritonitis, Aszites, Tumor oder Ulzera im Magen.

Vorbereitung
- Gründliche Mund- und Zahnhygiene zur Infektionsprophylaxe
- Antibiotikaprophylaxe 30 Min. vorher, z. B. mit Ampicillin 2 g oder Ceftriaxon (▶ 14.4.4)

Durchführung
- Einführen des Endoskops in den Magen, Luftinsufflation; unter sterilen Bedingungen und nach Lokalanästhesie Stichinzision, dann Punktion des Magens im li Oberbauch im Bereich der Diaphanoskopie; Zugfaden durch die Hülse der Punktionskanüle einführen; Faden mit der Endoskopzange greifen und aus dem Mund herausführen; PEG-Katheter anknoten und mit kräftigem Zug durch den Magen nach außen durchziehen
- Diaphanoskopie und Passage der Stenose mit einem konventionellen Endoskop oder zumindest mit einem Kinderendoskop sind unabdingbare Voraussetzungen
- Bei nicht ausreichender Magenperistaltik oder Refluxsymptomatik kann in gleicher Technik ein Katheter von der Gastrostomieöffnung mit dem Endoskop im Jejunum distal des Treitz-Bandes platziert werden (perkutane endoskopische Jejunostomie = PEJ). Ggf. Mehrlumensonde zur jejunalen Ernährung und gastralen Sekretabsaugung
- Bei klin. Besserung endoskopische Entfernung der Sonde mit Schlinge oder Dormiakorb

Komplikationen Wundinf., Peritonitis, gastrokolische Fistel nach Fehlpunktion.

! **Vorgehen bei Schwierigkeiten zu Beginn der Sondenkost**
- Bei Erbrechen: Versuch mit Prokinetika, z. B. Metoclopramid (▶ 10.6.2), sonst Ind. für PEJ (s. o.)
- Bei Diarrhö: bei osmotischer Diarrhö durch zu schnellen Kostaufbau Reduktion der Sondenkost, ggf. kontinuierliche Applikation über Ernährungspumpe (▶ 4.6.1)

2.8 Dialyse

2.8.1 Indikation, Durchführung und Komplikationen

Indikationen
- Akutes oder chron. Nierenversagen (mit Urämie, urämische Perikarditis, Überwässerung und Lungenödem, E'lytstörungen)
- Metabolische Azidose und Alkalose
- Intox.
- Schwere Lipidstoffwechselstörungen
- Plasmapherese bei EHEC-assoziiertem hämolytisch-urämischem Sy. (HUS)

Gefäßzugang

Anlage eines geeigneten Gefäßzugangs mit ausreichendem Blutfluss.

Möglichkeiten

- **Arteriovenös:** z. B. A. femoralis, V. femoralis, V. jugularis interna, V. subclavia
  - Vorteil: einfaches Verfahren, auf jeder Intensivstation anwendbar
  - Nachteil: art. Gefäßanschluss (KO: AV-Fistel, art. Embolie, Extremitätenischämie), Filtratmenge von Blutfluss und art. Blutdruck abhängig
- **Venovenös:** Single-Lumen- oder Doppellumenkatheter in z. B. V. femoralis und V. jugularis interna oder V. subclavia
  - Vorteil: kein art. Zugang, weniger systemische Antikoagulation, Blutfluss zuverlässiger, größere Effektivität
  - Nachteil: extrakorporale Blutpumpe notwendig, personell aufwendig

- **Akutdialyse:** große doppelläufige Katheter (F10–F12, Shaldon) in V. jugularis interna oder V. subclavia, evtl. Zufluss über großvolumige ZVK (F7/F8 ▶ 2.2.1) in V. jugularis, subclavia oder femoralis sowie Abfluss über große Verweilkanüle (14 G). In Ausnahmefällen: „Single-needle"-Verfahren über ZVK (Effektivität nur 50–60 %)
- **Absehbare länger anhaltende Dialysepflichtigkeit:** Anlage eines Demers-Katheters (Einlumen- oder Doppellumenkatheter) oder einer Cimino-Fistel zwischen A. radialis und V. cephalica bei terminaler Niereninsuff. Demers-Katheter ist sofort benutzbar, eine Cimino-Fistel muss mind. 2–3 Wo. „einlaufen"

! **Shuntvorbereitung**
Schonung der Unterarmvenen zur Anlage einer Cimino-Fistel!

Antikoagulation

- **Bei jedem extrakorporalen Blutfluss:** Heparinisierung des Blutes unmittelbar nach Verlassen des Körpers, da sonst Gerinnung mit Verstopfung der Schläuche und Dialysatoren mit erheblichem Blutverlust. Durchführung: initial Heparin 2.500–5.000 IE, dann Heparin 500–1.000 IE/h kontinuierlich i. v. (▶ 16.3.1)
- **Bei hämorrhagischer Diathese:** „regionale Antikoagulation" mit Antagonisierung des Heparins durch Protamin (1 ml neutralisiert 1.000 IE Heparin, ▶ 16.4.10) vor Wiedereintritt des Blutes in den Körper. Geringere Blutungsneigung bei Anwendung niedermolekularer Heparine (z. B. Dalteparin, ▶ 16.3.2), z. B. initial 20–30 IE/kg, dann 10 IE/kg/h über Perfusor i. v. Bei ausreichend hohem Blutfluss (> 200 ml/Min.) ggf. Dialyse über 2 h nur mit Initialdosis von Dalteparin 10 IE/kg möglich
- **Bei Blutungskomplikationen unter Heparin oder Dalteparin:** alternativ Epoprostenol 5 ng/kg/Min. vor und während der Hämodialyse. Strenge Indikationsstellung, da sehr teuer. Alternativ Zitratdialyse
- **Antikoagulation bei kontinuierlicher Hämofiltration:** Standardantikoagulation (s. o.). Zur Erhöhung des Filterdurchflusses ist auch eine verdünnte Heparingabe möglich, z. B. 5.000 IE Heparin in 1.000 ml NaCl 0,9 % mit 100–200 ml/h (500–1.000 IE Heparin/h)

- Bei Filterverstopfung < 12 h: Erhöhung der Heparindosis
- Bei Blutungspat.: diskontinuierliche Gabe von 500 IE Heparin/30 Min.

Dialysierflüssigkeit

K^+-Konz. in Dialyseflüssigkeit nach Serumkaliumspiegel, z. B. 2,0 mmol/l bei Hyperkaliämie. **Cave:** keine hohen Serumkalium-Dialysekalium-Gradienten bei Erstdialyse wegen Gefahr des Dysäquilibrium-Sy. (s. u.).

Komplikationen

- **Gefäßzugang** (▶ 2.2.1): Thrombose, Hämatom, Extravasat. Lokale Inf. oder Kathetersepsis (meist Staph.)
- **Herz-Kreislauf-Belastung** durch AV-Fistel
- **Herzrhythmusstörungen** durch K^+-Abfall (▶ 13.1.2), Ca^{2+}-Anstieg (▶ 13.1.3), Überpufferung bei Bikarbonatdialyse
- **RR-Abfall** durch metabol. Alkalose, Volumenentzug, Flüssigkeitsverschiebung nach intrazellulär, autonome Dysregulation
- **Hypoxämie:** ca. 15 Min. nach Beginn der Dialysebehandlung (Ursache ungeklärt; möglicherweise Hypoventilation durch CO_2-Abfall bei Bikarbonatzufuhr, Leukozytensequestration in Lungenkapillaren nach Komplementaktivierung mit Erniedrigung der Diffusionskapazität)
- **Dysäquilibriumsyndrom:** Kopfschmerzen, Übelkeit, Muskelkrämpfe, Tremor, Verwirrtheit, Sehstörungen, Grand-Mal-Anfälle durch akute Hirndruckerhöhung bei Entzug osmotisch wirksamer Substanzen mit nachfolgender Hypoosmolalität; meist nach erster Dialyse
- **Hb-Abfall:** durch Gerinnung im Schlauchsystem ca. 1–2 EK Verlust, Blutung durch Antikoagulation
- **Dialysatorallergie:** v. a. bei Cuprophanmembranen und ethylendioxidsterilisierten Dialysatoren, dann Verwendung von biokompatiblen Membranen
- **Bei Acetatdialyse:** RR ↓, Kopfschmerzen, Übelkeit, Erbrechen, Muskelkrämpfe (nur noch selten angewendet)

2.8.2 Dialyseverfahren

Differenzialeinsatz der Dialyseverfahren ▶ Tab. 2.4

Tab. 2.4 Differenzialeinsatz der Dialyseverfahren

Indikation	Verfahren
Urämie	Hämodialyse, Hämofiltration, Peritonealdialyse
Überwässerung	Hämofiltration, CVVH, CVVHD, CAVH
Hyperkaliämie	Hämodialyse, Hämofiltration
Hypotensiver Pat.	CVVH, CAVH, Hämofiltration, Bikarbonatdialyse, CVVHD
Intoxikation, HUS	z. B. Hämoperfusion bzw. Plasmapherese bei HUS
Katabolie	CVVHD, CAVHD
Zusätzl. Leberversagen oder Hirndruck	CVVH, CVVHD
Bei HIT, Blutungen (z. B. GIB)	Zitratdialyse

Hämodialyse

Austausch gelöster Substanzen über eine semipermeable Membran (Dialysator) durch Diffusion entlang einem Konzentrationsgefälle zwischen Blut und Dialysat. Zusätzlich Ultrafiltration (Flüssigkeitsentzug durch hydrostatischen Druckunterschied). Dauer: 2–4 h.

- Dialysatoren: sog. biokompatible Polymermembranen
- Dialysierflüssigkeit: Mischung aus E'lytkonzentrat und aufbereitetem Wasser
- Individuelle Anpassung der K^+-Konz. (0–4,0 mmol/l) und Ca^{2+}-Konz. (1,5–1,75 mmol/l)
- Ausgleich der metabolischen Azidose durch Bikarbonat (▶ 13.3, bessere Kreislaufstabilität und geringere subjektive Beschwerden als bei der früheren Acetatpufferung, aber apparativ aufwendiger)

Hämofiltration

Reine Ultrafiltration und Ersatz durch E'lytlösung (individuelle Anpassung; ▶ Abb. 2.17).

- Schlechtere Elimination kleinmolekularer Substanzen wie Krea und Harnstoff, aber bessere Kreislaufstabilität und Entfernung der „middle molecules", die wahrscheinlich für die unspezifische Urämiesymptomatik verantwortlich sind
- Verringerung der Plasmakonz. von E'lyten und Retentionsparametern durch Verdünnungseffekt infolge Zufuhr einer E'lytlösung

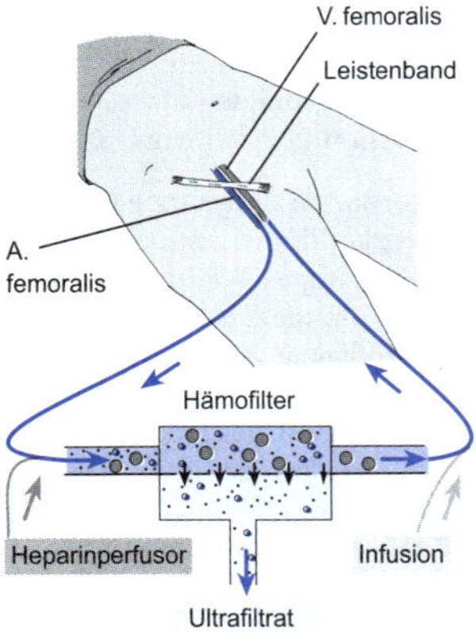

Abb. 2.17 Prinzip der Hämofiltration [L215]

Hämodiafiltration

Kombination von Hämodialyse und Hämofiltration (gute Effektivität bei geringer Kreislaufbelastung).

Kontinuierliche Nierenersatztherapie

Kontinuierliche Nierenersatzverfahren haben sich v. a. bei hämodynamisch instabilen Intensivpat. aufgrund besserer Verträglichkeit und niedrigerer Mortalität gegenüber der intermittierenden Hämodialyse durchgesetzt. Die technisch einfacheren arteriovenösen Verfahren werden heute wegen Komplikationen und schlechterer Steuerbarkeit durch apparativ aufwendigere Pumpensysteme ersetzt.
Effektivität: CAVH < CVVH < CAVHD < CVVHD. CVVHD auch bei geringen Blutflussraten ~ 100 ml/h noch wirksam.
Bei Filtration mind. 30 l/d Ultrafiltrat, bei kontinuierlicher Dialyse mind. 1,5–2 l/h Dialysat anstreben.

Kontinuierliche arteriovenöse Hämofiltration (CAVH)

- Ultrafiltration über Hämofilter zwischen Arterie und Vene (z. B. A. und V. femoralis) durch natürliches hydrostatisches Druckgefälle
- Ultrafiltration von mind. 400–500 ml/h anstreben, da sonst Filter verstopft. Anzeichen: Filtrationsmenge nimmt ab, Grauverfärbung des Filters

- Erreichbare Clearance bei 500 ml/h = 8,3 ml/Min. Ersatz des Ultrafiltrats nach Ein- und Ausfuhrbilanz (z. B. Entzug bei Überwässerung) durch E'lytlösung
- **Vorteil:** technisch einfach, ubiquitär einsetzbar
- **Nachteil:** blutdruckabhängige Wirkung, KO wegen art. Katheter, Bilanzierung schwierig

Kontinuierliche venovenöse Hämofiltration (CVVH)

- Ultrafiltration über Hämofilter zwischen Vene und Vene (z. B. V. femoralis und V. jugularis interna) durch pumpengetriebenen Blutfluss. Ther. der Wahl bei ANV
- **Materialien:** Katheter, extrakorporale Blutpumpe, Hämofilter

Kontinuierliche arterio- und venovenöse Hämodialyse (CAVHD und CVVHD)

- Prinzip wie CAVH und CVVH. Zufügen von Dialysierflüssigkeit im Gegenstromprinzip mit 1–2 l/h → verbesserte Ausscheidung diffundibler niedermolekularer Substanzen
- **Ind.:** ausgeprägte Katabolie. Blutfluss von 100 ml/Min. ausreichend, Fluss der Dialysierflüssigkeit von 1.000 ml/h anstreben

Extrakorporale Blutpumpe (1-, 2-, 4-Pumpen-Systeme)

Um eine kontinuierliche venöse Nierenersatzther. durchzuführen, benötigt man eine Blutpumpe (1-Pumpen-System). Neuere Geräte haben zusätzlich weitere Pumpen, um die Ultrafiltrationsrate, die Menge der Substitutionslösung und die Geschwindigkeit des Dialysatflusses einzustellen. Je nach Gerät werden unterschiedliche Filter und Schlauchsysteme angeboten. Um die Sicherheit des Verfahrens zu gewährleisten, ist ein Druckmonitoring notwendig:

- **Art. Druckmessung** zur Erfassung eines Druckabfalls des zuführenden Gefäßes (Diskonnektion, Gefäßkollaps)
- **Venöse Druckmessung:** Abfall des venösen Drucks (sehr selten) bei Filterverstopfung mit vermindertem venösem Abfluss, Druckerhöhung bei Abflussbehinderung (Fibrinbildung in der Fallkammer, abführender Katheter verstopft)

Einstellmöglichkeit der Pumpen

- **Blutfluss:** mind. 75 ml/Min., besser 250 ml/Min., aber auch Blutfluss bis 500 ml/Min. möglich. Je höher der Blutfluss, desto größer ist die Ultrafiltrationsrate
- **Ultrafiltrationsrate:** 0–2,0 l, je nach gewünschter Filtratmenge. Beginn der CVVH z. B. mit 1.200 ml/h (entspricht Clearance von 20 ml/Min.)
- **Infusionsgeschwindigkeit** der Substitutionslösung: Differenz zwischen angestrebtem Flüssigkeitsentzug und Ultrafiltrationsrate (entweder exakte Bilanzierung oder Wiegeeinheit an der Pumpe)
- **Flussrate** der Dialysierflüssigkeit bei CVVHD oder CAVHD: 1,5–2 l/h im Gegenstromprinzip je nach gewünschter Effektivität

Hämofilter

Bei CAVH sog. High-flux-Dialysatoren mit großer Membranoberfläche benutzen, bei Pumpensystem firmenspezifische Filtersysteme mit hoher Effektivität (s. o.).

Plasmapherese

Plasmaseparation über Dialysator mit hoher Durchlässigkeit (Porengröße 3–4 Mio. Dalton).

Prinzip Elimination von AK, Immunkomplexen, Komplementfaktoren, eiweißgebundenen oder leukozytentoxischen Substanzen (z. B. das Shigatoxin bei EHEC).

Indikationen

- Goodpasture-Sy., rapid-progressive GN, (a-)typisches HUS, Hyperviskositätssy. bei Morbus Waldenström oder Plasmozytom; evtl. bei Guillain-Barré-Sy., Myasthenia gravis, thrombotisch-thrombozytopenischer Purpura, SLE, Hyperthyreose
- EHEC-assoziiertes HUS bei Hämolysezeichen (u. a. Thrombozyten < 100.000/µl, LDH-Erhöhung) mit neurologischer und/oder nephrologischer Mitbeteiligung. Ggf. zusätzliche Hämodialyse nach der Plasmapherese erforderlich

Durchführung

- Gefäßzugänge wie bei Hämodialyse, z. B. großlumige Venenkatheter in V. femoralis und V. jugularis interna
- Hämofiltrationsgerät als Blutpumpe, spezielle Filter mit hoher Permeabilität, damit auch großmolekulare Eiweiße wie Immunglobuline die Membran passieren können
- Austauschvolumen ca. 50 ml/kg und Ersatz durch Humanalbumin 5 % oder Frischplasma (FFP). Bei HUS wird initial ein Austausch mit vorwiegend FFP, alternativ bis zu 50 % mit Albumin empfohlen
- Nach Plasmaseparation Substitution von AT III zur Verminderung einer Thrombophilie, da AT III eliminiert wird, evtl. Gabe von Immunglobulinen

Komplikationen Inf. durch Abwehrschwäche infolge Immunglobulinentzug, Hämolyse im Filter bei zu hohem Transmembrandruck, Blutung oder Thrombose (durch AT-III-Entzug, selten).

Hämoperfusion

Blut wird extrakorporal über Adsorbens (Aktivkohle oder Neutralharz, z. B. XAD4) geleitet.

Indikationen Entfernung dialysabler Substanzen sowie lipophiler und proteingebundener Toxine (▶ 19.1.3).

Durchführung Gefäßzugänge wie bei Hämodialyse (s. o.). Blutpumpe notwendig. 4 h Hämoperfusion, dann 4–6 h Pause zur Rückverteilung z. B. aus dem Fettgewebe. Wiederholung je nach Klinik und toxikologischen Serumspiegeln.

Komplikationen Thrombozytenabfall, Abfall von Gerinnungsfaktoren, Blutung, Thrombose, RR-Abfall.

Peritonealdialyse

Dialyse über Peritoneum als natürliche Membran. Intermittierender Austausch von ca. 1–2 l Dialysat über passageren oder permanenten Katheter.

Indikationen Nur noch selten als Notfalldialyse angewendetes Verfahren, wenn keine Hämodialyse möglich.

Kontraindikationen Peritonitis, Verwachsungen, Hernien, stark eingeschränkte Lungenfunktion (Zwerchfellhochstand!).

Vorteile Einfache Handhabung, Kreislaufstabilität, bessere Elimination von Urämietoxinen (umstritten!), kein Gefäßzugang nötig.

Nachteile Nur 50 % Effektivität der Hämodialyse, Peritonitisgefahr, Eiweißverlust 7–10 g tägl.

Zitratdialyse

Hämodialyse oder Plasmaseperation (Details s. o.) mittels regionaler Zitratantikoagulation.

Prinzip Kalzium ist für die Aktivierung von Gerinnungsfaktoren erforderlich. Regionale Antikoagulation im extrakorporalen Kreislauf mittels Natriumzitratsubstitution zur Chelatbildung mit Kalzium. Kalziumglukonatgabe vor Rückführung des Dialysates zum Patienten zum Antagonisieren des Effekts.

Indikationen

- Goodpasture-Sy., erhöhte Blutungsneigung bei (a-)typischem HUS, thrombotisch-thrombozytopenischer Purpura
- Heparininduzierte Thrombozytopenie, akute Blutung (z. B. GIB), SHT

Durchführung

- Gefäßzugänge wie bei Hämodialyse, z. B. großlumige Venenkatheter in V. femoralis und V. jugularis interna
- Hämodialyse mit kalziumfreiem, bikarbonatgepuffertem Substituat. Dialysatnatrium niedrig einstellen (135 mmol/l), Bikarbonat niedrig einstellen (–5 des angeordneten Werts). Zitratlösung vor der Blutpumpe am art. Schenkel mit 42 ml/h (bei Plasmaseperation 35 ml/h), Kalziumchlorid-Lsg. am venösen Schenkel mit 35 ml/h (bei Plasmaseperation 30 ml/h), Blut anschließen, Blutfluss auf 250–300 ml/Min. einstellen. BGA-Kontrollen: im extrakorporalen Kreislauf Ziel-Ca^{2+} 0,2–0,35 mmol/l, Zielwert intrakorporales Ca^{2+} 1,0-1,2 mmol/l, Zielwert intrakorporales Bikarbonat 22–26 mmol/l.

> **! Cave**
>
> - Zitrat-/Kalziumzufuhr sofort stoppen, falls Hämodialyse/Plasmaseperation unterbrochen wird
> - Bei zusätzlichem Leberversagen/-insuff. Zitratzufuhr aufgrund der erhöhten Gefahr einer Azidose und Hypokalzämie reduzieren.

Komplikationen Metabolische Alkalose, metabolische Azidose, Herzrhythmusstörung durch Hypokalzämie, Hypernatriämie, Hypomagnesiämie.

2.9 Elektrotherapie

2.9.1 EKG-Ableitungen

Standardableitungen

- Verstärkte unipolare Extremitätenableitungen nach Goldberger:
  - **aVR:** indifferente Elektrode – re Arm
  - **aVL:** indifferente Elektrode – li Arm
  - **aVF:** indifferente Elektrode – li Bein
- Bipolare Extremitätenableitungen nach Einthoven:
  - **I:** re Arm – li Arm
  - **II:** re Arm – li Bein
  - **III:** li Arm – li Bein
- Unipolare Brustwandableitungen nach Wilson (▶ Abb. 2.18): V_1–V_6

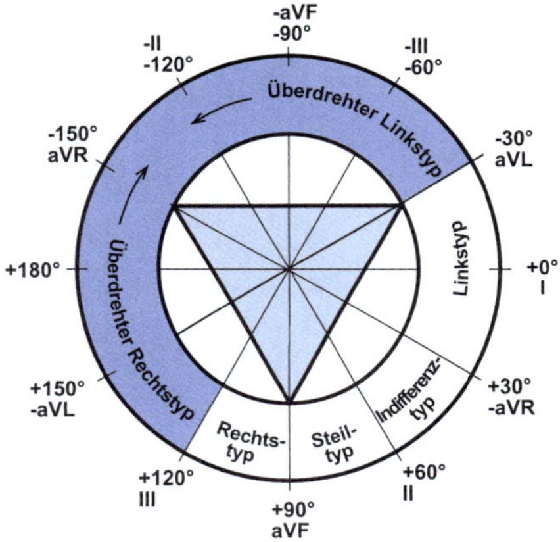

Abb. 2.18 Platzierung der EKG-Elektroden [L106]

Cabrera-Kreis ▶ Abb. 2.19, physiologische Zeitwerte und Amplituden im EKG ▶ Abb. 2.20, QT-Dauer ▶ Abb. 2.21.

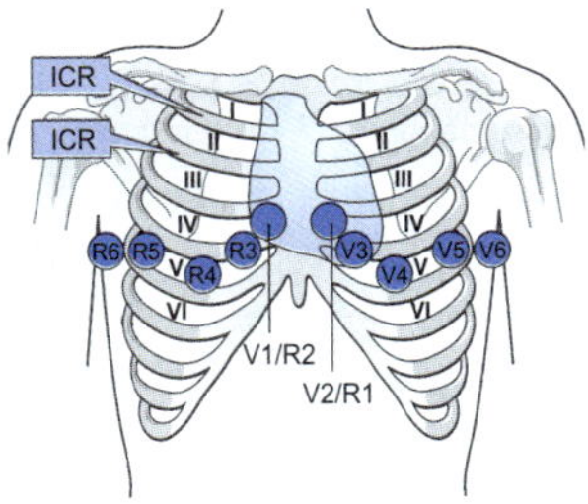

Abb. 2.19 Cabrera-Kreis [L190]

Spezialableitungen

- **Linkslateral** (in Höhe V_4; ▶ Abb. 2.20):
  - V_7: hintere Axillarlinie
  - V_8 : mittlere Skapularlinie
  - V_9 : linke Paravertebrallinie
- **Rechtsthorakale Ableitungen** (Rechtsherzinfarkt, Rechtsherzhypertrophie): V_{3R}–V_{6R} spiegelbildlich zu den entsprechenden linksseitigen Ableitungen
- **Bipolare Ableitungen nach Nehb** (V. a. Hinterwandinfarkt) Extremitätenelektroden: rote Elektrode → 2. ICR re parasternal; grüne Elektrode → Herzspitze; gelbe Elektrode → untere Spitze der li Skapula; schwarze Elektrode → re Bein

Intrakardiales EKG

- **Ind.:** Vorhofflimmern, -flattern bei unklaren Befunden, Vorhoftachykardie mit Block. Differenzialdiagnostische Unterscheidung zwischen supraventrikulärer Tachykardie mit Aberration gegenüber ventrikulärer Tachykardie
- **His-Bündel-EKG:** intrakardiale Ableitung am His-Bündel zur differenzialdiagnostischen Unterscheidung von Präexzitationssy. und Überleitungsstörungen (▶ Abb. 2.22)
- Normalbefunde im intrakardialen EKG ▶ Tab. 2.5

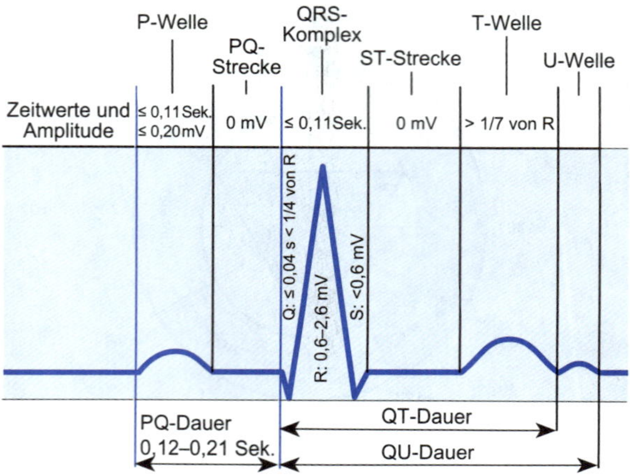

Abb. 2.20 Physiologische Zeitwerte und Amplituden im EKG [A300]

Tab. 2.5 Normalbefunde im intrakardialen EKG

Katheterlage	Ableitung	Vorhofteil	Kammerteil
V. cava superior	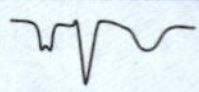	Negativ: Zunahme der Amplitude zum Vorhof hin	Spiegelbild der Ableitung II; allmähliche Zunahme der Amplitude zur Kammer hin (bis ca. 2 mV)
Oberer Vorhofbereich	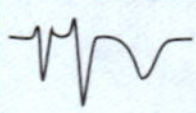	Überwiegend negativ	
Mittlerer Vorhofbereich	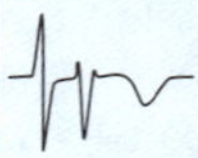	Biphasisch; Amplitude bis zu 3 mV	
Unterer Vorhofbereich	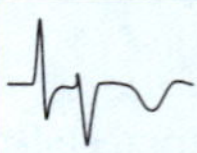	Überwiegend positiv	
Rechter Ventrikel, Einstrombahn	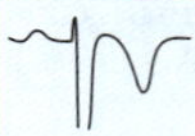	Positiv; deutlich kleiner als im Vorhof	Wie in V_1; Amplitude u. U. bis 30 mV
Rechter Ventrikel, Ausstrombahn	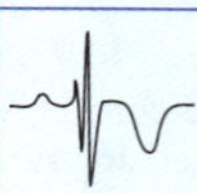		Aufgesplittert (Lage der Elektrode am Septum)

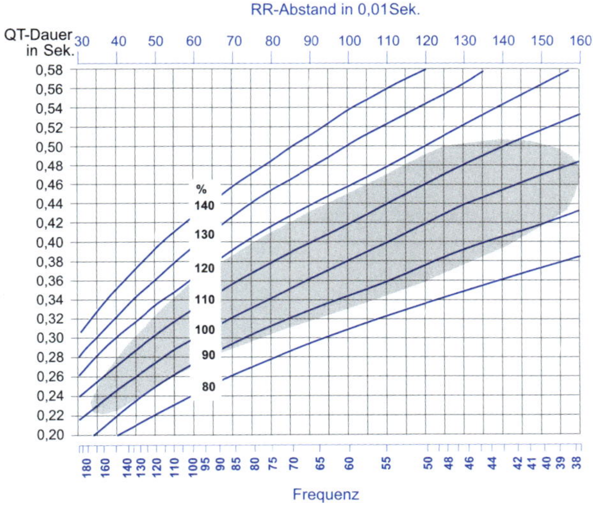

Frequenzorientierte QT-Dauer (QTC): normal < 0,44 Sek. Benötigt werden Periodendauer (RR in Sek.) bzw. Frequenz (1/Min.) und QT-Dauer (Sek.):

$$QT_C = QT / \sqrt{\frac{60}{HF}}$$

oder

$$QT_C = QT / \sqrt{RR\text{-Intervall}}$$

Frequenzentsprechende QT-Dauer (QT_{Soll}):

$$QT_{Soll} = 0{,}39 \times / \sqrt{RR\text{-Intervall}}$$

Abb. 2.21 QT-Dauer [A300]

2.9.2 Elektrische Kardioversion und Defibrillation

Beendigung von tachykarden Herzrhythmusstörungen durch zum QRS-Komplex synchronisierte (Kardioversion) oder nichtsynchronisierte Gleichstromstöße (Defibrillation). Synchronisation verhindert, dass der Stromstoß in die vulnerable Phase des Herzzyklus fällt und Kammerflimmern auslöst. Elektroschock mit Stromstärke zwischen 50 und 200 J (biphasisch) von sehr kurzer Dauer führt zur gleichzeitigen Depolarisation aller Herzmuskelzellen, damit eine koordinierte Erregungsausbreitung vom Sinusknoten aus erfolgen kann.

Indikationen

- **Kardioversion**
  - Jede tachykarde Herzrhythmusstörung mit hämodynamischer Instabilität: Kammertachykardie, Vorhofflimmern, -flattern, paroxysmale supraventrikuläre Tachykardie
  - Bei absoluter Arrhythmie bei Vorhofflimmern und hämodynamischer Stabilität: Kardioversion erst nach 4-wöchiger Antikoagulation und ggf.

2

transösophagealer Echokardiografie (TEE) durchführen, um art. Embolien aus dem sich wieder kontrahierenden Vorhof zu vermeiden
- **Defibrillation:** Vitale Indikation!

Kontraindikationen (rel.) Nicht lebensbedrohliche Arrhythmien bei digitalisierten Pat., Pat. mit Sinusknoten-Sy. ohne passageren Schrittmacherschutz, Vorhofflimmern mit langsamer Ventrikelfrequenz, ausgeprägte Erregungsleitungsstörung (SA-, AV-Blockierung).

Durchführung Vorbereitung des wachen Pat.: Pat. unter EKG-Kontrolle. Venöser Zugang. Pat. informieren, Einverständniserklärung einholen. Kurznarkose, z. B. Propofol 0,5–1 mg/kg KG oder Etomidat 14–20 mg i. v. (▶ 17.9.4) oder Midazolam (Beginn 1 mg/ml) und Fentanyl 0,05 mg i. v. (▶ 17.9.2), Guedel-Tubus, O_2-Zufuhr.

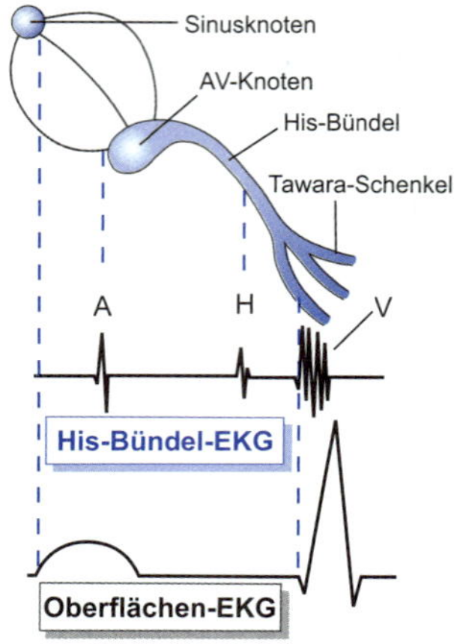

Abb. 2.22 His-Bündel-EKG [A300]

- Elektroden mit Paste bestreichen oder Klebe-Patches verwenden, Stromstärke einstellen, laden, über Herzbasis und Herzspitze aufsetzen, Synchronisation überprüfen

! Bei Vorhofflattern, -flimmern, paroxysmaler supraventrikulärer Tachykardie und Kammertachykardie mit z. B. 50 J biphasisch beginnen

- Berührung mit Pat. und Bett vermeiden (laut ansagen!), auslösen
- Erfolgskontrolle auf dem EKG-Monitor und Kontrolle der Vitalfunktionen
- Sauerstoffsättigung beachten. Ggf. Steigerung der Stromstärke, max. 3 Versuche
- 2. Defibrillation: nichtsynchronisiert nur bei Kammerflimmern, keine KI. 200 J biphasisch

! Bei Reanimation jeweils nur kurze Unterbrechung der Herzdruckmassage für die Defibrillation

Komplikationen
- Asystolie (häufig für einige Sek., bis Sinusaktion erscheint, bei länger dauernder Asystolie → Reanimation und Stufenschema Asystolie ▶ 5.1)
- Rhythmusstörungen nach Kardioversion, z. B. VES, Kammertachykardie, -flimmern bes. bei digitalisierten Pat.
- Art. Embolie, v. a. bei Vorhofthromben. Neurostatus überprüfen
- Hautverbrennung (großflächiger Kontakt, wichtig: ausreichend Elektrodengel)
- Lungenödem (selten) innerhalb von 3 h nach Elektroschock

Besondere Therapiesituationen
- **Externe Kardioversion bei Pat. mit implantiertem Herzschrittmacher bzw. Kardioverter/Defibrillator (ICD):** Gleichstrom wird von Schrittmacher erkannt und herausgefiltert. Nach Kardioversion Schrittmacher kontrollieren, da sich die Reizschwelle bis hin zum Stimulationsausfall erhöhen kann. Bei gehäuften Kardioversionen kann Schrittmacher zerstört werden. Prophylaxe:

Patches-Mindestabstand 10–15 cm zwischen Defi-Elektroden und Schrittmachergehäuse. Schrittmacher darf nicht im direkten Stromfluss zwischen den beiden Defi-Elektroden bzw. den Patch-Elektroden liegen. Ausreichend hohe Energie (> 100 J. und < 200 J.) wählen, um wiederholte Schocks zu vermeiden. Defi-Elektroden senkrecht zu den Patches, z. B. anterior-posteriore Richtung bei Pat. in Seitenlage, da die Patches als Isolatoren wirken
- **Overdrive**-Stimulation bei Vorhandensein eines Zwei-Kammer-Schrittmachers: Alternative zur medikamentösen/elektrischen Kardioversion. Wirksame, risikoarme Ther., ohne Narkose durchführbar. Terminierung von Vorhofflattern (▶ 6.12.2), atrialen und junktionalen Tachykardien. Feines oder grobes Vorhofflimmern spricht nicht auf eine Overdrive-Stimulation an.

Durchführung mit Schrittmacherprogrammer
- Wahl der **Stimulationsfrequenz:** Stimulationsfrequenzen zwischen:
  - Startfrequenz: Stimulationsfrequenz = Tachykardiefrequenz
  - Inkremental: Stimulation mit stufenlos ansteigender Stimulationsfrequenz über die Tachykardiefrequenz hinaus
  - Dekremental: Stimulation mit stufenlos absteigender Stimulationsfrequenz bis unter die Tachykardiefrequenz
- Stimulationsdauer: wenige Sek. bis Min.

! Cave
- Wenn kein Impuls: EKG-Triggerung korrekt? Kardioversion: Trigger ein, Defibrillation: Trigger aus
- Immer Pulskontrolle (A. femoralis, A. carotis) nach Kardioversion → elektromechanische Entkopplung? Möglichst Pulsoxymetrie
- Ausreichende O_2-Zufuhr garantieren: Guedel-Tubus, O_2-Insufflation, ggf. Maskenbeatmung
- Antikoagulation über 4 Wo. nach Rhythmisierung bei Vorhofflimmern fortführen, da die mechanische Vorhofkontraktion der elektrischen Vorhofaktion nachhinkt

2.9.3 Temporärer Schrittmacher

Indikationen
- **Antibradykarde Ther.:**
  - Sympt. Verläufe bei Sinusknoten-Sy., Bradykardien bis zur permanenten Schrittmacherversorgung.
  - AV-Block II–III°: vorübergehender Zustand (z. B. periop.), sympt., breite QRS und langsame Ventrikelfrequenz. Auch asympt., wenn postop. neu aufgetreten
- **Antitachykarde Ther.:** Suppression der Arrhythmie bei häufigen Kammertachykardie-Episoden und Torsade-de-pointes-Tachykardien im Rahmen von Bradykardien

Platzierung
Externe transthorakale Stimulation
- Selbstklebende Schrittmacherelektroden präkordial (negativ) und li unter der Skapula (positiv) anbringen; Triggersignal für Demand-Funktion ableiten
- Stromstärke höher (40–200 mA) und länger (20–40 ms) als bei transvenöser Stimulation

2

- Evtl. Sedierung und Analgosedierung des Pat. (▶ 17.7)
- **Vorteile:** nichtinvasiv, sofort verfügbar
- **Nachteile:** unangenehme Muskelkontraktionen und Schmerzen wegen hoher Stromstärke (Schmerzschwelle bei ca. 80 mA), ggf. Analgosedierung ▶ 17.7, CK-Erhöhung, Hautreizung

Intrakardiale Stimulation

- **Elektrodenplatzierung:** transvenöses Vorschieben der Schrittmachersonde über eine F5-Schleuse unter EKG-Monitoring und ggf. Durchleuchtung. Bei Zugang über V. jugularis interna nach 15–20 cm (Höhe re Vorhof) Ballon füllen (1 ml), dann weiter ca. 15 cm, bis Sonde den re Ventrikel erreicht (▶ Abb. 2.23). Anschluss der Elektroden an Pulsgenerator (distal am „Minus“, proximal am „Plus“). Ballon entblocken
- **Einstellung:** Empfindlichkeit 2 mV, Ausgang 15 mA, Stimulationsfrequenz ca. 20/Min. über Pat.-Eigenfrequenz. Im Monitoring muss jedem Spike ein QRS-Komplex folgen, sonst Sonde auf 15 cm zurückziehen, Ballon füllen und erneut versuchen
- **Weitere Versorgung:** Fixierung des Schrittmacherkabels, Rö-Thorax (Sondenlage, Pneumothorax?), tägl. Verbandswechsel, Inspektion der Punktionsstelle, tägl. Sensing-Schwelle und ggf. noch vorhandene Eigenfrequenz des Pat. überprüfen. **Cave:** Sondendislokation beim Umlagern und Betten

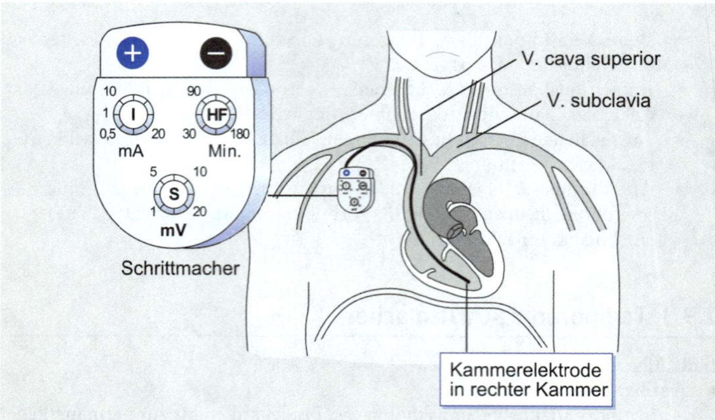

Abb. 2.23 Schrittmacher [L157]

Einstellung des Schrittmachers

Frequenz: Bei prophylaktischer Ind. („on demand“): Eigenfrequenz um ca. 20/Min. unterschreiten. Bei Schrittmacherabhängigkeit 70–90/Min.

Sensing-Schwelle: Wenn Eigenaktionen vorhanden, intrakardiales Potenzial überprüfen und Sensing-Schwelle feststellen:

- Stimulationsfrequenz < Eigenfrequenz. Sensitivität auf 0 mV einstellen
- Sensitivität langsam erniedrigen (mV erhöhen!), bis die Eigenaktionen nicht mehr korrekt erkannt werden. Optimale Lage: wenn Sensing-Schwelle > 5 mV
- Geräteeinstellung auf 3 mV meist ausreichend, um eine asynchrone Stimulation zu vermeiden

Pacing-Schwelle
- Schrittmacher auf Demand einstellen (d. h., Eigenaktionen inhibieren den Schrittmacherimpuls)
- Stimulationsfrequenz = Eigenfrequenz + 10/Min., Stromstärke von 0 mA unter EKG-Kontrolle erhöhen bis effektive Schrittmacherstimulation erreicht (Spikes mit LSB-Bild auf dem EKG-Monitor)
- Alternativ bei schrittmacherabhängigen Pat.: Stromstärke von 10 mA langsam reduzieren bis erster Ausfall (kein QRS-Komplex nach Spike)
- Optimale Pacing-Schwelle < 1,5 mA. Bei hohen Reizschwellen neue Platzierung. Zur Sicherheit Stromstärke auf das 2- bis 3-Fache der Pacing-Schwelle einstellen. Im Notfall Reizstrom auf 10–15 mA einstellen

Spezielles Vorgehen
- **Bei Stimulationsausfall:**
  - Mit Spikes im EKG: Elektrodendislokation, erhöhte Reizschwelle. **Ther.:** Stromstärke erhöhen, ggf. Repositionierung
  - Ohne Spikes im EKG: Diskonnektion des Systems, Batterieerschöpfung, Elektrodenbruch, defektes Aggregat
- **Bei Myokardperforation:** Spike ohne QRS, RSB-Bild, kleiner Perikarderguss. **Ther.:** Elektrode belassen, Verlegung in kardiochirurgisches Zentrum wegen evtl. notwendiger Übernähung der Perforationsstelle

Komplikationen
- Bei allen Schrittmacherarten Vorhofflimmern und Kammerflimmern möglich
- Bei intrakardialer Stimulation: Thrombophlebitis, Myokardperforation (im EKG z. B. RSB 1 %), Verknotung, Elektrodendislokation (zu tief im re-ventrikulären Ausflusstrakt, Koronarsinus: bogenförmiger Verlauf nach lateral und kranial im p. a.-Bild, in der Seitaufnahme dorsale, paravertebrale Lage, infradiaphragmale Lage → Zwerchfellstimulation)

2.10 Score-Systeme auf der Intensivstation

Score-Systeme auf der Intensivstation dienen der Klassifizierung von Patientengruppen hinsichtlich spezieller Parameter, um Vorhersagen zur Prognose zu treffen. Die Summation vieler Parameter in Punktwerten erlaubt eine komprimierte Darstellung des Krankheitsgeschehens und des klinischen Verlaufs.
Am verbreitetsten ist der APACHE II (**A**cute **P**hysiology **a**nd **C**hronic **H**ealth **E**valuation), der akute physiologisch-biochemische Daten sowie Alter und Vorerkr. berücksichtigt. Der APACHE III ist aktueller, aber wesentlich aufwendiger.
Weitere Score-Systeme existieren für spezielle Erkr. wie Sepsis (Sepsis Score oder SOFA), Polytrauma (ISS, Injury Severity Score), Peritonitis (MPI, Mannheimer Peritonitis Index) und therapeutische und diagnostische Interventionen (TISS, **T**herapeutic **I**ntervention **S**coring **S**ystem).
Für die Berechnung der Aufwandspunkte zur DRG-Abrechnung der intensivmedizinischen Komplexbehandlung finden der SAPS II (▶ Tab. 2.6) und die 10 aufwendigsten Teile des TISS (Core-10-TISS, ▶ Tab. 2.7) Anwendung.

Tab. 2.6 SAPS II (Simplified Physiology Score)

Variablen	Punkte													
	0	1	2	3	4	5	6	7	8	9	10	11	12	13
Herzfrequenz [1/Min.]	70–119		40–69		120–159			≥ 160				< 40		
Syst. Blutdruck [mmHg]	100–199		≥ 200			70–99								< 70
Körpertemperatur [°C]	< 39			≥ 39										
PaO_2/FiO_2 [1] [mmHg]							≥ 200			100–199		< 100		
Ausfuhr Urin [l/d]	≥ 1,0				0,5–0,999							< 0,5		
Harnstoff im Serum [g/l]	< 0,6						0,6–1,79				≥ 1,8			
Leukozyten [$10^3/mm^3$]	1,0–19,9			≥ 20									< 1,0	
Kalium im Serum [mmol/l]	3,0–4,9			≥ 5,0 < 3,0										
Natrium im Serum [mmol/l]	125–144	≥ 145				< 125								
Bikarbonat im Serum [mmol/l]	≥ 20			15–19			< 15							
Bilirubin im Serum [µmol/l]	< 68,4				68,4–102,5					≥ 102,6				

Variablen	Punkte		
	9	10	17
Chron. Leiden[3]	Metastasierende Neoplasie	Hämatologische Neoplasie	AIDS[2]
	0	6	8
Aufnahmestatus[4]	Geplant chirurgisch	Medizinisch	Nicht geplant chirurgisch

Tab. 2.6 SAPS II (Simplified Physiology Score) *(Forts.)*

Variablen	Punkte					
	0	7	12	15	16	18
Alter des Pat.	< 40	40–59	60–69	70–74	75–79	≥ 80

[1] Erhebung nur im Falle der maschinellen Beatmung.
[2] Wertung bei positivem HIV-Test und entsprechenden klinischen Komplikationen.
[3] Bei den chron. Leiden darf nur das mit der höchsten Punktzahl berechnet werden!
[4] Geplant chirurgisch: OP-Termin mind. 24 h vorher geplant. Nicht geplant chirurgisch: OP-Termin erst in den letzten 24 h geplant. Medizinisch: mind. 1 Wo. lang nicht operiert.
Quelle: Le Gall JR, Lemeshow S, Saulnier F. A New Simplified Acute Physiology Score (SAPS II) Based on a European/North American Multicenter Study. JAMA 1993; 270/24: 2957–63.

2

Tab. 2.7 CORE-10-TISS. Aus dem TISS-28 werden lediglich die 10 aufwendigsten Merkmale täglich erfasst

Leistung	Punkte
Apparative Beatmung	5
Infusion multipler Katecholamine (> 1)	4
Flüssigkeitsersatz in hohen Mengen (> 5 l/24 h)	4
Peripherer art. Katheter	5
Linksvorhof-Katheter/Pulmonalis-Katheter	8
Hämofiltration/Dialyse	3
Intrakranielle Druckmessung	4
Behandlung einer metabolischen Azidose/Alkalose	4
Spezielle Interventionen auf der ITS (z. B. Tracheotomie, Kardioversion)	5
Aktionen außerhalb der Station (Diagnostik/OP)	5

2.11 Bildgebende Verfahren

2.11.1 Thoraxübersicht

In der Regel a. p.-Übersichtsaufnahme (anterior-posteriorer Strahlengang) im Liegen oder Sitzen im Bett. Herz und Mediastinum werden größer bzw. breiter als in der Standard-p. a.-Aufnahme im Stehen dargestellt.

Indikationen V. a. kardiale oder pulmonale Erkr., Tubus-, ZVK-, Pulmonaliskatheter-, Bülau-Drainagen-, Schrittmacherlage, Pneumothorax (in Exspiration).

Normalbefunde

! Lungenzeichnung überwiegend durch Gefäße bedingt. Gefäßdurchmesser nimmt im Stehen durch den hydrostatischen Druck von kranial nach kaudal zu, deshalb stärkere Gefäßzeichnung der Lungenunterfelder

- Bronchien nur in ihren zentralen Abschnitten als Aufhellungen erkennbar
- Interlobärspalten nur sichtbar bei tangentialem Anschnitt → schräg verlaufender großer Lappenspalt nur in der Seitenaufnahme erkennbar. Der kleine Lappenspalt der re Lunge stellt sich in der a. p.-Aufnahme häufiger dar
- Re Zwerchfell infolge der Anhebung durch die Leberkuppel i. d. R. höher als das li.

Auswertung Beurteilung von Herzgröße, Hilus, Mediastinum (v. a. im Vergleich zur Voraufnahme), Unter-, Mittel- und Oberfelder der Lunge, kosto- und kardiophrenischem Winkel, Knochen- und Weichteilschatten, Tubus-, Katheter- und Drainagenlage.

Differenzialdiagnose flächige Verschattung

Einseitig:

- **Lobärpneumonie:** homogene Verschattung des betroffenen Lungenlappens mit scharfer Grenze zwischen gesunden und erkrankten Lungenbezirken, evtl. Pleuraerguss

- **Bronchopneumonie:** kleinfleckige, unregelmäßige und unscharf konturierte Herde, die konfluieren können und unabhängig von Segmentgrenzen sind; Pleuraerguss selten, Unterfelder bevorzugt
- **Andere Pneumonien:** poststenotische Pneumonie bei zentralem Bronchial-Ca, Viruspneumonie, Stauungspneumonie, Tbc, Pneumonie bei Lungeninfarkt (Pleuraschmerz, blutiges Sputum)
- **Atelektase:** meistens Resorptionsatelektase durch Bronchialverschluss (Ca, Fremdkörper, Schleimpfropf). Verlagerung der Interlobärfissuren, Zwerchfellhochstand der kranken Seite, Verschmälerung der ICR, Verlagerung des Mediastinums zur kranken Seite. Rundherd nach Pleuraaffektion: Rundatelektase
- **Pleuraerguss:** röntgenologisch ab 200–300 ml im Stehen sichtbar, Verschattung des kostophrenischen Winkels mit konkavem, nach lateral ansteigendem Rand (Ellis-Damoiseau-Linie), der sich bei Inspiration nach oben verschiebt. Im Liegen milchglasartige, flächige Verschattung v. a. basal

! Interlobärergüsse können als „Rundherd" erscheinen. Auch an Infuso- und Hämothorax denken!

Beidseitig:
- Lungenstauung: Urämie, bds. Pleuraergüsse (meist re > li)
- Pneumonie (▶ 7.1.3): Pneumonie bei Immunschwäche, AIDS
- Adult respiratory distress Syndrome (ARDS, „Schocklunge" ▶ 7.1.5)
- Exogen allergische Alveolitis (z. B. Farmerlunge, Vogelhalterlunge)
- Inhalationsintoxikation (z. B. Rauchgasvergiftung, Schweißerlunge)
- Sarkoidose, Lungenfibrosen (z. B. Silikose mit Narbenemphysem und Hilusverziehung), Lymphangitis carcinomatosa, malignes Lymphom, Hämosiderose, Strahlenpneumonitis/-fibrose

Differenzialdiagnose der Hilusverbreiterung
- Lungenstauung: Erweiterung der zentralen Lungengefäße, bei massiver Stauung Übergang in Fluid Lung
- Lk-Vergrößerung: Sarkoidose, Bronchial-Ca, Tbc, malignes Lymphom
- Aortenaneurysma, Aortendissektion
- Zentrales Bronchial-Ca
- Li-re-Shunt: erweiterte Pulmonalarterien, pulssynchron „tanzende Hili" in der Durchleuchtung

Spezielle Indikationen
- Rö-Thorax nach jeder Intubation, Thoraxdrainage und ZVK-Anlage (Lage? Pneumothorax?)
- Ind. bei beatmeten und respir. Insuff. Pat. auch im Verlauf großzügig (ggf. tägl.!) stellen

2.11.2 Abdomenübersicht

Durchführung im Stehen oder in Linksseitenlage. Hauptind.: akutes Abdomen.

Fragestellung
- Freie Luft? Im Stehen als Luftsichel unter dem Zwerchfell bzw. unter der seitlichen Bauchwand in Linksseitenlage nachweisbar. Freie retroperitoneale Luft stellt sich als streifenförmige Aufhellung entlang der Psoasmuskulatur dar
- Sonstige path. Gasansammlungen?

- Flüssigkeitsspiegel? Dick- oder Dünndarmileus (▸ 10.1.4)?
- Psoasrandkontur? Der Psoasrandschatten ist normalerweise glatt abgrenzbar. Eine Unschärfe der Randkontur weist auf retroperitoneale Fibrose, paranephritischen Abszess bzw. Senkungsabszess sowie retroperitoneale Hämatome hin
- Verkalkungen? **DD intraabdomineller Verkalkungen:**
  - Pankreasverkalkungen (bei ca. 30 % der chron. Pankreatitiden)
  - Gallen- oder Nierensteine
  - Phlebolithen (verkalkte Venen bei älteren Menschen)
  - Verkalkte Tumoren, Hämatome, Abszesse, Zysten und Aneurysmen

> **!** **Freie Luft**
> In 30 % ist trotz Perforation keine freie Luft nachweisbar. Freie Luft lässt sich bei Z. n. OP oder nach Laparotomie bzw. Laparoskopie bis zu 7 d lang nachweisen.

2.11.3 Sonografie

Indikationen Unklarer Schock, Bauchtrauma, Anurie, ANV, Leberinsuff., Pankreatitis, unklarer Infektionsherd, Ileus, Cholestase, Abdominalschmerzen. Punktionen (Gefäße, Erguss, Aszites).

Befunde ▸ Tab. 2.8.

Tab. 2.8 Befunde Oberbauchsonografie

Leber					
	Größe	**Echogenität**	**Echostruktur**	**Kontur (kaudaler Leberrand)**	**Bemerkung**
Normalbefund	10–14 cm (Sagittalschnitt MCL)	Wie Nierenparenchym	Fein, gleichmäßig	Spitz ausgezogen	Elastische Verformbarkeit durch Palpation
Leber – diffuse Parenchymveränderungen					
	Größe	**Echogenität**	**Echostruktur**	**Kontur (kaudaler Leberrand)**	**Bemerkung**
Akute Hepatitis	↑ (in 65 %)	↓	Wenig verändert	Wenig verändert	Geringe Erweiterung der Gallengänge bei kontrahierter Gallenblase
Postnekrotische Zirrhose	↑ oder ↓	Relativ echoarm	Unregelmäßig	Ventral- und Dorsalfläche feinwellig bis höckrig	Typischerweise Atrophie des re Leberlappens, Hypertrophie des Lobus caudatus

Tab. 2.8 Befunde Oberbauchsonografie *(Forts.)*

Leber – fokale Läsionen					
	Begrenzung	**Form**	**Echogenität**	**Echostruktur**	**Bemerkung**
Metastasen	Meist unregelmäßig	Unregelmäßig	Ca. 30 % echodicht (mit echoarmem Randsaum), ca. 60 % echoarm	Meist unregelmäßig	Auftreten solitär oder multipel. Morphologie lässt keinen Rückschluss auf Histologie zu
Liquide Prozesse (Hämatom, Abszess)	Meist unscharf	Unregelmäßig	Echoarm, jedoch meist Binnenechos (DD zur Zyste)	Bei Hämatom mit Organisationsgrad zunehmende echoreiche Binnenreflexe	
Gallenblase					
Normalbefund	Größe: Länge 6–12 cm; Dicke: < 3,5 cm (a. p.), Wanddicke (ventrale Wand): ≤ 3 mm, in kontrahiertem Zustand bis 5 mm				
Akute Cholezystitis	Wandverdickung (> 3,5 mm). Im Initialstadium dreischichtiger Wandaufbau, danach echoreiche Wand mit echoarmem Randsaum (Pericholezystitis). Meist Volumenzunahme (a. p.-Durchmesser > 4 cm), Druckdolenz bei Palpation, Sludge-Phänomen (feine, homogene Reflexe am Gallenblasenboden). Bei Gallenblasenempyem flockige Verdichtungen, evtl. membranartige Reflexbänder				
Chron. Cholezystitis	• Inhomogene Wandverdickung (ohne kontinuierliche Schichtung) • Konkrementnachweis • Verminderte Kontraktilität • Echoreiche Wandeinlagerungen • Lumenfüllende Reflexe („weiße Gallenblase") • Größenminderung (Schrumpfgallenblase) • Evtl. lamelläre Wandkalzifikationen				
Gallenstein	• Echodichter intravesikaler Reflex • Schallschatten (manchmal fehlend) • Lageveränderlichkeit				
Gallengang					
Normalbefund	Weite: proximal (Hepatikusgabel) 2–4 mm, distal 4–6 mm (innerer Durchmesser). Bei Z. n. Cholezystektomie Erweiterung bis max. 9–11 mm. Gallengang meist ab Hepatikusgabel darstellbar. Intrahepatische Gallengänge sind nur bei biliärer Obstruktion sichtbar				
Pankreas					
Normalbefund	Homogene Echostruktur. Echogenität entspricht der gesunden Leber, im Alter nimmt sie zu. A. p.-Durchmesser (Pankreaskopf) 2–3 cm, Korpus (ventral der A. mesenterica sup.) 1,5–2 cm, Weite des Ductus pancreaticus < 3–4 mm				
Akute Pankreatitis (▶ 11.1.5)	Sonografische Stadieneinteilung (nach Gladisch): • Stad. I: unauffälliges Organ, evtl. Vergrößerung und/oder leicht verminderte Echogenität • Stad. II: unscharfe Kontur, vermehrter Organdurchmesser, verminderte Echogenität. Echostruktur homogen bis heterogen, peripankreatische pararenale Flüssigkeitsansammlungen • Stad. III: zerfließende Organkontur, Echostruktur inhomogen-scheckig mit reflexarmen bis -freien Arealen, Nekrosestraßen, Pseudozysten				

Tab. 2.8 Befunde Oberbauchsonografie *(Forts.)*	
Chron. Pankreatitis	Inhomogenes Reflexmuster, unregelmäßig erweiterter Pankreasgang. Evtl. Retentionszysten. In frühen Stadien manchmal vermehrter Organdurchmesser, später Schrumpfung, Zunahme der Echogenität, evtl. schollige Verkalkungen oder reflexreiche intraduktale Präzipitate
Nieren	
Normalbefund	Größe und Form sehr variabel. Grenzwerte für Längsdurchmesser: 9–12 cm. Parenchymbreite: 13–18 mm. Lumen des Nierenbeckens beim nüchternen Pat. nicht darstellbar
Harnstau	Zunächst echoarme Aufweitung des Nierenbeckens, dann auch der Kelche. Zunehmende Verschmälerung des Parenchymsaums bei chron. Harnstau
Nephrolithiasis	Echoreicher Reflex zentral oder peripher im Sinus renalis
Milz	
Normalbefund	Größe und Form der Milz sind sehr variabel. Grenzwerte: Dicke (Tiefe) 4 cm, Breite 7 cm, Länge 11 cm („4711-Regel“). Für die Diagnose „Splenomegalie“ müssen mind. 2 der 3 Parameter vergrößert sein. Normvariante: Nebenmilz, oft multiples Vorkommen. Lokalisation meist im Milzhilus, kugelige Form, Echokriterien wie normales Milzparenchym
Milzinfarkt	Keilförmige Binnenstruktur, zunächst isoechogen, dann echoarm bis echoleer. Im Verlauf der Organisation echoreiche Reflexe, als Residuen, Kalzifikationen, Pseudozysten, Einziehung der Oberfläche
Trauma	• Intralienales Hämatom: echoarme bis -freie Läsion mit unregelmäßiger Begrenzung • Milzruptur: echoarme bis -freie perilienale Raumforderung in Milzloge; Frühstadium: evtl. nur diskreter echoarmer perilienaler Randsaum. Ruptur selbst oft nicht darstellbar
Aorta	
Normalbefund	Lumenweite im oberen Anteil < 2,5 cm, in Bifurkationshöhe < 2 cm
Aortenaneurysma	Konzentrische oder exzentrische Aufweitung > 3,5 cm, meist teilthrombosiert
Restharn	
Restharnbestimmung (ml)	Breite × Höhe × Länge × 0,52 Normal: 10–30 ml nach spontaner Miktion
Abdomen	
Freie Flüssigkeit, Aszites	Häufig zuerst in der Loge zwischen Leber und Niere und im kleinen Becken. Bei Zunahme auch ubiquitär
Ileus	Flüssigkeitsgefüllte Darmschlingen mit Pendelperistaltik (mechanischer Ileus) oder fehlender Peristaltik (Paralyse)
Abszess	Echoarme rundliche Struktur mit verdickter Wand

2.11.4 Bronchoskopie

Die Bronchoskopie wird sowohl in therapeutischer (z. B. Sekretabsaugung) als auch in diagnostischer Indikation (Mikrobiologie) durchgeführt. Methoden:

- **Flexible Bronchoskopie** in Lokalanästhesie: ermöglicht eine makroskopische Beurteilung der Bronchien zumindest bis auf Segmentebene. Sie kann beim intubierten Pat. durch den Tubus durchgeführt werden (Mindestgröße des Tubus: 7,5)
- **Starre Bronchoskopie** in Vollnarkose: ermöglicht die Extraktion großer Fremdkörper. Deutlich invasiver, wird heute selten auf der Intensivstation angewendet

Aufteilung der Lunge in Lappen und Segmente ▶ Abb. 2.24

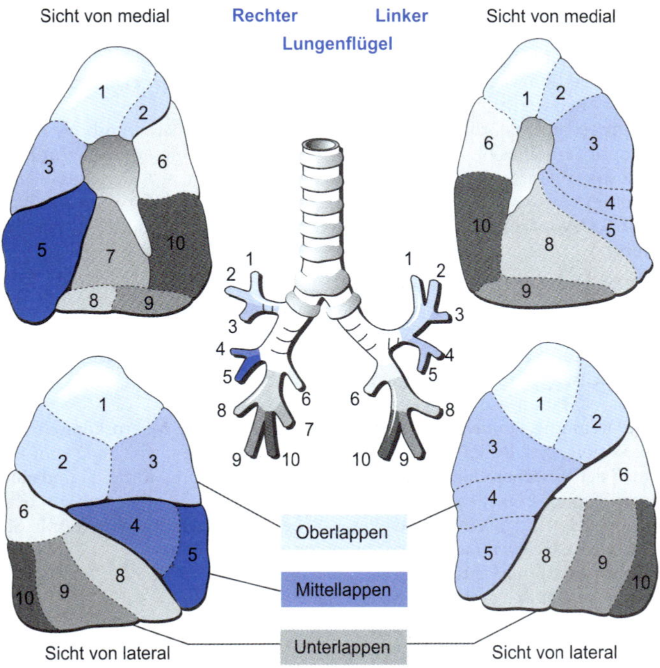

Abb. 2.24 Aufteilung der Lunge in Lappen und Segmente [L106]

Flexible Bronchoskopie

Durchführung

- **Vorbereitung:** Rö-Thorax, BGA, Gerinnung (Quick, Thrombozytenzahl). Der Pat. muss nüchtern sein (letzte Mahlzeit > 6 h)
- Monitoring während der Untersuchung: Pulsoxymetrie, EKG-Monitor
- Präoxygenierung über 5 Min. mit 100 % O_2

- Prämedikation mit Midazolam 2–10 mg i. v. (▶ 17.9.2) und Fentanyl 0,05–1 mg i. v. (▶ 17.4.6). Beim nicht intubierten Pat. Lidocain lokal (z. B. als Spray oder als Inhalat, ▶ 17.5) oder Propofol 0,5–1 mg/kg KG (▶ 17.9.1)
- Mundstück (möglichst beißfest) bei oraler Intubation
- Einführen des Instruments durch Mund oder Nase. Der Untersucher sollte hinter dem möglichst liegenden Pat. stehen (erleichtert die Orientierung)
- **Inspektion:** zunächst Identifikation aller Ostien. Ggf. Korrektur der Tubuslage. Fremdkörper, Tumor, Eiter?
- **Mikrobiologische Diagnostik** (inkl. Tbc-Diagnostik): gezieltes Spülen mit 10–20 ml NaCl 0,9 %, sofortiges Absaugen in ein Röhrchen
- **Zytologie:** BAL zur Diagnostik von interstitiellen, malignen und infektiösen Lungenerkr. Es wird gezielt entweder das makroskopisch oder röntgenologisch am meisten betroffene Segment oder (bei diffusen Lungenveränderungen) das laterale Mittellappensegment intubiert. Das Bronchoskop wird in Verschlussposition platziert. Dann werden 100 bis max. 200 ml NaCl 0,9 % in 20 ml Aliquoten instilliert und sofort wieder aspiriert. Die erste zurückgewonnene Fraktion wird getrennt (Low Volume Bronchial Lavage), die übrigen Fraktionen werden gemeinsam aufgearbeitet
- **Biopsie:** bei endobronchialem Tumorwachstum. Periphere transbronchiale Biopsie (erhöhtes Blutungsrisiko!) unter Durchleuchtungskontrolle zur Diagnostik von interstitiellen und inf. Lungenerkr. (z. B. V. a. Aspergillus-Pneumonie)

! Die BAL wird immer vor einer endo- oder transbronchialen Biopsie durchgeführt

Indikationen auf der Intensivstation

- Atelektase → ther. Sekretabsaugung bei „mucoid impaction“
- Keimgewinnung: immer vor Änderung einer Antibiotikather., antibiotikafreies Intervall von 12–24 h vor Untersuchung. Beurteilung in der Kultur und möglichst auch im Direktpräparat
- V. a. Aspiration → BAL
- Verbrennung: zum Nachweis eines Inhalationstraumas. Makroskopisch: akute Rötung, evtl. Ruß. Pat. mit Inhalationstrauma haben unabhängig vom Ausmaß der Verbrennung (▶ 18.2.6) eine signifikant höhere Mortalität und einen erhöhten Flüssigkeitsbedarf
- Großzügige Ind. bei beatmeten Pat. z. B. bei Verschlechterung der respir. Situation oder neuen radiologischen Infiltraten
- Bronchoskopische Intubation
- Bronchoskopisch gestützte Tracheotomie

Kontraindikation (rel.) respir. Globalinsuff., schwere Linksherzinsuff., akuter Myokardinfarkt, hämorrhagische Diathese, schweres Asthma bronchiale.

Komplikationen **Selten:**

- Vorübergehender Abfall der Sauerstoffsättigung um weniger als 15 %
- Bronchospasmus
- Husten am Untersuchungstag
- Temperaturanstieg 6–8 h nach der Untersuchung
- Bei Biopsie: Blutung, Pneumothorax

2.11.5 Echokardiografie

M-Mode (Time Motion)

Registrierung der kardialen Reflexstrukturen, die sich durch die Bewegung des Herzens ständig verändern. X-Achse = Zeit, Y-Achse = Schnitt durch li und re Ventrikel. Grundlage von quantitativen Aussagen mit der Möglichkeit zur **Beurteilung** von:

- Größe der Herzhöhlen und der basalen Aortenwurzel
- Diameter der Myokardwände und ihrer systolischen Beweglichkeit
- Herzklappen (Bewegung, Struktur)
- Perikarderguss

Zweidimensionale Schnittbild-Echokardiografie (2-D-Echo)

Echtzeit-Abtastung (= Real-Time Scan) mit rasch rotierendem Schallkopf. Anatomische Strukturen werden zweidimensional abgebildet. Im Vgl. zur M-Mode-Technik ergeben sie weitere Informationen bei der Diagnostik von Vorhofthromben, Ventrikelthromben, Vorhoftumoren, Herzvitien, Kontrolle von Pat. nach Herzklappenersatz (▶ Abb. 2.25).

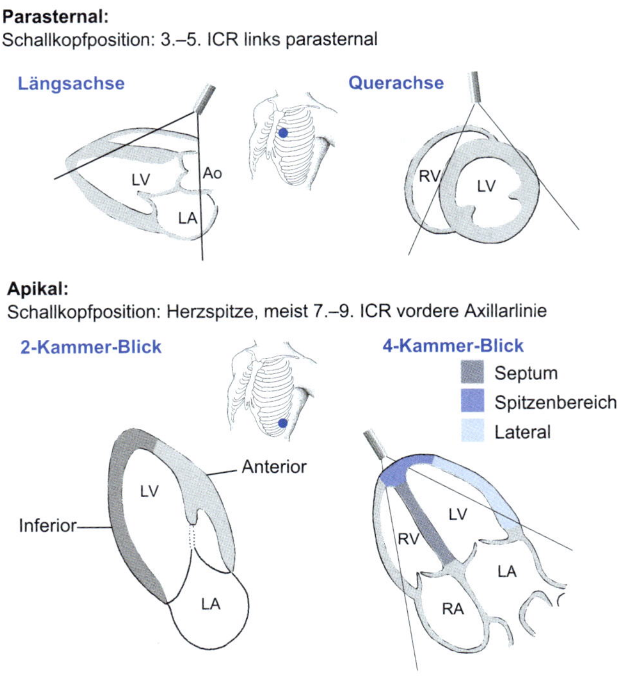

Abb. 2.25 2-D-Echokardiografie [L157]

Doppler-Echokardiografie

- **Gepulstes (pw) oder Continuous-wave-Verfahren (cw):** Aussagen zu intrakardialen Blutflussverhältnissen; Nachweis/Ausschluss von Klappenstenosen und -insuffizienz sowie ihre quantitative Bewertung (Ausmaß der Insuff., Gradient einer Stenose)
- **Farbkodierte Doppler-Sonografie:** kodiert die Flussrichtung des Blutes durch Farben. Rot: Fluss auf den Schallkopf zu, blau: Fluss vom Schallkopf weg. Aussagen: Beurteilung von Qualität und Quantität von Klappenvitien, insbes. auch Messung der Druckgradienten (z. B. Aortenklappe, Pulmonalklappe), Lokalisation, Richtung und Quantität (1. Näherung) intrakardialer Shunts (ASD/VSD)

! Winkelfehler (pw- und cw-Doppler): Parallelausrichtung von Schallstrahl und Blutfluss sind der Idealfall. Bei schräger Anlotung nimmt die Doppler-Verschiebung ab → Fehlermöglichkeit bei Winkel < 20° → 6 %, 30°→ 13 %, 90° → kein Signal mehr

Transthorakales Echo

Indikationen V. a. Perikarderguss (auch „Anfänger"), Wandbeweglichkeit, Kontraktilität, Thromben, Klappenfunktion/-morphologie, Herzinfarkt, Lungenembolie, art. Embolie, unklarer Infektionsherd (Endokarditis?), Schock unklarer Ursache

Schallkopfpositionen

- Parasternal (längs/quer, Lokalisation 2.–5. ICR li)
- Apikal = 4-Kammer-Blick, mit Aortenklappe 5-Kammer-Blick, bei Rotation um 60° gegen den Uhrzeigersinn 2-Kammer-Blick (Lokalisation Herzspitzenstoß)
- Subkostal (seltener, Lokalisation unterhalb des Xiphoids)
- Suprasternal (seltener, Lokalisation im Jugulum)

Transösophageale Echokardiografie (TEE)

Gutes und preiswertes Verfahren zur Beurteilung der Herzfunktion und des kardialen Füllungszustands unter Bedside-Bedingungen.

Indikationen Schock unklarer Ursache (z. B. Lungenembolie, intrakardiale Shunts, Herzinfarkt), HZV-Bestimmung, Vorhofohrthromben bei V. a. kardiale Embolie (bestes Verfahren), Endokarditis, Thoraxschmerz (z. B. Herzinfarkt, Aortendissektion, Perikarditis, Thoraxtrauma), Sepsis.

Kontraindikation Ösophaguserkr. (Ca, Varizen), ggf. vorher Gastroskopie.

Durchführung

- Einverständniserklärung, nüchterner Pat. (mind. 4 h), Rachenanästhesie, Sedierung
- Endokarditisprophylaxe bei Hochrisikopat. (▶ 6.11)
- Einführen des Geräts wie bei der Gastroskopie. Beurteilung aller Herzstrukturen, aber initiale Fokussierung auf das Hauptuntersuchungsziel
- Zweidimensionale B-Bild-Beurteilung: Herzklappen, Herzhöhlen, große Gefäße, Wanddicke und -bewegung
- Doppler-Echokardiografie: Beurteilung von Klappengradienten, Insuff., Cardiac Output und Füllungsdrücken (indirekt)

Echokardiografiebefunde

Siehe ▶ Tab. 2.9 und ▶ Abb. 2.26

Tab. 2.9 Echokardiografie: Normwerte und DD

	Normal	Pathologisch	
Li Ventrikel	33–56 mm enddiastolisch, 26–42 mm endsystolisch, bzw. 23–32 mm/m²	Vergrößert: Linksherzinsuff., Mitralinsuff, art. RR ↑, Herzinfarkt, dilatative Kardiomyopathie	Verkleinert: hypertrophe und restriktive Kardiomyopathie
Re Ventrikel	< 26 mm bzw. 5–16 mm/m²	Vergrößert: Akute und chron. Rechtsherzbelastung, Trikuspidalinsuff., dilatative Kardiomyopathie, ASD, VSD	Verkleinert: Volumenmangel
Li Vorhof	< 40 mm	Vergrößert: Mitralvitium, AA, KHK mit Papillarmuskeldysfunktion, Linksherzinsuff., Kardiomyopathie	
Re Vorhof	28–40 mm (Querdurchmesser im apikalen 4-Kammer-Blick)	Vergrößert: Trikuspidalinsuff., akute und chron. Rechtsherzbelastung, ASD, dilatative Kardiomyopathie	Verkleinert: Volumenmangel
Kontraktilität	EF ≥ 55 %	Herzinsuff., Herzinfarkt, Kardiomyopathie	Einschränkung: • Leichtgradig 45–54 % • Mittelgradig 30–44 % • Hochgradig < 30 %
Wanddicke li Ventrikel	Septumdicke und Hinterwanddicke 6–12 mm diastolisch	Vermehrt: hypertensive Herzerkr., chron. Druck- und Volumenbelastung (z. B. Aortenstenose und -insuff.), hypertrophe Kardiomyopathie	Vermindert: Herzinfarkt, Aneurysma
Wandbewegungsstörungen		Herzinfarkt, Aneurysma	
Herzklappen		Endokarditis, Klappeninsuff. und -stenose	Messung über Doppler-Methode und Planimetrie
Perikard		Erguss, Hämoperikard, Tamponade	• Geringer Perikarderguss: systolisch-diastolisch nachweisbare Separation zwischen Hinterwand und Perikard • Ausgeprägter Perikarderguss: umlaufender Erguss mit „Schwingen" der Ventrikelwände
Lumen		Thrombus, Spontan-Echo-Kontrast (SEK)	Li Vorhof (Mitralvitium, AA), li Ventrikel (nach Herzinfarkt)

2

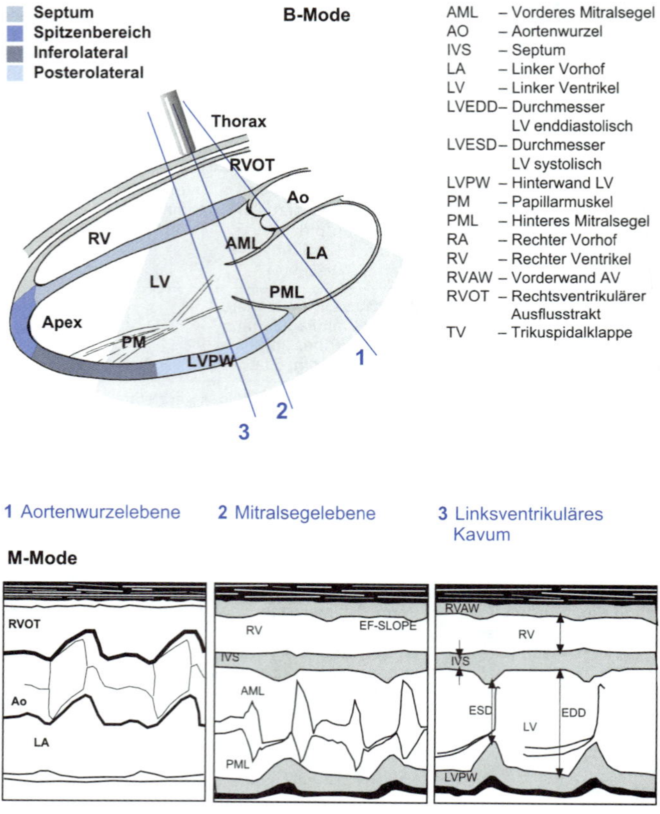

Abb. 2.26 Echokardiografiebefunde, B- und M-Mode [L157]

2.11.6 Schnittbildverfahren

Computertomografie (CT)

Ein rotierendes Röntgenstrahlbündel umkreist den Pat. Hierdurch entstehen nach Rekonstruktion überlagerungsfreie Bilder mit hoher Auflösung.

Indikationen Nachweis fokaler Läsionen in parenchymatösen Organen und Knochenbeurteilung (▶ Tab. 2.10). In der Intensivmedizin v. a. ZNS (Blutung, Apoplex), Thorax (große Gefäße, Lungenembolie im Spiral-CT, ARDS, unklare Pneumonien), Abdomen (akute Pankreatitis, große Gefäße, Abszess).

Beurteilung Bei der Beurteilung werden die Graustufen kodiert (hypo-, iso-, hyperdens). Die unterschiedliche Röntgendichte wird in Hounsfield-Einheiten gemessen (Luft – 1.000, Wasser 0, Knochen + 1.000). Durch die i. v.-Gabe von jod-

Tab. 2.10 Indikationen zur CT oder MRT

Organ	CT	MRT
Kopf	SAB; SHT; DD Blutung, Schlaganfall, NNH	Tumor, bes. Metastasen (!); Hirnstamminfarkt; neurodegenerative Erkr.; entzündliche Erkr. (MS!)
Thorax	Jegliche Fragestellung zu Lunge, Mediastinum (Aorta); BWS-Trauma (Fraktur) ohne neurologische Ausfälle	Jeglicher intraspinaler Prozess, Thoraxwandtumoren
Abdomen	Primär jegliches Tumorstaging (Lk; Organfiliae); Tumornachsorge; Aortenaneurysmen; unklares akutes Abdomen (!)	DD oder Dignität unklarer (CT) Läsionen in Leber, Niere, Nebenniere, Milz; rektale, anale Fisteln; lokales Staging bei gynäkologischen Tumoren (Blasentumoren; Rektumtumoren) MRCP, Hydro-MR
Knochen	Frakturen; 3-D-Rekonstruktionen präop.; Knochentumoren, Bandscheibenvorfall	Alle Gelenke und die sie betreffenden Fragen (bis auf Fremdkörper); Knochen, Tumoren
Gefäße	Aorta und Beckenstrombahn bei Aneurysma	Becken-/Beinarterien, Halsgefäße

haltigen Kontrastmitteln (▶ 15.2) kommen Gefäße, gefäßreiche Tumoren sowie Abszessmembranen besser zur Darstellung.

Besonderheiten KM-Allergie ▶ 5.2.1, Metformin vor KM-Gabe absetzen. CT-gesteuerte Biopsie oder Drainage möglich. Strahlenbelastung das 10- bis 30-Fache einer konventionellen Rö-Aufnahme.
Die **Magnetresonanztomografie (MRT)** hat keine Strahlenbelastung, kommt aber v. a. aufgrund der Untersuchungsdauer und den KI für den „typischen" Intensivpat. nicht in Frage. KI betreffen v. a. Metallteile im Körper (ICD, Schrittmacher, Kochleaimplantat, Metallsplitter) und große Tätowierungen im Untersuchungsgebiet. **Cave:** Gadolinium bei Niereninsuff., nur eingeschränkte Ind.

2.12 Patiententransfer

2.12.1 Innerklinischer Transport

Vorbereitung Die Vorbereitung und Planung ist die wichtigste Maßnahme, um den Transport so sicher wie möglich zu gestalten! Die Transportvorbereitung dauert!
- Vor Transport immer Nutzen-Risiko-Abwägung, Transporte auf Minimum reduzieren (Untersucher muss zum Pat.!)
- Genaue Absprache mit dem Zielort, um Wartezeiten zu vermeiden
- Optimale Stabilisierung des Pat.
- Aktuelle Messparameter erfassen (z. B. Hämodynamik, BZ, Hb, E'lyte, BGA)
- Sukzessive Intensivmonitoring auf Transportmonitoring umstellen:
  - Obligat: EKG, Pulsoxymetrie, RR, Atemfrequenz, Defibrillator
  - Fakultativ: Beatmungsdruck, exspiratorisches Atemminutenvolumen, Kapnometrie, invasive RR-Messung, intrakranieller Druck

- Benutzung von kleinen, netzunabhängigen, multifunktionellen Geräten sinnvoll
- Perfusoren und Infusionen auf Mindestmaß (Katecholamine, Antikoagulation, Volumensubstitution, Analgosedierung) reduzieren
- Reserve- und Notfallmedikamente mitnehmen (z. B. Adrenalin, Atropin, Antiarrhythmika, Antihypertensiva, Sedativa)
- Intubationsbesteck und Ersatztubus mitnehmen
- Anschluss an das Beatmungsgerät (z. B. Hamilton T1®) ca. 15 Min. vor Transportbeginn, Kontrolle der respir. Situation, ggf. BGA. Beatmungsbeutel und Maske mitnehmen, O_2-Flasche kontrollieren
- Magenablaufbeutel und Urinbeutel entleeren
- Nicht notwendige Zugänge (z. B. Drainagen) diskonnektieren und sicher verschließen (bessere Übersicht)

Transport
- Transportbegleitung durch Arzt und Pflegekraft
- Bei Übergabe an Außenstehende: Information über Anamnese, aktuelle klinische Situation, zu erwartende Komplikationen, ggf. Fragestellung der bevorstehenden Untersuchung, kurze klinische Untersuchung
- Überwachung der Vitalfunktionen. Transportprotokoll führen
- Bei Übergabe aktuellen Zustand dokumentieren, Transportbericht

Komplikationen
- Diskonnektion und Dislokation von Zugängen v. a. beim Umlagern (Akutversorgung oder Transportabbruch)
- Diskonnektion und Dysfunktion der Überwachungsmodule: häufig, bei Alarm regelrechte Funktion überprüfen
- Hyperventilation mit zerebraler Ischämie, Hypoventilation mit Hypoxie
- Hypotonie z. B. durch Umlagern, Hypertonie durch Stressreaktion
- Unruhe: Sedierung erhöhen

> **!** **Cave**
> - Bei RR-Abfall: Katecholamin- und Volumenzufuhr kontrollieren (Dreiwegehahn offen, Diskonnektion?)
> - Bei Hypoxämie: Tubusdislokation (einseitige Beatmung), akzidentelle Extubation, Tubusverlagerung (Absaugen, Reintubation), O_2-Flasche leer, Beatmungsgerät kontrollieren
> - Bei Bluttransfusion während des Transports: Blutbegleitschein und Bedside-Test mitnehmen
> - MRT: ferromagnetisches Material darf nicht in den MRT-Raum. Besonders lange Verbindungskabel und -schläuche und spezielles Beatmungsgerät erforderlich

2.12.2 Interhospitaltransfer

Fachgerechter Transport intensivpflichtiger Pat. unter Beibehaltung des intensivmedizinischen Niveaus von Intensivstation zu Intensivstation (Sekundärtransport). Zunehmende Bedeutung durch Bildung von Schwerpunktzentren.

Transportmittel Intensivtransporthubschrauber (ITH), Intensivtransportwagen (ITW), Intensivtransportflugzeug (ITF) nach der jeweiligen DIN-Fassung. Ausstattung mit Beatmungsgerät, Monitoring und Therapiemöglichkeiten wie auf der Intensivstation.

Indikationen Vital bedrohte, traumatisierte Pat., Pat. mit akutem Koronarsyndrom, Pat. mit Sepsis, ARDS, Multiorganversagen (MOV), Schwerstbrandverletzte, Wirbelsäulenverletzte. Rückverlegung aus einem Zentrum höherer Versorgungsstufe.

Vorbereitung ▶ 2.13.1.

Transport Zügige Durchführung, Kontinuität von Ther. und Monitoring von Intensivbett zu Intensivbett. Änderung der Ther. nur bei dringlicher Ind., ausreichende Analgosedierung und Anxiolyse, ausführliche Dokumentation (z. B. Intensivtransport-Protokoll der DIVI).

Komplikation ▶ 2.13.1.

Transporttrauma: Zustandsverschlechterung während des Transports, Prophylaxe durch optimale Vorbereitung und Vermeidung von „Transportstress" (endogene Katecholaminausschüttung) durch Aufklärung wacher Pat., Anxiolyse, Lärmschutzmaßnahmen bei Hubschraubertransport.

2.13 Notfallausrüstung

Minimalausrüstung für Erwachsene, die je nach Krankenhaus und Patientengut modifiziert werden muss, für den innerklinischen Transport und ggf. für ein auf der Intensivstation stationiertes Reanimationsteam. Zwingend erforderlich sind ein Defibrillator sowie ein Koffer, mit dem die Akutversorgung eines reanimationspflichtigen Pat. möglich ist. Wünschenswert ist ein tragbares Telefon oder Handy, um die postakute Versorgung zu organisieren.

Defibrillator Handliches Gerät mit Monitoreinheit (z. B. Lifepak®) zur Rhythmusdiagnose und Herzfrequenzüberwachung sowie Defibrillation. Zusätzlich Schrittmachermodul zur transkutanen Stimulation.

Notfallkoffer

- **Beatmung:** Beatmungsbeutel, Beatmungsmasken (2 Größen) mit Anschlussmöglichkeit für Sauerstoff und PEEP-Ventil, Guedel-Tuben (Größe 1, 3, 5), Wendl-Tuben (Ch 16 und 28), Laryngoskopgriff, Laryngoskopspatel (verschiedene Größen), Endotrachealtuben (Innendurchmesser 5; 6; 7,5; 8; 8,5 mm), Magillzange, flexibler Einführungsmandrin, Gleitgel, Klemme, Blockerspritze (10 ml), Mull und Pflaster zum Fixieren, Stethoskop. Tragbare Sekretabsaugpumpe (Sog ≥ 0,3 bar), je 2 Einmalabsaugkatheter (Ch 10, 14 und 18), Sauerstoffflasche 2 l, O_2-Nasensonde oder O_2-Brille
- **Kreislauf:** RR-Messgerät, Staubinde, Hautdesinfektionsmittel, je 2 Venenverweilkanülen (20 G, 18 G, 16 G), Verbandspflaster, 500 ml Infusionslösung, z. B. Ringer-Lösung, ggf. transkutane Schrittmacherelektroden, Diagnostikleuchte
- **Gebrauchsmaterial:** unsterile und sterile Handschuhe (verschiedene Größen), Pflaster, Schere, Einmalskalpell, 12 sterile Kompressen, 2 Verbandspäckchen, Einmalspritzen (5 × 2 ml, 2 × 5 ml, 2 × 10 ml, 2 × 20 ml), je 10 Einmalkanülen (1er und 12er)
- **Medikamente:** 5 Amp. Adrenalin à 1 mg, 5 Amp. Atropin à 0,5 mg, 1 Packung Noradrenalin, 1 Packung Akrinor®, 1 Packung Amiodaron, 1 × Dobutamin 250 mg, 2 Amp. Metoprolol à 5 mg, 1 Packung Magnesium, 2 Amp. Urapidil à 50 mg, 2 Amp. Furosemid à 20 mg, 1 × Nitroglyzerin-Spray, 3 Amp. Midazolam à 5 mg, 3 Amp. Fentanyl à 0,157 mg, 2 Amp. Etomidat à 20 mg, 2 Amp. Succinylcholin 2 % à 100 mg, 2 Amp. Glukose 40 % und G 5% à 10 ml, 1 Fla-

sche Natriumbikarbonat 8,4% à 100 ml, 1 Flasche NaCl 0,9 % à 100 ml, 1 Packung Propofol 2%

Reanimation und Transport in der Klinik

- Das hausinterne Reanimationsteam hat die Aufgabe, den Pat. vor Ort so zu stabilisieren, dass ein Transport auf die Intensivstation möglich wird. Hierbei sollten nur die absolut nötigen Maßnahmen ergriffen werden
- Kommt es auf einem innerklinischen Transport zu einer Notfallsituation, muss neben der Akutversorgung über einen Transportabbruch entschieden werden

3 Beatmung

Martin Bachmann

3.1 Indikationen zur Beatmung

Variabel und abhängig vom klin. Bild und den Grunderkrankungen:

- pO_2 < 50 mmHg unter mind. 6 l O_2-Gabe (hypoxämisches Versagen)
- pCO_2 > 50 mmHg mit pH < 7,35, progrediente Hyperkapnie (hyperkapnisches Versagen)
- Klin. Zeichen der respir. Erschöpfung:
  - Atemfrequenz > 35/Min.
  - Einsatz der Atemhilfsmuskulatur
  - Dyskoordination der Atembewegungen, Einziehen des Abdomens bei Inspiration
  - Variation der thorakalen und abdominalen Bewegungen von Atemzug zu Atemzug (alternierende Atmung)
  - Tachykardie, Bradykardie, Herzrhythmusstörungen
  - Zunehmende Bewusstseinsstörung
  - Zuletzt Bradypnoe mit Abfall des Atemminutenvolumens

Erhalt der Spontanatmung

Die beste Atmung ist die Spontanatmung → immer prüfen, ob Beatmung vermeidbar.

Strategien zum Erhalt der Spontanatmung:

- Atemwege freihalten (Guedel- und Wendl-Tubus)
- Ggf. postoperatives Antagonisieren von Opiat-, Muskelrelaxanzien- und/oder Benzodiazepinüberhang
- Ausreichende Analgesie, um schmerzbedingte Hypoventilation zu vermeiden
- Bei Sekretverhalt: Lagerung, Mobilisation, Klopf- und Vibrationsmassagen, oszillierende PEP-Systeme (z.B. RC-Cornet®), endotracheales Absaugen, Bronchoskopie, ggf. Minitracheotomie, bei muskulärer Hustenschwäche: assistiertes Husten, Luftstapeln und CoughAssist® (▶ 3.6.2)
- Optimale Ther. der Grunderkr., z. B. β_2-Mimetika bei Atemwegsobstruktion (▶ 7.1.2)

3.2 Nichtinvasive Beatmung (NIV)

3.2.1 Indikationen/Kontraindikationen zur NIV

Immer prüfen, ob eine NIV möglich und sinnvoll ist.

Indikationen

- Akutes hyperkapnisches Versagen (pCO_2 ↑, pO_2 ↓), pH < 7,35
- Akutes hypoxämisches Versagen, das kurzfristig beseitigt werden kann z. B. Lungenödem, Atelektasen, Sekretverhalt
- Erkrankungen:
  - COPD (**Cave:** Bei pH < 7,2 → nur mit Erfahrung unter optimalen Bedingungen NIV-Versuch unternehmen!)
  - Thoraxdeformitäten wie Kyphoskoliose, Torsionsskoliose

- Adipositas-Hypoventilationssy.
- Neuromuskuläre Erkr.
- Weaning bei Erkr. mit Ventilationsversagen
- Lungenödem

Vor- und Nachteile der NIV gegenüber der invasiven Beatmung
Vorteile:
- Keine Intubationskomplikationen
- Keine Traumen in den Atemwegen
- Keine Extubationskomplikationen
- Erhalt der natürlichen Atemwege (Atemluftbefeuchtung)
- Keine oder niedrig dosierte Sedierung
- Abhusten, Essen, Trinken, orale Medikamenteneinnahme möglich
- Kommunikation und Bewusstsein bleiben erhalten
- Keine Entwöhnung notwendig

Nachteile:
- Ventilation unsicherer
- Atemwege ungeschützter

Kontraindikationen
- Kardiopulmonale:
  - Herzkreislauf- oder Atemstillstand
  - Akut lebensbedrohliche Hypoxie oder Azidose (pH < 7,1)
  - Hämodynamische Instabilität $RR_{systol.}$ < 70 mmHg
- Koma oder nicht beherrschbarer Verwirrtheitszustand (wenn nicht durch Hyperkapnie bedingt)
- Schwere Koordinationsprobleme
- Verlegte Atemwege, anatomische Hindernisse (angeboren oder erworben)
- Erhöhte Gefahr der Regurgitation und Aspiration (Schluckstörung, Ileus, GIT-Blutung)
- Bronchoskopisch nicht korrigierbare Sekretretention

3.2.2 Praktisches Vorgehen

Vorbereitung
- Auswahl einer passenden Maske, nasal oder oronasal:
  - Vorteile nasal: besserer Sitz, Abhusten möglich, Sprechen möglich, Essen und Trinken möglich, weniger Aerophagie, größere Maskenauswahl, geringere Aspirationsgefahr
  - Vorteile oronasal: keine Mundleckage, weniger Kooperation notwendig, höhere Drücke möglich, keine Mundatmung
- Initial oronasale Maske, selten alternativer Versuch mit Total-Face-Maske erforderlich und sinnvoll
- Geräteauswahl, kompletter Aufbau, Grundeinstellung

Durchführung
- Pat. mit Ruhe, Geduld und Empathie ansprechen
- Vorgehen, Sinn und Zweck der Maßnahme erklären
- Modus: PSV/BiPAP, AF spontan, PEEP/EPAP 4–6 mbar, PS/IPAP 8–12 mbar (über PEEP/EPAP)
- Probe nur mit Anhalten der Maske für einige Atemzüge

- Bei guter Toleranz Fixierung der Maske mit Kopfband
- Weitere Modifikation der Beatmungseinstellung nach Toleranz und Effekt (Anpassung der AF; Drücke nach subjektivem Empfinden)
- Assistiert kontrollierten Modus anstreben

! Inspirationszeit (Ti) exakt an das Spontanatmungsmuster anpassen.

- AF auf 1–2 Atemzüge über die Spontanatmungsfrequenz steigern
- Auf diesem Weg passive Beatmung anstreben, falls dies nicht möglich weiter im APCV-Modus und Absenkung der AF auf 1–2 Atemzüge unter die Spontanatmungsfrequenz
- Stetige und engmaschige Anpassung der Parameter an die Bedürfnisse des Pat. und den Verlauf
- Wechsel auf nasale Maske so früh wie möglich

Erfolgskriterien

- Zunahme der alveolären Ventilation (pCO_2-Abfall)
- Verbesserung der Oxygenierung (pO_2-Anstieg)
- Entlastung der Atempumpe (Abnahme der Atem- und Herzfrequenz)
- Subjektive Besserung
- Besserung der Bewusstseinslage

Fragen bei Therapieversagen

- Stimmt die Indikation?
- Richtiger Aufbau und richtiges Material?
- Beatmungsmodus und -einstellung richtig gewählt?
- Pat. gut adaptiert und synchron mit der Maschine?
- Sekretproblem?

Abbruchkriterien

- pCO_2-Anstieg mit pH-Abfall
- $SaO_2 < 85\,\%$ trotz $FiO_2 > 0{,}5$
- Schwere Kooperationsprobleme
- Progrediente Bewusstseinsverschlechterung
- Nicht beherrschbare Aerophagie
- Nicht beherrschbare Maskenprobleme
- (Schwere) Aspiration

Bei ausbleibendem Erfolg innerhalb von 30–60 Min. Abbruch und Intubation.

Sedierung unter NIV

- Unruhe, Angst: z. B. Promethazin i. v. (▶ 9.2.4) oder p. o., Morphin s. c. (▶ 17.4.2) oder i. v., Lorazepam p. o.
- Leichte Verwirrtheit: Haloperidol-Trpf., ggf. in Komb. mit Melperon (▶ 9.2.3)
- Nicht beherrschbares Delir: Versuch mit Clonidinperfusor, ggf. Dexmedetomidin (▶ 17.7.2)
- Ein- und Durchschlafstörung: z. B. Melperon (▶ 9.2.3)
- Propofol-Perfusor (▶ 17.8.4) in niedriger Dosierung (→ Ansprechbarkeit und Schutzreflexe müssen erhalten bleiben)

3.2.3 Beatmungsformen in der NIV

Leckagebeatmungsverfahren

Über eine oder mehrere Auslassöffnungen mit definierter Leckage erfolgt eine kontinuierliche CO_2-Auswaschung. Die Öffnungen sind entweder in die für die Leckagebeatmung vorgesehenen Masken integriert oder können in das Schlauchsystem eingebaut werden.

CPAP (Continuous Positive Airway Pressure)

Applikation eines kontinuierlichen pos. Atemwegsdrucks (▶ Abb. 3.6). Keine relevante Beeinflussung der Ventilation. Stabile Spontanatmung Voraussetzung.

- **Wirkung:**
  - Erhöhung der funktionellen Residualkapazität
  - Verminderung der Atemarbeit
  - Verbesserung des Ventilations-Perfusions-Verhältnisses
  - Vorlastsenkung
  - Prophylaktische und ther. Wirkung auf Atelektasen
  - Verbesserung der Oxygenierung
- **CPAP-Systeme:**
  - Continuous-Flow-Systeme: hoher kontinuierlicher Gasfluss, keine inspiratorischen Demandventile, geringe Atemarbeit
  - Demand-Flow-Systeme: Gasfluss nach Triggerung durch Inspirationsbemühung des Pat., Limitierung durch Reaktionszeit und maximalen Gasfluss
  - Flow-by-Systeme: kontinuierlicher niedriger Gasfluss, Triggerung durch Änderung des Gasflusses, kürzere Reaktionszeit

Bilevel PAP S und S/T (Bilevel Positive Airway Pressure, BiPAP)

Applikation eines exspiratorischen Atemwegsdrucks (EPAP) und Unterstützung der Inspiration durch höheren inspiratorischen Atemwegsdruck (IPAP). Die Höhe der Differenz dieser Drücke entscheidet über das Ausmaß der Ventilationssteigerung.

- **S-Modus:** Im Spontanatmungsmodus löst jede inspiratorische Bemühung eine Druckerhöhung (IPAP) aus. Die Absenkung des Unterstützungsdrucks auf den EPAP zur Exspiration erfolgt nach verschiedenen Algorithmen, die sich an der Spontanatmung des Pat. orientieren
- **T-Modus:** Im Timed Modus erfolgt ein Wechsel zwischen IPAP und EPAP nach festgelegter Atemfrequenz und Einatemzeit (T_i) im Sinne einer Druck-Zeit-gesteuerten Beatmung
- **S/T-Modus:** Im S/T-Modus sind beide genannten Modi kombiniert. Fällt die Spontanatmungsfrequenz unter die eingestellte maschinelle Atemfrequenz ab, erhält der Pat. Druck-Zeit-gesteuert Atemzüge durch die Beatmungsmaschine

Beatmungsverfahren mit Ventilsteuerung

Die Ausatmung erfolgt über ein aktives Ventil, dessen Funktion vom Beatmungsgerät gesteuert wird. In diesem Fall besteht primär keine Leckage und müssen geschlossene Masken verwendet werden

> **Cave**
> Akzidentelle Verwendung von Leckagebeatmungsmasken für Geräte mit Ventilsteuerung.

PSV (Pressure Support Ventilation)

Druckunterstützte Spontanatmung mit oder ohne Hintergrundfrequenz, ähnlich der Bilevel-PAP-Therapie. Triggerung durch Inspirationsbemühungen und Anheben des Drucks auf den eingestellten Inspirationsdruck (Pressure Support = PS). Die Einstellung eines positiven exspiratorischen Drucks (PEEP/CPAP) ist möglich und in den meisten Fällen sinnvoll.
Abbruch der Inspiration nach drei Algorithmen:

- Abfall des Gasflusses auf einen einstellbaren Prozentsatz (z. B. 25 %) des Spitzenflusses (Flowsteuerung)
- Unterschreitung eines absoluten Flusswerts meist zwischen 2–6 l/Min.
- Überschreitung des eingestellten Unterstützungsdrucks um 1–3 cmH_2O durch Gegenatmen des Pat. (Drucksteuerung)

APCV, PCV (Assisted Pressure Controlled Ventilation)

Applikation eines vorgegebenen Inspirationsdrucks über eine festgelegte Zeit (T_i) mit definierter Frequenz, also ein festes Inspirations-Exspirations-Verhältnis (I:E) im Sinne einer druckkontrollierten Beatmung (PCV, ▶ Abb. 3.6). Wird eine Triggerung zugelassen (APCV), so kann lediglich die Inspiration ausgelöst werden.

AVCV, VCV (Assisted Volume Controlled Ventilation)

Analoges Prinzip zur druckkontrollierten Beatmung mit dem Unterschied der Applikation eines vorgegebenen Atemzugvolumens.

- **Vorteil:** sicherere Applikation eines gewünschten Tidalvolumens (unabhängig von wechselnden Atemwegswiderständen)
- **Nachteil:** fehlende Leckagekompensation

Negativdruckbeatmung

Applikation eines negativen Drucks auf die Thoraxwand bzw. Teile der Thoraxwand (Cuirass®, chest shell®) und somit Auslösung einer Einatembewegung. Die Methode ist heute fast komplett von der Positivdruckbeatmung verdrängt. Neben dem höheren Aufwand begrenzt die Induktion obstruktiver Apnoen durch den neg. Druck den Einsatz der Methode.

Beatmungseinstellung bei COPD

- Modus: Beginn PSV/BIPAP → assistiert, kontrollierten Modus (APCV) anstreben
- Atemfrequenz nahe der Spontanatmungsfrequenz (25–35/Min.)
- Kurze Inspirationszeit (ca. 0,7–1,0 Sek.)
- PEEP/EPAP 4–6 mbar
- PS/IPAP 20–30 mbar (max. 35 mbar Spitzendruck)
- Hohe inspiratorische Flussgeschwindigkeit
- Sauerstoff nach Bedarf (SaO_2 > 90 %)

Beatmungseinstellung bei Lungenödem

- Alleiniges hypoxämisches Versagen: CPAP 6–12 mbar
- Zusätzliche Hyperkapnie: PSV/BIPAP: PS 10–16 mbar, PEEP 6–12 mbar
- Sauerstoff nach Bedarf (SaO_2 > 90 %)

3.2.4 Komplikationen/Nebenwirkungen

Minor

- Discomfort → Korrektur des Maskensitzes, Maskenwechsel
- Klaustrophobie → ggf. Sedierung
- Druckstellen, Ulzerationen (Maske) → Korrektur des Maskensitzes, Maskenwechsel
- Blähungen, Bauchschmerzen (Magenüberblähung) → Linksseitenlagerung, Dimeticon-Tropfen
- Konjunktivitis → Korrektur des Maskensitzes, Maskenwechsel
- Trockene Schleimhäute → HME-Filter (HME: Heat and Moisture Exchanger), Warmluftbefeuchter
- Verstopfung der Nase → HME-Filter, Warmluftbefeuchter
- Nasenbluten → HME-Filter, Warmluftbefeuchter

Major

- Aspiration (selten)
- Pneumothorax (sehr selten)
- Zunehmende respir. Insuff. → Neuanpassung, Geräteumstellung

3.3 Invasive Beatmung

3.3.1 Indikationen

- Notfallintubation: Herz-Kreislauf-Stillstand, Atemstillstand
- Respir. Insuff. mit führendem hypoxämischem Versagen
- Sicherung der freien Atemwege: Gesichtsschädelverletzung, retropharyngealer Abszess, Larynxödem, akute Epiglottitis, angioneurotisches Ödem, Rauchgasinhalation, chem. Schädigung
- Schutz vor Aspiration: komatöse Pat., Intoxikation (häufig verminderte Schutzreflexe!) vor Magenspülung, schwere obere GI-Blutung vor Endoskopie
- Schweres SHT: Hypoventilation führt zum Anstieg des Hirndrucks, daher moderate Hyper- oder Normoventilation
- Trauma: Polytrauma, Lungenkontusion, instabiler Thorax, Schock
- Scheitern der nichtinvasiven Beatmung
- Keine Indikation für oder KI gegen eine nicht invasive Beatmung

Grundsätze

- So schonend wie möglich beatmen
- So viel Spontanatmung wie möglich, wenn kein Atempumpversagen
- So wenig Sedierung wie möglich
- Maschine an Pat. adaptieren, nicht den Pat. an die Maschine
- Ziele an der Grunderkr. orientieren, nicht an Normwerten
- Beatmungsform nach Ind. und Grunderkr. wählen
- Weaning beginnt mit der Intubation
- Weaningstrategie nach Grunderkr. wählen

3.3.2 Intubation

Wahl des geeigneten Tubus

- **Standardtuben:**
  - **Magill:** PVC oder Weichgummi. Variante für Langzeitintubation mit Niederdruckcuff. Standardtubus. Vorteil: preisgünstig. Nachteil: knickt, komprimierbar
  - Bei zu erwartender invasiver Beatmung > 48 h Endotrachealtuben mit subglottischer Absaugung bevorzugen (maschinelle Absaugung über Pumpe oder manuell 1–2x/Schicht + bei Bedarf)
  - **Woodbridge:** Latex-, PVC- oder Silikon-ummantelte Stahlspirale. Knickt nicht, nicht komprimierbar. Für Eingriffe im HNO-Bereich oder bei schwieriger Lagerung
- **Spezialtuben:**
  - Doppellumentuben zur seitengetrennten Beatmung
  - Tuben mit zusätzlichen Zuleitungen zum Spülen, Absaugen und zur Hochfrequenz-Jet-Beatmung
  - Combitube
- **Tubusgröße:** Maximal möglicher Durchmesser, um einen geringen Strömungswiderstand zu erreichen. Richtgröße: Tubusgröße bei Männern 8,0–9,0 mm, bei Frauen 7,5–8,5 mm. „High Volume/Low Pressure Cuff" bevorzugen, führt seltener zu Schädigungen der Trachealwand

Wahl des Verfahrens

- **Orotracheale Intubation:** Methode der Wahl im Notfall
- **Nasotracheale Intubation:**
  - Vorteil: bessere Akzeptanz durch Pat. insbes. bei Langzeitbeatmung, einfache Mundpflege, sichere Fixierung
  - Nachteil: Schädigung der Nasenschleimhaut mit Blutungsgefahr, Kontamination des Tubus bei der Nasenpassage, häufiger bakterielle Sinusitis und evtl. Förderung nosokomialer Infektionen
  - ! Häufig übersehene Sepsisquelle
  - Inzwischen weitestgehend durch perkutane Tracheotomie abgelöst

Vorbereitung

- **Vorbereitung des Pat.:** wachen Pat. aufklären – insbes. über Sprechunfähigkeit, Zahnprothesen entfernen, bei drohender (Re-)Intubation Pat. nüchtern lassen, bei liegender Magensonde Magen sorgfältig entleeren
- **Bereitstellung und Überprüfung des gesamten Instrumentariums:**
  - Endotrachealtubus ggf. mit Führungsstab. Zur Vermeidung von Verletzungen darf der Führungsdraht nicht über das distale Ende des Tubus hinausragen
  - ! Cuff auf Dichtigkeit überprüfen
  - Laryngoskop: Standard: Macintosh-Spatel Größe 3 (Größe 1 Säuglinge, Größe 2 Kleinkinder, Größe 4 große Pat., langer Hals)
  - Beatmungsmasken und Tuben in verschiedenen Größen, Guedel-Tuben, kräftiger Sauger, großlumige Absaugkatheter, Ambubeutel mit Reservoir und Sauerstoffzufuhr, Magill-Zange, Blocker-Spritze je nach Tubus 10 oder 50 ml, Cuffdruckmesser, Stethoskop, Material zur Fixierung
  - Funktionierende endotracheale Absaugung vorbereitet und eingeschaltet am Bett
  - Beatmungsgerät für die invasive Beatmung einsatzbereit und fertig eingestellt

  - Für die Rückfallstufen: z. B. Videolaryngoskop, Bronchoskop, Larynxtubus, -maske, Notfallkoniotomie-Set (in der Nähe)
  - Komplettes Reanimationsequipment am Bett
- **Monitoring:** EKG, Blutdruckmessung und Pulsoxymetrie, Kapnometrie
- **Narkosemedikamente:**
  - Sedierung: z. B. Propofol i. v. (2 mg/kg KG) und Midazolam 2–10 mg i. v.
  - Komb. mit Analgetikum: z. B. Sufentanil 0,015-0,7 µg/kg KG i.v. (10–50 µg) oder Fentanyl 2–10 ml = 0,1–0,5 mg i. v.
  - Muskelrelaxation: z.B. Rocuronium 1 mg/kg KG i. v. (Wirkungseintritt: 45 Sek., Wirkdauer 30–40 Min.) Antagonist: Sugammadex 16 mg/kg KG i. v.
- **Notfallmedikamente:** Atropin 0,5–1 mg bei Vagusreizung mit Bradykardie oder Asystolie, Vasokonstriktoren, z. B. Noradrenalin 1 : 100 verdünnt, Akrinor® 1 Amp. à 2 ml unverdünnt, NaCl 0,9 % 3 x 10 ml (zum Nachspülen)

3

Respiratorisch erschöpfter Patient
Bei respir. erschöpftem Pat. ist z. T. nur noch wenig Narkose notwendig und nach Intubation kann der Blutdruckabfall sehr ausgeprägt sein (Wegfall endogener Katecholamine, Z. n. Flüssigkeitsrestriktion, positiver Inspirationsdruck). Katecholamine und Volumen bereithalten!

Komplikationen

- Verletzung von Mund, Rachen, Kehlkopf und Nasenschleimhaut- und -knorpel
- Zahnschäden (Zahn sofort entfernen → Aspirationsgefahr)
- Tracheaperforation
- Intubation eines Hauptbronchus (einseitige Belüftung → Atelektasenbildung)
- Cuffhernie, trotz orthotoper Tubuslage keine Beatmung möglich → Cuff entblocken und vorsichtig neu blocken, ggf. Umintubation
- Vagusreflex: Bradykardie, Asystolie → Atropin 0,5–1,0 mg i. v.
- Laryngo-/Bronchospasmus
- Aspiration
- Spätschäden: Trachealstenose, Tracheomalazie, Stimmbandgranulome

Orotracheale Intubation

- Präoxygenierung mit 100 % O_2 für 5 Min. mit dicht sitzender Maske, behutsame Maskenbeatmung, alternativ NIV mit 100 % O_2
- Pat. in Rückenlage, Arzt hinter dem Pat., Kopf auf 8–10 cm hoher Unterlage, Streckung im Okzipitalgelenk (▶ Abb. 3.1)

! Keine Hyperextension oder Überhängen des Kopfs

- Laryngoskop in der linken Hand, mit der rechten Hand mittels Kreuzgriff Mund öffnen
- Einführen des Laryngoskops von der rechten Seite dabei „Aufladen“ der Zunge bis Epiglottis sichtbar
- Spatelspitze in die epiglottische Falte einführen und nach ventral und kranial anheben bis Stimmritze sichtbar

! Hebelbewegungen mit dem Laryngoskopgriff strikt vermeiden → Beschädigung der oberen Schneidezähne

- Ggf. den im Tubus liegenden Führungsstab vorbiegen, z. B. bei verminderter HWS-Extension
- Mit der rechten Hand den Tubus durch die Glottis einführen, bis Cuff die Glottis passiert hat
- Blocken des Tubus. **Cave:** Druckschäden

- **Kontrolle der Tubuslage** – sichere Intubationskriterien:
  - Intubation unter Sicht
  - Seitengleiches Beatmungsgeräusch (manuelle Beatmung mit gleichzeitiger Auskultation: erst Epigastrium, dann Thorax li/re im Vergleich; beachte symmetrische Atemexkursion) → falls Tubus zu tief, meist einseitige Intubation des rechten Hauptbronchus! → entblocken und langsam zurückziehen, bis Atemgeräusch seitengleich
  - Nachweis durch Kapnometrie
  - Ggf. Bronchoskopie
  - Im Verlauf Rö-Thorax: Bei korrekter Lage projiziert sich die Tubusspitze auf das Jugulum
- Fixierung. Der Intubierende hält den Tubus bis zur Fixierung

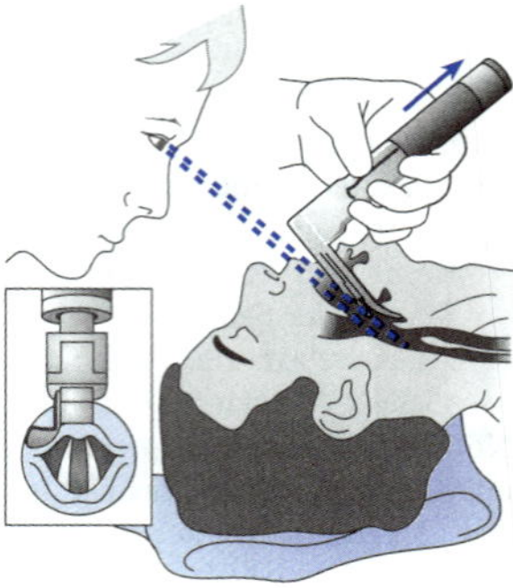

Abb. 3.1 Intubation [L106]

3

Nasotracheale Intubation

- Vorbereitung wie bei der orotrachealen Intubation (s. o.)
- Abschwellende Nasentropfen in beide Nasenlöcher, vorgesehenes Nasenloch sondieren mit einem Wattebausch (alternativ mit kleinem Finger), auf den ein Lokalanästhetikum (z. B. Lidocaingel) aufgetragen wurde
- Mit Laryngoskop Kehlkopfeingang darstellen wie bei orotrachealer Intubation
- Tubus bis zur Rachenhinterwand einführen
- Tubus mit einer Magill-Zange fassen (nicht am Cuff!) und vor dem Kehlkopfeingang positionieren. Helfer schiebt den Tubus vor
- **Nasotracheale Blindintubation bei erhaltener Atmung:** Tubus wie oben einführen, durch Abhorchen des Atemgeräusches am äußeren Tubusende vor der Stimmritze positionieren („Schnüffelposition"), dann in Inspiration ein-

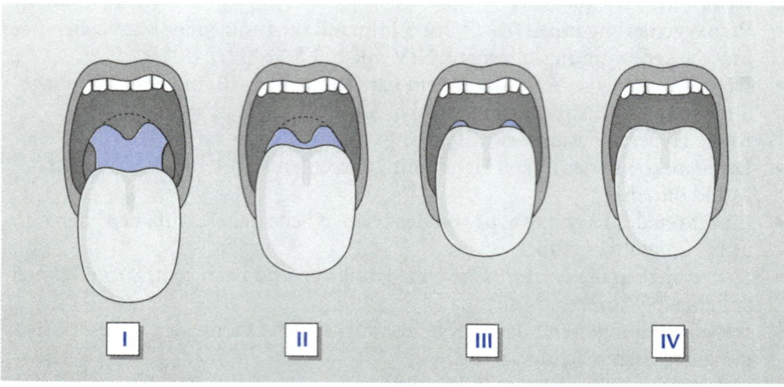

Abb. 3.2 Einteilung nach Mallampati, mod. nach Samsoon und Young. Mögliche Formen der Darstellung der Atemwege vor Intubation; bei III und IV sind Probleme wahrscheinlich. Sichtbar sind: I) Gaumen, Schlund, Uvula, vorderes/hinteres Tonsillarbett; II) Gaumen, Schlund, Uvula; III) weicher Gaumen, Uvulabasis; IV) harter Gaumen [L157]

führen, Tubusführung durch Zeige- und Mittelfinger am Zungengrund möglich (schwieriges Verfahren)

- Lagekontrolle durch Auskultation beider Lungen (s. o.). Fixation

Schwierige Intubation

▶ Abb. 3.2, ▶ Abb. 3.3

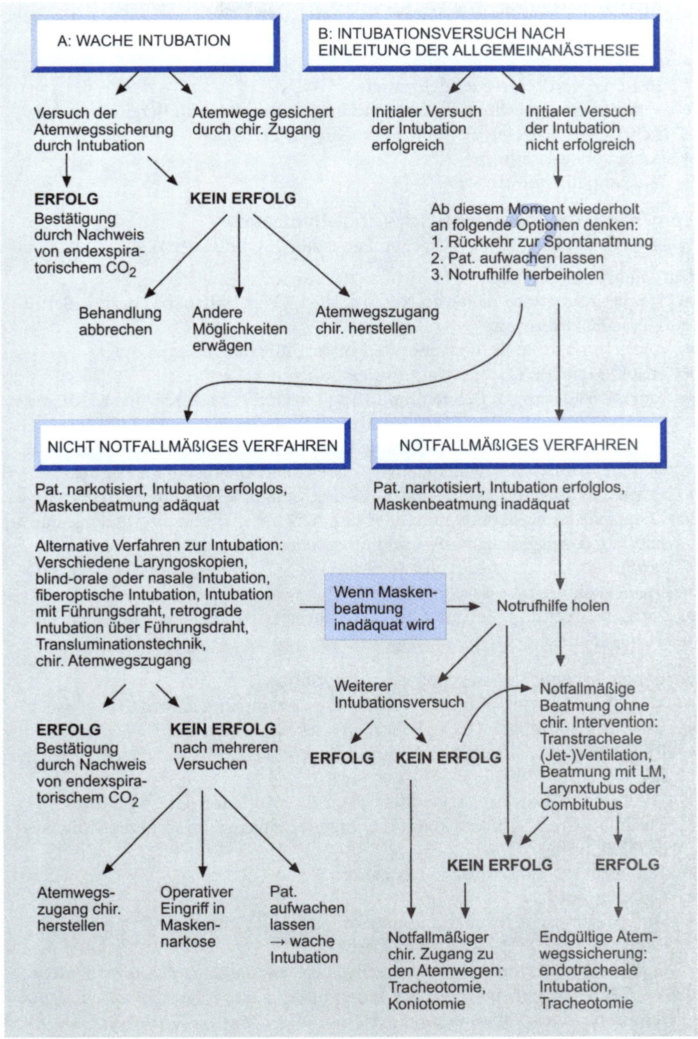

Abb. 3.3 Algorithmus zum Management der Intubation bei schwierigen Atemwegsverhältnissen [L157]

Hinweise auf eine schwierige Intubation

- Eingeschränkte Mundöffnung (< 3 cm), prominente Schneidezähne, fliehendes Kinn, Mikro- oder Prognathie
- Kurze dicke halsgroße Struma
- Eingeschränkte HWS-Beweglichkeit (Bechterew-Krankheit!) → sternomentale Distanz ≤ 13,5 cm
- Große Zunge (**Cave:** Uvula beim sitzenden Pat. nicht einsehbar)
- Kleiner submandibulärer Raum zwischen Larynx und Unterkiefer → thyreomentale Distanz < 6 cm
- Dysfunktion der Kiefergelenke
- Instabile, verdrehte oder deformierte HWS
- Verletzung, Schwellung, Raumforderung, Bestrahlung im Bereich von Gesichtsschädel, Kiefer, Hypopharynx, Larynx, Trachea
- Schlafapnoe-Syndrom
- Mallampati Grad III oder IV

Vorgehen bei zu erwartender schwieriger Intubation

Fiberoptische Intubation des wachen Pat. ist die Methode der Wahl.

Durchführung

- Nasale Intubation: Gabe von Nasentropfen, Oberflächenanästhesie z. B. mit Lidocain-Pumpspray
- Orale Intubation: Einsatz eines Beißrings mit Fixierung am Kopf
- Insufflation von O_2 über Nasensonde
- Leichte Sedierung, z. B. Sufentanil 10 µg i. v. (▶ 17.4.8), Midazolam 5–10 mg i. v. (▶ 17.9.2) oder Propofol 60–140 mg fraktioniert i. v. (▶ 17.9.1)
- Endotrachealtubus über das flexible Endoskop schieben, welches als Leitschiene in die Trachea dient, zuvor ausreichend Gleitgel in den Tubus
- Einstellen der Glottis und Anästhesie des Kehlkopfeingangs durch gezielte Lokalanästhetika-Applikation über den Arbeitskanal (2-ml-Spritzen je zur Hälfte z. B. mit Lidocain 4 % und Luft gefüllt → bessere Oberflächenverteilung)
- Bronchoskop in die Trachea einführen
- Narkoseeinleitung (bei guter Lokalanästhesie wird auch das Vorschieben des Tubus toleriert)

Vorgehen bei unerwartet schwieriger Intubation

- Max. 2 Intubationsversuche, personelle Unterstützung anfordern
- Lagerung optimieren (Unterpolsterung des Kopfs etwa um 10–15 cm)
- BURP-Manöver (**B**ackward, **U**pward, **R**ight-sided **P**ressure) durch Druck auf den Kehlkopf von außen (Hilfsperson)
- Wechsel des Spatels (z. B. gerader Spatel zum Aufladen der Epiglottis, McCoy-Spatel mit abknickbarer Laryngoskopspitze zum weiteren Anheben der Epiglottis)
- Ggf. videolaryngoskopische Intubation
- Ggf. fiberoptische Intubation
- Ggf. fiberoptische Intubation unter laufender NIV mit Endoskopiemaske (fortlaufende 100 % O_2-Gabe möglich)
- Ggf. Intubationsversuch über eingelegte Larynxmaske (LM, s. u.), über eine LM Größe 4 kann ein Tubus mit Innendurchmesser 6,0 mm blind oder endoskopisch vorgeschoben werden

! Suffiziente Zwischenbeatmung über die Maske wichtig, um den Pat. nicht durch eine Hypoxämie zu gefährden

Alternative Techniken

Indikation
Ultima Ratio bei schwierigen Intubationsverhältnissen in Notfällen, insbes. wenn Maskenbeatmung nicht möglich.

Larynxmaske
▶ Abb. 3.4

Durchführung Mundöffnung, Einführen der Maske am Gaumen entlang unter Kurznarkose, Aufblasen des Cuffs zur Abdichtung des Larynxraums, Kontrolle der korrekten Lage durch Auskultation der Lunge.

Vorteil Einfache Durchführung ohne Laryngoskop, geringe Verletzungsgefahr, wird auch bei geringer Narkosetiefe toleriert.

Nachteil **Kein** Aspirationsschutz, Mageninsufflation bei erhöhten Beatmungsdrücken möglich (→ Verwendung einer Larynxmaske der 2. Generation mit gastralem Lumen), leichte Sedierung und Analgesie nötig.

3

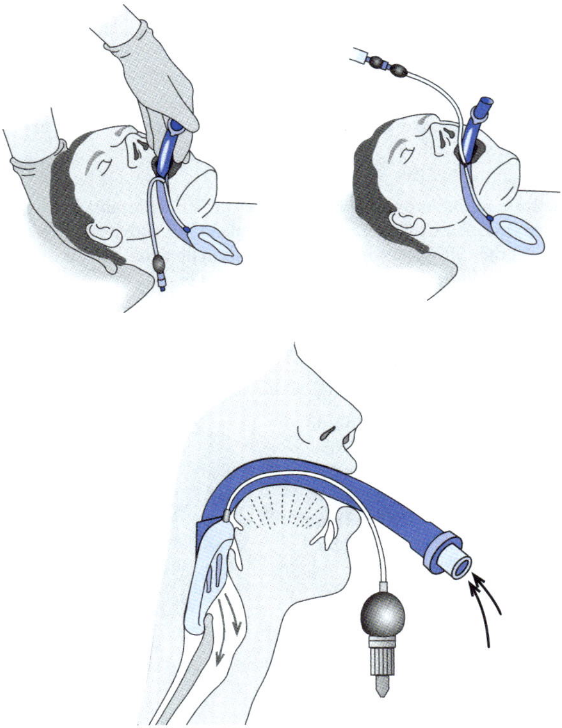

Abb. 3.4 Larynxmaske [L190]

Larynxtubus

▶ Abb. 3.5

Prinzip Platzierung des Tubusendes im Ösophagus mit dessen Verschluss sowie Abdichtung des Rachenraums durch großen Cuff, Beatmung über Tubusöffnung auf Höhe des Kehlkopfs.

Durchführung
- Auswahl nach der Körpergröße des Pat. (6 Größen vorhanden)
- Kopf in Neutralstellung oder leicht überstreckt
- Cuff vollständig entblocken
- Mundöffnung mit der linken Hand
- Blinde Einführung mittig über den Mund-Rachenraum bis die Tubusmarkierung auf Höhe der vorderen Zahnreihe ist
- Zunge dabei mittels Hand oder Esmarch-Handgriff in Position halten
- Blockung (60 mmHg)
- Beatmung mittels Beutel/Beatmungsgerät
- Auskultation der Lunge → korrekte Lage?

Combitube®

Doppellumentubus mit endotrachealem Tubus und Ösophagusverschlusstubus

Prinzip Beatmung sowohl bei trachealer als auch bei ösophagealer Tubuslage des endotrachealen Tubus möglich. Das tracheale Ende ist unten offen. Ein zusätzlicher distaler Cuff ermöglicht das Abdichten der Trachea oder bei ösophagealer Lage das Abdichten des Ösophagus. Ösophagealer Tubus ist distal verschlossen, im pharyngealen Bereich mehrere Löcher. Oberhalb der pharyngealen Öffnungen dichtet ein weiterer Cuff den Pharynx nach außen ab.

Durchführung
- Blinde Intubation peroral ca. 25 cm hinter die Schneidezähne.
- Erst pharyngealen Cuff, anschließend distalen Cuff aufblasen.
- Meist liegt die Combitube im Ösophagus, deshalb zunächst Ventilation des ösophagealen Endes und Auskultation der Lunge.
- Bei pos. Auskultationsbefund über der Lunge liegt die Combitube in der Trachea. Dann Ventilation über trachealen Tubus.
- Bei neg. Auskultationsbefund über der Lunge und „Gluckern" im Epigastrium liegt der Tubus im Ösophagus und erfolgt die Beatmung über die pharyngealen Öffnungen.
- **Vorteil:** technisch einfach, geringe Komplikationsrate, weitgehender Schutz vor Aspiration.
- **Nachteil:** bei Platzierung in den Ösophagus tracheale Absaugung nicht möglich, Gefahr der Ösophagusruptur bei starkem Erbrechen.

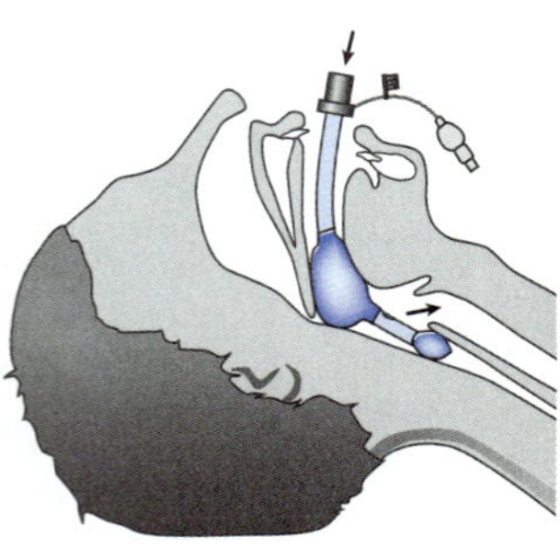

Abb. 3.5 Larynxtubus [L157]

Koniotomie

Indikationen Akute Verlegung der oberen Luftwege, wenn Intubationsversuche auch mit Alternativverfahren erfolglos und eine Maskenbeatmung nicht (mehr) möglich.

Durchführung
- Koniotomiebesteck: Kopfüberstreckung, Inzision (0,5–1 cm) in Höhe des Lig. conicum. Durchstechen des Lig. conicum mit einem Koniotomiebesteck (z. B. Quicktrach®) (→ Luftaspiration?) und Einführen der Kanüle über die zurückgezogene Nadel in die Trachea. Anschließend komplette Entfernung der Nadel und Blockung der Kanüle.
- Chirurgische Koniotomie: Durchtrennung des Lig. conicum per senkrechtem Hautschnitt, dann Einlage einer kleinen Trachealkanüle/Tubus (Ch 6/7).

Komplikationen Verletzung des R. cricothyreoideus der A. thyreoidea inf. oder der Tracheahinterwand.

3.3.3 Beatmungsformen

Einstellungsvariablen
- **Maschinelle Atemfrequenz:** kontrolliert von der Maschine abgegebene Atemzüge
- **Druckvorgabe:** als Ziel- und Kontrollparameter vorgegebener Druck. Appliziertes Volumen ergibt sich aus der Höhe des Drucks, der Inspirationszeit und den atemmechanischen Eigenschaften der Lunge. Schwankungen des Tidalvolumens ergeben sich aus Compliance- und Resistanceänderungen. Inspiratorische Druckdifferenz = Driving Pressure
- **Volumenvorgabe:** als Ziel- und Kontrollparameter vorgegebenes Atemzugvolumen. Bei fest vorgegebenem Tidalvolumen treten Schwankungen des Beatmungsdrucks abhängig von den atemmechanischen Eigenschaften des Lungen-Thoraxsystems auf (**Cave:** Barotrauma)
- **Inspirationszeit (T_i)**
- **I:E-Verhältnis** (Verhältnis Inspiration zu Exspiration): ergibt sich aus Atemfrequenz (spontan/kontrolliert) und der Inspirationszeit
- **Inspirationsfluss**
- **Triggerart** und **-sensibilität:** Flow- oder Drucktriggerung, autoadaptive Verfahren
- **PEEP** (Positive Endexspiratory Pressure): positiver Druck, der bis zum Ende der Exspiration aufrechterhalten wird
- **ATC** (Automatic Tube Compensation):
  - Der Tubus entspricht einer Verengung der Atemwege, während der Spontanatmung erhöht sich die Atemarbeit durch diesen Widerstand.
  - Eine „fixe“ Druckunterstützung führt zu Beginn der Inspiration zu einer nicht ausreichenden Kompensation der tubusbedingten Atemarbeit. Gegen Ende der Inspiration kommt es eher zu einer Überkompensation mit subjektivem Missempfinden und Gefahr der Lungenüberblähung.
  - Bei der ATC wird der Tubuswiderstand variabel genau mit dem Druck kompensiert, der bei dem jeweils aktuellen Gasfluss erforderlich ist.
  - Die ATC soll die tubusbedingte Atemarbeit reduzieren und Asynchronität und Fehltriggerung vermeiden helfen.

Beatmungsmodi
Grundsätzlich werden drei **Kategorien** unterschieden:
1. Die Spontanatmung unterstützende Verfahren
2. Kontrollierte Verfahren
3. Kombinationen aus 1. und 2.

Unterstützte Spontanatmung/maschinell assistierte Spontanatmung

PSV (Pressure Support Ventilation), andere Bezeichnung CPAP/ASB ▶ 3.2.3 (NIV).

Kontrollierte Verfahren

- **PCV** (Pressure Controlled Ventilation) (PC-CMV, Pressure Controlled Continuous Mandatory Ventilation), ▶ 3.2.3 (NIV)
- **VCV** (Volume Controlled Ventilation) (VC-CMV, Volume Controlled Continuous Mandatory Ventilation) , ▶ 3.2.3 (NIV)

Kombinierte Verfahren

- **APCV** (Assisted Pressure Controlled Ventilation), ▶ 3.2.3 (NIV)
- **AVCV** (Assisted Volume Controlled Ventilation), ▶ 3.2.3 (NIV)
- **BiPAP** (Biphasic Positive Airway Pressure, ▶ Abb. 3.6):
  - Applikation von 2 unterschiedlich hohen Druckniveaus über festgelegte Zeit (T_i)
  - Spontanatmung auf beiden Druckniveaus ungehindert möglich
  - Ohne Spontanatmung wie kontrollierte Druck-Zeit-gesteuerte Ventilation
  - Zusätzlicher Unterstützungsdruck (ASB) der spontanen Atemzüge möglich
- **APRV** (Airway Pressure Release Ventilation, ▶ Abb. 3.6):
  - Wie BiPAP mit extremem Atemzeitverhältnis
  - Spontanatmung nur auf dem oberen Druckniveau
  - Kurzzeitiger (0,5–1,0 Sek.) Wechsel auf das untere Druckniveau (Pressure Release)
- **IMV** (Intermittent Mandatory Ventilation):
  - Kombination von Spontanatmung und volumen- oder druckkontrollierter Beatmung. Zwischen maschinell abgegebenen Atemhüben ungehinderte Spontanatmung möglich
  - Maschineller Anteil am Atemminutenvolumen wird bestimmt durch maschinelle Frequenz, Hubvolumen bzw. Druckvorgabe
- **SIMV** (Synchronised Intermittent Mandatory Ventilation, ▶ Abb. 3.6): IMV mit Möglichkeit der Triggerung eines maschinellen Atemzugs innerhalb eines Erwartungszeitfensters, ansonsten kontrollierte Beatmung mit maschinell eingestellter Atemfrequenz
- **PAV** (Proportional Assist Ventilation): inspiratorische Druckunterstützung proportional zur aufgebrachten inspiratorischen Atemarbeit (Inspirationssog)

3.3.4 Durchführung der invasiven Beatmung (Standard)

- Orale Intubation
- Adäquate Sedierung, i. d. R. Analgosedierung z. B. Sufentanil-/Midazolam-Perfusor (▶ 17.7)
- **Grundeinstellung:**
  - Atemfrequenz 14–20/Min.
  - Atemzugvolumen 6 ml/kg KG; immer bezogen auf das Standard-KG, Berechnung ▶ 3.3.5
  - Atemminutenvolumen 100–130 ml/kg Standard-KG
  - Modus: BiPAP oder APCV
  - I:E = 1:1,5–2 im BiPAP-Modus
  - Inspirationszeit 0,9–1,2 Sek. im APCV-Modus

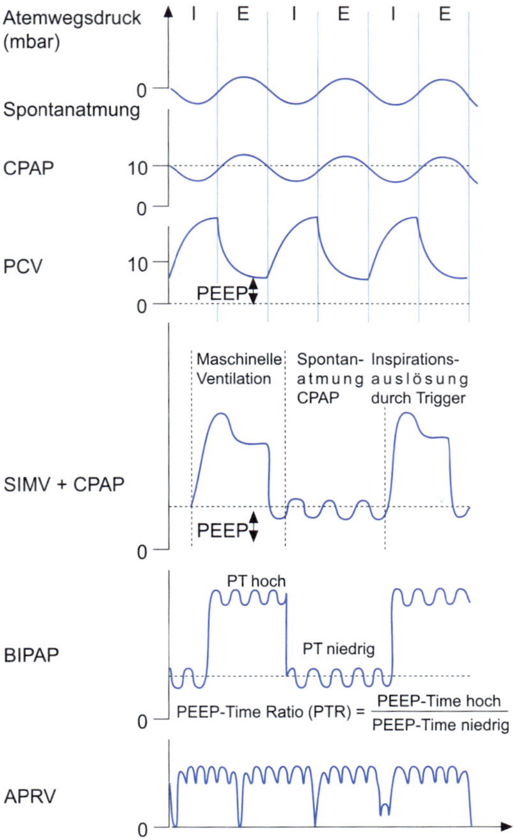

Abb. 3.6 Beatmungsmuster [A300]

  - Maximaler inspiratorischer Druck ($P_{insp\ max}$) ≤ 30 cmH_2O
  - PEEP 5–8 cmH_2O
  - FiO_2 möglichst niedrig, zunächst 1,0
- Kontrolle der Tubuslage zunächst auskultatorisch, dann radiologisch oder bronchoskopisch
- FiO_2 nach Sauerstoffsättigung (> 95 %) reduzieren
- Weitere Umstellung nach Grunderkr., Verlauf und BGA (pO_2 > 70 mmHg)
- Falls keine KI bestehen, 30–45° Oberkörperhochlagerung

3.3.5 Beatmungsstrategie beim akuten Lungenversagen

▶ Abb. 3.7

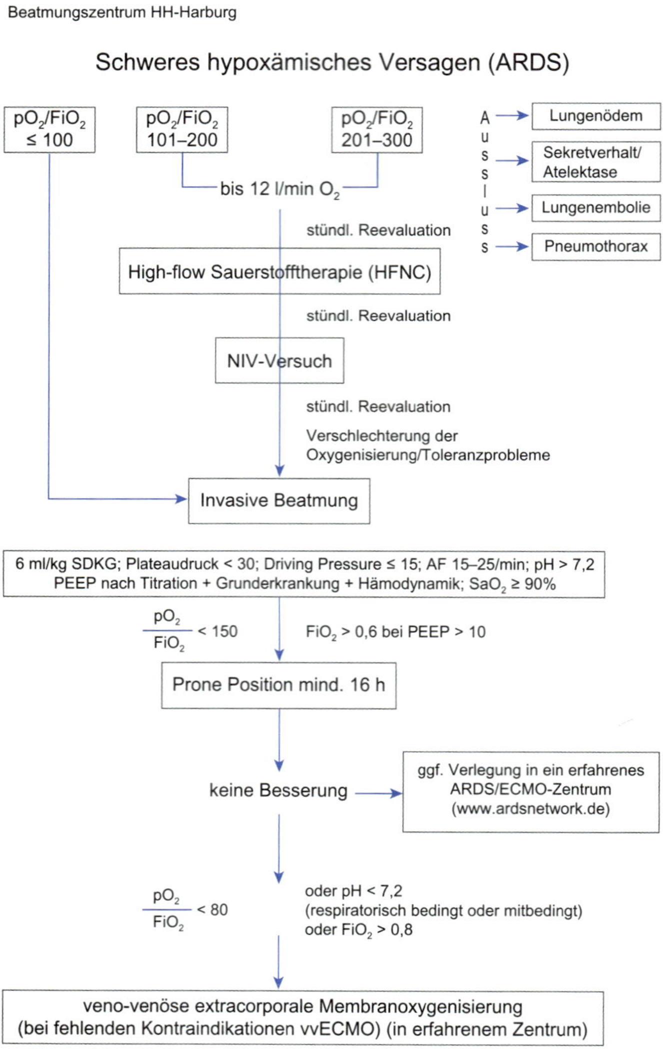

Abb. 3.7 Beatmungsstrategien bei schwerem hypoxämischem Versagen [P496]

Mögliche ventilatorassoziierte Lungenschäden

- **Barotrauma:** Hoher transpulmonaler Druck führt zu Druckschädigung von Alveole und interstitiellem Gewebe → Pneu, Pneumomediastinum, Hautemphysem, Pneumoperikard, Pneumoretroperitoneum, interstitielles Lungenödem, Luftembolie
- **Volutrauma:** Starke endinspiratorische Lungendehnung mit Alveolarschädigung und Erhöhung der epithelialen und endothelialen Permeabilität, verstärkte Flüssigkeitsfiltration → Lungenödem
- **Atelekttrauma:** Lungenschädigung durch rasches Aufeinanderfolgen von Rekruitment und Derekruitment der unteren Atemwege mit Scherstress und Epithelzerreißung
- **Biotrauma:** Alveolo-interstitielle Entzündung als Folge einer lokalen inflammatorischen Reaktion bei hohen Scherkräften im Grenzbereich zwischen belüfteten und kollabierten Alveolen

3

Vorgehen Abhängig von der Ausprägung des ARDS nach „Berlin Definition" (▶ 7.1.5):
- PaO_2/F_iO_2 = 201–300 mmHg → NIV-Versuch gerechtfertigt
- $PaO_2/F_iO_2 \leq$ 101–300 mmHg → High-Flow-Sauerstofftherapie gerechtfertigt
- $PaO_2/F_iO_2 \leq$ 100 mmHg → primär invasive Beatmung

High-Flow-Sauerstofftherapie („High-Flow Nasal Canula" = HFNC)

Nasale Sauerstoffzufuhr (F_iO_2 bis zu 1,0) mit hoher Flussgeschwindigkeit (bis zu 80 l/Min.). Zusätzliche Warmluftbefeuchtung zur Toleranzverbesserung und Vermeidung von Schleimhautschäden. Generierung eines geringen PEEP, Verbesserung der Atemmechanik und effektivere Oxygenierung als bei herkömmlicher Sauerstoffinsufflation.

Cave: stündl. Evaluation, um bei weiterer Verschlechterung auf NIV oder invasive Beatmung zu wechseln. Keine längere Verzögerung der Intubation durch HFNC oder NIV bei unzureichendem Effekt!

Lungenprotektive Beatmungsstrategie

▶ Tab. 3.1, ▶ Tab. 3.2

Niedrige Tidalvolumina (4–6 ml/kg Standard-KG). Errechnung des Standard-KG:

! Gewicht (Männer) in kg = 50 + 0,91 × (Größe in cm – 152,4)

! Gewicht (Frauen) in kg = 45,5 + 0,91 × (Größe in cm – 152,4)

Hoher PEEP (10–15[–20] cmH_2O). Öffnen der Lunge, Verhinderung von Atelekttraumata und Derekrutierung ohne gleichzeitige Überdehnung, Verbesserung der Oxygenierung. Varianten zur Einstellung des „Best PEEP":
- PV-Kurve (Pressure Volume): anhand der individuellen Druck-Volumenkurve (geräteabhängige Bestimmung) den unteren Inflektionspunkt feststellen und den PEEP oberhalb wählen
- Aufwärtstitration des PEEP bei gewählter FiO_2 bis zur Normalisierung des pO_2 oder deutlichem Sättigungssprung und einer Zunahme des Tidalvolumens. Beste Compliance anstreben. Klin. gebräuchlichste Methode
- ARDS Network-Tabellen-Protokoll (dienen nur als Anhalt, um angestrebte Oxygenierung zu erreichen, sehr schematisch gehalten, keine Berücksichtigung der individuellen Pathophysiologie; ▶ Tab. 3.1, ▶ Tab. 3.2)
- Rücktitration des PEEP nach erfolgreichem Rekruitment-Manöver (s. u.) bis zum plötzlichen Abfall des pO_2 bzw. der SaO_2, anschließend erneute Rekrutierung und Wahl des PEEP oberhalb dieses Punkts

- Optimierung nach FRC/EELV-Messung, transösophagealer Druckmessung oder Kombination beider Methoden Vorteil: Berücksichtigung der individuellen Pathophysiologie, z. B. Adipositas, intraabdomineller Druck oder Compliance der Lunge

Tab. 3.1 Lower PEEP/higher FiO_2 (NIH-NHLBI ARDS Network, www.ardsnet.org)

FiO_2	0,3	0,4	0,4	0,5	0,5	0,6	0,7	0,7	0,7	0,8	0,9	0,9	0,9	1,0
PEEP	5	5	8	8	10	10	10	12	14	14	14	16	18	18–24

Tab. 3.2 Higher PEEP/lower FiO_2 (NIH-NHLBI ARDS Network, www.ardsnet.org)

FiO_2	0,3	0,3	0,3	0,3	0,3	0,4	0,4	0,5	0,5	0,5–0,8	0,8	0,9	1,0	1,0
PEEP	5	8	10	12	14	14	16	16	18	20	22	22	22	24

Begrenzte inspiratorische Drücke (< 30 cmH_2O). Verhindern von Barotraumen.

Driving Pressure Druck über PEEP ≤ 15 cmH_2O.

Druck-Zeit-gesteuerte Ventilation mit dezelerierendem Flow Geringere Überblähungsgefahr als volumenkontrollierte Beatmung.

Erhöhte Beatmungsfrequenz (20/Min. bis 35/Min.). Problem: Reduktion der Tidalvolumina bei konstantem Beatmungsdruck aufgrund sinkender Compliance → Steigerung der Beatmungsfrequenz, um das Atemminutenvolumen konstant zu halten. Begrenzung im Frequenzbereich von ca. 35/Min. durch Totraumventilation erkennbar an erneut steigendem pCO_2. **Cave:** Intrinsic-PEEP mit Überdehnung langsamer („kranker“) Kompartimente.

I:E-Verhältnis 1 : 1 bis 1 : 1,5. Keine IRV (= Inverse Ratio Ventilation).

F_iO_2 So wählen, dass die Sättigung 90–94 % beträgt bzw. der pO_2 60- 80 mmHg.

Permissive Hyperkapnie Bis pH > 7,2 ohne Pufferung. Toleranz eines niedrigen PaO_2 zugunsten einer niedrigen F_iO_2, um toxische Effekte zu vermeiden. Allgemein SaO_2 90–94 % bzw. PaO_2 60–80 mmHg empfohlen. Anhalt für die Gewebeoxygenierung: Berechnung des Sauerstoffgehalts und des Sauerstoffangebots:

- O_2-Gehalt CaO_2 = Hb x 1,34 x SaO_2 (normal 20 ml/100 ml)
- O_2-Angebot DO_2 = CO x CaO_2 x 10 (normal 1000 ml/Min.). CO = Cardiac Output

Frühzeitige Integration von Spontanatmung (BiPAP, APRV). Vorteile: Verringerung der Spitzendrücke, HZV ↑, weniger Atelektasen, bessere Oxygenierung, weniger Sedativa.

Flüssigkeitsrestriktion Restriktive Flüssigkeitsbilanzierung ohne Hypovolämie.

Sedierung

- Analgosedierung, z. B. Fentanyl oder Sufentanil und Midazolam , ggf. nur bolusweise Ziel: RASS 0/–1 (▶ Tab. 17.4)
- Ggf. initiale Relaxierung mit Cisatracurium (▶ 17.10.5), um eine optimale Beatmungseinstellung ≤ 48 h zu ermöglichen
- Mind. 8 h Sedierungsmonitoring mit Dosierungsanpassung an den Behandlungsverlauf unter Verwendung eines Scores, z. B. Richmond Agitation-Sedation Score (▶ Tab. 17.4)
- Tägl. Sedierungspause nur bei IST-RASS ≤ –2 (▶ Tab. 17.4) und fehlenden KI

Weitere Optionen

Intermittierende Bauchlagerung

Anwendung bei ARDS mit pO_2/FiO_2-Ratio < 150 mmHg bei $FiO_2 \geq 0{,}6$ + Peep ≥ 10 mmHg über ≥ 16 h.

- **Vorteile:**
  - Verbesserung des Ventilations-/Perfusionsverhältnisses durch alveoläre Rekrutierung
  - Rückgang des pulmonalen Ödems durch Veränderung des hydrostatischen Drucks mit Verbesserung der Oxygenierung
  - Erhöhter transpulmonaler Druck → Reduktion des Beatmungsdrucks
  - Reduktion der Überblähung
  - Vermindertes Risiko eines VILI (Ventilator Induced Lung Injury) durch Verringerung des Scherstresses und der Parenchymspannung
  - Drainage von Bronchialsekret
- **Nachteil:** personeller Aufwand
- **KO:** Lagerungsschäden, Tubus- oder Katheterdislokationen

Rekruitmentmanöver

Keine Leitlinien-Empfehlung! „Rescueverfahren" zur Eröffnung und zum Offenhalten atelektatischer Alveolarkompartimente bei kritischer Hypoxie **und** Versagen der protektiven Beatmung. Kein Standardverfahren bekannt, z.B.:

- **„Lachman-Manöver":**
  - FiO_2 auf 1,0
  - Inspirationsdruck schrittweise auf 50–60 cmH_2O über 5–10 Atemzüge anheben, gleichzeitig schrittweise den PEEP ($PEEP_e$ + $PEEP_i$) auf 20–25 cmH_2O steigern
  - Mehrfach den pO_2 messen
  - Oxygenisierungsindex pO_2/FiO_2 > 450 mmHg → Lunge vollständig eröffnet = Alveolaröffnungsdruck definiert
  - Inspirationsdruck schrittweise über 4–5 Atemzüge auf 35 cmH_2O absenken
  - PEEP in 1–2-cmH_2O-Schritten absenken bis es zu einem erneuten pO_2-/Hubvolumen-Abfall kommt = Alveolarverschlussdruck erreicht
  - Erneutes Rekruitment-Manöver durchführen
  - PEEP auf 1–2 cmH_2O über dem Verschlussdruck reduzieren
  - FiO_2 bis zum Erreichen eines pO_2 von 60 mmHg reduzieren
  - Driving-Pressure bis auf ≤ 15 cmH_2O in 1–2 cmH_2O-Schritten reduzieren solange das Niveau des Gasaustauschs erhalten bleibt und das Atemzugvolumen die gewünschte Höhe erreicht hat
- **CPAP-Rekruitmentmanöver:**
  - Über 20–60 Sek. CPAP-Druck von 40–60 cmH_2O
  - Im APRV-Modus: Erhöhung des oberen Druckniveaus auf 50–60 cmH_2O und Verlängerung der Inspirationszeit auf 30–40 Sek., anschließend Fortführung der vorherigen lungenprotektiven Beatmung

Voraussetzungen

- Hämodynamische Stabilität
- Tiefe Sedierung und ggf. Relaxierung (keine Eigenatmung)
- Kein Sekretverhalt
- Keine Kontraindikation

Kontraindikationen

- Hämodynamische Instabilität
- Pneumothorax

- Lungenemphysem
- Unilateral betontes ARDS
- Z. n. Lungenresektion und Lungentransplantation
- Erhöhter Hirndruck (relativ)

Komplikationen

- RR-, HZV-Abfall
- pO_2-Abfall
- Rechtsherzbelastung
- Herzrhythmusstörungen
- Pneumothorax
- Intrakranielle Drucksteigerung
- Abnahme des zerebralen Perfusionsdrucks
- Intraabdominelle Drucksteigerung

> **!** Falls ein Rekruitmentmanöver für sinnvoll erachtet wird, macht jeder akute Abfall des Atemwegsdrucks (z. B. Diskonnektion des Beatmungssystems) ein erneutes Rekruitmentmanöver erforderlich.

Neuromuskuläre Blockade

Nur in speziellen Ausnahmesituationen so kurz wie möglich, z. B. bei refraktärer Patient-Respirator-Asynchronizität oder schwerer nicht zu durchbrechender pulmonaler Obstruktion. Immer Begleitung durch adäquate Analgosedierung mit engmaschiger Kontrolle, z. B. Cisatracurium Perfusor (initial 0,15 mg/kgKG, anschießend 0,06 bis 0,12 mg/kg/h → Monitoring, Dosisanpassung (▶ 17.10.5)

NO-Beatmung

Prinzip: Inhaliertes NO gelangt nur in die ventilierten Bereiche der Lunge → selektive Vasodilatation der pulmonalen Strombahn in diesen Abschnitten → Reduktion des pulmonalvaskulären Widerstands → Verbesserung des Ventilations-Perfusionsverhältnisses → Oxygenierung ↑. Keine systemische Vasodilatation aufgrund der raschen Deaktivierung. Kein routinemäßiger Einsatz. Rescue-Intervention bei schwerer Hypoxämie als Überbrückung (24–48 h) bis zur Wirkung oder Etablierung anderer Maßnahmen. **Cave:** Nephrotoxizität

Prostazyklin (PGI_2)

Pulmonaler Vasodilatator. Prinzip und Effekte bei Inhalation ähnlich wie bei inhaliertem NO. Rescuetherapie, insbesondere bei ARDS mit Zeichen der akuten Rechtherzdekompensation zu erwägen.

Extrakorporale Membranoxygenisierung (ECMO)

Verbindung lungenprotektiver Beatmung mit einer CO_2-Elimination und Oxygenierung über ein veno-venöses, extrakorporales Gasaustauschverfahren. **Vorteil:** noch schonendere Beatmung mit Senkung der Beatmungsdrücke, der Atemhubvolumina, der Atemfrequenz und der FiO_2 möglich.

Indikationen Rescue-Therapie bei therapierefraktärer Hypoxämie (PaO_2/FiO_2 < 60–80 mmHg) trotz lungenprotektiver Beatmung, PEEP-Optimierungstrial, Ausschluss einer schwerwiegenden Überwässerung, Ausschluss behebbarer Ursachen, z. B. Pneumothorax, schwerer Sekretverhalt, und Bauchlagerung. Weitere mögliche Ind. ist eine schwere, persistierende respiratorische Azidose (pH < 7,2) trotz Beatmungsoptimierung.

Durchführung Nur in einem Zentrum mit multidisziplinärer Versorgungsstruktur, entsprechender ARDS/ECMO-Erfahrung und regelhaft mind. 20 ECMO-Anwendungen/Jahr. Kontaktaufnahme mit einem entsprechenden Zentrum, um eine Übernahme und deren Kriterien zu besprechen spätestens bei pO_2/FiO_2 ≤80 mmHg unter maximaler lungenprotektiver Beatmung und Ausschöpfung aller ther. Möglichkeiten möglichst < 7 Tage Beatmungszeit. ECMO-Zentren unter www.ardsnetwork.de.

Komplikationen Gefäßverletzungen,Blutungen, inbes. Hirnblutungen, schwerwiegende Gerinnungsstörungen, Hämolyse, Thrombopenie, Venenthrombosen, Thrombosen an den Zugängen, Lungenembolien, medizintechnische Probleme, Systemstillstand und -ausfall.

Extrakorporale CO_2-Elimination ($ECCO_2R$)

Pumpengetriebendes, veno-venöses, extrakorporales Gasaustauschverfahren wie ECMO allerdings mit begrenzter Blutflussgeschwindigkeit.

- **Ind.:** CO_2-Elimination bei respir. Azidose mit pH < 7,2 unter lungenprotektiver Beatmung, keine zusätzliche Oxygenierung notwendig
- **Vorteil:** kleinlumigere Zugänge
- **Nachteil:** geringe Oxygenierungsmöglichkeit

Anwendung nur bei entsprechender Erfahrung und Erweiterungsmöglichkeit zur ECMO in Zentren empfohlen.

Extrakorporal (Interventional) Lung Assist (ECLA, ILA)

Pumpenloses, arteriovenöses Verfahren zur CO_2-Elimination über eine extrakorporale Kapsel mit geringer Oxygenierung.

- **Ind.:** CO_2-Senkung bei schwerer therapierefraktärer respiratorischer Azidose trotz optimierter Beatmung bei ausgewählten Pat. Kein Einsatz zur Reduktion der Invasivität der Beatmung.
- **Vorteile** gegenüber der vvECMO: geringeres Füllungsvolumen, geringeres Trauma der Blutbestandteile, geringerer Personalaufwand
- **Nachteile:** Oxygenierungsfähigkeit deutlich niedriger, MAP > 65 mmHg zur Funktion mindestens erforderlich, höheres Blutungs- und Ischämierisiko der unteren Extremität bei arteriellem Zugang

Surfactant-Applikation

Prinzip: Ersatz von quantitativ und qualitativ reduziertem Surfactant verbessert Gasaustausch. Bisher kein Nachweis einer Verbesserung der Überlebensrate durch lungensystemische Applikation beim ARDS. Durch dosisadaptierte Instillation in atelektatische Lungenbereiche auch bessere Oxygenierung. Keine Leitlinien-Empfehlung.

Hochfrequenzoszillationsventilation (HFOV)

Prinzip: Beatmung mit Frequenzen von 300–2.400 Zyklen/Min. Steuerungsmöglichkeiten über Oszillationsfrequenz, Atemwegsmitteldruck, Hubvolumen und FiO_2.

Theoretische Vorteile:

- Minimierung des Volu-, Baro-, Atelek- und Biotraumas
- Optimale Rekrutierung
- Verbesserung der Oxygenierung
- Unter Umständen effektivere CO_2-Elimination
- In Kombination mit ECLA/ECMO/$ECCO_2R$ max. protektive Beatmung

Rescue-Verfahren zur Überbrückung einer refraktären Hypoxämie in erfahrenen Zentren. Bisher kein Nachweis einer Mortalitätsverbesserung. Keine Leitlinien-Empfehlung.

Neurally Adjusted Ventilatory Assist (NAVA)

Prinzip: Steuerung des Beatmungsgeräts über die elektrische Aktivität des Zwerchfells, die über eine spezielle Magensonde abgeleitet wird → bessere Synchronisierungsmöglichkeit von Atmungsaktivität des Pat. und Beatmungsmaschine, bessere vom Pat. gesteuerte Spontanatmung möglich.

3.3.6 Beatmung bei COPD

Besonderheiten

- Pat. mit respir. dekompensierter COPD sind häufig an eine chron. Hyperkapnie und Hypoxie adaptiert (normaler pH trotz Hyperkapnie)
- Aufgrund der obstruktiven Ventilationsstörung mit Air Trapping kommt es u. U. zu einem hohen intrinsischen PEEP mit Einschränkung der Vitalkapazität
- Bei vorliegendem Atempumpversagen zunächst kontrollierte oder assistiert kontrollierte Beatmung (PCV, APCV) über mind. 48 h
- Atempumpversagen im Vordergrund: 48 h kontrollierte Beatmung → Extubation und direkten Transfer an die nichtinvasive Beatmung anstreben. Voraussetzung ist eine ausreichende Erfahrung und Sicherheit des Behandlungsteams im Umgang mit der NIV
- Andere Ursache für die respir. Dekompensation im Vordergrund (z. B. Pneumonie): Ursache erst ausreichend behandeln vor einem Transfer zur NIV/ Weaning

Beatmungseinstellung (Beatmungsbeginn)

- Modus APCV/PCV
- Kurze Inspirationszeit (T_i) ca. 0,7–1,0 Sek.
- Steile Rampe bzw. hohe Druckanstiegsgeschwindigkeit ≤ 0,2 Sek.
- PEEP 5–8 cmH_2O
- Inspirationsdruck < 30(–35) cmH_2O
- I:E = 1:1,5 bis 1:4
- AF 14–20/Min.
- Atemhubvolumen 6–8 ml/kg Standard-KG (ohne ARDS)
- Atemminutenvolumen nach pH > 7,2, dabei Toleranz einer Hyperkapnie im Sinne einer kontrollierten Hypoventilation

Sedierung Analgosedierung mit Ketamin (1–3,5 mg/kg/h, ▶ 17.9.5) aufgrund der antiobstruktiven Wirkung immer in Komb. mit Midazolam (0,05–0,15 mg/kg/h, ▶ 17.9.2) oder Propofol (1–4 mg/kg/h, ▶ 17.9.1) aufgrund der psychomimetischen NW.

3.3.7 Beatmung bei kardialem Lungenödem

Besonderheiten Pos. Auswirkungen der Beatmung durch Senkung der rechtsventrikulären Vorlast und der li-ventrikulären Nachlast durch PEEP-Applikation. Bei zu hohen PEEP-Werten allerdings Abfall von RR und HZV → ggf. Katecholaminther.

Beatmungseinstellung (Beatmungsbeginn)

- Modus: PSV, BiPAP, APCV
- PEEP-Titration auf 8–12 cmH_2O
- Inspirationsdruck 10–15 cmH_2O über PEEP
- Atemhubvolumen 6 ml/kg Standard-KG
- AF und Atemminutenvolumen so wählen, dass Normokapnie erreicht wird
- I:E = 1:1 bis 1:2
- FiO_2 so wählen, dass Normoxämie erreicht wird

Extubation erst nach vollständiger Rekompensation.

3.3.8 Beatmung bei akutem Cor pulmonale (Lungenembolie)

Besonderheiten Die Beatmungsstrategie so wählen, dass eine Erhöhung der rechtsventrikulären Nachlast vermieden wird. Die Lungenembolie ist eine primär vaskuläre Erkr. und keine Erkr. des Lungenparenchyms mit Ausbildung von Atelektasen usw.

Beatmungseinstellung

- Modus: APCV, PCV
- Kontrollierte Hyperventilation mit pCO_2 30–35 mmHg mit pH 7,45 bis 7,50 → respir. Alkalose mit pulmonal vasodilatierendem Effekt
- FiO_2 nach pO_2 > 100 mmHg → Aufhebung der hypoxiebedingten pulmonalen Vasokonstriktion
- PEEP 5–7 cmH_2O → weitere Erhöhung birgt die Gefahr der Erhöhung der rechtsventrikulären Nachlast
- Beatmungsmitteldruck möglichst niedrig
- Benötigtes Atemminutenvolumen über die Atemfrequenz steuern

3.3.9 Beatmung bei erhöhtem Hirndruck

Behandlungsstrategie

- Möglichst Anlage einer Hirndrucksonde
- Möglichst Kapnometrie
- Moderate Hyperventilation ($PaCO_2$ 35 mmHg; **Cave:** keine $PaCO_2$-Werte < 30 mmHg → Gefahr der zerebralen Minderperfusion), Hyperventilationseffekt nur kurzfristig
- Bis Hirndruck ausgeschlossen, Pat. ausreichend analgosedieren und kontrolliert beatmen
- Oberkörperhochlagerung 30°

Beatmungseinstellung

- Volumenkontrollierte Beatmung, keine Spontanatmung
- Moderater PEEP, sonst zerebrale Abflussbehinderung
- PaO_2-Werte < 100 mmHg vermeiden

3.4 Maskenbeatmung (im Notfall)

Indikation

- Notfälle mit unzureichender Spontanatmung oder Atemstillstand bis zur definitiven Intubation, Überbrückung bei schwieriger oder unmöglicher Intubation
- Maskennarkose im Rahmen kurz dauernder Eingriffe (z. B. Kardioversion), wenn Pat. seit mind. 6 h nüchtern, ansonsten erhöhtes Aspirationsrisiko

Durchführung

- Mund und Rachen vor Beginn inspizieren, Fremdkörper entfernen, Sekret absaugen
- Atemmaske geeigneter Größe über Mund und Nase platzieren (Maske muss mit ihrem Randwulst Nasenwurzel, beide Mundwinkel und den Unterkiefer kaudal der Unterlippe umschließen) → ggf. verschiedene Maskengrößen ausprobieren
- Lagern des Kopfs auf einer 10 cm dicken Unterlage, Strecken des Kopfs im Atlantookzipitalgelenk
- Unterkiefer mit Klein-, Ring- und Mittelfinger nach vorne ziehen. Daumen und Zeigefinger halten die Maske luftdicht auf das Gesicht, die andere Hand komprimiert den Ambu-Beutel
- Frequenz 10–16/Min., auf Atemexkursion achten

! Hohe Beatmungsdrücke machen eine Luftinsufflation des Magens mit erhöhtem Aspirationsrisiko wahrscheinlich

- Freihalten der Atemwege durch Guedel- oder Wendl-Tubus erleichtert die Beatmung!

Hilfsmittel zum Freihalten der Atemwege

- **Guedel-Tubus:** oropharyngealer Tubus, der durch Fixation der Zunge und des Zungengrunds sowie durch sein Lumen eine Verlegung der Atemwege verhindert. Verschiedene Größen (0–6), bei Erwachsenen meist 4–5. Nach Öffnen des Munds Einführen des Tubus mit der Spitze nach kranial bis zur Rachenhinterwand. Dann um 180° drehen und vorschieben, bis die äußere Gummiplatte an die Lippen reicht
- **Wendl-Tubus:** nasopharyngealer Tubus, der eine Luftbrücke zwischen Kehlkopf und Außenraum sichert. Etwas Lokalanästhetikum, z. B. Lidocain-Gel, in das einsprechende Nasenloch geben, dann Tubus bis zur Abschlussplatte einführen

3.5 Tracheotomie

3.5.1 Allgemeine Grundlagen

Indikationen

- Keine absehbar begrenzte Beatmungsdauer und keine NIV-Option
- Intubation nicht möglich bei Obstruktion, Verätzung, Verbrennung oder Trauma
- Persistierende Schluckstörung mit Aspirationsneigung, Ermöglichung eines suffizienten Sekretmanagements
- Erleichtertes Weaning: größerer Innendurchmesser, geringere Länge → Atemwegswiderstand ↓, bessere Toleranz, keine Sedierung
- Trachealstenose

3.5.2 Verfahren

Chirurgische Tracheotomie

Durchführung Durch Chirurg oder HNO-Arzt im OP oder am Bett unter aseptischen Bedingungen:

- Kopf hyperextendiert, Desinfektion, Lokalanästhesie
- Ca. 4 cm breiter transversaler Schnitt 2 cm oberhalb des Jugulums, Darstellung der Trachea, kreuzförmige Inzision und Fensterung der Trachea
- Einführen des Tubus (flexible Kunststoffkanüle mit Cuff, Innendurchmesser bei Frauen 8 mm, bei Männern 9 mm), Naht, Verband und Fixierung
- Pflege: erster Wechsel der Trachealkanüle ab dem 1. postop. Tag durch den Operateur, tägl. steriler Verband, später je nach Bedarf (Verschmutzung und Verlegung durch Sekret) Wechsel 1×/Wo

Komplikationen Infektionen, v. a. Tracheobronchitis, Pneumothorax, Pneumomediastinum, Mediastinitis, Blutung, Druckulzera. Trachealstenosen als Spätfolge.

Perkutane Tracheotomie

Indikation Methode der Wahl bei invasiver Beatmung und Ind. zur Tracheotomie. Keine Frühtracheotomie! Bettseitige Durchführung unter videobrochoskopischer Kontrolle. Vorteil: geringerer Aufwand, weniger peristomale Infekte sowie rascheres Abheilen als konventionelle Tracheotomie.

Dilatationsverfahren

Durchführung Unter bronchoskopischer Sicht durch den zurückgezogenen Tubus einen der Zwischenräume zwischen 1.–3. (4.) Ringknorpel punktieren und nach kleiner Inzision der Haut mittels Seldinger-Technik Dilatator bzw. Dilatatoren einführen (▶Abb. 3.8). Nach Dilatation Einführen des Tubus.

KO: Fehllage der Kanüle, Trachealhinterwandperforation, Pneumothorax, Pneumomediastinum, Verletzung größerer Gefäße, Kehlkopfverletzungen, Ringknorpelverletzungen, Trachealstenosen als Spätfolge.

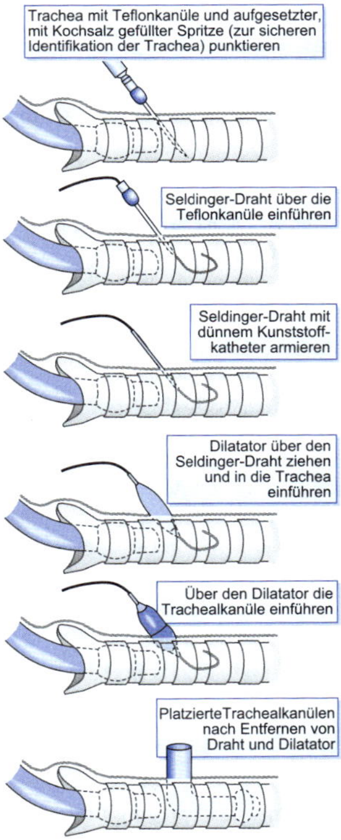

Abb. 3.8 Technik der perkutanen Dilatationstracheotomie: Punktion der Trachea mit Kanüle, Seldinger-Draht einführen, über Seldinger-Draht Kunststoff-Katheter ziehen, über den Seldinger-Draht Dilatator in die Trachea einführen, über den Dilatator Trachealkanüle in die Trachea vorschieben, Trachealkanüle platzieren [L157]

Translaryngeale Tracheotomie (TLT)

Durchführung Unter videobronchoskopischer Sicht mittige Punktion der Trachea in einem der Zwischenräume zwischen dem 1. und 3. (4.) Ringknorpel. Einführen des Seldinger-Drahts und Vorschieben am Tubus vorbei in die Mundhöhle. Herausziehen des Drahts und Fixierung des Tubus an dessen Ende. Extubation, retrograder Durchzug des Tubus und Platzierung in der distalen Trachea in Apnoe (bei vorheriger Beatmung mit 100 % bleiben ca. 5 Min. Zeit für das Manöver, reguläre Dauer 30–90 Sek.), Anschluss des Beatmungssystems.

Vorteile Keine Gefahr der Tracheahinterwandverletzung, geringste Traumatisierung von allen Verfahren, geringste Blutungsgefahr durch einmaligen Durchzug mit dauerhafter Kompression der Durchtrittsstelle (kein Wechsel der Dilatatoren).

3

Nachteile Etwas komplizierteres Verfahren; bei höherer FiO_2 (> 0,7) aufgrund der Apnoephase nicht durchführbar.

Entfernung der Trachealkanüle

- Voraussetzung: keine Beatmung mehr notwendig oder Transfer zur NIV möglich
- Keine Schluckstörung mit Aspirationsneigung
- Nicht invasives Sekretmanagement ausreichend möglich
- Ggf. zunächst Ersatz durch Sprechkanüle mit einer Fensterung im Bereich der Trachea nach kranial
- Vorübergehender Einsatz eines Platzhalters
- Tupferverband nach Entfernung der Kanüle, Verschluss erfolgt spontan, selten operativer Verschluss nötig

Kanülenwechsel

- Erster Kanülenwechsel nicht vor dem 7. d, eher erst nach 10–14 d, ggf. mit Cook-Führungsstab.
- Bei akzidenteller Entfernung der Trachealkanüle innerhalb der ersten 2 d → keine Rekanülierungsversuche, sondern konventionelle Intubation → Etablierung eines Komplikationsmanagements bei akzidenteller Dekanülierung innerhalb der ersten 7 Tage!

3.6 Adjuvante Therapie

3.6.1 Atemgaskonditionierung

Befeuchtung und Erwärmung der Atemgase sind Aufgabe der oberen Luftwege. Bei intubiertem Pat. muss die Atemgasklimatisierung künstlich vorgenommen werden.

- **Aktive Systeme:** thermostatregulierte Erwärmung und Anreicherung der Inspirationsluft mit Feuchtigkeit (rel. Luftfeuchtigkeit soll 40–90 % bei 25–30 °C betragen), integrierte Schlauchheizung. **KO:** Keimübertragung oder -ausbreitung
- **Passive Systeme** („feuchte Nase“, HME = Heat and Moisture Exchanger): schaumstoffhaltiger Aufsatz, der die Wärme und Feuchtigkeit der Ausatemluft speichert und die Einatemluft konditioniert. **KO:** partieller Verschluss durch Sekret, Kondenswasser oder Blut, Erhöhung des Atemwegswiderstands, Beeinflussung der Gerätetriggerung

3.6.2 Atmungs- und Physiotherapie

Frühmobilisation Alle intensivmedizinisch behandelten Pat. ohne KI. Beginn innerhalb von 72 h nach der Aufnahme nach standardisiertem Algorithmus.

Sekretmobilisation und Sekretelimination Manuelle Sekretlösung in Kombination mit Lagerungsdrainage und ggf. apparativer Hilfe z. B. Vibrationsmassagegerät (Vibrax®), Hochfrequenzbrustwandoszillation (The Vest®).
Endobronchiale Oszillation (RC-Cornet ® ,VRP$_1$-Desitin): Verbindung von intrabronchialer Oszillaton, PEP (Positive Expiratory Pressure) und phasenweiser schneller Exspiration zur Sekretmobilisation, zum Sekrettransport, zur Wiedereröffnung atelektatischer Bezirke und zur Reduktion der Lungenüberblähung.

Hustenhilfen
- Husteninsuff. aufgrund einer in- und exspiratorischen, muskulären Schwäche bei neuromuskulären Erkr.:
  - Manuelle Thorax- oder Abdomenkompression synchron mit dem Hustenmanöver (sog. assistiertes Husten)
  - Erhöhung der inspiratorischen Kapazität durch Insufflation zusätzlicher Atemzüge mit dem Ambubeutel über ein Mundstück in mehreren Portionen ohne zwischenzeitlich auszuatmen (sog. Luftstapeln oder Air Stacking). Dieses Manöver setzt einen intakten Glottisschluss voraus und sollte manuell unterstützt werden. Eine Durchführung ist auch mit dem Beatmungsgerät in volumenkontrolliertem Modus möglich (nur unter NIV anwendbar)
  - Maschinelle Hustenhilfe mittels In-/Exsufflator (CoughAssist®). Dieses Gerät ermöglicht eine tiefe Inspiration (maximale Insufflation) unter einem relativ hohem Druck (> 40 cmH_2O) und eine synchrone Unterstützung des Hustenstoßes durch Applikation eines starken negativen Drucks (Exsufflation). Zusätzlich sollte eine manuelle Hustenunterstützung erfolgen. Eine Anwendung ist nichtinvasiv mit einer Mund-Nasenmaske und unter invasiver Beatmung möglich
- Husteninsuff. aufgrund instabiler, kollaptischer Atemwege:
  - Anwendung von PEP, Flutter, Vibrax, Hochfrequenzbrustwandoszillation und Lagerungsdrainagen, s. o.
  - Huffing: mehrere hintereinander durchgeführte, kurze Hustenmanöver mit submaximaler Ausatmung. Vorteile: geringere Kraftanstrengung und Reduktion der Atemnot

3.6.3 Endotracheales Absaugen

Indikationen Sekretansammlungen im Beatmungstubus und der Trachea.

Durchführung
- FiO_2 für 5 Min. auf 1,0, sterile Handschuhe, steriler Katheter, Alarme am Beatmungsgerät kurz abschalten
- Diskonnektion der Beatmungsschläuche vom Tubus, nur innerhalb des Tubus/Trachealkanüle bis max. 1 cm über das distale Ende hinaus absaugen
- Beobachtung von EKG-Monitor und Pulsoxymetrie
- Nach der Rekonnektion Alarme am Beatmungsgerät wieder einschalten
- Zusätzlich mikrobiologische Untersuchung des Trachealsekrets möglich (Routineuntersuchung ab dem 5. d 2×/Wo. sowie bei Fieber, Entzündungszeichen und radiologischen Infiltraten), Material muss innerhalb von 30–60 Min. verarbeitet werden.

Es stehen auch geschlossene Absaugsysteme zur Verfügung, deren Vorteile in einer ungehinderten Fortführung der Beatmung ohne Diskonnektion und einer mehrfachen Verwendung derselben Absaugkatheter liegen. Verwendung bei hohem PEEP (> 8 mmHg) sinnvoll. Derzeit existiert keine eindeutige Empfehlung für die geschlossene oder die offene Absaugung.

3.6.4 Minitracheotomie

Perkutane Anlage einer kleinlumigen Trachealkanüle, über die eine endotracheale Absaugung möglich ist. Prozedur unter videobronchoskopischer Sicht analog zur Dilatationstracheotomie. Spontanatmung, Sprechen, Nahrungs- und Flüssigkeitsaufnahme bleiben unbeeinflusst. Die Durchführung einer nichtinvasiven Beatmung ist ungehindert möglich.

Indikationen Bei therapierefraktärem Sekretverhalt, der regelmäßige bronchoskopische Absaugungen erforderlich macht oder einer höhergradigen Husteninsuff., die nicht mit dem In-/Exsufflator (CoughAssist®) behandelt werden kann. Eine Anwendung in Kombination mit dem In-/Exsufflator ist möglich. Aufgrund des kleinen Lumens der Absaugkatheter ist die Anwendung bei sehr zähem Sekret nur bedingt effektiv bzw. praktikabel.

3.6.5 Bronchoskopisches Absaugen

Vorteil ist die gezielte Beseitigung von Schleimpfröpfen oder anderen Hindernissen in den Atemwegen. Gezielte BAL (▶ 2.11.4) zur mikrobiologischen Untersuchung möglich. Indikation auch bei akuter respir. Verschlechterung, neuen radiologischen Infiltraten.

Bronchoskopie unter nichtinvasiver Beatmung bei respiratorisch instabiler Situation

- Mundstück einsetzen und mit Halteband fixieren
- Kontrollierte, druckgesteuerte Beatmung über Mund-Nasen-Maske vom Typ Mirage full face®
- FiO_2 1,0 oder zumindest 8–10 l/Min. O_2-Gabe
- Leichte Sedierung mit z. B. Midazolam 2–5 mg i. v. (▶ 17.9.2) oder Propofol 20–80 mg fraktioniert i. v. (▶ 17.9.1)
- Zugang über ein Winkelstück mit Absaugöffnung, das direkt auf die Beatmungsmaske aufgesetzt wird
- Nach Bronchoskopie Mundstück entfernen
- Reguläre Fortführung der NIV oder kurze Nachbeatmung bis zum vollständigen Abfluten der Sedierung, dann Spontanatmung

3.6.6 Selektive Dekontamination

- **Selektive orale Dekontamination** (SOD): Chlorhexidinmundspüllösung 0,12%. Ind. bei erhöhter VAP-Rate (> 10/1000 Beatmungstage) und bei kardiochirurgischen Pat.
- **Selektive Darmdekontamination** (SDD): z. B. mit Polymyxin E 1 × 100 mg/d, Tobramycin 1 × 80 mg/d, Amphotericin B 4 × 500 mg/d (▶ 14.12.2). Nur bei hohem Aspirations- und Sterberisiko. **Cave:** Kolonisation von hoch-resistenten Erregern.

3.6.7 Permissive Hyperkapnie

Gehört zur lungenprotektiven Beatmungsstrategie (▶ 3.3.5). Durch Tolerieren einer Hyperkapnie sind niedrigere Beatmungsdrücke und -volumina möglich, dadurch Verminderung beatmungsassoziierter Schädigungen der Lunge.

Indikationen ARDS, COPD, v. a. bei Vorschädigungen der Lunge durch Beatmung oder Vorerkr.

Kontraindikation SHT, ZNS-Probleme, Krampfleiden, KHK.

Management
- Reduktion des Hubvolumens auf 4–6 ml/kg (PEEP-Einstellung nach klin. Erfordernissen) mit Tolerierung von $pCO_2 > 50$ mmHg bis zu 80–90 mmHg (pH > 7,2 ohne Pufferung)
- Nur bei ausgeprägter resp. Azidose Erhöhung der CO_2-Abatmung, z. B. durch Zunahme der Atemfrequenz indiziert („pH wichtiger als pCO_2"), metabolische Kompensation des pH-Abfalls innerhalb weniger Stunden bis Tage bei normaler Nierenfunktion durch Bikarbonatretention
- Minderung des $PaCO_2$-Anstiegs durch Kühlung, Analgosedierung und Ernährungsregime mit hohem Fett- und niedrigem Kohlenhydratanteil
- Durch die hypoventilationsbedingte Hyperkapnie kommt es zur respir. Azidose mit nachfolgender pulmonaler Vasokonstriktion, Katecholaminfreisetzung (RR und Herzfrequenz ↑), Anstieg der ZNS-Durchblutung, Hirndruckerhöhung und ggf. CO_2-Narkose

3.6.8 Seitengetrennte Ventilation (Independent Lung Ventilation)

Getrennte Beatmung der rechten und der linken Lunge mit zwei Beatmungsgeräten über einen Doppellumentubus. Einsatz sämtlicher Ventilationsformen möglich.

Indikationen
- Lebensbedrohliche Hypoxämie bei einseitigen Thoraxtraumen/Pneumonie/Aspiration
- Bronchopleurale Fistel
- Therapieresistente Atelektase
- Massive Hämoptyse

3.7 Monitoring

3.7.1 Beatmungsgerätgebundenes Monitoring

Compliance (C)

Das Verhältnis von Atemvolumen (V_T) zu Druck entspricht der Dehnbarkeit des Lungenparenchyms und des knöchernen Thorax.
- **Statische Compliance:** $C_{stat} = V_t/(P_{Plat} - [PEEP_{intrinsic} + PEEP_{extrinsic}])$. Normalwerte altersabhängig (Abnahme im Alter): 160 ml/cmH_2O. Compliance wird i. d. R. vom Respirator angezeigt
- **Dynamische Compliance:** $C_{dyn} = V_t/(P_{Peak} - [PEEP_{intrinsic} + PEEP_{extrinsic}])$. C_{dyn} reflektiert die Impedanz des Systems Pat./Respirator (Strömungswiderstände und elastische Retraktionskräfte)

- **Effektive Compliance:** Werte werden direkt am Respirator gemessen und beinhalten die innere Compliance des Beatmungsgeräts, der Befeuchterkaskade und der Beatmungsschläuche
- ! DD der Verminderung der Compliance unter Beatmung: Lungenödem, Pneumonie, Atelektasen, ARDS, Lungenkontusion

Resistance (R)

Atemwegswiderstand = $(P_{max} - P_{plat})/Flow_{insp}$, normal unter Beatmung < 10 cmH_2O/l/Sek. R wird i. d. R. vom Respirator angezeigt.
DD der erhöhten Resistance: Bronchiale Obstruktion, Emphysem, Bronchial- und Trachealverschleimung, Tracheobronchitis, Trachealstenosen, Tubusverlegung.

3.7.2 Beurteilung des transpulmonalen O_2-Transports

Alveoloarterielle O_2-Differenz ($AaDO_2$)

- $AaDO_2 = p_{Alv}O_2 - PaO_2$
- Vereinfachte Formel: $p_{Alv}O_2 = FiO_2\ (\%) \times 7 - (1{,}25 \times paO_2)$
- Normwerte: 10–20 mmHg bei Raumluft, 25–65 mmHg bei $FiO_2 = 1{,}0$
- **DD erhöhte $AaDO_2$:** verminderte Diffusionskapazität, Anstieg des intrapulmonalen Shuntvolumens, intrakardiale Shunts, HZV ↓, vermehrter O_2-Verbrauch, hochgradige Anämie
- **Horovitz-Quotient:** Maß für den Schweregrad einer Oxygenierungsstörung: pO_2 (mmHg)/FiO_2. Beurteilung des transpulmonalen O_2-Transports, wenn $AaDO_2$ nicht bekannt:
  - 500 = sehr gut, 100 = schlecht
  - ! Bei Werten < 200 beträgt das Shuntvolumen > 20 %.

3.8 Beatmungskomplikationen

3.8.1 Beatmungsassoziierte Pneumonie

Risiko steigt mit zunehmender Beatmungsdauer (< 24 h 5,5 %; > 24 h 26,6 %; > 10 d > 80 %; 50 % der Pneumonien entwickeln sich in den ersten 4 d).

Maßnahmen zur Prävention

- Konsequente Händedesinfektion
- Vermeidung von Intubation, Reintubation, akzidenteller Extubation
- Anwendung der nichtinvasiven Beatmung
- Bevorzugung der oralen Intubation
- Oberkörperhochlagerung um 30–45° bei fehlenden KI
- Tracheotomie und Trachealkanülenwechsel unter aseptischen Bedingungen
- Möglichst keine Muskelrelaxation
- Frühzeitige enterale Ernährung
- Verzicht auf Stressulkusprophylaxe, falls vertretbar
- Selektive orale Dekontamination (SOD) bei VAP-Inzidenz > 10/1000 Beatmungstage und kardiochirurgischen Pat.
- Selektive Darmdekontamination (SDD) bei deutlich erhöhtem Aspirations- und Sterberisiko

- Wenn Befeuchtungssysteme verwendet werden, dann beheizbare Schlauchsysteme, keine regelmäßige Entfernung von Kondenswasser, Wechsel des Schlauchsystems alle 7 d
- Spülung zur Sekretentfernung mit steriler Flüssigkeit
- Sterile Einmalkatheter bei offener Absaugung, bei geschlossenen Absaugsystemen können die Katheter mehrfach verwendet werden
- Geschlossene Absaugung nur bei Prävalenz von hochresistenten Keimen
- Durchspülen des Absaugsystems mit Leitungswasser nach dem Gebrauch
- Aufhängen des Ansatzstücks in senkrechter Position nach dem Absaugen
- Tägliche thermische Desinfektion des Absaugbehälters und des Absaugschlauchs
- Patientenbezogene Verwendung von Absaugsystem und Auffangbehälter
- Entfernung von Kondenswasser aus dem Schlauchsystem vor Verwendung des Medikamentenverneblers
- Vernebelung von Medikamenten aus Einzelampullen
- Thermische und chemische Desinfektion der Verneblersysteme nach dem Gebrauch, anschließende Spülung mit sterilem Wasser zur Entfernung von Rückständen des Desinfektionsmittels, trockene Lagerung
- Endotrachealtuben mit subglottischer Absaugung bei zu erwartender Beatmungsdauer > 48 h

Diagnostik

- Rö-Thorax
- Tracheobronchialsekret aus der Tiefe per steriler Absaugung nach vorheriger Sekretbeseitigung aus dem Tubus- und Trachealbereich
- Alternativ bronchoskopische Materialgewinnung → kein Lokalanästhetikum im Arbeitskanal, keine Absaugung vor Erreichen des Entnahmebereichs
- Blutkulturen
- **Diagnosestellung:** persistierendes oder neu aufgetretenes Infiltrat im Rö-Thorax plus 2 der folgenden Kriterien:
  - Leukozytose (> 12×10^9/l) oder Leukopenie (< 4×10^9/l)
  - Fieber > 38 °C oder Hypothermie < 36 °C
  - Purulentes Bronchialsekret

3.8.2 Pneumothorax

Klin. erkennbar an plötzlichem Abfall der Atemhubvolumina (druckgesteuerte Ventilation) oder Anstieg der Beatmungsdrücke (volumengesteuerte Ventilation), Verschlechterung der Oxygenisierung, HF-Anstieg, RR-Abfall, einseitig fehlendem oder abgeschwächtem Auskultationsgeräusch → sofortige Drainage (▶ 7.1.7).

3.8.3 Akute Sekretverlegung des Tubus

Klin. Bild ähnlich wie bei Pneumothorax → sofortige Bronchoskopie und ggf. Umintubation.

3.9 Respiratorentwöhnung (Weaning)

3.9.1 Voraussetzungen

3

- Das akute Ereignis, das zur invasiven Beatmung geführt hat, ist ausreichend behandelt (z. B. Pneumonie, Lungenödem)
- Hämodynamische Stabilität
- Infektfreiheit
- Keine geplanten Eingriffe
- Sedierung soweit reduziert, dass der Pat. gut kontaktierbar ist
- Adäquater Hustenstoß
- $pO_2 > 60$ mmHg bei $FiO_2 < 0{,}4$
- Ausgeglichener Säure-Basen-Haushalt
- $pCO_2 < 45$ mmHg ohne vorbestehende Grunderkr. mit Hyperkapnie
- Bei vorbestehenden Grunderkr. mit Hyperkapnie pCO_2-Werte im Bereich wie vor Eintreten des beatmungspflichtigen Ereignisses
- PEEP < 7 cmH_2O

Vor Festlegung der Weaning-Strategie (▶ Tab. 3.3) sollten folgende Überlegungen angestellt werden:

- Welche Ursache hat zu der Beatmung geführt?
- Welche Grund- und Begleiterkr. liegen vor?
- Langzeitbeatmung mit Critical-Illness-Polyneuropathie/Myopathie?
- Ist nach der Extubation mit einem hypoxämischen respir. Versagen zu rechnen?
- Ist nach der Extubation mit einem hyperkapnischen respir. Versagen zu rechnen?

Tab. 3.3 Weaning-Kategorien (nach S2-Leitlinie der DGP)

Kategorie			Beschreibung
1	Einfaches Weaning		Erfolgreiche Entwöhnung nach dem ersten Spontanatmungsversuch (▶ 3.9.2)
2	Schwieriges Weaning		Erfolgreiche Entwöhnung nach 3 Spontanatmungsversuchen und innerhalb von 7 d nach dem ersten erfolglosen Spontanatmungsversuch (▶ 3.9.3).
3	Prolongiertes Weaning		Mind. 3 erfolglose Spontanatmungsversuche oder Beatmung > 7 d nach dem ersten Spontanatmungsversuch (▶ 3.9.4).
		a	Weaning mit Spontanatmung
		b	Weaning mit Einsatz intermittierender NIV
		c	Erfolgloses Weaning mit invasiver außerklinischer Beatmung

3.9.2 Einfaches, kontinuierliches Weaning (Kategorie 1)

Gängigstes Vorgehen mit kontinuierlicher Fortführung der Beatmung im PSV-Modus (CPAP/ASB), dann Reduktion der Druckunterstützung und des PEEP. Extubation bei Erreichen eines PEEP < 7 cmH_2O und einer Druckunterstützung von 12–15 cmH_2O bei einer stabilen Atemfrequenz < 25/Min. und einem ausreichenden Atemzugvolumen (Anhalt $AF/V_T < 105$). Alternativ: BiPAP-Modus mit Reduktion der Druckamplitude und der Atemfrequenz.

Indikation
- Kurze Beatmungsdauer z. B. nach OP
- Keine chron. respir. Insuff.

Die klin. Erfahrung des Behandlungsteams ist der entscheidende Faktor.

3.9.3 Screening und tägliche Spontanatmungstests (Kategorie 2)

- Tägliche Überprüfung der Voraussetzungen zum Weaning (s. o.)
- Weaning-Kriterien erfüllt → tägl. Spontanatmungsversuche (T-Stück)
- Abbruchkriterien für Spontanatmungsversuche:
  - Atemfrequenzanstieg > 35/Min.
  - SaO_2-Abfall < 90 %
  - PCO_2-Anstieg > 15 mmHg des Ausgangswerts
  - Herzfrequenzanstieg > 20 % des Ausgangswerts
  - RR-Anstieg > 30 mmHg
  - Einsatz der Atemhilfsmuskulatur
  - Subjektive Beschwerden wie Angst, Unruhe oder Dyspnoe
- Beatmungsphasen mit (assistiert-)kontrollierter Beatmung
- Extubation bei Erreichen einer stabilen (→ Abbruchkriterien) Spontanatmungszeit von 1 h

3.9.4 Prolongiertes Weaning (Kategorie 3)

Versagen der o. g. Strategien der Respiratorentwöhnung.

Ursachen
- Ungleichgewicht zwischen Last und Kapazität der Atemmuskulatur mit hyperkapnischer respiratorischer Insuff. z. B. bei:
  - COPD
  - Thoraxdeformitäten, z. B. Kyphoskoliose, Torsionsskoliose
  - Schweren restriktiven Störungen wie Post-Tbc-Sy. oder nach Lungenparenchym-Resektion
  - Neuromuskulären Erkr.
  - Adipositas per magna: Besserung der atemmechanischen Bedingungen durch halbsitzende Position
  - Critical-Illness-Polyneuropathie/Myopathie
  - Zwerchfellschädigung durch Langzeitbeatmung
  - Steroidmyopathie
- Malnutrition: Phosphat-, Kalzium-, Magnesiumspiegel? Albumin?
- Anämie: Ausgleich, insbes. bei COPD, auf Hb-Werte um 12 g/dl reduziert die Atemarbeit um bis zu 25 % und kann sich bei diesen Pat. pos. auf den Entwöhnungserfolg auswirken
- Chron., schwere Linksherzinsuff.: Diagn., Ther.-Otimierung, und ggf. invasive Diagnostik und Therapie
- Aspiration: PEG oder PEJ, Logopädie, u. U. Verbesserung des Schluckakts durch Entblockung der Trachealkanüle
- Durchgangs-, Entzugssymptomatik: Vorbeugung durch möglichst geringe Sedierung und Sedierungspausen, Vermeidung von „Übersedierung“, psychiatrische Medikation

Durchführung
- Initial kontinuierliche, kontrollierte (druck- oder volumenkontrolliert) Beatmung in einer für den Pat. subjektiv angenehmen Einstellung zur Rekonditionierung der Atemmuskulatur
- Möglichst großer Tubus (mind. 9,0 mm)
- Bei Trachealkanüle möglichst eine gefensterte Kanüle mit Sprecheinsatz verwenden → weitere Reduktion der Atemarbeit während der Spontanatmung, Möglichkeit des Sprechens
- Prüfen, ob Entblockung und Einsatz einer gefensterten Trachealkanüle für die Spontanatmung möglich ist → Hustenstoß? Schluckakt?
- Intermittierende Spontanatmung über den Tubus/Trachealkanüle („feuchte Nase"):
  - Keine oder nur geringe Sedierung
  - Aufklärung des Pat. über das Vorgehen
  - Wenn möglich, dem Pat. eine Klingel oder andere Möglichkeit der Alarmierung geben
  - Protokollbasiertes Vorgehen mit definierten Abbruchkriterien, die sich an den registrierten Parametern der respir., hämodynamischen und klin. Situation orientieren wie Atemfrequenz, Atemzugvolumen, Sauerstoffsättigung oder pO_2, pCO_2, Herzfrequenz, Blutdruck, subjektive Dyspnoe, Unruhe und Einsatz der Atemhilfsmuskulatur
  - Beatmungsphasen im kontrollierten Modus zur Entlastung und Erholung der Atemmuskulatur
  - Nachts durchbeatmen und auf ausreichende, suffiziente Schlafzeit achten
  - Ausdehnung der Spontanatmungsphasen auf > 2–4 h stabile subjektiv beschwerdefreie Spontanatmung
- Extubation
- Ggf. Einsatz eines Platzhalters zur Abdichtung des Tracheostomas, Ermöglichung des Hustens, Sprechens und Schluckens
- Bei Ventilationsinsuff. nichtinvasive Beatmung (▶ 3.2)

Diagnostik Pat. mit prolongierter Entwöhnung gehören weiter abgeklärt hinsichtlich der Notwendigkeit einer differenzierten Therapie zur mittel- bis langfristigen Stabilisierung der respir. Situation. Hierzu kommen folgende Messmethoden zum Einsatz:
- Lungenfunktion inkl. P 0,1/Pi_{max}, Peak Cough Flow (max. Hustenstoß)
- Nächtliche Pulsoxymetrie
- Nächtliche Kapnometrie
- Nächtliches Blutgasprofil
- Kardiorespir. Polygrafie
- Polysomnografie
- Ggf. Spiroergometrie

Therapie Therapieoptionen sind, abhängig von der zugrunde liegenden Störung, neben einer optimierten medikamentösen Therapie:
- Langzeitsauerstofftherapie
- Mobile Sauerstoffgabe
- Intermittierende Heimbeatmung (ca. 30 % der schwer zu entwöhnenden Pat.)
- Nächtliche CPAP-Therapie
- Nächtliche BiPAP-Therapie
- Nächtliche adaptive Servoventilation

- **Adjuvante Maßnahmen:**
  - Aufrechte Körperposition, insbes. bei Adipositas und neuromuskulär Erkrankten
  - Konsequente Atemphysiotherapie und Sekretmanagement, inkl. Bronchoskopie (▶ 2.11.4)
  - Unter Umständen medikamentöse Reduktion des Atemantriebs z. B. durch niedrig dosierte Morphingabe
  - Optimierung des Ernährungszustands

3.9.5 Verkürztes Weaning bei COPD (Transfer zur NIV)

Im Fall einer hyperkapnisch dekompensierten COPD, die eine invasive Beatmung erforderlich macht, sollte unterschieden werden zwischen:

- Primärem Atempumpversagen → ca. 48 h kontrolliert durchbeatmen zur Rekonditionierung der Atemmuskulatur mit anschließender Extubation und Transfer zur nichtinvasiven Ventilation
- Im Vordergrund stehender anderer Erkr., z. B. einer Pneumonie mit zusätzlicher höhergradiger Oxygenierungsstörung, → zunächst unter invasiver Beatmung Erkr. ausbehandeln bis keine relevante Gasaustauschstörung mehr vorhanden ist, dann ins Weaning gehen mit intermittierender Spontanatmung (▶ 3.9.3)

Dieses Vorgehen setzt einen geübten Umgang des Behandlungsteams mit der nichtinvasiven Beatmungstherapie voraus.

3.10 Umintubation und Extubation

3.10.1 Umintubation

- Narkosevertiefung, z. B. mit Midazolam (▶ 17.9.2), Propofol (▶ 17.9.1) und Sufentanil (▶ 17.4.8)
- Präoxygenierung mit FiO_2 1,0
- Nach gründlichem Absaugen des Hypopharynx laryngoskopische Einstellung und Beurteilung der Intubationsbedingungen
- Bei V. a. Schwellung: Methylprednisolon 250 mg i. v. (▶ 7.4.2)
- Bei bekannten Intubationsschwierigkeiten oder schwieriger Laryngoskopie trotz optimaler Bedingungen einen „Cook-Stab" als Führungsschiene verwenden (intratracheal eingeführter Plastikstab, kann notfalls zur O_2-Insufflation oder Hochfrequenzbeatmung dienen)
- Immer größtmöglichen Tubus verwenden (besseres Weaning, Bronchoskopie)

3.10.2 Extubation

Voraussetzungen

- Pat. nicht komatös
- Funktionierende Schluck- und Hustenreflexe
- Stabile Herz-Kreislauf-Verhältnisse
- Extubationskriterien nach dem gewählten Weaning-Verfahren (s. o.) erreicht
- Fieber- und Infektfreiheit

Durchführung

- Pat. mind. 2 h vor Extubation nüchtern lassen (keine Sondenkost)
- Pat. aufklären, Oberkörper hochlagern
- Material für eine Reintubation bereithalten
- Bei evtl. notwendiger NIV Gerät und Equipment bereithalten
- Evtl. ca. 12 h vor Extubation Glukokortikoide i. v., z. B. Methylprednisolon 3 mg/kg KG (▶ 7.4.2) zum Vermeiden eines Glottisödems durch mechanische Irritation
- Mund- und Rachenraum sowie Magen über die Sonde absaugen
- Tubusbefestigung lösen, entblocken und Tubus unter endotrachealer Absaugung herausziehen

! Ständige Überwachung des Pat. in den nächsten Min., BGA-Kontrolle nach 10 Min., alternativ kontinuierliche Überwachung mittels transkutaner Kapnometrie/Pulsoxymetrie, 2–6 l O_2 in der 1. h, danach je nach Klinik und gewünschten Zielwerten

3

Leckage-Test (Cuff-Leak-Test)
Bei Verdacht auf einen Postextubationsstridor durch ein Larynxödem sollte neben der Kortisongabe ein Leckage-Test durchgeführt werden: Entblocken des Cuffs → der Vti – Vte < 110 ml → Extubation in Tracheotomiebereitschaft.

4 Parenterale und Sondenernährung

Karsten Schwarting

4.1 Übersicht

4.1.1 Grundlagen

Bedarfsberechnung

1. **Täglicher Wasserbedarf:**
   - **Basaler Bedarf:** 30 ml/kg
   - **Mittlerer Bedarf:** 50 ml/kg
   - **Faustregel bei normaler Nierenfunktion:** Perspiration (400 ml über die Haut, 400 ml über Atemwege) + 500 ml/°C > 37 °C + Diurese des Vortags + Verluste über Sonden oder Drainagen
   - **Beispiel beatmeter Pat.:** Perspiration 400 ml (Perspiration über Atemwege entfällt) + Temp. 38,8 °C → 2 × 500 ml + Diurese am Vortag 1.600 ml→ Wasserbedarf/d: 3.000 ml (43 ml/kg/d)
2. **Täglicher Kalorienbedarf** (pro kg KG):
   - **Grundbedarf:** 25 kcal/kg, entspricht: 1 g Eiweiß/kg (1 g = 4 kcal) + 3 g KH/kg (1 g = 4 kcal) + 1 g Fett/kg (1 g = 9 kcal)
   - **Erhöhter Bedarf bei Polytrauma und Langzeitbeatmung:** Energiebedarf 40 % über dem Grundbedarf; Anhaltswert 30–35 kcal/kg
3. **Aufteilung,** falls keine KI/Dosierungsbeschränkungen für eine der Darreichungsformen (▶ 4.1.4):
   - 50–70 % der Kalorien durch KH
   - 30–50 % als Fettemulsionen
   - 1,25 g AS/kg KG
4. **Energiebedarfsberechnung nach der Harris-Benedict-Gleichung:**
   - **Basisenergiebedarf Männer** 66, 47 + (13,74 × kg KG) + (5 × Körpergröße in cm) – (6,75 × Alter in J)
   - **Basisenergiebedarf Frauen** 65,51 + (9,56 × kg KG) + (1,85 × Körpergröße in cm) – (4,676 × Alter in J)
5. **Messung des Grundumsatzes mit indirekter Kalorimetrie:** Hierbei werden die O_2- und CO_2-Konz. in der Ausatemluft gemessen und über die Sauerstoffaufnahme und Kohlendioxidabgabe der Energieumsatz berechnet. Die Methode kann bei spontan atmenden und beatmeten Pat. eingesetzt werden.
6. **Aktueller Energiebedarf:** Basisenergiebedarf × 1,25 (Muskelaktivität) × Stressfaktor × Fieberfaktor.
   - **Stressfaktor:** mäßig (z. B. Hemikolektomie) = 1,1, mittelstark (z. B. Peritonitis) = 1,3, stark (z. B. Polytrauma und Beatmung) = 1,5, bei schweren Verbrennungen = 2,0
   - **Fieberfaktor:** 37 °C = 1; 38 °C = 1,1; 39 °C = 1,2; 40 °C = 1,3
   - **Beispiel:** Mann, 60 J., 70 kg, 170 cm, Stressfaktor mittelstark, Temperatur 38 °C: 66,47 + (13,74 × 70) + (5 × 170) – (6,75 × 60) × 1,25 × 1,3 × 1,1 = 2.633 kcal

4.1.2 Nomenklatur von Elektrolyt- und Ernährungslösungen

▶ Tab. 4.1

Tab. 4.1 Übersicht E'lyt- und Ernährungslösungen

Lösung	Kürzel/Namenszusätze	Handelsname z. B.
Voll-E'lytlösungen	–	Ringer®, Sterofundin®, Deltajonin®, Tutofusin®
⅔-E'lytlösungen	Namenszusatz OP	Deltajonin® OP, Tutofusin® OP
½-E'lytlösungen	Namenszusatz H	Sterofundin® HEG 5, Deltajonin® HG 5
Zuckerlösungen	D = G (Dextrose = Glukose)	Glukose 5–50 %, Glucosteril®
Fettemulsionen	Long Chain Triglycerides (LCT, langkettige Triglyzeride)	Lipovenös 20 % ®, ▶ 4.4
	Medium Chain Triglycerides (MCT, mittelkettige Triglyzeride)	Lipofundin® MCT ▶ 4.4.2

4.1.3 Prinzipien der parenteralen Ernährung

Grundsätzlich ist eine enterale Ernährung vorzuziehen (▶ 4.6). **KI:** GI-Blutung, Ileus.

- Ernährungskonzept abhängig von Grunderkr., Ernährungszustand, Stoffwechsellage (Katabolie?) und voraussichtlicher Dauer der parenteralen Ernährung
- Bei unterkalorischer enteraler Ernährung erst nach 7 Tagen voll ergänzende parenterale Ernährung geben, es sei denn, es liegt eine erhebliche Malnutrition vor
- Langfristige totale parenterale Ernährung stufenweise aufbauen (▶ 4.1.4): Je schwerer die Stoffwechselveränderung bzw. je schlechter der Zustand des Pat., desto vorsichtiger. (**Cave** Refeeding-Sy.: Vit.-B_1-Mangel, Hypophosphatämie, Hypokaliämie, Hypomagnesiämie → langsamer Kostaufbau und Vit.-B_1-Gabe, E'lytsubstitution))
- Kontinuierliche Substratzufuhr über 24 h anstreben
- Bei Gesamt-Osmolarität > 800 mosmol/l ist ein ZVK erforderlich (Glukose 10 % = 560 mosmol/l, AS-Lösung 10 % = 880 mosmol/l)
- Bei längerer parenteraler Ernährung (z. B. > 7 d) Vitamine und Spurenelemente (▶ 4.5) substituieren. Die Vitamine sollten als Infusion in 100 ml Glukose 5 % über 1–2 h gegeben werden
- Einzelne Nährlösungen können in einem Infumixbeutel gemischt werden
- Erleichterung durch kommerziell hergestellte All-in-One-Lsg. (▶ 4.1.4)
- Bei Verwendung von Fettlösungen KI beachten (▶ 4.4)

Laborkontrollen: Regelmäßig BZ, Laktat, Harnstoff, E'lyte, Triglyzeride, BB, Flüssigkeitsbilanzierung.

4.1.4 Stufenschema

▶ Tab. 4.2

Tab. 4.2 Nahrungsaufbau bei parenteraler Ernährung

Stufe	Vorgehen
1	Tag des Krankheitsereignisses (Unfall, OP, internistischer Notfall)
2	Tag 2–3: peripher-venöse Basisernährung oder halbierte vollständig bilanzierte Ernährung mit zusätzlicher Flüssigkeitszufuhr, nicht > 2 g KH/kg/d
3	Ab Tag 3–7: bilanzierte vollständige parenterale Ernährung

Stufe 1: Flüssigkeitszufuhr mit geringer Kaloriengabe

- **Ind.:** nach kleinen OPs, leichteren Intox., bei gutem allgemeinem Ernährungszustand, Nahrungskarenz < 2 d
- Flüssigkeitsbedarf: 30 ml/kg
- Substitution mit Voll-E'lytlösungen, ggf. mit 5 % Kohlenhydraten (z. B. Ringer-Lösung, Sterofundin®, Tutofusin®, Jonosteril®, Deltajonin® G 5, Sterofundin® VG 5)
- Als Kohlenhydrat möglichst Glukose; keine Zuckeraustauschstoffe

Dosierungsbeispiel für Pat. mit 70 kg KG
2.000 ml/d = 80 ml/h, bei 5 g Glukose/100 ml (5 %)
100 g Glukose zu 4 kcal/g = 400 kcal

Stufe 2: peripher-venöse Basisernährung

- **Ind.:** begrenzte Nahrungskarenz von 2–3 d bei nur leichter Katabolie in Verbindung mit enteraler Ernährung
- **Zusammensetzung:** Komb.-Lsg. (Aminosäuren 2,5–3,5 %, Kohlenhydrate 5–10 %, E'lyte ⅓–½–⅔ Lösung), z. B. Olimel Peri 2,5 % E®, Nutriflex peri®, Kabiven® peri.
- Bei eingeschränkten Fettreserven (z. B. Kachexie) zusätzlich Fettemulsionen 10–20 % (z. B. Intralipid® 10 %, 20 % als Parallelinfusion ▶ 4.4). **Dosierung:** 1–2 g Fett/kg KG/d, z. B. Intralipid® 20 % 1 × 250 ml (= 450 kcal)/d, **Mindestinfusionszeit:** 8 h = 30 ml/h

Dosierungsbeispiel für Pat. mit 75 kg KG
3.000 ml/d = 125 ml/h = 960 kcal/d.

Tab. 4.3 Beispiel für Gesamt-Osmolaritätsberechnung

Nährlösung	Osmolarität
KH 5 %	280 mosmol/l
AS 3 %	290 mosmol/l
E'lyte ⅓	100 mosmol/l
Gesamt	670 mosmol/l

Tab. 4.4 Beispiel für Kalorienberechnung mittels kalorischen Äquivalents in kcal/l		
Nährlösung	**Nährstoffmenge**	**kalorisches Äquivalent**
KH 5 %	50 g/l KH	= 200 kcal/l
AS 3 %	30 g/l AS	= 120 kcal/l
Gesamt		= 320 kcal/l

Beispiel für Gesamt-Osmolaritätsberechnung ▶ Tab. 4.3, Beispiel für Kalorienberechnung mittels kalorischen Äquivalents in kcal/l ▶ Tab. 4.4.

Stufe 3: bilanzierte totale parenterale Ernährung

Zentraler Zugang erforderlich!

- **Ind.:** längerfristige (> 3 d) totale parenterale Ernährung (TPE), z. B. nach schwerer OP, Polytrauma, Verbrennungen; bei stark reduziertem AZ und EZ
- Individuell aus folgenden **„Bausteinlösungen"** zusammengesetzte Ernährung (Schemata ▶ Tab. 4.5):
  - KH-Lösungen 20–50 % (▶ 4.2)
  - AS-Lösungen 7,5–15 % (▶ 4.3)
  - Fettemulsionen 10–20 % (▶ 4.4)
  - E'lyte und Flüssigkeit nach Bilanz und E'lytkontrollen
  - Vitamine und Spurenelemente
- **Komplettlösungen** (ohne Fette) (z. B. Aminomix® 1–5, Nutriflex combi ®, Clinimix 3,5–5 %®) enthalten:
  - AS 3,5–7,5 %
  - KH 10–25
  - E'lyte (Halb-E'lytlsg.)
  - Spurenelemente (nur z. T. enthalten)
- **Nachteil:** individuelle Komb. nicht möglich, keine Fette

! Nicht bei Leber- und Niereninsuff. (▶ Tab. 4.5)

Dosierungsbeispiel für Pat. mit 75 kg KG
(z. B. Aminomix® 1 novum: AS 5 %, Glukose 20 %)
2.000 ml/d = 83 ml/h = 29 ml/kg enthalten:
100 g AS (= 400 kcal) + 400 g KH (= 1.600 kcal) = 2.000 kcal/d = 29 kcal/kg/d

- **All-in-One-Lösungen (mit Fetten)** (z. B. Olimel® 3,3–5,7 % GF-E, Nutriflex® Lipid plus/spezial):
  - AS 3,4–5,7 %
  - KH 12–14,4 %
  - Fette 4 % (Nutriflex®: LCT/MCT, Oliomel®: 80 % der Fette als Olivenöl)
  - ⅓- bis ½-E'lytlösungen mit Magnesium und Phosphat
  - 1.000–1.200 kcal/l
  - Lösungen sind in einem 3-Kammerbeutel (1.250–2.500 ml) enthalten, der durch kurzen Händedruck gemischt wird; Zugabe von Vit. und anderen Zusätzen möglich; sichere sterile Handhabung, stabile Mischung
  - Mehrkammerbeutel sind kostengünstiger, sparen Zeit
  - Nicht geeignet für Pat. mit speziellem Nährstoffbedarf

4

! Cave

- Kalziumglukonat: getrennte Applikation über mind. 10 Min. i. v.
- Bei Niereninsuff. K^+-Korrektur gemäß engmaschiger Kontrollen, bei Hyperkaliämie Glukose ohne KCl
- Bei angestrebter höherer Kalorienzufuhr höhere Zufuhr von Glukose und Fetten bis zur Maximaldosierung möglich, Spurenelemente können auch in Form von reinen Spurenelementlösungen, z. B. Addel® oder Tracitrans® plus 1×/d, hinzugefügt werden (im Unterschied zu Inzolen HK, welches K^+ und Mg^{2+} enthält)

Tab. 4.5 Beispielschemata zur totalen parenteralen Ernährung (Stufe 3), Angaben pro Tag bei Normgewicht (70 kg)

Standardernährung
• 1.000 ml Glukose 40 % (▶ 4.2) • 60 mmol KCl, 20 mmol NaH_2PO_4 • 750 ml AS-Lsg. 10 % (▶ 4.3.1) • Zusätzlich 2,25 mmol Ca^{2+} (z. B. 1 Amp. Kalziumglukonat 10 %, ▶ 13.2.4) • → **1.840 ml Volumen** (≅ 26 ml/kg/d) **mit 1.900 kcal** (≅ 28 kcal/kg KG/d) aus 400 g Glukose, 75 g AS
Posttraumatische Ernährung
• 750 ml Glukose 40 % • 60 mmol KCl, 20 mmol NaH_2PO_4 • 750 ml AS-Lösung 10 % • 500 ml Fettlösung 20 % LCT oder Mischung LCT/MCT (▶ 4.4.2) • Zusätzlich 2,25 mmol Ca^{2+} i. v./d (1 Amp. Kalziumglukonat 10 %, z. B. Kalzium 10 % Fresenius®, ▶ 13.1.3, ▶ 13.2.4) • → **2.090 ml Volumen** (≅ 29 ml/kg/d) **mit 2.500 kcal** (≅ 36 kcal/kg KG/d) aus 300 g Glukose, 75 g AS, 100 g Fett
Parenterale Langzeiternährung
• 750 ml Glukose 40 % • 40 ml Inzolen HK® (▶ 4.5) • 20 mmol NaH_2PO_4 • 1 Fl. Cernevit® (▶ 4.5) • 750 ml AS-Lösung 10 % • 500 ml Fettlösung 20 % LCT oder Mischung LCT/MCT • 1 Amp. Kalziumglukonat 10 % (z. B. Kalzium 10 % Fresenius®) i. v. • Folsäure 5 mg i. v./Wo. (z. B. 1 Amp. Fol inject®) • 1 Amp. Venofer® i. v./Mon. (**Cave:** langsam und nicht als Mischspritze verabreichen) • → **2.070 ml Volumen** (≅ 30 ml/kg/d) mit **2.500 kcal** (≅ 36 kcal/kg KG/d) aus 300 g Glukose, 75 g AS, 100 g Fett
Parenterale Ernährung bei Leberinsuff. (▶ 11.1.1, ▶ 4.3.2)
• 500 ml Glukose 50 % • 40 ml Inzolen HK® • 20 mmol NaH_2PO_4 • 1 Fl. Cernevit® (4.5) • 750 ml AS-Leberlsg. 10 % (▶ 4.3.2) • 500 ml Fettlösung 10 % LCT oder Mischung LCT/MCT (▶ 4.4.2) • → **1.750 ml Volumen** (≅ 25 ml/kg/d) **mit 1.750 kcal** (≅ 25 kcal/kg/d), 250 g Glukose, 75 g AS, 50 g Fett

Tab. 4.5 Beispielschemata zur totalen parenteralen Ernährung (Stufe 3), Angaben pro Tag bei Normgewicht (70 kg) *(Forts.)*
Parenterale Ernährung bei Niereninsuff. (4.3.3)
• 500 ml Glukose 50 % • 20 mmol KCl • 2,25 mmol Ca^{2+} (1 Amp. Kalziumglukonat, z. B. Calcium Fresenius® 10 %, ▶ 13.2.4) • 500 ml AS-Lösung 6,3 % ≅ 0,45 g AS/kg/d bei nicht dialysepflichtiger Niereninsuff. bzw. 1.000 ml AS-Lösung 6,3 % ≅ 0,9 g AS/kg/d bei dialysepflichtiger Niereninsuff. • 500 ml Fettlösung 10 % LCT oder Mischung MCT/LCT (4.4.2) • → **1.500 ml Volumen** (≅ 21 ml/kg/d) **mit 1.578 kcal** (≅ 23 kcal/kg/d) aus 250 g Glukose, 32 g AS, 50 g Fett bei nicht dialysepflichtiger Niereninsuff. bzw. **2.000 ml Volumen** (≅ 29 ml/kg/d) **mit 1.702 kcal** (≅ 25 kcal/kg/d) aus 250 g Glukose, 63 g AS, 50 g Fett bei dialysepflichtiger Niereninsuff.

4.2 Glukoselösungen

® z. B. Glucosteril® Traubenzuckerlösung 50 %, 1.000 ml à 500 g Glukose wasserfrei = 2.000 kcal (1 g Glukose = 4 kcal = 17,2 kJ).

4

Indikationen
- Parenterale Ernährung, hochkalorische Ernährung
- Hyperkaliämie

Dosierung
- 0,6 ml/kg/h = 40 ml/h bei 70 kg schwerem Pat.
- Max. Dosierung 6 g Glukose/kg KG/d
- Infusionsgeschwindigkeit max. 40 ml/h

Nebenwirkungen
- Hyperglykämie, Hypophosphatämie, Hypokaliämie, hyperosmolares Koma, metabolische Azidose, pCO_2-Anstieg
- Osmotische Diurese
- Fettleber bei längerer Anwendung
- Oberbauchschmerzen, Fieber

Kontraindikationen
Hypotone Hyperhydratation, hyperosmolare Zustände.

- ZVK erforderlich
- Zu Beginn der parenteralen Ernährung einschleichende Dosierung mit zunächst der Hälfte der Maximaldosierung (▶ 4.1.4)
- Je nach Stoffwechselsituation Insulinzugabe erforderlich (z. B. 1 IE Insulin pro 4 g Glukose initial, anschließend 1 IE Insulin pro 8 g ▶ 15.3)
- Auf ausreichende K^+-Zufuhr zur Vermeidung einer Hypokaliämie achten (▶ 13.1.2, ▶ 13.2.2)
- **Antidot:** Insulin bei Hyperglykämie und hyperosmolarem Koma (▶ 15.1.1)

4.3 Aminosäurelösungen

4.3.1 Aminosäurestandardlösungen

® z. B. Aminoplasmal®-10 % E, essenzielle und nichtessenzielle Aminosäurenmischung, kohlenhydratfrei, mit E'lyten. Flaschen à 500 ml (200 kcal), 1.000 ml enthalten Na^+ 45 mmol/l, K^+ 25 mmol/l, Mg^{2+} 2,5 mmol/l, Acetat 59,0 mmol/l, Cl^- 62,0 mmol/l, PO_4^{3-} 9,0 mmol/l, $Malat^{2-}$ 7,5 mmol/l, Gesamtstickstoff 16,06 g/l, Aminosäuren 100 g = 400 kcal.

Indikationen Parenterale Ernährung.

Dosierung 1 g Aminosäure/kg KG/d.

Nebenwirkungen Harnstofferhöhung bei Niereninsuff. (klinisch relevant ab Krea 2,5 mg/dl oder Kreatinin-Clearance < 30 ml/Min.).

- ZVK erforderlich
- Bei schneller Infusion Unverträglichkeitserscheinungen
- Pro Gramm Aminosäure sind für die Verstoffwechslung 30–40 kcal mittels anderer Energieträger notwendig, daher stets in Komb. mit Kohlenhydratlösungen applizieren
- Aminosäurestoffwechsel hängt von ausreichender Leberfunktion ab
- Vorsicht bei angeborenen Aminosäurestoffwechselstörungen

4.3.2 Aminosäurelösungen bei Leberinsuffizienz

® z. B. Aminoplasmal® Hepa-10 %, Flaschen à 500 ml (200 kcal); 1.000 ml enthalten: Isoleucin 8,8 g, Leucin 13,6 g, Lysinacetat 10,6 g, Methionin 1,2 g, Phenylalanin 1,6 g, Threonin 4,6 g, Tryptophan 1,5 g, Valin 10,6 g, Arginin 8,8 g, Histidin 4,7 g, Glycin 6,3 g, Alanin 8,3 g, Prolin 7,1 g, Aspartinsäure 2,5 g, L-Asparagin 0,55 g, Acetyltyrosin 0,86 g, Glutaminsäure 5,7 g, Ornithin 1,66 g, Serin 3,7 g, Acetylcystein 0,8 g; Aminosäuren 100 g = 400 kcal.

Wirkmechanismus Die bei Leberinsuff. (▶ 11.1.1) einzusetzenden Aminosäurelsg. sind angereichert mit den verzweigtkettigen Aminosäuren Valin, Leucin und Isoleucin; die Aminosäuren Methionin, Phenylalanin, Tyrosin und Tryptophan sind reduziert.

Indikationen Parenterale Ernährung bei hepatischer Enzephalopathie Grad III/IV, nach GI-Blutung (z .B. Ösophagusvarizenblutung) bei Leberzirrhose.

Dosierung
- 750 ml/d = 30 ml/h
- **Initial:** halbe Dosierung für 2 d

Nebenwirkungen Erhöhung des Harnstoffs bei gleichzeitiger Niereninsuff., Hyperhydratation bei größerer Volumenzufuhr v. a. bei Herzinsuff. oder Niereninsuff., Hypokaliämie.

- Auf ausreichende K^+-Zufuhr achten (▶ 13.1.2, ▶ 13.2.2)
- Möglichst über ZVK applizieren
- Pro Gramm AS 30–40 kcal in Form anderer Energieträger zuführen (▶ 4.3.1)
- Vorsicht bei angeborenen Aminosäurestoffwechselstörungen

4.3.3 Aminosäurelösungen bei Niereninsuffizienz

® z. B. aminomel nephro® Flaschen (250 ml/500 ml), AS-Mischung aus den essenziellen Aminosäuren und Histidin, 1.000 ml enthalten: Histidin 3,88 g, Isoleucin 6 g, Leucin 6,4 g, Arginin 3,02 g, Lysinacetat 10,27 g, Valin 5,13 g, Methionin 4,59 g, Phenylalanin 5,53 g, Glutaminsäure 2,16 g, Prolin 1,66 g, Serin 2,59 g, Acetylcystein 0,54 g, Acetyltyrosin 0,37 g, Threonin 5,13 g, Tryptophan 2,05 g, Alanin 2,59 g, Glycin 1,29 g, Aminosäuren 63,2 g = 222 kcal

Indikationen
- Parenterale Ernährung bei Niereninsuff.
- Peritoneal- oder Hämodialysebehandlung

Dosierung
- Ohne gleichzeitige Dialysebehandlung 0,45 g AS/kg KG/d = 31,6 g/d = 500 ml/d bei 70 kg, **max.** 0,54 g AS/kg KG/d = 37,6 g/d = 595 ml/d
- Bei gleichzeitiger Hämodialysebehandlung 0,9 g Aminosäuren/kg KG/d = 1.000 ml/d = 63,2 g/d bei 70 kg, **max. Dosierung:** 1,1 g Aminosäuren/kg KG/d = 1.190 ml/d = 75,2 g bei 70 kg

Nebenwirkungen
- Anstieg des Harnstoffs bei Niereninsuff.
- Erhöhung der Magensäureproduktion
- Hypokaliämie

- Pro Gramm Aminosäure 30–40 kcal in Form anderer Nährstoffe geben (▶ 4.3.1)
- Auf ausreichende K^+-Zufuhr achten (▶ 13.1.2, ▶ 13.2.2)
- Möglichst über ZVK applizieren
- Vorsicht bei angeborenen Aminosäurestoffwechselstörungen

4.3.4 L-Glutamin-angereicherte Lösung

® z. B. Dipeptamin®, Flaschen à 50/100 ml, 100 ml enthalten L-Alanyl-L-Glutamin 20 g (entspr. 8,2 g L-Alanin, 13,45 g L-Glutamin).

Wirkmechanismus Bei hyperkatabolen und hypermetabolen Stoffwechsellagen erhöhter Glutaminbedarf. Wichtiges Substrat für Enterozyten zur Verminderung der Mukosaatrophie unter parenteraler Ernährung.

Indikationen Zusatz zu Aminosäurelösungen bei stark katabolen Zuständen mit langfristiger totaler parenteraler Ernährung, nach schweren Traumen und Verbrennungen. Erst ab dem 5. Tag einer totalen parenteralen Ernährung.

Dosierung 1,5–2 ml/kg KG/d; 1 Volumenanteil soll mit mindestens 5 Volumenanteilen Trägerlösung gemischt werden.

Nebenwirkungen Bei zu schneller Infusion Schüttelfrost, Übelkeit und Erbrechen.

Kontraindikationen Schwere Niereninsuff. (Krea-Clearance < 25 ml/Min.), schwere Leberinsuff., Kinder.

- Regelmäßige Kontrolle der Leberwerte und des Säure-Basen-Status
- Der Anteil der durch Dipeptamin® zugeführten Aminosäuren sollte nicht mehr als 20 % der Gesamtaminosäurenzufuhr betragen

4.4 Fettlösungen

4.4.1 Fettemulsionen mit langkettigen Triglyzeriden

® Lipovenös 20 %, Flaschen à 100/250/500 ml, 1.000 ml enthalten: 200 g Sojaöl, 12 g Eiphosphatide, 25 g Glyzerol (1.000 ml = 2.000 kcal).

Indikationen Zur Deckung des Bedarfs an essenziellen Fettsäuren und Kalorien im Rahmen der parenteralen Ernährung.

Dosierung 1–2 g Fett/kg KG/d peripher-venös oder im Seitschluss eines ZVK (Dreiwegehahn patientennah oder mehrlumiger zentraler Zugang). 250–500 ml 20 % = 50–100 g mit 10–20 ml/h, max. Dosierung 750 ml 20 % = 150 g mit 30 ml/h bei 70 kg.

Nebenwirkungen
- Frühreaktion (selten): Schüttelfrost, Flush, Übelkeit, Dyspnoe, Rückenschmerzen. Zufuhr unterbrechen und ggf. mit geringerer Geschwindigkeit fortsetzen
- Spätreaktion (selten): Overloading-Syndrom mit Hepatosplenomegalie, Ikterus, Blutgerinnungsstörungen, Anämie, Leukopenie, Thrombopenie
- Anstieg der Blutglukosekonz. und des Triglyzeridspiegels

Kontraindikationen
- Nicht bei Hypertriglyzeridämie (> 350 mg/dl = 4,0 mmol/l) verabreichen (Ausnahme: postop. durch zu hohe Glukosegaben induzierte Hypertriglyzeridämien, die durch exogene Fettzufuhr und Verminderung der Glukosezufuhr beseitigt werden können)
- Diab. Ketoazidose
- Akute nekrotisierende Pankreatitis
- Akuter Myokardinfarkt oder akutes thromboembolisches Geschehen; **Cave:** Gerinnungsstörungen

- Initial halbe Dosierung, dann steigern
- Bei Niereninsuff. max. 1 g/kg KG/d
- Minimaler Linolsäurebedarf 100 g = 500 ml Intralipid® 20 % pro Wo.
- Regelmäßige Triglyzeridkontrollen (mind. 2×/Wo.) erforderlich
- Möglichst kontinuierliche Applikation über 24 h, um Triglyzeridspitzen zu vermeiden
- Bei Problempat. mit kritischer Stoffwechsellage (z. B. Sepsis, Polytrauma) Mischung LCT/MCT vorziehen

- Respir. Quotient der Fettlösungen günstiger als bei Kohlenhydraten, deshalb geringere CO_2-Produktion (von Bedeutung bei Pat. mit COPD)
- Immer in Komb. mit Kohlenhydraten geben
- Nicht mit anderen Substanzen mischen

4.4.2 Fettemulsionen mit lang- und mittelkettigen Triglyzeriden (LCT/MCT 1:1)

® z. B. Lipofundin® MCT 10/20 %, Flaschen à 250/500 ml, 1.000 ml enthalten: 50/100 g Sojabohnenöl (LCT), 50/100 g mittelkettige Triglyzeride (MCT), Eiphosphatide 12/12 g, Glyzerol 25/25 g (1.000 ml = 1.058/1.908 kcal).

Indikationen Parenterale Ernährung, bes. bei Problempat. (z. B. Sepsis, Polytrauma, akute nicht nekrotisierende Pankreatitis).

Dosierung 1–2 g Fett/kg KG/d peripher-venös oder über ZVK (▶ 4.4.1): 10 %: 500 ml/d ≅ 20 ml/h = 50 g Fett/d oder 20 %: 500 ml/d ≅ 20 ml/h = 100 g Fett/d
Max. Dosierung bei 70 kg: 20 %: 750 ml/d ≅ 30 ml/h = 150 g Fett/d.

Nebenwirkungen ▶4.4.1.

Kontraindikationen ▶4.4.1.

Vorzüge mittellanger Triglyzeride gegenüber langkettigen Triglyzeriden:
- Höhere Oxidationsrate, damit leichtere Energiebereitstellung
- Keine Speicherung in Leber oder Fettgewebe
- Im Gegensatz zu LCT carnitinunabhängige Aufnahme in die Mitochondrien
- Bereitstellung zusätzlicher Energie durch Bildung von Ketonkörpern
- Verbesserung der Stickstoffbilanz

Nicht mit anderen Substanzen mischen!

4.5 Vitamine, Elektrolyte, Spurenelemente

4.5.1 Übersicht

Die Gabe von Vit. und Spurenelementen zur parenteralen Ernährung (Bedarf ▶ Tab. 4.6) ist erst nach einer Wo. erforderlich; nur bei vorbestehenden Mangelsituationen durch Malnutrition oder Malabsorption sollte eine frühzeitige Substitution erfolgen (Spiegelbestimmung bei Verdacht).

4.5.2 Multivitaminpräparate

® z. B. Cernevit® zur Infusion. 1 Inj.-Fl. enthält: 3.500 IE Vitamin A, 220 IE Colecalciferol (Vit. D), 11,2 IE Tocopherol (Vit. E), 3,5 mg Vitamin B_1, 5,673 mg Vitamin B_2, 5,5 mg Vitamin B_6, 0,006 mg Vitamin B_{12}, 16,16 mg Dexpanthenol, 125 mg Vitamin C, 46 mg Nicotinamid, 0,069 mg Biotin.

Tab. 4.6 Bedarf an Vitaminen, E'lyten und Spurenelementen bei parenteraler Ernährung

Gruppe	Substanz	Bedarf
Wasserlösliche Vitamine	Thiamin (B_1) Riboflavin (B_2) Pyridoxin (B_6) Nicotinamid Folsäure Cobalamin (B_{12}) Ascorbinsäure (C) Pantothensäure Biotin	6 mg/d 3,6 mg/d 6 mg/d 40 mg/d 600 µg/d 5 µg/d 200 mg/d 15 mg/d 60 µg/d
Fettlösliche Vitamine	Retinol (A) Calciferol (D) Tocopherol (E) Phytomenadion (K)	3.300 IE/d (1 mg) 200 IE/d 10 IE/d (9,1 mg) 150 µg/d
Spurenelemente	Chrom Kupfer Jod Eisen Mangan Selen Zink	10–20 µg (= 0,05–0,10 µmol) 0,3–1,2 mg (= 4,7–18,8 µmol) 70–140 µg (= 0,54–1,08 µmol) 1–1,5 mg (= 18–27 µmol) 0,2–0,8 mg (= 0,25–1,0 µmol) 20–80 µg (= 0,25–1,0 µmol) 2,5–4 mg (= 38–61 µmol)
E'lyte	Na^+ K^+ Cl^- Ca^{2+} PO_4^{3-} Mg^{2+}	60–150 mmol/d = 4 g NaCl 40–100 mmol/d 60–150 mmol/d 2,5–7,5 mmol/d 10–30 mmol/d 4–12 mmol/d

Indikationen Vitaminsubstitution bei parenteraler Ernährung, Substitution bei Vitaminmangel z. B. bei Malabsorptionssy.

Dosierung 1 Inj-Fl. als Infusionszusatz zu 100 ml Glukose 5 %.

Nebenwirkungen Allergische Reaktionen.

Kontraindikationen Sojaallergie.

- Die Applikation von 1 Inj.-Fl./d ist bei parenteraler Ernährung ausreichend, wenn kein vorbestehender Vitaminmangel besteht
- Enthält kein Vit. K.
- Bei parenteraler Ernährung mit hohem Kohlenhydratanteil: Vit.-B-Bedarf ↑
- Wegen ausreichender körperlicher Vit.-Reserven Gabe nur bei längerfristiger parenteraler Ernährung erforderlich
- Alternativ auch Soluvit N®, FrekaVit® (wasserlösliche Vit.) und Vitalipid-Adult® (fettlösliche Vitamine) als Kurzinfusion über 1–2 h
- Bei isoliertem Vit.-K-Mangel Gabe von 10–30 mg Phytomenadion/d i. v. (10 mg Phytomenadion, z. B. 1 Amp. á 1 ml Konakion MM); indiziert bei Blutungen unter Kumarinther. und Vit.-K-Resorptionsstörungen (▶ 16.4.11)
- Bei ausgeprägter Niereninsuff. Gabe von Calcitriol (Rocaltrol 0,25–2,0 µg/d) erforderlich

4.5.3 Vitamin B_1

Wirkmechanismus Koenzym bei der oxidativen Decarboxylierung (z. B. im Zitratzyklus).

Indikationen
- Beriberi (Störungen der Herzfunktion und Polyneuritis)
- Wernicke-Enzephalopathie (Augenmuskellähmungen, Ataxie, psychische Störungen; am häufigsten bei chron. Alkoholismus)

Dosierung 100 mg/d sehr langsam i. v. oder i. m. für einige Tage.

Nebenwirkungen Überempfindlichkeitsreaktionen, evtl. Schock, bes. bei i. v. Applikation.

> Wirkungsverlust bei Verabreichung in Infusionen möglich.

4.5.4 Vitamin B_{12}

Indikationen Perniziöse Anämie, funikuläre Myelose durch Vit.-B_{12}-Mangel.

Dosierung 2 × 1 mg/Wo., i. m., anschließend 100 µg 1 × monatlich i. m.

Nebenwirkungen
- Selten Überempfindlichkeitsreaktionen
- Durch starke Stimulation der Erythropoese kann es zu Eisenmangel kommen; daher parallele Eisengabe (▶ 4.5.6)

> 4–7 d nach Vitamin-B_{12}-Gabe bei perniziöser Anämie erfolgt ein deutlicher Retikulozytenanstieg.

4.5.5 Folsäure

Wirkmechanismus Überträgersubstanz für Hydroxymethylgruppen

Indikationen
- Langfristige parenterale Ernährung (> 14 d)
- Makrozytäre Anämie infolge Folsäuremangels bei Malabsorption
- Folsäuremangel bei alimentärem Mangel als Folge von chron. Alkoholismus

Dosierung
- Nur bei langfristiger parenteraler Ernährung 5 mg/Wo. i. v.
- Bei bestehendem Folsäuremangel 5 mg/d i. v.

> - Der körpereigene Folsäurebestand von 15 mg deckt den Bedarf für etwa 3–4 Mon., daher Folsäuregabe nur bei Langzeiternährung
> - Bei makrozytärer Anämie einen zusätzlichen Vit.-B_{12}-Mangel stets ausschließen bzw. substituieren

4.5.6 Eisen

Indikationen Eisenmangelanämie und Eisenmangelzustände ohne Möglichkeit oraler Applikation oder bei Eisenresorptionsstörungen.

Dosierung 5–10 ml 3×/Wo. langsam i. v. (> 10 Min.).

Nebenwirkungen
- Sehr selten Anaphylaxie
- Kopfschmerzen, Übelkeit, Hypotonie, Phlebitis

- Im Vergleich zu Eisenglukonat und Eisen-Dextran-Komplex deutlich bessere Verträglichkeit; verschiedene Präparate wie Ferinjekt® (Eisen-III-Carboxymaltose)
- Eisenmangel muss durch Bestimmung von BB, Ferritin, Transferrin bewiesen sein, um z. B. infektiös bedingte mikrozytäre Anämien (▶ 16.1.1) infolge von Eisenverteilungsstörungen mit nicht erniedrigtem Gesamteisen auszuschließen
- Ggf. Bestimmung des löslichen Transferrinrezeptors und des Ferritinindex

4.5.7 Magnesium

4

® z. B. Mg 5-Sulfat® Amp. 10 %/50 %, Amp. (10 ml) à 1/5 g (10 %/50 %) = 98,6/493 mg Magnesium = 4,05/20,25 mmol; Mg-5-Longoral® (Magnesiumhydrogenaspartat), Tabl. à 5 mmol.

Wirkmechanismus Wirkung auf Membran- und Mitochondrienintegrität, Energiestoffwechsel, DNA-Stabilität, neuromuskuläre Übertragung.

Indikationen
- Magnesiumsubstitution bei parenteraler Ernährung, sofern keine Spurenelementmischlösung oder Komplettlösung gegeben wird
- Torsade-de-Pointes-Tachykardie
- Ventrikuläre Tachyarrhythmien bei Magnesiummangel
- Digitalisinduzierte ventrikuläre Arrhythmien
- Eklampsie

Dosierung
- **i. v.** oder **i. m.** 2 × 1 Amp. Mg-5-Sulfat® 10 % als Infusionszusatz, falls Mg^{2+} nicht enthalten:
  - „Torsade de pointes“: 8 mmol = 2 Amp. Mg-5-Sulfat® 10 % i. v.
  - Eklampsie: 3–4 Amp. Mg-5-Sulfat® 10 % langsam über 10 Min. i. v., dann Dauerinfusion mit 1 Amp./h = 1 g/h
  - Tagesmaximaldosis 20 g
- **p. o.:** 5–15 mmol/d (z. B. 1–3 Tabl. Mg-5-Longoral®)

Nebenwirkungen Bradykardie, AV-Block, periphere Gefäßerweiterung mit Hypotonie.

Kontraindikationen Myasthenia gravis.

Wechselwirkung Keine Mischung mit kalzium- oder phosphathaltigen Lsg. (mögliche Ausfällung).

!
- Gefahr der Magnesiumkumulation bei Niereninsuff.
- i. v. Gabe über 10–15 Min. (außer im Notfall)
- **Antidot:** Kalzium (▶ 13.2.4)

4.5.8 Spurenelemente

® z. B. Inzolen-HK®; Infusionslösungskonzentrat, Amp. à 20 ml, Flaschen à 100 ml. 100 ml enthalten: 100 mmol Kalium, 50 mmol Magnesium, 0,24 mmol Zink, 0,14 mmol Kupfer, 0,09 mmol Mangan, 0,08 mmol Kobalt als DL-Hydrogen-aspartat + 102,4 mmol NaCl und 2 g Panthenol.

Indikationen Substitution von E'lyten und Spurenelementen bei parenteraler Ernährung

Dosierung Nach E'lyt- und Spurenelementbedarf (▶ 4.5.1, ▶ Tab. 4.6), i. d. R. 40 ml/d

Nebenwirkungen AV-Block, Bradykardie, periphere Gefäßerweiterung

> **!**
> - Wegen des hohen Kalium- und Magnesiumgehalts Vorsicht bei Niereninsuff., da Gefahr der Magnesiumkumulation
> - Die oben genannten NW sind kalium- und magnesiuminduziert. Alternative: reine Spurenelementlösung ohne größere Natrium- oder Kaliummengen, z. B. 1 Amp. Addel®/d oder 1 Amp. Tracitrans® plus/d zu den Infusionslösungen

4.6 Sondenernährung

4.6.1 Grundlagen

Indikationen

- Keine ausreichende orale Ernährung innerhalb von 7 d zu erwarten
- Bei kritisch Kranken frühzeitige enterale Ernährung (< 24 h)
- Ergänzung der oralen Ernährung bei reduziertem AZ (Schwäche, Kachexie, Tumorleiden)
- Präoperativ bei Mangelernährung
- Peri- und postoperativ; nach großen Hals- und viszeralen Tumorop. Generell auch bei Kolon- und Rektumanastomosen frühe postoperative Ernährung möglich; bei Anastomosen im oberen GI-Trakt enterale Zufuhr über eine distal der Anastomose liegende Sonde, Kostaufbau nach Toleranz des Pat.
- Traumapat.
- Beatmete Pat.
- Die parenterale Ernährung als natürlichere Form der künstlichen Ernährung immer vorziehen, sofern keine KI bestehen
- Komb. mit parenteraler Ernährung häufig sinnvoll, auch wenn nur 500 ml/d möglich sind
- Nach Kaloriengehalt: pre-Lsg. 0,8 kcal/ml, Standard 1 kcal/ml, Energy 1,5 kcal/ml (Volumeneinsparung)

Vorteile der enteralen Ernährung

- Verhindern der Zottenatrophie im Dünndarm
- Vermeiden einer bakt. Durchwanderung der Darmwand
- Verminderte Blutungsneigung aus peptischen Läsionen bei Intensivpat.
- Fehlende Notwendigkeit eines ZVK
- Verkürzung der Krankenhausverweildauer durch Minderung des Infektionsrisikos

- Kostengünstiger

Kontraindikationen
- Ileus
- GI-Blutung
- Nicht beherrschbarer Durchfall oder Erbrechen

! Intubation und Beatmung keine KI für eine enterale Ernährung

Energiebedarf
- Normokalorische Ernährung: 30 kcal/kg KG
- Postop. Ernährung: 27–33 kcal/kg KG
- Polytraumen und schwere Inf.: 40 kcal/kg KG

Praktische Durchführung
- Applikationswege (▶ 2.7): Magensonden (nasogastrische Verweilsonden), Dünndarmsonden, Katheter-Jejunostomie-Sonden, PEG, perkutane endoskopische Jejunostomie (PEJ; z. B. bei op. Magen)
- Oberkörperhochlagerung (30–45°) zur Refluxvermeidung
- Bolusgabe alle 4 h oder besser Dauerapplikation über Ernährungspumpe
- **Bolusgabe:** vor Nahrungsgabe aspirieren; wenn > 100 ml zu aspirieren, mit der nächsten Gabe warten; zwischen den Applikationen Sonde abklemmen oder Beutel hoch hängen zur Vermeidung eines Refluxes; nach jedem Nahrungsbolus mit Wasser nachspülen (10–50 ml), um das Verstopfen der Sonde zu verhindern. **Cave:** Früchtetees, die mit der Nahrung ausflocken können

Aufbau einer enteralen Ernährung (nasogastrische Sonde) mit nährstoffdefinierter oder chemischer Diät
(▶ 4.6.2, ▶ 4.6.3, ▶ 4.6.4)
- 1. Tag: 6 × 50 ml/d
- 2. Tag: 6 × 100 ml/d
- 3.–4. Tag: 6 × 150 ml/d
- 5.–6. Tag: 8 × 200 ml/d
- > 7. Tag: Bis zu 12–250 ml/d

- **Kontinuierliche Applikation über Pumpe:** anfangs mit 25 ml/h, nächtliche Pause von 4 h, damit der pH-Wert im Magen absinken kann, Verhindern einer bakt. Überwucherung des Magens; zwischenzeitliche Aspirationskontrollen, damit eine Überfüllung des Magens verhindert wird; ggf. Verminderung der Infusionsgeschwindigkeit (wenn > 200 ml zu aspirieren)

Aufbau einer enteralen Ernährung (nasogastrische Sonde) mit kontinuierlicher Applikation über eine Ernährungspumpe
(▶ 4.6.2, ▶ 4.6.3, ▶ 4.6.4)
1. Stufe 25 ml/h 500 ml/d
2. Stufe 50 ml/h 1.000 ml/d
3. Stufe 75 ml/h 1.500 ml/d (jeweils 4 h nächtliche Pause)
4. Stufe 100 ml/h 2.000 ml/d
5. Stufe 125 ml/h 2.500 ml/d
6. Stufe 150 ml/h 3.000 ml/d

Steigerung um 25 ml/d, wenn Nahrungsaufbau toleriert wird.

- Verbindungsschläuche und Beutel alle 24 h erneuern, um eine bakt. Kontamination zu vermeiden
- Bei Duodenalsonden empfiehlt sich die kontinuierliche Applikation über eine Ernährungspumpe, da im Dünndarm ein Reservoir fehlt; sonst Bolusgaben von 50 ml
- Medikamente sind im „Wasserschloss" zu applizieren, d. h. 30 ml Wasser vor und nach Gabe
- Monitoring: klinische Untersuchung tgl.; BZ-Tagesprofil; E'lyte, Krea alle 2 d; Leberwerte, Bili, Blutfette, Albumin, Phosphat 1×/Wo

Komplikationen

- Abdominalschmerzen, Erbrechen
- Dumping-Sy.
- Diarrhö (Sondenkost zu kalt? Sonde zu tief? Menge zu hoch? Bakt. Kontamination? Osmotische Diarrhö?)
- Hyperosmolares, hyperglykämisches Koma (Tube-feeding-Syndrom)
- Aspiration
- Bei Gastrostomie und Jejunostomie Peritonitisgefahr

4.6.2 Nährstoffdefinierte Formeldiäten

Industriell zusammengestellte, definierte Nährstoffgemische natürlichen Ursprungs; hochmolekular. Die enzymatische Verdauungsleistung und Resorptionsfähigkeit des Darms wird vorausgesetzt.

® z. B. Fresubin® original fibre (Fresubin® plus Sonde; weitere gleichwertige Lösungen stehen von verschiedenen Herstellern zur Verfügung). 1.000 ml (1.000 kcal) à Eiweiß 38 g, Fett 34 g (davon essenzielle Fettsäuren 12 g, MCT 13,3 g), Kohlenhydrate 138 g, Wasser 840 ml, Na^+ 58 mmol/l, K^+ 40 mmol/l, Ca^{2+} 17 mmol/l, Mg^{2+} 11 mmol/l, PO_4^{3-} 20 mmol/l, Cl^- 58 mmol/l, außerdem Spurenelemente und Vitamine. 15 g Ballaststoffe. **Osmolarität** 250 mosmol/l. **Nährstoffzusammensetzung:** Proteine 15 %, Kohlenhydrate 55 %, Fette 25–30 %; gluten-, purin- und laktosefrei.

Indikationen Verwendung als Standardsondenkost.

Dosierung Anfangs 6 × 50 ml, bis max. 12 × 250 ml (▶ 4.6.1) oder kontinuierlich 25 ml/h, tgl. Steigerung um 25 ml/h bis 150 ml/h.

- Vollbilanziert, d. h., E'lyte, Vit. und Spurenelemente sind enthalten. Zudem Ballaststoffe (Sojapolysaccharide), Saccharide
- Frei von Inhaltsstoffen wie Gluten, Purinen, Cholesterin und Laktose (bei 10 % der Bevölkerung Laktoseintoleranz, außerdem bei Intensivpat. häufig sek. Laktoseverwertungsstörung)
- Osmolarität unter 450 mosmol/l (weniger osmotische Diarrhö)
- Der Eiweißanteil ist eine Mischung aus Milcheiweiß, Sojaeiweiß und Eiereiweiß
- Der Kohlenhydratanteil besteht aus Maisstärkehydrolysaten (Maltodextrin), die gut löslich und nur gering osmotisch wirksam sind
- Es existieren spezielle Diabeteslösungen (Fresubin® Diabetes) und nephrologische Lösungen (Fresubin® renal), bei Diabetikern können jedoch auch nicht extra deklarierte Lösungen gegeben werden

4.6.3 Chemisch definierte Diäten (niedermolekular)

Lösungen aus niedermolekularen Kohlenhydraten und Oligopeptiden mit reduziertem Fettanteil. Vollständige Resorption im oberen GIT.

® z. B. Survimed® OPD (weitere gleichwertige Lösungen stehen von verschiedenen Herstellern zur Verfügung). 1.000 ml (1.000 kcal) à Eiweiß 45 g (davon 15 % freie AS, 85 % Oligopeptide), Fett 28 g (davon MCT 14 g), Kohlenhydrate 143 g, Wasser 850 ml, Na^+ 35 mmol/l, K^+ 51 mmol/l, Ca^{2+} 16 mmol/l, Mg^{2+} 10 mmol/l, PO_4^{3-} 15 mmol/l, Cl^- 23 mmol/l, außerdem Spurenelemente und Vitamine. Ballaststofffrei. **Osmolarität:** 300 mosmol/l. **Nährstoffzusammensetzung:** Proteine 18 %, KH 60 %, Fette 22 %; gluten-, purin- und laktosefrei.

Indikationen
- Präoperativ
- Nach abdominal-chirurg. Eingriffen (z. B. Magenresektion, Kurzdarmsy., Jejunostomie)
- Chron.-entzündliche Darmerkr.
- Proteinallergie

Dosierung Anfangs 6 × 50 ml, bis max. 12 × 250 ml (▶ 4.6.1) oder kontinuierlich 25 ml/h, tägl. Steigerung um 25 ml/h bis 150 ml/h.

Kontraindikationen Nicht bei chron. Niereninsuff. oder dekompensierter Leberzirrhose.

> Resorption unabhängig von Verdauung durch Magen- und Pankreassekrete.

4.6.4 Immunmodulierende Sondennahrungen (Immunonutrition)

Ernährung mit immunmodulierenden Sondennahrungen; angereichert mit Arginin (Unterstützung der Wundheilung), Glutamin (Erhaltung der Darmzotten und Unterstützung der Immunabwehr), Omega-3-Fettsäuren zur Reduzierung der Hyperinflammation (Reconvan®).

® z. B. Reconvan® 500 ml (500 kcal); 100 ml enthalten 5,5 g Eiweiß, 12,0 g KH, 3,3 g Fette, davon 1,9 g MCT, keine Ballaststoffe, angereichert mit Glutamin, Arginin, Omega-3-Fettsäuren, Selen, Vitamine, Spurenelemente

Indikationen Bewertung bei der augenblicklichen Studienlage mit relativ kleinen Fallzahlen schwierig.
- Peri- und 7 d postop. nach großen kiefer- und viszeralchir. Eingriffen (z. B. Tumorop.), besonders bei vorbestehender Mangelernährung
- Polytraumen
- Verbrennungen
- Leichte Sepsis
- Pat. mit schwerer Mangelernährung, bei denen eine Zufuhr von mind. 800 ml/d möglich ist

Dosierung
- Mittlere Tagesdosis zur ausschließlichen Ernährung: 1.500–2.000 ml
- Mittlere Tagesdosis zur ergänzenden Ernährung: 500–1.000 ml
- Tagesdosis zur bedarfsdeckenden Versorgung an essenziellen Fettsäuren, Vitaminen, Mineralstoffen und Spurenelementen: 1.500 ml

Kontraindikationen

- Schwere Sepsis
- Ileus
- Akute Pankreatitis, schwere Leber- und Niereninsuff.

- Sondennahrung zur frühen enteralen Ernährung kritisch Kranker
- Senkung der inf. KO und Verkürzung der Krankenhausverweildauer
- Eiweißreich; MCT zur schnellen Energiebereitstellung
- Insgesamt zu schwache Datenlage zur enteralen Immunonutrition mit Komb.-Präparaten; unterschiedliche Empfehlungen internationaler Fachgesellschaften
- Teuer!

5 Reanimation und Kreislaufstabilisierung

Jörg Braun und Friedhelm Sayk

5.1 Kardiopulmonale Reanimation

Täglich sind in Deutschland ca. 400 Pat. betroffen, im Durchschnitt überlebt nur 1 von 10. Aktuelle Leitlinie der AHA und ERC von 2015 (www.grc-org.de). Im Krankenhaus möglichst Reanimationsteams mit einem Leiter (welcher nicht manuell eingebunden ist) definieren und trainieren.

Indikation zur Reanimation

Ohne zusätzliche Informationen ist es ärztliche Pflicht, primär jeden Pat. bei Herz-Kreislauf-Stillstand und/oder Atemstillstand zu reanimieren, solange keine sicheren Todeszeichen vorliegen. Besonderheiten:

- **Suizid:** Patientenwille gilt, solange der Pat. in der Lage ist, seinen Willen zu artikulieren. Danach darf davon ausgegangen werden, dass sich jeder Mensch im Zweifel für ein Weiterleben entscheiden würde. Ein Abschiedsbrief mit dem erklärten Wunsch, zu sterben, ist i. d. R. keine Patientenverfügung

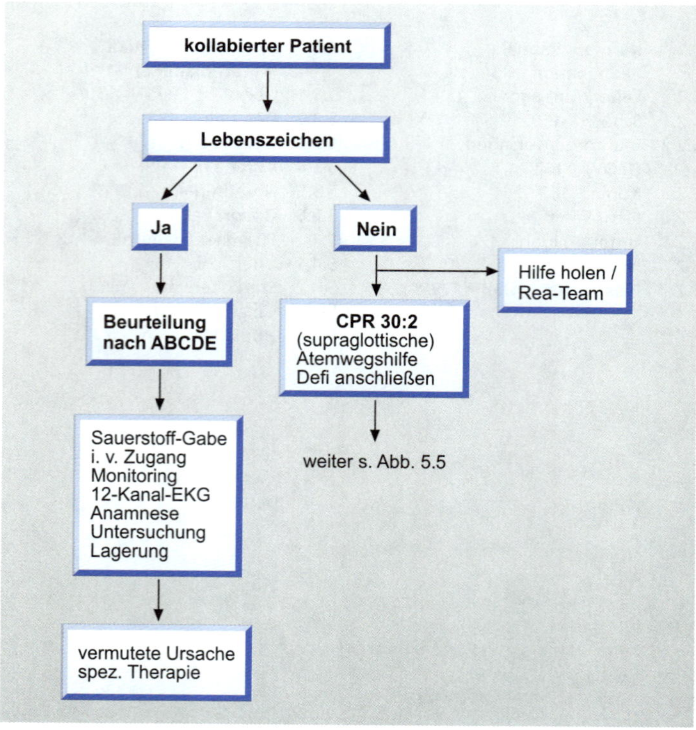

Abb. 5.1 Algorithmus zur Basisther. bei Nichtansprechbarkeit [L157]

- **Patientenverfügung:** Liegt eine schriftliche, gültige (handschriftlich oder notariell, Zeugen, Ort, Datum) Patientenverfügung vor, so ist hier dem niedergelegten Patientenwillen zu folgen, wenn der Pat. nicht mehr in der Lage ist, seinen Willen zu erklären. Ausnahme: besondere Umstände, unter denen der Pat. mit größter Wahrscheinlichkeit seinen Willen ändern würde
- **Angehörigenvotum:** nur Information, kein verpflichtender Handlungsgrund. Hier muss der Arzt die Therapieentscheidung treffen. Ausnahme: Vormundschaft/Betreuung; hier ist das Angehörigenvotum zu beachten.

Kontraindikationen der Reanimation

Erkrankungen oder Verletzungen mit infauster Prognose und kurzer Lebenserwartung (z. B. fortgeschrittenes Malignom).

Klinik des Atem- und Kreislaufstillstands

Kollabierter Pat., der nicht reagiert und nicht (normal) atmet:

- Bewusstlosigkeit (6–12 Sek. nach Sistieren der O_2-Zufuhr zum Gehirn)
- Atemstillstand, agonale Schnappatmung (bei prim. Kreislaufstillstand nach 15–40 Sek.)
- Pulslosigkeit (A. carotis, A. femoralis); Prüfung unsicher
- Weite, lichtstarre Pupillen (nach 30–90 Sek.) und Zyanose sind unsichere Zeichen

Diagnostik

Anhand der klinischen Symptomatik. Weitere diagn. Maßnahmen (EKG, BGA, Labor) erst nach der Basisther. (▶ Abb. 5.1).

Ablauf der Reanimation

Reaktion prüfen Ansprechen, an Schultern leicht schütteln.

Atemwege frei machen, Atmungskontrolle Kopf überstrecken und Unterkiefer nach vorn und oben ziehen (Esmarch-Handgriff ▶ Abb. 5.2). Entfernen von Fremdkörpern aus dem Mund-Rachen-Bereich. Sehen (Thoraxexkursion), Hören (Atemgeräusche), Fühlen (Luftbewegung vor Nase/Mund).

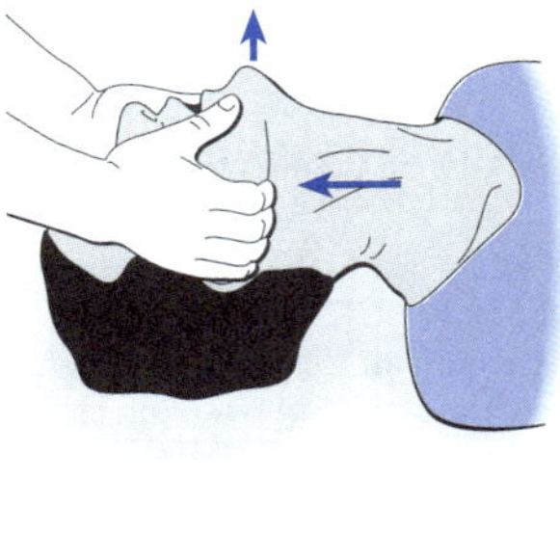

Abb. 5.2 Esmarch-Handgriff [L106]

Thoraxkompression (Herzdruckmassage, HDM)

- Flache Lagerung auf harter Unterlage, Druckpunkt Sternummitte (▶ Abb. 5.3). Finger verschränken (reduziert Gefahr des Abrutschens). Kompressionsfrequenz: Erw. mind. 100–120/Min.). Eindrücktiefe mind. 5 cm, max. 6 cm. Vollständige Entlastung des Brustkorbs nach jeder Kompression. Kompressionszyklusdauer 2 Min. (ca. 200 Kompressionen), dann kurze Kreislauf-/Rhythmuskontrolle, ggf. Helferwechsel. **Cave:** Minimierung der Unterbrechungszeit der HDM prognostisch entscheidend! Keine Unterbrechung > 5 Sek. Keine Unterbrechung für Intubation, Puls tasten oder Zugang legen.

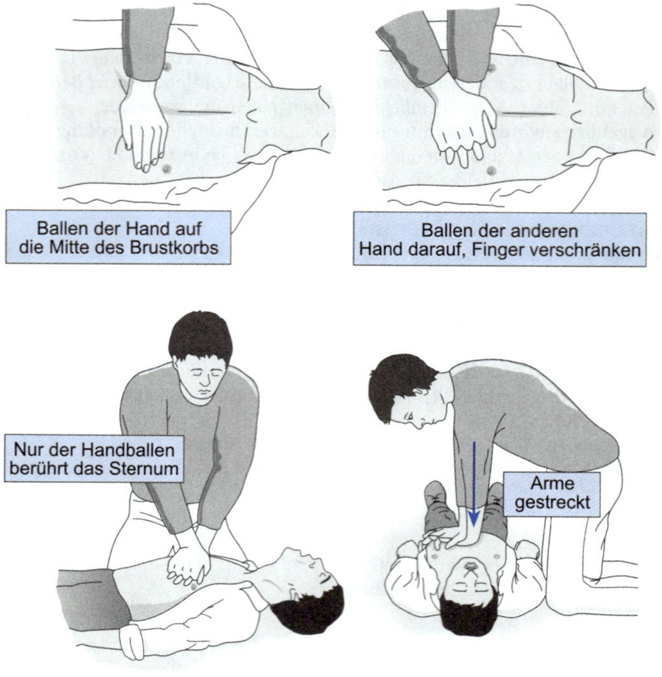

Abb. 5.3 Herzdruckmassage [L157]

- Ggf. mechanische Reanimationshilfen (z. B. LUCAS®) verwenden, scheinen im Vergleich zur manuellen Thoraxkompression nicht unterlegen zu sein. Hilfreich z. B. bei Pat.-Transport, im Herzkatheterlabor oder bei prolongierter Reanimation
- Palpation der A. femoralis zum Überprüfen der suffizienten HDM durch Helfer unzuverlässig, da Thoraxkompression venöse Pulsationen erzeugt.

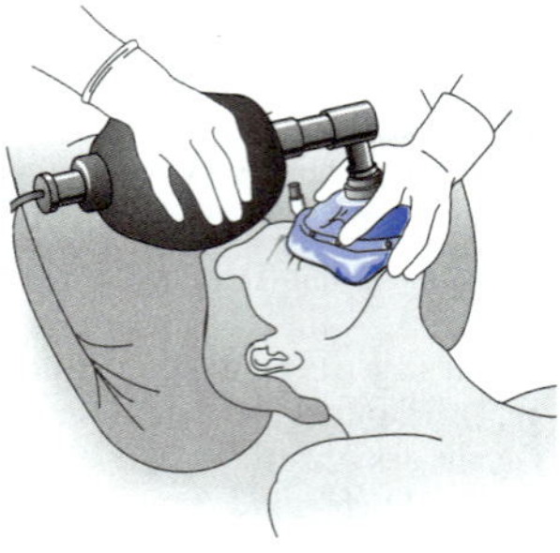

Abb. 5.4 Beatmung mit Ambu-Beutel: Maske mit Daumen und Zeigefinger über Mund- und Nasenöffnung pressen, Unterkiefer nach vorn ziehen und mit den restlichen Fingern Kopf in reklinierter Stellung fixieren [L106]

Beatmung

- **Maskenbeatmung** (Ambu-Beutel ▶ Abb. 5.4 und Guedel-Tubus)mit 100 % O_2

- Möglichst frühzeitig Larynxtubus; endotracheale Intubation nur, wenn hinreichende Erfahrung vorliegt (▶ 3.3.2)
- Wenn beides nicht möglich (z. B. bei Glottisödem): Notfallkoniotomie, ggf. perkutane transtracheale Oxygenierung (▶ 3.3.2): 3–5 dicke (z. B. 14 G) Venenverweilkanülen zwischen Schild- und Ringknorpel, O_2-Insufflation über eine der Punktionskanülen
- Beatmungserfolg kontrollieren (Thoraxexkursion? Rückgang der Zyanose? Atemgeräusch symmetrisch?, $etCO_2$ über Larynx- oder Endotrachealtubus)
- Zunächst Herzdruckmassage, dann Beatmung im Wechsel 30 : 2; nach Intubation ununterbrochene Herzdruckmassage, eine Beatmung nach jeder 10. Kompression

Cave
- Erfolgskontrolle: sichtbare, atemabhängige Thoraxbewegung
- Vor nächster Inspiration vollständige Ausatmung
- Nicht mehr als 8–10 Atemzüge pro Min. einhalten, Ziel ist die Normoventilation (O_2-Sättigung von 94 %), die meisten Pat. werden „hyperventiliert" mit negativen Kreislauffolgen!
- Kapnografie ($etCO_2$): dient zur Kontrolle von (1) Tubuslage, (2) Reanimationsqualität und (3) Beatmungsfrequenz sowie als (4) früher Indikator für wiederkehrenden Kreislauf (ROSC)

EKG Über selbstklebende Defi-Pads zur DD der Rhythmusstörung (Kammerflimmern, Asystolie und zur Ther.-Kontrolle), Defibrillation (s. u.), Entscheidung primär defibrillierbarer oder nicht defibrillierbarer Rhythmus.

Flüssigkeit Venösen Zugang legen, alternativ intraossärer Zugang tibial oder Humeruskopf. Kristalloide Infusionslösungen (▶ 5.4.1) zur Auffüllung des intravasalen Flüssigkeitsvolumens.

Drugs (medikamentöse Therapie) Bei peripheren i. v. oder i. o. Zugängen beträgt die Anflutungszeit 1–3 Min., daher nach jeder Medikamentengabe 20 ml NaCl 0,9 %.
- **Adrenalin:** (▶ 5.3.4) 1 mg i. v. oder i. o., Wiederholung nach 3–5 Min. mit 1 mg. Sinnvoll bei allen Formen des Herz-Kreislauf-Stillstands (s. u.). **Cave:** keine intrakardiale Injektion (hohe KO-Rate!), nicht zusammen mit Bikarbonat über einen Zugang
- **Amiodaron** (▶ 6.19.2) 300 mg i. v. bei refraktärem Kammerflimmern (≥ 3 Defibrillationen)
- **Atropin:** z. B. Atropinsulfat (▶ 6.23.2)
- **Adenosin** oder **Theophyllin** werden unter laufender Reanimation nicht mehr empfohlen. **Vasopressin** umstritten
- **Natriumbikarbonat 8,4 %** (▶ 13.3): keine initiale Pufferung. Gabe indiziert bei Hyperkaliämie und schwerer metabolischer Azidose sowie bei Intox. mit TAD (▶ 19.2.7), sonst Korrektur nach BGA: 1 mmol/kg ohne Beleg für Überlebensvorteil
- **Fibrinolyse:** z. B. rt-PA 50 mg i. v. als Bolus, dann 50 mg über 1 h bei V. a. Lungenarterienembolie (ca. 10 % der Reanimationen)

Stufenschema bei primär defibrillierbarem Rhythmus, Kammerflimmern, ventrikulärer Tachykardie (VT)

▶ Abb. 5.5

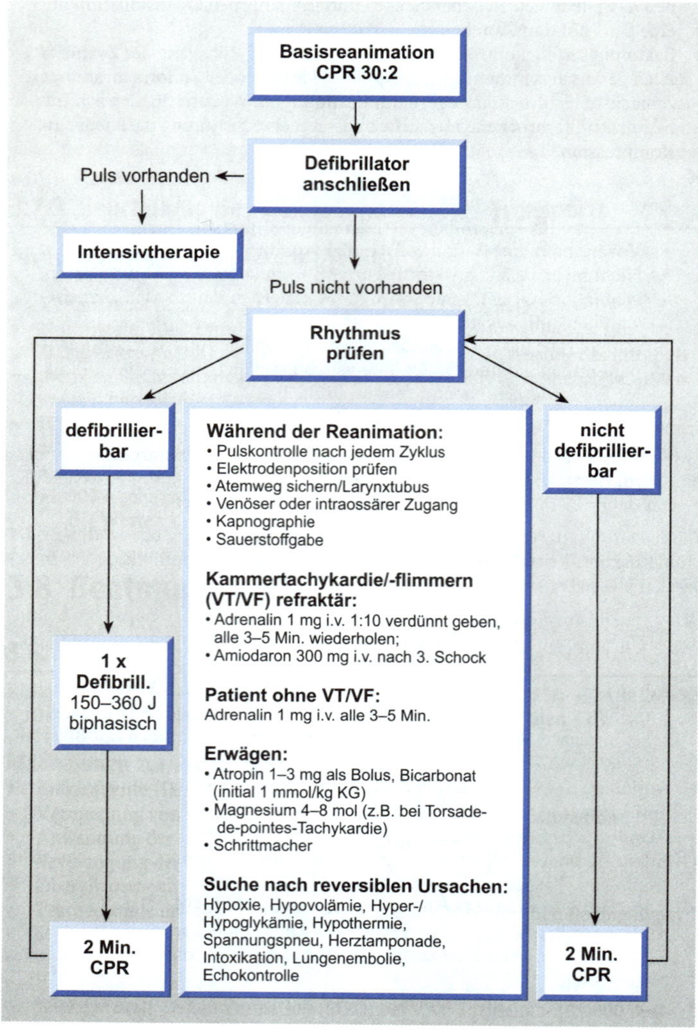

Abb. 5.5 Maßnahmen bei Kammerflimmern, Asystolie und elektromechanischer Entkopplung [L157]

- Thoraxkompression für 2 Min., dann Rhythmuskontrolle
- Defibrillieren (initial z. B. 150 J biphasisch), Thoraxkompression sofort fortsetzen, nach ca. 2 Min. nächste Rhythmuskontrolle, bei Fortbestehen des Kammerflimmerns erneute Defibrillation (300 J, 360 J), danach sofortige Thoraxkompression
- Optimale Oxygenierung durch Beatmung mit 100 % O_2 sicherstellen
- Adrenalin (▶ 5.3.4) 1 mg i. v. 1 : 10 verdünnt nach dem 3. Schock geben, dann alle 3–5 Min. wiederholen
- Amiodaron (▶ 6.19.2) 300 mg als Bolus i. v. nach dem 3. Schock, Wiederholung mit 150 mg bei persistierendem Kammerflimmern nach dem 5. Schock möglich. Bei Erfolg ggf. Dauerinfusion mit 900 mg über 24 h
- Keine Blindpufferung, Azidoseausgleich nach BGA mit Natriumbikarbonat 1 mmol/kg (= 1 ml/kg einer 8,4 % Lsg.)

Technik der Defibrillation (EKG-Kontrolle!)
- Selbsthaftende Defi-Pads benutzen
- Über Herzbasis (unterhalb der re Klavikula) und Herzspitze (möglichst lateral unterhalb der li Brustwarze ▶ Abb. 5.6)
- Kurze Rhythmuskontrolle (Unterbrechung der Thoraxkompressionen < 5 Sek.), Fortführung der Thoraxkompression auch in der Ladephase des Defi
- Zurücktreten aller Helfer (unbedingt Berührung mit Pat. oder Bett vermeiden) und Defibrillieren: 150 (1. Schock) –360 J biphasisch oder 360 J monophasisch
- Unmittelbare Fortsetzung der Thoraxkompression ohne erneute Rhythmuskontrolle für 2 Min., erst dann erneute kurze Rhythmuskontrolle (▶ Abb. 5.5)

Bei beobachtetem Kammerflimmern oder pulsloser VT während einer Herzkatheteruntersuchung oder unmittelbar nach Herz-OP 3 schnell aufeinanderfolgende Defibrillationen; falls erfolglos, Herzdruckmassage beginnen.

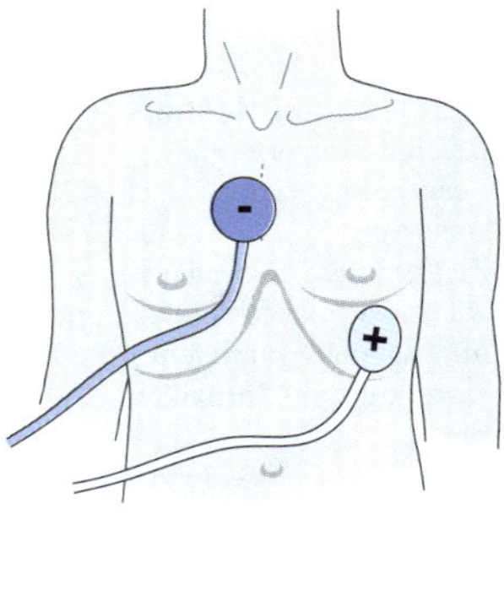

Abb. 5.6 Technik der Defibrillation [L157]

Stufenschema bei primär nichtdefibrillierbarem Rhythmus, Asystolie oder pulsloser elektrischer Aktivität (PEA)

▶ Abb. 5.5
- Wenn Rhythmus unklar, wie bei Kammerflimmern vorgehen
- Adrenalin 1 mg i. v. 1 : 10 verdünnt. Wiederholung alle 3–5 Min.
- Temporärer Schrittmacher, falls Vorhofaktivität (▶ 2.9.3)
- Prognose schlechter als bei prim. Kammerflimmern oder VT
- An Lungenembolie, Perikarderguss, Spannungspneumothorax, Hypoxie, Hyperkaliämie, Intoxikation, akute Blutung denken

Stufenschema bei symptomatischer Bradykardie

- Atropin (▶ 6.23.2) initial 0,5 mg i. v. bis max. 3 mg wiederholen
- Nur bei atropinresistenten Blockformen: Adrenalin 0,1–0,5 mg (z. B. 1 Amp. Suprarenin® 1 : 10 mit NaCl 0,9 % verdünnt ▶ 5.3.4), Orciprenalin 0,25–0,5 mg (▶ 5.3.6) auf 1 : 10 mit NaCl 0,9 % verdünnt i. v., anschließend 10–20 μg/Min.
- Temporärer Schrittmacher (transkutan, transvenös ▶ 2.10.3)

Cave
- An potenziell reversible Ursachen denken:
  - 4 H: Hypoxämie, Hypo-/Hyperthermie, Hypo-/Hyperkaliämie, Hypovolämie
  - HITS: Herzbeuteltamponade, Intox., Lungenembolie, Spannungspneumothorax
- Kurze orientierende Echokardiographie (substernale Anlotung) sinnvoll

Konsensgespräch

Konsensgespräch des an der Reanimation beteiligten medizinischen Personals über weiteres Vorgehen: z. B. OP, Koronarangiografie, Weiterführen oder Beenden der Reanimationsmaßnahmen.

Zeichen der erfolgreichen Reanimation

5

ROSC: Return of Spontaneous Circulation. Tastbare Pulse an den großen Arterien, Rosigwerden und Wiedererwärmung der Haut, Engwerden der Pupillen, Wiedereinsetzen der Spontanatmung, Wiederkehren des Bewusstseins. Abrupter Anstieg des endtidalen CO_2 ($PETCO_2$, z. B. > 40 mmHg), Pulswellen bei der invasiven Blutdruckmessung.

Reanimierte Pat. bedürfen der Intensivüberwachung!

Beendigung der Reanimationsmaßnahmen

- Reanimation erfolgreich
- Beendigung nach klinischen Kriterien, Umständen, Erfolgsaussicht, ethischen Aspekten
- Zeichen des zerebralen Kreislaufstillstands (weite, lichtstarre Pupillen, Bewusstlosigkeit, fehlende Spontanatmung) > 30 Min. nach Beginn der ordnungsgemäß durchgeführten Reanimation. Ausnahme: Reanimation bei Unterkühlung, Intoxikation, unter Lysether., Kinder → ausdauernd reanimieren
- EKG-Zeichen des Herztods (Asystolie) > 20 Min.

Komplikationen der Reanimation

Aspiration des durch die Herzdruckmassage hochgetriebenen Mageninhalts bei nicht intubierten Pat.; Rippenfrakturen, Sternumfraktur, Hämatothorax, Pneumothorax, Hämatoperikard, Zwerchfell-, Leber- und Milzruptur.

Prognose

- Kreislaufstillstand > 4 Min.: geringe Aussichten auf erfolgreiche Reanimation
- Wiederbelebungszeit (Zeit bis zum Eintritt irreversibler Schäden für das Gehirn, normal 3–5 Min.) bei Hypothermie verlängert

- Bessere Prognose bei beobachtetem Kreislaufstillstand, sofortiger Reanimation, frühestmöglicher Defibrillation bei Kammerflimmern

Cave
- Bei Bradykardie, bes. mit breiten QRS-Komplexen, immer an Hypoxie denken! → ausreichende Oxygenierung wichtiger als Atropin oder Adrenalin!
- Überkorrektur der metabolischen Azidose mit Bikarbonat kann zu therapierefraktärem Kammerflimmern führen!
- Bei elektromechanischer Entkoppelung: Volumenmangel und Perikardtamponade ausschließen
- Keine zu frühe Extubation nach Reanimation → Stress → Katecholaminausschüttung → Rhythmusstörungen
- Nach erfolgreicher Ther. des Kammerflimmerns immer Rezidivprophylaxe anschließen (▶ 6.12.3)

Postreanimationsbehandlung

Komplexe pathophysiologische Prozesse nach Ischämie und Reperfusion führen zu weiterer zerebraler Schädigung durch „No-Reflow"-Phänomen, gestörte Autoregulation des Blutflusses, Inflammation und Sauerstoffradikalbildung, zu kardialer Dysfunktion sowie inflammatorischer Antwort und Gerinnungsaktivierung. Sorgfältige intensivmedizinische Behandlung verbessert die Prognose des „post-cardiac arrest syndrome" signifikant. Die aktuelle ERC-Leitlinie von 2015 (www.grc-org.de) legt hierauf wie auch auf die multimodale Prognoseerstellung einen besonderen Fokus.

5

Behandlungsprinzipien

- **A und B → Gasaustausch:** Hypoxie und Hyperkapnie unbedingt vermeiden. Hyperoxie (oxidativer Stress) und Hypokapnie (zerebrale Minderperfusion) sind ebenfalls ungünstig. Zielwerte: SaO_2 94–98 %; pCO_2 um 40 mmHg
- **C → Kreislaufstabilisierung:** Diagnostik und Ther. des Schocks (▶ 5.3), ggf. inkl. frühestmöglicher Koronarangiographie
- **D → Sedierung:** sofern der Pat. nach ROSC komatös/intubiert ist, Sedierung für zielgerichtetes Temperaturmanagement
- **E → Exposition:** BZ-Einstellung > 100 mg/dl (5,5 mmol/l), < 180 mg/dl (10 mmol/l). Kontrolle von Krampfanfällen und Myoklonien. Zielgerichtetes Temperaturmanagement

Zielgerichtetes Temperaturmanagement nach Reanimation

Prinzip Zieltemperatur 32–36 °C für 12–24 h nach erfolgreicher Reanimation. Anschließend Wiedererwärmung um 0,25–0,5°C/h mit strikter Fiebervermeidung für 72 h

Durchführung Durch externe und/oder invasive Maßnahmen abhängig von personellen und materiellen Ressourcen. Steuerung bei endovaskulärer Kühlung deutlich besser als bei externen Maßnahmen

Komplikationen
- Zu schnelle Wiedererwärmung oder zu starke Hypothermie
- Herzrhythmusstörungen, v. a. Bradykardie bei starker Hypothermie mit Temp. < 30 °C

Tab. 5.1 Wirkung von Maßnahmen zur Hypothermieinduktion

Verfahren	Abfall der Körpertemp.
4 °C kalte Infusion (30 ml/kg KG)*	–1,5 °C/h
Kaltluft über speziellen Nasenkatheter	–0,3 bis –0,8 °C/h
Ice-Packs	–0,9 °C/h
Kältematten	–1,2 °C/h
Kühlplatten (z. B. EMCOOLSpad®)	–3,4 °C/h
Endovaskulärer Kühlkatheter (z. B. Cool-Guard)	–0,8 bis –1,2 °C/h
* Bei höheren Infusionsmengen Lungenödem	

- E'lytverschiebung mit Tendenz zur Hypokaliämie, Hypernatriämie, Hypophosphatämie
- Kältezittern (Shivering) → tiefe Sedierung und Gabe von Muskelrelaxanzien
- Reduzierte Metabolisierung von Cytochrom-P-450-abhängigen Medikamenten, z. B. Sedativa
- Erhöhte Pneumonie-Inzidenz → ggf. Antibiotikaprophylaxe für 5 Tage empfohlen

5

Multimodale Prognosebeurteilung nach Reanimation

Abschätzung der neurologischen Prognose durch Beurteilung folgender Prädiktoren > 24 h nach Sedierungsende:

- Reanimationsumstände: Ursache, keine Laienreanimation, Dauer bis ROSC > 30 Min.
- Bds. fehlende Pupillenreflexe > 72 h nach ROSC (robust)
- Bds. fehlende N20-Medianus-SSEP Frühpotenziale (robust)
- Früher Status myoclonicus nach < 48 h (weich)
- Hohe Serumspiegel der neuronenspezifischen Enolase (NSE) 48–72 h nach ROSC bzw. deutlicher NSE-Anstieg innerhalb der ersten 72 h (weich)
- EEG > 24 h nach Sedierungsende: Status epilepticus oder Burst Suppression (weich)
- Bildgebung: schwere Hypoxiezeichen bis 24 h nach ROSC oder diffuse Veränderungen im MRT nach 2–5 d

!

- In den ersten 3 Tagen nach Reanimation wird die Prognose v. a. durch kardiales Versagen limitiert, anschließend durch die zerebrale Schädigung mit evtl. Therapiezieländerung.
- Pat. mit guter Prognose erwachen i. d. R. innerhalb von 10 d nach ROSC.
- Langfristige Prognose inkl. kognitiver und emotionaler Beeinträchtigung kann erst nach ca. 6 Mon. beurteilt werden.

5.2 Leiterkrankungen

5.2.1 Schock

Definition Missverhältnis zwischen Sauerstoffangebot und -verbrauch, wobei der akute Volumenmangel neben der Makrozirkulation die Mikrozirkulation und damit den Gewebestoffwechsel und das Immunsystem beeinflusst.

Klinik
- Veränderte Bewusstseinslage (Unruhe, Angst, Apathie, Somnolenz, Koma) infolge zerebraler Hypoxie
- Tachykardie (**Cave:** keine Betablocker!), erniedrigte RR-Amplitude (Pulsus celer et parvus)
- Syst. RR < 90 mmHg (bei zuvor bestehender Hypertonie evtl. „normaler" RR)
- Schockindex: Puls/$RR_{systol.}$ > 1,0 (normal 0,5); unzuverlässiger Parameter!
- Zeichen der „Zentralisation": kalte, feuchte, blassgraue Extremitäten. Ausnahme: septischer Schock in der hyperdynamen Phase
- Periphere Zyanose (**Cave:** bei CO-Vergiftung rosarote Haut!)
- Tachypnoe bzw. Hyperventilation, Dyspnoe bei Hypoxie und metabolischer Azidose
- Oligurie (< 20 ml/h)

Diagnostik
- **Klinische Untersuchung** (▶ 1.2): Haut, jugularvenöser Puls (↑ bei kardiogenem Schock, ↓ bei Hypovolämie), Herz und Lungen auskultieren, Bewusstseinslage prüfen; RR, Herzfrequenz, Atemfrequenz, Körpertemperatur. Abdomen palpieren: Druckschmerz, Pulsation? Urinausscheidung (wichtiger Parameter zur Verlaufskontrolle)
- **EKG:** Herzinfarkt, Rhythmusstörungen (▶ 6.12)?
- **Echokardiografie:** Perikardtamponade, Aortendissektion, Kontraktilität, Rechtsherzbelastung, Vitium?
- **ZVD** (bei Linksherzversagen und Lungenembolie ↑, bei Volumenmangel ↓), Pulmonaliskatheter (Swan-Ganz-Katheter ▶ 2.2.2) oder PiCCO® (▶ 2.2.3)
- **Rö:** Thorax (z. B. Aneurysma dissecans, Pneumothorax, Hämatothorax), Abdomen (z. B. freie Luft)
- **Oberbauch-Sono,** z. B. Aortenaneurysma, Herzbeuteltamponade
- **Labor:** BB, Gerinnung (mit Fibrinogen, FSP, AT III), Blutgruppe und Kreuzprobe, Krea und E'lyte, BZ, CK, CK-MB, GOT, LDH, α-Amylase, Lipase, Laktat (normal < 2 mmol/l. Cave: Laktat in Ringer-Laktat-Lsg. oder älteren EK), BGA (typisch: BE ≤ –6 mmol/l). Ggf. Material für toxikologische Untersuchung

Management bei allen Schockformen Schnelle Behandlung entscheidend für Prognose (▶ Abb. 5.7).
- **Lagerung:** Pat. hinlegen, Beine hochlagern („Autotransfusion"). Ausnahme: ausgeprägte kardiale Insuff. und Blutungen im Bereich von Kopf, Lungen und oberem GIT; hier Oberkörper hochlagern
- **Sicherung der Atmung:** O_2-Zufuhr (4–6 l/Min.), bei Lungenödem nichtinvasive Beatmung, ggf. Intubation und Beatmung (▶ 3)
- **Venöse Zugänge:** 2–3 großlumige Venenverweilkanülen legen, immer ZVK (▶ 2.2.1)
- Kontinuierliche Pulsoxymetrie, art. Blutdruckmessung

5

- Großzügige **Flüssigkeitszufuhr** (▶ 5.4) bei Hypovolämie, nicht bei kardiogenem Schock!
- Korrektur von E'lytstörungen und metabolischer Azidose (▶ 13.1.6)
- Schmerzbekämpfung, Sedierung bei Unruhe (z. B. Diazepam 2–10 mg i. v. ▶ 9.4.2)
- Bei Hypothermie (Körperkerntemperatur < 35 °C, ▶ 5.2.5) z. B. warme Decken
- **Bei Verlust von < 30 % des Blutvolumens:** 500–1.500 ml kristalloide Lösungen (z. B. Ringer, NaCl 0,9 %)
- **Bei Verlust von > 30 % des Blutvolumens:** zusätzlich Blut in Form von EK ersetzen, auf ca. 2–3 EK 1 FFP (Faustregel, ▶ 16.4.1)

Hypovolämischer Schock

Ätiologie Plasma- bzw. Flüssigkeitsverluste: durch Verbrennungen, Erbrechen, Durchfälle, Fisteln, Peritonitis, Pankreatitis, Ileus. Blutverluste: nach Trauma, Fraktur, GIT-Blutung.

Klinik
- Kollabierte Halsvenen (DD zum kardiogenen Schock), erniedrigter Hautturgor, starker Durst, Fieber, Oligurie
- **Labor:** Hkt. ↑ (bei Blutverlust Hkt. unverändert oder ↓), Na^+ ↑ (bei hypertoner Dehydratation), evtl. Hyperglykämie

Therapie
- Volumenersatz (▶ 5.4) über großlumige Zugänge. **Cave:** Hypothermie
- Sauerstoffgabe, ggf. Intubation und Beatmung (▶ 3)
- Bei Hypotonie nach Volumenausgleich z. B. Dobutaminperfusor (▶ 5.3.3): 250 mg auf 50 ml NaCl 0,9 % über Perfusor 2,5–5–10 ml/h
- Bei Blutungsschock Bluttransfusion (▶ 16.4.2)
- ZVK, art. Zugang (keine Verzögerung der initialen Ther.), Dauerkatheter (Körperkerntemp., Urinproduktion)

Kardiogener Schock

Ätiologie Myogen (z. B. ACS, Myokarditis, Trauma), rhythmogen (TAA, Bradykardie), mechanisch (z. B. dekompensiertes Klappenvitium, Lungenembolie ▶ 6.10, Spannungspneumothorax)

Klinik Häufig sitzender Pat. (Orthopnoe), ängstlich, blass, zyanotisch; Zeichen der Linksherzinsuff. (z. B. „brodelnde" Lunge) und der Rechtsherzinsuff. (gestaute Halsvenen, ZVD ↑); häufig Arrhythmien (bei Hypovolämie dagegen eher Sinustachyardie).

Management Entscheidend ist die möglichste rasche Wiedereröffnung eines ggf. verschlossenen Koronargefäßes (▶ 6.2). Weitere kausale Ther. z. B. Lyse (bei Lungenembolie ▶ 6.10), Behandlung einer Rhythmusstörung (z. B. Kardioversion bei TAA), Thoraxdrainage, Kardiochir., Perikardpunktion (▶ 2.5.4).
- **Lagerung** mit erhöhtem Oberkörper, Beine tief, unblutiger Aderlass
- **Sauerstoffgabe,** z. B. 4–6 l/Min.
- **Sedierung** (▶ 17.7), z. B. mit Diazepam 5–10 mg i. v. (▶ 9.4.2), bei Schmerzen z. B. Fentanyl 0,05–0,1 mg i. v. (▶ 17.4.6) oder Morphin (▶ 17.4.2). **Cave:** Atemdepression, weitere RR-Senkung
- Bei Hypotonie:
  - Dobutamin 250 mg auf 50 ml NaCl über Perfusor → 2,5–5–10 ml/h (▶ 5.3.3)
  - Norepinephrin 0,05–0,3 μg/kg/Min. (▶ 5.3.5)

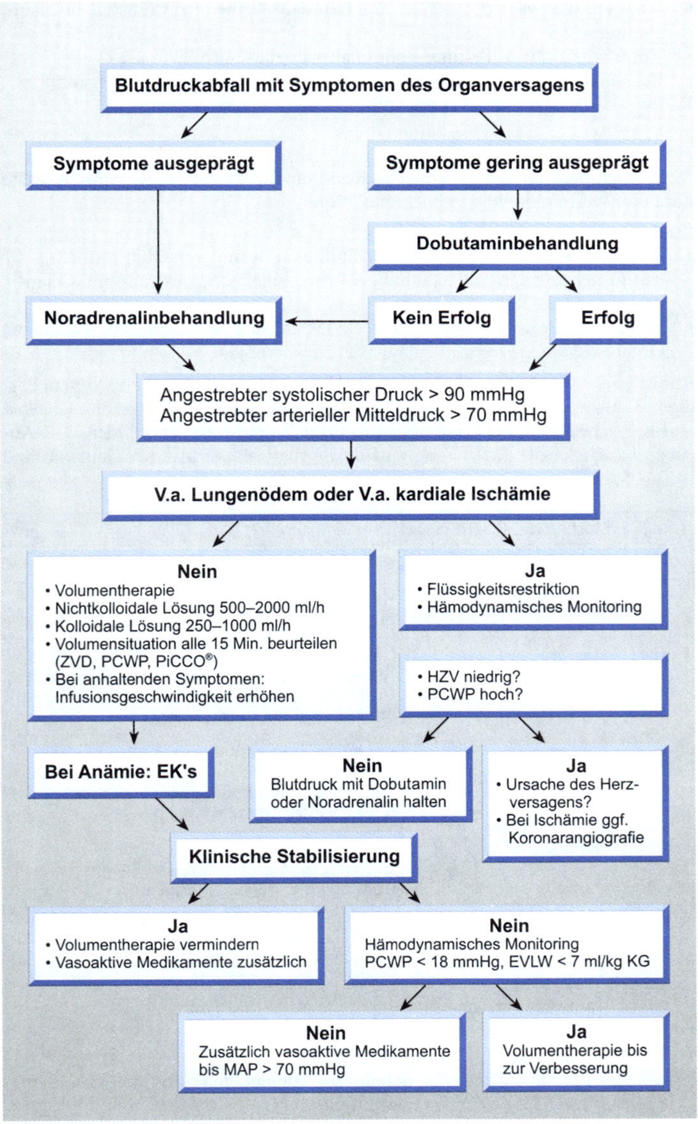

Abb. 5.7 Algorithmus zur primären Schockther. [L157]

5

- **Furosemid** 20–80 mg i. v. (▶ 6.15.2), Urindauerkatheter zur Flüssigkeitsbilanzierung
- **Volumenzufuhr:** z. B. unter Pulmonaliskatheterkontrolle (▶ 2.2.2)
- Bei konservativ nicht behandelbarem Schock intraaortale Ballongegenpulsation (▶ 2.3) oder extrakorporalen Life Support erwägen

Anaphylaktischer Schock

Akut lebensbedrohliche systemische Reaktion des Organismus, typischerweise durch IgE-vermittelte Mastzelldegranulation.

Ätiologie

- **Medikamente:** oft Antibiotika (v. a. Sulfonamide und Penicillin), Rö-Kontrastmittel, Lokalanästhetika, Jodide, Pyrazolone, ASS, Dextran- und Gelatine-Präparate
- **Fremdeiweiße** und **Polysaccharide:** Insekten- und Schlangengifte, Vakzinen, Organextrakte, Allergene bei Hyposensibilisierungen

Klinik Sek. oder Min. nach Zufuhr des Allergens Unruhe, Juckreiz, Niesen, Erythem, Urtikaria. Dann Schwindel, Fieber mit Schüttelfrost, Angstgefühl, Übelkeit und Erbrechen, Durchfall, Dyspnoe mit Bronchospasmus, Larynxödem, RR-Abfall und Tachykardie. Evtl. Krampfanfälle, Bewusstseinsverlust, Kreislaufstillstand (▶ Tab. 5.2).

5

Tab. 5.2 Stadien der anaphylaktoiden Reaktion

Stadium	Allgemeinreaktion	Klinische Symptomatik
0	Keine Reaktion	Haut- oder Schleimhautreaktion, lokal begrenzt (z. B. lokales Erythem, lokale Urtikaria)
I	Leicht	Haut- oder Schleimhautreaktion disseminiert, Allgemeinreaktionen (z. B. Flush, generalisierte Urtikaria, Ödem, Pruritus, Konjunktivitis, Unruhe, Verwirrtheit, Kopfschmerzen)
II	Ausgeprägt	Kreislaufdysregulation, Luftnot, Stuhl- und Urindrang, Blutdruck-, Herzfrequenzänderungen, leichte Atemnot, beginnender Bronchospasmus, Globusgefühl
III	Bedrohlich	Schock, Bronchospasmus mit Dyspnoe bis zur akuten respiratorischen Insuff., Bewusstseinstrübung bis zur Bewusstlosigkeit
IV	Vitales Organversagen	Atem- und/oder Kreislaufstillstand

Differenzialdiagnosen

- Globus hystericus
- Krupp, Epiglottitis, retropharyngealer Abszess
- Fremdkörperaspiration
- Familiär gehäuft auftretendes hereditäres Angioödem (autosomal-dominant erblicher Defekt eines C_1-Esteraseinhibitors)
- Sonderformen der Fischvergiftung durch histaminreiche Fische (z. B. Thunfisch), Chinarestaurant-Sy. (z. B. durch Glutamatunverträglichkeit)
- Karzinoidsy.

Management

- Weitere Allergenzufuhr unterbinden!
- Großlumige venöse Zugänge legen: rasche Volumenzufuhr, z. B. Ringer 1–2 l als Druckinfusion, nur bei nicht ausreichender RR-Stabilisierung ggf. kolloidale Plasmaersatzlösung (z. B. HAES 10 %, ▶ 5.4.2)
- Adrenalin 0,25–1 mg, verdünnt in 10 ml NaCl 0,9 %, langsam i. v., ggf. Wiederholung nach 10 Min. (▶ 5.3.4)
- Glukokortikoide: z. B. Methylprednisolon 100–500 mg i. v. (▶ 7.4.2)
- Bei Bronchospastik: Theophyllin 480 mg langsam i. v. (▶ 7.3)
- Bei ausgeprägtem Larynxödem: Intubation oder Koniotomie (▶ 3.3.2, ▶ 3.5).
- Evtl. Antihistaminika, z. B. Clemastin 2–4 mg i. v.
- Wärmeentzug bei > 39 °C, z. B. Wadenwickel

> **Cave**
> 24 h intensive Überwachung obligat: Wiederauftreten der Symptomatik ohne erneute Allergenzufuhr möglich.

Neurogener Schock

Syn.: Spinaler Schock.

Ätiologie Unterbrechung der Sympathikusinnervation bei hohen Rückenmarksverletzungen und schweren SHT

Klinik Hypotonie, Bradykardie, warme Peripherie

Therapie

- Primär Katecholamine zur Aufrechterhaltung eines ausreichenden HZV und damit der O_2-Versorgung des ZNS. Ziel RR_{syst} 140–160 mmHg
- Sauerstoffgabe, evtl. Intubation und Beatmung
- Volumensubstitution unter ZVD-Kontrolle
- Evtl. Narkoseeinleitung und Aufrechterhaltung mit Barbituraten unter EEG-Kontrolle

Management SHT ▶ 8.2.1

> **Cave**
> Volumenzufuhr kann Ödemneigung des verletzten ZNS verstärken.

Septischer Schock

(▶ 14.1.1).

5.2.2 Multiorganversagen (MOV)

Definitionen

- Gleichzeitiges Versagen von mindestens 2 vital wichtigen Organsystemen
- **MODS: M**ultiple **O**rgan **D**ysfunction **S**yndrome (= MOV) ist kein statisches Syndrom, die Organfunktionen unterliegen dynamischen Veränderungen
- **Primäres MODS** (2–3 Tage): Folge einer direkten Organschädigung, z. B. ARDS nach Lungenkontusion
- **Sekundäres MODS** (Tage bis Wochen): verzögertes Auftreten z. B. nach Sepsis oder Polytrauma mit Schock

Pathogenese Aktivierung verschiedener Mediatorsysteme führt zu Perfusionsstörungen und zu Endothelzellschäden in verschiedenen Organsystemen → Permeabilitätszunahme mit Entwicklung eines perivaskulären und später interstitiellen Ödems („capillary leak").
Eine besondere Bedeutung scheint der Gastrointestinaltrakt zu haben: intestinale Minderperfusion oder Reperfusionsschaden → erhöhte Permeabilität der Darmmukosa → Verlust der Barrierefunktion der Darmwand → Translokation von Bakterien und Endotoxinen → Ausbildung eines toxischen oder septischen Krankheitsbilds.

Ätiologie Verschiedene Auslöser führen zu mediatorvermittelten systemischen Reaktionen, die in einer gemeinsamen Endstrecke, dem Multiorganversagen, münden.

- **Hauptursache:** Sepsis (60–90 %), z. B. bei Pneumonie, Pyelonephritis, Meningitis, Peritonitis, Prostataabszess, Endokarditis
- **Weitere Ursachen:** Polytrauma, Schock jeglicher Ursache, akute generalisierte Vaskulitis, Paraquatintoxikation

! **Gleichzeitig:** Stabilisierung der Organfunktionen und primäre Diagnostik

- EKG, ZVK, art. RR, ggf. Pulmonaliskatheter, Temperatur, Urinausscheidung
- **Je nach Symptomatik:** Rö-Thorax, Sono, Rö-Abdomen, Echo, CT, Gastroskopie, Koloskopie, Angiografie. Ggf. kontinuierliche Messung der gemischt-venösen O_2-Sättigung, PiCCO® (▶ 2.2.3)
- **Bei V. a. Sepsis:** Eintrittspforte? Nosokomial erworbene Infektion? Immundefizit (immunsuppressive Ther., Zytostatika, HIV), Leber- oder Niereninsuff.? Kulturen und Grampräparat von Kathetern, Urin, Blut, Trachealsekret. Ggf. Liquorpunktion, Stuhlkultur, Aszites- oder Pleurapunktion, bronchoalveoläre Lavage!

5

Management **Primäres Ziel** ist die Behandlung der Symptome, die aus dem Ausfall der betroffenen Organsysteme resultieren (▶ Tab. 5.3).

Tab. 5.3 Multiorganversagen, Ther. und Ersatzverfahren

Organ	Diagnose	Therapie	Kapitel
Lunge	ARDS	Beatmung, ggf. extrakorporale Lungenassistenz	▶ 7.1.5, ▶ 3
Herz, Kreislauf	Herzinsuff., Schock	Volumengabe, differenzierte Katecholaminther.	▶ 6.2, ▶ 5.2.1, ▶ 5.3.1
Niere	ANV	CVVHF, CVVHDF	▶ 12.1, 2.9
Leber	Akutes Leberversagen	Ursache beseitigen, Substitution von Gerinnungsfaktoren, Reduktion ammoniakbildender Bakterien, Hemmung der Aminosäureresorption	▶ 11.1.1
GIT	Stressulkusblutung	Endoskopie, Omeprazol	▶ 10.1.1
	Paralytischer Ileus	Darmstimulation, Einlauf	▶ 10.1.4
	Enterokolitis	Bei ischämischer Genese rheologische Maßnahmen, Antibiotikather.	▶ 10.1.3
	Pankreatitis	Parenterale Ernährung, Omeprazol, ggf. Nekrosektomie	▶ 11.1.5
	Cholezystitis	Antibiotikather., Cholezystektomie	

Tab. 5.3 Multiorganversagen, Ther. und Ersatzverfahren *(Forts.)*

Organ	Diagnose	Therapie	Kapitel
Gerinnung	Verbrauchskoagulopathie (DIC)	Heparin zur Prophylaxe FFP, Faktorensubstitution, TK	▶16.1.3, ▶16.4.3
ZNS	Metabolisches Koma	Ursache beseitigen, ggf. Darmsterilisation	▶5.2.3, ▶11.1.1, ▶15.1.1
Periphere Nerven	Polyneuropathie (Critical Illness Polyneuropathy, CIP)	Atemgymnastik, Krankengymnastik, Mobilisation, Substitution von Vitamin-B-Komplex i. v.	▶8.3.7

- **Optimierung der O_2-Aufnahme (VO_2)** durch Erhöhung der O_2-Sättigung (≥ 97 %), des Hb (≥ 100 g/l) und des Herzzeitvolumens, (CI ≥ 3 l/Min./m²)
- **Erhöhung des CI** durch Optimierung der Vorlast z. B. nach ZVD bzw. PCWP (▶ 2.2.2)
- Zusätzlich positiv inotrope Substanzen (▶ 5.3.3)
- Ggf. zur Überbrückung bis zu einer definitiven Ther. (z. B. Herz-OP) oder Besserung der Kreislaufsituation bei eingeschränkter Koronarperfusion intraaortale Ballongegenpulsation (▶ 2.3)
- **Hochkalorische parenterale Ernährung** (▶ 4.1.4, ▶ Tab. 4.5) mit 40 kcal/kg tgl.; Anpassung der Aminosäurenzufuhr an Leber- oder Niereninsuff.
- Frühzeitig Übergang auf enterale Ernährung, z. B. über PEG (▶ 2.8.2)
- Regelmäßiges Abführen durch Darmstimulation (▶ 10.7)

5

! MOV und Infektion

- Immer breit gestreute Keimgewinnung, z. B. Kultur aus Blut, Urin, Trachealsekret
- Möglichst gezielte Antibiotikather. nach Antibiogramm
- Bei V. a. intraabdominelle Prozesse frühzeitig diagnostische Laparoskopie einsetzen

Prognose Mortalität nach 1 Wo. in Abhängigkeit von der Anzahl der betroffenen Organe:
Bei Versagen von 1 Organ: 41 %, von 2 Organen: 65 %, von 3 Organen: 89 %.

5.2.3 Koma

Ätiologie

- Primär zerebrales Koma: Ischämie (▶ 8.1.1), intrazerebrale Blutung (▶ 8.1.4), Subarachnoidalblutung (▶ 8.1.5), Meningoenzephalitis (▶ 8.3.3), SHT (▶ 8.2.1), Hirntumor, Hirnmetastasen, generalisierter epileptischer Anfall (▶ 8.3.2)
- Intoxikation (▶ 19)
- Metabolische Enzephalopathie mit Koma bei Hypo-/Hyperglykämie (▶ 15.1.1, ▶ 15.1.2), thyreotoxischem Koma (▶ 15.1.3), hypothyreotem Koma (▶ 15.1.4), NNR-Insuff. (Addison-Krankheit ▶ 15.1.5), Hypophyseninsuff., Leberkoma (▶ 11.1.1), Urämie (▶ 12.1)
- Schock (▶ 5.2.1)

Häufigkeit der einzelnen Komaformen
Intox. ca. 43 %, Schlaganfall (Blutung und Ischämie) ca. 31 %, Coma diabeticum ca. 10 %, Meningoenzephalitis ca. 9 %, Krampfanfälle ca. 5 %, sonstige 3 %.

Klinik

- **Hautbefund:** Zyanose, Exsikkose, „Barbituratblasen", Schwitzen (Hypoglykämie, Hyperthyreose), heiße, trockene Haut (thyreotoxisches Koma), Ikterus und andere Leberhautzeichen (Coma hepaticum), schmutzig-braun (Coma uraemicum), Gesichtsrötung (Hypertonie, Coma diabeticum, Sepsis), Blässe (Schock)
- **Fötor:** Alkoholfahne, Azeton-/Obstgeruch (Coma diabeticum), Lebergeruch (Coma hepaticum), Harngeruch (Coma uraemicum), aromatischer Geruch (Intox. mit zyklischen Kohlenwasserstoffen, Drogen), Knoblauchgeruch (Alkylphosphate)
- **Atmung:** Hypoventilation (Myxödem, zentraldämpfende Pharmaka), Hyperventilation (Mittelhirnschädigung, Thyreotoxikose), Kußmaul-Atmung (ketoazidotisches oder urämisches Koma), Cheyne-Stokes-Atmung, (periodisch ab- und zunehmende Atemtiefe, z. B. bei Hirndrucksteigerung, Morphinintoxikation, CO-Vergiftung)
- **Motorik:** Halbseitenlähmung, spastische Muskeltonuserhöhung, positive Pyramidenbahnzeichen (z. B. Babinski-Reflex) als Hinweis auf fokale zerebrale Läsion. Stereotype Wälzbewegungen (subkortikale Läsion), Hyperkinesien (metabolische oder toxische Hirnschädigung), Muskelfibrillieren (Alkylphosphatintoxikation), Tonuserschlaffung (Barbiturate, Tranquilizer)
- **Hirnstammreflexe:**
  - Pupillen: Miosis (Sympatholytika, Parasympathomimetika, Morphine, Ponsblutung); Mydriasis (Parasympatholytikum, Alkohol, Kokain); Anisokorie mit eingeschränkter oder fehlender Lichtreaktion (Hirnblutung, Hirntumor, ischämischer Insult). Anisokorie mit normaler Pupillomotorik bei Intox.!
  - Kornealreflex, Puppenkopfphänomen, ziliospinaler Reflex, Rachenhinterwandreflex: Ausfall bei tiefem Koma (Grad IV)
- **Bewusstsein:** Grade der Bewusstseinsstörung ▶ Tab. 5.4, Glasgow Coma Scale ▶ Tab. 5.5

Diagnostik

- Initial orientierende Untersuchung: Atmung, Kreislauf, Pupillenreaktion
- Fremdanamnese zur evtl. Komaursache (Diab. mell., Alkoholabusus, SHT, Anhalt für Vergiftungen, Drogenmissbrauch, zerebrales Anfallsleiden)

Tab. 5.4 Grade der Bewusstseinsstörung

Bewusstsein	Klinik
Bewusstseinsklar	Örtlich, zeitlich und zur eigenen Person orientiert
Somnolent	Schläft, durch Ansprache leicht erweckbar, örtlich, zeitlich, zur eigenen Person orientiert
Soporös	Durch Ansprache nicht erweckbar, gerichtete Reaktion auf Schmerzreize
Komatös	▶ Tab. 5.5

Tab. 5.5 Glasgow Coma Scale

Reaktion	Neurologische Funktion	Bewertung
Augen öffnen	Spontan öffnen Öffnen auf Ansprechen Öffnen auf Schmerzreiz Keine Reaktion	4 3 2 1
Verbale Reaktion	Orientiert Verwirrt, desorientiert Unzusammenhängende Worte Unverständliche Laute Keine verbale Reaktion	5 4 3 2 1
Motorische Reaktion auf Schmerzreize	Befolgt Aufforderung Gezielte Schmerzabwehr Massenbewegungen Beugesynergien Strecksynergien Keine Reaktion	6 5 4 3 2 1
Die Summe ergibt den Coma-Score und ermöglicht eine standardisierte Einschätzung des Schweregrads.		
Grad I	Bewusstlos, auf Schmerzreiz nicht reagierend	Summe: 6–8
Grad II	Bewusstlos, Paresen, Krampfanfall, Anisokorie	Summe: 5–6
Grad III	Bewusstlos, Paresen, Krampfanfall, Anisokorie, Streckmechanismus, Augenbewegungsstörungen	Summe: 4
Grad IV	Bewusstlos, herabgesetzter Muskeltonus, weite, reaktionslose Pupillen, Ausfall von Hirnstammreflexen (Kornealreflex, Puppenkopfphänomen, Ziliospinalreflex), noch Spontanatmung	Summe: 3

Differenzierung komaähnlicher Sy. (▶ Tab. 5.6):

- **Primär zerebrales Koma:** neurologische Untersuchung (▶ 1.2.2), Rö-Schädel (Fraktur?), CCT (Ischämie, Blutung, Hirnödem, Mittellinienverlagerung und Liquoraufstau), EEG (Grad der Allgemeinveränderung, Herdbefund), Liquorpunktion (▶ 2.6, DD lymphozytäre/bakterielle Entzündung, Blutung), Laktatspiegel im Liquor (korreliert mit Schweregrad und Prognose des Komas), Angiografie bzw. MR-Angio (Aneurysma oder Angiomnachweis; bei V. a. Basilaristhrombose ▶ 8.1.2 bzw. V. a. Sinusvenenthrombose ▶ 8.1.6)
- **Coma diabeticum:** (▶ 15.1.1). Polyurie, Polydipsie, Exsikkosezeichen, Tachykardie, Hypotonie, gerötetes Gesicht, Kußmaul-Atmung, Azetongeruch der Atemluft, Pseudoperitonitis diabetica, Übelkeit, Erbrechen, Hyporeflexie. **Labor:** Hyperglykämie (400–1.000 mg/dl), Plasmaosmolalität > 320 mosmol/l bei hyperosmolarem Koma; ggf. Ketone im Urin, BGA (Azidose)
- **Hypoglykämischer Schock:** (▶ 15.1.2). Heißhunger, erhöhter Sympathikotonus (kaltschweißige Haut, Übelkeit, Gereiztheit, Unruhe, Zittern, Herzklopfen), Sehstörungen, Kopfschmerzen, Verwirrtheit, Hyperreflexie, Krampfanfälle, zerebrale Ischämie, Bewusstlosigkeit. **Labor:** BZ < 50 mg/dl
- **Thyreotoxisches Koma:** (▶ 15.1.3). Fieber bis 40 °C, warme, meist feuchte Haut, Exsikkose, Tachykardie (140–200/Min.), Herzrhythmusstörungen, große RR-Amplitude mit Hypertonie (später Hypotonie), Brechreiz, Erbrechen, Durchfälle, Unruhe, feinschlägiger Tremor, Verwirrtheitszustände, akute

Psychose, verwaschene Sprache, Adynamie, Muskelschwäche, evtl. hör- und tastbares Schwirren über der Schilddrüse. **Labor:** TSH, fT_3, fT_4, Na^+

- **Hypothyreotes Koma:** (▶ 15.1.4). Müdigkeit, Apathie, Somnolenz, Desorientiertheit, träge bis erloschene Reflexe, Hypothermie bis 30 °C, Bradykardie, Hypotonie, Hypoventilation, Obstipation, Anämie. Bei Myxödem (primäre Hypothyreose): heisere Stimme, grobe, raue, verdickte und schuppende Haut, prall-elastisches Ödem ohne Dellenbildung, trockene, schuppige und brüchige Haare, Haarausfall, spröde, rissige Nägel. **Labor:** fT_4, TSH, Na^+ und K^+, Hypercholesterinämie, respir. Azidose
- **Urämisches Koma:** Foetor uraemicus, Kußmaul-Atmung (seltener als bei Coma diabeticum), Übelkeit, Erbrechen, Durchfälle, Singultus, Kopfschmerzen, Müdigkeit, Abgeschlagenheit, Zeichen der Dehydratation (bei Polyurie) oder Hyperhydratation (bei Oligo-/Anurie: Gefahr von Lungen- oder Hirnödem), trockene, bräunlich-graue Haut, fibrilläre Zuckungen, Reflexe ↑, Muskelwülste bei Beklopfen. **Labor:** BB (renale Anämie), K^+ (Hyperkaliämie), Harnstoff und Krea, Ca^{2+}, BGA (metabol. Azidose). **Ther.:** Dialyse, ggf. RR senken.
- **Hepatisches Koma:** (▶ 11.1.1) typischerweise Schläfrigkeit, Flapping-Tremor (grobschlägig). Foetor hepaticus (erdig, leberartig), Ikterus, Leberhautzeichen (Spider naevi, Palmarerythem, Zeichen der hämorrhagischen Diathese mit Petechien und Ekchymosen, Lackzunge), Splenomegalie mit Aszites, Hyper- oder Hyporeflexie. **Labor:** γ-GT, GOT und GPT, Bili, γ-Globulin, NH_3, Laktat, Albumin, Quick, CHE
- **Koma bei akuter NNR-Insuffizienz:** Allg. Schwäche und Verfall der Körperkräfte, Reizbarkeit, Apathie, Bewusstlosigkeit, Übelkeit, abdominale Schmerz-

5

Tab. 5.6 Differenzierung komaähnlicher Syndrome

	Ätiologie	Läsion	Augenlider Vigilanz	Kognitive Leistung	Besondere Merkmale
Apallisches Sy.	Hypoxie, globale Ischämie, Hypoglykämie, Enzephalitis, „Einklemmung"	Deafferenzierung	Augen geöffnet, Schlaf-Wachphasen	Erloschen, kein Fixieren	Primitivreflexe (Schnauz-, Saug-, Greifreflex), Kauen, Schmatzen
Locked-in-Sy.	Basilaristhrombose, Hirnstammkontusion, Ponsblutung	Deafferenzierung	Augen meist geschlossen, aber wach	Voll erhalten, aber schwer erkennbar	Strecksynergismen, vertikale Augenbewegung möglich, Spontanatmung
Akinetischer Mutismus	Hydrozephalus, bilateraler Anteriorinfarkt, frontale Hirnblutung	Fehlende frontale Aktivierung	Augen geöffnet, Schlaf-Wach-Phasen	Eingeschränkt, aber vorhanden; schwer prüfbar	Keine Spontanbewegung, keine Abwehr auf Schmerzreize
Prolongierte Hypersomnie	Thalamusinfarkt, hypothalamische Blutung	Temporäre Blockierung retikulärer Afferenzen	Augen geschlossen, Schlaf (erweckbar)	In Wachphasen erhalten	Kurze Erweckbarkeit, Gähnen, Strecken, normale Schlafposition

attacken (Pseudoappendizitis), Exsikkose, Gewichtsverlust, Hypotonie, Tachykardie, leise Herztöne, Zyanose, erniedrigte Körpertemperatur, Oligurie, abnorme Pigmentierung (Handlinien) bei länger bestehender Insuff. (Addison-Krise ▶ 15.1.5). **Labor:** Na^+ ↓, K^+ ↑, BZ ↓, BB (Eosinophilie), Hkt. ↑, Kortisol ↓, Harnstoff ↑, Krea ↑
- **Hypophysäres Koma:** TSH-Mangel (Bradykardie, Hypothermie, Hypoventilation mit Hyperkapnie, trockene, pastöse Haut), ACTH-Mangel (Hypotonie, Hypoglykämie, Exsikkose, Müdigkeit, Antriebsarmut), Gonadotropin-Mangel (Verlust der Sekundärbehaarung, Infertilität), MSH-Mangel (blasse, alabasterartige Haut). **Labor:** Na^+ ↓, BZ ↓, Kortisol ↓, STH ↓, fT_4 ↓ und TSH ↓, CO_2-Retention und respir. Azidose

Management
- Primärther.: Vitalfunktionen sichern (CAB-Regel, ▶ 5.1), venöser Zugang
- Sekundärther.: entsprechend der Komaursache

Prognose Je nach Grunderkr. und Dauer des Komas; apallisches Sy. oder dissoziierter Hirntod als Folgezustand (▶ 1.6.3).

5.2.4 Ertrinken

Tod infolge Sauerstoffmangels. Die Hypoxietoleranz ist durch die meist einhergehende Unterkühlung erheblich verlängert: **Ausdauernd reanimieren!** Beinahe-ertrinken ist das Überleben eines Ertrinkungsunfalls > 24 h.

Ätiologie
- Fehlende Schwimmkenntnisse, Unterkühlung, Erschöpfung. Häufig jedoch auch Intoxikation (v. a. Alkohol), Suizidversuch (an zusätzliche Intoxikation denken), SHT (Sprung in flaches Wasser). Selten: Hypoglykämie (v. a. Typ-1-Diabetiker), akuter Herzinfarkt, epileptischer Anfall
- **Süßwasser** führt durch niedrigen osmotischen Druck zu Hypervolämie (hypotone Hyperhydratation), Hämolyse und Kammerflimmern (E'lytverschiebung). Zusätzlich Surfactant-Inaktivierung mit Atelektasenbildung möglich
- **Salzwasser:** Lungenödem, Hypovolämie, Hämokonzentration, Hypotonie
- Trockenes Ertrinken durch reflektorischen Laryngospasmus (ca. 20 %)

Klinik Bewusstlosigkeit, Apnoe, Zyanose, hämorrhagischer Schaum aus Mund und Nase. Auskultatorisch „Kochen" (lautes Rasseln) über der Lunge. Oft Erbrechen durch Verschlucken großer Flüssigkeitsmengen → Magensonde. Zunehmende Hypoxämie mit zerebralen Krampfanfällen, Tachykardie, Hypertonie, später Bradykardie, Kreislaufstillstand, Tod.

Komplikationen ARDS (▶ 7.1.5), ANV, Herzrhythmusstörungen, Hirnödem, Hämolyse.

Diagnostik
- Fremdanamnese, Inspektion der Atemwege
- Erst nach der Elementar-Ther. (▶ 5.1): BGA, E'lyte (K^+ ↑, Na^+ ↓), BB (Hyper-, Hypovolämie), Krea
- Rektale Temperaturmessung (meist Unterkühlung)
- EKG, Rö-Thorax, ZVD
- CCT (Hirnödem?), neurologische Untersuchung, EEG zur Diagnostik des Hirnschadens/Hirntods (▶ 1.6.3)

5

Therapie

- Elementarther. nach der CAB-Regel (▶ 5.1)
- Magensonde, nasse Kleidung entfernen, Hypothermie behandeln (▶ 5.2.5)
- Maschinelle Beatmung (▶ 3), Respiratoreinstellung, z. B. FiO_2 1,0 (= 100 % O_2), PEEP 5–8 cmH_2O, Atemzugvolumen 12,5 ml/kg (bei 60 kg 900 ml), Atemminutenvolumen 120 ml/kg/Min. (bei 60 kg ca. 7 l/Min.)
- Diagnostische oder therapeutische Bronchoskopie
- Evtl. Surfactantsubstitution, evtl. Prednisolon 250 mg (▶ 7.4.2) alle 3 h i. v. (umstritten), evtl. Antibiotika (umstritten)
- Bei Hypovolämie kristalloide und kolloidale Ersatzlösungen, bei Hypervolämie Furosemid 20 mg i. v. (▶ 6.15.2)
- Korrektur von E'lytstörungen (▶ 13.1), Azidoseausgleich (▶ 13.1.6)
- Bei Aspirationspneumonie: Antibiose, z. B. mit Aminopenicillin + Betalaktamasehemmer (▶ 7.1.3, ▶ 14.2)

! Cave

- Präklinisch keine aktive Erwärmung → durch Gefäßerweiterung ggf. Rückstrom von kaltem Blut zum Herzen → Kammerflimmern möglich („Bergungstod")
- Auch ohne Atem- bzw. Kreislaufstillstand den Pat. für 48 h stationär beobachten

5

5.2.5 Unterkühlung

Ätiologie

- Kühle Umgebung (z. B. bei bewusstlosem Pat., kalte Gewässer)
- Medikamente (Hypnotika, Antidepressiva, Tranquilizer), Alkohol
- Alte oder dünne Menschen
- Endokrinologische Erkr. (Coma diabeticum, Hypothyreose, Addison-Krise, Hypophyseninsuff.)
- Hirnschädigung (Störung des Temperaturzentrums)

Diagnostik

- Messung der Rektaltemperatur mit Spezialthermometer (Frühgeborenenthermometer oder Elektrothermometer), möglichst intravasale Temperaturmessung, z. B. über DK (▶ 2.2.2)
- Bradykardie; im EKG verlängertes PR-Intervall, verbreiterter QRS-Komplex, J-Welle, ST-Hebung, Vorhofflimmern, Kammerflimmern
- Erniedrigte Atemfrequenz und -tiefe (führt zu respiratorischer Azidose)

Tab. 5.7 Stadien der Unterkühlung

Grad	Körpertemp.	Klinik
I	37–34°C	Muskelzittern, Schmerzen! RR ↑, bewusstseinsklarer Pat., Tachykardie, Haut blass und kalt
II	34–27°C	Kein Muskelzittern, Somnolenz, Koma, keine Schmerzen, Bradykardie, Arrhythmie, RR normal oder ↓, BZ ↓, Reflexe abgeschwächt
III	< 27°C	Koma (Scheintod): Puls nicht tastbar, minimale Atmung, keine Reflexe, extreme Bradykardie

- Blasse, kalte Haut, Bewusstlosigkeit, Pupillenerweiterung (kann Tod vortäuschen)
- Stadien ▶ Tab. 5.7

Management

- Bei Kreislaufstillstand kardiopulmonale Wiederbelebung (▶ 5.1). Kammerflimmern bei Temp. < 30 °C spricht häufig nicht auf Defibrillation und vasoaktive Substanzen an, darum Herzdruckmassage und **schnelle Wiedererwärmung,** z. B. mittels Herz-Lungen-Maschine, aufgewärmter Infusionslösungen (ca. 40 °C), warmen Wasserdampfs über Inhaliergerät oder Respirator; Hämodialyse mit überwärmtem Dialysat (▶ 2.9)
- Azidosekorrektur (▶ 13.1.6, ▶ 13.3), ggf. Kaliumsubstitution
- Besteht kein Kammerflimmern, vorsichtige Wiedererwärmung (Zunahme der Körpertemperatur um etwa 1°C stdl.); Gefahr von Kammerflimmern (Monitorkontrolle) und RR-Abfall
  - Passive Wiedererwärmung bei Unterkühlung I°: warmer Raum (25–30°C), Wolldecke
  - Aktive Wiedererwärmung bei Unterkühlung II° und III°: z. B. Gabe von aufgewärmten Infusionslösungen, Wärmedecke (Beine möglichst frei lassen: Gefahr der Vasodilatation bei Erwärmung mit Azidose und hypovolämischem Schock), ggf. Dialyse

Komplikationen

- Herzrhythmusstörungen
- RR-Abfall, Azidose
- Lokale Wärmeschäden der Haut bei unsachgemäßer Erwärmung
- ANV, Pneumonie, Thrombopenie mit hämorrhagischer Diathese

5

! Cave

- Keine präklinische aktive Erwärmung!
- Nicht zu schnell erwärmen
- Vorsicht beim Transport: Gefahr von Kammerflimmern, wenn kaltes Blut aus Extremitäten zum Herzen fließt (Bergungstod)

5.2.6 Hitzschlag

Ätiologie Große Wärmezufuhr von außen bei Behinderung der Wärmeabgabe (schwüle Luft, geringe Ventilation). Inf., schwere Dehydrierung, zentrales anticholinerges Sy., intrazerebrale Blutung, malignes neuroleptisches Sy., maligne Hyperthermie, Amphetamin-, Salizylatintox., idiopathische letale Katatonie, thyreotoxische Krise, Medikamentenentzugssymptome, Phäochromozytom, Status epilepticus.

Klinik

- Kopfschmerzen, Schwindel, Erbrechen, Synkope, Haut zunächst rot und heiß
- Tachypnoe, Tachykardie, RR normal
- Später Haut grau, Cheyne-Stokes-Atmung, Schock, Bewusstlosigkeit, Reflexe ↑ ↑ (Kloni, Opisthotonus, Nystagmus)

Diagnostik

- Kontinuierliche rektale oder intravasale Temperaturmessung
- E'lyte, BZ
- CCT (Hirnödem?), evtl. Liquorpunktion (▶ 2.6) zum Ausschluss einer Meningitis (▶ 8.3.3)

Differenzialdiagnose Sonnenstich (Ther.: Kopf erhöht lagern und mit feuchten Tüchern kühlen), Hitzekrämpfe (durch E'lytverlust), Hitzekollaps (durch orthostat. Dysregulation), Coma diabeticum (▶ 15.1.1), Meningoenzephalitis (▶ 8.3.3), Intox. (▶ 19).

Therapie Schnelle Senkung der Körpertemperatur: Besprühen mit kaltem Wasser (6–15 °C), Luft „fächeln". Schockther. (▶ 5.2.1), Hirnödemther. (▶ 8.4).

Komplikationen
- Rhabdomyolyse, DIC, ANS, irreversible ZNS-Schädigung
- Bei Körpertemperatur > 41 °C: Letalität 10–50 %

5.2.7 Elektrischer Unfall

Die Folgen eines elektrischen Unfalls sind abhängig von (▶ Tab. 5.8):
- Stromspannung und -art (Gleichstrom, Wechselstrom)
- Stromstärke
- Einwirkdauer
- Stromweg: uni-, bipolarer Kontakt, Lichtbogen, Feuchtigkeit oder Isolierschuhe, Teil- oder Ganzkörperdurchfluss

Tab. 5.8 Einteilung und Symptome der elektrischen Unfälle nach Stromstärkebereich

	Stromstärkebereich	Klinik
I*	Gleichstrom bis etwa 80 mA, Wechselstrom (50 Hz) bis 25 mA, Einwirkungsdauer unbegrenzt	Geringe RR-Erhöhung je nach Stromstärke, leichte Verkrampfung der Atemmuskulatur, keine Herzrhythmusstörungen
II*	Gleichstrom 80–300 mA, Wechselstrom (50 Hz) 25–80 mA, Einwirkungsdauer unbegrenzt	Herzstillstand während der Körperdurchströmung mit nachfolgenden Rhythmusstörungen wechselnder Dauer und guter Rückbildungsneigung, deutliche RR-Erhöhung, Verkrampfung der Atemmuskulatur
III*	Gleichstrom 300 mA bis 3–5 A, Wechselstrom 80 mA bis 3–5 A, Einwirkungsdauer > 0,3 Sek.	Herzstillstand mit nachfolgendem Kammerflimmern (bei Gleichstrom Herzstillstand nur bei Längsdurchströmung)
IV**	Gleichstrom > 3–8 A, Wechselstrom > 3–8 A	Herzstillstand während der Körperdurchströmung mit nachfolgender, meist lang anhaltender Arrhythmie, deutliche RR-Erhöhung und Atemverkrampfung, Lichtbogen. Bei längerer Einwirkung (> mehrere Sek.) meist Tod durch Verbrennung

* Niederspannungsunfälle
** Hochspannungsunfälle

Klinik
- Hypertonie, Angina pect., Zeichen der Herzinsuff., Tachykardie, Arrhythmie, Asystolie, Kammerflimmern
- Tetanische Krämpfe
- Dyspnoe (Lungenödem)
- Hyperästhesien, Hyporeflexie, Paresen, Bewusstlosigkeit; selten Hirnödem
- ANV

- Übelkeit, Erbrechen, Ileus, Blutungen
- Augen: Verbrennungen, später Katarakt

Diagnostik
- Bei Herz-Kreislauf-Stillstand erst nach Reanimation ▶ 5.1
- EKG, EKG-Monitor
- Labor: Krea, E'lyte, BB, GOT, LDH, CK, Troponin, BZ, BGA
- Rö-Thorax

Therapie
- Bei Asystolie/Kammerflimmern: Reanimation nach der CAB-Regel ▶ 5.1
- Bei Schock ▶ 5.2.1: Volumengabe, Katecholamine
- Bei Hirnödem ▶ 8.4: Dexamethason, Furosemid, Mannitol
- Bei ANV: Dialyse ▶ 2.8
- Bei Herzrhythmusstörungen ▶ 6.12

> **!** **Verlaufsbeobachtung**
> Gelegentlich manifestieren sich kardiale Schäden, insbes. Reizleitungsstörungen, mit zeitlicher Latenz → auch bei unauffälligem EKG Kontrolle für 48 h.

5.3 Sympathomimetika (Katecholamine)

5.3.1 Übersicht

β_2-Sympathomimetika ▶ 7.2.

Wirkmechanismus Die Wirkungen der Einzelsubstanzen im Organismus sind komplex und lassen sich nicht einfach aus der Einteilung in dopaminerge, α- oder β-mimetische ableiten. Die meisten Sympathomimetika wirken dosis-, d. h. konzentrationsabhängig auf die verschiedenen Rezeptortypen und können dabei den gleichen Rezeptortyp in Abhängigkeit von seiner Lokalisation im Organismus unterschiedlich stark stimulieren. Daneben können die meisten Sympathomimetika noch Noradrenalin aus den sympathischen postganglionären Nervenendigungen freisetzen.

Einteilung
- **Nach Wirkart:** direkte Sympathomimetika wirken durch direkte Rezeptorbesetzung, indirekte Sympathomimetika wirken durch Noradrenalinfreisetzung aus Speichern
- **Nach Wirkort** (Rezeptor): dopaminerge, α-, β_1-, β_2-Sympathomimetika (▶ Tab. 5.9)

> **!** **Perfusorspritzenwechsel bei laufender Katecholaminzufuhr**
> - **Problem:** erhebliche RR-Schwankungen bei katecholaminsensiblen Pat. während des Perfusorspritzenwechsels
> - **Voraussetzung:** durch lagekontrollierten ZVK kontinuierliche Katecholaminperfusion **ohne** Trägerlösung, da gleichmäßigere i. v. Substanzzufuhr. Pro Katecholamin je einen Dreiwegehahn am Katheter

- **Durchführung:**
  - Bei geringem Restvolumen in der alten Perfusorspritze neue Spritze mit Perfusorleitung in weiterer Perfusorpumpe beschriften, aufziehen, einlegen und entlüften
  - Bisherige Perfusionsgeschwindigkeit auch an neuer Perfusorpumpe einstellen und Pumpe starten, sodass das Volumen tropfenweise am offenen Ende der Perfusorleitung sichtbar wird. Pumpe weiterlaufen lassen
  - Jetzt am betreffenden Dreiwegehahn **zügig** alte Perfusorleitung dekonnektieren und neue Leitung anschließen
  - Alte Pumpe ausstellen, leere Spritze samt Perfusorleitung entfernen

Tab. 5.9 Sympathoadrenerge Stimulation verschiedener Organe

Erfolgsorgan	Parameter	Rezeptortyp	Transmitter/Wirkung			
			Adrenalin	Noradrenalin	Dopamin	Dobutamin
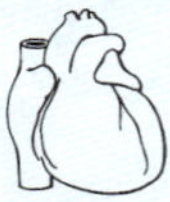	Frequenz	β_1	↑	↓	↑	↑
	Schlagvolumen	β_1	↑↑	↑↑	↑↓	↑
	HZV	β_1	↑↑↑	↑↔↓	↑	↑↑
	Arrhythmien	β_1	↑↑↑↑	↑↑↑↑	↑↑	↑
	Koronardilatation	β_2	↑↑	↔	↔↑	↔↑
	Koronardurchblutung	K = α D = β	↑↑	↑↑	↑	↑
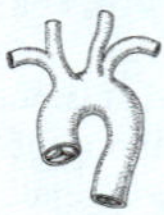	Systolisch		↑↑	↑↑↑	↑	↑↔↓
	Mittel		↑	↑↑	↑	↑↔↓
	Diastolisch		↑↔↓	↑↑↑	↔↑	↑↔↓
	Pulmonalart.		↑↑	↑↑	↔↑	↓
	Gefäßwiderstand		↓	↑↑	↔↑	↓
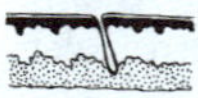	Konstriktion, Durchblutung	K = α	↓↓	↓↓	↔↓	↔↑
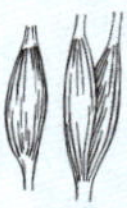	Durchblutung	K = α D = β_2	↑↑↑	↔↓	↑↑	↔↑
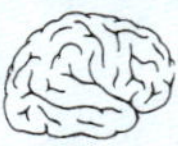	Konstriktion, Durchblutung	α	↑↑	↔↓	↔↑	↑
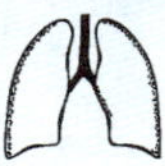	Bronchiallumen	K = α D = β_2	↑	↔↑	↔↑	↔

Tab. 5.9 Sympathoadrenerge Stimulation verschiedener Organe *(Forts.)*

Erfolgsorgan	Parameter	Rezeptortyp	Transmitter/Wirkung			
			Adrenalin	Noradrenalin	Dopamin	Dobutamin
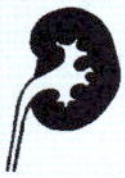	Durchblutung	K = α D = β_2	↓↓	↓↓	↑	↔
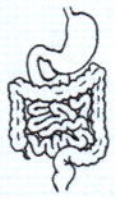	Durchblutung	K = α D = β_2	↑↑	↓↓	↑	↔

K = Konstriktion, D = Dilatation. Die Pfeile markieren die resultierende Wirkung.

5.3.2 Dopamin

Wirkmechanismus Erregung von dopaminergen, Alpha- und Betarezeptoren im Prinzip dosisabhängig, durch ausgeprägte interindividuelle Unterschiede der Wirkung jedoch im Einzelfall nicht vorhersehbar.

Pharmakokinetik HWZ 2–8 Min., Wirkdauer 1–2 Min., Verteilungsvolumen ca. 0,89 l/kg. Elimination: partiell Abbau zu Noradrenalin (bei Niedrigdosierung bis zu 25 %), ansonsten Oxidation, Methylierung und Konjugation an Glukuronsäure.

Indikationen
- Vorwärtsversagen des Herzens mit RR-Abfall (▶ 5.2.1). **Cave:** Dopamin erhöht dabei die Nachlast und damit die Herzarbeit
- Evtl. zur Schockther. im Notarztwagen

Dosierung **Perfusor:** 250 mg auf 50 ml NaCl 0,9 % = 5 mg/ml. Dosierung nach Wirkung.

Nebenwirkungen
- Tachykardie, Arrhythmie, Angina pectoris
- Zeichen der Überdosierung: Herzfrequenzsteigerung um mehr als 25/Min. (DD Volumenmangel)

Wechselwirkungen Guanethidin (Wirkungsverstärkung); MAO-Hemmer (Dosisreduktion des Dopamins auf $\frac{1}{10}$ der Dosis erforderlich).

!
- Bei septischem Schock Verschlechterung der Prognose durch Dopamingabe, wohl infolge verschlechterter Splanchnikus-Durchblutung → daher zunehmend zurückhaltender Einsatz. Auch bei kardiogenem Schock mögliche Mortalitätserhöhung
- Kein Nachweis einer Organprotektion (insbesondere der Niere)!
- Wirkt nicht oral bzw. enteral; nicht s. c. oder i. m. applizieren
- Nicht in alkalischen Lösungen (pH > 8) lösen, nicht mit Natriumbikarbonat oder Haloperidol im selben Zugang applizieren → Wirkungsverlust

- Vor Dopamingabe Ausgleich eines evtl. Volumenmangels
- Synergismus mit Dobutamin
- In hoher Dosierung Erhöhung des pulmonalen und peripheren Widerstands
- Tachyphylaxie (→ Intervallther.)
- Bei hoher Dosierung Diureserückgang, akrale Durchblutungsstörung mit evtl. Nekrosenbildung sowie Laktaterhöhung
- Vorsicht bei Ulkusblutung (Blutungsverstärkung)
- Reboundhypotonie nach Absetzen
- **Antidot:** Bei Überdosierung reicht i. d. R. das Absetzen der Medikation aufgrund der kurzen HWZ

5.3.3 Dobutamin

Wirkmechanismus

- Erregung von β_1-, β_2- und α-Rezeptoren, keine Wirkung an dopaminergen Rezeptoren
- Bei gleichzeitiger β_2- und α-Stimulation ist die vorherrschende Wirkung eine Steigerung des HZV ohne wesentlichen Effekt auf den RR
- Dosisabhängige Steigerung von Herzfrequenz und intrapulmonaler Shuntdurchblutung. Vermindert links- und rechtsventrikuläre Vor- und Nachlast, pulmonalvaskulären Widerstand und Pulmonalarteriendruck

5

Pharmakokinetik HWZ ca. 2 Min., Wirkdauer 1–5 Min., Verteilungsvolumen 0,2 l/kg. Elimination: Methylierung und Konjugation an Glukuronsäure.

Indikationen

- Vorwärts- und Rückwärtsversagen bei Herzinsuff. (akut oder chronisch)
- Kreislaufversagen nichtkardialer Ursache. Bei gleichzeitiger Hypotonie evtl. Kombination mit α-konstriktorischem Sympathomimetikum, z. B. Dopamin (mittlere bis hohe Dosis), Noradrenalin

Dosierung

- **i. v.:** 2,5–12 µg/kg/Min.
- **Perfusor:** 250 mg auf 50 ml Glukose 5 % (▶ Tab. 5.10)

Tab. 5.10 Dobutaminperfusor

KG	Dosierung		
	Niedrig: 3 µg/kg/Min.	Mittel: 6 µg/kg/Min.	Hoch: 12 µg/kg/Min.
50 kg	1,8 ml/h	3,6 ml/h	7,2 ml/h
70 kg	2,5 ml/h	5,0 ml/h	10 ml/h
90 kg	3,2 ml/h	6,4 ml/h	12,8 ml/h

Nebenwirkungen Tachykardie, Arrhythmie, Angina pectoris, Überleitungsbeschleunigung bei absoluter Arrhythmie.

Kontraindikationen

- **Absolut:** Erkr., bei denen Ventrikelfüllung und/oder Entleerung mechanisch behindert sind, z. B. Perikarderguss, obstruktive Kardiomyopathie
- **Relativ:** Myokardischämie, Volumenmangel

Wechselwirkungen
- Erhöhter Insulinbedarf
- Betablocker (Verminderung der pos. Inotropie, periphere Vasokonstriktion)

!
- Wirkt nicht oral/enteral; nicht s. c. oder i. m. applizieren
- Nicht in alkalischen Lösungen (pH > 8) lösen
- Synergismus mit konstriktorisch wirkenden Sympathomimetika: Dopamin, Noradrenalin
- Tachyphylaxie bei kontinuierlicher Gabe > 72 h
- Zunahme der intrapulmonalen Shuntdurchblutung, Senkung der rechtsventrikulären Nachlast, Senkung des Pulmonalarteriendrucks, Senkung der linksventrikulären Nachlast
- **Cave:** evtl. zusätzlich vorliegenden Volumenmangel stets ausgleichen, da Tachykardie mit konsekutiver myokardialer Minderperfusion (durch Verkürzung der Diastolendauer bei niedrigem $RR_{diast.}$) möglich

5.3.4 Adrenalin

Wirkmechanismus
- Sympathomimetikum, stimuliert alle sympathischen Rezeptoren. Bei hoher Dosierung überwiegt α-Stimulation
- Positiv inotrop, chronotrop, bathmotrop, dromotrop; Verminderung des diast. RR (β_2-Rezeptor-Wirkung). Hohe Dosen senken Herzfrequenz (über reflektorische Vagusaktivierung?). Hirndurchblutung und zerebraler O_2-Verbrauch werden ohne Änderung des zerebralen Gefäßwiderstands bei kontinuierlicher Gabe dosisabhängig vermehrt. Meist Erhöhung der koronaren Durchblutung

Pharmakokinetik HWZ 3–10 Min., Wirkdauer 3–5 Min., Verteilungsvolumen 0,3 l/kg. Elimination: 1–10 % unverändert renal, Aufnahme in adrenerge Neurone möglich, hauptsächlich jedoch Oxidation, Methylierung und Konjugation an Glukuron- oder Schwefelsäure.

Indikationen Medikament der ersten Wahl bei Reanimation (Kammerflimmern, Asystolie, Low-output-Sy. ▶ 5.1).

Dosierung
- **i. v.:** 1 Amp. à 1 mg/ml 1 : 10 verdünnen, fraktionierte Gabe (2–4–6–10 ml)
- **Perfusor:** 0,01–0,4 µg/kg/Min.: 3 mg oder 5 mg mit NaCl auf 50 ml = 60 bzw. 100 µg/ml (▶ Tab. 5.11)

Tab. 5.11 Adrenalinperfusor: 3 mg auf 50 ml NaCl 0,9 %

KG	Dosierung	
	Niedrig: 0,01 µg/kg/Min.	Hoch: 0,04 µg/kg/Min.
50 kg	0,5 ml/h	2 ml/h
70 kg	0,7 ml/h	2,8 ml/h
90 kg	0,9 ml/h	3,6 ml/h

Nebenwirkungen
- Tachykardie, ventrikuläre Extrasystolie, Kammerflimmern (▶ 6.12.3), Ang. pect. durch Frequenzanstieg, BZ- und RR-Anstieg
- Tremor
- K^+-Abfall

Kontraindikationen Obstruktive Kardiomyopathie.

Wechselwirkungen
- Antidiabetika (Wirkungsabschwächung)
- Halothan (vermehrte Rhythmusstörungen)
- Trizyklische Antidepressiva (vermehrte Sympathikusaktivität)
- Betablocker (Wirkungsumkehr des Adrenalins mit RR-Abfall)

!
- Bei AV-Blockierung besser Orciprenalin (▶ 5.3.6) einsetzen
- Mittel der Wahl bei Reanimation (Orciprenalin hier nicht primär einsetzen)
- Bei Reanimation stets vor Natriumbikarbonat geben
- Gabe über Trachealtubus (in 3-facher Dosierung) möglich: 1 mg Adrenalin auf 10 ml NaCl 0,9 % mit Applikation von 10 ml

5.3.5 Noradrenalin

Wirkmechanismus Sympathomimetikum mit Wirkung auf β_1- und α-Rezeptoren.

Pharmakokinetik HWZ 1–3 Min., Wirkdauer 1–2 Min., Verteilungsvolumen 0,3 l/kg. Elimination: 3–15 % unverändert renal, Aufnahme in adrenerge Neurone möglich, hauptsächlich jedoch Methylierung, Oxidation und Konjugation an Glukuron- oder Schwefelsäure.

Indikationen
- Septischer Schock
- Erniedrigter peripherer Widerstand (z. B. bei Histaminausschüttung im Rahmen eines anaphylaktischen Schocks)
- Antidot bei Überdosierung von Vasodilatanzien

Dosierung
- **Initial:** 0,3 mg i. v., evtl. 0,3–0,8 mg i. m. oder s. c. (hierzu z. B. 1 Amp. Arterenol® auf 10 ml NaCl 0,9 % verdünnen, 3–8 ml injizieren)
- **Perfusor:** 0,05–0,3 µg/kg/Min., Verdünnung: 3 mg (= 3 Amp.) oder 5 mg (= 5 Amp.) mit NaCl auf 50 ml = 60 oder 100 µg/ml (▶ Tab. 5.12)

Tab. 5.12 Noradrenalinperfusor: 3 mg auf 50 ml NaCl 0,9 %

KG	Dosierung	
	Niedrig: 0,05 µg/kg/Min.	Hoch: 0,3 µg/kg/Min.
50 kg	2,5 ml/h	15 ml/h
70 kg	3,5 ml/h	21 ml/h
90 kg	4,5 ml/h	27 ml/h

Wechselwirkungen
- TAD (sympathomimetische Wirkung zunehmend)
- Antidiabetika (Wirkung abgeschwächt)
- Halothan (Rhythmusstörungen)

!
- Überdenken der Ther. bei Zentralisation, Akrozyanose, Anurie
- Kombination mit Dobutamin bei erniedrigtem peripher-vaskulärem Widerstand als Hypotonieursache sinnvoll (Pulmonaliskatheter!)
- Herabsetzung der Nierendurchblutung, dadurch Diureserückgang
- Zunahme des enddiastolischen linksventrikulären Drucks
- I. v. Gabe möglichst nur kurzfristig über mehrere Stunden bei sonst nicht behebbarer Schocksymptomatik
- Bei Paravasat Hautnekrosen möglich, sofort Umspritzung mit NaCl 0,9 %
- Bei kardiogenem Schock Verbesserung der Koronarperfusion

5.3.6 Orciprenalin

Wirkmechanismus β-Sympathomimetikum mit β_1- und β_2-Wirkung.

Pharmakokinetik HWZ 2 h (Plasma-HWZ nach Einmalgabe, Eliminations-HWZ deutlich länger), Plasmaproteinbindung: ca. 10 %. Elimination: renal (unverändert und nach Konjugation an Schwefelsäure).

Indikationen
- Sinusbradykardie (▶ 6.12.4)
- Digitalisinduzierte Bradykardie
- Absolute Bradyarrhythmie bei Vorhofflimmern (▶ 6.12.2)
- Bradykarde Erregungsleitungsstörungen z. B. AV-Block II.° (▶ 6.12.4)
- Antidot bei Intoxikation mit Betablockern (▶ 19.2.15)

Dosierung
- **i. v.:** 0,5 mg in 10 ml NaCl 0,9 % 5–10 ml, Wiederholung möglich
- **Perfusor:** 5 mg (= 1 Amp. à 10 ml) auf 50 ml NaCl 0,9 % mit 10–30 µg/Min. = 6–18 ml/h

Nebenwirkungen
- Tachykardie, VES, Kammerflimmern
- Kopfschmerzen, Tremor, Psychosy.
- Übelkeit
- Allergische Hautreaktionen möglich

Kontraindikationen
- Obstruktive Kardiomyopathie, Asystolie
- Asthma bronchiale (hier besser β_2-Sympathomimetika einsetzen ▶ 7.2)

Wechselwirkung Antidiabetika (Wirkungsabschwächung)

!
- Schlecht steuerbares Medikament („Alupent nur, wer es kennt"). Bei Bradykardien deshalb primär Adrenalin (▶ 5.3.4) verwenden
- Vorsicht bei frischem Infarkt
- Gabe auch über Trachealtubus möglich
- Tachyphylaxie
- RR-Abfall durch periphere Gefäßerweiterung

5

- Auch s. c., i. m. Gabe möglich
- **Antidot:** Betablocker, z. B. Esmolol (wegen kurzer HWZ gut steuerbar ▶ 6.18.3)

5.4 Plasmaersatzmittel

5.4.1 Übersicht

Körpereigene oder körperfremde zellfreie kolloidhaltige Infusionslösungen (▶ Tab. 5.13), die den kolloidosmotischen Druck im Intravasalraum erhöhen und damit Wasser im Intravasalraum binden. Da neuere Studien auf eine fehlende Wirksamkeit bei gleichzeitig erhöhten Nebenwirkungen auch der modernen HES-Lösungen hinweisen, wird kein routinemäßiger Einsatz von HES mehr empfohlen.

Tab. 5.13 Lösungen zum primären Volumenersatz

Lösung	Max. Dosierung (ml/kg tägl.)	Initialer Volumeneffekt in %	Effektive Wirkdauer (h)
Hydroxyethylstärke 450*/6 %	ca. 20	ca. 100	ca. 6–8
Hydroxyethylstärke 200*/10 %	ca. 20	ca. 130	ca. 3–4
Gelatine 4 %	Keine Max.-Dosis	ca. 70	ca. 2–3
Albumin 5 %	ca. 30	ca. 100	ca. 3–4
Ringer-Laktat	ca. 30	ca. 25	ca. 1
Hypertones NaCl 7,2 % (72 g/l) mit HES 200*6 % (60 g/l)	250 ml	ca. 200–300	ca. 2–3

* Mittleres Molekulargewicht in Tausend

Indikationen Volumenther. bei allen Schockformen (▶ 5.2.1), wenn durch die alleinige Gabe von kristalloiden Lösungen eine ausreichende RR-Stabilisierung nicht gelingt.

! Allergie
Bei allen Plasmaersatzmitteln ist mit anaphylaktischen NW zu rechnen.

5.4.2 Stärkederivate

® z. B. HAES-steril®10 %, Flaschen à 250/500 ml, Substanz: Polyhydroxyethylstärke, MG 200.000, 1.000 ml = 100 g + 154 mmol Na^+, 154 mmol Cl^-.

Wirkmechanismus Stärkepräparat mit Wasserbindungskapazität zur Erhöhung des intravasalen Volumens.

Pharmakokinetik HWZ abhängig von MG bzw. Substitutionsmenge, bei HAES-steril® ca. 3 h, Wirkdauer 4 h, Verteilungsvolumen: Plasmaraum, keine Plasmaproteinbindung. Elimination: renal nach enzymatischer Spaltung (Amylasen).

Indikationen Reservemedikament bei Hypovolämie mit Schock (▶ 5.2.1)

Dosierung
- 20 ml/kg = 500–1.500 ml/d
- Bei Schock bis 20 ml/kg/h = ca. 1.000 ml/h

Nebenwirkungen Anaphylaktoide Reaktion, ANV, Linksherzdekompensation (▶ 6.7) bei übermäßiger Zufuhr, Hypervolämie, Hyperamylasämie.

> !
> - Erhöhung von BSG, Serumamylase und Cholesterin im Blut
> - Beeinflussung von Eiweißbestimmung im Urin mittels Biuret sowie des spezifischen Uringewichts
> - Dosisreduktion bei Niereninsuff.
> - Neuere Studien weisen auf fehlende Wirksamkeit bei erhöhten NW → kein routinemäßiger Einsatz.

5.4.3 Gelatine

Wirkmechanismus Kolloidale Substanz mit Wasserbindungskapazität zur Erhöhung des intravasalen Volumens.

Pharmakokinetik HWZ 4–8 h, Wirkdauer 4 h, Verteilungsvolumen 0,12 l/kg. Elimination: renal bei MG < 60.000, zu geringen Anteilen Metabolisierung und Ausscheidung via GIT.

Indikationen Volumenmangelschock infolge Blut- bzw. Plasmaverlust.

Dosierung Bei akutem Verlust bis zu 1.500 ml infundieren, je nach klinischem Schweregrad auch mehr. Infusionsgeschwindigkeit je nach Symptomatik ca. 500 ml/h; bei Akutsituationen bis 500 ml in 5 Min.

Nebenwirkungen Anaphylaktoide Reaktion, Herzinsuff. (▶ 6.7), Hypervolämie.

Wechselwirkung Herzglykoside (Wirkungsverstärkung durch hohen Gehalt an Ca^{2+}; ▶ 6.22).

> !
> - Verstärkung einer evtl. vorhandenen Blutungsneigung
> - Stickstoffbelastung und verzögerte Ausscheidung bei Niereninsuff. beachten
> - Wasserbindungskapazität und Verweildauer sind geringer als bei Dextranen
> - Häufiger Anaphylaxie als bei Dextranen, dafür geringerer Schweregrad
> - Nicht zusammen mit Citratblut infundieren, da hier Rekalzifizierung eintritt

5.4.4 Humanalbumin

Wirkmechanismus Albuminfraktion ist wesentlicher Bestandteil der Plasmaproteinfraktion mit Einfluss auf Proteinreserve, Arzneimitteltransport, Pufferkapazität und onkotischen Druck. **Wirkdauer** (stark abhängig vom zugrunde liegenden Krankheitsbild): ca. 16 h bei Hypalbuminämie, bei starken Eiweißverlusten (Verbrennungspat., Aszites) z. T. deutlich kürzer.

Indikationen Einsatz in der Intensivmedizin umstritten: sehr teuer, ohne relevante Prognoseverbesserung.

Nebenwirkungen Selten allergische Reaktion.

!

- Strenge Indikationsstellung wegen hoher Kosten
- Möglichst keine Substitution bei ARDS!
- Im Vergleich zu Frischplasma HIV-sicherer
- Bei Lebererkr. und nephrotischem Sy. (wenn Substitution überhaupt durchgeführt wird) keine Normalwerte anstreben
- Applikation möglichst langsam
- 20 % Lsg. für hyperonkotische Ther.
- Zur Albuminbestimmung ist eine korrekte Blutentnahme wichtig: nach 10 Min. Venenstau Anstieg der Konz. um 15 %. Im Liegen Abfall der Konz. um 5–8 %

6 Herz

Anne Paschen und Amitava Majumder

6.1 Differenzialdiagnose des akuten Thoraxschmerzes

▶ Abb. 6.1, ▶ Tab. 6.1

Tab. 6.1 Differenzialdiagnose des akuten Thoraxschmerzes

DD	Klinik	Wegweisende Diagnostik
Akutes Koronarsyndrom (ACS) (gesichert/möglich)		
Ang. pect. (chron. stabil ▶ 6.2)	Typisch: thorakales Druckgefühl oder retrosternales Brennen. Ausstrahlung in li Schulter, li Arm (oft ulnar), Hals, Unterkiefer, verstärkt bei Belastung, Besserung auf Nitro (5 Min. abwarten)	• **EKG:** ST-Strecken-Senkungen • **Labor:** neg. Herzenzyme
Myokardinfarkt (STEMI ▶ 6.4, NSTEMI ▶ 6.6)	Klassisch: Vernichtungsschmerz, Todesangst Schmerz meist nitrorefraktär Kaltschweißigkeit, Hypotonie, Übelkeit Abdominelle Sympt. bei Hinterwandinfarkt, „stummer" (schmerzloser) Infarkt und atypischer Verlauf v. a. im Alter und bei Langzeitdiabetikern möglich	• **EKG:** konvexbogige ST-Strecken-Hebungen • **Troponin-Schnelltest:** Risikostratifizierung (pos. Test: Infarkt hochwahrscheinlich) • **Enzymverlauf:** CK, CK-MB, LDH, GOT, quantitativ Troponin
Kardiale Erkrankungen ohne ACS		
Perikarditis	Präkordialer, oft unerträglicher Schmerz, verstärkt durch Inspiration; stark fluktuierender Charakter der Schmerzen; Pat. sitzt vornübergebeugt, evtl. Schonatmung Besserung der Schmerzen bei Ergussbildung	• **Anamnese:** Infekt, Infarkt, Herz-OP • **Auskultation:** Perikardreiben • **Labor:** Entzündungszeichen (Leukos ↑, CRP ↑, BSG ↑) • **EKG:** konkave ST-Strecken-Hebung • **Echo**
Funktionelle Herzbeschwerden	Schmerzen meist umschrieben präkordial und stechend (nicht dumpf oder brennend) Pat. eher ängstlich agitiert	• „Blumige" Schilderung der Beschwerden • Stechender, exakt lokalisierter Schmerz • Meist Besserung unter Belastung
Nichtkardiale Erkrankungen mit definierter Ursache		
Aneurysma dissecans der thorakalen Aorta (▶ 18.2.1)	Plötzlich einsetzende Schmerzen unterschiedlicher Intensität (oft stärkste interskapuläre Schmerzen) mit Ausstrahlung in Rücken, Nacken, Abdomen Organperfusion gestört: Hemiparese, Herzinfarkt, Extremitätenischämie, ANV, akutes Abdomen Evtl. Schocksymptomatik, aber auch häufig RR ↑	• **Anamnese:** Hypertonie, marfanoider Habitus, Katheterdiagn., Aortografie • **Auskultation:** diastolisches Geräusch bei Aorteninsuff. • Echo (TEE) • EKG, Rö-Thorax, Sono-Abdomen, tCT, MRT, Angiografie

Tab. 6.1 Differenzialdiagnose des akuten Thoraxschmerzes *(Forts.)*

DD	Klinik	Wegweisende Diagnostik
Lungenembolie (▶ 6.10)	Thoraxschmerz, Dyspnoe, Tachypnoe, Tachykardie, Zyanose, Hypotonie bis Schocksymptomatik je nach Schweregrad, Herzrhythmusstörungen, Synkopen, Thrombosezeichen	• **Anamnese:** Immobilität, Status postop., Tumorerkr., bekannte Thrombose/-neigung, Schwangerschaft, orale Kontrazeptiva (+ Nikotin), thromboembolische Erkr. in der Familie • **Rö-Thorax:** oft normal • **BGA:** pO_2 ↓, pCO_2 ↓ • **Echo:** Rechtsherzdilatation, evtl. relative Trikuspidalinsuff., sPAP ↑ • **EKG:** geringe Sensitivität: evtl. P pulmonale, S_IQ_{III}-Typ, Rechtsbelastungszeichen • **Labor:** normale D-Dimere schließen Thromboembolie praktisch aus
Pneumothorax (▶ 7.1.7)	Hypersonorer KS, Stimmfremitus ↓, Atemgeräusch ↓; häufig junge Männer, Raucher, Pat. mit COPD	Rö-Thorax!
Pleuritis, Pleuraerguss, Pleuraempyem	Atemabhängige thorakale Schmerzen, Fieber, evtl. Dyspnoe	• **Auskultation:** Pleuritis: atemabhängiges Pleurareiben („Lederknarren"); Erguss/Empyem: lokale, lageinkonstante KS-Dämpfung, AG ↓, evtl. feinblasige ohrnahe RGs • **Labor:** serologische Entzündungszeichen • Rö-Thorax, Sono-Thorax
Refluxösophagitis	Pat. häufig adipös, Alkoholanamnese, retrosternaler brennender Schmerz ohne Ausstrahlung, verstärkt im Liegen. Hiatushernie	• Gastroskopie • pH-Metrie
Motilitätsstörungen des Ösophagus	Beschwerden verstärkt bei Nahrungsaufnahme, Regurgitation unverdauter Nahrung	1. Gastroskopie 2. KM-Schluck unter Durchleuchtung 3. Ösophagusmanometrie
Boerhaave-Sy. (spontane Ösophagusruptur)	Erbrechen, vernichtender Thoraxschmerz nach reichlicher Mahlzeit, Alkoholiker	**Rö-Thorax:** mediastinale Luftsichel, linksseitiger Pleuraerguss
Akute Pankreatitis (▶ 11.1.5)	Gürtelförmiger Oberbauchschmerz, Ausstrahlung in den Rücken	• **Anamnese:** Alkohol, Gallensteine, Infekt • **Labor:** Leukos ↑, CRP pos., Lipase ↑ • **Sono Abdomen:** Schwellung, Echoarmut
Roemheld-Sy. (Ang. pect. durch Meteorismus oder luftgefüllten Magen)	Druckgefühl im Oberbauch, Ang. pect., Magenschmerzen, Nausea	Aerophagie, Ausschluss kardialer oder GIT-Erkr.

6

Tab. 6.1 Differenzialdiagnose des akuten Thoraxschmerzes *(Forts.)*

DD	Klinik	Wegweisende Diagnostik
Thorakales Wurzelreizsy., Tietze-Sy.	Evtl. bewegungsabhängiger, durch Druck auslösbarer Schmerz, beim Tietze-Sy. evtl. tastbare Schwellungen parasternal	• Triggerpunkte paravertebral, parasternal • Besserung durch Infiltrationsther. mit Lokalanästhetikum • DD: Zoster thoracicus mit Schmerzbeginn häufig vor Bläschenstadium • **Cave:** Eine subjektive Besserung durch Infiltrationsther. kann auf einem Placeboeffekt beruhen. Eine ernste Ursache ist damit nicht ausgeschlossen!
Nichtkardiale Erkrankungen nicht bekannter Ursache		
Hyperventilationssy.	Häufig präkordiales Stechen, Dyspnoe, Parästhesien in Extremitäten und perioral, Karpopedalspasmen, Auslöser: oft psychischer oder physischer Stress	BGA: pO_2 ↑, pCO_2 ↓, pH ↑

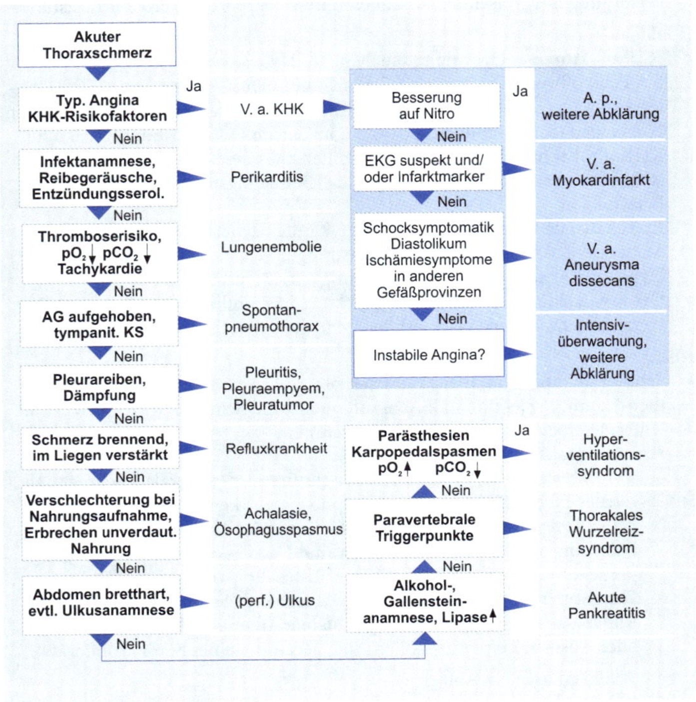

Abb. 6.1 Differenzialdiagnose des akuten Thoraxschmerzes [M184, A300]

6

Primäre differenzialdiagnostische Einordnung

Aufgrund von Anamnese, Symptomen, Untersuchungsbefund, EKG und kardialen Markern versuchen, Pat. einzuordnen unter:

- Gesichertes akutes Koronarsy.
- Mögliches akutes Koronarsy.
- Chron. stabile Ang. pect.
- Kardiale Erkr. anderer Ursache
- Nichtkardiale Erkr.

Chest Pain Unit (CPU)
Pat. mit akutem Thoraxschmerz werden in der CPU rasch diagnostiziert, stratifiziert und der erforderlichen Ther. zugeführt. Organisatorisch ist die CPU in die Aufnahmestation integriert.
Vorteile: schnellere Diagn. für den Pat. „Teure" Intensivstation wird entlastet.

6.2 Stabile Angina pectoris

Definition Stenosierende Atheromatose meist der großen extramuralen Koronargefäße. Seltener ektatische Atherosklerose, koronare Gefäßspasmen (Prinzmetal-Angina), Gefäßanomalien. Manifestation der latenten myokardialen O_2-Minderversorgung mit typischem Ischämieschmerz bei reproduzierbarer Belastung.

Ätiologie

- **Risikofaktoren 1. Ordnung:** Rauchen, art. Hypertonie, Diab. mell., hohes Alter, Fettstoffwechselstörungen (Gesamt- und LDL-Cholesterin ↑, HDL-Cholesterin ↓), männliches Geschlecht, Frauen in der Menopause, Erhöhung von Fibrinogen (> 3 g/l) und Homozystein im Serum (bei > 16 µmol/l Risiko für KHK um Faktor 3,2 erhöht), pos. Familienanamnese
- **Risikofaktoren 2. Ordnung:** Adipositas, Bewegungsmangel, psychosoziale Belastungen
- **Extrakardiale Ursachen:** Fieber, Tachykardie, Hypertonie, Hypotonie, Thyreotoxikose, Anämie, körperliche Anstrengungen, psychische Belastungen; Hypoxie, Kälte, Hitze, hohe Luftfeuchtigkeit, Mahlzeiten
- Der **myokardiale Sauerstoffverbrauch** wird wesentlich bestimmt durch die Herzfrequenz und die Nachlast der Ventrikel (systolischer arterieller Druck)

Klinik

- **Schmerzlokalisation:** meist retrosternal und linksthorakal, seltener rechtsthorakal mit Projektion in li Arm (oft ulnar) und Schulter sowie in Hals und Unterkiefer; evtl. auch als Oberbauchschmerz
- **Schmerzqualität:**
  - **Typisch:** dumpfer, drückender, einschnürender (viszeraler) Schmerz, thorakales Engegefühl, subjektive Dyspnoe, meist keine Atemabhängigkeit, keine Beeinflussung durch Körperhaltung oder Thoraxkompression. Bei Belastung oft Crescendo-Charakter und Nachlassen binnen Min. bei körperlicher Ruhe oder Einnahme eines Nitro-Präparats
  - **Eher atypisch:** brennende, „scharfe", stechende Schmerzen. Anhaltende Ruhebeschwerden sprechen gegen stabile Angina und sind oft Vorboten oder Ausdruck einer instabilen Ang. pect. oder eines Myokardinfarkts

Differenzialdiagnosen ▸ Abb. 6.1.

6

CCS-Klassifikation der belastungsabhängigen Angina pectoris [F783–002]
- **Grad I:** keine Angina bei normaler Belastung. Angina bei sehr hoher oder andauernder Anstrengung, z. B. Gartenarbeit, Schneeschippen, Skifahren oder Ballsportarten ist möglich
- **Grad II:** geringe Einschränkung bei normalen Tätigkeiten, z. B. Angina beim schnellen Treppensteigen, beim Bergaufgehen, bei Belastung kurz nach dem Aufwachen
- **Grad III:** deutliche Einschränkung der Leistungsfähigkeit, z. B. Angina bei An- und Ausziehen, längerem langsamem Gehen, leichter Hausarbeit
- **Grad IV:** Angina bei jeder Belastung oder in Ruhe, z. B. Angina unterhalb der bei Grad III genannten Belastungen

6.3 Akutes Koronarsyndrom

Definition Der Sammelbegriff **akutes Koronarsyndrom** (ACS) umfasst die drei Entitäten instabile Ang. pect., NSTEMI und STEMI. Differenzierung erfolgt nach EKG und kardialen Markern (Troponin T und I), Einteilung ▶ Tab. 6.2.

Tab. 6.2 Einteilung des akuten Koronarsyndroms

Nomenklatur	Klinisches Erkrankungsbild
Instabile Ang. pect. **ohne** Troponinerhöhung	De-novo-Angina, Ruhe-Angina, Crescendo-Angina
NSTEMI: instabile Ang. pect. **mit** Troponinerhöhung ohne ST-Segment-Hebungen	Klinisch nicht von instabiler Angina zu unterscheiden
STEMI: ST-Elevations-**M**yokard-**I**nfarkt	Vernichtungsschmerz

Ätiologie Myokardiale O_2-Minderversorgung bei progredienter KHK, Ruptur einer atherosklerotischen Plaque, Vasospasmus, Embolisation in eine Koronararterie, Missverhältnis zwischen O_2-Bedarf und -Angebot. Zu Risikofaktoren und Ursachen ▶ 6.2.

Klinik
- **Instabile Ang. pect.:** Brustschmerzen und EKG-Veränderungen ohne ST-Segment-Elevationen als Folge einer zunächst reversiblen Myokardischämie. Weder messbarer Zelluntergang noch persistierende ST-Segment-Elevationen. Meist persistierende oder transiente ST-Segment-Depressionen, T-Inversionen oder abgeflachte T-Wellen
- **Myokardinfarkt ohne ST-Elevation (NSTEMI):** in 30–40 % der Fälle fließender Übergang instabiler Ang. pect. in einen Myokardinfarkt bei Auftreten von EKG-Veränderungen ohne ST-Segment-Elevationen und Mikroembolien mit Untergang von Herzmuskulatur: Troponine ↑; CK, CK-MB, GOT, LDH und Myoglobin können negativ bleiben
- **ST-Elevations-Myokardinfarkt (STEMI):** anhaltender Brustschmerz, persistierende ST-Segment-Elevationen (oder gesichert neuer LSB): Koronargefäßverschluss wahrscheinlich, i. d. R. komplette Okklusion. **Behandlungsziel:** rasche, vollständige und anhaltende Rekanalisation des Gefäßes durch direkte perkutane koronare Intervention (PCI), falls technisch und organisatorisch möglich, oder durch Thrombolyse, falls nicht kontraindiziert.

6

Vorgehen bei Verdacht auf ACS

- Pat. mit V. a. ACS **müssen** klinisch und mittels EKG untersucht werden – eigentlich selbstverständlich, wird aber oft unterlassen, da die Situation verkannt wird
- Bei V. a. ACS, hämodynamischen Auffälligkeiten (Hypotonie, Hypertonie, Brady- oder Tachykardie), Synkope oder Präsynkope muss ein kontinuierliches Monitoring bis zur Diagnosesicherung erfolgen
- Früh durchzuführende Risikostratifizierung legt Wahrscheinlichkeit einer Myokardischämie fest. Kriterien: Anamnese, Symptome, Untersuchungsbefund, EKG, kardiale Marker (▶ Tab. 6.5)
- EKG während des akuten Brustschmerzes durchführen (sehr aussagekräftig!), EKG während/nach jeder Schmerzattacke ist obligat
- Kardiale Marker bei V. a. ACS sofort bestimmen. Bei neg. Ergebnis Wiederholung nach 1–3 h

! Immer nach nicht koronaren und extrakardialen Ursachen suchen (Lungenembolie, Perikarditis, Aortendissektion). Echo, Thorax-CT

Management ▶ Abb. 6.2

- Bei gesichertem ACS mit ST-Segment-Elevationen im EKG (→ **STEMI**): sofortige Reperfusionsther.
- Bei gesichertem ACS, weiterbestehenden Beschwerden, neuen STT-Veränderungen im EKG und positiven Markern (→ **NSTEMI**): sofortige invasive Diagn.
- Bei ACS mit positiven Markern und Beschwerdefreiheit nach medikamentöser Ther., invasive Diagn. binnen 72 h
- Bei gesichertem **und** möglichem ACS mit normalem EKG und normalen kardialen Markern Monitoring auf Überwachungseinheit (Klinik, Rhythmus, EKG, kardiale Marker). Falls Pat. nach 12 h beschwerdefrei und EKG/kardiale Marker weiterhin normal sind, Belastungstest durchführen (Ergometrie, Stress-Echo, Myokardszintigrafie, Koronar-CT):
  - Pos. Belastungstest: weitere stationäre Diagn. und Ther.
  - Neg. Belastungstest und niedriges Gesamtrisiko (s. u.): ambulante Weiterbehandlung

6.4 Myokardinfarkt mit ST-Elevation (STEMI)

Definition Sympt. Pat., neu aufgetretene monophasische ST-Segment-Hebungen in mind. 2 benachbarten EKG-Abl. Wahrscheinlichkeit eines Myokardinfarkts mit Koronararterienverschluss ca. 90 %.

Klinik

- Infarktverdacht bei Ang. pect. > 20 Min.
- Vernichtungsgefühl, Todesangst, Übelkeit, Dyspnoe; typ. Schmerzausstrahlung in Arme, Hals, Epigastrium, Unterkiefer („Zahnschmerzen"), nitroresistenter Schmerz. **Cave:** bei 30 % der Pat. schmerzloser Infarkt (gehäuft bei Diab. mell. infolge autonomer Neuropathie!). Prodromale Ang. pect. in 60 %
- Zeichen akuter Linksherzinsuff. (Tachykardie, Hypotonie, Lungenödem ▶ 6.7.1), Kaltschweißigkeit, Zyanose (Schock, Lungenödem?), Zeichen akuter Rechtsherzinsuff. (Halsvenenstauung, Leberstauung mit Kapselschmerz und pos. hepatojugulärem Reflux, Pleuraerguss), Anämie als Auslöser

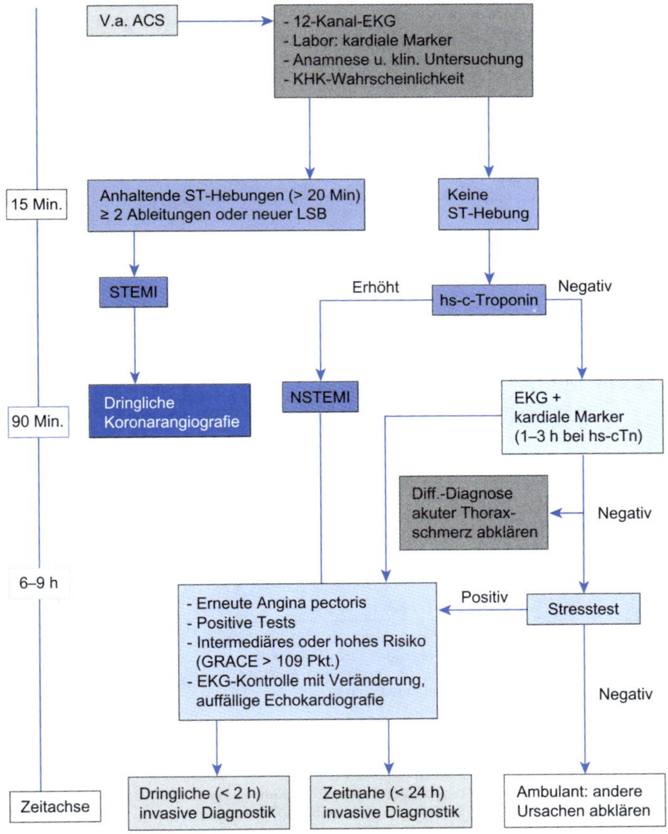

Abb. 6.2 Vorgehen und Zeitmanagement bei Verdacht auf ACS [V492]

- Bei ca. 30 % der Pat. mit Hinterwandinfarkt dehnt sich der Infarkt auch auf den re Ventrikel und Vorhof aus (erhöhter ZVD, dilatierter re Ventrikel, HZV erniedrigt, ggf. kardiogener Schock)
- Herzauskultation: Vitium (Aortenstenose, Mitralinsuff.)? Perikardreiben?

Differenzialdiagnosen Vasospastische Angina (Prinzmetal-Angina, 0,5–1 % der stationären Pat. mit Ang. pect.) → Ruheschmerzen! EKG → ST-Strecken-Hebungen (wie beim frischen Myokardinfarkt). Oft Raucher, Frauen, junge Pat., rascher Rückgang der ST-Strecken-Hebungen durch Nitro oder Ca^{2+}-Antagonisten. Weitere DD ▶ 6.1.

EKG-Diagnostik

Infarkttypische EKG-Veränderungen
(▶ Abb. 6.3, ▶ Abb. 6.4, ▶ Tab. 6.3)

- **ST-Hebung:** gemessen am J-Punkt in mind. 2 benachbarten Ableitungen:
  - Männer < 40 Jahre: V_2–V_3 ≥ 0,25 mV, andere ≥ 0,1mV
  - Männer > 40 Jahre: V_2–V_3 ≥ 0,2 mV, andere ≥ 0,1mV
  - Frauen: V_2–V_3 ≥ 0,15 mV, andere ≥ 0,1 mV
  - Evtl. mit ST-Senkung in spiegelbildlichen Ableitungen (z. B. Hebung in V_7, Senkung $V_{1/2}$). **DD der ST-Hebung:** Perikarditis, Herzwandaneurysma, Schenkelblock, Volumenbelastung (z. B. Aortenisuff., VSD)
- **Pardee-Q:** Q-Welle ≥ 0,04 Sek. oder mind. ¼ der Amplitude der folgenden R-Zacke. Auch kleinere Q-Zacken sind bei entsprechender Anamnese Infarktzeichen. **Spätzeichen,** da im akuten Stadium noch kein QRS-Umbau stattgefunden hat. Ein Q entsteht meist nach 1–5 d, vertieft sich und wird dann über Mon. kleiner. **DD der path. Q-Welle:** Ventrikeldilatation (in $V_{5/6}$), Septumhypertrophie (in I, aVL, $V_{5/6}$), Ventrikelhypertrophie, Adipositas/Zwerchfellhochstand (in III, verschwindet bei Inspiration)

Initialstadium	Beträchtliche T-Überhöhung (Erstickungs-T); meist bei Klinikeinweisung nicht mehr nachweisbar	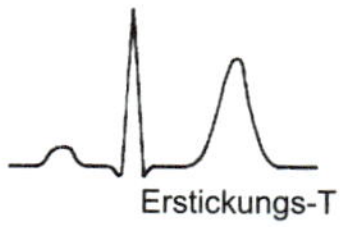
Stadium I (frisches Stadium)	ST-Hebung, mit Abgang aus dem absteigenden QRS-Schenkel, evtl. in den gegenüberliegenden Ableitungen spiegelbildliche Senkung	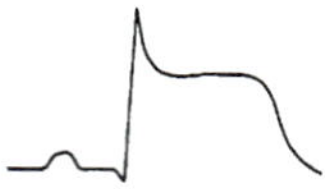
Zwischenstadium	ST-Hebung, Auftreten pathologisch tiefer Q-Zacken, evtl. R-Verlust, terminal spitz-negative T-Welle. ST-Hebung > 6 Wochen: an Aneurysma denken!	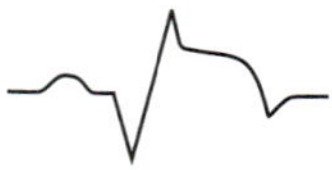
Stadium II (Folgestadium)	Rückbildung der ST-Hebung, T-Welle wird tiefer, spitzer, evtl. Aufbau einer kleinen R-Zacke, pathologische Q-Zacken persistieren (Pardee-Q)	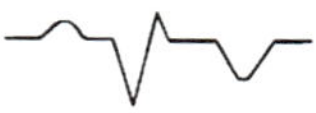
Stadium III (Endstadium)	Pathologische Q-Zacken, ST-Hebung nicht mehr nachweisbar, T-Wellen positiv, R-Zacke nimmt wieder an Höhe zu	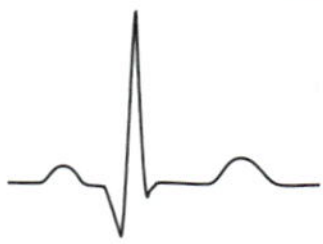

Abb. 6.3 Infarkttypische Veränderungen im EKG [A300]

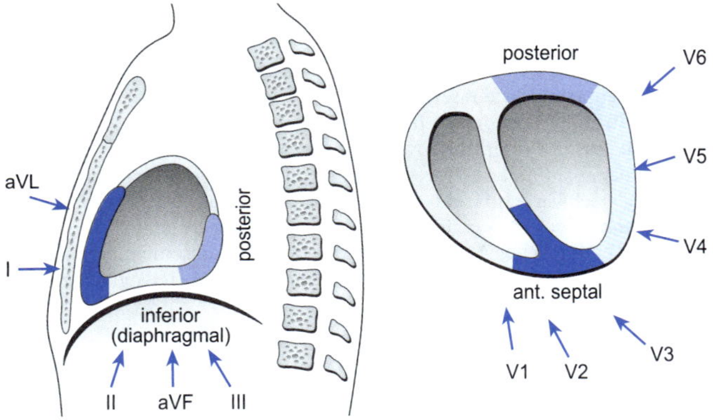

Abb. 6.4 EKG-gestützte Infarktlokalisation [L106]

Tab. 6.3 EKG-gestützte Infarktlokalisation

Infarktlokalisation	Betroffenes Gefäß	Lokalisation im EKG
Ausgedehnter Vorderwandinfarkt	Proximale LAD, evtl. Hauptstamm	I, aVL, V_{2-6}
Anterolateral	Meist RCX	V_{2-5}, I, (evtl. II), aVL
Anteroapikal	Distale LAD	I, II, V_{4-5}, aVL
Anteroseptal	Distale LAD, Diagonalast	V_{1-3} (V_4)
Lateral	Marginalast der RCX oder LAD	I, aVL, $V_{(5-)6-8}$
Hinterwand (= inferior)	Meist RCA	II, III, aVF
Inferolateral (= posterolat.)	Meist RCX	II, III, aVF, V_{5-6}
Strikt posterior	Posterolateraler Ast der RCA oder RCX	(III, aVF), R/S > 1 in V_1
Rechtsventrikulär	Je nach Versorgungstyp, meist prox. RCA	$V_{1/2}$–V_{3r-5r}

RCA: rechte Koronararterie; LAD: „left anterior descending" (R. interventricularis anterius); RCX: R. circumflexus

- **Indirekte Infarktzeichen:**
  - Neuer Schenkelblock (meist LSB): mit Vor-EKG vergleichen
  - Geringe, erst im Verlauf diagnostisch relevante ST-Hebung oder T-Negativierung
  - AV-Blockierungen, v. a. bei Hinterwand- oder Septuminfarkt
  - ST-Senkung: bei Innenschichtinfarkt, Ischämie oder als reziproke (spiegelbildliche) ST-Hebung bei Infarktareal in gegenüberliegenden Ableitungen (s. u.)

6

  - Strikt posteriorer Infarkt: keine direkten Infarktzeichen in den üblichen Ableitungen! In V_2–V_4 schneller R-Aufbau, dort ST-Senkung ≥ 0,5 mm (spiegelbildliche Infarktzeichen). ST-Hebung nur in V_7–V_9
  - ST-Senkung ≥ 1,0 mm in mind. 6 Abl. und ST- Hebung ≥ 1,0 mm in aVR bei Hauptstammstenose
- **Infarktdiagnose bei vorbestehendem Schenkelblock:**
  - **RSB:** normale Infarktkriterien sind anwendbar, besonders in den Extremitätenableitungen zeigen sich infarkttypische Veränderungen
  - **LSB:** erschwerte Infarktdiagnostik. Bei Vorderwandinfarkt evtl. für Schenkelblock im Vergleich zu QRS-Komplex übermäßige ST-Hebung in V_1–V_3 mit rascher Änderung in seriellen EKGs, außerdem typisch: Q in I, aVL; R-Verlust in V_2–V_5. Hinterwandinfarkt kaum zu diagnostizieren

! Immer mehrere Verlauf-EKGs anfertigen und vergleichen!

Labordiagnostik

- **Kardiale Marker:** (Hs-)Troponin, Gesamt-CK, CK-MB, Myoglobin. Stellenwert der kardialen Marker beim STEMI: Bestätigung der Infarktdiagnose, zeitliche Definition des Infarktbeginns, Abschätzen der Infarktgröße, Beurteilung einer Reperfusionsther., Nachweis eines Reinfarkts, Risikoabschätzung (hohes Troponin bei Aufnahme → Hochrisikopat. → aggressive Ther. anstreben)
- **Sonstiges Labor:** BB (Anämie, Leukozytose?), Blutgruppe (2 EK in Bereitschaft halten für evtl. Lysether.!), Krea und E'lyte, Gerinnung (**vor** Antikoagulation, Fibrinolyse), Lipase (DD Pankreatitis), AP, Bili (DD Gallenkolik, Cholestase), BGA (kardiogener Schock, Lungenembolie?), BZ, Laktat
- **Risikofaktoren:** CRP, Blutfette, ggf. Homozystein, Fibrinogen

Weitere Diagnostik nach intensivmedizinischer Versorgung

- **Rö-Thorax:** Herzgröße, Lungenstauung, Pneumonie?
- **Echo:** Perikarderguss, Kontraktilität, ventrikuläre Hypertrophie/Dilatation, Wanddyskinesien, Aneurysma, Mitral- bzw. Aortenvitium?

6

! Kein Zeitverzug durch Diagn. bei STEMI, wenn sofortige Reperfusionstherapie indiziert

Allgemeine Therapiemaßnahmen

- Immobilisierung, Oberkörperhochlagerung, beengende Kleidung entfernen
- Jeder Transport mit Arztbegleitung, EKG-Monitoring und personellen/technischen Möglichkeiten zur kardiopulmonalen Wiederbelebung. Mind. 2 venöse Zugänge, eine davon großlumig (12 G)
- Intensivüberwachung. EKG-Monitoring (Arrhythmien, ST-Segmente), HF, RR
- O_2 per Nasensonde, wenn SpO_2 < 90 % (innerhalb der ersten 6 h)
- Nitroglyzerin 0,8 mg s. l. (▶ 6.14.1) bei $RR_{systol.}$ > 100 mmHg
- **Analgesie:** falls Pat. nicht schmerzfrei → Fentanyl 0,05–0,1 mg i. v. (▶ 17.4.6); gute Wirksamkeit, kurze Wirkdauer (30–60 Min.) **Absolutes Ziel:** Schmerzfreiheit des Pat.
- **Sedierung:** mit Diazepam 5–10 mg i. v. (▶ 9.4.2), wenn nach klinischem Eindruck erforderlich. Bei Übelkeit Metoclopramid
- Konsequente **BZ-Kontrolle:** Einstellung auf 80–110 mg/dl durch i. v. Insulin verbessert die Prognose

Spezifische Therapie

- **Thrombozytenaggregationshemmung:**
  - ASS 250–500 mg i. v. (▶ 17.3.3) so früh wie möglich (prästationär). Fortführung mit ASS 100 mg p. o. zeitlebens. Bei Pat. mit Risikofaktoren (> 65 J, Z. n. GIT-Blutung, Antikoagulanzien- oder Glukokortikoideinnahme) zusätzlich PPI (▶ 10.4).
  - Ticagrelor 180 mg (▶ 16.3.7), Erhaltungsdosis 2 × 90 mg für mind. 12 Mon. Alternativ Prasugrel (▶ 16.3.8) initial 60 mg, dann 10 mg/d.
  - Bei KI gegen Ticagrelor oder Prasugrel (gleichzeitige Einnahme von Antikoagulanzien, Zustand nach intrazerebraler Blutung) Clopidogrel (▶ 16.3.6), initial 300–600 mg p. o., Erhaltungsdosis 75 mg/d p. o. Alternativ Cangrelor als potenten i. v. applizierbaren P2Y12-Inhibitor
- **Antiischämische Ther.:** Nitro-Perfusor (▶ 6.14.1) nur indiziert bei Hypertonie oder Zeichen der Herzinsuff. Bei systol. RR > 100 mmHg 50 mg Nitro/50 ml NaCl 0,9 % auf 0,5–5 ml/h nach RR. **KI:** Hypotonie < 100 mmHg, Bradykardie < 50/Min., Schock, Rechtsherzinfarkt. Alternativ Molsidomin (▶ 6.14.2).
- **Antikoagulation:** unfraktioniertes Heparin (▶ 16.3.1) als Perfusor; 10.000 IE/50 ml NaCl 0,9 %; Bolus mit max. 5.000 IE i. v., dann 12–15 IE/kg/h (maximal 1.000 IE/h = 5 ml/h). **Therapieziel:** aPTT 1,5–2,5 der oberen Normgrenze. Bei Adipositas Dosis prim. höher ansetzen. Alternativ Enoxaparin (▶ 16.3.2) 0,5 mg/kg KG i. v. als Bolus. Nicht indiziert bei Einnahme von Vit.-K-Antagonisten und INR > 3. Bei Streptokinase-Lyse nur Bolus und Fortführung der Heparinisierung ca. 2 h nach Lysether. Unfraktioniertes Heparin bei hohem Embolierisiko immer indiziert (großer/anteriorer Myokardinfarkt, Vorhofflimmern, anamnestisch art. Embolie, Ventrikelthrombus). (**Cave:** Zunahme der Blutungsgefahr bei älteren Pat.)
- **Thrombinhemmer:** Bivalirudin 0,75 mg/kg i. v. Bolus, dann 1,75 mg/kg/h bis 4 h nach PCI. Indiziert bei HIT und Pat mit hohem Blutungsrisiko.
- **GP-IIb-/-IIIa-Rezeptor-Antagonist:** zusätzlich zu ASS und unfraktioniertem Heparin bei Pat. mit wiederholter Myokardischämie, bei Hochrisiko-Pat. nur noch als „bail-out", ggf. Anwendung während und nach PCI. Rücksprache mit Katheterlabor.
  - **Abciximab:** Bolus 0,25 mg/kg i. v., Erhaltungsdosis: 0,125 µg/kg/Min. i. v. (max. 10 µg/Min.) über 12 h. Einsatz v. a. vor PCI (▶ 16.3.12)
  - **Eptifibatid:** Bolus 180 µg/kg i. v., Erhaltungsdosis 2,0 µg/kg/Min. über 18 h (▶ 16.3.14)
  - **Tirofiban:** Bolus 25 µg/kg i. v. über 3 Min., Erhaltungsdosis 0,15 µg/kg/Min. über 18 h (▶ 16.3.13)
- **Betablocker:** z. B. Metoprolol (▶ 6.18.1) 5 mg langsam i. v., dann 1 × 25–50 mg/d p. o. bei hämodynamisch stabilen Pat. **KI:** AV-Block II° und III°, RR systol. < 100 mmHg, Bradykardie < 55/Min., massive Herzinsuff.
- **Ca^{2+}-Antagonisten:** falls KI für Betablocker und Beschwerdepersistenz oder wiederholte Ischämie-Episoden im EKG: Ca^{2+}-Antagonist vom Nicht-Dihydropyridin-Typ, z. B. Verapamil (▶ 6.20.2) oder Diltiazem (▶ 6.19.1). Bei Vorhofflimmern mit Tachyarrhythmie zur Frequenzsenkung. **KI:** erhebliche LV-Funktionseinschränkung (klinische Zeichen der Herzinsuff. oder EF < 40 %), AV-Block! Nicht retardiertes Nifedipin als Routinebehandlung grundsätzlich kontraindiziert (Tachykardie, Hypotonie)!
- **ACE-Hemmer:** innerhalb der ersten 24 h eines STEMI oder bei nachgewiesener Herzinsuff. bzw. EF < 40 %, wenn RR > 100 mmHg und keine KI gegen ACE-Hemmer, nach RR steigern. Bei Hypertension, die nicht durch Nitro-

glyzerin i. v. und Betablocker kontrolliert ist. Vorteilhaft v. a. bei eingeschränkter systolischer LV-Funktion und Pat. mit Diab. mell. (Verbesserung der Prognose). Bei Unverträglichkeit Sartan, z. B. Valsartan 80 mg
- **Statine:** lipidsenkende Therapie früh beginnen, z. B. Atorvastatin 40 mg/d p. o.

Sonderfall vasospastische Angina Bei V. a. vasospastische Angina (Prinzmetal-Angina, wechselnde ST-Strecken-Hebungen): Diltiazem (▶ 6.19.1) initial 0,03 mg/kg langsam i. v. (bei 70 kg 20 mg = 2 Amp. à 10 mg), dann Perfusor mit 100 mg/50 ml, ca. 10–20 mg/h (nach RR) = 5–10 ml/h.

Reperfusionsther. bei STEMI

> **Cave**
> Primäres Ziel ist der Erhalt von vitalem Myokard, deshalb Reperfusionsther. unter max. Pharmakother. und lückenloser Pat.-Überwachung ohne jeglichen Zeitverzug: Ther. des Pat. mit STEMI hat dieselbe Dringlichkeit wie die eines polytraumatisierten Pat.

Grundsätze:
- Bei allen Pat. mit STEMI ist in den ersten 12 h eine Reperfusionsther. indiziert
- Prim. Katheterintervention (PCI) ist bevorzugte Behandlungsstrategie (Zeitintervall beachten!)
- I. v. Fibrinolyse ist indiziert, wenn PCI erst mit einer Verzögerung > 120 Min. im Vergleich zur Lyse erfolgen kann. Prästationäre Einleitung der Lyse ist der stationären überlegen. Fibrinspezifisches Fibrinolytikum bevorzugen
- Bei kardiogenem Schock (bis 36 h nach STEMI-Beginn), absoluter KI gegen Lyse oder nach nicht erfolgreicher Lyse ist eine PCI auch bei längeren Transportzeiten die bevorzugte Methode
- **Einzuhaltende Zeitintervalle:**
  - EKG-Diagnose bis Lyse-Start < 10 Min.
  - Max. tolerierbarer Zeitverlust PCI vs. Lyse: 120 Min.
  - EKG-Diagnose bis PCI: < 120 Min.
  - Einleitung prim. PCI < 60 Min., bzw < 90 Min., falls Verlegung erforderlich

> - Zeitfaktor für die Wahl der Ther. entscheidend.
> - Direkte mechanische Reperfusion mittels PCI der Thrombolyse überlegen, falls optimale Voraussetzungen vorhanden.
> - Unkalkulierbar lange Verlegungstransporte eines Pat. in ein Zentrum mit PCI-Möglichkeit sind nicht vertretbar!

- Thrombolyse als adäquate, flächendeckend durchführbare Alternative zur PCI. Vorteil ist sofortige Verfügbarkeit, führt zu Verkleinerung des Zeitfensters von Infarktgefäßverschluss bis zur -wiedereröffnung. Bei absoluten KI zur Fibrinolyse (▶ 16.2) und kurzen Wegstrecken zu einem sofort verfügbaren, erfahrenen Katheterteam (innerhalb 1,5–3 h) PCI erwägen.

Lysetherapie
- **Indikation:**
  - Typischer Schmerz > 30 Min., EKG-Veränderungen mit monophasischer ST-Strecken-Hebung um 1–2 mm in mind. 2 Ableitungen

6

  - Neu aufgetretener Schenkelblock (meist LSB) und klinischer V. a. Herzinfarkt
  - Zeitintervall bis zu 6(–12) h nach Infarktereignis (je früher, desto besser!)
  - Lyse evtl. auch nach 6-h-Grenze bei kardiogenem Schock und persistierendem Schmerz. Bei Vorderwandinfarkt schlechtere Prognose → Lyseindikation großzügiger als bei Hinterwandinfarkt stellen
- **Durchführung:** systemische Lyse (▶ 16.2.1) so früh wie möglich nach Symptombeginn alternativ mit:
  - **Tenecteplase:** initial Heparin 5.000 IE als Bolus i. v., dann weiter über 48 h nach PTT-Kontrolle (Ziel: 50–75 Sek.). Tenecteplase gewichtsadaptiert als Bolus i. v., z. B. 40 mg bei 70–80 kg KG, 45 mg bei 80–90 kg KG. Dosis bei Pat. ≥ 75 J. halbieren
  - **Alteplase** (▶ 16.2.2): initial Heparin 5.000 IE als Bolus i. v., dann Alteplase 15 mg als Bolus über 1–2 Min. i. v., anschließend Alteplase 50 mg auf 50 ml NaCl 0,9 % über 30 Min. (Perfusor 100 ml/h), danach 35 mg auf 50 ml NaCl 0,9 % über 1 h (Perfusor 50 ml/h). Alternativ akzelerierte gewichtsadaptierte Lyse mit Alteplase 15 mg als Bolus, dann 0,75 mg/kg über 30 Min. (max. 50 mg), anschließend 0,5 mg/kg über 60 Min. (max. 35 mg). Bei schwergewichtigen Pat. ggf. auch bis zur Gesamtdosis von 150 mg. Durchgängige High-Dose-Heparinther.
  - Zusätzlich **ASS** und **Clopidogrel** geben
- **Beurteilung des Lyseerfolgs:** partielle oder vollständige Rekanalisierung kann angenommen werden bei:
  - Rascher Rückbildung der EKG-Veränderungen (immer Verlaufskontrolle nach 90 Min.) und der klinischen Symptomatik
  - Raschem Anstieg der Herzenzyme: Auswascheffekt, v. a. Myoglobin (Anstieg um 150 µg/l/h, Sensitivität 90 %), CK (max. 8–17 h nach Infarkt) und CK-MB
  - Auftreten von Reperfusionsarrhythmien: VES, idioventrikuläre Rhythmen
- **Prognose:** Reperfusionsrate 75–80 %, Reokklusionen in 5–25 % (Verminderung durch ASS), schwere Blutungskomplikationen in < 1 %
- **Verlegung in ein PCI-Zentrum:** nach nicht erfolgreicher Lyse sofort PCI, nach erfolgreicher Lyse PCI nach 2–24 h
- **KI:** NSTEMI (d. h. bei Myokardinfarkt ohne ST-Segment-Elevation), strikt posteriorer Myokardinfarkt, STEMI mit Infarktalter > 24 h und abgeklungenem Ischämieschmerz, starke Blutungen in der Vorgeschichte (intrakraniell, GI), prolongierte/erfolglose Reanimation

Akute perkutane Koronar-Intervention (PCI) Verfahren zur mechanischen Reperfusion (Rekanalisation, Dilatation mit/ohne Stent-Implantation), bevorzugte Alternative zur Thrombolyse.
- **Indikation:**
  - ST-Elevations-Infarkt
  - Atypische EKG-Veränderungen mit anhaltenden typischen Beschwerden
  - Ventrikulär stimulierter Rhythmus oder Schenkelblock mit anhaltender Symptomatik
  - Lebensbedrohliche Arrhythmien oder Herzstillstand
  - KI gegen Thrombolyse
  - Kardiogener Schock innerhalb der ersten 36 h nach ST-Elevation bzw. bei neuem Schenkelblock. Reperfusion innerhalb von ≤ 18 h nach Schockbeginn anstreben

- **Voraussetzungen:**
  - Sofortige Einsatzbereitschaft eines in der interventionellen Ther. und der Pharmakother. des akuten Myokardinfarkts erfahrenen Teams (ärztliches und nichtärztliches Personal), STEMI-Diagnose bis Drahtpassage < 60–90 Min.
  - PCI innerhalb der ersten 12 h nach Schmerzbeginn, danach bei weiterbestehenden Beschwerden aufgrund einer Myokardischämie
  - Bevorzugter Zugang zur prim. PCI ist A. radialis. Komplette Revaskularisation je nach Befund erwägen, ggf. sequenzielle PCI mit Versorgung der nicht infarzierten Gefäße vor Entlassung
- **KI:** > 12 h nach Schmerzbeginn, falls keine Hinweise auf Myokardischämie

Indikationen zur akuten chirurgischen Koronarrevaskularisation

- Fehlgeschlagene PCI bei Pat. mit anhaltenden Beschwerden oder hämodynamischer Instabilität
- STEMI mit persistierender oder rekurrierender Ischämie, die nicht auf medikamentöse Ther. anspricht und für eine PCI nicht infrage kommt
- Bypass-Versorgung im Rahmen der chir. Ther. eines infarktbedingten VSD oder einer Mitralinsuff.
- Kardiogener Schock mit für die chir. Ther. geeigneter Koronaranatomie, wenn eine PCI nicht durchführbar oder geeignet ist

Früh- und Spätkomplikationen des Myokardinfarkts

Linksherzinsuff., Lungenödem

Bei **20–50 %** der Infarktpat. (Rückwärtsversagen ▶ 6.7). Killip-Klassifikation der Herzinsuff. nach Infarkt ▶ Tab. 6.4.

Tab. 6.4 Killip-Klassifikation der Herzinsuff. nach Infarkt

Klasse	Klinischer Befund	Beurteilung	Letalität	Häufigkeit
I	Keine Lungen- oder Halsvenenstauung	Keine Herzinsuff.	ca. 6 %	30–40 %
II	RG über < 50 % der Lunge, 3. Herzton, Tachypnoe, Halsvenen- oder Leberstauung	Mäßige Herzinsuff.	ca. 18 %	30–50 %
III	Feuchte RG bis in die Lungenoberfelder, Lungenödem	Schwere Herzinsuff.	ca. 35 %	5–10 %
IV	Schock, RR < 90 mmHg, Oligurie, Verwirrtheit	Kardiogener Schock	70–80 %	10 %

Therapie

- Furosemid 40 mg i. v. (▶ 6.15.2). **Cave:** Arrhythmien durch Hypokaliämie. Nitrate zur Vorlastsenkung 2–6 mg/h i. v. über Perfusor (▶ 6.14.1)
- Bei art. Hypertonie: V. a. bei zusätzlicher Tachykardie Betablocker, z. B. Betablocker mit α-blockierenden Eigenschaften wie Carvedilol 12,5–25 mg (▶ 6.18.4)
- Bei Bradykardie (schlechte Prognose!): ACE-Hemmer, ▶ 6.28
- Bei Hypotonie: Dobutamin 250 mg auf 50 ml mit 2–12 ml/h (▶ 5.3.3)
- Bei persistierender Hypoxämie unter O_2-Gabe ggf. NIV-Beatmung

Kardiogener Schock (Vorwärtsversagen)

Bei **ca. 10 %** der Infarktpat. Auftreten bei Verlust von > 40 % des linksventrikulären Myokards, v. a. bei Vorderwandinfarkt. Auch an Rechtsherzinfarkt denken: rasche Volumensubstitution (s. o.).

Klinik Hypotonie, Zyanose, Oligurie, Lungenödem, Bewusstseinsstörung.

Diagnostik EKG (großer Infarkt), Echo (Ventrikelfunktion und Klappenbeurteilung), Pulmonaliskatheter (syst. RR < 90 mmHg, $AVDO_2$ > 5,5 ml/dl, CI < 1,8 l/Min./m^2, PCWP > 20 mmHg), PiCCO®, Laktat ↑.

Differenzialdiagnose Sepsis (▶ 14.1.1), Aortendissektion (▶ 18.2.1), Perikardtamponade (▶ 5.2.1).

Therapie

- Ausgleich von E'lyten, Ausgleich einer Hypovolämie
- Inotropica: Dobutamin, Norepinephrin 0,05–0,3 µg/kg/Min. (▶ 5.3.2, ▶ 5.3.3), Levosimendan 0,05–0,2 µg/kg KG/Min. über max. 24 h (in Ausnahmefällen)
- **Rhythmisierung:** Kardioversion bei tachykarden Rhythmusstörungen, passagerer Schrittmacher bei bradykarden Rhythmusstörungen
- **Reperfusion:** PCI und komplette Revaskularisation aller Gefäße. Alternativ Lysether. s.o.
- **Intraaortale Ballongegenpulsation (IABP ▶ 2.3):** bei schwerer Mitralklappeninsuff. oder VSD
- Herzunterstützende Katheter-Pumpe (Impella®), LV-Assist Device, um Organperfusion aufrechtzuerhalten bis zur oder während der PCI

Prognose Hohe Letalität von ca. 50 %.

Rechtsventrikuläre Beteiligung

Bei bis zu 50 % der Hinterwandinfarkte Beteiligung des re Ventrikels. Typischerweise bei proximalem Verschluss der re Koronararterie. In 3 % isolierter Rechtsherzinfarkt, v. a. bei rechtsventrikulärer Hypertrophie.

Klinik Zeichen der Rechtsherzinsuff., katecholaminrefraktärer Schock ohne Lungenstauung, Hypotonie ohne Linksherzinsuff., Halsvenenstauung.

Diagnostik

- **EKG:** Rechtsherzabl. mit 1 mm ST-Strecken-Hebung in V_4 re (Normalisierung schon nach 10 h!), AV-Block III° (bei 50 %), evtl. RSB, Vorhofflimmern
- **Echo:** rechtsventrikuläre Dilatation und Dyskinesie, Verlagerung des Septums nach li.
- **Pulmonaliskatheter:** ZVD hoch, rechtsatrialer Druck (RAP) > 10 mmHg, PCWP normal (▶ 2.2.2) (**Cave:** erhöhte Gefahr des Kammerflimmerns bei Einführen des Katheters!)

Therapie

- Volumensubstitution mit NaCl 0,9 % trotz des hohen ZVD bis RR > 80 mmHg (ggf. unter Pulmonaliskatheter- oder PiCCO®-Kontrolle wegen Gefahr der Überlastung des li Ventrikels mit Anstieg des PCWP)
- Wenn PCWP hoch-normal, auch Dobutamin (▶ 5.3.3) als pos. inotrope Substanz, zur Nachlastsenkung Nitroprussid (▶ 6.30.2) oder IABP (▶ 2.3)

! Keine Gabe von Nitraten, Diuretika oder Morphin

- AV-Synchronizität bewahren: frühzeitige Kardioversion bei Vorhofflimmern, sequenzieller (Zweikammer-)Schrittmacher bei höhergradigem AV-Block. Wegen möglichen AV-Blocks Schrittmacherschleuse legen, Indikation für prophylaktische Schrittmacheranlage (▶ 2.9.3)

Komplikationen Schock, höhergrad. AV-Block (50 %), Vorhofflimmern (30 %), erhöhtes Risiko für ventrikuläre Herzrhythmusstörungen bei Anlage eines passageren Schrittmachers oder eines Pulmonaliskatheters.

Prognose Krankenhausletalität bis zu 30 %, Langzeitprognose gut.

Rhythmusstörungen

Bei **90 %** der Infarktpat. vorwiegend in den ersten 48 h, Kammerflimmern bei 8 %, Asystolie 7 %.

Therapie

- **Kammerflimmern oder Asystolie:** sofortige Reanimation nach dem CAB-Schema (▶ 5.1)
- **Rezid. Kammerflimmern:** Hypokaliämie ausgleichen, Azidose bei pH < 7,1 mit 50–100 ml Natriumbikarbonat 8,4 % puffern, Hypoxie ausgleichen. **Zur Rezidivprophylaxe** Amiodaron (▶ 6.19.2) oder Lidocain (▶ 6.17.3)
- **Ventrikuläre Tachykardie:** Kardioversion (oder Defibrillation ▶ 2.9.2). Bei anhaltender Kammertachykardie trotz Defibrillation Amiodaron 300–900 mg i. v. als Bolus (▶ 6.19.2). Wenn Amiodaron nicht verfügbar, Lidocain 100–200 mg als Bolus i. v. (▶ 6.17.3), dann über Perfusor z. B. 1 Spezialampulle Xylocain® 20 % = 1.000 mg auf 50 ml NaCl 0,9 % mit 6–12 ml/h (= 120–240 mg/h). Dosisreduktion auf 50 % bei Schock oder schwerer Leberinsuff.! **Cave:** bei Hypokaliämie → Kaliumspiegel auf hochnormale Werte (> 5 mmol/l) anheben: 50 mmol KCl (▶ 13.2.2) im Perfusor mit 5–20 mmol/h über ZVK. Keine prophylaktische Gabe von Lidocain!
  - Bei Auftreten > 48 h nach STEMI trotz koronarer Revaskularisation sek. prophylaktische Defi-Implantation
  - **Nicht anhaltende VT:** Betarezeptorenblocker (z. B. Beloc® bis 5 mg i. v.)
  - **Idioventrikuläre Rhythmen:** HF < 120/Min., i. d. R. nicht behandlungsbedürftig
- **Tachykarde supraventrikuläre Herzrhythmusstörung:** bei Tachyarrhythmia absoluta (▶ 6.12.2) Frequenzkontrolle mit Betablockern, bei hochgradig eingeschränkter linksventrikulärer Funktion schnelle Digitalisierung oder elektrische Kardioversion (▶ 2.9.2). Ggf. Amiodaron (▶ 6.19.2) 300–900 mg als Bolus i. v. Bei gehäuften, hämodynamisch wirksamen supraventrikulären Extrasystolen Betablocker (▶ 6.18)
- **Bradykarde Herzrhythmusstörungen:** Atropin 0,5–1 mg i. v. (▶ 6.24.2) bis zur Versorgung mit einem passageren Schrittmacher (▶ 2.9.3)

Postinfarktangina

Wiederauftreten einer Ang. pect. oder ST-Strecken-Veränderungen sind Zeichen einer fortbestehenden Gefährdung des Myokards durch Ischämie.
Bei **ca. 20 %** der Infarktpat., v. a. bei NSTEMI und Mehrgefäßerkr. Letalität ca. 15 %.

Therapie

- **Wie bei instabiler Ang. pect.:** ASS, Nitro-Perfusor, Heparin-Perfusor, Betablocker, z. B. Metoprolol 2 × 50 mg (▶ 6.18.1). Ziel: Herzfrequenz < 70/Min.
- Ggf. GP-IIb-/-IIIa-Rezeptor-Antagonisten ▶ 16.3.12, ▶ 16.3.13
- **Bei V. a. vasospastische Angina:** Ca^{2+}-Antagonisten, z. B. Diltiazem (▶ 6.14.4) initial ca. 0,3 mg/kg langsam i. v. (bei 70 kg: 20 mg), dann Perfusor mit 100 mg/50 ml, ca. 5–10 ml/h oder 10–20 mg/h (nach RR). Rasche Koronarangiografie anstreben

Ventrikelruptur/postinfarzieller VSD

Meist nach 3–10 d bei **1–3 %** der Infarktpat.

Klinik Bei Herzwandruptur Perikardtamponade mit Schock, Verlauf meist tödlich; bei Ventrikelseptumdefekt je nach Größe von asympt. bis kardiogener Schock

Diagnostik Auskultation (lautes systol. Geräusch), Echo, Herzkatheter präop.

Therapie IABP, RR-Senkung mit Nitroprussid bis zur OP (▶ 6.30.2); evtl. Perikardpunktion bei subakuter freier Wandruptur.

Akute Mitralinsuff.

Meist nach 2–7 d durch Papillarmuskelabriss bei **1–2 %** der Infarktpat. V. a. nach postero-lateralem Infarkt

Klinik Akute schwere Mitralinsuff., Lungenödem.

Diagnostik Auskultation (neues, raues holosystolisches Geräusch), Echo, Herzkatheter.

Therapie Diuretika, kontrollierte RR-Senkung durch Vasodilatatoren, z. B. Nitroprussid 60 mg auf 50 ml Glukose 5 % im Perfusor mit 1 ml/h beginnen, art. RR-Kontrolle bis max. 28 ml/h (▶ 6.30.2), OP anstreben, evtl. IABP (▶ 2.3) bis zur chir. Intervention.

Perikardtamponade

Klinik Tachypnoe, Tachykardie, Pulsus paradoxus (inspiratorische RR-Abnahme bis zu nicht tastbarem Puls), Perikardreiben, abgeschwächte Herztöne, Hypotonie, Halsvenenstauung, Stauungsleber.

Diagnostik EKG (elektrischer Alternans, Niedervoltage), Echo (Perikarderguss, Kollaps des re Ventrikels).

Therapie Bei geringem Ausmaß Abwarten unter Echo-Kontrolle. Bei hämodynamischer Wirksamkeit Perikardpunktion (▶ 2.5.4).

6

Ventrikelthromben

Meist Zufallsbefund im Echo, nur 1 % aller kardialen Thromben werden durch Embolien sympt.

Diagnostik Echo, ggf. mit KM (Sonovue®) (v. a. über Infarktareal).

Therapie Antikoagulation mit Marcumar® für mind. 3 Mon. (▶ 16.3.5). Bei dilatiertem Ventrikel mit großem Infarktareal und großen Thromben, ggf. auch bei kleineren Thromben passagere Antikoagulation. Bei kardiogenen Embolien dauerhafte Antikoagulation über mind. 6 Mon.

Perikarditis

- Frühe Perikarditis nach 1–3 d (Pericarditis epistenocardica): Entzündungsreaktion
- Späte Perikarditis nach 1–4 Wo. (Dressler-Sy.): wohl immunvermittelt

Klinik Atem- und lageabhängiger Schmerz, Perikardreiben (oft flüchtig), ggf. Fieber, Abgeschlagenheit.

Diagnostik Im EKG neue ST-Hebungen, evtl. Niedervoltage. Im Echo ggf. Perikarderguss. Labor: Leukozytose, CRP ↑.

Differenzialdiagnose Postinfarkt-Angina.

Therapie
- ASS 3 × 500–1.000 mg/d für 1–2 Wo.
- Colchicin 2 × 0,5 mg/d.
- NSAID, z. B. Diclofenac 2–4 × 50 mg/d p. o. (▶ 17.3.5). Zurückhaltend einsetzen, da Infarktnarbenbildung beeinträchtigt und Blutungskomplikationen exponentiell ansteigen.
- Perikardergusspunktion bei hämodynamischer Relevanz.

Herzwandaneurysma

Häufigkeit **bis zu 5 %** der Infarktpat., meist im Vorderwand-Spitzenbereich nach LAD-Verschluss. Im Akutstadium meist Thromben über der Nekrose, im chron. Stadium kann das Aneurysma durch parietale Thromben ausgefüllt werden. Die entstandene Ventrikeldilatation nimmt mit der Zeit zu (adverse remodelling). Häufigkeit ist durch frühere Reperfusionsstrategien rückläufig.

Klinik Meist symptomlos, selten Komplikation durch kardiogene Embolien, ventrikuläre Tachykardien, plötzlicher Herztod, zunehmende Herzinsuff., Ruptur (selten).

Diagnostik
Fortbestehende ST-Strecken-Hebung im EKG, Echokardiografie, insbes. TEE, Ventrikulografie.

Therapie
- Bei Thrombennachweis Antikoagulation mit High-Dose-Heparin, dann mit Marcumar® für 3–6 Mon.
- Bei großem Aneurysma oder schlechter Ventrikelfunktion Fortführung der Antikoagulation. Nachlastsenkung mit ACE-Hemmer (▶ 6.28)
- Bei großen Aneurysmen, rezid. VT oder Kammerflimmern und sonst gutem AZ ggf. Resektion des Aneurysmas und Koronarrevaskularisierung

6.5 Myokardinfarkt ohne Obstruktion einer Koronararterie (MINOCA)

Zusammenfassender Begriff von Krankheitsbildern mit typischen Symptomen und EKG-Veränderungen eines akuten Myokardinfarkts ohne Nachweis einer signifikanten Koronarstenose. Diagnosestellung im Katheterlabor, weitere Differenzierung mittels LV-Angiografie, Echo, Kardio-MRT.

Extrakoronare Ursachen

Tako-Tsubo-Kardiomyopathie

Klinik Stressinduzierte, heftige Thoraxschmerzen

Diagnostik
- **EKG:** ST-Hebungen oder (häufiger) T-Wellenveränderungen (terminal negative T wie bei NSTEMI) oft nicht dem Versorgungsgebiet einer Koronararterie zuzuordnen
- **Labor:** kardiale Marker (Troponin, CK) im Verhältnis zur Ventrikelläsion oft nur mäßiggradig erhöht
- **Echo:** reversible, vorwiegend apikale Wandbewegungsstörung (ballonartige Auftreibung) des li. Ventrikels

Therapie Wie bei STEMI (▶ 6.4) oder NSTEMI (▶ 6.6).

Komplikationen Alle KO des ACS möglich. Je schlechter die systol. Ventrikelfunktion, desto häufiger KO.

Prognose Vollständig reversible Ventrikeldysfunktion innerhalb von Tagen bis Wo. Langzeitprognose scheint günstig zu sein. Zum Schutz vor Katecholaminexzessen Betablocker empfohlen.

Myokarditis

Auf dem Boden meist viraler, aber auch bakterieller und toxischer Einflüsse entstehende Entzündung des Herzmuskels.

Klinik Sehr variabel mit z.T. akutem Krankheitsbild mit Thoraxschmerzen, lebensbedrohlichen Herzrhythmusstörungen bis zum kardiogenen Schock.

Diagnostik Nach koronarangiografischem Ausschluss relevanter Stenosen. Echo (Perikarderguss), MRT (Late-Enhancement), ggf. Myokardbiopsie.

Therapie Behandlung der Herzinsuff.

Koronare Ursachen

Embolien, Spasmen, Dissektion.

6.6 Myokardinfarkt ohne ST-Streckenhebung (NSTEMI und instabile Angina pectoris; NSTE-ACS)

Definition Die **instabile Ang. pect.** ist eine myokardiale Ischämie in Ruhe oder unter leichter Belastung ohne Myokardnekrose. Sie geht bei weiterhin fehlender ST-Segment-Elevation in einen Myokardinfarkt **(NSTEMI)** über.

Ätiologie
- Nicht okklusiver Thrombus bei rupturierter atheromatöser Plaque
- Dynamische Obstruktion mit koronarem Vasospasmus oder Vasokonstriktion
- Rapid progrediente koronare Atherosklerose
- Entzündliche und/oder infektiöse Ursachen
- Extrakoronare Ursachen wie Fieber, Tachykardie, Anämie, Hyperthyreose

Klinische Erscheinungsformen
- Ruhe-Angina > 20 Min. (80 %)
- Neu aufgetretene Angina der Klasse CCS III (10 %)
- Crescendo-Angina der Klasse CCS III bei zuvor stabiler Angina (10 %)

Diagnostik
- **Anamnese, aktuelle Beschwerden:** spezifische Vorgeschichte/Klinik nicht erforderlich, atypische Ang. pect. nicht selten, v. a. Frauen, Diabetiker, ältere Pat. (▶ 6.2)
- **EKG:** zum Zeitpunkt der Beschwerden EKG anstreben. Transiente Veränderungen während einer sympt. Episode mit Rückbildung im asympt. Intervall → V. a. akute Ischämie bei hochgradiger KHK. Weitere typische EKG-Zeichen der instabilen Angina bzw. eines NSTEMI: in der Ausprägung variable ST-Segment-Depressionen, terminal negative T („koronare T"), ST-Segment-Depressionen; oft unspezifisch und diagnostisch wenig hilfreich: präterminal negative T
- **Troponin:** sensitivster Marker eines Herzmuskelschadens. Bei hochsensitiven Assays ist in 0-h/1-h-Algorithmus eine rasche Triage möglich (▶ Abb. 6.5):
  - Rule-out: Sehr niedrige hs-Troponin-Werte bei Aufnahme oder ausbleibender relativer Anstieg innerhalb 1 h schließen einen NSTEMI mit hoher Wahrscheinlichkeit aus.

- Rule-in: bereits in der ersten Messung rel. erhöhtes Troponin oder deutlicher Anstieg in der 1. h (Grenzwerte testspezifisch).
- Kardiale Marker liefern wertvolle prognostische Informationen. Je höher das Troponin bei der Aufnahme des Pat. ist, desto höher ist die Wahrscheinlichkeit eines komplizierten Verlaufs. Nicht koronare Ursachen erhöhter Marker müssen in die DD einbezogen werden (▶ Tab. 6.5).

> **!** Die entstehenden, oft klinisch unbemerkten Mikroinfarkte werden mittels hochsensitiver Troponine erkannt, die klassischen kardialen Enzyme (CK, CK-MB, Myoglobin) bleiben negativ.

Risikostratifizierung und Bewertung der KHK-Wahrscheinlichkeit Wahrscheinlichkeit einer akuten Myokardischämie bei Thoraxschmerzen ▶ Tab. 6.6, ▶ Abb. 6.6.

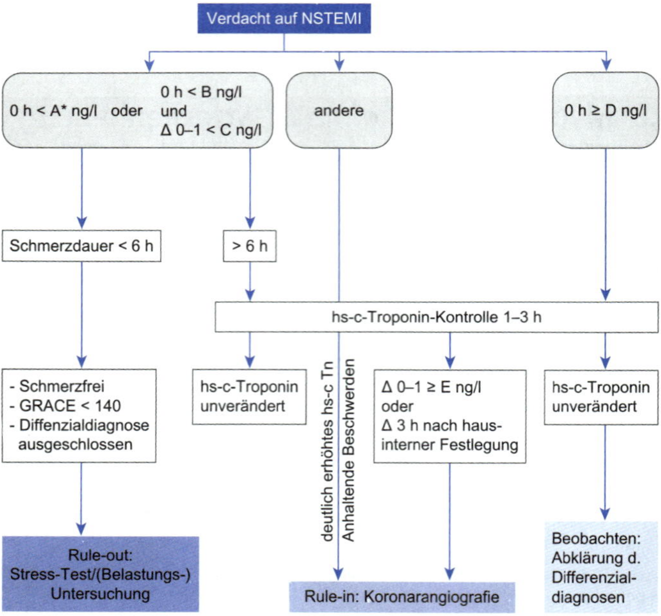

Troponin-Test	A	B	C	D	E
hs-cTnT (Elecsys) ng/l	5	12	3	52	5
hs-cTnI (Architect) ng/l	2	5	2	52	6
hs-cTnI (Dimension Vista) ng/l	0,5	5	2	107	19

Abb. 6.5 0h/1h- und 0h/3h-Rule-in- und -Rule-out-Algorithmus bei hochsensitiven kardialen Troponintests (Hs-cTN) [V492]

Tab. 6.5 Differenzialdiagnose der Troponinämie

Kardiale Ursachen	Hypertensive Krise, Herzinsuff., Herzrhythmusstörungen, Kontusion, Vitien, Myokarditis
Akute neurologische Ursachen	Schlaganfall, SAB
Pulmonale Ursachen	Lungenembolie, schwere pulmonale Hypertonie
Sonstige Ursachen	Anämie, Niereninsuff., Hypothyreose

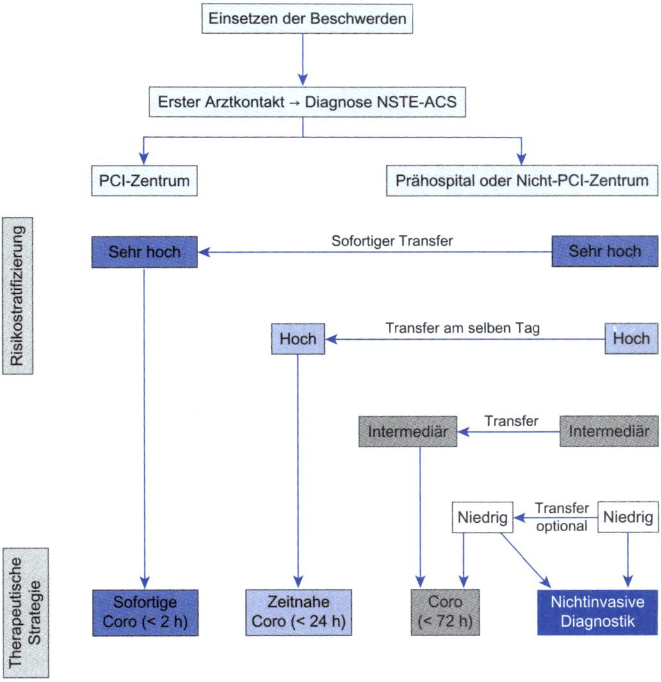

Abb. 6.6 ACS ohne ST-Streckenhebung. Abschätzung des Risikos, erforderliche Therapiestrategie inkl. Timing [V492]

Tab. 6.6 Wahrscheinlichkeit einer akuten Myokardischämie bei Thoraxschmerzen

Hoch	Mittel	Niedrig
Typische Ang. pect. Reversible ST-Senkungen Reversible T-Wellen-Veränderungen	Fragliche Ang. pect. Persistierende EKG-Veränderungen Bekannte KHK ≥ 2 Risikofaktoren*	Atypische Thoraxschmerzen Normales EKG ≤ 1 Risikofaktor*

* Risikofaktoren: familiäre Belastung, Hypercholesterinämie, Diab. mell., Hypertonie, Rauchen, Männer > 60 J, Frauen > 70 J

Risikokategorien der akuten Myokardischämie:

- **Sehr hohes Risiko:** hämodynamische Instabilität, therapierefraktäre, anhaltend Ang. pect., lebensbedrohliche Rhythmusstörungen, akute Herzinsuff., dynamische STT-Veränderungen
- **Hohes Risiko:** typische Troponin-Dynamik, dynamische STT-Veränderungen, GRACE-Score >140 (GRACE-Score z. B. auf www.mdcalc.com)
- **Intermediäres Risiko:** Diab. mell., Niereninsuff. (GFR < 60 ml/Min.), LV-Ejektionsfraktion < 40 %, Z. n. PCI oder ACB-OP, GRACE-Score > 109 und < 140
- **Niedriges Risiko:** keines der o. g. Kriterien

Allgemeine Therapiemaßnahmen Basismaßnahmen und Pharmakother. wie bei STEMI (▶ 6.4). Management der akuten Myokardischämie (NSTEMI).

Thrombozytenaggregationshemmung:

- ASS 250–500 mg i. v. (▶ 17.3.3) so früh wie möglich (prästationär). Fortführung mit ASS 100 mg p. o. Bei Pat. mit Risikofaktoren (> 65 J, Z. n. GIT-Blutung, Antikoagulanzien- oder Glukokortikoideinnahme) zusätzlich PPI (▶ 10.4). Zusätzlich Ticagrelor 180 mg (▶ 16.3.7), Erhaltungsdosis 2 × 90 mg für 12 Mon. Nur bei bekanntem Koronarstatus alternativ Prasugrel (▶ 16.3.8) initial 60 mg, dann 10 mg/d.
- Bei Ticagrelor- oder Prasugrel-Unverträglichkeit Clopidogrel (▶ 16.3.6) initial 300–600 mg p. o., Erhaltungsdosis 75 mg/d p. o.
- Zusätzlich zu ASS sollten alle Pat. i. v. unfraktioniertes oder niedermolekulares Heparin erhalten (Heparin 70 IE/kg i. v., max. 5.000 IE als Bolus, dann Infusion von 1.000 IE/h; Ziel: aPTT 1,5- bis 2-Faches der Norm **oder** Enoxaparin 30 mg i. v. + 1 mg/kg KG s. c.; 1 mg/kg KG 2×/d s. c. KI bei Niereninsuff.; ▶ 16.3.1, ▶ 16.3.2).

! Keine Routinether. mit GP-IIb-/-IIIa-Antagonisten vor Koronarangiografie.

Zeitpunkt der Koronarangiografie

- Bei einem Kriterium für sehr hohes Risiko sofort < 2 h.
- Bei einem Kriterium für hohes Risiko früh < 24 h.
- Bei einem Kriterium für intermediäres Risiko < 72 h.
- Bei Pat. **ohne** Risikomerkmale ist ein konservatives Vorgehen dem invasiven nicht unterlegen. Die Ind. zur invasiven Diagn. wird vom Ergebnis der Belastungsuntersuchungen abhängig gemacht.

Belastungsuntersuchungen

- Stabile Pat. mit niedrigem Risiko: Art der nicht invasiven Diagnostik abhängig von Pat.-Charakteristika und Verfügbarkeit
- Ergometrie
- Stress-Echo (dynamisch oder pharmakologisch) bei unklaren EKG-Veränderungen
- CT der Koronarien
- Myokardszintigrafie, MRT (ggf. mit pharmakologischer Belastung) bei Pat., die sich nur ungenügend belasten können (orthopädische, neurologische Probleme, pAVK, pulmonale Erkr.)
- Pat. mit hohem Risiko nach Kriterien der Belastungsuntersuchung:
  - Eingeschränkte LV-Funktion EF < 35 %
  - Ischämie-Nachweis auf niedrigem Belastungsniveau
  - Ausgedehnter Ischämie-Nachweis (EKG, Szintigrafie, Stress-Echo, MRT)
  - Ischämie-Nachweis in verschiedenen koronaren Versorgungsgebieten

PCI oder ACB-Operation Abhängig von Begleiterkr., Alter und SYNTAX-Score. Entscheidung im Heart-Team

Eher ACB:
- Signifikante (> 50 %) linke Hauptstammstenose
- 3-Gefäß-Erkr., v. a. bei Diab. mell.
- Begleitendes op. zu versorgendes Vitium
- Nach operativer Myokardrevaskularisation und multiplen Venenbypass-Stenosen

PCI:
- 1- bis 3-Gefäßerkr. ohne signifikante proximale LAD-Stenose, jedoch bei großem Versorgungsgebiet und hohem Risiko nach Kriterien der Belastungsuntersuchung
- Relevante Hauptstammstenose und 1-Gefäß-Erkr. mit Drug-eluting-Stent möglich

Management nach Akutversorgung des ACS
- Initial Bettruhe, Monitoring (mind. 24 h nach STEMI)
- Kontrolle der Punktionsstelle (Puls, Strömungsgeräusch, Blutung, Kompartment)
- Echo-Kontrolle der EF, Komplikationen
- Stuhlregulierung, Thromboseprophylaxe. Psychische Führung
- Verlegung auf die periphere Station bei Abfall der kardialen Marker, hämodynamischer Stabilität und Beschwerdefreiheit
- Frühzeitige Mobilisation nach Verlegung
- Einbindung in ein Schulungsprogramm zur sek. Prophylaxe/kardiologische Anschlussheilbehandlung
- Fortsetzung der dualen Plättchenhemmung für 12 Mon. (bei besonderen Risiken für Blutung oder erneute Ischämie Dauer im Individualfall anpassen)
- Bei oraler Antikoagulation Triple-Therapie so kurz wie möglich
- HMG-CoA-Reduktasehemmer, z. B. Atorvastatin 40 mg abends. Senkung der Koronarmortalität, evtl. „Plaquestabilisierung". Ziel-LDL < 70 mg/dl
- Bessere Prognose durch ACE-Hemmer (alternativ AT_1-Blocker) wegen pos. Beeinflussung des Remodeling
- Betablocker zur Senkung des Risikos für plötzlichen Herztod, falls keine KI
- Bei Herzrhythmusstörungen und schlechter LV-Funktion (EF < 35 %) erhöhtes Risiko für plötzlichen Herztod → weiter Risikostratifizierung. Evtl. Versorgung mit Life-Vest bis zur Indikationsstellung für ICD (40 d nach AMI).

6.7 Herzinsuffizienz

6.7.1 Akute Linksherzinsuffizienz und Lungenödem

Ätiologie
- **Lungenödem kardialer Genese:** häufig bei akutem Koronarsy., bei art. Hypertonie (bes. bei hypertensiver Krise), Rhythmusstörungen, Vitium, Kardiomyopathie; durch kardiodepressive und kardiotoxische Medikamente
- **Lungenödem ohne kardiale Ursache:** Überwässerung (z. B. bei Niereninsuff.), seltener infolge verminderten onkotischen Drucks (z. B. nephrotisches Sy.), Permeabilitätserhöhung der Kapillaren (z. B. toxisches Lungenödem nach Reizgasinhalation ▶ 7.1.6), Kapillarleck nach monoklonalen AK (OKT III, Orthoclone®) oder Heroin

Klinik

- Dyspnoe, Orthopnoe, Halsvenenstauung, Zyanose, Blässe, Kaltschweißigkeit, Tachykardie
- Herz: 3. Herzton (Ventrikelgalopp), 4. Herzton (Vorhofgalopp), Herzgeräusche
- Lunge: initial Bronchospastik, basale feuchte RG re > li, später über der ganzen Lunge

Diagnostik

- Anamnese (Medikamente, Drogen!)
- Puls, RR, Auskultation: rasche Einteilung der Pat. hinsichtlich Perfusions- und Stauungszustand (wichtig für weitere Ther.)
- Labor BGA, Herzenzyme (Myokardinfarkt?), BB. LDH, BNP (Brain Natriuretic Peptide) bzw. NT-proBNP (bei akuter Insuff. > 300 pg/ml)
- EKG (Infarkt, Arrhythmie?), Echokardiografie (Perikarderguss, Klappenfehler, Kontraktilität?), Pulmonaliskatheter (▶ 2.2.2)
- Rö-Thorax (Herzdilatation, Blutumverteilung auf die Lungenoberfelder, symmetrische perihiläre Verdichtungen: Fluid Lung)
- Echo EF, Volumenstatus, Perikarderguss, Vitien, WBS

> **CHAMP**
> Akronym zur raschen Diagnostik häufiger Ursachen: A**C**S, **h**ypertensiver Notfall, **A**rrhythmie, akute **m**echanische Ursache (VSD, Ventrikelruptur), **p**ulmonale Embolie

Differenzialdiagnose Primäre Herzinsuff., Überwässerung (z. B. bei Niereninsuff.), tox. Lungenödem (▶ 7.1.6), respir. Insuff. (▶ 7.1.1).

Allgemeine Therapie

- Oberkörper hochlagern, Beine tief (z. B. im „Herzbett")
- Venöser Zugang, kontinuierliches Monitoring
- O_2-Zufuhr 2–6 l/Min.
- Flüssigkeitsrestriktion (Trinkmenge 750 ml/d) mit Bilanzierung von Ein- und Ausfuhr
- Kochsalzrestriktion (kochsalzarme Kost)
- Ther. der auslösenden Erkr.: hypertensive Krise (RR-Senkung), Anämie (Bluttransfusion), Perikarderguss (Punktion), Vorhofflimmern (Kardioversion), dekompensiertes Vitium (Herz-OP), Herzinfarkt (Lyse/PCI), Bradykardie (SM-Anlage)

Spezielle Therapie Ziel ist Blutdruckstabilisierung (MAP 65–75 mmHg) und ausreichende Organperfusion (▶ Abb. 6.7).

- **Morphin** 5–10 mg i. v. (▶ 17.4.2): bewirkt Dilatation des präkapillären pulmonalen Stromgebiets und Stressreduktion
- **Diuretika:** z. B. Furosemid 40–80 mg i. v. oder über Perfusor (▶ 6.15.2)
- **Nitrate** (Vorlastsenkung), möglichst hoch dosiert z. B. Nitroglyzerin (▶ 6.14.1) 1–6 mg/h unter RR-Kontrolle. **Ziel:** RR ≥ 100 mmHg syst. **Cave:** Hypotonie
- **Inotropika:** z. B. Dobutamin 0,01–0,4 µg/kg/Min. (▶ 5.3.3).
- **Vasopressoren:** z. B. Noradrenalin 0,02–0,1–0,5 µg/kg/Min. (▶ 5.3.5) (Anstieg der Inotropie, des RR und der Vorlast; kein HZV-Anstieg). Alternativ Adrenalin 0,02–0,1–0,5 µg/kg/Min. (▶ 5.3.4), wenn Noradrenalin ohne Erfolg (HZV-Anstieg und RR-Stabilisierung)

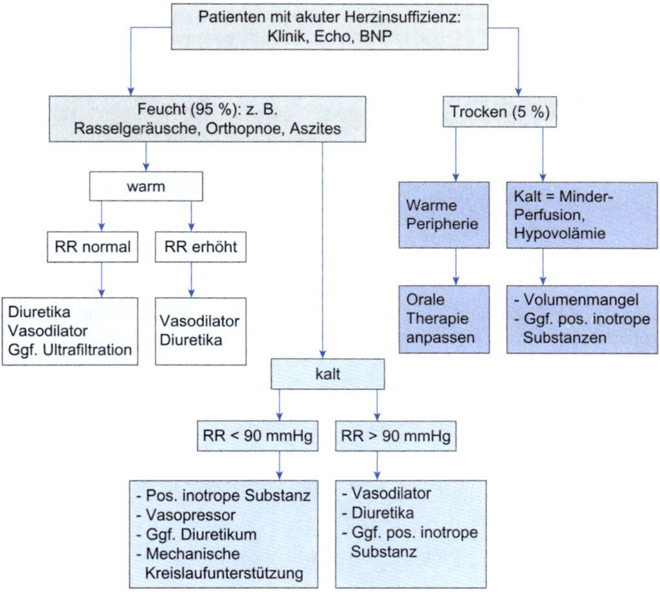

Abb. 6.7 Management bei akuter Herzinsuff. BNP = Brain Natriuretic Peptide [V492]

- **Levosimendan:** bei katecholaminrefraktärem Schock 12 µg/kg über 10 Min., dann 0,05–0,2 µg/kg/Min. (▶ 6.26)
- **Flüssigkeitsentzug** mittels arteriovenöser oder venovenöser Hämofiltration (▶ 2.8) bei Versagen der medikamentösen Maßnahmen
- **Beatmung,** ggf. Intubation (▶ 3.3.2) bei respir. Insuff.
- **Pulmonaliskatheter** (▶ 2.2.2) zur Diagnosestellung und Therapiesteuerung bei lebensbedrohlicher oder unklarer Herz-Kreislauf-Schwäche
- Evtl. **Nitroprussid** 0,3–8 µg/kg/Min.: Nachlastsenkung in der Akutphase (▶ 6.30.2). **Cave:** stärkster Vasodilatator, strenge Indikationsstellung, nur mit art. Blutdruckmonitoring und Pulmonaliskatheter!
- **Phosphodiesterasehemmer** (▶ 6.25) bei sonst nicht beherrschbarer Herzinsuff. z. B. nach kardiochirurg. OP oder bis zur Herztransplantation
- Kardiales **Assist-System** in ausgewählten Fällen
- Bei Herzrhythmusstörungen ▶ 6.12
- **Digitalis** nur bei Herzinsuff. durch Tachyarrhythmia absoluta, sonst keine Ind. in der Ther. der akuten Herzinsuff. (▶ 6.7.1)
- Nach Stabilisierung dauerhaft konsequente Ther. der Herzinsuff.

Beatmung bei Herzinsuff.

- Bei respir. Insuff. NIV (▶ 3.2), dadurch ca. 30 % Reduktion der Intubationshäufigkeit
- Bei Erfolglosigkeit Intubation und Beatmung (▶ 3.3)
- Bei infarktbedingtem kardiogenen Schock invasive Beatmung bevorzugen

6

Cave
- Durch rasches Handeln mit O_2-Gabe, Sedierung, Nitro-Gabe und Furosemid sowie nichtinvasiver Beatmung über Maske lässt sich die Intubation häufig vermeiden
- Blutdruckmanschette bei unblutigem Aderlass nur langsam ablassen
- Bei alten Menschen initial nur 20 mg Furosemid und ggf. Wiederholung nach 20 Min. wegen möglicher bedrohlicher Verminderung des HZV; bei chron. Niereninsuff. ggf. höhere Dosen erforderlich

6.7.2 Chronische Herzinsuffizienz

Ätiologie KHK (Zustand nach ACB-OP, Herzinfarkt), art. HTN, Vitien, Kardiomyopathien untersch. Ätiologien), kardiotox. Medikamente, Bestrahlung.

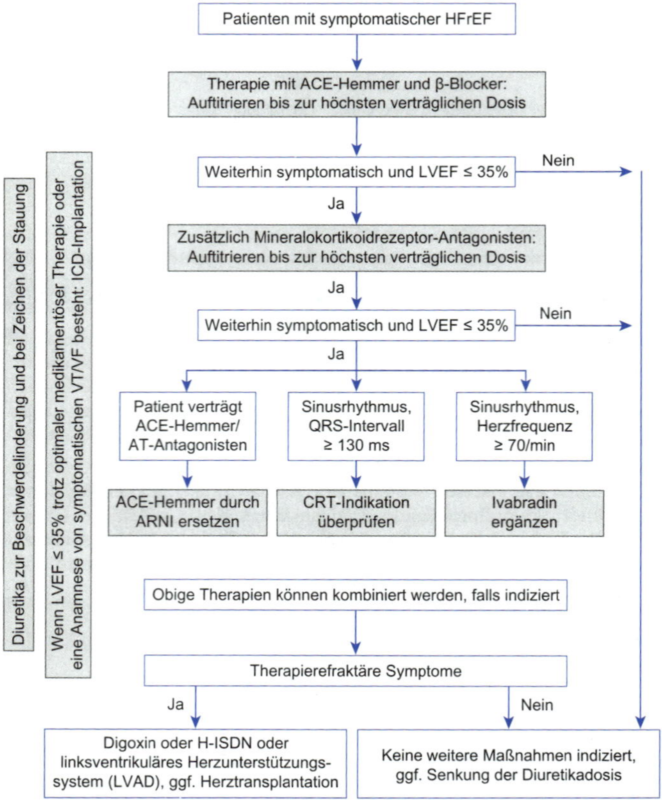

Abb. 6.8 Behandlungsalgorithmus bei sympt. Herzinsuff. mit reduzierter Ejektionsfraktion (HFrEF) [V492]

Klinik Dyspnoe, feuchte RG, Knöchelödeme, Einflussstauung, Herzgeräusche.

Diagnostik EKG, Echo (Ejektionsfraktion, Zeichen der diast. Herzinsuff.), Röntgen-Thorax, ggf. Katheter, MRT.

Einteilung Nach der Ejektionsfraktion:
- Reduzierte Ejektionsfraktion: klin. Sympt., li-ventrikuläre Ejektionsfraktion < 40 %
- Ejektionsfraktion im mittleren Bereich: klin. Sympt., li-ventrikuläre Ejektionsfraktion 40–49 %, erhöhtes NT-pro BNP (> 125 pg/ml), relative strukturelle Herzerkr. oder diast. Dysfunktion
- Erhaltene Ejektionsfraktion: klin. Sympt., li-ventrikuläre Ejektionsfraktion ≥ 50 %, erhöhtes NT-pro BNP (> 125 pg/ml), relative strukturelle Herzerkr. oder diast. Dysfunktion

Therapie Stufentherapie ▶ Abb. 6.8

6.8 Hypertensive Entgleisung

Definition Akuter RR-Anstieg > 180/120 mmHg.
- Hypertensive Krise mit Epistaxis und/oder Kopfschmerzen
- Hypertensiver Notfall mit vitaler Gefährdung von Organfunktionen (v. a. ZNS, Herz und Nieren)

Entscheidend ist weniger die Höhe des RR als die Geschwindigkeit des RR-Anstiegs. Besonders gefährdet sind Pat. mit bereits vorbestehenden kardiovaskulären Erkr.

Klinik Abhängig von Organbeteiligung ▶ Tab. 6.7.

Tab. 6.7 Komplikationen der hypertensiven Entgleisung

Organ/Situation	Komplikationen
ZNS	Enzephalopathie, Blutung, Infarkt, Kopfschmerzen, Sehstörungen, Schwindel, Übelkeit, Erbrechen, Benommenheit bis Koma, Krämpfe, Parästhesien, Paresen
Augen	Papillenödem, Blutungen, Sehstörungen
Herz	Ang. pect., Herzinfarkt, Herzinsuff., Lungenödem, Herzrhythmusstörungen, Schock
Gefäße	Aortenaneurysma-Dissektion, schwer stillbares Nasenbluten, thorakaler oder abdominaler Vernichtungsschmerz, Schock, Melaena, Anurie, periphere Extremitätenischämien, Organschäden bei sek. Durchblutungsstörungen an Niere, Darm, Extremitäten und Gehirn
Niere	Akute Niereninsuff., Dyspnoe, Benommenheit, Oligurie/Anurie, Proteinurie, Hämaturie
Schwangerschaft	Eklampsie, Benommenheit, Krämpfe, Proteinurie, Ödeme

Diagnostik

! **Diagn.** der auslösenden Ursache erst nach Beginn der antihypertensiven Ther.

- **RR** an beiden Armen messen. Wiederholung alle 15 Min. Bei sehr dicken Armen breitere RR-Manschette verwenden, sonst falsch hoher RR!

- **Gefäßstatus:** Strömungsgeräusche in Karotiden, Nierenarterien, Femoralarterien?
- **Abdomenpalpation:** Aortenaneurysma, vergrößerte Nieren (Zystennieren)? **Cave:** kann Katecholaminausschüttung bei Phäochromozytom provozieren!
- Neurologische Untersuchung
- Augenhintergrund untersuchen
- **V.a. renovaskuläre oder parenchymatöse Hypertonie:** Urinsediment, Sono, Doppler-Sonografie oder MR-Angiografie der Nierenarterien, Nierenbiopsie bei V.a. GN (nach RR-Senkung!)
- **V.a. Phäochromozytom:** 24-h-Urin auf Katecholamine, Metanephrin, Normetanephrin
- **V.a. Cushing-Krankheit:** Kortisol im 24-h-Urin und Kortisol-Tagesprofil
- **V.a. Schilddrüsenerkr.:** fT_3, fT_4, TSH basal (**vor** Rö-KM-Untersuchungen! ▶ 15.1.3, ▶ 15.1.4)
- **Apparative Diagn.:** EKG (Hypertrophie- oder Ischämiezeichen), Oberbauchsono (Nieren, Nebennierentumor, Aneurysma), Rö-Thorax (Herzgröße, Stauung, Aneurysma), Echo (EF, Herzgröße, Hypertrophie)
- **Labor:** BSG, K^+, Na^+, BZ, BB (Polyglobulie, Anämie?), Krea, Harnsäure, Gesamteiweiß, Cholesterin und Triglyzeride, U-Status

Management

- Engmaschiges Monitoring von RR und HF
- Blutdruck nicht zu abrupt senken, max. 20–25 % in der ersten Stunde (drohende Minderdurchblutung vitaler Organe)
- Bei hypertensivem Notfall sofortige Therapieeinleitung
- Keine rasche RR-Senkung beim akuten Apoplex

Therapie

- Nitro-Spray 2 Hub (▶ 6.14.1), ggf. Fortsetzung mit Perfusor
- Urapidil 25 mg am liegenden Pat. **langsam** i.v. (frequenzneutral)
- Clonidin 0,075 mg langsam i.v.
- **Bei Überwässerung oder drohendem Lungenödem (feuchte RG, kein Fieber):** Furosemid 20–40 mg i.v. (▶ 6.15.2) + 2–3 Hub Glyzeroltrinitrat (▶ 6.14.1) s.l., Letzteres ggf. alle 15 Min. wiederholen oder Nitro-Perfusor 50 mg auf 50 ml mit 1–6 mg/h
- **Bei Phäochromozytom:** Phenoxybenzamin 3 × 5 mg p.o. (▶ 6.29.3), Steigerung je nach RR. Bei sofort notwendiger RR-Senkung Nitroprussidnatrium (▶ 6.30.2) über Perfusor
- **Bei Tachykardie:** Betablocker (▶ 6.18)
- **Eklampsie:** Dihydralazin, Betablocker, Urapidil (▶ 18.28.2)

6

6.9 Arterielle Hypertonie

Ätiologie

- **Essenzielle (prim.) Hypertonie:** > 90 %
- **Sympt. (sek.) Hypertonie:** (▶ Tab. 6.8)
  - Obstruktives **Schlafapnoe-Sy.:** häufigste Ursache
  - **Medikamentös:** Ovulationshemmer (3 %), Glukokortikoide, Sympathomimetika (auch Augen- und Nasentropfen), Psychopharmaka (bes. TAD), Monoaminooxidasehemmer („cheese disease“: tyraminhaltige Nahrung → Noradrenalinfreisetzung), Schilddrüsenhormone, Antirheumatika (Na^+-Retention)

- **Renal:** renoparenchymatös (2–3 %), renovaskulär (1–2 %)
- **Endokrin:** prim. Hyperaldosteronismus, Phäochromozytom, Cushing-Sy., Hyperthyreose, Myxödem, Akromegalie, prim. Hyperparathyreoidismus
- **Neurogen:** Hirndruck, erhöhter Sympathikotonus (Blutdrucklabilität, vegetative Symptome, Katecholaminausscheidung mäßig erhöht)
- **Vaskulär:** Aorteninsuff. (isolierte systolische Hypertonie, hyperkinetisches Herzsy.)
- **Sonstige:** Hypervolämie (nach Transfusionen, Polyzythämie), EPH-Gestose (▶ 18.3.7), akute intermittierende Porphyrie (▶ 15.1.6)

Therapie Zum Vermeiden von Spätfolgen Einstellung auf „normale Blutdruckwerte", die abhängig von Alter und Begleiterkr. variieren, als langfristiges Ziel. Neben der Ther. sek. Ursachen Lifestyle-Änderung und Einleitung einer medikamentösen Ther. (Leitlinien Deutsche Hochdruckliga).

Tab. 6.8 Klinische Hinweise auf eine sekundäre Hypertonie

Symptom	Mögliche Ursache
Aufgehobene zirkadiane Rhythmik (24-h-RR)	Jede sek. Hypertonie
Neu aufgetretene schwere oder sich erheblich verschlechternde art. Hypertonie	Jede sek. Hypertonie
Schwere Endorganschäden (z. B. hypertensive Retinopathie)	Jede sek. Hypertonie
Hochdruckbeginn vor dem 50. Lj. (v. a. Frauen)	Nierenarterienstenose
PAVK	Nierenarterienstenose
Abdominelles Strömungsgeräusch (50 %)	Nierenarterienstenose
Nierenfunktionsverschlechterung unter ACE-Hemmer-Ther.	Nierenarterienstenose
Schwer einstellbare art. Hypertonie (3-fach-Medikation oder mehr)	Schlafapnoe-Sy., Nierenarterienstenose, renoparenchymatöse Hypertonie, Phäochromozytom, Conn-Sy.
Hypokaliämie (ohne Diuretika oder Laxanzienther.)	Nierenarterienstenose, Conn-Sy., Cushing-Sy., Lakritzabusus
Path. Urinstatus und -sediment	Renoparenchymatöse Hypertonie
Stiernacken, Stammfettsucht	Cushing-Sy.
RR-Differenz re/li Arm; Arme/Beine	Aortenisthmusstenose

6.10 Akutes Cor pulmonale (Lungenembolie)

Ätiologie

- Akute Dekompensation des rechten Ventrikels durch eine Erhöhung des Pulmonalarteriendrucks. Häufigste Ursache ist eine fulminante Lungenembolie
- **Risikofaktoren für Phlebothrombose:** Immobilisation, OP, Trauma, Adipositas, Schwangerschaft, orale Antikonzeptiva (bes. in Komb. mit Zigarettenrauchen), Glukokortikoide, Diuretikather., maligne Tumoren, nephrotisches Sy., APC-Resistenz (Mutation des Faktors V), AT-III-Mangel, Protein-C-Mangel, Protein-S-Mangel

Einteilung Abhängig vom Ausmaß der Gefäßobliteration mit Verminderung des Herzzeitvolumens erfolgt eine Klassifikation anhand des Sterblichkeitsrisikos in niedrig, intermediär und hoch (▶ Tab. 6.9, ▶ Tab. 6.11).

Klinik Dyspnoe, Hyperventilation, Zyanose, Husten (evtl. blutig), plötzliche Thoraxschmerzen v. a. bei Inspiration, Schweißausbruch, Tachykardie, Hypotonie bis Schock, Synkope, Halsvenenstauung (ZVD ↑), Zeichen der Phlebothrombose. Oft prämonitorische kleine Lungenembolien (rezid. Tachykardien, Schmerzen, Dyspnoeattacken, Fieber).

Komplikationen Gesamtletalität 10 %, unbehandelt bis zu 25 %. Im Verlauf rel. selten Infarktpneumonie. Rezid. Lungenembolien können zum chron. Cor pulmonale führen.

Diagnostik und Management der Lungenembolie
Rasche Risikostratifikation zur Planung der weiteren Diagn. und Ther. (▶ Tab. 6.9):
- Instabiler Pat. mit hoher Wahrscheinlichkeit für Lungenembolie: sofort pulmonales Angio-CT, wenn nicht verfügbar Echo. Bei pos. Befund Lyse
- Stabiler Pat. mit V. a. Lungenembolie: klinische Wahrscheinlichkeit evaluieren. D-Dimere und Echo

Tab. 6.9 Schweregrade der Lungenembolie nach Simplified Pulmonary Embolism Severity Index (sPESI) in der vereinfachten Version

Parameter	Punkte
Alter	< 80 Jahre: 1
Malignom	1
Chron. Herz- oder Lungenerkr.	1
Herzfrequenz > 110/Min.	1
Syst. RR < 100 mmHg	1
O_2-Sättigung < 90 %	1
Risiko	Niedrig: 0
	Hoch ≥ 1

Nach: Righini M et al. The Simplified Pulmonary Embolism Severity Index (PESI): validation of a clinical prognostic model for pulmonary embolism. J Thromb Haemost 2011; 9(10): 2115–7.

Allgemeine Diagnostik bei hämodynamisch stabilen Pat.

- **Wells-Score** ▶ Tab. 6.10
- **EKG:** Vergleich mit Vor-EKG! S_IQ_{III}-Typ I, Rechtsdrehung des Lagetyps, inkompletter RSB, Verschiebung des R/S-Umschlags nach li, ST-Hebung oder T-Negativierung in V_1–V_2, P pulmonale, Sinustachykardie, Vorhofflimmern (▶ Abb. 6.9)
- **BGA:** Hypoxie trotz Hyperventilation (pO_2 ↓, pCO_2 ↓)
- **Labor:** Gerinnungsparameter vor Therapiebeginn mit Heparin abnehmen: Quick, PTT, APC-Resistenz, AT III, Protein C, Protein S, D-Dimere (unauffälliger Befund schließt Lungenembolie praktisch aus), Troponin (zur Risikostratifizierung), BNP

- **Röntgen:** nur in 40 % path. verändert: Zwerchfellhochstand, Kalibersprung der Gefäße, periphere Aufhellungszone hinter dem Gefäßverschluss (Westermark-Zeichen), evtl. Pleuraerguss, Lungeninfarkt (10 %)
- **Echo:** Bei massiver Lungenembolie mit Schock liefert das Echo die schnellste Differenzialdiagnose: dilatierter re Ventrikel (85 %), paradox bewegliches oder hypokinetisches Septum, Ausmaß der Trikuspidalinsuff., direkter Thrombusnachweis in den zentralen Pulmonalarterien (TEE)

Tab. 6.10 Wells-Score

Parameter	Punkte
Anamnestische Thrombose oder Lungenembolie	1
Herzfrequenz ≥ 100/Min.	1
OP oder Immobilisation in den letzten 4 Wo.	1
Hämoptoe	1
Aktives Malignom	1
Klinische Thrombosezeichen	1
Alternative Diagnose unwahrscheinlich	1
Auswertung	
Lungenembolie unwahrscheinlich	0–1
Lungenembolie wahrscheinlich	≥ 2

Weiterführende Diagnostik

- **Spiral-CT:** bevorzugte Methode, gute Darstellung bei zentraler und segmentaler (Sensitivität 95 %) Lungenembolie, weniger gut bei subsegmentaler Embolie (Sensitivität 75 %)
- **Perfusionsszintigrafie:** Bei unauffälligem Befund ist eine Lungenembolie mit großer Wahrscheinlichkeit ausgeschlossen (Sensitivität 99 %). Bei Perfusionsdefekt immer Beurteilung mithilfe des Röntgenbilds und Inhalationsszintigramms. **DD des Perfusionsausfalls:** Emphysem, Ca, Infiltrat, Pleuraerguss, Atelektase
- **Pulmonalisangiografie:** Indikation nur bei geplanter notfallmäßiger Thrombusfragmentation bei absoluter KI gegen Lysether. (für reine Diagn. von CT abgelöst)
- **Diagn. der TVT: B-Mode- und Farbduplex-Sonografie** zeigt in 50 % der Lungenembolien eine Thrombose. Sensitivität im Unterschenkel eingeschränkt.

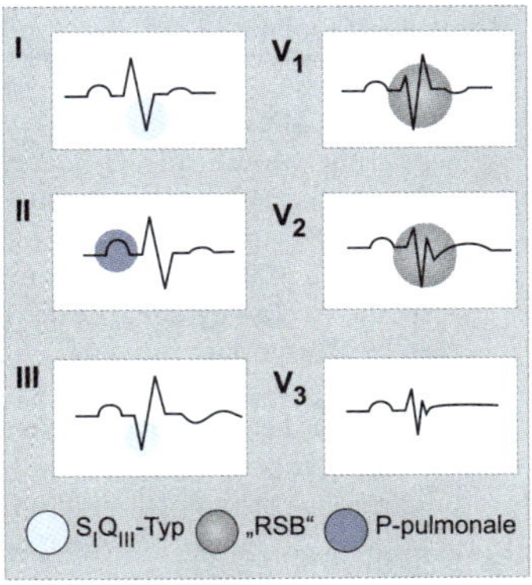

Abb. 6.9 Typische EKG-Befunde bei Lungenembolie [L157]

Differenzialdiagnose Ang. pect. (▶ 6.2), Herzinfarkt (▶ 6.4), Linksherzinsuff. (▶ 6.7.1), z. B. Dyspnoe, Pneumonie, Pleuritis, Pneumothorax (▶ 6.1, ▶ 7.1.7), Neuralgie, Myalgie, Asthma bronchiale, Aspiration (▶ 7.1.4).

Therapie der Lungenembolie ▶ Tab. 6.11

Tab. 6.11 Klassifikation der akuten Lungenembolie aufgrund des Mortalitätsrisikos und Therapieempfehlung

Frühes Mortalitätsrisiko		Risikoparameter und Scores				Therapiekonsequenz
		Schock/Hypotonie	sPESI ≥ 1	RV-Dysfunktion im Echo oder RV-Dilatation im Thorax-CT	Erhöhtes Troponin oder BNP	
Hoch		+	(+)	+	(+)	Antikoagulation, Lysether., chir. Thrombektomie
Intermediär	Hoch	–	+	Beide positiv		Antikoagulation, Monitor-Überwachung, bei Verschlechterung Lysether.
Intermediär	Niedrig	–	–	Eins (oder keins) positiv		Antikoagulation, stationäre Ther.
Niedrig		–	–	Bestimmung optional; falls bestimmt: beide unauffällig		Antikoagulation, ambulante Ther. oder frühe Entlassung

Modifiziert nach CME/Leitlinie Lungenembolie 2014, www.cme-kurs.de/cdn2/pdf/Handout_ESC-Update_LE.pdf

- **Begleitende Maßnahmen**
  - Bettruhe, Monitoring, O_2-Gabe, z. B. 2–6 l/Min.
  - Analgesie, z. B. mit Fentanyl 0,05–0,1 mg i. v. (▶ 17.4.6), Sedierung mit z. B. Diazepam 5–10 mg (▶ 9.4.2)
  - Heparin 10.000 IE Bolus, dann ca. 1.000 IE/h, **Ziel:** Verlängern der PTT auf das ca. 1,5- bis 2-Fache des Ausgangswerts, Verhindern des appositionellen Thrombuswachstums (▶ 16.3.1)
  - Niedermolekulares Heparin s. c. möglich (▶ 16.3.2), z. B. Enoxaparin 100 IU/kg 2×/d s. c. mind. genauso effektiv wie unfraktioniertes Heparin
- **Erstversorgung**
  - Nitrate zur Senkung des Pulmonalarteriendrucks: 1–6 mg Nitroglyzerin/h i. v. (▶ 6.14.1) und Ca^{2+}-Antagonisten, z. B. Nifedipin-Perfusor: 5 mg auf 50 ml mit 6–12 ml/h (▶ 6.14.3) unter RR-Kontrolle. Alternativ Molsidomin initial 4 mg i. v., dann Perfusor mit 1–4 mg/h (▶ 6.14.2)
  - Dobutamin 6–12 mg/kg/Min. (▶ 5.3.3) bei Hypotonie, da es im Gegensatz zu Dopamin nicht zu einer Erhöhung des Pulmonalarteriendrucks führen soll (umstritten!)
  - **Bei schwerem Schock zusätzlich:** Adrenalin 0,01–4 µg/kg/Min. (▶ 5.3.4), Noradrenalin 0,05–0,3 µg/kg/Min. (▶ 5.3.5)
  - **Bei respir. Insuff. (pO_2 < 50 mmHg):** Intubation und Beatmung (▶ 3.3). **Cave:** niedrigen PEEP und Tidalvolumen wählen!

- **Lysether.** (▶ 16.2.1): Im Stadium III und IV nach Grosser bzw. massive Lungenembolie. Da die massive Lungenembolie lebensbedrohlich ist, sind die KI für eine Lysether. (▶ 16.2.1) zu relativieren. Auch Malignompat. (hohes Thrombose- und Embolierisiko) können von einer Lysether. profitieren
  - **Alteplase:** 100 mg über 2 h i. v., immer gleichzeitige Vollheparinisierung (▶ 16.2.2)
  - **Urokinase:** 3 Mio. IE über 2 h. Bei vitaler Ind. evtl. 2 Mio. IE i. v. als Bolus, anschließend Vollheparinisierung
  - **Streptokinase:** 250.000 IE in 30 Min. über Perfusor, dann 100.000 IE/h über 12–24 h oder beschleunigtes Schema mit 1,5 Mio. IE über 2 h, danach Vollheparinisierung

! Cave
- Nachbehandlung mit Marcumar® oder NOAK (falls keine KI, ▶ 16.3.5), überlappender Beginn unter Heparinther.: bei Lungenembolie für mind. 3 Mon., bei rezid. Lungenembolien mind. 2 J, ggf. lebenslang
- Nachweis von mobilen Thromben im rechten Herzen prognostisch ungünstig (Letalität 35 %)
- Lungenembolie in der Schwangerschaft: gleiche Diagn. und Akutther. wie ohne Gravidität (Strahlenbelastung nicht signifikant für Fetus). Rezidivprophylaxe mit niedermolekularem Heparin (▶ 16.3.2), da Marcumar® kontraindiziert
- Frühzeitiges Echo zur DD

6.11 Infektiöse Endokarditis

Entzündung der Herzinnenwand, bes. der Herzklappen, durch Bakterien, seltener durch Pilze. Am häufigsten sind Mitral- und Aortenklappe betroffen. Selten Rechtsherzendokarditis (i. v. Drogenabhängige, an SM-Sonden, ZVK).

Infektiöse Endokarditis nativer Klappen

Risikofaktoren

- **Erhöhtes Risiko:** kongenitale Vitien, erworbene Herzklappenfehler, operierter Herzfehler mit Restbefund, Mitralklappenprolaps mit systolischem Geräusch
- **Abwehrgeschwächte Pat.** (z. B. Diab. mell., Leberzirrhose, Alkoholabusus, Dialyse, AIDS, Immunsuppression, Malignome), die einem Bakteriämie- oder Fungämierisiko ausgesetzt sind (ther. oder diagn. Eingriffe: z. B. Zahnextraktion, Abort, OP, dialysepflichtige chron. Niereninsuff., Endoskopie, ZVK, i. v. Drogenabusus)
- **Sehr hohes Risiko:** Herzklappenersatz mit Kunst- oder Bioklappe, Z. n. Endokarditis, zyanotische Herzfehler
- **Kein erhöhtes Risiko:** Mitralklappenprolaps ohne Insuffizienzgeräusch, Z. n. ACVB, Z. n. SM- oder Defibrillator-Implantation, isolierte Aortenisthmusstenose, ASD vom Sekundumtyp

Ätiologie Streptokokken 45–65 % (davon 20 % Enterokokken), Staphylokokken 10–30 % (Verlauf meist hochakut, v. a. nach kardiochir. Eingriffen oder i. v. Drogenabusus!), gramnegative Bakterien 2–12 %, HACEK-Organismen (H. parainfluenzae und aphrophilus, A. actinomycetem comitans, C. hominis, Eikenella und Kingella spp.), Pilze 1–3 %, Anaerobier 1–3 %.

Klinik Das Spektrum reicht vom fulminanten, evtl. binnen Tagen tödlichen Verlauf (meist S. aureus) bis zu schleichender, über mehrere Mon. andauernder Krankheit (Endocarditis lenta, meist S. viridans).

- **Immer Allgemeinsymptome:** Schwäche, Nachtschweiß, Gewichtsverlust
- **Klassische Trias:** Fieber, Herzgeräusche, kutane Symptome (entwickeln sich bei subakutem Verlauf schleichend)
- **Petechiale Blutungen (40 %):**
  - Konjunktivale Blutungen
  - **Roth-Flecken:** retinale Blutungen
  - **Janeway-Läsionen:** 1–4 mm große, subkutane Blutungen an Handfläche oder Fußsohle
  - **Splitter-Blutungen:** streifenförmige subunguale Hämorrhagien, oft nach Trauma
- **Osler-Splits:** kleine, dunkle, feste Knötchen, v. a. an den Akren, oft schmerzhaft
- **Septische Embolien:** embolische Herdenzephalitis, Osteomyelitis
- **Glomerulonephritis:** Löhlein-Herdnephritis (bis zu 90 %)
- Splenomegalie, Anämie

Diagnostik

- **Blutkulturen:**
  - Permanente Bakteriämie pathognomonisch!
  - Wiederholte (Ziel: 6) venöse Blutkulturen alle 1–2 h (in 85 % pos.)
  - Bei V. a. Pilzendokarditis evtl. auch art. Entnahme
  - Immer Verdachtsdiagnose an Labor melden
- **Labor:** BB (Leukozytose, Anämie?), CRP ↑, BSG ↑↑. Wenig sinnvoll: Nachweis zirkulierender Immunkomplexe (> 50 %), pos. Rheumafaktor (ca. 50 %)
- **Serologische Untersuchungen:** KBR auf Brucellen, Salmonellen, Rickettsien, Chlamydien, Candida, Aspergillus
- **Urin:** Erythrozyturie, glomeruläre Proteinurie (häufig!)
- **Echokardiografie:** 3 Hauptbefunde: Vegetationen, Abszess, neue Dehiszenz einer Klappenprothese (TTE, bei V. a. IE immer auch TEE, Sensitivität > 90 %). Bei unauffälligem Echo Wiederholung nach 5–7 d
- **Evtl.** ergänzend bildgebende Verfahren (Mehrschicht-CT, MRT)
- **Augenhintergrund** spiegeln (septische Embolie)

Duke-Kriterien

Diagnose nach modifizierten Duke-Kriterien gilt als gesichert bei Nachweis von 2 Hauptkriterien (Blutkultur mit Nachweis typischer Mikroorganismen; pos. Bildgebung) oder 1 Haupt- und 3 Nebenkriterien oder 5 erfüllten Nebenkriterien (Temp. > 38 °C, prädisponierende Herzerkr., vaskuläre Befunde, immunologische Phänomene, pos. Blutkultur mit atypischem Erreger)

Differenzialdiagnose

- Abakterielle Endokarditis: Rheumatisches Fieber (Endokarditis 8–14 d nach Inf. mit β-hämolysierenden Strept. der Gruppe A; meist Jugendliche, ASL in 80 % erhöht oder ansteigend)
- Libman-Sacks-Endokarditis bei SLE (Auto-AK), sklerotische Klappenveränderungen

Kardiale Komplikationen Akute Herzinsuff. (v. a. bei Aortenklappenendokarditis), intrakardiale Fisteln, Klappenperforation, Septumdefekte, Myokarditis, Perikarditis, intrakardiale Abszessbildung, Herzrhythmusstörungen, v. a. AV-Block.

6

Therapie

- **Allgemeine Maßnahmen:**
  ! **Kontraindiziert:** Antikoagulation (wegen erhöhtem zerebralen Blutungsrisiko) und Glukokortikoide. Bei Ind. für Antikoagulation Umstellung auf Heparin für 1–2 Wo. unter engmaschiger Überwachung
  - Schonung
- **Antibiotikagabe:**
  - **Initial bei unbekanntem Erreger:** Ampicillin 4 × 3 g/d i. v. + Flucloxacillin 4 × 3 g/d i. v. (▶ 14.3.3) + Gentamicin 1 × 3 mg/kg KG/d (▶ 14.6.2), Serumspiegelkontrolle
  - **Bei Penicillinallergie:** Vancomycin 30–60 mg/kg KG/d in 2–3 Einzeldosen (▶ 14.10.2) oder Teicoplanin + Gentamicin
  - Anpassung der Antibiose nach Antibiogramm
  - Dauer der Ther. 4–6 Wo.
  - HACEK-Organismen: wegen Penicillinasebildung prim. Ther. mit Ceftriaxon 2 g i. v. (▶ 14.4.4)
  - Q-Fieber: Doxycyclin 200 mg/d plus Hydroxychloroquin 3 × 200 mg für 18 Mon.
  - Pilze: Amphotericin B Mittel der Wahl. OP mit Klappenersatz nach 1–2 Wo.
- Behandlung einer Herzinsuff. (▶ 6.7)
- **Ind. zum Klappenersatz:** akut bei Herzinsuff. NYHA III und IV, falls nach 48 h kein Ansprechen auf medikamentöse Ther., persistierende Infektionszeichen (>7–10 d), rezid. Embolien, große Vegetationen (>10 mm), Abszess

Klappenprothesenendokarditis

10–15 % aller Endokarditiden. Das Risiko für jeden Klappenpat. liegt bei 1–4 %. Bioprothesen und Kunstklappen unterscheiden sich nicht in der Endokarditis-Häufigkeit. **Frühform** < 12 Mon. postop. (50 % Staphylokokken, 20 % gramneg. Erreger, 10 % Pilze, bis zu 10 % Diphtheroide). **Spätform** > 12 Mon. postop., Keimspektrum wie bei Endokarditis nativer Klappen.

6

Klinik Verlauf bei der Spätform wie bei nativer Endokarditis, bei den Frühendokarditiden meist foudroyant. Schwierige DD zu anderen postop. Inf., z. B. Pneumonie, HWI.

Diagnostik

- Blutkulturen!
- **Echo:** aufgrund der ausgeprägten Schallreflexe schwierig, ggf. Nachweis valvulärer Abszesse im TEE
- **Klappenfilm:** Motilitätsstörungen von Metallklappen oder teilweise Lösung des Klappenrings können im Koro-Labor ohne Kontrastmittel nachgewiesen werden

Therapie

- **< 12 Mon. postop.:**
  - Vancomycin 30 mg/kg in 2 Einzeldosen i. v. (▶ 14.10.2) plus Gentamicin 1 × 3 mg/kg i. v. (▶ 14.6.2) plus Rifampicin 1.000 mg/d p. o. oder i. v. in 2 Einzeldosen(▶ 14.10.4). Anpassung an die Nierenfunktion (▶ 20.4), Blutspiegelbestimmung
  - Häufig Re-OP notwendig. **OP-Ind.:** nicht beherrschbare Infektionen, Klappenzerstörung, Klappeninstabilität, Abszess. **Cave:** rechtzeitige OP-Ind. wegen besserer Prognose beim noch stabilen Pat.
- **> 12 Mon. postop.:** wie bei Endokarditis nativer Klappen

Cave

- Bei neg. Blutkulturen an Pilze, Brucellen, C. burnetii (Q-Fieber), Mykobakterien, Chlamydien, Rechtsherzendokarditis oder vorausgegangene Antibiotikather. denken. Ggf. längere Inkubation und Spezialkulturen erforderlich (2–3 Wo.)
- Bei Nachweis von S. epidermidis evtl. Kontamination durch Hautflora → Kontrolle
- Nur Einsatz bakterizider Antibiotika, hohe Dosierung anstreben, synergistische Ther. sinnvoll (z. B. Penicillin + Aminoglykosid)
- Ausreichende Behandlungsdauer (4–6 Wo.), sonst hohe Rezidivgefahr
- Bei „neuem" Herzgeräusch und Entzündungszeichen Endokarditis ausschließen
- Bei V. a. Endokarditis Rücksprache mit Mikrobiologie zur Optimierung von Diagn. und Ther.
- Früher chir. Eingriff notwendig bei akuter Herzinsuff., unkontrollierter Infektion, embolischen Ereignissen. Frühzeitig Einbindung in Endokarditis-Team

Endokarditisprophylaxe

Eingriffe mit hohem Bakteriämierisiko:

- Eingriffe an Zähnen mit Manipulation an Gingiva oder Zahnhälsen oder Mundschleimhaut
- Perioperativ bei geplanter Herzklappen-OP oder Gefäßersatz mit Prothese

Indikation nur bei folgenden kardialen Grunderkr.:

- Herzklappenprothesen
- Z. n. Endokarditis
- Angeborene Herzfehler:
  - Nicht therapierte Herzfehler
  - Fehler mit Restdefekten oder prothetischem Material
- Herztransplantation und Valvulopathie

Vorgehen: Einzeldosis 30–60 Min. vor Eingriff Amoxicillin oder Ampicillin 2 g p. o. oder i. v.; bei Allergie Clindamycin 600 mg p. o. oder i. v.

6.12 Herzrhythmusstörungen

6.12.1 Übersicht

Ätiologie Häufigste Ursache Ischämie bei KHK. Sonstige Ursachen: Medikamenten-NW (z. B. Digitalis), E'lyt-Imbalance (z. B. Hypokaliämie), Kardiomyopathie, Stoffwechselentgleisung (z. B. Hyperthyreose), Herzvitium, entzündliche Herzerkr. und prim. elektrische Herzerkr.

Einteilung der Herzrhythmusstörungen

- **Symptomatik:** hämodynamisch stabil oder instabil
- **Beginn:** plötzlich (paroxysmal) oder langsam zunehmend
- **Dauer:** nicht anhaltend („non-sustained", < 30 Sek.), anhaltend („sustained", > 30 Sek.) oder andauernd
- **Ursprungsort:** supraventrikulär oder ventrikulär
- **Frequenz:** Bradykardie (< 50/Min.) oder Tachykardie (> 100/Min.)
- **Mechanismus:** kreisende Erregung (Reentry) oder fokale Impulsbildung

- **EKG-Kriterien:** QRS-Breite und -Morphologie; regelmäßig oder unregelmäßig; Vorhof- und Kammerfrequenz

Diagnostik

- Anamnese (Synkopen, Ang. pect., „Herzstolpern“)
- Puls, Pulsdefizit
- **EKG:** immer 12-Kanal-EKG, 24-h-EKG, Belastungs-EKG, ggf. intrakardiales EKG (▸ Tab. 6.12, ▸ Tab. 6.13)
- **Elektrophysiologische Untersuchung** mit programmierter intrakardialer Stimulation (EPU), EKG-Monitor
- **Labor:** E'lyte, Troponin, CK, HBDH, GOT, BB, TSH basal; Digitalisspiegel
- **Rö-Thorax:** Herzgröße, Lungenstauung?
- **Echo:** Vitium, Ventrikelfunktion, Vorhofgröße, Hypertrophie, Wandbewegungsstörung?
- **Herzkatheter:** hämodynamische und morphologische Beurteilung

Tab. 6.12 Differenzierung tachykarder Rhythmusstörungen

	Vorhoffrequenz in Min^{-1}*	Kammerfrequenz in Min^{-1}*	Gleichmaß der Schlagfolge	
			Vorhöfe	Kammern
Sinustachykardie	100–180	Ebenso	Respir. Arrhythmie (gering oder nicht nachweisbar)	
Vorhoftachykardie	150–250	Ebenso	Regelmäßig, bei Multifokalität unregelmäßig	Regelmäßig, bei Multifokalität unregelmäßig
Vorhoftachykardie mit Block	100–220	80–140	Regelmäßig	Regelmäßig oder unregelmäßig
Vorhofflattern („langsames Flattern“)	250–350 (160–250)	120–190 (80–130)	Regelmäßig	Regelmäßig oder unregelmäßig
Vorhofflimmern	> 350	120–160	Unregelmäßig, bzw. nicht erkennbar	Absolute Arrhythmie
AV-Tachykardie	100–250	Ebenso	Regelmäßig	Regelmäßig
WPW-Sy.	150–250	Ebenso	Regelmäßig, bei Vorhofflimmern unregelmäßig	Regelmäßig, bei Vorhofflimmern unregelmäßig
Kammertachykardie (VT)	Wechselnd	100–250	Regelmäßig oder wechselnd	Regelmäßig

* Frequenzangaben nur als Richtlinien, Grenzen oft unscharf. Ggf. **Adenosin** (▸ 6.23) zur kurz dauernden AV-Blockierung zur Identifizierung der zugrunde liegenden Rhythmusstörung

Begleitende Maßnahmen

- Bettruhe
- EKG-Monitor mit Arrhythmieüberwachung
- Venöser Zugang
- Dokumentation intermittierender Rhythmusstörungen, möglichst mit 12-Kanal-EKG
- Sedierung z. B. Diazepam 5–10 mg i. v. (▸ 9.4.2)

6

Tab. 6.13 EKG-Befunde unterschiedlicher Rhythmusstörungen				
	Formkriterien für P	**QRS**	**AV-Überleitung**	**Vagomimetische Manöver**
Sinustachykardie	Normal	Normal	1 : 1	Vorübergehende, oft nur geringe Verlangsamung
Vorhoftachykardie	Abnorm, klein, oft negativ in II und III	Normal, selten abnorm	1 : 1	Kein Effekt oder plötzlich beendet
Vorhoftachykardie mit Block	Spitz, schmal, Nulllinie glatt in II, V_1	Normal, selten abnorm	Wechselnd blockiert	**Vorsicht!** Nicht ausüben!
Vorhofflattern („langsames Flattern")	Sägeblattartig deformiert in Abl. II, III	Normal, selten abnorm bei frequenzabhängigem Block	Wechselnder Block, z. B. 1 : 1, 2 : 1, 4 : 1	Vorübergehende Verlangsamung demaskiert Flatterwellen
Vorhofflimmern	Unregelmäßige Wellen (V_1, V_2)	Normal, intermittierend abnorm	Wechselnd blockiert	Leichte, vorübergehende Verlangsamung
AV-Tachykardie	Abnorm, meist nicht nachweisbar	Abnorm oder normal	Retrograd	Ohne Effekt, selten Unterbrechung
WPW-Sy.	Meist nicht nachweisbar	Abnorm	Reentry	Ohne Effekt, selten Unterbrechung
Kammertachykardie	Oft nachweisbar, dann beweisend für VT	Abnorm	Orthograd nur intermittierend, oft retrograde VA-Leitung (Kombinationssystole)	Ohne Effekt

Therapie Zu unterscheiden sind die **Akutther.** zur Terminierung der Rhythmusstörung sowie die **Langzeitther.** mit **Rezidivprophylaxe.**

- **Differenzialther.** nach Art der Herzrhythmusstörung, der Ursache (z. B. akuter Herzinfarkt) und der Schwere der begleitenden Herzerkr. (z. B. Ausmaß der linksventrikulären Dysfunktion)
- **Medikamentöse Rezidivprophylaxe:** Verminderung von Herzrhythmusstörungen durch Antiarrhythmika, jedoch Anstieg der proarrhythmogenen Gefahr. Behandlung mit Betablockern dagegen senkt die Mortalität. Entscheidung über Rezidivprophylaxe nur nach exakter kardiologischer Abklärung (Echo, Koronarangiografie, elektrophysiologische Untersuchung)
- **Alternativ:** Katheterablation, antitachykarder Schrittmacher
- **Therapiebedürftigkeit abhängig von:** hämodynamischer Wirksamkeit, Risiko der Rhythmusdegeneration (prognostisch relevante Arrythmie), kardialer Grunderkr., subjektiven Beschwerden

6

! Cave
Hämodynamische Instabilität (Hypotonie, Schock), akute kardiale Ischämie (Ang. pect., Infarkt) und/oder Linksherzdekompensation machen eine rasche und konsequente Ther. notwendig → elektrische Intervention (▶ 2.9.2, ▶ 2.9.3, ▶ 2.9.4), z. B. Kardioversion, Defibrillation, Schrittmacher, „Overdrive"-Stimulation.

6.12.2 Supraventrikuläre Tachykardien

Herzfrequenz > 100/Min. regelmäßig oder tachyarrhythmisch (▶ Tab. 6.14). Pathophysiologische Ursache entweder fokale Impulsbildung oder Reentry-Phänomen.

Tab. 6.14 DD ventrikuläre Tachykardie vs. supraventrikuläre Tachykardie mit Aberrationen

	VT*	SVT mit Aberration
AV-Beziehung	AV-Dissoziation (50 %)	PQ-Strecke regelmäßig
QRS-Komplex	Fusionssystolen „ventricular capture-beats"	Meist konstant
Frequenzkonstanz	Geringe Variationen von Schlag zu Schlag	Typisch konstant, bei Vorhofflimmern ggf. wechselnd
Lagetyp	–90 bis –180°	Meist Links- oder Indifferenztyp
QRS-Initialvektor	Grob verändert	Unverändert
Hauptausschlagsrichtung R-Zacke	Konkordant von V_1 nach V_6	Diskordant von V_1 nach V_6
QRS-Dauer	Oft > 0,14 Sek.	Meist 0,12–0,14 Sek.
Schenkelblockbild	Bizarrer, atypischer Schenkelblock	Vorwiegend typischer RSB
RSB	V_1: QRS mono- oder biphasisch R, Rr', R > r; Knotung im absteigenden Schenkel, qR, V_6: S > R	V_1: QRS triphasisch, rsR', rSR', rsr', V_6: S < R
LSB	V_1: R breit (> 30 ms), S träg abfallend > 60 ms nach Beginn des QRS. V_2–V_6: S tiefer als in V_1. V_6: Q-Zacken, qR, QR, QS, R-Achse: rechtstypisch	V_1: R schmal (< 30 ms) oder fehlend, S-Abfall beginnend < 60 ms nach QRS-Beginn. V_2–V_6: S weniger tief als in V_1. V_6: keine oder kleine Q-Zacken, R-Achse: selten rechtstypisch

* Pat. mit VT sind meist älter, männlich und haben eine KHK

Sinustachykardie

Frequenz 100–150/Min.

Therapie Behandlung der Grundkrankheit (Anämie, Volumenmangel, Hypoxie, Hyperthyreose, Schmerzen, Angst), evtl. Betablocker (▶ 6.18).

Supraventrikuläre Extrasystolie

Diagnose Im EKG deformierte oder negative P-Welle, meist normaler QRS-Komplex, nicht kompensierte postextrasystolische Pause.

Therapie Selten nötig, nur bei erheblichen subjektiven Beschwerden Betablocker (▶ 6.18).

Akzelerierter junktionaler Rhythmus

Pathologische Reizzentren auf AV-Knotenebene. Herzfrequenz 50–100/Min., bei kardialer Erkr., z. B. KHK.

Therapie Grunderkr. behandeln.

Paroxysmale supraventrikuläre Tachykardie

Meist Reentry-Tachykardien durch 2 funktionell unterschiedliche Leitungsbahnen im AV-Knoten. Durch eine Extrasystole kann es zu kreisenden Erregungen kommen.

Klinik Plötzliches Herzrasen, Schwindel, Übelkeit, Synkope.

Diagnose Im EKG P-Wellen kaum abgrenzbar (▶ Abb. 6.10), Vorhoffrequenz 150–250/Min., Kammerfrequenz 150–250/Min. oder 2 : 1-Überleitung, QRS-Breite < 0,14 Sek., evtl. Deformierung mit RSB (RSR') in V_1.

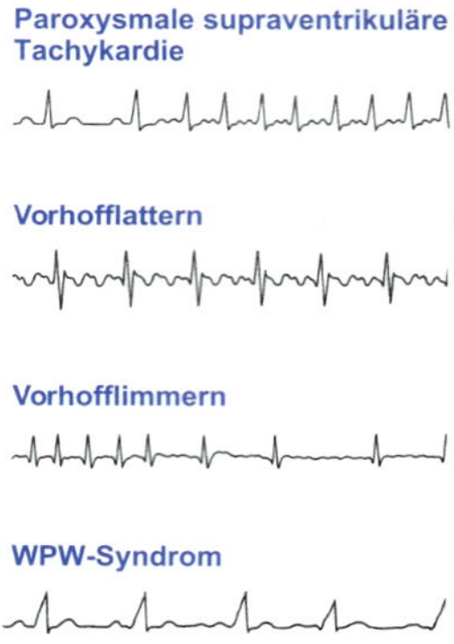

Abb. 6.10 Supraventrikuläre Tachykardien [A300]

Therapie (abgestuftes Vorgehen)
- Zunächst vagomimetische Manöver: Valsalva, Trinken von Eiswasser, Karotisdruckversuch unter EKG-Kontrolle
- Bei Erfolglosigkeit medikamentöses Vorgehen: Verlängerung der AV-Überleitung durch Adenosin 3 mg (▶ 6.23) oder Verapamil 5–10 mg (▶ 6.20.2). Bei ausbleibender Wirkung Betablocker, z. B. Metoprolol 5 mg langsam i. v. (▶ 6.18.1)
- Anschließend erneut vagomimetische Manöver
- Bei Erfolglosigkeit Medikamente, welche die Automatie herabsetzen, z. B. Antiarrhythmika der Klasse IA und IC (▶ 6.17)
- Bei hämodynamischer Wirksamkeit Kardioversion in Kurznarkose mit 100–200 J, dann steigern. **Cave:** digitalisierte Pat.: Gefahr der Asystolie nach Elektroschock!

Prophylaxe
- Betablocker (▶ 6.18.1) oder Ca^{2+}-Antagonisten (Klasse-IV-Antiarrhythmika ▶ 6.20)
- Interventionelle Ablationsther. Sehr hohe Erfolgsquote
- Nur in Ausnahmefällen Klasse-IC-Antiarrhythmika (▶ 6.17)

Vorhoftachykardie mit Block

Bei KHK und häufig (50 %) als Folge einer Digitalisüberdosierung.

Therapie
- **Mittel der Wahl:** K^+-Substitution 40–80 mmol p. o. oder 40–80 mmol KCl i. v. (▶ 13.2.2) nur über ZVK! **Cave:** nicht > 20 mmol/h i. v.

- **Bei digitalisinduzierter Vorhoftachykardie mit Block:** EKG-Monitor, Digitalispause, Kalium auf hochnormale Werte, ggf. Hämoperfusion (bei Digitoxin), Antitoxingabe DigiFab®. Off-Label: Phenytoin 125–250 mg langsam i. v. (▶ 8.6.5)
- **Liegt keine Digitalisüberdosierung vor:** Senkung der Kammerfrequenz durch Digoxin 0,25–0,5 mg (▶ 6.22), Ca^{2+}-Antagonisten Verapamil 5 mg (▶ 6.20.2) oder Betablocker, z. B. Metoprolol 5 mg langsam i. v. (▶ 6.18.1)

Präexzitationssyndrom

Häufigkeit 0,1–2 %, M : F = 2 : 1. Über kongenital angelegte akzessorische Leitungsbahnen kommt es zu paroxysmal einsetzenden Reentry-Tachykardien.

Formen

- **WPW-Sy.** (Wolff-Parkinson-White-Sy.):
  - Präexzitation über Kent-Bündel zwischen Vorhof und Kammer mit orthodromer (antegrad über AV-Knoten, retrograd über akzessorisches Bündel) oder antidromer (antegrad über akzessorisches Bündel, retrograd über AV-Knoten) Leitung
  - **EKG:** intermittierend oder konstant nachweisbar verkürzte PQ-Zeit (< 0,12 Sek.), verbreiterter QRS-Komplex durch Delta-Welle (bei antidromer Leitung), Erregungsrückbildungsstörungen
- **Seltene Formen:**
  - **LGL-Sy.** (Lown-Ganong-Levine), „Short-PR-Intervall-Sy." **EKG:** kurze PQ-Zeit (< 0,12 Sek.), keine Delta-Welle, schmaler QRS-Komplex
  - **Präexzitation** über Mahaim-Bündel zwischen Faszikel und Kammer. **EKG:** normale PQ-Zeit, aber Delta-Welle, immer antegrade Erregungsleitung, immer linksschenkelblockartig deformierter QRS-Komplex

Diagnostik

- **12-Kanal-EKG, intrakardiales EKG:** Wichtig ist die Erkennung einer kurzen Refraktärzeit (< 270 ms) der akzessorischen Leitungsbahn, da diese Pat. durch einen plötzlichen Herztod durch Kammerflimmern bedroht sind. Erkennung der Refraktärzeit durch Messen des kürzesten RR-Intervalls
- **Ajmalin-Test:** Ajmalin 1 mg/kg über 3 Min. (▶ 6.17.2): bei Verschwinden der Delta-Welle positives Testergebnis, d. h. lange Refraktärzeit (> 270 ms), geringes Risiko des plötzlichen Herztods. Wertigkeit umstritten

Therapie

- Bei sehr hohen Kammerfrequenzen und hämodynamischer Instabilität Kardioversion (▶ 2.9.2)
- Ajmalin 50 mg i. v. (▶ 6.17.2), Propafenon 0,5–1 mg/kg langsam i. v. (▶ 6.17.5), Flecainid 1 mg/kg langsam i. v. (▶ 6.17.4), Verapamil 5 mg i. v. (▶ 6.20.2), i. v.-Applikation nur unter EKG-Monitorkontrolle!

! Verapamil, Adenosin und Digitalis nicht bei zusätzlichem Vorhofflimmern: Verkürzung der Refraktärzeit im akzessorischen Bündel bewirkt eine gefährliche Erhöhung der Kammerfrequenz!

- **Rezidivprophylaxe:** Katheterablation, 2. Wahl: Betablocker (▶ 6.18) oder Propafenon (▶ 6.17.5)

Vorhofflimmern, -flattern

Kreisende Erregungen im Vorhof mit einer Frequenz von ca. 250–350/Min. bei Vorhofflattern und 350–600/Min. bei Vorhofflimmern. Abfall des HZV um 20–30 % durch Wegfall der atrialen Kontraktion und Verkürzung der diastolischen Füllungszeit. Vorhofflattern ist wegen Gefahr der 1:1-Überleitung gefährlicher als Vorhofflimmern und muss immer beseitigt werden.

Ätiologie Mitralvitium, KHK, Kardiomyopathie, Myokarditis, Lungenembolie, Hyperthyreose, Präexzitationssy., toxisch (z. B. Alkohol), Hypovolämie, E'lytentgleisung (Hypokaliämie), idiopathisch (8 %) „lone atrial fibrillation" (Vorhofflimmern bei Herzgesunden < 60 J).

Klinik Tachykardie, Pulsdefizit, Linksherzinsuff., Ang. pect., Hypotonie, evtl. art. Embolie.

Diagnostik

- **Vorhofflattern:** sägeblattartige Deformierung der EKG-Nulllinie. Meist regelmäßige Überleitung zum Ventrikel (2 : 1 oder 3 : 1)
- **Vorhofflimmern:** absolute Arrhythmie mit Flimmern der EKG-Nulllinie bes. in Ableitung V_1, bei schneller AV-Überleitung Tachyarrhythmia absoluta
- Zur Hemmung der AV-Überleitung und Identifikation der Vorhofaktionen evtl. vagomimetische Manöver, z. B. Karotisdruck, medikamentös mit Adenosin als Bolus i. v.

Therapie des Vorhofflatterns

- Bettruhe, Monitorkontrolle
- Antikoagulation (Vorgehen, KI ▶ 16.3)
- **Elektrother.:** elektrische Kardioversion (▶ 2.9.2) oder intrakardiales „overpacing" mit SM-Sonde
- **Medikamentös:** pharmakologische Konversion selten erfolgreich. Amiodaron 5 mg/kg i. v. in 10 Min. Zur Senkung der Kammerfrequenz Verapamil 5 mg i. v. (▶ 6.20.2) oder Metoprolol 5 mg langsam i. v. (▶ 6.18.1)
- Ablation des cavotrikuspidalen Isthmus, hohe Erfolgsquote

Therapie der akuten Tachyarrhythmia absoluta bei Vorhofflimmern

- EKG-Monitoring
- **Therapieziele** sind einerseits eine Frequenz- oder Rhythmuskontrolle, andererseits eine Verhinderung der intraatrialen Thrombenbildung
- **Antikoagulation** mit High-Dose-Heparin (▶ 16.3.1). Optimal ist eine 4-wöchige Antikoagulation mit z. B. Marcumar® oder einem DOAK vor Rhythmisierungsversuch. Fortführen der Antikoagulation über mind. 4 Wo. nach Konversion, da mangelnde mechanische Kontraktion des Vorhofs („atrial stunning"). Bei CHA_2DS_2-VASc- Score > 1 lebenslange Antikoagulation empfohlen

Frequenzkontrolle

- Verlangsamung der Kammerfrequenz Ziel-HF < 110/Min.:
  - Betablocker Metoprolol 5 mg langsam i. v. (▶ 6.18.1)
  - Digitalis (Hemmung der AV-Überleitung), z. B. Digoxin 0,5 mg i. v., danach 0,75–1,5 mg in 24 h i. v. unter EKG-Monitor (▶ 6.22) oder Digitoxin 0,4–0,6 mg i. v. **Cave:** vorher Ausgleich einer Hypokaliämie
  - Verapamil, z. B. 5–10 mg langsam i. v. (▶ 6.20.2). **Cave:** Entstehung eines AV-Blocks III.°; stark negativ inotrop!
- Behandlung der Exazerbationsfaktoren: Anämie, Volumenmangel, Hypokaliämie, Hypoxie, OSAS, Hyperthyreose, Schmerzen, Angst

Rhythmuskontrolle

- **Ind.:** nach Behebung der auslösenden Ursache, wenn Vorhöfe nicht vergrößert sind und die Dauer der Arrhythmie < 6 Mon. beträgt. Überführung in einen Sinusrhythmus gelingt umso eher, je kürzer die Rhythmusstörung vorliegt
- **KI:** intraatriale Thromben, Rhythmisierung bei Vorhofflimmern > 2 J., unbehandelte Grundkrankheit (Hyperthyreose, chron. Lungenerkr., E'lytstörun-

gen), Sinusknotensy. und AV-Überleitungsstörung ohne vorherige Schrittmacherimplantation
  - Bei **Arrhythmie < 2 d** sofortige Rhythmisierung möglich
  - Bei **Arrhythmie > 2 d** TEE zum Ausschluss eines kardialen Thrombus. Im Zweifel und bei Thrombusnachweis Rhythmisierungsversuch erst nach 4-wöchiger Antikoagulation (s. u.) und TEE-Verlaufskontrolle
- **Medikamentöse Kardioversion:**
  - **Bei guter LV-Funktion, Ausschluss KHK, LV-Hypertrophie:**
  - Propafenon oder Flecainid 2 mg/kg i. v. über 10 Min. oder Propafenon 600 mg p. o. (▶ 6.17.5) bzw. Flecainid 300 mg p. o. (▶ 6.17.4)
  - **Bei LV-Dysfunktion, KHK, LV-Hypertrophie** (Septumdicke ≥ 1,4 cm): Amiodaron 5 mg/kg KG über 30–60 Min., danach 15 mg/kg KG über 24 h i. v. Alternativ Amiodaron 600–1.000 mg/d p. o. (▶ 6.19.2) unter tägl. EKG-Kontrolle
- **Elektrische Kardioversion** (▶ 2.9.2): in Kurznarkose mit 100–360 J: initial, bei Versagen der medikamentösen Ther., hämodynamischer Instabilität (Hypotonie, Angina pect., Herzinsuff.) und Vorhofflimmern bei WPW-Sy., Erfolgsrate 85 %. Bei frühem Rezidiv 2. Kardioversion mit antiarrhythmischer Ther. (z. B. Amiodaron)
- **Pulmonalvenenisolation mit Katheterablation:** hochsympt. Pat., Dauer des Flimmerns < 12 Mon. Ggf. mehrere Eingriffe notwendig

Rezidivprophylaxe Bisher gelingt es mit keiner medikamentösen Ther., ein Rezidiv des Vorhofflimmerns ausreichend zu verhindern (persistierender Sinusrhythmus nach 1 J 50–60 % mit, 23 % ohne medikamentöse Ther.). Bei der Therapieentscheidung kardiale Grundkrankheit berücksichtigen:
- **KHK:** Metoprolol 95–190 mg/d p. o., alternativ Amiodaron (▶ 6.19.2), Dronedaron
- **Herzinsuff.:** Amiodaron unter Berücksichtigung der NW (▶ 6.19.2)
- **LV-Hypertrophie bis zu einer Septumdicke < 1,4 cm:** Propafenon (▶ 6.17.5) oder Flecainid (▶ 6.17.4)
- **Katheterablation**
- Bei Fortbestehen der Rhythmusstörung, Z. n. Embolie, Thrombusnachweis und Mitralstenose: dauerhafte Antikoagulation, z. B. mit Marcumar® (▶ 16.3.5)
- Auch nach erfolgreicher Wiederherstellung des Rhythmus bei CHA_2DS_2-VASc-Score > 1 Fortsetzung der Antikoagulation
- Nicht gesichert sind unterschiedliche Mortalität und Morbidität bei Pat. mit konvertiertem Sinusrhythmus und Pat. mit chron. Vorhofflimmern unter dauerhafter Antikoagulation und Frequenzkontrolle!

Komplikationen Risiko einer art. Embolie 1–5 % v. a. bei großem li Vorhof (Echokardiografie). TEE zum Nachweis eines spontanen Echokontrasts oder intrakardialen Thrombus → größere Emboliegefahr (zunächst 4-wöchige Antikoagulation, dann Rhythmisierungsversuch).

6.12.3 Ventrikuläre Herzrhythmusstörungen

Ätiologie
- Myokardinfarkt, KHK, Kardiomyopathie, Myokarditis, Präexzitationssy., akutes und chron. Cor pulmonale, dekompensierte Herzinsuff., Herztrauma, Herzvitium, Mitralklappenprolaps mit Mitralinsuff.

6

- Hypokaliämie, Digitalis, Antiarrhythmika (proarrhythmischer Effekt), Medikamentenintox., z. B. TAD, Katecholamine, Alkohol
- Intrakardiale Katheter (passagere SM, Pulmonaliskatheter, zu tief liegender ZVK)
- **QT-Sy.:** selten idiopathisch, meist erworbene verlängerte QT-Zeit bei E'lytstörungen (z. B. Hypokaliämie), Hypothyreose oder medikamentös induziert (z. B. Antidepressiva)
- **Brugada-Sy.:** autosomal-dominant vererbte Ionenkanalerkr. mit meist unvollständiger Penetranz. Klinisch Synkopen, VT, Kammerflimmern. Diagnose durch typ. EKG (gewölbte ST-Streckenhebung V_1–V_3) und dokumentierte, schwere Herzrhythmusstörungen. Ther. mit ICD, Betablocker kontraindiziert

Klinik

- Palpitationen, Herzrasen, rhythmogene Herzinsuff., Schock (▶ 5.2.1)
- Störung der Organdurchblutung infolge erniedrigten HZVs:
  - **Zerebral:** Schwindel, Synkope, Krampfanfall, apoplektischer Insult
  - **Kardial:** Ang. pect., Infarkt
  - **Renal:** prärenale Niereninsuff.

Diagnostik

- 12-Kanal-EKG
- Langzeit-EKG, Telemetrie, implantierbarer EKG-Monitor
- Belastungs-Untersuchung (Ergometrie, Stressechokardiografie)
- Koronarangiografie
- **Elektrophysiologische Untersuchung** evtl. bei:
  - Z. n. Reanimation ohne Hinweis auf akuten Myokardinfarkt
  - Ventrikulärer Tachykardie
  - Kammerflimmern > 2 d nach Herzinfarkt
  - Rezid. anhaltender VT zur medikamentösen Einstellung und vor ICD-Implantation

6

Therapie

- **Akutther.:** zur Terminierung der Herzrhythmusstörung bei Symptomen oder bei Pat. mit tachykarden ventrikulären Herzrhythmusstörungen bei akutem Myokardinfarkt
- **Rezidivprophylaxe bzw. Dauerther.:** sehr genaue Abwägung der Behandlungsindikation wegen proarrhythmogener Wirkung der Antiarrhythmika. Ind. bei Pat. mit ventrikulären Herzrhythmusstörungen und erheblichen Beschwerden sowie Z. n. lebensbedrohlichen Herzrhythmusstörungen

> - Eine lebensbedrohliche Herzrhythmusstörung erfordert komplett invasive und nichtinvasive Untersuchungen (einschließlich Koronarangiografie und elektrophysiologischer Untersuchung)
> - **Prophylaxe** durch Ther. der Grunderkr.: Ischämiebeseitigung durch Revaskularisation (PCI, ACVB), Verbesserung der LV-Funktion durch Revaskularisierung und Medikamente (ACE-Hemmer ▶ 6.28)
> - Bei Postinfarkt-Pat. mit asympt. ventrikulären Herzrhythmusstörungen sind nur Betablocker zu empfehlen, ggf. Amiodaron (▶ 6.19.2), keine Klasse-I-Antiarrhythmika!
> - ICD-Implantation
> - Ggf. nach elektrophysiologischer Untersuchung Ablationsbehandlung

Ventrikuläre Extrasystolie

Sehr selten Ind. zur antiarrhythmischen Ther. gegeben. VES bei Herzgesunden ohne klinische Bedeutung; vereinzelte VES bei bis zu 50 % der Gesunden im Langzeit-EKG vorhanden. Schlechte Prognose beim Auftreten von Spätpotenzialen, bei > 10 VES/h. Größte Gefahr der VES ist die Induktion von Kammerflimmern mit plötzlichem Herztod. Bedeutung des R-auf-T-Phänomens umstritten.

Akutther. Serumkaliumspiegel auf hochnormale Werte anheben, z. B. mit KCl 5–10 mmol/h über ZVK (▶ 13.2.2), Metoprolol 5 mg langsam i. v. (▶ 6.18.1), Amiodaron 150–300 mg i. v. (▶ 6.19.2).

Rezidivprophylaxe Bei gehäuften/polymorphen VES Ausschluss einer organischen Herzerkr. (Echo, Herzkatheteruntersuchung, EPU, ggf. Kardio-MRT). Betablocker reduzieren VES-Anzahl und Risiko für Kammerflimmern. **Cave:** keine Langzeit-EKG-Kosmetik.

Akzelerierter idioventrikulärer Rhythmus

Pathologische Reizzentren auf Ventrikelebene, z. B. nach Infarkt, als Reperfusionsarrhythmie nach erfolgreicher Lysether. oder bei Digitalisintox.

Diagnose EKG wie ventrikuläre Tachykardie, Herzfrequenz ca. 100/Min.

Therapie Grunderkr. behandeln, Digitalis absetzen.

Ventrikuläre Tachykardie (VT)

Diagnosekriterien ▶ Abb. 6.11.

- QRS-Breite > 0,14 Sek.
- Abnormer Lagetyp bis –180°, bizarrer atypischer Schenkelblock
- AV-Dissoziation
- Normale Sinusaktionen sichtbar
- Einfangschläge (Überleitung einer Sinuserregung auf die Kammer)
- Kombinationssystolen (Zusammentreffen der ventrikulären und supraventrikulären Erregung)
- QRS-Komplexe ähneln VES aus früherem EKG
- **DD der Tachykardie bei LSB:** bei VT häufig Q in V_6, bei supraventrikulärer Tachykardie nicht

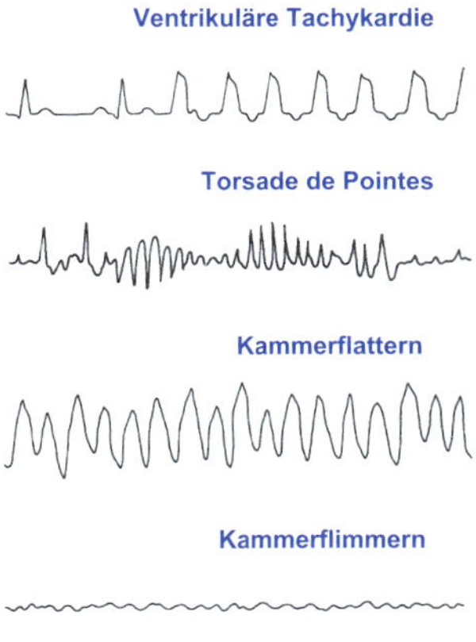

Abb. 6.11 Tachykarde Rhythmusstörungen [A300]

> **Sustained – Non-sustained VT**
> Unterscheiden zwischen anhaltender („sustained") VT (häufig Degeneration in Kammerflimmern) und nicht anhaltender („non-sustained") VT (mind. 3 VES hintereinander, selbstlimitierend innerhalb von 30 Sek.)!

Therapie

- **Akutther.:**
  - **Medikamentös:** keine strukturelle Herzerkr. Ajmalin 25–50 mg i. v. (▶ 6.17.2), KCl (▶ 13.2.2). Bei schlechter linksventrikulärer Funktion Amiodaron (▶ 6.19.2)

- **Elektrisch:** bei Versagen der medikamentösen Ther. oder rascher Therapiebedürftigkeit (hämodynamische Verschlechterung oder kardiale Ischämie) **externe Kardioversion** in Kurznarkose, z. B. mit Propofol 50–100 mg i. v. (▶ 17.9.1) und Fentanyl 0,1 mg i. v. (▶ 17.4.6). In der Akutphase Serum-K^+ hochhalten (ca. 5,0 mmol/l)

- **Rezidivprophylaxe:** wie bei VES, ICD, Ablation

„Torsade-de-pointes"-Tachykardie

Ätiologie Antiarrhythmika (z. B. Chinidin, Sotalol), TAD, Makrolide, Hypokaliämie oder QT-Sy.

Diagnose Kammertachykardie mit wechselnder QRS-Achse (▶ Abb. 6.11).

Therapie

- **Akutther.:** auslösende Ursache beseitigen (alle Antiarrhythmika absetzen). $MgSO_4$ initial 2–3 g langsam i. v. (entspricht 8–12 mmol Magnesium), dann bis 12 g/12 h (▶ 4.5.7), Lidocain 100 mg i. v. (▶ 6.17.3), K^+-Substitution. Bei Erfolglosigkeit Anhebung der Herzfrequenz durch Orciprenalin 0,5 mg langsam i. v. (▶ 5.3.6) oder passagere Schrittmacherstimulation des Ventrikels
- **Prophylaxe:** Hypokaliämie und QT-Zeit-verlängernde Medikamente (Klasse-IA-, -IC-Antiarrhythmika, Sotalol, Amiodaron) vermeiden. Ggf. SM in Komb. mit hoch dosiertem Betablocker (z. B. Metoprolol 2 × 100 mg/d)

Kammerflattern

Entspricht hämodynamisch einem Kreislaufstillstand, häufig Übergang zu Kammerflimmern.

Diagnose Haarnadelförmig deformierte QRS-Komplexe, Frequenz 180–250/Min.

Therapie Wie bei Kammerflimmern.

6

Kammerflimmern

Diagnose Unregelmäßige Flimmerwellen in allen EKG-Ableitungen, Frequenz 250–400/Min., keine QRS-Komplexe sichtbar.

Therapie

- **Akutther.:**
  - Bei beobachtetem Beginn: Präkordialer Faustschlag, sofortige Defibrillation, dann 2 Min. CPR, sonst
  - Herzdruckmassage sofort beginnen, dann externe Defibrillation mit 200–360 J, weiter Reanimation nach CAB-Regel (▶ 5.1)
  - Bei rasch rezid. Kammerflimmern Amiodaron 300 mg über 3 Min. i. v.
- **Rezidivprophylaxe:** immer indiziert, z. B. Amiodaron 5 mg/kg i. v. über 20 Min. (▶ 6.19.2). Nach erfolgreicher Behandlung mind. 24 h Überwachung auf der Intensivstation. Immer invasive kardiologische Abklärung mit ggf. elektrophysiologischer Untersuchung und ggf. ICD-Implantation

> **! Cave**
> - Alle Antiarrhythmika können eine proarrhythmogene Wirkung haben
> - Nach erfolgreicher Reanimation nicht zu früh extubieren (Stress → Herzrhythmusstörungen und Ang. pect.)
> - Alkalisierung mit Hypokaliämie durch Natriumbikarbonatüberdosierung kann ther.-refraktäres Kammerflimmern auslösen!

- Behandlungsfähige Grundleiden als Auslöser der Herzrhythmusstörung nicht übersehen (z. B. Schrittmacherfunktionsstörung, Hyper-, Hypothyreose, Hyper-, Hypokaliämie, KHK → Koronarangiografie) und diese optimal therapieren
- Bei Unklarheit, ob supraventrikuläre oder ventrikuläre Tachykardie vorliegt, intrakardiales EKG ableiten, bei Zweifel behandeln wie VT
- Bei wiederholten Rezidiven von Kammertachykardie oder -flimmern in der Akutphase Betablocker zur Senkung des Sympathikotonus, z. B. Metoprolol 2 × 50 mg/d p. o. (▶ 6.18.1)
- Ajmalin wirkt bei supraventrikulärer und bei ventrikulärer Tachykardie! Applikation nur unter EKG-Monitor und -Dokumentation

6.12.4 Bradykarde Herzrhythmusstörungen

Frequenz < 50/Min. (bei Sportlern durch hohes Schlagvolumen evtl. physiologisch), Gefahr durch Abfall des HZV mit Durchblutungsstörungen von Herz, Gehirn und anderen Organen.

Ätiologie

- Herzinfarkt (v. a. Hinterwandinfarkt), KHK, Sinusknotensy., Kardiomyopathie, Myokarditis, kardiochir. Eingriff
- Hyperkaliämie, Medikamenten-NW und Intoxikation (Digitalis, Betablocker, Antiarrhythmika)
- Hypothyreose, zentrale Regulationsstörung (Hirndruck), Degeneration des Reizleitungssystems
- Hypoxie

Klinik Symptomatik von kardialer und vaskulärer Grundkrankheit abhängig. HF bis zum Auftreten von Symptomen individuell sehr unterschiedlich.

- Schwindel, Übelkeit, Synkope
- **Herz:** Ang. pect., Herzinsuff.

Diagnostik

- Anamnese
- **Wichtigste diagn. Maßnahmen:** EKG und Langzeit-EKG
- **Atropintest:** 0,5–1 mg (0,02 mg/kg) Atropin i. v. unter EKG-Kontrolle; führt bei Gesunden zu einer Erhöhung der Herzfrequenz um 25 % bzw. auf mind. 90/Min. Pathologisch (d. h. kein signifikanter Frequenzanstieg) bei Sinusknoten-Sy.
- **Labor:** E'lyte, Herzenzyme, TSH basal
- **Nur in Zweifelsfällen:** intrakardiales EKG mit His-Bündel-EKG und Bestimmung der Sinusknotenerholungszeit

Allgemeine Maßnahmen

- Absetzen von Bradykardie verursachenden oder verstärkenden Medikamenten (z. B. Betablocker, Digitalis, Clonidin, Antiarrhythmika, Ca^{2+}-Antagonisten)
- Behandlung der Grundkrankheit
- EKG-Monitor bei bedrohlichen Bradykardien (SA-Block II.° + III.°, AV-Block II.° Typ II, AV-Block III.°)

Sinusbradykardie

Selten Ther. notwendig. Evtl. Atropin 1 mg i. v. (▶ 6.24.2), Ipratropiumbromid 3 × 10 mg/d p. o. oder Orciprenalin 0,5 mg i. v. (▶ 5.3.6)

Sinusknotensyndrom (Sick-Sinus-Sy., Bradykardie-Tachykardie-Sy.)
Degenerative Erkr. des Sinusknotens mit intermittierendem Sinusarrest, Überleitungsstörungen und schnellen atrialen Arrhythmien (supraventrikuläre Tachykardie, Vorhofflimmern, Vorhofflattern)

Diagnose Typischerweise schneller Wechsel zwischen Bradykardie und Tachykardie. Pathologischer Atropintest

Therapie Antitachykarde Behandlung mit Digoxin 0,2 mg/d p. o. (▶ 6.22), retardiertes Metoprolol 95–190 mg/d (▶ 6.18.1) oder Verapamil 2 × 120 mg p. o. (▶ 6.20.2) und gleichzeitiger Implantation eines Herzschrittmachers, vorzugsweise DDD-Schrittmacher.

Sinuatriale (SA-)Leitungsblockierung
Diagnose
- **I.°:** im EKG nicht erkennbar
- **II.° Typ I:** Wenckebach-Periodik, bei gleichbleibender PQ-Zeit **Verkürzung der PP-Intervalle** bis zum Auftreten einer längeren Pause, die kürzer ist als das Doppelte des vorangehenden PP-Intervalls
- **II.° Typ II (Mobitz):** bei **konstanten PP-Intervallen** Auftreten einer Pause, die dem Mehrfachen der vorangehenden PP-Intervalle entspricht
- **III.°:** totaler SA-Block, keine P-Wellen, sekundärer Ersatzrhythmus

Therapie Schrittmacherther. bei sympt. Verlauf

Bradyarrhythmia absoluta
Vorhofflimmern mit gestörter AV-Überleitung, meist bei fortgeschrittener kardialer Grundkrankheit.

Therapie Auslösende Medikamente (z. B. Digitalis, Betablocker, Verapamil) absetzen. Bei klinischer Sympt. Schrittmacherther.

6

Hypersensitiver Karotissinus (Karotissinussy.)
Durch vagale Stimulation (Karotissinusdruck z. B. infolge von Kopfbewegungen, Rasieren) kommt es zur Reflexbradykardie und zur peripheren Vasodilatation.

Therapie Schrittmacherther. bei Pat. mit Synkopen unter Alltagsbedingungen. Bei kardioinhibitorischem Typ und vasodepressorischem Typ DDD-SM.

AV-Block
▶ Abb. 6.12
- **I.°:** Verlängerung der PQ-Zeit über 0,2 Sek. (jedoch abhängig von der Herzfrequenz, bei 50/Min. 0, 21 Sek. noch normal)
- **II.°: Typ I (Wenckebach-Periodik)** mit Verlängerung der PQ-Zeit bis zum Ausfall einer Herzaktion (Überleitungsstörung im AV-Knoten); **Typ II (Mobitz)** mit intermittierendem Ausfall einer Herzaktion bei fixiertem Blockierungsverhältnis, z. B. 2 : 1 bis 4 : 1. PQ-Zeit kann normal sein (Überleitungsstörung unterhalb des AV-Knotens). Gefährlicher als Typ I wegen höherer Wahrscheinlichkeit eines AV-Blocks III.°
- **III.°:** totaler AV-Block, P-Wellen ohne Kammeraktion, bis zum Einsetzen eines sekundären (junktionalen) oder tertiären (ventrikulären) Ersatzzentrums. Gefahr des Adams-Stokes-Anfalls durch zerebrale Minderperfusion

Therapie Medikamente häufig nur zur Überbrückung bis zur Versorgung mit passagerem oder permanentem SM: Atropin 0,5–1 mg i. v. nur bei AV-Block II.° Typ I (▶ 6.24.2). Sonst 5 mg Orciprenalin auf 50 ml NaCl 0,9 % über Perfusor

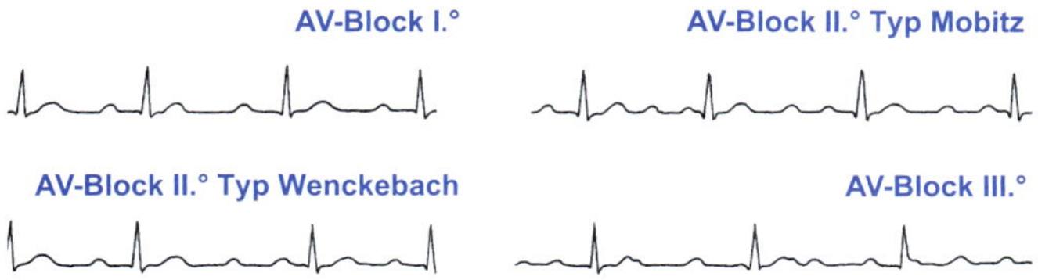

Abb. 6.12 AV-Blöcke [A300]

(▶ 5.3.6), Off-Label-Ther. Temporärer SM (▶ 2.9.3). Bei AV-Block II.° Typ II und AV-Block III.° meist permanenter SM erforderlich.

Asystolie

Therapie Reanimation nach CAB-Regel (▶ 5.1), 1 mg Adrenalin i. v., externe oder interne Schrittmacherstimulation (▶ 2.9.3).

6.13 Herzschrittmacher und implantierbarer Kardioverter-Defibrillator

Permanente Schrittmacher

Indikationen

- Sympt. Bradykardie bei Sinusknoten-Sy., paroxysmalem AV-Block II.° oder III.°, permanentem AV-Block II.° Typ II oder AV-Block III.°, hypersensitivem Karotissinus, Bradyarrhythmia absoluta mit Pausen > 3 Sek.
- Suppression von tachykarden Rhythmusstörungen bei langem QT-Intervall, Torsade-de-pointes-Tachykardien, bradykardieinduzierte Tachykardien
- Bradykardie durch Medikamente zur Behandlung einer tachykarden Herzrhythmusstörung

Schrittmacher-Code

1. Buchstabe: Ort der Schrittmacherstimulation **(Pacing)**
2. Buchstabe: Ort der Wahrnehmung (Detektion, Sensing)
3. Buchstabe: Arbeitsweise des Schrittmachers.
   - **z. B.** VVI: V = Stimulationsort re Ventrikel, V = Wahrnehmung im re Ventrikel, I = Inhibition des Schrittmachers bei Eigenaktionen
   - **z. B.** VAT: V = Stimulationsort re Ventrikel, A = Wahrnehmung im re Atrium, T = getriggert (synchronisiert) im Takt des Atriums
   - **z. B.** DDD: D = Stimulationsort re Ventrikel und Atrium, D = Wahrnehmung im re Ventrikel und im Atrium, D = duale Funktion, d. h. Triggerung des Atriums wie auch Inhibition durch spontane Vorhofaktion
4. Buchstabe: Zusatzfunktionen, z. B. R („rate-response", Frequenzanpassung), M (multiprogrammierbar).
5. Buchstabe: antitachykarde Funktion.

Schrittmacherdysfunktionen

- **Klinik:** Palpitationen bei unkoordinierten Schrittmacheraktionen, sympt. Bradykardie, sympt. Tachykardie
- **Management:**
  - Schrittmacherausweis zeigen lassen, EKG, Rö-Thorax (Sondendislokation? Kabelbruch?). Vorgehen wie bei Pat. ohne Schrittmacher. Ggf. Auslesen und Umprogrammieren mit gerätespezifischen Programmierern
  - Durch Auflegen eines Magnets springt der Schrittmacher in den „Magnetrhythmus" (geräteabhängig starre Frequenz mit 85–100/Min. ohne Sensing der Eigenaktionen mit erhöhter Impulsstärke)

Cave

- Vor Implantation eines permanenten Schrittmachers immer kausal therapierbare Ursachen ausschließen (Digitalisüberdosierung, Hypothyreose, Hyperkaliämie)
- Frühzeitige passagere Schrittmacherversorgung bei Bradykardie infolge Herzinfarkt (▶ 2.9.3)
- Asystoliegefahr bei akuten AV- oder SA-Blockierungen wesentlich größer als bei Sinusbradykardie oder Bradyarrhythmia absoluta

Implantierbarer Kardioverter-Defibrillator

Indikationen

- **Sekundärprävention:** überlebter plötzlicher Herztod nach Ausschluss reversibler Ursachen, Synkope mit EF ≤ 40 % nach Ausschluss anderer Ursachen und induzierbarer Kammertachykardie
- **Primärprävention:** Ischämische Kardiomyopathie > 40 Tage nach Herzinfarkt, EF ≤ 30 %, dilatative Kardiomyopathie mit EF < 35 %, ggf. in Komb. mit CRT, Herzinsuff. NYHA II/III mit EF ≤ 35 %, Brugada-Sy., QT-Sy.

6

Management von Patienten mit ICD

- **Fehlermöglichkeiten** (▶ Tab. 6.15): häufigster Fehler ist die inadäquate Schockabgabe (für den bewusstseinsklaren Pat. sehr unangenehm). Ursachen sind Elektrodenprobleme, die nach Inaktivierung chir. revidiert werden müssen, oder tachykarde supraventrikuläre Herzrhythmusstörungen, die fehlinterpretiert werden. Zunächst werden die supraventrikulären Herzrhythmusstörungen medikamentös wie bei allen anderen Pat. therapiert (▶ 6.12.2) und ggf. der ICD umprogrammiert
- Im Notfall kann der ICD durch Magnetauflage deaktiviert werden. Nach Entfernen des Magneten ist der ICD wieder aktiv

! Bei Aufnahme eines Pat. nach Schockabgabe ICD auslesen, um Ereignis zu dokumentieren und Testung durchzuführen, ggf. umprogrammieren

- Vor chir. Eingriff mit HF-Strom sollte bei ICD Schockabgabe ausgeschaltet werden, um Auslösen des ICD zu vermeiden. Die konventionelle antibradykarde Funktion des ICD bleibt erhalten

Cave

Akzidenteller Stromschlag bei Auslösen während der Berührung des Pat., i. d. R. ungefährlich.

Tab. 6.15 Schrittmacherdysfunktion

Symptome	Ursache	Therapie
Frequenzabfall	Nachlassende Batteriespannung	Austauschkriterium > 10 % Frequenzabfall
Ausfall von Schrittmacherimpulsen	Impulsgeber defekt; Kabelbruch, Oversensing (Erkennen von Muskelpotenzialen als Eigenpotenziale)	Magnetauflage, chir. Revision, Erhöhung der Sensing-Schwelle bei Oversensing
Schrittmacheraktion ohne nachfolgenden QRS-Komplex (Exitblock)	Fehlende Impulsbeantwortung infolge Elektrodendislokation oder Anstieg der Pacing-Schwelle durch Fibrosierung	Magnetauflage, Erhöhung der Spannung
Impulse trotz ausreichender Eigenaktionen	Unkoordinierte Schrittmacheraktionen, da Eigenaktionen nicht erkannt werden (Undersensing)	Magnetauflage, Erniedrigung der Sensing-Schwelle
Pacemaker-Mediated-Tachykardia (schrittmachervermittelte Tachykardie)	DDD-Schrittmacher mit atrialer Tachykardie und schrittmachervermittelter Überleitung auf die Kammer	Magnetauflage, Mode-Switch, Umprogrammieren
Nichterkennen der Tachykardie	Sensing-Defekt	Erniedrigung der Sensing-Schwelle
Unerwünschte Elektroschockgabe	Oversensing	ICD mit Magnet ausschalten, Monitorüberwachung, adäquate Systemprogrammierung

6

6.14 Antianginosa

6.14.1 Nitroglyzerin

Wirkmechanismus

- Erhöhung des cGMP in der glatten Gefäßmuskulatur v. a. im Bereich des venösen Gefäßsystems (venöses Pooling) → **Senkung von Vorlast** und enddiastolischem Ventrikelvolumen mit Abnahme der Wandspannung und Verminderung des kardialen O_2-Bedarfs. **Dilatation der epikardialen Gefäße** und großen Arterienstämme
- Relaxation glatter Muskulatur an Gefäßen, Bronchiolen, Darm, Gallenwegen und Ureteren. In niedrigerer Konz. vornehmlich Vasodilatation der venösen Kapazitätsgefäße, in höherer Konz. auch der großen Arterien und epikardialen Gefäße

Pharmakokinetik Orale Bioverfügbarkeit ca. 35 % (First-Pass-Metabolismus), sublinguale und transkutane Bioverfügbarkeit ca. 70 %, HWZ 3 Min., Verteilungsvolumen 3 l/kg, Plasmaproteinbindung 60 %. Elimination: Reduktion zu Di- und Mononitraten in Leber, Erythrozyten und Gefäßendothel, Glukuronidierung und renale Ausscheidung

Indikationen
- Stabile Ang. pect., akutes Koronarsy., Linksherzinsuff.
- Pulmonalisdrucksenkung bei akuter Rechtsherzbelastung (Lungenembolie)
- Art. Hypertonie

Dosierung
- **p. o.:** initial Nitrospray (2 Hub „Nitrospray" = 0,8 mg) oder Kps. („Nitrozerbeißkapsel" = 0,8 mg), bis Perfusor vorbereitet ist
- **Perfusor:** 1 Amp. à 50 ml mit 1–6 ml/h = 1–6 mg/h = 0,3–1,8 µg/kg/Min., niedrige Dosierung (1–2 mg/h) auch bei Hypotonie mit gleichzeitigem Lungenödem möglich
- Toleranzentwicklung bei kontinuierlicher Applikation > 24–48 h → Nitratpause für 8–10 h

Nebenwirkungen Vasomotorische Kopfschmerzen in 20 % durch Erweiterung der meningealen Gefäße, RR-Abfall, reflektorische Tachykardie, Hautrötung.

Kontraindikationen Schock, hypertrophe obstruktive Kardiomyopathie.

Wechselwirkung Wirkungsverstärkung von Antihypertensiva, Diuretika, Alkohol.

- Wirkverlust bei Verwendung von PVC-Kathetern
- Komb. mit Dobutamin bzw. Dopamin sinnvoll
- HZV-Abnahme bei älteren Pat. möglich. Bei niedrigen Füllungsdrücken und RR-Abfall Beine hochlagern und Gabe von 100–200 ml NaCl 0,9 % i. v.
- Abfall des pO_2 um 10 % möglich (erhöhtes pulmonales Shuntvolumen)
- Keine Anwendung bei Pat., die zuvor Sildenafil, Tadalafil oder Vardenafil eingenommen haben. Erhebliche Hypotonie und Schock möglich!

6

6.14.2 Molsidomin

Wirkmechanismus Erhöhung des cGMP in der glatten Gefäßmuskulatur (venöse Vasodilatation). Wirkung wie Nitrate **(Vorlastsenkung, Dilatation der epikardialen Gefäße),** jedoch keine Toleranzentwicklung!

Pharmakokinetik Orale Bioverfügbarkeit 100 %, HWZ 1,5 h, Elimination zu 95 % renal, Rest über Fäzes.

Indikationen Wie Nitroglyzerin, Kombinationspartner von Nitraten.

Dosierung
- **Perfusor:** initial 4 mg i. v., danach Perfusor mit 10 Amp. à 2 mg = 20 mg auf 50 ml NaCl 0,9 % mit 1–4 mg/h = 2,5–12,5 ml/h
- **p. o.:** 2–4×/d 2–4 mg, 1–3×/d 8 mg (1 Retard-Tabl.)

Nebenwirkungen RR-Abfall, HZV-Erniedrigung, initial Kopfschmerzen, Schwindel, Übelkeit, Allergie (Exanthem, Bronchialobstruktion).

Kontraindikationen Hypotonie, 1. Trimenon der Schwangerschaft.

Wechselwirkung Wirkungsverstärkung von Antihypertensiva, Diuretika, Alkohol.

- Keine Anwendung bei Pat., die zuvor Sildenafil, Tadalafil oder Vardenafil eingenommen haben. Erhebliche Hypotonie und Schock möglich!
- I. v.-Applikation nur in lichtgeschützter Perfusorspritze und -leitung
- Keine Toleranzentwicklung

6.14.3 Nifedipin

Wirkmechanismus Blockade der langsamen Ca^{2+}-Kanäle → **art. Vasodilatation und Relaxation vasospastischer Koronararterien.** Senkung des systemischen und des Pulmonalarteriendrucks **(Nachlastsenkung).**

Pharmakokinetik Rasche Resorption nach s. l. Applikation. Orale Bioverfügbarkeit ca. 60 % (First-Pass-Effekt). HWZ 2–6 h, Verteilungsvolumen 1 l/kg KG, Plasmaproteinbindung 90 %. Elimination: hepatisch.

Indikationen
- Vasospastische Angina, instabile Ang. pect., Prinzmetal-Angina
- Hypertensive Krise

Dosierung **Perfusor:** initial Bolusgabe mit 0,5–1 mg/5 Min. = 5–10 ml/5 Min. = 60–120 ml/h für 5 Min., weiter mit 1 Inf.-Flasche à 5 mg = 50 ml; 6,3–12,5 ml/h = 0,63–1,25 mg/h.

Nebenwirkungen
- Tachykardie, neg. Inotropie, **„Steal-Phänomen"** (umstritten!)
- RR-Abfall durch periphere Gefäßerweiterung, Flush, Kopfschmerzen
- Übelkeit, Erbrechen, Juckreiz, Leberfunktionsstörung, Beinödeme, Allergie
- Venenreizung bei i. v.-Gabe

Kontraindikationen Höhergradige Herzinsuff., höhergrad. Aortenstenose, Hypotonie, Schwangerschaft.

Wechselwirkung Betablocker, Cimetidin (RR-Abfall).

- Infusion muss lichtgeschützt sein
- **Cave:** Tachykardie bzw. Steal-Phänomen → Angina-pectoris-Auslösung
- Anwendung nur bei RR syst. > 100 mmHg und Frequenz < 120/Min.
- Komb. mit niedrig dosiertem Nitroglyzerin (1–2 mg/h) möglich
- **Antidot:** bei RR-Abfall Volumengabe
- Sehr schlechte Steuerbarkeit bei oraler Gabe

6.14.4 Diltiazem

Wirkmechanismus
- Blockade der langsamen Ca^{2+}-Kanäle → **art. Vasodilatation** und **Relaxation vasospastischer Koronararterien,** Senkung des Pulmonalarteriendrucks **(Nachlastsenkung)**
- Antiarrhythmikum der Klasse IV. Angriffspunkt: Sinusknoten +, Vorhof +, AV-Knoten ++, His-Bündel 0, Ventrikel 0

Pharmakokinetik Orale Bioverfügbarkeit 40–50 % (First-Pass-Effekt), mittlere Plasma-HWZ 4,5 h, Verteilungsvolumen 5 l/kg, Plasmaproteinbindung 85 %. Elimination: hepatisch über (schwächer wirksame) aktive/inaktive Metaboliten

Indikationen
- Chron. KHK, vasospastische Angina
- Vorhoftachykardie, Vorhofflattern, Vorhofflimmern bei schneller Überleitung
- Art. Hypertonie
- Raynaud-Phänomen
- Prim. pulmonaler Hypertonus

Dosierung
- **p. o.:** 60–120 mg/d, 90–180 mg/d = 1 Retard-Tabl., bei prim. pulmonalem Hypertonus 120–600 mg/d
- **i. v.:** 0,3 mg/kg über 5 Min. als Bolus = 2 Amp. à 10 mg bei 70 kg
- **Perfusor:** 100 mg auf 50 ml NaCl 0,9 %, initial Bolus, dann 0,168–0,84 mg/kg/h = 12–60 mg/h = 6–30 ml/h bei 70 kg

Nebenwirkungen
- AV-Block, Bradykardie, Herzinsuff., RR-Abfall
- Allergie, Übelkeit, Erbrechen, Kopfschmerzen, Pruritus, Beinödeme, Leberfunktionsstörung
- Selten Erythema multiforme

Kontraindikationen Schwangerschaft, Bradykardie, Sinusknotensy. mit ausgeprägter Bradykardie, AV-Block II.°–III.°, WPW-Sy. mit Vorhofflimmern (**Cave:** Kammerflimmern!), Hypotonie, schwere Herzinsuff.

Wechselwirkung
- Antihypertensiva (RR-Abfall)
- Betablocker, Antiarrhythmika, Digitalis (AV-Blockierung)
- Erhöhung von Medikamentenspiegeln: Digoxin (bis zu 30 %), Theophyllin, Ciclosporin, Carbamazepin

> Wirkung auf Reizleitungssystem schwächer als die von Verapamil. Keine Komb. mit Antiarrhythmika mit starker Leitungsblockierung.

6.14.5 Ivabradin

6

Wirkmechanismus Selektive Hemmung des Schrittmacherstroms (If) im Sinusknoten. Kein Einfluss auf die Reizleitung und die Inotropie. Ivabradin senkt die Herzfrequenz in Ruhe und bei Belastung. Keine Veränderung des QT-Intervalls, keine Zunahme der AV-Überleitungszeit, keine proarrhythmischen tachykarden oder bradykarden Effekte.

Pharmakokinetik Orale Bioverfügbarkeit 40 %, maximale Plasmaspiegel nach 1 h (bei gleichzeitiger Nahrungsaufnahme verzögert), 70 % Plasmaeiweißbindung, 11 h Eliminations-HWZ, aktive Metaboliten nach Verstoffwechslung über Cytochrom P450A4.

Indikationen Antianginöse Ther. bei Pat. mit Sinusrhythmus und Unverträglichkeit von Betablockern oder in Komb. bei unzureichender Frequenzsenkung. Bei systolischer Herzinsuff. wohl keine Verbesserung der Prognose.

Dosierung Anfangsdosis 2 × 5 mg p. o., bei Bedarf bis 2 × 7,5 mg p. o.

Nebenwirkungen Ausgeprägte Bradykardien, lichtbedingte, visuelle Symptome (Phosphene, Aufhellungen im Gesichtsfeld bei 15 %), Symptome verschwinden im Laufe der Ther. Keine Langzeiterfahrungen, deshalb kein Einsatz bei Retinitis pigmentosa.

Wechselwirkungen Gleichzeitige Einnahme starker CYP450A4-Inhibitoren verstärkt die Wirkung (Antimykotika, Makrolidantibiotika, HIV-Proteasehemmer). Grapefruitsaft verdoppelt den Plasmaspiegel! Wirksamkeit wird durch CYP450A4-Induktoren vermindert (Barbiturate, Phenytoin, Rifampicin, Johanniskraut).

Kontraindikationen Sinusknoten-Sy., Vorsicht bei höhergradigen AV-Leitungsstörungen, keine Komb. mit Verapamil, Ruhebradykardie < 60/Min., Hypotonie, akute Herzinsuff. und akutes Koronarsy.

6.14.6 Ranolazin

Wirkmechanismus Hemmung des späten Natriumeinstroms, dadurch verminderte Kalziumüberladung in geschädigtem Myokard mit konsekutiv reduzierter Wandspannung mit verbesserter Relaxation.

Pharmakokinetik Metabolisierung über CYP3A4.

Indikation Antianginosum bei therapierefraktärer Ang. pect.

Dosierung Anfangsdosis 2 × 375 mg/d, Steigerung alle 2 Wo., max 2 × 750 mg/d.

Nebenwirkungen Schwindel, Kopfschmerzen, GIT-Symptome.

Kontraindikationen Schwere Leber- und Nierenfunktionsstörungen, Long QT-Sy., gleichzeitige Anwendung starker CYP3A4 oder P-gp-Inhibitoren (z. B. Verapamil).

Wechselwirkung Verzögerter Abbau bei gleichzeitiger Einnahme von CYP3A4-Inhibitoren.

6.15 Diuretika

6.15.1 Übersicht

Substanzen: hochwirksame Schleifendiuretika (Furosemid, Piretanid, Torasemid), mäßig wirksame Thiaziddiuretika, Aldosteronantagonisten (Spironolacton) und kaliumsparende Diuretika. Auf der Intensivstation v. a. rasch wirksame Schleifendiuretika und bei besonderen Indikationen Spironolacton.

6

Indikationen

- **Schleifendiuretika:** zur raschen Entwässerung, z. B. bei Herzinsuff., Überwässerung bei Nieren- oder Lebererkr., Hyperkaliämie und -kalzämie, hypertensive Krise, forcierte Diurese mit Volumenersatz bei Intox.
- **Aldosteronantagonisten:** prim. Hyperaldosteronismus (Conn-Sy.) und sek. Hyperaldosteronismus bei Leberzirrhose mit Aszites und Ödemen, Rechtsherzinsuff. mit Stauungsleber, art. Hypertonie (in Komb. mit Saluretika), Hypokaliämie
- **Thiazide: Ind.:** Ödeme jeder Genese, milde art. Hypertonie, ther.refraktäre Ödeme in Komb. mit Schleifendiuretika. **KI:** Schwangerschaft, Stillzeit, Hypokaliämie. **Relative KI:** Gicht, Diab. mell.

Vorgehen beim Ausschwemmen massiver Ödeme

- Indikationsstellung und Auswahl des Diuretikums (s. o.). Unterstützung der medikamentösen Ther. durch Reduktion der NaCl-Zufuhr (max. 2,5 g/d) und der Trinkmenge (1,0–1,5 l/d) mit Einberechnung der Infusionen
- Tägl. E'lyt-, Krea- und Gewichtskontrolle, evtl. ZVD
- Gewichtsabnahme bei Ödemen max. 1,5 kg/d, bei alleinigem Aszites 0,5 kg/d!

- Bei bettlägerigen Pat. oder erhöhter Thromboseneigung Low-Dose-Heparinisierung (▶ 16.3.1). Bei Pat. mit Leberinsuff. auf Zeichen einer hepatischen Enzephalopathie achten (Müdigkeit, Flapping-Tremor, Schriftbildveränderungen, NH_3^+ ↑↑, ▶ 11.1.1)

Cave

- Bei Diuretikaresistenz mit refraktären Ödemen (außer bei ANV), auch Komb. aus Thiaziddiuretikum, z. B. Hydrochlorothiazid + Schleifendiuretikum, z. B. Furosemid, sinnvoll (sequenzielle Nephronblockade)
- Bei Leberzirrhose auch Komb. von Spironolacton und Furosemid möglich (**Cave:** hepatorenales Sy., ▶ 11.1.2)

6.15.2 Furosemid

Wirkmechanismus Schleifendiuretikum mit Blockierung des NaCl-Transports durch Blockierung des $Na^+/K^+/2Cl^-$-Carriers im aufsteigenden Schenkel der Henle-Schleife. Zusätzlich Senkung des Venentonus und des Pulmonalarteriendrucks

Pharmakokinetik Orale Bioverfügbarkeit 60–70 % (↓ bei gleichzeitiger Nahrungsaufnahme), HWZ 1 h, Verteilungsvolumen 0,2 l/kg, Plasmaproteinbindung 97 %. Elimination: zu 90 % renal (überwiegend unverändert), Wirkungseintritt nach i. v. Applikation innerhalb weniger Min., Wirkmax. nach 20–60 Min.

Indikationen

- Lungenödem, hypertensive Krise
- Rechtsherzinsuff., akute Erhöhung des pulmonalart. Drucks
- Flüssigkeitsretention bei Leber- und Nierenerkr.
- Hyperkaliämie, Hyperkalzämie
- Vergiftung (forcierte Diurese ▶ 19.1.3)

Dosierung

- **i. v.:** 20–40 mg langsam i. v., evtl. wiederholte Applikation
- **Perfusor:** bei ausgeprägter Niereninsuff. 2 × 25 ml à 250 mg = 500 mg mit 50–100 mg/h = 5–10 ml/h
- Maximaldosis 2.000 mg/d

Nebenwirkungen

- Hypokaliämie (**Cave:** frischer Herzinfarkt, Digitalisther.), Hypokalzämie, Hyponatriämie, metabolische Alkalose, BZ-Anstieg, Hyperurikämie, Hämokonzentration (Krea-Anstieg durch Exsikkose), Leuko-, Thrombopenie
- RR-Abfall, Thromboseneigung; Allergie (Sulfonamidabkömmling); akute Pankreatitis; Ototoxizität
- Selten: chron. Aortitis (Furosemid-Albumin-Komplex-induzierte Immunreaktion), Auslösen einer akuten Porphyrie (▶ 15.1.6)

Wechselwirkungen

- Curareartige Mittel (Verstärkung der Muskelrelaxation)
- Antihypertonika (Verstärkung der RR-Senkung)
- Herzglykoside, Glukokortikoide (Wirkungsverstärkung durch Hypokaliämie)
- Aminoglykoside (Verstärkung der Nephrotoxizität)
- Salizylate (erhöhte Salizylattoxizität)
- Theophyllin und Lithium (Plasmaspiegelanstieg)

- Antidiabetika (Verminderung der BZ-Senkung)
- Nichtsteroidale Antiphlogistika (Verminderung der Furosemidwirkung)

Kontraindikationen Dekompensierte Leberinsuff., Hypokaliämie, Hyponatriämie, Anurie (nur initial als „Nierenstarter“: Umwandlung eines anurischen in ein oligurisches oder normourisches Nierenversagen), Schwangerschaft, Sulfonamidallergie, Blasenentleerungsstörung (Blasenkatheter legen).

- Bei i. v. Applikation: engmaschige Kontrolle von Krea, E'lyten und Bikarbonat und Ausschluss einer Blasenentleerungsstörung
- Drastische Flüssigkeitsverschiebungen vermeiden, daher höhere i. v. Applikation nur bei vitaler Indikation, z. B. im Rahmen eines Lungenödems
- Initiale Wirkung bei Lungenödemther. vor Einsetzen der Diurese durch Senkung des Venentonus und des Pulmonalarteriendrucks
- Mögliches Rebound-Phänomen nach Absetzen

6.15.3 Piretanid

Wirkmechanismus Schleifendiuretikum mit Blockierung des NaCl-Transports im aufsteigenden Schenkel der Henle-Schleife. Zusätzlich Senkung des Venentonus und des Pulmonalarteriendrucks.

Pharmakokinetik Orale Bioverfügbarkeit 80 %, HWZ 1,5 h, Plasmaproteinbindung 96 %. Elimination: unverändert renal. Wirkungseintritt nach i. v. Gabe innerhalb weniger Min., Wirkmax. nach ca. 1 h

Indikationen ▶ 6.15.2.

Dosierung

- **p. o.:** 6–12 mg/d
- **i. v.:** 6–12 mg langsam i. v. (2 ml/3 Min.); Wiederholung nach 30–60 Min. je nach Wirkung
- **Perfusor:** bei starker Niereninsuff. (GFR < 20 ml/Min.) 20 ml à 60 mg auf 50 ml NaCl 0,9 %: 2,5–5 mg/h = 2–4 ml/h = 60–120 mg/d
- Maximaldosis 120 mg/d

Nebenwirkungen Hypokaliämie, Hypokalzämie, Hyponatriämie, BZ-Anstieg, Hyperurikämie, metabolische Azidose, Hämokonzentration (Krea-Anstieg, Thromboseneigung); Allergie (Thrombopenie, Exantheme); Ototoxizität.

Wechselwirkungen ▶ 6.15.2.

Kontraindikationen ▶ 6.15.2.

- Kontrolle von E'lyten und Krea.
- Mischung nur mit NaCl 0,9 % oder Ringer-Lösung
- Ausschluss einer Blasenentleerungsstörung vor i. v. Applikation

6.15.4 Spironolacton

Wirkmechanismus Kompetitiver Aldosteronantagonismus im Tubulus mit konsekutiver Steigerung der Natriurese und Diurese sowie der Kaliumrückresorption

6

Pharmakokinetik Orale Bioverfügbarkeit (Spironolacton) 70 %, kurze HWZ von der Ausgangssubstanz wegen rascher Metabolisierung, z. B. in den aktiven Metaboliten Canrenon (HWZ 10–30 h). Weiterer hepatischer Metabolismus zu (pharmakologisch schwächer wirksamen) aktiven und inaktiven Metaboliten. Wirkungseintritt erst 1–3 d nach Ther.-Beginn, Wirkdauer nach Absetzen einer Langzeitther. 4–10 d

Indikationen Herzinsuff., auch bei Leberzirrhose mit Aszites und Ödemen, prim. Hyperaldosteronismus (Conn-Sy.).

Dosierung
- **p. o.:** 50–200 mg/d als Dauerther.
- **i. v.:** 200–400 mg/d = 1–2 Amp. langsam (10 ml/3 Min.) i. v.
- Maximaldosis 800 mg/d

Nebenwirkungen
- Hyperkaliämie, metabolische Azidose, Hyponatriämie, Hypermagnesiämie
- Nierenfunktionsverschlechterung (v. a. bei erhöhtem Krea)
- ZNS: Parästhesien, Sensibilitätsstörungen, Müdigkeit, Verwirrtheitszustände
- Obstipation, Diarrhö, Nausea bei schneller i. v. Applikation
- Gynäkomastie, Stimmveränderungen, Menstruationsstörungen
- Allergie, Immunsuppression!

Wechselwirkungen
- NSAR, K^+-sparende Diuretika (Hyperkaliämie ↑)
- ACE-Hemmer (Verschlechterung der Nierenfunktion, Hyperkaliämie ↑)
- Scheinbare Erhöhung des Digoxinspiegels (bis 30 %) aufgrund messtechnischer Einflüsse bei RIA

Kontraindikationen Hyperkaliämie, Krea > 180 µmol/l (≅ 2 mg/dl), Anurie, Coma hepaticum, Schwangerschaft, Stillzeit.

- Überwachung von E'lyten und Krea
- Ther. bei bedrohlicher Hyperkaliämie (▶ 13.1.2): 10–30 ml NaCl 10 %, Glukose-Insulin-Infusion (Verschiebung des Kaliums nach intrazellulär ▶ 15.3), Dialyse (▶ 2.8)

6.15.5 Elperenon

Wirkmechanismus Selektive Bindung an Mineralokortikoidrezeptoren mit Hemmung der Na^+-Resorption und K^+-Sekretion.

Pharmakokinetik Max. Plasmakonz. ca. 2 h nach Aufnahme. Metabolisierung über CYP3A4.

Indikation Sympt. Herzinsuff., LV EF < 40 %.

Dosierung Anfangsdosis 1 × 25 mg/d. Erhaltungsdosis 1 × 50 mg/d.

Nebenwirkungen Hyperkaliämie, Hyponatriämie. Keine endokrinen NW wie bei Spironolacton.

Wechselwirkungen Kaliumsparende und blutdrucksenkende Pharmaka.

Kontraindikationen Gleichzeitige Einnahme starker CYP3A4-Hemmer (z. B. Ketoconazol, Clarithromycin). Schwere Leber- und Niereninsuff.

6.15.6 Hydrochlorothiazid

Wirkmechanismus Hemmung der Na^+/Cl^--Rückresorption im distalen Tubulus, daher diuretische Wirkung relativ schwach, Mg^{2+}- und K^+-Verlust, Ca^{2+}-Retention

Pharmakokinetik Orale Bioverfügbarkeit 70 %, HWZ 2,5 h, Plasmaproteinbindung 60 %. Elimination: unverändert renal. Wirkdauer 6–12 h

Indikationen
- Ödeme jeder Genese, bei therapierefraktären Ödemen in Komb. mit Schleifendiuretika (sequenzielle Nephronblockade)
- Leichte art. Hypertonie

Dosierung **p. o.:** 25–75 mg/d

Nebenwirkungen
- K^+- und Mg^{2+}-Verlust, metabolische Alkalose, verminderte Glukosetoleranz, Anstieg von Harnsäure und Blutfetten, Nierenfunktionsverschlechterung, besonders bei Hypovolämie
- Allergie, Pankreatitis (selten). Dosisabhängig 4- bis 7,7-fach erhöhtes Risiko für nichtmelanozytären Hautkrebs

Kontraindikationen Schwangerschaft, Stillzeit, Hypokaliämie. **Relative KI:** Gicht, Diabetes mellitus, Z. n. nichtmelanozytärem Hautkrebs. Bei GFR < 30 ml/Min. diuretisch unwirksam und Verschlechterung der Nierendurchblutung

> Gute Komb. mit ACE-Hemmern oder AT_1-Antagonisten bei art. Hypertonie.

6.16 Antiarrhythmika

6.16.1 Übersicht

Klassifikation Vaughan-Williams-Klassifikation (▶ Tab. 6.16) der Antiarrhythmika erfolgt entsprechend dem elektrophysiologischen Wirkmechanismus (Beeinflussung des Aktionspotenzials durch Wirkung auf Na^+-, K^+- und Ca^{2+}-Kanäle an der Zellmembran).

Tab. 6.16 Klassifikation der Antiarrhythmika nach Vaughan-Williams

Gruppe	Definition	Substanzen
IA	Verlängerung des Aktionspotenzials	Ajmalin, Prajmalin
IB	Verkürzung des Aktionspotenzials	Lidocain
IC	Keine Wirkung auf das Aktionspotenzial	Flecainid, Propafenon
II	Betablocker	Metoprolol (u. a.)
III	K^+-Antagonismus	Amiodaron, Sotalol
IV	Ca^{2+}-Antagonismus	Verapamil, Diltiazem

Weitere Antiarrhythmika, die sich nicht in dieses Schema einteilen lassen, sind Adenosin, Dronedaron, Digitalis, Vagolytika und Magnesium.

Proarrhythmogene Wirkung Bei jeder antiarrhythmischen Ther. ist die potenziell arrhythmogene Wirkung aller Antiarrhythmika zu beachten (Verschlechterung der Rhythmusstörung in 2–20 %). Möglich sind bradykarde (Sinusknotendysfunktion, AV-Block) Rhythmusstörungen sowie supraventrikuläre und ventrikuläre Tachykardien. Wichtig: Die proarrhythmogene Wirkung ist auf das Medikament beschränkt, d. h., eine Vorhersage, ob ein anderes Medikament der gleichen Klasse die gleiche Wirkung hervorruft, ist nicht möglich.

Definition von ventrikulärer Proarrhythmie
- Neuauftreten von VES
- Ventrikuläre Salven
- Anhaltende VT
- Torsade de pointes
- Kammerflimmern
- Verschlechterung der bestehenden Arrhythmie im LZ-EKG:
  - Zunahme der VES/h auf das 3- bis 10-Fache des Ausgangswerts
  - Auftreten von anhaltenden VT

Schwangerschaft Ind. für prophylaktische Ther. nur bei hämodynamisch wirksamen, Mutter und Kind gefährdenden tachykarden Rhythmusstörungen. Sonst nur Anfallsther.
- **Verboten:** Amiodaron und Diltiazem
- **Relativ sicher:** Propafenon, Betablocker, Verapamil, Digitalis

Therapierichtlinien
- Beschränkung auf wenige, in Wirkung und NW gut bekannte Antiarrhythmika
- Indikation zur Akutther.: Orientierung an Klinik und prognostischer Bedeutung der Herzrhythmusstörung (▶ 6.12)
- I. v. Gabe nur unter Monitorkontrolle
- Unterschiedlich ausgeprägter negativ inotroper Effekt aller Antiarrhythmika → Beachtung dieser NW, v. a. bei eingeschränkter Ventrikelfunktion
- Für eine Dauerther. immer besonders strenge Indikationsstellung; nichtmedikamentöse Alternativen (Katheterablation, ICD = **I**mplantable **C**ardioverter **D**efibrillator und Ablationsbehandlung) erwägen
- Besonders geeignet für die Dauerther.: Betablocker, evtl. Amiodaron (s. u.)
- Amiodaron oft noch wirksam, wenn andere Antiarrhythmika versagen, aber ausgeprägte NW

Therapiekontrolle
- Langzeit-EKG
- Ruhe-EKG (▶ 2.9.1): Dosisreduktion oder Absetzen bei Verlängerung der PQ-Zeit > 0,2 Sek., QRS-Komplex-Verbreiterung > 25 % im Vergleich zum Vor-EKG oder Verlängerung der frequenzkorrigierten QT-Zeit ($QT_{korr.}$ = gemessene QT-Zeit [Sek.]/RR-Abstand [Sek.] = 0,4–0,44)
- Belastungs-EKG
- Plasmaspiegelkontrolle (▶ 20.2)

6.17 Klasse-I-Antiarrhythmika

6.17.1 Wirkmechanismus

Reduktion der maximalen Anstiegsgeschwindigkeit des Aktionspotenzials durch Blockierung des schnellen Na^+-Einstroms und Abflachung der diastolischen Depolarisation durch alle Klasse-I-Antiarrhythmika. Damit Verlangsamung der Erregungsausbreitung und der Spontanautomatie.

- **Klasse-IA-Antiarrhythmika** verlängern zusätzlich das Aktionspotenzial. Dazu gehören Ajmalin und Prajmalin
- **Klasse-IB-Antiarrhythmika** verkürzen die Aktionspotenzialdauer, verlängern aber die Refraktärzeit. Unterdrückung ektoper Zentren. Weniger neg. inotrop als Klasse-IA-Antiarrhythmika. Hauptmedikament ist Lidocain, Phenytoin nur noch off label bei Digitalisintox. mit Herzrhythmusstörungen
- **Klasse-IC-Antiarrhythmika** wirken nicht auf die Dauer des Aktionspotenzials oder die Refraktärzeit, unterdrücken ektope Zentren und verlangsamen die Erregungsausbreitung. Substanzen: Flecainid und Propafenon. Strenge Ind.-Stellung für die Dauerther.

6.17.2 Ajmalin, Prajmalin

Wirkmechanismus

- **Klasse-IA-Antiarrhythmikum:** Ruhepotenzial 0, spontane Depolarisation (Autonomie) ↓, schnelles Aktionspotenzial ↓, Depolarisationsgeschwindigkeit ↓, Erregungsleitung ↓, Aktionspotenzialdauer ↑, effektive Refraktärzeit ↑, Gesamtrefraktärzeit ↑, langsames Aktionspotenzial 0, Kontraktionskraft ↓
- **Antiarrhythmischer Wirkungsort:** Sinusknoten +, Vorhof +, AV-Knoten +, His-Bündel ++, Ventrikel ++

Pharmakokinetik

- **Ajmalin:** orale Bioverfügbarkeit bei unvollständiger Resorption und ausgeprägtem First-Pass-Metabolismus gering → nur parenterale Gabe, Elimination: überwiegend hepatisch. HWZ 0,5–1 h, Wirkungseintritt nach 1–2 Min., Wirkdauer 15–30 Min. **Ther. Plasmakonzentration** 0,03–0,05 mg/l
- **Prajmalin:** orale Bioverfügbarkeit 50 %, HWZ 5–6 h, Verteilungsvolumen 2,5 l/kg, Plasmaproteinbindung 60 %. Elimination: überwiegend hepatisch, ca. 10 % unverändert renal

Indikationen WPW-Sy., supraventrikuläre Extrasystolie, Tachykardie, Vorhofflattern/-flimmern, schwerwiegende VT.

Dosierung

- **Ajmalin:**
  - **i. v.:** 50 mg = 1 Amp. à 10 ml langsam (2 ml/Min.) unter EKG-Kontrolle
  - **Perfusor:** 1 mg/kg/h, z. B. 60 kg schwerer Pat. 250 mg = 5 Amp. auf 50 ml NaCl 0,9 % mit 60 mg/h = 12 ml/h. Ther. nur bis zum Wirkungseintritt, max. 300 mg/12 h, anschließend Perfusorther. mit reduzierter Dosis (12–24 mg/h) oder Aufnahme der peroralen Behandlung mit Prajmalin in Erhaltungsdosis
- **Prajmalin: p. o.:** initial 3–4 × 20 mg/d für 2–3 d, dann Reduktion auf 2–4 × 10 mg/d (Erhaltungsdosis)

Nebenwirkungen
- Herzinsuff. , Bradykardie, Asystolie, AV-Block, Kammerflimmern
- Übelkeit, Erbrechen, Durchfall, Cholestase
- Agranulozytose, Thrombozytopenie

Kontraindikationen Bradykardie, schwere Herzinsuff., QT-Sy., AV-Block I.°, Schenkelblock ohne Schrittmacherschutz, Schwangerschaft.

Wechselwirkung
- Curareartige Mittel: verlängerte Relaxationszeit
- TAD, Neuroleptika: verstärken antiarrhythmische Wirkung

- Vorsicht bei Komb. mit Antiarrhythmika mit starker Leitungsverzögerung, z. B. Antiarrhythmika der Gruppen II, III und IV
- Keine Komb. innerhalb der Gruppe IA
- Im Gegensatz zu Chinidin keine anticholinerge Wirkung, daher keine Komb. mit Digitalis oder Verapamil bei Vorhofflimmern erforderlich. Keine Erhöhung des Digoxinspiegels. Bei Zunahme der QRS-Breite > 20 % Abbruch der Ther.
- Nicht mit Furosemid i. v. mischen → Ausflockung

6.17.3 Lidocain

Wirkmechanismus
- **Klasse-IB-Antiarrhythmikum:** Ruhepotenzial 0, spontane Depolarisation (Automatie) ↓, schnelles Aktionspotenzial ↓, Depolarisationsgeschwindigkeit ↓, Erregungsleitung ↓, Aktionspotenzialdauer ↓, effektive Refraktärzeit ↓, Gesamtrefraktärzeit ↑, langsames Aktionspotenzial 0, Kontraktionskraft ↓, Senkung des Katecholaminspiegels
- **Antiarrhythmischer Wirkort:** Sinusknoten +, Vorhof 0, AV-Knoten 0, His-Bündel 0, Ventrikel +

Pharmakokinetik Orale Bioverfügbarkeit bei ausgeprägtem hepatischem First-Pass-Metabolismus gering → nur parenterale Gabe. HWZ 1,6 h (α-Phase 15 Min.), Verteilungsvolumen 1,5 l/kg, Plasmaproteinbindung 65 %. Elimination: vorwiegend hepatisch, größtenteils über aktive Metaboliten Monoethylglycinxylidid (HWZ ca. 3 h) und Glycinxylidid. Wirkungseintritt nach 1–2 Min., Wirkdauer ca. 15–20 Min. **Ther. Plasmakonzentration** 2–5 mg/l (8,5–21,5 µmol/l)

Indikationen Reservemedikament bei:
- Schwerwiegenden sympt. ventrikulären tachykarden Rhythmusstörungen
- Ventrikulären Rhythmusstörungen infolge Glykosidintox.
- Intox. mit TAD
- „Torsade-de-pointes"-Tachykardie, falls Magnesium i. v. erfolglos

Dosierung
- **i. v.:** initial 1 Amp. à 100 mg, Wiederholungsinjektion nach 5–10 Min. möglich
- **Perfusor:** 1 Spezial-Amp. à 5 ml = 1.000 mg auf 50 ml NaCl mit 2–4 mg/kg/h ≅ 120–240 mg/h = 6–12 ml/h bei 70 kg. Bei schwerer Herzinsuff., Schock oder Leberinsuff. Dosisreduktion um 50 %. Max. 6 g/d

Nebenwirkungen
- Herzinsuff., VES, Kammerflimmern, Sinusarrest, AV-Blockierung
- ZNS: Tremor, Verwirrtheit, Krampfanfall, Koma

Kontraindikationen Lokalanästhetika-Unverträglichkeit, AV-Block II.°.

Wechselwirkungen
- Antiarrhythmika: Verstärkung der neg. inotropen Wirkung
- Cimetidin, Propranolol, Halothan: führen zu Wirkungsverstärkung

- Keine prophylaktische Gabe bei Herzinfarkt
- Auch in der Schwangerschaft anwendbar
- Komb. mit Antiarrhythmika der Klassen IA, II, III, IV möglich (z. T. Synergie)
- Automatie von Ersatzrhythmen wird durch Lidocain stark unterdrückt, daher kein Lidocain bei AV-Block mit ventrikulären Ersatzrhythmen applizieren!
- Stets auf ausgeglichenes Serum-K^+ achten
- Abnahme der hepatischen Elimination bei niedrigem HZV → Dosisreduktion

6.17.4 Flecainid

Wirkmechanismus
- **Klasse-IC-Antiarrhythmikum:** Ruhepotenzial 0, spontane Depolarisation (Automatie) ↓, schnelles Aktionspotenzial ↓, Depolarisationsgeschwindigkeit ↓, Erregungsleitung ↓, Aktionspotenzialdauer 0, effektive Refraktärzeit 0, Gesamtrefraktärzeit ↑, Kontraktionskraft ↓
- **Antiarrhythmischer Wirkungsort:** Sinusknoten +, Vorhof +, AV-Knoten ++, His-Bündel ++, Ventrikel ++

Pharmakokinetik Orale Bioverfügbarkeit 90 %, HWZ 14–20 h (interindividuell variabel: genetischer Polymorphismus, ↑ v. a. bei Herz- und Leberinsuff.), Verteilungsvolumen 10 l/kg, Plasmaproteinbindung 40 %. Elimination: 25–30 % unverändert renal (in Abhängigkeit vom Urin-pH, vermehrt bei saurem pH), Rest hepatisch zu teilweise schwächer wirksamen aktiven und inaktiven Metaboliten. **Ther. Plasmakonzentration** 0,2–1,0 mg/l (0,5–2,5 µmol/l)

Indikationen
- Schwere sympt. VES und Kammertachykardien
- Schwere sympt. supraventrikuläre Tachykardien bei AV-Reentry-Tachykardie
- WPW-Sy., paroxysmales Vorhofflimmern

Dosierung
- **p. o.:** 2 × 50–100 mg/d
- **i. v.:** 1 mg/kg über 5 Min. i. v. (Monitorkontrolle!). Beispiel bei 75 kg: 75 mg, ggf. nach 20 Min. erneute Injektion von 0,5 mg/kg KG über 5 Min. i. v.
- **Perfusor:** 5 Amp. à 5 ml = 250 mg auf 50 ml Glukose mit 1,6–3,3 ml/h = 8,0–16,5 mg/h
- Maximaldosis: 300–400 mg/d

Nebenwirkungen
- RR-Abfall, Herzinsuff., Bradykardie, AV-Block, VES, Kammerflattern
- Doppelbilder, Schwindel, Kopfschmerzen, Verwirrtheitszustand
- Übelkeit, Transaminasenanstieg, cholestatische Hepatitis

Kontraindikationen

- Nicht lebensbedrohliche Arrhythmie bei EF < 35 % (Herzinsuff., kardiogener Schock)
- Asympt. Rhythmusstörungen, Bradykardie, Sinusknoten-Sy.
- Pat. mit struktureller Herzerkr., Z. n. akutem Koronarsy.

Wechselwirkungen

- Digoxin: Plasmaspiegel ↑ um 15–25 %
- Propranolol: gegenseitige Erhöhung des Plasmaspiegels
- Amiodaron, Cimetidin: Plasmaspiegel ↑
- Phenytoin, Phenobarbital, Carbamazepin: Plasmaspiegel ↓
- Disopyramid: Wirkungsverstärkung

- Nicht einsetzen bei QT-Sy.!
- Vorsicht bei Komb. mit Substanzen mit starker Leitungsblockierung, z. B. Antiarrhythmika der Klassen IA und III
- Lange HWZ, daher keine optimale Steuerungsmöglichkeit bei initialer i. v. Ther.
- Ausgeprägte Leitungsblockierung, daher Vorsicht bei AV-Block oder Schenkelblock (Schrittmacherschutz)
- Ausgeprägte Verlangsamung der intraventrikulären Erregungsleitung, dadurch Induktion ventrikulärer Arrhythmien möglich
- Proarrhythmische Wirkung in 20 % der Fälle bei i. v. Applikation
- Komb. mit Betablockern vermindert Proarrhythmie
- Dosisreduktion bei ausgeprägter Niereninsuff. um 25 %
- Amp. nur mit Glukoselösung verdünnen, nicht mit NaCl!
- Reserveantiarrhythmikum bei lebensbedrohlichen und sonst therapierefraktären Rhythmusstörungen
- Spiegelkontrolle anstreben (▶ 20.2)

6.17.5 Propafenon

Wirkmechanismus

- **Klasse-IC-Antiarrhythmikum:** Ruhepotenzial 0, spontane Depolarisation (Automatie) ↓, schnelles Aktionspotenzial ↓, Depolarisationsgeschwindigkeit ↓, Erregungsleitung ↓, Aktionspotenzialdauer 0, effektive Refraktärzeit 0, Gesamtrefraktärzeit ↑
- **Antiarrhythmischer Wirkungsort:** Sinusknoten +, Vorhof +, AV-Knoten ++, His-Bündel ++, Ventrikel +

Pharmakokinetik Orale Bioverfügbarkeit dosisabhängig: bei 150 mg 10 %, bei 300 mg 30 %, bei 450 mg 55 %, orale Bioverfügbarkeit ↑ bei gleichzeitiger Nahrungsaufnahme, HWZ 3–10 h (interindividuell variabel bei genetischem Polymorphismus), Verteilungsvolumen 3,6 l/kg, Plasmaproteinbindung 80 %. Elimination: nahezu vollständiger hepatischer Metabolismus zu aktiven (5-OH-Propafenon) und inaktiven Metaboliten. Schneller Wirkungseintritt bei i. v. Gabe (noch während der Applikation), bei peroraler Gabe nach 30–60 Min. **Ther. Plasmakonzentration** 0,2–1,0 mg/l (0,6–3,0 μmol/l).

Indikationen WPW-Sy., paroxysmales Vorhofflimmern

Dosierung

- **p. o.:** 3 × 150–300 mg/d
- **i. v.:** 0,5–1 mg/kg über 3–5 Min. Bei 70 kg = ca. 35–70 mg = ½–1 Amp., 2. Applikation frühestens 90–120 Min. nach 1. Injektion
- **Perfusor:** 2½ Amp. = 175 mg auf 50 ml Glukose 5 % mit 12–30 mg/h = 3,4–8,5 ml/h.
- Tagesdosis: 560 mg i. d. R. ausreichend
- Bemerkung: möglichst frühzeitige Umstellung auf p. o. Ther.

Nebenwirkungen

- RR-Abfall, Bradykardie, AV-Block, VES, Kammerflattern
- Bronchialobstruktion (bei hoher Dosierung)
- Spermatogenesehemmung
- Bitterer Geschmack, Übelkeit, Erbrechen, Cholestase
- Exogene Psychose, Kopfschmerzen
- Allergie

Kontraindikationen Schwere Herzinsuff., schwere strukturelle Herzerkr., Bradykardie, SA- oder AV-Block II.° und III.°, Sinusknotensy., schwere Bronchialobstruktion.

Wechselwirkungen

- Starker Hemmer arzneimittelabbauender Enzymsysteme in der Leber, WW mit vielen Arzneimitteln zu erwarten
- Digoxin-, Propranolol- und Metoprololspiegel ↑
- Cimetidin erhöht Propafenonspiegel

- Betablockerartige Wirkung bei obstruktiver Lungenerkr. → Bronchialobstruktion!
- I. v. Gabe nur unter EKG-Kontrolle
- Möglichst keine Komb. mit Substanzen mit starker Leitungsblockierung, z. B. Antiarrhythmika der Klassen IA und III
- Bei QT-Verlängerung oder QRS-Verbreiterung > 20 % Propafenon absetzen
- Vorsicht bei Schenkelblock
- Kumulation bei starker Niereninsuff. (Metabolit) sowie Leberinsuff. (Propafenon)
- Einsatz in der Schwangerschaft bei strenger Indikation möglich
- Mischung nur mit Glukose 5 %, bei NaCl 0,9 % erfolgt Ausfällung!

6.18 Betablocker (Klasse-II-Antiarrhythmika)

6.18.1 Übersicht

Die β-blockierenden Substanzen unterscheiden sich hinsichtlich ihrer Kardioselektivität, ihrer β-stimulierenden Eigenwirkung (intrinsische sympathomimetische Aktivität), ihrer Hydro- oder Lipophilie und ihrer membranstabilisierenden Wirkung ▶ Tab. 6.17. Substanzen ▶ Tab. 6.18.

- Intrinsische sympathomimetische Aktivität (ISA): partieller Betarezeptoren-Agonismus bei Bradykardie und pAVK erwünscht, bei akutem Koronarsy. unerwünscht

- Kardioselektivität: geringere bronchiale und andere systemische NW
- Lipophilie: mehr zentralnervöse NW
- Membranstabilisierende Wirkung: bei Rhythmusstörungen erwünscht
- Sonderfall Sotalol (▶ 6.18.2): Betablocker mit Klasse-III-Eigenschaften (Verlängerung des Aktionspotenzials)
- Sonderfall Nebivolol: β_1-selektiver Blocker mit zusätzlicher NO-Freisetzung (Gefäßerweiterung)
- Sonderfall Carvedilol (▶ 6.18.4): Betablocker mit zusätzlicher α_1-Blockade: Indikation bei essenzieller Hypertonie und chron. Herzinsuff.

Wirkmechanismus Hemmung der durch Betarezeptoren vermittelten Katecholaminwirkung: Senkung der Sinusfrequenz und der AV-Überleitung sowie membranstabilisierende Wirkung mit Unterdrückung ektoper Zentren (▶ Tab. 6.17).

Tab. 6.17 Wirkprofile der Betablocker [R318]

Substanz	Kardio-selektivität	ISA*	Membranstabili-sierende Wirkung	Lipophilie (L), Hydrophilie (H)	HWZ (h)
Propranolol	–	–	+	L	4
Metoprolol	+	–	–	L	3–6
Pindolol	–	+	–	L	3–4
Sotalol	–	–	–	H	13
Atenolol	+	–	–	H	6–8
Nebivolol	+	–	–	L	10–30

* Intrinsische sympathomimetische Aktivität

6

Pharmakokinetik Gute Resorption bei p.o. Applikation (70–90 %). Bioverfügbarkeit und Elimination von Lipophilie abhängig: je lipophiler, desto geringere Bioverfügbarkeit („First-Pass-Effekt") und geringere renale Elimination (▶ Tab. 6.18). **Cave:** Bis zu 10 % der Bevölkerung sind Langsammetabolisierer für Betablocker, die über Cytochrom P450 metabolisiert werden (gilt v. a. für Metoprolol, teils für Carvedilol und Nebivolol). Daher bis zu 5-fach höhere Plasmakonzentrationen! Stärkere Wirkung, vermehrt NW.

Tab. 6.18 Pharmakologische Daten der Betablocker

Medikament	Wirkung	Pharmakokinetik
Propranolol	Kompetitive Hemmung der β_1- und β_2-Rezeptoren, keine intrinsische sympathomimetische Aktivität; Membranstabilisierung **Antiarrhythmischer Wirkort:** Sinusknoten +, Vorhof +, AV-Knoten ++, His-Bündel 0, Ventrikel 0	Orale Bioverfügbarkeit 10–50 % (variabel bei hepatischem First-Pass-Metabolismus), HWZ 4 h, Verteilungsvolumen ca. 4 l/kg KG, Plasmaproteinbindung 85 %. Elimination: hepatisch, teilweise zum aktiven Metaboliten 4-OH-Propranolol (kürzere HWZ als Propranolol), Wirkungseintritt wenige Min. nach i. v. Applikation

Tab. 6.18 Pharmakologische Daten der Betablocker *(Forts.)*

Medikament	Wirkung	Pharmakokinetik
Metoprolol	Selektive Blockierung der β_1-Rezeptoren, keine unspezifische Membranwirkung, keine intrinsische sympathomimetische Aktivität **Antiarrhythmischer Wirkort:** Sinusknoten +, Vorhof +, AV-Knoten ++, His-Bündel 0, Ventrikel 0	Orale Bioverfügbarkeit ca. 40 % (hepatischer First-Pass-Effekt), HWZ 3–6 h (interindividuell variabel bei genetischem Polymorphismus), Verteilungsvolumen 4 l/kg KG, Plasmaproteinbindung 12 %, Elimination: überwiegend hepatisch teilweise zu schwächer wirksamen aktiven Metaboliten
Nebivolol	Hohe β_1-Selektivität, Freisetzung von endogenem Stickoxid (NO) mit konsekutiver Vasodilatation, keine intrinsische sympathomimetische Aktivität **Antiarrhythmischer Wirkort:** Sinusknoten +, Vorhof 0, AV-Knoten +, His-Bündel 0, Ventrikel 0	Orale Bioverfügbarkeit bis 90 %, Lipophilie, First-Pass-Effekt ++, Plasma-HWZ 22 h, aktive Metaboliten ++, Eliminations-HWZ 10–25 h, Elimination: hepatisch, < 1 % renal, Bioverfügbarkeit ist stark abhängig von genetischer Metabolisierungskapazität (individuell variierend von 12–96 %!). Metabolisierung über Cytochrom P450 (hohe Plasmakonzentrationen bei Langsammetabolisierern in 10 %)
Atenolol	Selektive Blockierung der β_1-Rezeptoren, keine unspezifische Membranwirkung, keine intrinsische sympathomimetische Aktivität **Antiarrhythmischer Wirkort:** Sinusknoten +, Vorhof +, AV-Knoten ++, His-Bündel 0, Ventrikel 0	Orale Bioverfügbarkeit ca. 50 % (hydrophiler Wirkstoff → unvollständige Resorption), HWZ 6–8 h, Verteilungsvolumen 1 l/kg KG, Plasmaproteinbindung 5 %. Elimination: 90 % unverändert renal, Rest hepatisch
Sotalol	Antiarrhythmikum der Klasse III (Verlängerung der Aktionspotenzialdauer) mit gleichzeitiger β_1- und β_2-Blockierung wie bei Klasse II **Antiarrhythmischer Wirkort:** Sinusknoten +, Vorhof +, AV-Knoten ++, His-Bündel 0, Ventrikel +	Orale Bioverfügbarkeit annähernd 100 %, HWZ 13 h, Verteilungsvolumen 1,5 l/kg KG, Plasmaproteinbindung 10 %. Elimination: fast vollständig unverändert renal. Ther. Plasmakonzentration 0,8–2,7 mg/l (3–10 µmol/l)
Esmolol	Selektive Blockierung der β_1-Rezeptoren, keine intrinsische sympathomimetische Aktivität, keine membranstabilisierende Wirkung **Antiarrhythmischer Wirkort:** Sinusknoten +, Vorhof +, AV-Knoten ++, His-Bündel 0, Ventrikel 0	Nur parenterale Gabe, **HWZ 8 Min.,** Verteilungsvolumen 2 l/kg KG, Plasmaproteinbindung 55 %. Elimination: renale Ausscheidung inaktiver Metaboliten nach Hydroxylierung in den Erythrozyten
Carvedilol	Kompetitiver Rezeptorantagonist, β- und α_1-Blockade, keine ISA	Schnelle Resorption, HWZ 6–10 h, hepatische Elimination

Indikationen ▶Tab. 6.19

- Z. n. akutem Koronarsy., chron. KHK, chron. Herzinsuff.
- Art. Hypertonus
- Supraventrikuläre Tachykardien, belastungsinduzierte VT
- QT-Sy.
- Hypertrophe obstruktive Kardiomyopathie (HOCM)
- Rhythmusstörungen durch TAD
- Digitalisüberdosierung mit supraventrikuläer Ektopie
- Hyperthyreose

Tab. 6.19 Differenzialindikation der Betablocker

Erkrankungen	Betablocker
Chron. obstruktive Lungenerkr./ Asthma bronchiale	Betablocker kontraindiziert; wenn trotzdem nötig: kardioselektiv, Nebivolol
Chron. Herzinsuff.	Kardioselektiv, Carvedilol (α_1- u. β-Blocker)
Diab. mell.	Kardioselektiv
Essenzielle Hypertonie	Je nach Begleiterkr. (α_1- u. β-Blocker)
Akutes Koronarsy.	Keine ISA*
Hyperthyreose	Kardioselektiv, keine ISA oder Propranolol
PAVK	Kardioselektiv + ISA, Nebivolol
Phäochromozytom (nach Vorbehandlung mit Alphablockern)	Keine ISA
Sinusbradykardie, AV-Block I.°	ISA
Zentralnervöse NW	Hydrophilie

* Intrinsische sympathomimetische Aktivität

Cave

- Bei chron. Herzinsuff. kommt es unter Betablockern zur Verbesserung der linksventrikulären Funktion und der Prognose. Therapieindikation bei klinisch stabilen Pat. mit RR syst. > 100 mmHg und Herzfrequenz > 60/Min. Vorsichtige Titration der Betablockerdosis unter Beachtung einer sich möglicherweise verstärkenden Herzinsuff.
- Gute Kombinationsmöglichkeit mit IC-Antiarrhythmika bei Beachtung der sich z. T. verstärkenden NW (Bradykardie, AV-Block, Herzinsuff.)

Dosierung ▶Tab. 6.20

Nebenwirkungen

- Bradykarde Herzrhythmusstörungen, Verstärkung einer Herzinsuff., RR-Abfall
- Verstärkung peripherer Durchblutungsstörungen (Raynaud-Phänomen)
- Bronchialobstruktion
- Übelkeit, Diarrhö, Obstipation
- Muskelschwäche, Müdigkeit, depressive Verstimmung

Tab. 6.20 Ther. Einsatz von Betablockern

Medikament	Indikation	Dosierung	Bemerkungen
Propranolol	Hyperthyreose mit Sinustachykardie, portale Hypertonie mit Ösophagusvarizen	3 × 10 bis 4 × 80 mg p.o.	Gute Steuerbarkeit wegen rel. kurzer HWZ, in Schwangerschaft besser β_1-selektive Betablocker
Metoprolol	KHK, ACS, art. Hypertonie, Tachykardien, chron. Herzinsuff.	**p.o.:** 2 x 50–100 mg/d **i.v.:** langsam 5–10 mg	Evtl. Bronchialobstruktion, Anwendung in der Schwangerschaft erlaubt
Nebivolol	Art. Hypertonie	1 × 5 mg	Vorteile bei pAVK, COPD, Diab. mell., Fettstoffwechselstörungen
Atenolol	KHK, supraventrikuläre Tachykardie, art. Hypertonie	**p.o.:** 25–100 mg/dl **i.v.:** 2,5 mg langsam, max. 0,15 mg/kg KG/d	Aufgrund der Hydrophilie weniger ZNS-NW
Sotalol	Schwere Tachykardien, WPW-Sy.	**p.o.:** 3 x 40–80 mg/d **i.v.:** 20 mg über 5 Min.	KI bei QT- Sy., Postmyokardinfarkt, COPD, AV-Block
Esmolol	Supraventrikuläre Tachykardie	0,5 mg/kg in 1 Min. i.v., dann 50 µg/kg/Min. über 4 Min., Steigerung bis max. 200 µg/kg/Min.	Evtl. starker RR-Abfall, Gabe für max. 48 h, streng auf korrekte i.v. Gabe achten
Carvedilol	KHK, chron. Herzinsuff., art. Hypertonie	3,125–25 mg/d, langsame Dosissteigerung	Starke WW v.a. mit Narkotika, MAO-Hemmern

- Impotenz
- Allergie
- Thrombozytopenie, Leukozytopenie

! Bei abruptem Absetzen der Betablocker Gefahr eines Betablocker-Entzugssy. mit Tachykardie, Ang. pect., Herzinfarkt und Herzrhythmusstörungen → langsame Dosisreduktion

! Betablocker können spastische Ang. pect. auslösen

Antidote
- Bradykardie: Atropin, Orciprenalin
- Hypotonie: Adrenalin
- Bei schweren kardialen NW (Intox. ▶ 19.2.15): Glukagon (▶ 19.3.5), β-Sympathomimetikum
- Bei Obstruktion: Aminophyllin bzw. β_2-Sympathomimetikum (▶ 7.2)

Kontraindikationen
- Sinusknoten-Sy., AV-Block II.° und III.°, nicht mit Alphablockern vorbehandeltes Phäochromozytom (Gefahr hypertensiver Krisen)
- Relative KI: Asthma bronchiale, obstruktive Bronchitis, AV-Block I.° (bis PQ-Zeit < 0,23 Sek.)

Wechselwirkung

- Antidiabetika: Verstärkung der hypoglykämischen Wirkung mit Maskierung der Symptome der Unterzuckerung
- Ca^{2+}-Antagonisten (außer Nifedipin) und andere Antiarrhythmika: Verstärkung des kardiodepressiven Effekts
- Antihypertensiva: RR ↓ verstärkt
- Cimetidin: Serumspiegel ↑ der Betablocker um 50 %

> - Vorsicht bei Komb. mit Antiarrhythmika mit starker Leitungsblockierung (Klasse IA, Klasse III)
> - Anwendung in der Schwangerschaft erlaubt
> - Bei gleichzeitiger Ther. mit Ca^{2+}-Antagonisten nicht i. v. applizieren

6.18.2 Sotalol

Wirkmechanismus ▶ Tab. 6.20

Indikationen

- Schwerwiegende supraventrikuläre tachykarde Herzrhythmusstörung
- WPW-Sy.
- Rezidivprophylaxe von Vorhofflimmern nach elektrischer Kardioversion

Dosierung

- **p. o.:** 1 × 80–160 mg/d, bei VT 3 × 40–80 mg/d
- **i. v.:** 20 mg über 5 Min., Wiederholung nach 20 Min.: 20 mg mit 1 mg/Min. unter Monitorkontrolle!
- **Perfusor:** 2 Amp. = 80 mg auf 50 ml NaCl 0,9 % z. B. mit 6 ml/h
- **Maximaldosis:** 1,5 mg/kg KG bei 70 kg KG

Nebenwirkungen

- Bradykardie, geringe Herzinsuff., AV-Block, Verlängerung der QT-Zeit
- RR-Abfall
- Bronchialobstruktion
- ZNS: Depression, Müdigkeit, Halluzinationen

Kontraindikationen

- Bradykardie, AV-Block II.° + III.°, QT-Verlängerung
- Postmyokardinfarkt, kardiogener Schock
- Obstruktive Lungenerkr.
- Allergie gegen Sotalol, Sulfonamide

Wechselwirkungen

- Antiarrhythmika der Klassen IA, IC, IV: verstärkte Leitungsblockierung
- Antidiabetika: verstärkte Hypoglykämie möglich
- Antihypertensiva: RR-Abfall

> - Nicht bei QT-Sy. einsetzen!
> - Gute Wirksamkeit bei ventrikulären und supraventrikulären Rhythmusstörungen
> - Sehr gute Wirkung auf den Vorhof schon bei niedriger Dosierung
> - Lange HWZ (abhängig von der Nierenfunktion), daher schlechte Steuerbarkeit bei evtl. erforderlichem Wechsel auf ein anderes Antiarrhythmikum

- Dosisreduktion bei Niereninsuff. (▶ 20.4)
- Bei Überdosierung oder Intox.: Elimination durch Hämodialyse
- „Torsade-de-pointes"-Tachykardien, v. a. bei Hypokaliämie oder Überdosierung möglich
- Bei Überdosierung auftretende ventrikuläre Rhythmusstörungen sprechen auf Lidocain gut an
- Gabe in der Schwangerschaft unter strenger Indikation möglich

6.18.3 Esmolol

Wirkmechanismus ▶ Tab. 6.20

Indikationen Supraventrikuläre Tachykardie.

Dosierung **i. v.:** initial 0,5 mg/kg in 1 Min., danach 50 µg/kg/Min. für 4 Min., bei Erfolglosigkeit erneut Initialdosis und 100 µg/kg/Min., Steigerung alle 4 Min. um 50 µg/kg/Min. und jeweils erneut Initialdosis. Maximale Erhaltungsdosis: 200 µg/kg/Min.

Nebenwirkungen ▶ 6.18.1, ausgeprägte Hypotonie, bei Dosis > 200 µg/kg/Min. selten Tachykardien.

Kontraindikationen ▶ 6.18.1

Wechselwirkung
- Antihypertensiva: RR-Abfall
- Succinylcholin: Verlängerung der Muskelrelaxation

- Bei intraart. Gabe Thrombosierung, bei paravenöser Gabe Nekrosen möglich!
- Nach erfolgreicher Ther. rasche Umstellung auf orale Ther. mit anderen Betablockern zur Rezidivprophylaxe
- Max. Anwendungsdauer 48 h

6.18.4 Carvedilol

Wirkmechanismus ▶ Tab. 6.20

Indikationen
- Essenzielle Hypertonie
- Chron. Herzinsuff.
- Koronare Herzkrankheit

Dosierung
- **p. o.:** 1. und 2. d je 12,5 mg, danach 25 mg/d p. o.
- Frühestens nach 14 d Erhöhung auf 50 mg/d
- Maximaldosis: 50 mg/d, max. Einzeldosis 25 mg
- Bei Herzinsuff. Beginn mit 2 × 3,125 mg/d p. o., langsame Steigerung

Nebenwirkungen
- Ang. pect., Bradykardie, AV-Blockierungen
- Orthostatische Hypotonie mit Schwindelanfällen, Synkopen
- Claudicatio intermittens und Raynaud-Sy. können zunehmen
- Bronchospasmus

- Bauchschmerzen, Übelkeit, Durchfall, Verstopfung, Erbrechen
- Schwindel, Übelkeit, Kopfschmerzen, Müdigkeit
- **Selten:** allergische Reaktionen, Depressionen, Schlafstörungen, Sehstörungen, Augenreizungen, Parästhesien, Gliederschmerzen, Potenzstörungen, Transaminasenanstieg, Verstärkung von Herzinsuff., Thrombopenie, Leukopenie

Kontraindikationen
- Asthma bronchiale; chron. obstruktive Bronchitis
- Cor pulmonale, Sick-Sinus-Sy.; SA-Block; AV-Block II.° und III.°, Bradykardie < 55/Min.
- Schock, metabolische Azidose
- Keine Komb. mit MAO-Hemmer
- Bei Phäochromozytom Gabe erst nach α-Blocker-Ther.

Wechselwirkungen
- **Cave:** zusammen mit Narkotika ausgeprägte neg. Inotropie möglich
- Antihypertensive Wirkung anderer Medikamente kann verstärkt werden
- Antiarrhythmika, Ca^{2+}-Antagonisten, Clonidin, Guanethidin, Guanfacin, Methyldopa, Reserpin: RR- und Herzfrequenz-Abfall
- Barbiturate, Phenothiazine, TAD, Alkohol, gefäßerweiternde Medikamente: verstärken antihypertensive Wirkung
- Clonidin darf erst einige Tage nach Absetzen von Carvedilol stufenweise abgesetzt werden
- Rifampicin vermindert die systemische Verfügbarkeit von Carvedilol
- Digitalis: Überleitungsstörungen
- Digoxinspiegel im Serum ↑
- Insulin und orale Antidiabetika: werden in ihrer Wirkung verstärkt

- Reaktionsvermögen oft vermindert
- Medikation bei geplanter Narkose dem Anästhesisten mitteilen
- Wenig Erfahrungen bei labiler oder organbedingter Hypertonie, instabiler Ang. pect., kompletten Schenkelblockbildern, pAVK III–IV, Niereninsuff., Herzinfarkt < 6 Mon.
- Verbessert die Prognose bei Herzinsuff.
- Bei bis zu 10 % verzögerte Metabolisierung → verstärkte Wirkung, vermehrt NW

6.19 Klasse-III-Antiarrhythmika

6.19.1 Übersicht

Klasse-III-Antiarrhythmika verlängern das Aktionspotenzial durch Hemmung des Kalium-Ausstroms in der Repolarisationsphase.
Die wichtigsten Vertreter sind:
- Amiodaron (▶ 6.19.2)
- Sotalol (▶ 6.18.2): Betablocker mit Klasse-III-Eigenschaften
- Dronedaron (▶ 6.21): nichtjodierter Amiodaronabkömmling

6.19.2 Amiodaron

Wirkmechanismus Selektive Verlängerung des Aktionspotenzials

Pharmakokinetik Orale Bioverfügbarkeit bei unvollständiger Resorption und hepatischem First-Pass-Metabolismus ca. 40 %, **HWZ bei Langzeitther. 52 d** (14–107 d), Verteilungsvolumen 60–70 l/kg (Akkumulation in vielen Körpergeweben), Plasmaproteinbindung 96 %. Elimination fast ausschließlich durch hepatischen Metabolismus. Wirkungseintritt nach 4–6 d bei oraler Aufsättigung. **Ther. Plasmakonz.** im „Steady-State" 0,5–3,0 mg/l (0,8–4,7 µmol/l).

Indikationen
- Sympt. ventrikuläre tachykarde Herzrhythmusstörungen
- Sympt. supraventrikuläre Tachykardien (Vorhofflimmern und -flattern, AV-Knoten-Reentry-Tachykardie)
- WPW-Sy.

Dosierung
- **p. o.:** 8–10 Tage 1 × 600–1.200 mg/d bis zur Gesamtdosis von ca. 13 g (Sättigungsdosis). Erhaltungsdosis 200–600 mg/d (evtl. mit Wochenendpause)
- **i. v.** (nur zur Ther.-Einleitung): 5 mg/kg KG über mind. 3 Min. oder Kurzinfusion: 300 mg = 2 Amp. à 150 mg in 250 ml Glukose 5 % (1,2 mg/ml) über 20 Min. Beispiel bei 60 kg: mit 125–750 ml/h
- Anschließend Erhaltungsdosis: 10 mg/kg KG = 600 mg. Beispiel bei 60 kg: 600 mg (= 4 Amp. à 150 mg) in 500 ml Glukose 5 % → 20 ml/h in 24 h über 6 d.

Nebenwirkungen
- Schwere NW in 10 %!
- Bradykardie, Sinusarrest, AV-Block, RR-Abfall, Herzinsuff.
- Lungenfibrose
- Hornhautablagerungen (bilden sich 6–12 Mon. nach Absetzen zurück)
- ZNS: Kopfschmerzen, Schlafstörungen, Albträume, Tremor, Ataxie, periphere Neuropathie, Muskelschwäche
- Photosensibilisierung: Hyperpigmentierung, Erythema nodosum, Sonnenbrand
- GIT: cholestatische Hepatose, Übelkeit, Erbrechen, Völlegefühl, Obstipation

6

Beeinflussung der Schilddrüsenfunktion
Wegen Jodgehalt von 37 % und Hemmung der peripheren Konversion von T_4 zu T_3 Gefahr von Schilddrüsenfunktionsstörungen (hyperthyreote Krise bei Schilddrüsenautonomie, Hyperthyreose, Hypothyreose). Typische Laborkonstellation Low-T_3-high-T_4-Sy. (T_3 ↓, T_4 und rT_3 ↑). Diagnose und Ther. von amiodaroninduzierten Schilddrüsenfunktionsstörungen schwierig, da Amiodaron auch Schilddrüsenfunktionstests stört, ohne dass eine klinische Schilddrüsenfunktionsstörung vorliegen muss.

Kontraindikationen Sinusbradykardie, AV-Block, Sinusknotensy., Schilddrüsenerkr., Jodallergie, Lungenerkr., Schwangerschaft, gleichzeitige Einnahme von MAO-Hemmern.

Wechselwirkungen
- Digoxin-, Chinidin-, Flecainid-, Phenytoinspiegel ↑
- Kumarin: wirkt verstärkt
- Betablocker und Ca^{2+}-Antagonisten: additiver Effekt auf Sinus- und AV-Knoten

- Vorsicht bei Komb. mit Klasse-IA-, -IC-, -II-, -IV-Antiarrhythmika (Leitungsblockierung)
- Vorsicht bei Aufsättigung: tägl. QT-Zeit-Kontrolle
- Vor Ther.: Schilddrüsenfunktion (fT_3, fT_4, TSH basal), Lungenfunktion, Augenarzt
- Schlechte Steuerbarkeit wegen extrem langer HWZ
- Nur sehr langsame Rückbildung der NW nach Reduktion oder Absetzen
- Bei Aufenthalt in der Sonne Lichtschutz nötig
- Bei Verschlechterung der Lungenfunktion oder Polyneuropathie absetzen
- kein Einsatz bei QT-Sy.
- Keine Mischung mit anderen Medikamenten, nur Auflösung in Glukose 5 % möglich
- Beschleunigte Elimination bei Überdosierung durch Cholestyramin (Unterbrechung des enterohepatischen Kreislaufs)

6.20 Kalziumantagonisten (Klasse-IV-Antiarrhythmika)

6.20.1 Übersicht

Diltiazem ▶ 6.14.4

Wirkmechanismus Ca^{2+}-Antagonisten (Klasse-IV-Antiarrhythmika) blockieren die langsamen Ca^{2+}-Kanäle und damit den Ca^{2+}-Einstrom in die Zelle. Unterschiedliches Wirkprofil (▶ Tab. 6.21): Antiarrhythmisch wirksam sind Diltiazem (▶ 6.14.4) und Verapamil (▶ 6.20.2) durch negativ chronotrope Wirkung auf den Sinusknoten und negativ dromotrope Wirkung auf den AV-Knoten. Nachlastsenkung, verminderte Kontraktilität.

6

Tab. 6.21 Wirkprofil der Kalziumantagonisten

	Antianginöse Wirkung	Herzfrequenz	Antiarrhythmischer Effekt	PQ-Zeit	Kontraktilität	Blutdruck
Nifedipin	+++	↑	↔	↔	↔	↓↓↓
Diltiazem	+++	↔/↓	+	↑	↓	↓↓
Verapamil	+	↓	+++	↑↑	↓↓	↓

Pharmakokinetik Gute p. o. Resorption (90 %), wegen hohen „First-Pass-Effekts“ unterschiedliche Bioverfügbarkeit (Diltiazem 40 %, Verapamil 20 %). Weitgehende hepatische Metabolisierung, renale Elimination.

Indikationen Supraventrikuläre Tachykardien, art. Hypertonie, KHK, Z. n. Herzinfarkt.

Nebenwirkungen

- Neg. Inotropie, RR-Abfall durch Nachlastsenkung, bradykarde Herzrhythmusstörungen (außer Nifedipin), z. B. Sinusbradykardie, SA- und AV-Block
- Kopfschmerzen, Übelkeit, Erbrechen

- Hautrötung, Juckreiz, Beinödeme; Venenreizung bei i. v. Gabe
- Allergie

Kontraindikationen
- WPW-Sy. mit Vorhofflimmern (mögliches Auslösen von Kammerflimmern!)
- Bradykarde Herzrhythmusstörungen (außer Nifedipin), Sinusknotensy.
- Höhergradige Herzinsuff., Hypotonie
- Gleichzeitige Gabe von Betablockern (nur in Ausnahmefällen, nie i. v.)
- Schwangerschaft

6.20.2 Verapamil

Wirkmechanismus **Antiarrhythmischer Wirkort** Sinusknoten +, Vorhof +, AV-Knoten ++, His-Bündel 0, Ventrikel 0.

Pharmakokinetik Orale Bioverfügbarkeit 20 % bei ausgeprägtem First-Pass-Metabolismus (Bioverfügbarkeit ca. 40 % bei Dauermedikation durch Sättigungseffekt), HWZ bei Therapiebeginn 4,5 h, bei Dauerther. 9 h, Verteilungsvolumen 4 l/kg, Plasmaproteinbindung 90 %. Elimination: hepatischer Abbau zu pharmakologisch schwächer wirksamen aktiven (Norverapamil) und inaktiven Metaboliten. **Ther. Plasmakonzentration** 0,02–0,1 mg/l (0,04–0,2 μmol/l).

Indikationen
- Paroxysmale supraventrikuläre Tachykardie
- Vorhoftachykardie mit wechselnder schneller Überleitung
- Absolute Arrhythmie mit schneller Überleitung
- Supraventrikuläre Extrasystolie bei Ischämie
- Chron. KHK, Prinzmetal-Angina
- Hypertrophe obstruktive Kardiomyopathie
- Art. Hypertonie
- Raynaud-Sy.
- Antagonisierung der tachykarden Wirkung von β-Sympathomimetika bei medikamentöser Wehenhemmung und Theophyllinther.

Dosierung
- **p. o.:** 2 × 120–240 mg/d **retardiertes** Verapamil
- **i. v.:** 5 mg über 2–3 Min., Wiederholung nach 15 Min. möglich
- **Perfusor:** 2 Amp. à 20 ml = 100 mg auf 50 ml NaCl 0,9 % mit 2–5 ml/h. Max. Dosierung 10 mg/h = 5 ml/h
- Maximale i. v. Tagesdosis: 100 mg!

Nebenwirkungen
- AV-Block, Bradykardie, Herzinsuff., RR-Abfall
- Obstipation
- Selten: Allergie, Gynäkomastie, Gingivahyperplasie

Kontraindikationen Schwere Herzinsuff., Sinusknotensy., SA-Block und AV-Block II.° und III.°, Vorhofflimmern/-flattern bei WPW-Sy.

Wechselwirkungen
- Digoxinspiegel im Serum ↑
- Antikoagulanzien und Thrombozytenaggregationshemmer: Blutungsgefahr durch Plättchenaggregationshemmung
- Betablocker: Wirkungsverstärkung

- Vorsicht bei Vorhofflimmern/-flattern bei WPW-Sy. (Kammertachykardie bzw. Kammerflimmern möglich!)
- Keine i. v. Komb. mit Betablocker!
- Keine Komb. mit Antiarrhythmika mit ausgeprägter Leitungsblockierung
- Geringe Wirkung auf Sinustachykardie, daher geringe Wirkung bei z. B. postop. Sinustachykardien
- Nicht in der frühen Schwangerschaft anwenden
- Dosisreduktion bei Leberinsuff.
- Keine Mischung mit alkoholischen Lösungen (Ausfällung)
- **Antidot:** Volumen, Atropin, Orciprenalin

6.21 Dronedaron

Wirkmechanismus Blockade von Na^+-, K^+-, Ca^{2+}-Kanälen („multi channel blocker"), antiadrenerg wirksam.

Pharmakokinetik Bioverfügbarkeit 15 %, gute Resorption (70 %), First-Pass-Metabolismus, **HWZ 25–30 h.** Elimination < 10 % renal, > 80 % über Fäzes, Metabolisierung über Cytochrom P3A4 (10–30 % aktive Metaboliten).

Indikationen Erhalt von Sinusrhythmus nach Konversion bei klinisch stabilen Erwachsenen.

Dosierung **p. o.:** 2 × 400 mg/d.

Nebenwirkungen Herzinsuff., Sinusbradykardie, AV-Block, GIT-Symptome, Leberwerterhöhung, selten akutes Leberversagen, Hornhautablagerungen (bilden sich 6–12 Mon. nach Absetzen zurück), Geschmacksstörung, Allergie.

6

Kontraindikationen Überempfindlichkeit, AV-Block, Sinusknoten-Sy., QT-Verlängerung, Herzinsuff. NYHA III–IV, schwere Leber- und Nierenfunktionsstörung, Schwangerschaft, Stillzeit.

Wechselwirkungen Bei gleichzeitiger Einnahme von CYP3A4-Substraten (Ketoconazol, Itraconazol, Fluconazol, Clarithromycin, Ciclosporin, Ritonavir, Phenothiazine, trizykl. Antidepressiva, Grapefruitsaft).

- Teure Alternative zu Amiodaron, Rezidive des Vorhofflimmerns werden schlechter verhindert.
- Kein Einsatz bei permanentem Vorhofflimmern oder höhergradiger Herzinsuff.
- Viele relevante Interaktionen.
- Reservemedikament.

6.22 Herzglykoside

Wirkmechanismus Ca^{2+}-Einstrom in die Herzmuskelzelle (positiv inotrope Wirkung), Verlängerung der Refraktärzeit des Vorhofs (neg. chronotrop) und der AV-Überleitung (neg. dromotrop), dadurch Senkung der Kammerfrequenz bei supraventrikulären Tachykardien. Zunahme der Reizbildung (pos. bathmotrop). Für den antiarrhythmischen Effekt sind höhere Dosen nötig als für den pos. inotropen Effekt.

Pharmakokinetik ▶ Tab. 6.22.

Tab. 6.22 Pharmakokinetische Eigenschaften von Herzglykosiden

Substanz	Digoxin	Digitoxin
Resorption	90 %	90–100 %
Bioverfügbarkeit	85 %	90 %
Wirkungseintritt • Orale Applikation • I.v. Applikation	 2–3 h 10–30 Min.	 3–5 h 30–120 Min.
Plasmaproteinbindung	20–30 %	95 %
Abklingquote	20 %	7 %
Elimination	80 % renal	70–100 % hepatisch
HWZ	1,5 d	7,5 d
Ther. Plasmaspiegel	0,7–2,0 µg/l (0,9–2,6 nmol/l)	13–25 µg/l (17–33 nmol/l)

Indikationen

- Supraventrikuläre Tachykardien, v. a. Tachyarrhythmia absoluta bei Vorhofflimmern oder -flattern
- Chron. Herzinsuff. NYHA III–IV

Dosierung ▶ Tab. 6.23

Tab. 6.23 Dosierung und Wechselwirkungen von Herzglykosiden

Substanz	Dosierung	Wechselwirkungen
Digoxin	**i. v. (schnelle Aufsättigung):** initial 2 × 0,25 mg, danach Gabe der Sättigungsdosis von 0,75–1,5 mg in 24 h (Monitorkontrolle!) **p. o.:** 3 × 0,25 mg für 3 d, Erhaltungsdosis 1 × 0,25 mg/d	• Phenytoin, Verapamil, Nifedipin, Flecainid, Propafenon, Chinidin, Amiodaron: Plasmaspiegel ↑ • Hypokaliämie bei Diuretika- bzw. Steroidgabe: Wirkung ↑ (v. a. kardiale NW!) • Penicillin, Salicylate: Resorption ↑ • Antazida, Colestyramin, Neomycin, p-Aminosalicylsäure, Sulfasalazin, Metoclopramid: Resorption ↓ • Schilddrüsenhormone: Digoxin-Wirkung ↓ • Bei gleichzeitiger Gabe von Antiarrhythmika mit negativ dromotroper Wirkung: verstärkte Leitungsblockierung
Digitoxin	**i. v. (schnelle Aufsättigung):** 1–2 × 0,25 mg, dann 0,25 mg alle 6 h über 24 h. Aufsättigungsdosis 0,8–1,6 mg, je nach KG **p. o.:** Aufsättigung: 4 × 0,07 mg für 4 d, dann Erhaltungsdosis 1 × 0,05–0,1 mg/d	• Phenobarbital, Phenytoin, Spironolacton und Rifampicin: Digitoxin-Wirkung ↓ • Kumarinderivate, Sulfonylharnstoffe und Heparin, Hypokaliämie infolge einer Diuretika- bzw. Steroidther.: Glykosidwirkung ↑ (v. a. kardiale NW!) • Bei gleichzeitiger Gabe von Antiarrhythmika mit negativ dromotroper Wirkung: verstärkte Leitungsblockierung

Nebenwirkungen

- AV-Block, Bradykardie, ventrikuläre Rhythmusstörungen (**Cave:** bei Hypokaliämie!), Vorhoftachykardie mit Block (typische Rhythmusstörung bei Überdosierung)

- GIT: Übelkeit, Erbrechen, Durchfall (**Cave:** Hypokaliämie)
- ZNS: Verwirrtheitszustand, Farbensehen, Kopfschmerzen, Neuralgie
- Selten: Exanthem, Eosinophilie, Thrombozytopenie, Gynäkomastie

Kontraindikationen

- Hypertroph-obstruktive Kardiomyopathie, Sinusknoten-Sy. (falls nicht mit Schrittmacher versorgt), AV-Block II.° und III.°, WPW-Sy. mit Vorhofflimmern (Beschleunigung der Leitung im akzessorischen Bündel)
- Hypokaliämie, Hyperkalzämie

Wechselwirkungen ▶ Tab. 6.23

- Kein Einsatz bei WPW-Sy. mit Vorhofflimmern/-flattern, da durch Beschleunigung der aberranten Leitung Kammertachykardie bzw. Kammerflimmern induziert werden kann
- Keine gleichzeitige i. v. Gabe mit Ca^{2+}-Antagonisten. Kombinationsmittel der Wahl bei gleichzeitiger Chinidin-Applikation zur Antagonisierung des anticholinergen Chinidin-Effekts

! Niemals Ca^{2+} i. v. bei digitalisierten Pat. geben

- Vor i. v. Gabe K^+-Spiegel kontrollieren, falls erniedrigt, zuerst K^+-Substitution (▶ 13.2.2). **Cave:** Hyperkalzämie! (▶ 13.1.3, Verstärkung der Digitalis-NW)
- Verbesserung der Digitalisverträglichkeit, wenn Serumkalium und Serummagnesium auf hochnormale Werte gehoben werden
- Digoxin: bei Niereninsuff. Dosisreduktion und Spiegelkontrolle
- Digoxin-Gabe auch in der Schwangerschaft möglich, hier geringste Wirkdosis einsetzen, Digitoxin möglichst nicht in der Schwangerschaft
- **Digoxin-Antidot:** 80 mg Digitalis-Antikörper (▶ 19.3.6), über 6 h infundiert, binden 1 mg Digoxin. Serumspiegel von 1 µg/l Digoxin ≅ Gesamtkörperdosis von 1 mg Digoxin
- **Digitoxin-Antidote:**
  - Colestyramin 4 × 8 g/d (= 4 × 2 Beutel) p. o. halbiert die Eliminations-HWZ von Digitoxin
  - Digitalis-Antidot BM® (▶ 19.3.6): sofortige Wirkungsantagonisierung. 80 mg neutralisieren 1 mg Digitoxin. Serumkonzentration von 10 µg/l Digitoxin ≅ Glykosiddosis von 1 mg nach abgeschlossener Verteilung
- **Weitere Antidote:** bei digitalisinduzierter supraventrikulärer Rhythmusstörung Betablocker, bei VT zunächst Lidocain (▶ 6.17.3), bei Erfolglosigkeit Phenytoin (▶ 8.6.5)

6.23 Adenosin

Wirkmechanismus Negativ chronotrop am Sinusknoten, neg. dromotrop am AV-Knoten, kurzfristige Blockierung der AV-nodalen Überleitung → Blockierung der antegrad leitenden langsamen Bahn → Terminierung einer AV-nodalen Tachykardie, wenn AV-Knoten in den Reentry mit einbezogen ist. Keine direkten Effekte auf den Ventrikel

Pharmakokinetik Nur i. v. Anwendung, dosisabhängige Wirkung mit Wirkungsmaximum nach 10–30 Sek., HWZ < 10 Sek. Metabolisierung durch Phosphorylierung in den Erythrozyten oder Endothelzellen

Indikationen

- Paroxysmale AV-Reentry-Tachykardien unter Einbezug des AV-Knotens in den Reentry-Kreis bei Ineffektivität von 5 bzw. 10 mg Verapamil oder KI gegen Verapamil
- Zur Rhythmusdifferenzialdiagnose:
  - Bei supraventrikulärer Tachykardie kann durch eine kurz dauernde AV-Blockierung die zugrunde liegende Arrhythmie identifiziert werden
  - Unterscheidung zwischen supraventrikulärer Tachykardie mit Aberration und VT (Ausnahme: atriale Tachyarrhythmien mit antegrader Leitung über akzessorische Bahnen)
  - Zur Diagn. und Verlaufskontrolle nach Ablation bei Präexzitationssy.

Dosierung

- Nur **i. v.:** Initialdosis 3 mg (erfolgreich in 35 %), bei Erfolglosigkeit nach 1–2 Min. weitere 6 mg (erfolgreich in 65 %), evtl. weitere Dosen (9/12 mg) nach 1–2 Min. (erfolgreich in 80–90 %)
- Rasche Injektion (2 Sek.), Nachspülen mit 10 ml NaCl 0,9 %

Nebenwirkungen Vorübergehend, Maximum nach 30 Sek., verschwinden nach 1–2 Min. NW sind dosisabhängig!

- Kardial: AV-nodaler Block (erwünscht!), Bradykardien als Sinusbradykardie, kurzfristiger Sinusarrest (Atropin-refraktär!)
- Extrakardial: Wärmegefühl (Flush), thorakales Beklemmungsgefühl, Kopfschmerzen, Husten; selten Bronchospasmus, Hypotonie
- Intox. meist selbstlimitierend, da kurze HWZ

Kontraindikationen

- **Absolute KI:** AV-Block II.° und III.° und Sinusknotensy. (ohne antibradykarden Schutz durch Schrittmacher), Asthma bronchiale (Risiko des Bronchospasmus), QT-Verlängerung
- **Relative KI:** dek. Herzinsuff., inst. Angina pect., kürzlich durchgemachter Myokardinfarkt, schwere Hypertonie, Schlafapnoe-Sy., Li-re-Shunt, gleichzeitige Behandlung mit Dipyridamol
- In der Schwangerschaft nur bei vitaler Ind.
- Ungenügende Erfahrungen bei Kindern

Wechselwirkungen

- Dipyridamol: verstärkt Adenosin-Wirkung
- Theophyllin und andere Xanthinderivate: ausgeprägte Wirkungsabschwächung von Adenosin
- Wirkungsverstärkung von Medikamenten, die die AV-Überleitung beeinflussen (Betablocker, Verapamil, Digitalis)

> - Vorsicht bei Vorhofflimmern/-flattern und WPW: nach Adenosin Blockierung der AV-Leitung und ausschließlich schnelle Leitung über akzessorisches Bündel
> - Erhöhte kardiale Empfindlichkeit gegenüber Adenosin bei Herztransplantierten
> - Wiederauftreten der AV-Knoten-Tachykardie nach Adenosin häufiger als nach Verapamil
> - Keine klinisch bedeutsamen Effekte auf Blutdruck bei i. v. Bolus-Gabe
> - **Antidot:** Theophyllin. Atropin ohne Effekt!

6.24 Vagolytika

6.24.1 Übersicht

Wirkmechanismus Kompetitive Antagonisten des Acetylcholins (Anticholinergika). Wirkung entsprechend der Verteilung der Acetylcholinrezeptoren. Klassisches Parasympatholytikum: Atropin. Ipratropiumbromid ist eine quartäre Ammoniumverbindung, deshalb keine zentralnervösen NW.

Wirkung von Vagolytika

- **Herz:** Frequenz ↑, AV-Überleitung verkürzt
- **Gefäße:** Erweiterung
- **GIT:** Hemmung von Speichel- und Magensaftsekretion, Motilität ↓, Spasmolyse
- **Harnwege:** Atonie mit Harnverhalt
- **Lungen:** Bronchospasmolyse, Hemmung der Sekretion, Hemmung der Flimmerepithelaktivität
- **Augen:** Pupillenerweiterung, Erhöhung des Augeninnendrucks
- **ZNS:** Erregung, Verwirrtheit

Indikationen Medikamentöse Ther. bei bradykarden Rhythmusstörungen meist nur im Notfall (Atropin) zur Überbrückung bis zur Schrittmacherversorgung oder falls Schrittmacherther. nicht möglich ist. Zur Dauerther. Ipratropiumbromid. Weitere Ind. für Atropin: Schutz vor Vagusreaktionen bei diagn. und ther. Eingriffen, Antidotther. (Parasympathomimetika, Alkylphosphatintox.).

Nebenwirkungen

- Mundtrockenheit, Obstipation, paralytischer Ileus, Glaukomanfall, Mydriasis, Harnverhalt
- Hautrötung
- Selten tachykarde supraventrikuläre und ventrikuläre Herzrhythmusstörungen
- Atropin: zusätzlich Verwirrtheitszustand

6.24.2 Atropin

Wirkmechanismus Rezeptorblockade am postganglionären parasympathischen Neuron, damit Aufhebung der muskarinartigen Acetylcholinwirkungen.

Pharmakokinetik HWZ 2,5 h, Verteilungsvolumen ca. 3 l/kg, Plasmaproteinbindung 50 %. Elimination: 30–50 % unverändert renal, Rest hepatisch metabolisiert. Wirkdauer einer Einzeldosis 30–120 Min.

Indikationen

- Bradykarde Herzrhythmusstörungen
- Parasympatholyse vor diagnostischen oder ther. Eingriffen (Gastroskopie, Magenspülung, Pleurapunktion, Narkoseeinleitung)
- Antidot bei Intox. mit Parasympathomimetika
- Antidot bei Alkylphosphatvergiftung

Dosierung

- **i. v.:** 0,5–1 mg initial, evtl. Wiederholung bis 2 mg (bei AV-Block III.° und Intox. ggf. auch höhere Dosis)

- Bei Alkylphosphatintox. initial Dosen von 50–100 mg erforderlich, bis Vagussymptomatik verschwindet. Anschließend Perfusor mit 5 Amp. à 10 ml = 500 mg = 50 ml mit 0,5–20 ml/h je nach Symptomatik

Nebenwirkungen ▶ 6.24.1.

Kontraindikationen Keine bei lebensbedrohlichen Situationen, ansonsten: Glaukom, Blasenentleerungsstörungen, mechanische Stenosen im GIT.

Wechselwirkungen **Wirkungsverstärkung** aller anticholinerg wirksamen Substanzen, z. B. Antihistaminika, Antiparkinsonmittel, TAD, Chinidin, Disopyramid.

- **Cave:** bei i. v. Gabe Kammerflimmern möglich
- 0,04 mg/kg i. v. blockieren die Vagusaktivität am Herzen vollständig (bei 50 kg 2 mg i. v.)
- Bei Intox. mit Alkylphosphaten zusätzlich Obidoximchlorid (▶ 19.3.7)
- Initial paradoxe Bradykardie für 1–2 Min. möglich
- Atropinfieber
- Bei Überdosierung bzw. Intox. (Tollkirsche) AV-Block möglich
- **Antidot:** Physostigmin 0,01–0,05 mg/kg langsam i. v. (▶ 19.3.4)

6.25 Phosphodiesterasehemmer

Wirkmechanismus Phosphodiesterase III baut cAMP ab, einen Second Messenger nach Aktivierung von Betarezeptoren. Phosphodiesterasehemmer steigern die intrazelluläre cAMP-Konzentration, wodurch die intrazelluläre Phosphorylierung diverser Effektormoleküle ausgelöst wird → zunehmende Inotropie. Außerdem ausgeprägte Vasodilatation, vorwiegend Lungenstrombahn und venöse Gefäße: Vorlastsenkung des LV. Das HZV steigt deutlich, der myokardiale O_2-Verbrauch bleibt konstant.

Pharmakokinetik HWZ 2,4 h (Milrinon) bis 4,4–6,2 h (Enoximon). Enoximon und Milrinon kumulieren bei Niereninsuff.

Bei normalem pulmonalarteriellem Druck RR-Abfall unter Phosphodiesterasehemmern. Ein invasives Monitoring z. B. PiCCO zur Therapiesteuerung ist hilfreich.

Indikationen Kurzzeitther. der diuretika- und katecholaminrefraktären Herzinsuff. Postoperativ bei Kardiomyopathie nach Herzop.

Dosierung
- **Milrinon:** 10 ml Amp. à 10 mg. Initial 50 µg/kg KG über 10 Min. i. v., Erhaltungsdosis 0,375–0,75 µg/kg KG/Min. i. v. (Dosisreduktion bei Niereninsuff.)
- Art der Verdünnung siehe Gebrauchsinformationen (Beispiel s. u.). Dosis bei Niereninsuff. anpassen
- **Enoximon:** (▶ Tab. 6.24):
  - Initialdosis: (100 mg in 20 ml) unverdünnte Lösung 0,5 mg/kg KG i. v., → bei 70 kg 7 ml über einige Minuten i. v.
  - Erhaltungsdosis: 2,5–10 µg/kg KG/Min. (eher niedrige Dosis wählen). 5 Amp. (100 mg in 20 ml) mit 400 ml NaCl 0,9 % verdünnen (= 500 ml Lösung), Gabe per Infusomat

6

Tab. 6.24 Dosierbeispiel Enoximon			
Körpergewicht	**Niedrige Dosis 2,5 µg/kg KG/Min.**	**Mittlere Dosis 7,7 µg/kg KG/Min.**	**Hohe Dosis 10 µg/kg KG/Min.**
50 kg	7,5 ml/h	15 ml/h	30 ml/h
70 kg	10,5 ml/h	21 ml/h	42 ml/h
90 kg	13,5 ml/h	27 ml/h	54 ml/h
Infusomat: 50 mg/50 ml			

Kontraindikationen Hypovolämie, obstruktive Kardiomyopathie, Aortenstenose, unbehandeltes Vorhofflimmern/-flattern mit schneller Überleitung. Schwere Niereninsuff.

Nebenwirkungen Arrhythmie, GIT-Störungen, Thrombopenie, Hepatotoxizität, Myositis, Vaskulitis. Phosphodiesterasehemmer sind nebenwirkungsreicher als Sympathomimetika. Wegen inakzeptabel hoher NW (Rhythmusstörungen, plötzlicher Herztod) keine Dauerther.

Wechselwirkungen Nicht über einen Zugang mit Furosemid oder Dobutamin geben. Enoximon nicht mit Glukose-Lsg. infundieren.

> Da die Wirkung der Phosphodiesterasehemmer nicht über Betarezeptoren vermittelt wird, sind sie gut geeignet zur Ther. der betablockerinduzierten Linksherzdekompensation.

6.26 Levosimendan

6

Wirkmechanismus Positiv inotrop durch Bindung an Troponin C in Myozyten und dadurch Erhöhung der Empfindlichkeit gegenüber Kalzium. Vasodilatation mit Vor- und Nachlastsenkung durch Öffnung ATP-abhängiger Kaliumkanäle der glatten Muskulatur.

Pharmakokinetik HWZ 1 h, aktive Metaboliten mit HWZ bis 80 h, hepatische Metabolisierung.

Indikationen Reservepräparat bei Therapieversagen der schweren akuten Herzinsuff.

Dosierung 2,5 mg/ml Konzentrat zur Herstellung einer Infusionslösung, mit einer Initialdosis von 6–12 µg/kg über einen Zeitraum von 10 Min. beginnen, gefolgt von einer kontinuierlichen Infusion von 0,1 µg/kg/Min.

Nebenwirkungen Schwere Hypotension.

Kontraindikationen Hypotonie, Tachykardie, schwer beeinträchtigte Nierenfunktion (Krea-Clearance < 30 ml/Min.) und schwer beeinträchtigte Leberfunktion, Torsade de pointes in der Anamnese, hochgradige Aortenklappenstenose

6.27 Antihypertensiva und Therapie der Herzinsuffizienz

Wirkungsmechanismus Erniedrigung des HZV, Hemmung des Renin-Angiotensin-Aldosteron-Systems, Verringerung des Natriumbestands des Organismus, Abnahme des Sympathikotonus oder direkte Gefäßerweiterung.

Auswahl der Mittel nach den Begleiterkrankungen

- **Herzinsuff.:** Diuretika, ACE-Hemmer, niedrig dosierte Betablocker in der stabilen Phase
- **KHK:** Betablocker, Verapamil/Diltiazem oder ACE-Hemmer. Nifedipin ist kontraindiziert
- **Bradykardie:** Dihydralazin, Prazosin, Nifedipin, ACE-Hemmer
- **Tachykardie:** Betablocker, Clonidin, Verapamil, Diltiazem
- **Diab. mell.:** ACE-Hemmer, Ca^{2+}-Antagonisten, ggf. β_1-selektive Blocker. **Vermeiden:** Thiaziddiuretika
- **Hyperlipoproteinämie:** ACE-Hemmer, Ca^{2+}-Antagonisten. **Vermeiden:** Betablocker (erhöhen Blutfette), Thiaziddiuretika
- **Hyperurikämie:** Betablocker, Ca^{2+}-Antagonisten, ACE-Hemmer. **Vermeiden** oder mit Allopurinol kombinieren: Diuretika
- **Niereninsuff.:** Schleifendiuretika, ACE-Hemmer unter K^+- und Krea-Kontrolle, Ca^{2+}-Antagonisten, Prazosin. **Vermeiden:** Thiazide und K^+-sparende Diuretika
- **pAVK:** Ca^{2+}-Antagonisten, ACE-Hemmer. **Vermeiden:** Betablocker
- Obstruktive Atemwegserkr.: Betablocker relativ kontraindiziert!
- ACE-Hemmer und AT_1-Rezeptorantagonisten sind gleichzusetzen

Die Ther. hypertoner Kreislauferkr. orientiert sich an Schwere, Ursache und Dauer sowie an hypertoniebedingten Organveränderungen.

6

6.28 ACE-Hemmer und AT_1-Antagonisten

6.28.1 Übersicht

Das Renin-Angiotensin-System hat, zusammen mit dem sympathischen Nervensystem und Vasopressin, in Abhängigkeit von der Natriumbilanz des Organismus einen entscheidenden Einfluss auf das Blutdruckverhalten. Plasmareninaktivität und Angiotensin-II-Spiegel korrelieren sehr gut mit der Natriumbilanz, nicht dagegen mit dem Ausmaß einer Blutdruckerhöhung.

Wirkmechanismus Blockieren die Bildung von Angiotensin II durch Hemmung des zur Synthese erforderlichen Angiotensinkonversionsenzyms (ACE). Zusätzlich Hemmung der Bradykininbildung.

Pharmakokinetik ▶ Tab. 6.25

Indikationen Hypertonie, Herzinsuff. ab NYHA II, Proteinurie, v. a. bei Diab. mell. und Niereninsuff.

Dosierung ▶ Tab. 6.25

Kontraindikationen

! Vor Ther. Hyponatriämie und Exsikkose ausgleichen
- Kinder, Schwangerschaft und Stillzeit
- Auftreten eines durch ACE-Hemmer bedingten Angioödems, hereditäres Angioödem
- Herzinsuff. durch mechanische Funktionsbehinderung (z. B. Klappenveränderungen, Lungenembolie, konstriktive Perikardveränderungen)
- Primärer Hyperaldosteronismus
- Nierenarterienstenose bds. oder bei Einzelniere
- **Anwendungsbeschränkungen:** Autoimmunerkr., Kollagenosen; Niereninsuff. (Dosisreduktion oder Verlängerung des Dosierintervalls erforderlich ▶ 20.4)

Nebenwirkungen

- Bronchiale Hyperreagibilität mit Hustenreiz, Schnupfen, Atemnot, Allergie
- Exantheme, Fotosensibilisierung, selten angioneurotisches Ödem
- Geschmacksstör., Übelkeit, Erbrechen, Obstipation, Diarrhö, Ileus (▶ 10.1.4)
- Reversibel verschlechterte Nierenfunktion, Hyperkaliämie, Hyponatriämie
- Orthostatische Dysregulation
- Hypotonie, Synkope, Herzklopfen, Arrhythmie, Ang. pect.
- Haarausfall, Impotenz, Hitzewallung, Glossitis, Muskelkrämpfe
- Schwindel, Kopfschmerz, Schwäche, Müdigkeit, Beeinträchtigung des Reaktionsvermögens
- Nervosität, Schlaflosigkeit, Benommenheit, Verwirrtheit, Depression, Gleichgewichtsstörungen, Kribbeln, Ohrensausen, Schwitzen, Myalgien, Gelenkschmerzen
- BB-Veränderungen, sehr selten Leukopenie
- Sehr selten Leberfunktionsstörungen, Hepatitis, Cholestase

Tab. 6.25 ACE-Hemmer – Dosierung und Pharmakokinetik [T125] [T125]

Wirkstoff	Dosis	HWZ	Elimination
Benazepril	Initial 1 × 2,5 mg/d p.o., max. 40 mg/d	10–11 h	Renal > hepatisch
Cilazapril	Initial 1 × 0,25 mg/d p.o., max. 1 × 5 mg/d	9 h	Renal
Enalapril	Initial 1 × 2,5–5 mg/d p.o., max. 20 mg/d	p.o.: ca. 11 h i.v.: 1 h	Renal
Fosinopril	Initial 1 × 10 mg/d p.o., max. 1 × 40 mg/d	10,5 h	Renal und hepatisch
Lisinopril	Initial 1 × 2,5–10 mg/d p.o., max. 20 mg/d	ca. 11 h	Renal
Perindopril	Initial 1 × 2–4 mg/d p.o., max. 8 mg/d	ca. 25 h	Renal
Quinapril	Initial 2 × 2,5–10 mg/d p.o., max. 40 mg/d	ca. 3 h	Renal
Ramipril	Initial 1 × 1,25–2,5 mg/d p.o., max. 10 mg/d	ca. 15 h	Renal

- Bei Herzinsuff. mit niedriger Dosis beginnen und nach RR möglichst hoch steigern; bei Hypertonus mit mittlerer Dosis beginnen, Dosis nur langsam steigern.
- Alle ACE-Hemmer: längere Wirkdauer als nach HWZ zu erwarten durch Bindung an ACE.
- Nicht für alle Präparate liegt eine Zulassung zur Ther. der Herzinsuff. vor.

6.28.2 Losartan, Valsartan

Wirkmechanismus Spezifische Blockade des AT_1-Rezeptors, dadurch spezifischere Hemmung des Renin-Angiotensin-Aldosteron-Systems (RAS), Bradykininsystem bleibt unbeeinflusst, deshalb weniger NW, möglicherweise aber auch geringere organprotektive Wirkung. Wirkungslosigkeit des sonst unter ACE-Hemmern alternativ aktivierten Angiotensin II, das durch die kardiale Chymase umgewandelt wird.

Pharmakokinetik Elimination 30 % renal, 70 % biliär, keine Dosisanpassung bis Krea-Clearance von 10 ml/Min.

Indikationen Hypertonie, Herzinsuff.

Dosierung

- **p. o.:** 50 mg Losartan bzw. 80 mg Valsartan
- Dosisverdoppelung bei nicht ausreichender Wirkung möglich
- **Cave:** Dosishalbierung bei aktiviertem RAS: Exsikkose, Hyponatriämie, Diuretikavorbehandlung

Nebenwirkungen Sehr gute Verträglichkeit im Placeboniveau, bis auf Schwindel. Kein ACE-Hemmer-Husten, selten angioneurotisches Ödem.

Kontraindikationen Schwere Leberinsuff., komplette Cholestase, Schwangerschaft, Stillzeit, bds. Nierenarterienstenose, Dialyse (Valsartan), hämodynamisch relevante Aorten- und Mitralstenose, HOCM.

Wechselwirkungen Kaliumsparende Diuretika, NSAR: Hyperkaliämie.

- Langsamer Wirkbeginn über 4 Wo., aber keine akuten KO
- Kontrolle von K^+ und Krea vor Therapiebeginn sowie nach 1 und 2 Wo.
- Mittlere RR-Senkung systolisch 7,2–17,2 mmHg, diastolisch 5,2–14,6 mmHg (Wirksamkeit wie bei ACE-Hemmer, Diuretikum oder Betablocker)
- Bei unzureichender RR-Senkung zunächst keine Dosiserhöhung, sondern Komb. mit Diuretika (z. B. Hydrochlorothiaziad 25 mg, ▶ 6.15.6)
- Responderrate 50–60 %, durch Komb. mit Diuretikum Erhöhung auf 75 %
- Aliskiren, direkter Renininhibitor, Zusatznutzen gegenüber ACE-Hemmer oder AT_1-Antagonist nicht belegt. Alternative bei Unverträglichkeit. Keine Komb. mit ACE-Hemmer

6

6.28.3 Sacubitril/Valsartan

Entresto®, Filmtabletten 24 mg/26 mg

Wirkmechanismus Neue Wirkstoffklasse ARNI vereint **A**T_1-**R**ezeptorblocker mit **N**eprilysin-**I**nhibitor. Durch Hemmung des Enzyms Neprilysin verminderter Abbau natriuretischer Peptide, vermehrte Natriurese, Senkung des Sympathikotonus, Vasodilatation.

Indikationen Sympt. Herzinsuff. NYHA II–IV und EF < 30 % trotz Standardther.

Dosierung 2 x 24 mg/d p. o. oder 2 x mg/d p. o., Dosis alle 2–4 Wo. erhöhen bis 97 mg/d bzw. 103 mg/d. **Cave:** vorsichtige Dosistitration bei Niereninsuff.

Nebenwirkungen Hypotonie, Hyperkaliämie, Nierenfunktionsstörung.

Kontraindikationen Keine Anwendung in der Schwangerschaft oder bei chron. Niereninsuff.

- Beginn erst 36 h nach Absetzen von ACE-Hemmern (Gefahr des Angioödems)
- Keine Komb. mit Aliskiren

6.29 Alphablocker

6.29.1 Übersicht

Antagonisten an postsynaptischen α_1.Rezeptoren mit Wirkung auf postkapilläre Kapazitätsgefäße. Durch Vasodilatation Verbesserung der Gewebeperfusion, Senkung des Gefäßwiderstands und des RR. Bei α_1-Blockern zusätzlich Senkung der Serumlipide und Besserung der benignen Prostatahyperplasie.

6.29.2 Urapidil

Wirkmechanismus Zentrale Stimulierung der präsynaptischen α_2-Rezeptoren, periphere Hemmung der postsynaptischen α_1-Rezeptoren

Pharmakokinetik Wirkbeginn 2–5 Min. nach i. v. Applikation, HWZ 3 h, Verteilungsvolumen 0,8 l/kg, Plasmaproteinbindung 80 %. Elimination: 15 % unverändert renal, Rest hepatisch verstoffwechselt.

Indikationen Hypertonie, insbes. bei zentraler Regulationsstörung.

Dosierung
- **i. v.:** initial langsam 25–50 mg (2 mg/Min.)
- **Perfusor:** 150 mg auf 50 ml NaCl mit 3–10 ml/h = 9–30 mg/h

Nebenwirkungen RR-Abfall, ZNS-Störungen

Wechselwirkungen
- Antihypertensiva und Alkohol: Wirkungsverstärkung
- Furosemid: Verstärkung des antihypertensiven Effekts

- Nicht einsetzen bei Aortenisthmusstenose
- Tachyphylaxie nicht bekannt
- Individuell unterschiedliche Ansprechbarkeit
- Keine Beeinflussung der Nierendurchblutung
- Keine Beeinflussung der zerebralen Durchblutung, kein Hirndruckanstieg
- **Antidot:** Volumengabe

6.29.3 Phenoxybenzamin

Wirkmechanismus Nichtkompetitiver α-Rezeptor-Antagonist

Pharmakokinetik Unvollständige orale Resorption, verzögerter Wirkbeginn, Plasma-HWZ ca. 24 h, lange Wirkdauer (bis zu 3–4 d) infolge irreversibler Blockade der Alpharezeptoren, Wirkverlust erst durch Rezeptorneusynthese

Indikationen
- Hypertonie bei Phäochromozytom präop.
- Inoperables Phäochromozytom
- Neurogene Blasenentleerungsstörungen

Dosierung **p. o.:** individuelle, einschleichende Dosierung 2–3 × 1 mg/d bis 2–3 × 40 mg/d. Maximaldosis 240 mg/d.

Nebenwirkungen Tachykardie, orthostatische Dysregulation, fragliche Kanzerogenität.

Kontraindikationen Schwangerschaft.

Wechselwirkungen
- Antihypertensiva: Wirkungsverstärkung
- Vasodilatatoren: Wirkungsverstärkung
- Adrenalin: Wirkungsumkehr (▶ 5.3.4)

!
- Nicht als Alphablocker bei Ther. der Herzinsuff. oder essenziellen Hypertonie, da besser verträgliche und steuerbare α-Rezeptorenblocker zur Verfügung stehen
- α-Sympathomimetika (▶ 5.3.1) sind aufgrund der irreversiblen Blockade der Alpharezeptoren als Antidot wirkungslos

6.30 Direkte Vasodilatatoren

6.30.1 Übersicht

Vasodilatation durch direkten Angriff an der glatten Gefäßmuskulatur. Typische Medikamente sind Nitroprussidnatrium (▶ 6.30.2), andere Nitropräparate (▶ 6.14.1), Dihydralazin (▶ 6.30.3).

6.30.2 Nitroprussidnatrium

Wirkmechanismus Vasodilatation durch direkten Angriff an der glatten Gefäßmuskulatur.

6

Pharmakokinetik Wirkungseintritt mit Beginn der Infusion, Wirkungsende mit Infusionsende, Plasma-HWZ 2 Min., Abbau zu Zyanid, das mithilfe von Thiosulfat in das weniger giftige Thiozyanat umgewandelt wird. Nitroprussidnatrium, Zyanid und Thiozyanat sind renal eliminierbar.

Indikationen
- Hypertensive Krise
- Aortendissektion
- Intraoperative kontrollierte Hypotension
- Durchbrechung der Therapieresistenz gegen konventionelle Antihypertensiva

Dosierung
- Initial **i. v.:** 1 ml/h unter minütlicher RR-Kontrolle; je nach Wirkung langsame Dosissteigerung
- **Perfusor:** 60 mg auf 50 ml mit Glukose 5 % mit 0,3–10 µg/kg/Min. Bei 70 kg z. B. 21–560 µg/Min. = ca. 1–28 ml/h
- Komb. mit Natriumthiosulfat im Verhältnis 1 : 10 bei Gabe von > 2 µg/kg/Min. (Perfusor 10 ml/h) (▶ 19.3.10)

Nebenwirkungen Gefahr der Zyanidvergiftung bei langer Anwendung und Niereninsuff., Tachykardie, Faszikulationen.

Kontraindikationen Aortenisthmusstenose, schwere metabol. Azidose, Hypovolämie, Hypothyreose.

Wechselwirkungen Antihypertensiva, Vasodilatatoren, Sedativa, Narkotika: verstärkter RR-Abfall.

- Stets ZVK vor Ther. legen
- Stets lichtgeschützt infundieren
- Stärkster Vasodilatator mit ausgeprägter RR-Senkung, daher immer invasives art. RR-Monitoring
- Wirkt auf art. und venöse Strombahn
- Stets mit Natriumthiosulfat im Verhältnis 1 : 10 kombinieren (▶ 19.3.10)
- Ther. nicht > 2 d ohne Kontrolle der Plasmakonzentrationen von Zyanid (Toxizitätsgrenze 1 mg/l) und Thiozyanat (Toxizitätsgrenze 60 mg/l)
- Einsatz besonders günstig bei Linksherzinsuff. und Hypertonie
- Keine Anwendung bei Pat., die zuvor Sildenafil (Viagra®) eingenommen haben. Erhebliche Hypotonie möglich!
- **Antidot:** bei RR-Abfall Dopamin, bei Zyanidvergiftung 4-DMAP (4-Dimethylaminophenolhydrochlorid) 1 mg/kg KG (▶ 19.3.9). Bei Thiozyanatvergiftung Dialyse
- **Cave:** sehr teuer

6.30.3 Dihydralazin

Wirkmechanismus Vasodilatator mit direktem Angriff an der glatten Gefäßmuskulatur

Pharmakokinetik Geringe orale Bioverfügbarkeit wegen First-Pass-Metabolismus in Darm und Leber, HWZ 1–2 h, Verteilungsvolumen 1,5 l/kg, Plasmaproteinbindung 90 %. Elimination hepatisch.

Indikationen Hypertensive Krise (▶ 6.8), Hypertonie.

6

Dosierung

- **i. v.:** 50 mg auf 10 ml NaCl 0,9 % verdünnt, fraktioniert mit jeweils 2 ml unter RR-Kontrolle, Nachinjektion alle 5–10 Min.
- **Perfusor:** 75 mg auf 50 ml NaCl 0,9 % mit 1–5 ml/h (= 1,5–7,5 mg/h)

Nebenwirkungen Reflextachykardie, Ang. pect., Ödeme, Orthostase, Kopfschmerzen, Leukopenie, medikamentös induzierter SLE.

Wechselwirkung Antihypertensiva: Wirkungsverstärkung.

- Nicht bei akutem Koronarsy. einsetzen!
- Mittel der Wahl in der Schwangerschaft
- Keine Dosisreduktion bei Niereninsuff. erforderlich (▶ 20.4)
- Komb. mit Betablocker, Diuretika oder Nitroglyzerin günstig
- **Antidot:** bei übermäßigem RR-Abfall Volumengabe

6.30.4 Minoxidil

Wirkmechanismus Öffnung von Kaliumkanälen an der glatten Gefäßmuskulatur, Relaxation der Gefäßmuskulatur, Abnahme des peripheren Widerstands. Als Gegenregulation Aktivierung des peripheren sympathischen Nervensystems → NA ↑, Renin ↑, HZV ↑, Herzfrequenz ↑. Vermehrt Na^+-Reabsorption → Na^+- und Wasserretention.

Pharmakokinetik Hepatische Transformation zum wirksamen Metaboliten. Plasma-Peak nach 1 h, HWZ 4 h, Wirkdauer bis 24 h (starke Affinität zur Gefäßmuskulatur, dort Einlagerung der Substanz), renale Elimination

Indikationen Art. Hypertonus (Reservemedikament in therapierefraktären Fällen).

Dosierung Beginnend mit 2,5 mg/d; Dosisanpassung nach Wirkung (meist 15–40 mg ausreichend).

Nebenwirkungen Reflextachykardie, Ödeme (u. a. Perikarderguss und Aszites), Hypertrichose, Kopfschmerzen, EKG-Veränderungen (ST, T ↓, in 60 %!).

Wechselwirkungen

- Orthostase bei Komb. mit Alphablockern
- Neuroleptika: verstärkte RR-Senkung

! Immer in Komb. mit Betablocker und Schleifendiuretikum einsetzen
- Bei KHK Gefahr der Destabilisierung (Angina pect.)
- Kumulation bei Niereninsuff.: Dosisreduktion ab Krea-Clearance < 30 ml/Min. Minoxidil und Metaboliten sind dialysierbar
- Hypertrichosis nach 3–6 Wo., nach Absetzen voll reversibel
- Selten sind Dosen > 40 mg/d erforderlich. Deutliche Zunahme der NW und ihrer Stärke
- Echokardiografie zur Verlaufskontrolle (Perikarderguss)

! Reservemedikament, nur als Kombinationspartner in der Hand des Erfahrenen einsetzen

6

6.31 Sympatholytika

6.31.1 Einteilung

- **Sympatholytika, welche die Speicherung biogener Amine vermindern:**
  - **Wirkmodus:** zentral und peripher reduzierte Speicherfähigkeit für Katecholamine
  - Typisches Medikament: Reserpin
- **Sympatholytika, die als falsche Transmitter wirken:**
  - **Wirkmodus:** α-Methyldopa wird zu α-Methyldopamin decarboxyliert, dieses wird zu α-Methylnoradrenalin hydroxyliert → potenter Stimulator für zentrale präsynaptische α_2-Rezeptoren → antihypertensive Wirkung Folge der zentralen Sympathikushemmung
  - Typisches Medikament: α-Methyldopa (▶ 6.31.3)
- **Zentral wirkende Sympatholytika:**
  - **Wirkmodus:** Stimulation zentraler Alpharezeptoren → Sympathikotonus ↓
  - Typisches Medikament: Clonidin (▶ 6.31.2)

6.31.2 Clonidin

Wirkmechanismus α_2-Rezeptor-Agonist mit antinozizeptiver Wirkung durch Stimulation absteigender inhibitorischer Bahnen. Stimulation zentraler α_2-Rezeptoren, Hemmung peripherer α_2-Rezeptoren.

Pharmakokinetik und -dynamik Orale Bioverfügbarkeit 75 %, bei i. m., s. c. Applikation 100 %. Dosisabhängige Eliminations-HWZ 10–20 h, Verteilungsvolumen 2 l/kg; Plasmaproteinbindung 20–40 %, Elimination: 70 % renal, davon 40–60 % unverändert, Rest hepatisch metabolisiert, Wirkbeginn 5–10 Min. nach i. v. Applikation. Epidural injiziert, gelangt Clonidin sehr langsam ins Blut, max. Plasmakonzentration nicht vor 1 h nach Applikation, Wirkbeginn peridural nach 20 Min., Wirkdauer bei 0,1–0,3 mg ca. 1 h, bei 0,4–0,9 mg ca. 4–5 h. Daher kontinuierliche Zufuhr ratsam

Indikationen

- Sympt. sympathoadrenerge Hyperaktivität (Tremor, Tachykardie, Hypertonie, Schwitzen, Unruhe, Tachypnoe) im Rahmen des akuten Alkoholentzugssy.
- Hypertonie
- **Shivering** nach Narkose

Dosierung

- Ther. von Entzugssymptomen:
  - **i. v.:** initial Bolus à 0,15–0,6 mg, auch unverdünnt, innerhalb von 10–15 Min. i. v., Erhaltungsdosis: durchschnittlich 1,8 mg/d i. v. (individuell und kontinuierlich der Symptomatik anpassen). Schwankungsbreite: von 0,3 bis über 10 mg/d
  - **Perfusor:** 5 Amp. auf 50 ml NaCl 0,9 % mit 2–8 ml/h i. v. (= 0,03–0,12 mg/h oder 0,7–2,9 mg/24 h). Nach Beseitigung der Entzugssymptome ausschleichend innerhalb von 3 d absetzen
- Antihypertensive Ther.:
  - **i. v.** (ggf. s. c.): initial Bolus à 0,15–0,3 mg
  - **Perfusor:** 3 Amp. auf 50 ml NaCl 0,9 % mit 1–5 ml/h i. v. (= 9–45 µg/h)
- Ther. von „Shivering“:
  - **i. v.:** 0,075–0,15 mg fraktioniert

6

Nebenwirkungen
- Sympathikusdämpfung, daher bei vorbestehenden kardialen Erregungsbildungs- und Erregungsleitungsstörungen reversible Bradykardien und Verstärkung bestehender AV-Überleitungsstörungen (AV-Block II.° und III.°)
- Initial periphere Alphaaktivierung mit RR-Steigerung möglich
- Nach hohen epiduralen Clonidindosierungen von 0,7–0,9 mg RR-Steigerung
- Müdigkeit, Mundtrockenheit, Obstipation

Kontraindikationen
- **Absolut:** Erkr. des Sinusknotens mit Bradykardie, Ther. mit Betablocker, Phäochromozytom
- **Relativ:** periphere Durchblutungsstörungen, Hypovolämie

Wechselwirkung
- Opioide, Sedativa, Hypnotika, Neuroleptika: Wirkungsverstärkung
- TAD: Wirkungsabschwächung von Clonidin
- Diuretika, Vasodilatatoren, Alkohol: Wirkungsverstärkung
- Verstärkung der arrhythmogenen Wirkung hoher i. v. Haloperidol-Dosierungen durch hohe i. v. Dosierungen von Clonidin

- Vorsicht bei hypertensiver Krise wegen initialer RR-Erhöhung
- Bei strenger Ind. auch in der Schwangerschaft erlaubt
- Ther. nicht zu früh bzw. abrupt beenden, sonst Entzugshypertonie
- Tachyphylaxie auch in Komb. mit Opioiden und/oder Lokalanästhetika
- **Antidot:** Katecholamine

6.31.3 Alpha-Methyldopa

Wirkmechanismus Zentrale α_2-Rezeptoren-Stimulation.

Pharmakokinetik Orale Bioverfügbarkeit ca. 25 % (starke interindividuelle Schwankungen), HWZ 1,5 h, Wirkungseintritt erst 2–6 h nach Applikation, Wirkdauer ca. 10–16 h, Verteilungsvolumen 0,6 l/kg, Plasmaproteinbindung 10–15 %. Elimination: 30–50 % unverändert renal, Rest in Leber (nach oraler Gabe auch in Darmwand) verstoffwechselt, aktiver Metabolit: Methyldopa-O-Sulfat.

Indikationen Hypertonie (neben Dihydralazin Mittel der 1. Wahl bei Hypertonie in der Schwangerschaft!).

Dosierung **p. o.:** initial 3 × 125 mg, Steigerung je nach RR bis auf 4 × 500 mg/d.

Nebenwirkungen Sedierung, Allergie, Mundtrockenheit, Ödeme, Orthostase, Leberschäden, Depression, Bradykardie, hämolytische Anämie.

Wechselwirkungen
- Diuretika, Betablocker, Procainamid, Chinidin, Phenothiazine: Verstärkung der antihypertensiven Wirkung
- TAD: Aufhebung der antihypertensiven Wirkung
- Teilweise Hemmung der Adrenalinwirkung (▶ 5.3.4)
- Verstärkung und Verlängerung der Noradrenalinwirkung (▶ 5.3.5)

!
- In 20 % der Fälle positiver Coombs-Test
- Außerhalb der Schwangerschaft als Antihypertensivum entbehrlich

7 Lunge

Jörg Braun

7.1 Leiterkrankungen

7.1.1 Akute respiratorische Insuffizienz

Cave
Häufiger Grund der Zuweisung auf die Intensivstation, rasches Handeln erforderlich.

Differenzialdiagnostik

DD der akuten Dyspnoe ▶ Tab. 7.1.

Tab. 7.1 DD – akute Dyspnoe

Leitsymptom	Verdachtsdiagnose
Exspiratorisches Giemen, Husten	Linksherzdekompensation, Asthma bronchiale, exazerbierte COPD
Akuter inspiratorischer Stridor, Husten	Larynxödem, Pharyngitis, Epiglottitis, Krupp, Fremdkörperaspiration, Tracheomalazie
Husten und Fieber	Pneumonie, Infarktpneumonie (▶ 7.1.3)
Husten ohne Fieber	Pneumothorax (▶ 7.1.7), Fremdkörperaspiration
Thoraxschmerz (▶ 6.1)	Pleuritis, Pneumothorax, Lungenembolie (▶ 6.10), Myokardinfarkt (▶ 6.4), disseziierendes Aortenaneurysma (▶ 18.2.1)
Zeichen der Rechtsherzinsuff. ohne pulmonale Grunderkr.	Lungenembolie, Pneumothorax, Perikarderguss
Zeichen der Rechtsherzinsuff. mit pulmonaler Grunderkr.	Lungenemphysem, Cor pulmonale (▶ 6.10), Infektexazerbation, Asthmaanfall (▶ 7.1.1,▶ 7.1.2)
Hyperventilation ohne Husten, Fieber oder Blässe	Hyperventilationssy. (▶ 6.1)
Allgemeinsymptome, unauffälliger Lungenbefund	Anämie (▶ 16.1.1), Intoxikation (▶ 19)

Häufige Ursachen

- **Akute Linksherzdekompensation** (▶ 6.7.1): Orthopnoe, Husten, periphere Zyanose, Tachykardie. Auskultatorisch feuchte Rasselgeräusche, evtl. „Distanzrasseln". Auslösende Ursache oft:
  - Tachykarde Rhythmusstörungen (z. B. Tachyarrhythmia absoluta), Pneumonie oder anderer Infekt, hypertensive Entgleisung oder kardiale Ischämie bei KHK
  - Herzklappenfehler: meist vorbestehendes Aorten- oder Mitralvitium mit plötzlicher Dekompensation
  - Kardiomyopathie: meist dilatative Kardiomyopathie. Seltener obstruktive Kardiomyopathie mit typischem Auskultationsbefund (syst. Austreibungsgeräusch) und gedoppeltem, hebendem Herzspitzenstoß. **Cave:** pos. inotrope Substanzen bei HOCM kontraindiziert!
  - Seltener Anämie, Hyperthyreose, Perikarderguss

7

- **Chronisch obstruktive Bronchitis:** Husten, Auswurf oft putride (= gelb-grün, bei Infektexazerbation). Auskultatorisches Giemen und Brummen, verlängertes Exspirium. Zeichen des Lungenemphysems (hypersonorer Klopfschall, Fassthorax)
- **Asthma bronchiale** (▶ 7.1.2): Unruhe, Angst, der Pat. sitzt gewöhnlich im Bett und fixiert durch Festhalten seine Atemhilfsmuskulatur. Auskultatorisch Giemen und Brummen bei verlängertem Exspirium. Bei massiver Atemwegsobstruktion evtl. abgeschwächtes Atemgeräusch („silent lung“: Warnzeichen!). Tachykardie infolge von Obstruktion und evtl. bereits eingenommener Medikamente (z. B. β_2-Sympathomimetika, Theophyllin). Erst bei zunehmender Erschöpfung Zyanose, Zeichen der CO_2-Retention (z. B. Venendilatation an Augen und Extremitäten, Somnolenz). Auftreten oft in den frühen Morgenstunden
- **Lungenembolie** (▶ 6.10): akut aufgetretene Dyspnoe, meist nach längerer Bettruhe oder postop. Typischerweise Todesangst, evtl. akute, atemabhängige thorakale Schmerzen. Bei schwerer Lungenembolie RR-Abfall, Tachykardie und Schock. Zeichen der akuten Rechtsherzinsuff., z. B. obere Einflussstauung (erhöhter jugularvenöser Puls), untere Einflussstauung (druckschmerzhafte Hepatomegalie)
- **Pneumonie** (▶ 7.1.3): Fieber, Tachypnoe, Husten, evtl. Auswurf. Auskultatorisch typischerweise klingende (ohrnahe) feuchte Rasselgeräusche
- **Hyperventilationssy.:** Tachypnoe, Panik, Erregung, periorale Kribbelparästhesien, Pfötchenstellung der Hände und Muskelkrämpfe

Seltenere Ursachen

- **Laryngospasmus:** inspiratorischer Stridor und Erstickungsgefühl. V. a. nach Larynxreizung, z. B. nach Operation (Intubation), Bronchoskopie
- **Quincke-Ödem:** Schwellung von Glottis, Zunge und Gesicht mit inspiratorischem Stridor und Hustenreiz durch Mangel an C_1-Esterase-Inhibitor: Ggf. 500–1.000 IE (= 10–20 ml) Berinert D®. Häufiger ist aber die allergische Glottisschwellung: Ther. mit Prednison, Antihistaminika, ggf. inhalative β_2-Sympathomimetika
- **Epiglottitis:** hohes Fieber, inspiratorischer Stridor, Halsschmerzen, v. a. beim Schlucken, kloßige Stimme, Speichelfluss. Auftreten v. a. bei Kindern, aber auch im Erwachsenenalter daran denken! Erreger: z. B. H. influenzae Typ B. **Cave:** Racheninspektion kann akute Epiglottisschwellung auslösen! Intubations- bzw. Tracheotomiebereitschaft
- **Krupp, Pseudokrupp:** Heiserkeit, bellender Husten, inspiratorischer Stridor, v. a. bei Kleinkindern
- **Atelektase:** häufig asymptomatisch. Ggf. Husten, evtl. mit Auswurf. Klopfschalldämpfung mit fehlendem Atemgeräusch. Dyspnoe gewöhnlich nur bei akuter Atelektase einer Lungenseite. Auslösende Ursache meist Pneumonie, zentrales Bronchial-Ca. oder Fremdkörperaspiration
- **Fremdkörperaspiration** (▶ 7.1.4): plötzlich einsetzende Dyspnoe, trockener Husten, in- und/oder exspiratorischer Stridor. Evtl. thorakale Schmerzen, Zyanose (Warnsignal)
- **Pneumothorax** (▶ 7.1.7): akut einsetzende Dyspnoe mit Angst, trockenem Husten, atemabhängigem Thoraxschmerz
- **Rippenserienfraktur:** atemabhängige Schmerzen, bei Druck Krepitation der verschieblichen Rippenfragmente. Evtl. Zeichen des Pneumothorax oder des Hautemphysems, paradoxe Atmung

- **Anämie:** Belastungsdyspnoe, Tachykardie, Blässe (Konjunktiven, Fingernägel). Ausmaß der Beschwerden v. a. abhängig von der Geschwindigkeit der Anämieentstehung. Häufig zusätzlich Zeichen der oberen gastrointestinalen Blutung (Hämatemesis, Teerstuhl). Seltener Ikterus (z. B. bei perniziöser Anämie), Zeichen der chronischen Niereninsuff. (z. B. Café-au-Lait-Hautfarbe, Foetor uraemicus)
- **Intoxikation:** Luftnot v. a. nach Einnahme von Methanol und Salizylaten (metabolische Azidose), Biguaniden (→ Laktatazidose), Anilin und anderen Methämoglobinbildnern, Zyaniden. **Cave:** CO-Intoxikation z. B. nach Besuch einer Shisha-Bar: keine Zyanose, O_2-Sättigung scheinbar normal (▶ 7.1.6)
- **Toxisches Lungenödem:** nach Aspiration (z. B. Magensaft, Barium), nach Inhalationsnoxe (z. B. Rauchgasinhalation, Nitrosegase). Angst, auskultatorisch feuchte Rasselgeräusche
- **Neurogene oder muskuläre Erkr.:** Erstickungsangst bei flacher Atmung, z. B. durch Guillain-Barré-Sy.

Management der akuten respiratorischen Insuffizienz

Monitoring

- Pulsoxymetrie, BGA, ggf. CO-Hb
- Rhythmusmonitoring: TAA? Ventrikuläre Tachykardie? Bradykardie weist auf drohenden Herz-Kreislauf-Stillstand → Intubation und Beatmung
- Nichtinvasive RR-Messung

Initialtherapie

- Freimachen und Freihalten der Atemwege, Oberkörper hochlagern
- Bei erhaltener Spontanatmung O_2 über Nasensonde mit 4–8 l/Min., Sauerstoffmaske wird häufig nicht toleriert
- Bei fehlender Spontanatmung oder hochgradiger respir. Insuff. Intubation und Beatmung (▶ 3.3). Alternativ Larynxtubus, Beutelbeatmung. Ggf. Oropharyngealtuben (Guedel, Safar) oder besser Nasopharyngealtuben (Wendl) verwenden. Bei Verlegung des Kehlkopfs Trachealpunktion mit mehreren großen Kanülen oder (besser) Koniotomie (▶ 3.5) mit geeignetem Set (z. B. Quicktrach®)

Klinische Erstuntersuchung

- Feuchte RG bds. → Lungenödem (▶ 6.10); Giemen und Brummen → akute Atemwegsobstruktion (▶ 7.1.2); einseitig fehlendes Atemgeräusch mit hypersonorem Klopfschall → Pneumothorax (▶ 7.1.7)
- Einseitig abgeschwächtes Atemgeräusch und abgeschwächter Klopfschall → Atelektase, Pleuraerguss
- Bds. abgeschwächtes Atemgeräusch → z. B. Bolusaspiration → Laryngoskopie und Absaugen bzw. Fremdkörperentfernung
- Bei Normalbefund und oberer Einflussstauung an Lungenembolie denken (▶ 6.10)

Apparative Erstdiagnostik

- **Rö-Thorax:** Zeichen des kardialen Lungenödems mit prominenten Hili (dilatierter Pulmonalishauptstamm), Kerley-B-Linien, Kranialisation der Gefäße und ggf. Pleuraerguss; pneumonisches Infiltrat, Lungenüberblähung (z. B. im Status asthmaticus), Pneumothorax, Atelektase
- **EKG:** akuter Myokardinfarkt, Rhythmusstörung, Zeichen der Rechtsbelastung
- Weitere Diagnostik je nach Verdachtsdiagnose

7.1.2 Akute Atemwegsobstruktion

Atemwegsobstruktion durch Bronchospasmus, übermäßige Sekretion zähen Schleims und Bronchialwandödem auf dem Boden einer bronchialen Hyperreagibilität.

Klinik

- Anamnese oft wegweisend: bekanntes Asthma, seit Tagen bestehender Husten mit Auswurf (Infektexazerbation). Auslöser des Anfalls (Infekt, Allergenexposition, Medikamentenumstellung)? Bereits durchgeführte Ther.?
- Zu Beginn häufig Hustenreiz meist ohne Auswurf, dann Dyspnoe mit verlängertem Exspirium. Giemen, evtl. Stridor
- Zeichen der Lungenblähung (hypersonorer Klopfschall, tief stehende Lungengrenzen, verkleinerte absolute Herzdämpfung) und Rechtsherzinsuff. (obere und untere Einflussstauung, Tachykardie)
- Status asthmaticus: schwerer Asthmaanfall > 24 h

! **Alarmzeichen**

- Zyanose, verlangsamte unregelmäßige Atmung, Gebrauch der Atemhilfsmuskulatur, vermindertes Atemgeräusch („silent lung")
- Pulsus paradoxus (Abfall des $RR_{systol.}$ während der Inspiration > 10 mmHg), Zeichen des Rechtsherzversagens
- Höchste Gefahr bei Erschöpfung, Bradykardie, Eintrübung des Bewusstseins

Diagnostik

- **BGA** zeigt Grad der respir. Insuff. **Cave:** zu Beginn häufig pCO_2 ↓, pO_2 ↑ durch Hyperventilation (führt oft zur Fehleinschätzung eines bedrohlichen Anfalls: „psychisch")
- **Blutbild:** Hkt. (Polyglobulie, Exsikkose), Leukozytose (Infekt), Eosinophilie
- **Labor:** Krea, E'lyte (meist Hypokaliämie ▶ 13.1.2), CK, Troponin, GOT, HBDH, Laktat, BZ!
- **Rö-Thorax:** Lungenüberblähung (Transparenzvermehrung, abgeflachtes Zwerchfell), evtl. Pneumothorax, pneumonisches Infiltrat, Aspergillom, Zeichen der pulmonalen Hypertonie
- **EKG:** Tachykardie, Zeichen der Rechtsherzbelastung: z. B. P pulmonale, Rechtsdrehung, Rechtsschenkelblock, S_IQ_{III}-Typ, $S_IS_{II}S_{III}$-Typ, S bis V_6. Durch Überblähung ggf. periphere Niedervoltage

Differenzialdiagnosen Aspiration (▶ 7.1.4), Asthma cardiale, Lungenembolie (▶ 6.10), Pneumothorax (▶ 7.1.7)

Management

- **Sauerstoffgabe:** 4–6 l/Min. über Nasensonde, möglichst BGA-Kontrolle. Bei Hyperkapnie Überwachung der Bewusstseinslage. Kommt es unter Sauerstofftherapie zur CO_2-Retention, CO_2-Narkose oder -Koma (v. a. ältere Pat. mit vorbestehender COPD): Sauerstoff abstellen, Ansprache, Schmerzreize. Ggf. Beatmung mit Ambu-Beutel, CPAP-Maske, High-Flow-Nasale O_2 (HFNO), NIV, Intubation (▶ 3.3.2)
- **Glukokortikoide** (▶ 7.4): Prednisonstoß 50 mg alle 8 h i. v., schnelle Dosisreduktion. Im akuten Anfall keine KI! Wirkungseintritt nach ca. 30 Min.

- **Hoch dosierte bronchodilatatorische Therapie** (▶ 7.2):
  - β_2-Sympathomimetika, bevorzugt mit Düsenvernebler, z. B. Salbutamol 1,25 mg plus Parasympatholytikum Ipratropiumbromid (0,2–0,4 ml einer Lösung mit 0,025 %) in 2 ml sterilem NaCl 0,9 %
  - Alternativ zur Düsenverneblung bis 20 Hübe eines β_2-Sympathomimetikums (z. B. Salbutamol): z. B. mit 5 Hub beginnen, danach 2 Hub alle 5 Min. **Cave:** Hypokaliämie! Bei Versagen 8 Hub Ipratropiumbromid, Wiederholung nach 20 und 40 Min.
  - Bei einem schweren Asthmaanfall ist die inhalative Ther. oft ineffektiv. Evtl. Reproterol i. v.: 0,45 mg auf 50 ml mit 2–10 ml/h = 0,02–0,1 mg/h. Alternativ evtl. Terbutalin 0,25–0,5 mg s. c. **Cave** bei Tachykardie > 140/Min.
- **Theophyllin** (▶ 7.3): bei nicht vorbehandelten Pat. 5 mg/kg als Kurzinfusion zur Aufsättigung über 20 Min., dann stdl. 1 mg/kg über Perfusor, nach 12 h Reduktion auf 0,8 mg/kg stdl. Bei Vorbehandlung mit Theophyllin Aufsättigungsdosis halbieren. Blutspiegelkontrolle (▶ 20.2) vor Ther. und nach 24 h (1 mg/kg Theophyllin erhöht den Blutspiegel um ca. 2 µg/ml). Aufgrund der mäßigen Effektivität und der erhöhten NW-Rate bei Komb. mit Sympathomimetika umstritten!
- **Antibiotikather.:** Infektexazerbationen bei Asthma meist viral. Bakterielle Exazerbationen meist durch Pneumok., H. influenzae, Streptok. verursacht. Ther. bei fehlendem Antibiogramm z. B. mit Ceph. (z. B. Cefuroxim Startdosis 3 × 1,5 g/d i. v.▶ 14.4.3, ▶ Tab. 14.17)
- **Ausreichende Flüssigkeitszufuhr** (oral oder i. v.): 100–200 ml/h, bis zu 4 l/d (**Cave:** Herzinsuff.), Atemgymnastik
- Bei unzureichender Besserung nach 1 h Magnesiumsulfat erwägen: 2 g in 1.000 ml Ringer über 20 Min. i. v., KI: Niereninsuff.
- **Sedierung:** möglichst nur bei Panikattacken oder schwerer Agitation: Promethazin 15 mg p. o. (▶ 9.2.4). Alternativ Morphine, z. B. Fentanyl 0,05 mg i. v. (▶ 17.4.6). Bei Panik evtl. Benzodiazepine (▶ 9.4, Antagonisierungsmöglichkeit mit Flumazenil (▶ 19.3.1). **Cave:** kontinuierliche Überwachung des Pat.!
- **Ther. bei begleitendem Cor pulmonale** (▶ 6.10): Furosemid (▶ 6.15.2) 20 mg wiederholt i. v. (bei Hkt. > 50 % mit Aderlass kombinieren), Nitrate, evtl. Digitalisierung (v. a. bei TAA). **Cave:** bei Hypoxie erhöhte Digitalisempfindlichkeit
- **Ind. zur assistierten Beatmung** prüfen. Rechtzeitig beatmen! Möglichst nichtinvasive Beatmung über Nasen- oder Ganzgesichtsmaske: v. a. bei COPD gute Ergebnisse, bei akutem Asthmaanfall nur mit Sedierung praktikabel. Indikation zur assistierten Beatmung (3): pCO_2-Anstieg, Atemfrequenz > 35/Min., exzessive Atemarbeit, Erschöpfung, zunehmende Eintrübung, Bewusstseinsverlust, drohender Atemstillstand
- **Ther. Bronchiallavage** als Ultima Ratio bei zunehmender respir. Globalinsuff. erwägen, z. B. mit 1 mg Adrenalin in 160 ml NaCl 0,9 %

! Cave

- Anfall nicht unterschätzen!
- Mangelnde Geduld führt zu unnötiger Ther.-Eskalation, zu starke Sedierung häufigste Todesursache!
- Im Status asthmaticus ist die Sauerstoffgabe das zunächst wichtigste „Medikament" zur Beruhigung des Pat.! Bei Pat. mit Asthma bronchiale kommt es fast nie zu einer Eintrübung unter Sauerstoffgabe (im Gegensatz zu Pat. mit COPD und Hyperkapnie → Gefahr zunehmender Hyperkapnie durch Sauerstoffgabe)

- Betablocker sind bei Asthma bronchiale streng kontraindiziert. Verapamil oder hoch dosiertes Digoxin können bei pulmonaler Hypertonie und Hypoxämie tödlich sein. Die Tachykardie ist i. d. R. sekundär (Atemarbeit, Obstruktion, tachykardisierende Medikamente, Beunruhigung des Pat.) und daher nicht „automatisch" behandlungsbedürftig
- Respiratorische Azidose nicht mit Natriumbikarbonat ausgleichen, da die Azidose vielleicht einziger Atemantrieb ist!
- Auf Verschlechterung der kardialen Situation, z. B. durch zu hohe Flüssigkeitszufuhr, achten. Andererseits sind hohe Flüssigkeitsmengen sehr effektiv bei der typischen Dyskrinie
- Meist besteht eine Hypokaliämie (▶ 13.1.2) → Substitution mit Kaliumchlorid. Kaliumbikarbonat kann den meist bestehenden Bikarbonatüberschuss (v. a. bei COPD) weiter verschlechtern!

7.1.3 Pneumonie

Häufigste zum Tode führende nosokomiale Inf. mit hoher Mortalität bei schwerer Vorerkr. (ca. 20 %), Beatmungspneumonie (ca. 40–55 %) und ARDS (ca. 80–90 %).

Prädisponierende Faktoren auf der Intensivstation

- **Intubation oder Tracheostoma:** obligate Kolonisation der Atemwege innerhalb von 12–24 h. Pneumonierisiko durch mechanische Beatmung ca. 10- bis 20-fach erhöht (< 24 h 5,5 %; > 24 h 26,6 %; > 10 d > 80 %; 50 % der Pneumonien entwickeln sich in den ersten 4 d)
- **Magensonde:** ermöglicht Keimaszension aus dem GIT
- **Säureblockade:** erhöhtes Risiko bei Anhebung des Magen-pH > 4 (z. B. durch Protonenpumpenhemmer, H_2-Blocker ▶ 10.4) → Alternative: Antazida oder Sucralfat zur Ulkusprophylaxe (umstritten, erhöhtes Blutungsrisiko)
- **Oberkörpertieflage:** führt zu Reflux und Aspiration von Flüssigkeit mit extrem hoher Keimdichte (bis 10^9 aerobe und anaerobe Bakterien/ml Aspirat)
- **Antibiotikavortherapie:** Selektion hochpathogener, meist gramneg. Keime. Daher keine „prophylaktische" Antibiotikather.
- **Grundkrankheit:** erhöhtes Pneumonierisiko bei Herzinsuff., Niereninsuff., Diab. mell., Leberinsuff., COPD und anderen chron. Lungenerkr., ARDS, Polytrauma, hohem Alter, Malignom, Malnutrition, Rauchen, Glukokortikoide. Häufig Kolonisation des Oropharynx mit pathogenen Erregern

Ätiologie (z. T. historisch begründete Begriffe, die sich überschneiden):

- **Prim. Pneumonie:** ohne prädisponierende Vorerkr. Erreger: meist S. pneumoniae, meist ambulant erworben
- **Sek. Pneumonie:** infolge von oder begünstigt durch Bettlägerigkeit (z. B. bei Apoplex), kardiale Stauung, chron.-obstruktive Bronchitis, Alkoholismus, Diab. mell., Immunschwäche. Erreger: meist H. influenzae, Pneumokokken, Enterobakterien, Staph., gramneg. Problemerreger
- **Friedländer-Pneumonie:** Erreger: Klebsiellen. Häufig bei Alkoholikern und Diabetikern. Wechselnde Infiltrate, gelegentlich kavernöse Einschmelzungen, im Gegensatz zur Tbc überwiegend in den Untergeschossen (DD einschmelzende Abszesse auch durch S. aureus: eher zartwandige Kavernen)
- **Aspirationspneumonie** (▶ 7.1.4): erhöhtes Risiko bei Alkoholismus, ZNS- oder Ösophaguserkr. Erreger: meist aerob/anaerobe Mischinfektion
- **Pneumonie bei definierten Immunstörungen:** z. B. nach Transplantation, Zytostatika-Ther., HIV-Infektion

- **Tuberkulose:** meist Reaktivierung alter Herde durch Schwächung der Immunabwehr; z. B. hohes Alter, Immunsuppression, AIDS. Schwerer Verlauf, z. B. bei Miliar-Tbc mit Nebennierenbefall, Addison-Krankheit (▶ 15.1.5), Meningitis, Perikarditis, Landouzy-Sepsis
- **Beatmungspneumonie:** ca. 20 % aller beatmeten Pat. mit steigender Inzidenz bei zunehmender Beatmungsdauer, Mortalität > 30 %! Erreger: oft gramneg. Problemkeime!
- **Toxische Pneumonitis:** z. B. nach Aspiration von Magensaft („Mendelson-Sy."), Lipiden („Feuerschlucker"), Barium oder Sondenkost

Erregerspektrum

Wird v. a. bestimmt durch (▶ Tab. 7.2):

- **Ort der Infektion:**
  - **Ambulant erworbene Pneumonie:** v. a. S. pneumoniae, H. influenzae und atypische Erreger (z. B. Legionellen, Chlamydien; gramneg. Bakterien sehr selten!)
  - **Nosokomiale Pneumonie:** oft „erfahrene" Krankenhauskeime (z. B. S. aureus, gramneg. Keime wie P. aeruginosa, S. maltophilia)
  - **HCAP** („health care associated Pneumonia"): Pflegeheim, Dialyse, i. v. Ther. (auch parenterale Ernährung), chron. Wundversorgung oder Antibiotikather. bzw. Hospitalisierung < 90 d. Mortalität ca. 20 %, erhöhtes Risiko für Antibiotikaresistenzen (z. B. MRSA, P. aeruginosa, Enterobacteriaceae)
- **Immunkompetenz des Pat.:**
  - Pat. mit AIDS: häufig Pneumocystis jiroveci, bakt. Pneumonie (alle Spezies)
  - Pat. nach Organtransplantation: oft CMV-Pneumonie (v. a. bei Transplantation eines CMV-pos. Organs bei vorher CMV-neg. Empfänger), Nokardien, bakt. Pneumonie (aller Erreger)
  - Pat. nach zytotoxischer Chemother.: alle Erreger, bei Lymphopenie mit Erniedrigung der CD_4^+-Zellen auch P. jiroveci!
  - Pat. nach Influenza: v. a. S. aureus, H. influenzae, S. pneumoniae
  - Alkoholiker: v. a. S. pneumoniae, Klebsiellen, S. aureus, H. influenzae
- **Antibiotische Vorbehandlung** (▶ Tab. 14.10)

7

Tab. 7.2 Keimbesiedlung des Oropharynx

Vorbedingung	Häufige Keime
Alkoholismus	S. pneumoniae („Pneumokokken"), S. aureus, H. influenzae, K. pneumoniae, M. tuberculosis
COPD	S. pneumoniae, H. influenzae, B. catarrhalis
Abgelaufener Virusinfekt	S. aureus, S. pneumoniae, H. influenzae
Altersheim	Enterobakterien, S. pneumoniae, H. influenzae, MRSA
Aspiration	Anaerobier, Enterobakterien
Neutropenie	P. aeruginosa, A. fumigatus
Antibiotikatherapie	P. aeruginosa, S. maltophilia, Enterococcus spp.

Klinik Fieber, Husten (kann am Anfang fehlen), Luftnot, Thoraxschmerz (bei begleitender Pleuritis). Inspiratorische, ohrnahe („klingende") RG, Zeichen der Konsolidation (gedämpfter Klopfschall, verstärkter Stimmfremitus und Bronchophonie, Bronchialatmen). Bei Kindern oft Erbrechen, Meningismus

Diagnostik

- **Labor:** Leukozytose mit Linksverschiebung und evtl. toxischen Granulationen, BSG beschleunigt, CRP v. a. bei bakteriellen Pneumonien stark erhöht; bei Mykoplasmen oft Kälteagglutinine nachweisbar. Tubergentest
- **BGA:** schlechte Prognose bei respir. Globalinsuff.
- **Rö-Thorax:** Lobärpneumonie (▶ Abb. 7.1); bei den „atypischen" Pneumonien oft Diskrepanz zwischen deutlichem Rö.-Befund und neg. Auskultationsbefund
- **Erregernachweis:** in Sputum, Blut, Pleurapunktat, Bronchialsekret, Magensaft und v. a. in BAL. Ind. für Bronchoskopie mit BAL sind: Nichtansprechen auf Antibiotika (Rezidiv unter Ther., chron. oder abszedierende Pneumonie), Aspirationspneumonie, Pneumonie bei Immunschwäche
- Für Ther. von Pneumonien bei Immunschwäche ist **Keimbestimmung** Voraussetzung: invasive Diagnostik (BAL, Punktion, Biopsie); außerdem Blutkultur (auch Anaerobier), Serologie

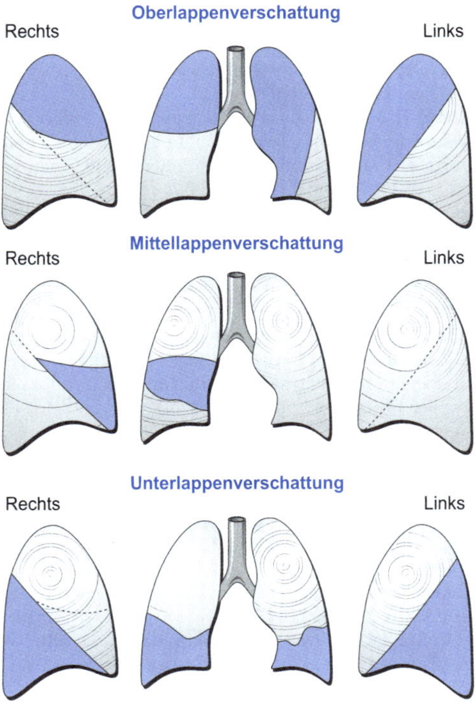

Abb. 7.1 Typische Verschattungen bei Lobärpneumonie [L106]

- Eine **Bronchoskopie** mit gezielter Absaugung ist nur wenig invasiv, preiswert und aussagekräftig. Optimaler Untersuchungszeitpunkt nach > 24 h Antibiotikapause und vor Umstellung einer antibiotischen Ther., erhöht die Sensitivität auf ca. 65 %

Differenzialdiagnosen Lungeninfarkt nach Lungenembolie, Lungenödem, ARDS, Aspiration, Autoimmunerkr. (z. B. Goodpasture-Sy., Granulomatose mit Angiitis).

Management

Allgemeine Maßnahmen

Ausreichend Flüssigkeit, bei hohem Fieber Bettruhe und Thromboembolieprophylaxe, Antipyretika (z. B. Paracetamol 3 × 1 g, ▶ 17.3.2, Wadenwickel). O_2 über Nasensonde. Ind. zur Beatmung bes. bei atypischer Pneumonie frühzeitig stellen.

Kalkulierte Antibiotikatherapie der Pneumonie

(Siehe S3-Leitlinie Nosokomiale Pneumonie 2018)

- **Zu Hause erworbene primäre Pneumonie:** in leichten Fällen Clarithromycin 2 × 500 mg p. o., bei schwerem Verlauf Komb. von Ampicillin plus Betalaktamaseinhibitor (z. B. Unacid® 3 × 3 g i. v., Dosisreduktion bei Niereninsuff.) plus Clarithromycin 2 × 500 mg p. o. Alternativ bei Penicillinallergie Ceftriaxon 1 × 2 g (initial 4 g) plus Clarithromycin p. o. oder i. v.
- **Nach Vorther. mit Antibiotika:** abhängig von den Wirkungslücken der verwendeten Substanzgruppe (▶ Tab. 7.3), z. B.:
  - Ceph. III, z. B. Ceftriaxon 1 × 2–4 g als Kurzinfusion i. v. (▶ 14.4.4), Gabe auch als Dauerinfusion möglich
  - Chinolon, z. B. Moxifloxacin 1 × 400 mg p. o.
  - Breitspektrumpenicillin, z. B. Piperacillin/Tazobactam 3 × 4,5 g/d i. v. (▶ 14.3.6). Bei V. a. Pseudomonasinf. immer Komb.-Ther., z. B. mit Ciprofloxacin, z. B. 2 × 750 mg p. o. (▶ 14.8.2)
  - Carbapenem, z. B. Meropenem 3 × 1 g, max. 3 x 2 g über 20 Min. i. v. (▶ 14.5.3)
- **Beatmungspneumonie:** in der 1. Wo. wie Pneumonie nach antibiotischer Vorbehandlung. Ab der 2. Wo. Wirklücken der Antibiotikather. bedenken: z. B. S. maltophilia (nach Vorbehandlung mit Carbapenem, Ther. z. B. mit Co-trimoxazol), Staph. (Abszess erfordert Antibiotikum mit guter Gewebegängigkeit, z. B. Rifampicin, **Cave:** MRSA), Pseudomonas (Therapieoptionen Ceftazidim, pseudomonaswirksames Carbapenem, Ciprofloxacin, Fosfomycin), Aspergillen (Ther. z. B. mit Voriconazol)

Antibiotikatherapie nach Erregeridentifizierung

- **Staphylokokkenpneumonie:** Co-trimoxazol, Rifampicin (nicht als Monother., exzellenter Kombinationspartner, Dosis z. B. 2 × 300 mg p. o.), Clindamycin oder Flucloxacillin. Bei MRSA nach Antibiogramm: häufig wirkt Co-trimoxazol (▶ 14.7.4), Fosfomycin, Rifampicin oder Reserveantibiotika (z. B. Linezolid). Isolierung!
- **Pneumokokkenpneumonie:** Penicillin 6–20 Mio. IE tägl. i. v. bevorzugt als Dauerinfusion, z. B. 2 × 10 g über 12 h i. v. Nur bei Penicillinallergie Ceph. (bevorzugt Ceftriaxon, ▶ 14.4.4) plus Makrolid (z. B. Clarithromycin ▶ 14.7). Penicillin-resistente Pneumokokken sind beschrieben, aber in Deutschland eine Rarität: immer Vancomycin-sensibel
- **Bei Pseudomonaspneumonie:** immer Komb.-Ther., z. B. Ceftazidim (▶ 14.4.5) oder Meropenem (▶ 14.5.2) kombiniert mit Ciprofloxacin (▶ 14.8.2). Die

Tab. 7.3 Typische Wirkungslücken von Antibiotika

Penicillin G*	Staphylokokken, Enterobakterien, gramneg. Bakterien
Aminopenicilline*	Staphylokokken, gramneg. Problemkeime (z. B. Pseudomonas)
Cephalosporine*	Enterokokken, Listerien. Ceph. III sind mit Ausnahme von S. pneumoniae schwach im grampos. Bereich
Glykopeptide (Vancomycin, Teicoplanin)	Alle gramneg. Bakterien, Legionellen, Chlamydien, Mykoplasmen
Carbapeneme	S. maltophilia, Legionellen, Chlamydien, Mykoplasmen. Pseudomonas-Sensibilität lokal unterschiedlich
Piperacillin/Tazobactam	S. maltophilia, Legionellen, Chlamydien, Mykoplasmen. Pseudomonas-Sensibilität lokal unterschiedlich
Co-trimoxazol	E. faecium, Proteus, Acinetobacter, P. aeruginosa
Aminoglykoside	Streptokokken (auch Pneumokokken)
Chinolone	Enterok., Anaerobier (Ausnahme Moxifloxacin), S. viridans. **Cave:** Ciprofloxacin mit Pneumokokkenschwäche
Makrolide	Gramneg. Bakterien
Tetrazykline	Je nach lokaler Resistenzlage Staph., Enterok., gramneg. Bakterien

* Wirkungslücken aller Betalaktamantibiotika: Legionellen, Mykoplasmen, Chlamydien, ORSA

Komb. mit Aminoglykosiden wird aufgrund der schlechten Gewebegängigkeit nicht mehr empfohlen. Wenn Aminoglykoside trotzdem eingesetzt werden, sollte Refobacin gewählt werden: Gentamicin ist deutlich billiger als Amikacin und in den meisten Krankenhäusern vergleichbar pseudomonaswirksam!

- **Andere gramneg. Bakterien** (z. B. Klebs., E. coli, Enterobacter spp., Proteus): initial z. B. Ceph. III (▶ 14.4). Nach Resistenztestung ggf. umsetzen. Wirksam sind z. B. Carbapeneme (▶ 14.5.2) und Chinolone (▶ 14.8)
- **Legionellenpneumonie:** Chinolon der 3. Generation (z. B. Levofloxacin 1–2 × 500 mg), alternativ Clarithromycin (▶ 14.7.1) ggf. plus Rifampicin (▶ 14.10.4) über 21 d. Ther.-Versager unter Tetrazyklin; Ceph., Penicilline und Aminoglykoside sind unwirksam!
- **Aspirationspneumonie:** Anaerobier einschließen: Amoxicillin/Sulbactam (▶ 14.3.1). Alternativ Chinolon der 4. Generation (z. B. Moxifloxacin), Ceph. III (z. B. Ceftriazon ▶ 14.4.4) plus Clindamycin (▶ 14.7.3) oder Metronidazol (▶ 14.13)
- **Bei Tuberkulose:**
  - Isoniazid (INH): 5 mg/kg p. o. oder i. v. NW: hepatotoxisch, daher Alkoholkarenz (Transaminasenanstieg bei 20–30 %. INH-Ther. für 4 d unterbrechen, wenn GOT oder GPT > 50 U/l! Danach evtl. Ther. mit reduzierter Dosis fortsetzen). Sensible Polyneuropathie
  - Rifampicin (RMP, ▶ 14.10.4): 10 mg/kg p. o. NW: hepatotoxisch, Ovulationshemmer können unwirksam werden! Rotfärbung von Kontaktlinsen!
  - Pyrazinamid (PZA): 20–30 mg/kg p. o. NW: Arthralgie, Harnsäureanstieg (Allopurinol erwägen), hepatotoxisch, Polyneuropathie. Nach 2 Mon. absetzen!

- Ethambutol (EMP): 15 mg/kg p. o., bei Niereninsuff. Dosisreduktion. NW: Optikusneuritis kann zur Erblindung führen (nicht länger als 2 Mon. geben)!
- Streptomycin (SM): 1 g/d i. m. bis max. 18 g Gesamtmenge. NW: nephrotoxisch, ototoxisch
- Therapieschema: evtl. einschleichende Ther., um NW besser zu erkennen: Tag 1–3 nur RMP, dann INH dazu, von Tag 7 an zusätzlich PZA. Sensible Erreger: 2 Mon. Dreierkombination mit INH, RMP und PZA, dann mind. 4 Mon. INH + RMP, Rezidivrate < 1 %. Bei lebensbedrohlicher Erkr., z. B. Tbc-Meningitis oder Miliar-Tbc initiale Kombinationsther. mit mind. 4 Medikamenten
- Bei INH-Resistenz: RMP/EMB/PZA. Bei AIDS und schweren Verläufen zunächst Viererkomb. mit Streptomycin 0,5–1 g/d i. m. oder i. v. über 3 Wo.

• **Pneumocystis-jiroveci-Pneumonie:** Co-trimoxazol (▶ 14.7.4), Trimethoprim 15–20 mg/kg + Sulfamethoxazol 80–100 mg/kg auf 4 Einzeldosen verteilt. NW: schwere GIT-Beschwerden, Agranulozytose, Thrombopenie, Photosensibilisierung, Cholestase. Alternative Behandlung mit Pentamidin 3–4 mg/kg i. v. tägl. Rezidivprophylaxe mit Pentamidin-Inhalationen. Bei pO_2 < 60 mmHg zusätzliche Glukokortikoidgabe (z. B. initial 1 mg/kg KG tägl. i. v.) obligat.
• Ther. weiterer opportunistischer Inf. (▶ 14.1.5)

Komplikationen ARDS, Schock, ANS, Verbrauchskoagulopathie, Multiorganversagen (MOV ▶ 5.2.2).

7.1.4 Aspiration

Gefährdet sind Pat. mit:

• Bewusstseinsstörung: Alkoholintoxikation, Reanimation, SHT, Schlaganfall, nach Narkose
• Dysphagie: z. B. Ösophaguskarzinom, Zenker-Divertikel, Refluxösophagitis, Sklerodermie
• Neurologisch bedingte Schluckstörungen: MS, Parkinson-Sy., Myasthenie, Pseudobulbärparalyse
• Iatrogen: Intubation, Reintubation (deutlich erhöhtes Risiko!), Gastroskopie, Bronchoskopie, Magensonde
• Andere: PEG-Ernährung, rezidivierendes Erbrechen, Kopftieflage, Tumor oder Entzündung im HNO-Bereich

Ätiologie Aspiration von:

• Anorganischen Fremdkörpern: z. B. Zahnteile, Münzen, Batterien, Legosteinen
• Organischen Fremdkörpern: z. B. Erdnüsse, Erbsen
• Magensaft (Mendelson-Sy.) führt innerhalb von 2–4 h zu akutem tox. Lungenödem. Mortalität ca. 10 %, Pneumonie durch bakterielle Superinfektion ca. 20–30 %. Die Aspirationspneumonie dagegen zeigt kein Ödem, sondern eine zur Abszedierung neigende Pneumonie, meist mit einer Mischbesiedlung
• Weiteren toxischen Aspiraten: Öl (→ Lipidpneumonie), Blut, Galle, Barium (führt zu schwerer Pneumonitis mit Ausbildung von Fremdkörpergranulomen)
• Bakterienhaltigem Sekret des Mundraums: häufig schlechter Zahnstatus. Auslösende Keime z. B. Peptostreptokokken, Fusobakterien, Prevotella spp, Bacteroides spp.

Klinik Abhängig von Lage und Ausmaß des Aspirats, häufig initial asymptomatisch.

- Atemmuster: Bei leichter Obstruktion zunächst Steigerung des Atemzugvolumens mit Erniedrigung der Atemfrequenz, bei höhergradiger Obstruktion schnelle, flache Atmung mit zunehmender Hypoxämie, bei Kindern oft „inverse" Atmung. Bei Bolusaspiration Atemstillstand trotz frustraner Atembewegung, „keine Stimme", innerhalb von Min. Bewusstlosigkeit, Krampfanfälle, Exitus
- Zunehmende, oft zentrale Zyanose, Tachykardie, initial Hypertonie
- Auskultatorisch inspiratorischer (bei Stenose in Larynx- oder Trachealbereich) bzw. exspiratorischer Stridor (bei bronchialer Obstruktion). Bei Aspiration von Flüssigkeit (z. B. Magensaft, Blut) Distanzrasseln (DD Lungenödem)
- Nach Stunden bis Tagen Pneumonie (▶ 7.1.3), typischerweise mit langsamem Beginn, fast nie Schüttelfrost

Diagnostik

- **Vitalzeichen:** Puls, Atmung, RR, Bewusstsein
- **Inspektion:** Trauma, Struma, asymmetrische Thoraxexkursionen
- **Laryngoskopie** in Intubationsbereitschaft (Absaugung und Magill-Zange griffbereit): Fremdkörper? Tumor? Epiglottitis? **Cave:** akute vollständige Obstruktion möglich!
- **Akutbronchoskopie** (initial flexible Bronchoskopie): bei V. a. Aspiration immer indiziert. Nachweis und Entfernen von Fremdkörpern, Absaugen, evtl. gezielte Bronchiallavage (KI: Lipidaspiration). Der kulturelle Nachweis von Anaerobiern gelingt selten! Eine Lipidaspiration kann durch eine Fettfärbung in Makrophagen nachgewiesen werden
- **Rö-Thorax:** Zeichen der Überblähung, später Atelektase. Infiltrate, typischerweise in den abhängigen Lungenabschnitten (beim stehenden Pat. Unterlappen, beim liegenden Pat. posteriore Oberlappen- und Unterlappen-Segmente). Organische Fremdkörper sind röntgenologisch nicht schattengebend. Aspirationspneumonie, tox. Lungenödem?

> **!** **Cave**
> Bei massiver Aspiration erst nach Akuttherapie mit der Diagnostik beginnen.

Akuttherapie

- Sauerstoffgabe: 4–8 l
- Häufig Sedierung notwendig, z. B. 5–10 mg Diazepam i. v.
- Freimachen der Atemwege durch:
  - Digitale Ausräumung des Nasen-Rachen-Raums, Absaugen ggf. unter laryngoskopischer Sicht
  - Bronchoskopie anstreben. Ggf. Intubation (▶ 3.3.2)
- Bei Mendelson-Sy. frühzeitige Beatmung, ggf. mit PEEP (▶ 3.3.3)
- Bei zusätzlicher Obstruktion Prednisolon z. B. 50 mg i. v. (▶ 7.4.2)
- **Antibiotikather.:** häufig Mischflora mit Anaerobiern. Ther.: Ampicillin/Sulbactam (▶ 14.3.1). Alternativ Ceftriaxon (▶ 14.4.4) + Clindamycin (▶ 14.7.3) oder Moxifloxacin (▶ Tab. 14.21) oder Piperacillin/Combactam, Piperacillin/Tazobactam (▶ 14.3.6) oder Carbapenem

Komplikationen ARDS, Lungenabszess, Empyem, Bronchiektasen.

Prophylaxe

- Konsequente Oberkörperhochlagerung
- Bei enteraler Ernährung über Magensonde keine großen Einzelportionen in Kopftieflage applizieren!
- Ggf. Umwandlung von PEG in PEJ.

! **Cave**

- Durch Bolusaspiration kann es zum reflektorischen Herz-Kreislauf-Stillstand kommen → Reanimation (▶ 5.1)
- Heimlich-Handgriff nur bei vitaler Bedrohung: Helfer umfasst den Pat. von hinten, die Hände liegen im Epigastrium; mehrere kräftige Druckstöße in Richtung Zwerchfell. Beim liegenden Pat. kniet der Helfer mit gespreizten Beinen über dem Betroffenen, setzt die übereinandergelegten Hände im Epigastrium auf; mehrere Druckstöße in Richtung Zwerchfell. KO: Magen-, Leber-, Pankreas-, Aortenruptur, Regurgitation
- Die Nottracheotomie ist riskant! Invasive ther. Maßnahmen sollten **nur bei unmittelbar drohender Erstickung** angewandt werden

7.1.5 Adult Respiratory Distress Syndrome (ARDS)

Akute respir. Insuff. im Rahmen eines Schockgeschehens mit disseminierten interstitiellen Lungenveränderungen. Synonyme: akute respir. Insuff., Schock-Lungen-Sy., hyalines Membran-Sy., Respiratorlunge, Sauerstoff-Lunge u. a. Oft kompliziert durch MOV (▶ 5.2.2). Stadien ▶ Tab. 7.4.

„Berlin"-Definition ARDS

- Röntgen: bilaterale, parenchymatöse Verdichtungen im Rö. und CT des Thorax oder TCT
- Zeitlicher Verlauf: innerhalb einer Wo. nach klinischem Ereignis oder neu aufgetretene oder progrediente Verschlechterung
- Ausschluss kardiales Lungenödem oder Überwässerung: Echokardiografie, BNP

Schwergradeinteilung nach Oxygenierungsstörung mittels Horowitz-Index (PaO_2/FiO_2) bei PEEP $\geq$ 5 mmHg:

- Leichtes ARDS: 200 mmHg < $PaO_2/FiO_2 \leq$ 300 mmHg
- Mittelschweres ARDS: 100 mmHg < $PaO_2/FiO_2 \leq$ 200 mmHg
- Schweres ARDS: $PaO_2/FiO_2 \leq$ 100 mmHg

Beispiel: PaO_2 60 mmHg unter 80 % Sauerstoff (FiO2 0,8): 75 mmHg (schweres ARDS)

Ätiologie

- **Schock** jeder Genese
- **Infektionen:** z. B. Sepsis, Pneumonie (in ca. 20 % Ursache und in ca. 40 % KO eines ARDS)
- **Trauma:** z. B. Polytrauma, SHT, Lungenkontusion, Fettembolie, Verbrennungen
- **Aspiration:** z. B. von Mageninhalt, Süß- oder Salzwasser (Ertrinken ▶ 5.2.4)
- **Inhalation:** Sauerstoffüberdosierung, Rauchvergiftung (▶ 7.1.6)
- Disseminierte intravasale Gerinnung (DIC), Massentransfusionen

- Pankreatitis, Urämie, Coma diabeticum
- **Intoxikation:** z. B. mit Heroin, Barbituraten, Paraquat

Bei Fehlen dieser Risikofaktoren DD beachten!

Diagnostik

- **Anamnese, BGA:** pO_2 < 60 mmHg mit geringem Anstieg nach Sauerstoffgabe; pCO_2 zunächst < 40 mmHg durch Hyperventilation, später Hyperkapnie
- **Hyperoxygenationstest:** 1–2×/d, BGA nach 10 Min. 100 % O_2: guter Verlaufsparameter. Bei ARDS typischerweise pO_2 < 200 mmHg
- **Rö-Thorax:** z. B. typische „Schmetterlingsfigur", später diffuse Transparenzminderung mit konfluierenden Infiltrationen („weiße Lunge") und pos. Bronchoaerogramm
- **Lufu** (Messung über geeignetes Beatmungsgerät): stark eingeschränkte Vitalkapazität, funktionelle Residualkapazität ↓, Compliance ↓. Extravasales Lungenwasser bestimmen: bei ARDS ↑

Differenzialdiagnosen Kardiales Lungenödem (häufig; ▶ Tab. 7.4). Weitere DD: akute interstitielle Pneumonie (Hamman-Rich-Sy.), pulmorenales Sy. (z. B. Granulomatose mit Angiitis, SLE), akute eosinophile Pneumonie, exogen allergische Alveolitis, bronchoalveoläres Ca, Bronchiolitis obliterans organisierende Pneumonie („BOOP"), Miliar-Tbc.

> **!** **Cave**
> 20 % der Pat. mit ARDS haben eine zusätzliche LV-Dysfunktion.

Therapie

- Ther. schon bei Verdacht beginnen!
- Schockbekämpfung, z. B. Dobutamin (▶ 5.3.3), Noradrenalin (▶ 5.3.5), Versuch mit High-flow-Sauerstoffther. (HFNO) oder NIV
- Frühzeitige Beatmung mit PEEP (▶ 3.3.3) bis 1,0 kPa (10 cmH_2O). **Cave:** Pneumothorax. Restriktion („baby lung") beachten: niedrige Tidalvolumina z. B. 6 ml/kg ▶ 3.3.5. Plateaudruck < 30 cmH_2O, FiO_2 möglichst < 60 mmHg, Ziel: O_2-Sättigung > 90 %
- Permissive Hyperkapnie: Tolerieren einer pCO_2-Erhöhung bis 80–100 mmHg, bis pH-Wert > 7,2 (keine Pufferung!), um Beatmungsdruck und -volumen niedrig halten zu können. Vorteil: geringere Überblähung gesunder Lungenabschnitte, geringere Pneumothoraxgefahr
- Verlängerte Inspirationszeit, z. B. I : E-Ratio von 1
- Lagerung: durch wechselnde Bauch- bzw. Seitlagerung (kinetische Therapie, „Schaukelbett") Umverteilung der interstitiellen Flüssigkeit mit besserer Ventilation gut durchbluteter Lungenabschnitte → Verminderung von Perfusions-/Ventilations-Inhomogenitäten. Empfohlen bei PaO_2/FiO_2 < 150 mmHg
- Bei mittelschwerem und schwerem ARDS ggf. hohe PPEP-Werte (z B. 15 cmH_2O)
- Bei pO_2 < 60 mmHg trotz dieser Maßnahmen FiO_2 erhöhen
- Bei therapierefraktärer Hypoxämie vv-ECMO erwägen
- Evtl. Glukokortikoide (umstritten, nur in Stadien III und IV sinnvoll)
- Low-Dose-Heparin (▶ 16.3.1)
- Flüssigkeitsbilanzierung ggf. mit hämodynamischem Monitoring mittels Pulmonaliskatheter (▶ 2.2.2): ZVD niedrig halten (Ziel: 0–3 cmH_2O), neg. bilanzieren

Infektionsprophylaxe

- Grundregeln der **Hygiene** streng beachten: Händedesinfektion, Kaskadenluftbefeuchter verwenden, effektive und atraumatische Bronchialtoilette („Absaugen"). Evtl. supraglottische Absaugung
- **Oberkörperhochlagerung** (z. B. 20°) reduziert evtl. Aspirationsrisiko, Kopftieflage provoziert Aspiration
- **Erkennen von Infektionen:** kontinuierliche Fiebermessung, tägl. Rö-Thorax, routinemäßiges (mehrmals wöchentliches) Monitoring der Kolonisation von Mundschleimhaut (Abstrich), Atemwegen (Trachealsekret), Katheterspitzen (Blutkultur), Dauerkatheter (Urinkultur) und Wunden (Wundabstrich). Ggf. Procalcitonin im Verlauf
- Regelmäßige „Bronchialtoilette" mittels **Bronchoskopie**
- **Antibiotikaprophylaxe:** selektive Darmdekontamination z. B. mit Polymyxin, Tobramycin und Amphotericin B p. o. (werden nicht resorbiert, Wert umstritten; Studien liegen für operierte und Trauma-Pat., nicht aber für Pat. mit multiplen internistischen Vorerkr. vor: erniedrigte Infektionsrate bei unveränderter Mortalität)
- **Antibiotika** (▶ 14): erfolgreiche Infektbehandlung ist wesentliche Voraussetzung für eine Besserung des ARDS. Typischen Keimwechsel im Verlauf einer Beatmungspneumonie beachten:
  - Initial v. a. bei ambulant erworbener Pneumonie z. B. grampos. (Pneumokokken) oder „atypische" Erreger (v. a. Legionellen)
  - Nach 3 d überwiegen gramneg. Bakterien (z. B. P. aeruginosa)
  - Nach 7 d Aspergillen, „Selektionskeime" wie z. B. S. maltophilia, hochresistente Klebsiellen

! Cave

- Keine hochprozentigen Albuminlösungen, keine Vollheparinisierung, keine Fibrinolyse! Bei respir. oder zirkulatorischer Verschlechterung an Spannungspneumothorax denken
- Früher Therapiebeginn ist entscheidend für die Prognose
- Candidanachweis im Trachealsekret bei > 50 % (Kolonisation), eine echte invasive Candidapneumonie ist dagegen ohne schweren Immundefekt eine Rarität!
- In schweren Fällen extrakorporale Lungenunterstützung (ECLA) erwägen. Experimentelle Therapieansätze sind z. B. die Partial Liquid Ventilation, NO-Inhalation, Prostazyklininfusion und eine Surfactant-Substitution
- Zusätzliche Organkomplikationen (Leberversagen, ANV, DIC), häufig Multiorganversagen

7.1.6 Inhalationstrauma

Ätiologie Durch verschiedene Gase, Rauche und Nebel ausgelöste Lungenschädigung. Zusätzlich thermische Schädigung der Atemwege bei Verbrennungsunfall. Reizgasinhalation: Unterscheidung in Reizstoffe vom Soforttyp (z. B. Ammoniak, Chlorverbindungen, Fluorwasserstoff, Schwefelwasserstoff, Teflon-Dämpfe) und vom Latenztyp (z. B. Nitrosegase, Ozon, Phosgen, Dimethylsulfat).

Tab. 7.4 DD ARDS – kardiales Lungenödem

Parameter	ARDS	Lungenödem
pO_2	Früh ↓	Spät ↓
Sauerstoffgabe	Geringer pO_2-Anstieg	Zunächst guter pO_2-Anstieg
Rö-Thorax	Initial geringe Veränderungen bei bereits schlechter Funktion	Schon initial meist ausgeprägte Rö-Veränderungen
Röntgenzeichen	Diffuse Infiltrate, peripher betont	Zentral betonte Zeichnungsvermehrung, prominenter Pulmonalishauptstamm, Kerley-B-Linien
Echo	Häufig Tachykardie (Grundkrankheit!)	z. B. Aortenstenose, Mitralinsuff., LV-Funktion ↓
Grundkrankheit	z. B. Sepsis, Pneumonie, Polytrauma, Multiorganversagen	z. B. chron. Herzinsuff., TAA, Herzinfarkt, hypertensive Entgleisung
Labor	proBNP ↔	proBNP ↑↑

Klinik

- Nach Reizgasinhalation vom Soforttyp (gut wasserlöslich): Reizung von Augen, Nase und Rachen. Brechreiz, Giemen, evtl. Laryngospasmus mit plötzlich einsetzender Atemnot, Todesangst, Husten ggf. mit Auswurf (Rußpartikel?), Dyspnoe, Tachypnoe
- Nach Reizgasinhalation vom Latenztyp: primär oft beschwerdefrei, nach ≥ 24 h Latenz Lungenödem mit über Stunden bis Tage zunehmender Atemnot
- Als Spätfolge Lungenfibrose mit Zeichen der respir. Insuff.

Diagnostik

- Anamnese: genauer Hergang der Inhalation (z. B. Schwelbrand, Explosion, Gasfreisetzung bei Reinigungsarbeiten)
- Auskultation: initial häufig unauffällig, evtl. feuchte RG, Giemen und Brummen
- Rö-Thorax (Lungenödem?), BGA, Labor: CO-Hb
- Bronchoskopie: Schleimhautrötung, Ödem, Blutung, evtl. Ruß

Quantifizierung
Die Inhalation von Kohlenmonoxid ist einfach zu quantifizieren (CO-Hb-Bestimmung, bei Rauchern Werte bis ca. 10 % mögl.) und kann z. B. bei Wohnungsbrand zur Abschätzung der Rauchinhalation verwendet werden.

Therapie

- Auch bei Beschwerdefreiheit sofortige Einleitung der Ther. und stationäre Überwachung für mind. 24 h! Lagerung mit erhöhtem Oberkörper
- Inhalatives Kortikosteroid (z. B. Pulmicort®, ▶ 7.4.3), initial 10 Sprühstöße, danach 2 Sprühstöße alle 5–10 Min., bis Packung leer. Danach Zeitintervalle verlängern. Kontrollierte Studien fehlen!
- Bei Reizgasinhalation zusätzlich systemische Kortikoidbehandlung, z. B. Methylprednisolon 100–1.000 mg i. v. (▶ 7.4.2)
- Bei CO-Intoxikation FiO_2 von 1,0 (100 % O_2), ggf. hyperbare Sauerstoffther.
- Bei zusätzlicher Verbrennung Flüssigkeitssubstitution (▶ 18.2.6)

- Vor Entlassung Kontrolle von BGA und Lungenfunktion
- Ggf. D-Arzt-Verfahren (z. B. Feuerwehrleute nach Rauchgasinhalation)!

7.1.7 Pneumothorax

Häufig Männer zwischen 20 und 40 J, häufiger rechte Lunge betroffen, Rezidiv nach 1. Spontanpneumothorax in 30 %, nach 2. Pneumothorax in ca. 60 %.

Ätiologie

- **Spontanpneumothorax:** meist Ruptur einer subpleuralen Emphysemblase oder idiopathisch
- **Symptomatischer Pneumothorax:** bei Asthma, ARDS, Fibrose, Abszess mit bronchopleuraler Fistel, Pneumonie (v. a. Pneumocystis-jiroveci-Pneumonie bei AIDS), Mukoviszidose, Bronchialkarzinom (v. a. nach Chemother. und Bestrahlung), Tbc, eosinophilem Granulom
- **Traumatisch:** iatrogen (Biopsie, Pleuradrainage, Subklaviakatheter, Interkostalblock, intrakardiale Injektion, Reanimation, Überdruckbeatmung), Rippenfraktur, perforierende Thoraxwandverletzungen, Bronchusabriss mit bronchopleuraler Fistel
- **Spannungspneumothorax:** Durch Ventilmechanismus dringt Luft während der Inspiration in den Pleuraspalt, die während der Exspiration nicht entweicht (▶ Abb. 7.2). Zunehmende Atemnot, Tachykardie, Schock durch Kompression der großen Gefäße, Mediastinalverlagerung zur gesunden Seite. **Sofortige Punktion ist lebensrettend** (▶ 2.5.1)!

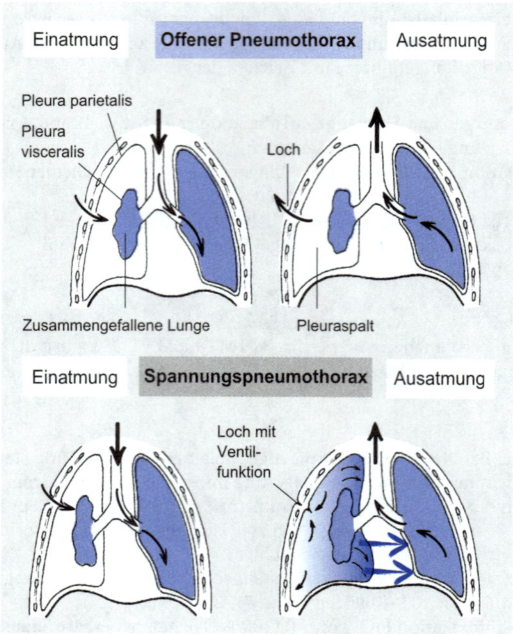

Abb. 7.2 Verschiedene Formen des Pneumothorax [A400]

> **Cave**
> Nach Pneumothorax erhöhtes Risiko beim Fliegen und Gerätetauchen.

Klinik Thorakale Schmerzen (scharf, meist lokalisiert), Husten, Dyspnoe, Tachypnoe, Schock; asymmetrische Atembewegung, hypersonorer Klopfschall bei abgeschwächtem Atemgeräusch und Stimmfremitus.

Diagnostik Rö-Thorax im Stehen und Exspiration, BGA, EKG (evtl. Rechtsherzbelastungszeichen, DD: Infarkt, Lungenembolie).

Therapie

- Bei kleinem Spontanpneumothorax („Mantelpneumothorax", im Rö-Thorax ca. fingerbreit) Bettruhe, flach liegen. Luft sollte in 3–4 d resorbiert werden. O_2-Gabe beschleunigt die Resorption
- Bei größerer Luftmenge Saugdrainage (▶ 2.5.1), Bettruhe, tägl. Rö-Kontrolle. Nach 4–5 d und vollständiger Ausdehnung der Lunge Saugdrainage abklemmen, Rö-Kontrolle nach 24 h und ggf. Entfernen der Drainage. Ggf. Talkum-Pleurodese
- Bei fehlender Ausdehnung der Lunge eine 2. Drainage legen, ggf. Thoraxchirurg
- Begleitendes Hautemphysem bildet sich meist unter Absaugung zurück. Bei massivem Haut- und/oder Mediastinalemphysem (z. B. bei Trachea- oder Bronchusruptur) Thoraxchirurg
- Analgesie (z. B. Paracetamol 0,5 g 4–6×/d)
- Antitussiva (z. B. Kodein 60 mg 4–6×/d p. o.)
- Bei persistierender bronchopleuraler Fistel chir. Verschluss, z. B. über VATS (videoassistierte Thorakoskopie), evtl. thorakoskopische Bulla-Resektion und Pleurodese
- Hohe Rezidivquote, deshalb körperliche Schonung über Mon. nach Abheilung
- Bei > 2 Ereignissen auf derselben Seite operative Sanierung

> **Thoraxdrainage – typische Fehler**
> - Zu langes Abwarten
> - Zu geringer Sog → Lunge entfaltet sich nicht vollständig
> - Zu hoher Sog → Gefahr einer bronchopleuralen Fistel
> - Schlechte Fixierung der Absaugschläuche → Diskonnektion v. a. bei unruhigen Pat.

7

7.2 β_2-Sympathomimetika

7.2.1 Übersicht

Wirkstoffe ▶ Tab. 7.5

> Eine i. v. Anwendung von β_2-Mimetika sollte nur erfolgen bei: Alter < 45 J, keiner kardialen Vorerkr., Herzfrequenz < 130/Min. Engmaschiges Monitoring notwendig!
> Sympathomimetika bei kardiologischer Ind. ▶ 5.3.

Wirkmechanismus

- Relaxation der Bronchial-, Uterus- und Gefäßmuskulatur (Vasodilatation, Blutdrucksenkung → reflektorische Tachykardie)
- Verstärkte mukoziliare Clearance, erhöhte rechtsventrikuläre Ejektionsfraktion, verbesserte Zwerchfellkontraktilität
- Steigerung des Gesamtstoffwechsels (kalorigene Wirkung), Steigerung von Muskelglykogenolyse (Hyperglykämie), Lipolyse (freie Fettsäuren im Blut ↑)

Nebenwirkungen

- **Häufig:**
  - Herzklopfen, Tachykardie, RR ↓, Muskelzittern (Tremor), Unruhe, Übelkeit, Schlafstörungen
  - Hypokaliämie (Fenoterol, Salbutamol, Terbutalin)
  - Paradoxer pO_2 ↓ um ca. 10 % durch Zunahme der Ventilations-/Perfusions-Inhomogenität möglich
- **Selten:**
  - Beeinträchtigung der Glukoseverwertung → bei Diab. mell. BZ-Kontrolle
  - Angina pect., Kammerflimmern

Kontraindikationen

- Hyperthyreose
- Hypertroph-obstruktive Kardiomyopathie
- Tachykarde Herzrhythmusstörungen (rel. KI)
- Frischer Herzinfarkt, ausgeprägte KHK (rel. KI)
- Diab. mell., Hypertonie (rel. KI)

Wechselwirkung

- Betablocker: antagonistische Wirkung → unsinnige Komb.
- Insulin, Metformin, Sulfonylharnstoffe: Wirkungsverminderung der Antidiabetika
- Sympathomimetika, Theophyllin, Digitalis: wechselseitige Toxizitätssteigerung

Tab. 7.5 β_2-Sympathomimetika

Substanz	Rezeptorspezifität	i. v. Dosierung
Terbutalin	β_2	–
Salbutamol	β_2	Langsam 0,1–0,2 mg (0,2–0,4 ml), Wiederholung nach > 15 Min. mögl. Max. Einzelgabe 1 mg
Reproterol	β_2	0,09 mg (= 1 ml) über 1 Min.
Fenoterol	β_2, β_1	–
Orciprenalin[1]	β_1, β_2	10–30 µg/Min.[3]
Formoterol[2]	β_2	–
Salmoterol[2]	β_2	–
Vilanterol[2]	β_2	–
Olodaterol[2]	β_2	–

[1] Wegen β_1-Wirkung größere Arrhythmiegefahr!
[2] Lang wirksame β_2-Sypathomimetika
[3] Keine Zulassung für Atemwegsobstruktion

7.2.2 Salbutamol

Wirkmechanismus **Pharmakokinetik:** orale Bioverfügbarkeit ca. 40 % (hepatischer First-Pass-Metabolismus), HWZ 3–5 h, Verteilungsvolumen 3,4 l/kg, Plasmaproteinbindung 10 %. Elimination: unveränderte renale Ausscheidung (Ausmaß abhängig vom Applikationsweg, ca. 20 % bei oraler Einnahme, ca. 50–60 % nach i. v. Gabe), Rest in der Leber an Sulfat konjugiert.

Indikationen Bronchospasmus.

Dosierung
- **Inhalativ:** 3–4 × 2 Sprühstöße/d
- **P. o.:** 3–4 × 2–4 mg/d
- **S. c.:** 0,25 mg, Wiederholung nach frühestens 15 Min. möglich, sonst alle 4 h
- **I. v.:** 0,2–0,4 ml langsam i. v., Wiederholung nach frühestens 15 Min. möglich
- **Perfusor:** z. B. Salbutamol 5 ml à 5 mg auf 50 ml NaCl 0,9 % = 0,1 mg/ml; 5–25 µg/Min., d. h., Perfusor auf 3–15 ml/h einstellen

Nebenwirkungen ▶ 7.2.1

7.3 Theophyllin

Wirkmechanismus Hemmung der Phosphodiesterase mit Erhöhung von cAMP (bei hohen Dosen), Mobilisierung intrazellulären Kalziums, Freisetzung endogener Katecholamine

Pharmakokinetik Sehr gute orale Bioverfügbarkeit (95 %). HWZ 8 h, hohe interindividuelle Variabilität, verkürzt bei Rauchern und Einnahme von Enzyminduktoren (s. u.), verlängert bei Leberzirrhose und Herzinsuff. (z. B. bei Cor pulmonale!), Verteilungsvolumen 0,5 l/kg, Plasmaproteinbindung 60 %. Elimination: ca. 10 % unverändert renal, Rest wird hepatisch durch Cytochrom-P450-abhängige Oxidasen zu z. T. schwächer wirksamen Metaboliten (3-Methylxanthin) abgebaut

Indikationen
- Bronchospasmus bei obstruktiver Lungenerkr.
- Zentrales Atemanaleptikum
- Asthma cardiale als ergänzende Ther.

Dosierung
- **I. v. Bolus:** 5 mg/kg als Kurzinfusion über 20 Min. zur Aufsättigung (bei theophyllinvorbehandelten Pat. 2,5 mg), dann 0,5 mg/kg/h i. v. über Perfusor, nach 12 h Dosisreduktion nach Serumspiegel
- **Perfusor:** 0,72 g auf 50 ml NaCl 0,9 % mit 2–6 ml/h

Nebenwirkungen
- GIT-Störung: Übelkeit, Magenschmerzen, Erbrechen
- Schwindel, Kopfschmerz, Schlafstörungen, Tremor
- Tachykardie, supraventrikuläre und ventrikuläre Extrasystolie
- Zerebraler Krampfanfall meist erst bei tox. Serumspiegeln > 35 mg/l
- Selten: Tachypnoe, Hyperglykämie, Hämatemesis
- Durch den Lösungsvermittler Ethylendiamin: selten Urtikaria, Hautrötung, Fieber, Lymphadenopathie, Bronchospasmus

Wechselwirkungen
- Allopurinol, Cimetidin, Ciprofloxacin, Clindamycin, Diltiazem, Erythromycin, Propranolol und Verapamil vermindern die Elimination und erhöhen die Theophyllin-Plasmaspiegel

- Carbamazepin, Phenobarbital, Phenytoin und Rifampicin führen über Induktion der abbauenden Enzyme zu einer kürzeren HWZ und niedrigeren Plasmaspiegeln
- Sympathomimetika: verstärken kardiale NW
- Nikotin: beschleunigt die Metabolisierung von Theophyllin
- Gyrasehemmer: erhöhen die Krampfbereitschaft, Todesfälle beschrieben!
- Wirkungsverstärkung bei Kombination mit Kortikoiden

- 1 mg/kg Theophyllin erhöht den Blutspiegel um ca. 2 mg/l
- Keine schnelle i. v. Injektion: Gefahr tachykarder Herzrhythmusstörungen
- Anwendung auch in der Schwangerschaft erlaubt (▶ 20.6)
- Gabe auch über Trachealtubus möglich
- Rasche Wirkung auch nach oraler Gabe (z. B. 1 Amp. à 0,24 g trinken lassen: Resorption in 10 Min.)
- Ther. Bereich: 8–15(–20) mg/ml
- Wegen individuellem Metabolismus Spiegelkontrollen erforderlich (▶ 20.2)
- Wirkungsabschwächung bei Langzeitther.
- Aufgrund der mäßigen Effektivität und der erhöhten NW-Rate bei Komb. mit Sympathomimetika umstritten!
- Theophyllinintox. ▶ 19.2.18

7.4 Glukokortikoide

7.4.1 Übersicht

Wirkstoffe ▶ Tab. 7.6.

Tab. 7.6 Glukokortikoide

Substanz	Biol. HWZ (h)	Glukokort. Potenz	Mineralokort. Potenz	Cushing-Schwellendosis (mg)
Hydrocortison (▶ 15.6) = Cortison	8–12	1	1	30
Prednison = Prednisolon	12–36	4	0,6	7,5
Methylprednisolon = Fluocortolon = Triamcinolon	12–36	5	–	6
Dexamethason	36–72	30	–	1,5
Betamethason	36–72	35	–	1
Fludrocortison	8–12	10	125	–
Aldosteron	–	–	700	–

Indikationen
- Ausgeprägte Atemwegsobstruktion
- Reizgasinhalation

- Schwere Inf. mit Organschädigung (z. B. virale Peri-/Myokarditis)
- Anaphylaktischer Schock
- Andere: Organtransplantation, Autoimmunhepatitis, schwere Dermatosen, hämolytische Anämie

Faustregeln für das klinische Management
- **Bei Notfällen** großzügig dosieren und i. v. verabreichen (z. B. 100–500 mg Prednisolon i. v.). NW sind bei Kurzzeitther. gering. Bei vitaler Ind. (Status asthmaticus, Hirnödem, Leukämie, Pemphigus, exfoliative Dermatitis) ebenfalls hoch dosieren
- **Bei Therapiedauer > 1 Wo.** über der Cushing-Schwelle Dosis über mehrere Wo. bis Mon. stufenweise reduzieren, da sonst Gefahr der iatrogen induzierten Addison-Krise (▶ 15.1.5)
- **Relative KI:** Magen-Darm-Ulzera, Osteoporose, Psychosen, Herpes simplex, Herpes zoster, Varizellen; vor und nach Schutzimpfungen, Glaukom, Hypertonie, Diab. mell., Kindesalter, Stillen (→ Abstillen), 1. Trimenon der Schwangerschaft, Tbc

Nebenwirkungen
- NNR-Atrophie: Addison-Krise (▶ 15.1.5) mit Schwäche, Schwindel, Schock bei Belastung
- Mineralokortikoidwirkung: Wasserretention, Hypertonie, Hypokaliämie, metabolische Alkalose
- Myopathie, Atrophie der Hüft- und Oberschenkelmuskulatur (CK erhöht!)
- Diabetogene Wirkung: Hyperglykämie, Glukosurie, Steroiddiabetes
- Endokrines Psychosy.: Euphorie, Depression, Verwirrung, Halluzination
- Katabole Wirkung: neg. Stickstoffbilanz, Wachstumshemmung, Osteoporose, Muskelschwäche und abnorme Muskelermüdbarkeit
- Fettstoffwechselstörung: Stammfettsucht, Stiernacken, Vollmondgesicht, Fettsäurespiegel ↑
- Blutbildveränderung: **T**hrombos ↑, **E**rys ↑, **N**eutrophile ↑ (Eselsbrücke: „TEN plus"); Eosinophile ↓, Basophile ↓, Lymphos ↓
- Immunschwäche: erhöhte Infektanfälligkeit
- Magenschleimhautgefährdung umstritten, eher keine prophylaktische antazide Ther. bei hoch dosierter Glukokortikoidmedikation
- Kapillarbrüchigkeit: Petechien, Purpura, Ekchymosen
- Auge: „nach 1 Wo. Hornhautulkus, nach 1 Mon. akuter Glaukomanfall, nach 1 J Katarakt"; Letzteres bei 20 % nach 1 J Ther. über Cushing-Schwelle
- Haut: Atrophie (auch bei Lokalther.), Akne, Striae rubrae

Wechselwirkungen
- Digitalis (evtl. Wirkungsverstärkung durch Hypokaliämie), Saluretika (Hypokaliämieverstärkung)
- Antidiabetika, Kumarinderivate: Wirkungsabschwächung
- Rifampicin, Phenytoin, Barbiturate: Verminderung der Steroidwirkung

7.4.2 Prednison, Prednisolon, Methylprednisolon

Wirkmechanismus Antiinflammatorische und immunsuppressive Wirkung durch multifaktorielle Interaktion mit zellulären und humoralen Abwehrvorgängen: Verhinderung der Haftung von neutrophilen Granulozyten und Monozyten am Gefäßendothel entzündlich veränderter Regionen, Unterdrückung der Makrophagenmigration, verminderte Aktivierung von Plasminogen zu Plasmin, Unterdrückung der Phospholipase-A_2-Aktivität mit verminderter Bildung von Prostaglandinen und Leukotrienen, Regression lymphatischer Gewebe

Pharmakokinetik Orale Bioverfügbarkeit für alle 3 Substanzen gut (8–90 %), HWZ 3 h, Verteilungsvolumen 0,8–1,0 l/kg, Plasmaproteinbindung konzentrationsabhängig 50–90 %, bei niedriger Konz. überwiegend an Transcortin (hohe Bindung, geringe Kapazität), bei höherer Konz. unspezifische Bindung an Albumin. Elimination: überwiegend hepatische Metabolisierung und Konjugation an Glukuron- und Schwefelsäure. Wirkdauer 12–36 h, max. biologischer Effekt 2–8 h nach i. v. Applikation

Dosierung
- Anaphylaktischer Schock: 250–1.000 mg i. v.
- Status asthmaticus: 250 mg alle 6 h i. v.
- Hyperthyreose: 50–100 mg/d i. v.
- Hyperkalzämische Krise: 125–250 mg/d i. v.
- Abstoßungsreaktion: 500 mg/d i. v. für 3 d

- Nahezu keine NW bei Einmalgabe, geringe NW bei kurzfristiger Gabe
- Bei Leberinsuff. und Addison-Krankheit (▶ 15.1.5) besser Hydrocortison geben (▶ 15.6)
- Bei Hirntumor bzw. SHT besser Dexamethason (▶ 8.2.1)
  - Anwendung auch in der Schwangerschaft möglich (▶ 20.6)
  - Geringe Mineralokortikoidwirkung (ca. ¼ von Hydrocortison)
  - Wirkungseintritt erst nach ca. 30 Min.

7.4.3 Inhalative Glukokortikoide

Wirkmechanismus Lokale antiexsudative und antientzündliche Wirkung. Erhöhung der Wirksamkeit von β_2-Sympathomimetika.

Indikationen
- Akute Reizgasinhalation (prophylaktisch): v. a. bei Rauchgasvergiftung, Inhalation von Zinknebel, Chlorgas, Ammoniak, Nitrosegasen, Phosgen, Schwermetalldämpfen
- Kortikoidbedürftige Atemwegsobstruktion
- Nicht bei akutem Status asthmaticus

Dosierung
- Bei Reizgasinhalation (▶ 7.1.6) initial 10 „Sprühstöße", danach 2 „Sprühstöße" alle 5 Min.
- Bei obstruktiver Atemwegserkr. z. B. 2 × 0,2 mg Budesonid „Sprühstöße"

Nebenwirkungen Heiserkeit, Candidabefall der Mund- und Rachenschleimhaut.

- Durch Inhalation können ca. 7 mg/d systemisches Prednison eingespart werden
- Bei höheren Dosierungen muss mit systemischen NW gerechnet werden
- Möglichst kein inhalatives Dexamethason verwenden: deutlich mehr systemische NW
- Nicht im Anfall einsetzen. **Cave:** initial Verstärkung des Bronchospasmus!

7

7.5 Parasympatholytika

(▶ 6.12).

Wirkmechanismus Vagolytika (▶ 6.24): Blockade der Acetylcholinrezeptoren am postganglionären parasympathischen Neuron.

Indikationen Atemwegsobstruktion bei COPD: besonders bei Pat. mit kardiovaskulärer Begleiterkr.

Dosierung Inhalation: Ipratropiumbromid 3 × 40 µg/d bzw. Tiotropium 1 × 18 µg/d bzw. 1 × Glycopyrronium 44 µg.

Wechselwirkungen Wirkungsverstärkung durch β-Sympathomimetika (im akuten Anfall klinisch nicht relevant).

Nebenwirkungen ▶ 6.24.1.

! Bei einer Tagesdosis > 240 µg von Ipratropiumbromid ist kein zusätzlicher ther. Effekt zu erwarten.

8 Neurologische Notfälle

Peter Trillenberg

8.1 Akute zerebrovaskuläre Erkrankungen und Stroke Unit

8.1.1 Ischämischer Schlaganfall

8–10 % aller Todesursachen in Deutschland, geschätzte jährliche Schlaganfallneuerkr. 270.000. Outcome: Rückgang der Schlaganfallmortalität, 1 J Mortalität 20–30 %. Invaliditätsrate 30–35 %.

Schlaganfallprävention: Ther. der Risikofaktoren: art. Hypertonus 6- bis 10-fach, Vorhofflimmern 5-fach, KHK 4-fach, TIA 3- bis 4-fach, Nikotin 3-fach, Diab. mell. 3-fach erhöhtes Risiko, Hyperlipidämie, Hyperurikämie.

Definition

- **Ischämie:** akutes fokales neurologisches Defizit bei umschriebener Hirndurchblutungsstörung
- **Hirninfarkt:** morphologisches Korrelat der Hirnparenchymnekrose in der bildgebenden Diagn.
- **Transitorisch ischämische Attacke** (TIA): definiert durch Symptomdauer < 24 h. Bei Dauer > 1 h häufig Hirninfarktnachweis im MRT, daher Infarktdiagnose trotz klinischer TIA. **Cave:** bei TIA mit Läsionsnachweis schlechtere Prognose, höheres Rezidivrisiko

Ätiologie

- **Ischämie** (85 %):
  - Thromboembolischer Verschluss eines intrakraniellen Gefäßes. Emboliequellen: arteriosklerotische Plaques von A. carotis interna, Karotisbifurkation, Abgang der A. vertebralis. Hohes Embolierisiko: Plaque-Ulzerationen und hochgradige Stenosen > 50 %. Kardiale Emboliequellen (mind. in 30–40 %) bei Vorhofflimmern, Vorhofthrombus, Myokardinfarkt, Klappenerkr.
  - Hämodynamisch (hochgradige Stenose der A. carotis führt zu Infarkten in der Grenzzone zwischen Stromgebiet von A. cerebri anterior und media).
  - Ischämien bei zerebraler Mikroangiopathie: lakunäre Infarkte; Folge eines langjährig komb. vaskulären Risikos wie art. Hypertension und Diab. mell.
- **Intrazerebrale Blutung** (10–15 %, ▶ 8.1.4): art. Hypertonus (ca. 30 %), idiopathisch, **selten** SHT, Angiom, Gerinnungsstörung, Tumoreinblutung, Vaskulitis. Blutungen in andere intrakranielle Kompartimente: Subduralhämatom, Epiduralhämatom; Subarachnoidalblutung (5 %, ▶ 8.1.5)

Klinik Variable Dauer der Schlaganfallsympt. (Min., h, progredient, persistierend). Sympt. abhängig von der Funktion des nicht perfundierten Hirnareals:

- **Karotiskreislauf/A. cerebri media:** Zentralarterienverschluss oder ipsilaterale Amaurosis fugax; kontralaterales, sensibles und/oder motorisches Halbseitensy. mit zentraler Fazialisparese; Aphasie bei Infarkt der dominanten Hemisphäre
- **A. cerebri anterior:** kontralaterale beinbetonte Hemiparese
- **A. cerebri posterior:** kontralaterale homonyme Hemianopsie
- **Kleinhirninfarkt:** ipsilaterale Hemiataxie
- **Hirnstamminfarkt:** Hemi- oder Tetraparese, multiple Hirnnervenausfälle, Hemiataxie, dissoziierte Empfindungsstörung, Augenmuskelparesen, Dysarthrie, Dysphagie, Nystagmus, Ataxie, Schwindel

Prähospitale Versorgung

Cave
- Time is Brain: Ein Schlaganfall ist ein medizinischer Notfall!
- Zuweisung ausschließlich durch den Notarzt in ein spezialisiertes Zentrum mit **Stroke Unit**
- Zuweisung im optimalen Zeitfenster von < 5 h, aber nicht später als 6 h.

- Ersteinschätzung durch Pat. und Angehörige, Entscheidung zum Notruf (112!)
- Patientenselektion zur systemischen Thrombolyse eines Hirninfarkts bereits durch Notarzt:
  - **Exakte Schlaganfallanamnese:** Infarktbeginn (z. B. aus dem Schlaf heraus), Erstsympt.(z. B. Immediatanfall), Vorerkr., Medikamente (z. B. Antikoagulanzien)
  - Sicherung der Vitalfunktionen; Freihalten der Atemwege, Oxygenierung
  - Peripher venöser Zugang
  - **BZ-Bestimmung vor Ort:** Modifikation von Hypoglykämie oder Hyperglykämie
  - Medikamentöse Blutdrucksenkung nur in Ausnahmefällen
  - ! Heparin und Thrombozytenfunktionshemmer kontraindiziert
  - Möglichst rascher Transport in eine Klinik, am besten mit Stroke Unit
  - EKG-Monitoring während des Transports

Akuttherapie und -diagnostik des ischämischen Hirninfarktes

Effizienzkriterien akuter Schlaganfallversorgung
- Arzt-Pat.-Kontakt innerhalb von 10 Min. nach Eintreffen in der Klinik
- CCT innerhalb von 20 Min.
- Wenn eine Thrombolyse möglich, Beginn noch im CT innerhalb von 30 Min, spätestens nach 1 h („door to needle time“)
- Beginn der Monitorüberwachung innerhalb von 3 h

- **Erstversorgung in der Notaufnahme:**
  - **Überwachung** von neurologischem Status und Vitalfunktionen (RR, Temp.)
  - **Stabilisierung der Vitalfunktionen:** Atmungskontrolle, Pulsoxymetrie, peripher-venöser Zugang, BGA, BZ-Kontrolle (BZ < 10 mmol/l bzw. 180 mg/dl).
  - ! Hypertensiven RR nicht behandeln. **Cave:** starken RR-Abfall vermeiden, kein Nifedipin, Nimodipin.
  - Insulinther. bei BZ > 200 mg/dl. **Cave:** Hyperglykämie vergrößert irreversibel geschädigtes Infarktareal und verschlechtert Prognose.
  - **Flüssigkeitssubstitution:** bis zum Abschluss der Diagn. nur isotone E'lytlsg.
- **Akutdiagnostik:**
  - Fokussierte Anamnese und neurologische Untersuchung zur Klärung der Akutbehandlung
  - CCT
  - **Labor:** E'lyte, BZ, BB, CRP, Herzenzyme, Nieren- und Leberwerte, Gerinnungsparameter (Resultate nicht abwarten)

8

- **Klinische und apparative Erstdiagn.:** bei Aufnahme zügig 3 Fragen klären (▶ Tab. 8.1):
  - **Vaskuläres Ereignis?** Akuter Beginn? Ausfälle passend zu vaskulärem Territorium? **Cave:** Aphasie (typischer vaskulär bedingter Ausfall) wird als Verwirrtheitszustand (in der Regel nicht vaskulär bedingter Ausfall) verkannt.
  - **Wenn ja: Ischämie/Blutung?** Klärung durch Nativ-CT
  - **Wenn Ischämie: Akutther. (Thrombolyse, Thrombektomie) möglich?**
    – **Thrombolyse:** ausreichend schweres (i. d. R. behinderndes) neurologisches Defizit, Beginn der Sympt. vor ≤ 4,5 h, KI-Ausschluss. Ind. bei klar vaskulärer Ätiologie nach Nativ-CT. NNT für Thrombolyse 0–90 Min. nach Auftreten des Infarktes: 3,6.
    – **Zur Thrombektomie:** liegt in der CT/MR-Angiographie ein mit vertretbarem Risiko erreichbarer Gefäßverschluss vor?
  - **Bei Zweifeln an einer vaskulären Ätiologie:** Nachweis von Gefäßverschluss (CT/MR-Angio) oder Perfusionsausfall (CT/MR-Perfusion) anstreben

Tab. 8.1 Diagnostic Pathway ischämischer Schlaganfall nach Leitlinien und Diagnostik in der Neurologie 2012 (Hrsg. Diener) [G289]

• Feststellung und Sicherung der Vitalfunktionen • Symptomzentrierte Anamnese und Befunderhebung • Zerebrale Bildgebung (CT oder MRT) • 12-Kanal-EKG • Basislabordiagn. • Medikamentenanamnese	• Innerhalb 4,5 h und • eindeutige klinische Symptomatik	→ CCT oder MRT zum Blutungsausschluss
	• Außerhalb 4,5 h oder • unklarer Beginn oder • nicht eindeutige klinische Sympt.	→ Multiparametrisches MRT: DWI, PWI, MR-Angio → Bei fehlender Verfügbarkeit CCT, CT-Angio, CT-Perfusion
	Klin. V. a. proximalen intrakraniellen Gefäßverschluss	Im vorderen Kreislauf → TCD (transkranieller Duplex), MRA oder CT-Angio
		Im hinteren Kreislauf → MR-Angio oder CT-Angio

Bildgebende Akutdiagnostik

- **CCT:** natives CT zur Darstellung des Parenchyms: Ausschluss Blutung (hyperdens), Darstellung von Infarktfrühzeichen (Verlust des Kontrastes Mark/Rinde und Marklager/Basalganglien), Ausdehnung der Frühzeichen quantifiziert durch den ASPECT score („Alberta stroke programme early CT score"), hyperdense Darstellung thrombosierter Gefäße („dense media sign, dot sign"), ▶ Abb. 8.1

- **CT-Angio:** Nachweis eines intrakraniellen Verschlusses als Target einer möglichen Thrombektomie, Darstellung der leptomeningealen Kollateralisierung des von einem Verschluss betroffenen Gebietes
- **CT-Perfusion:** Quantifizierung von Blutfluss (Darstellung des minderperfundierten Areals) und Blutvolumen (bereits infarziertes Areal, „Infarktkern"). Differenz „Tissue-at-Risk", „Penumbra"
- **MRT:** Gradienten-Echo-Sequenz (T2*) zum Blutungsausschluss, Diffusionswichtung zur Darstellung des Infarktkerns, Perfusionsdarstellung, MRA-Angio zur Selektion zur interventionellen Rekanalisation

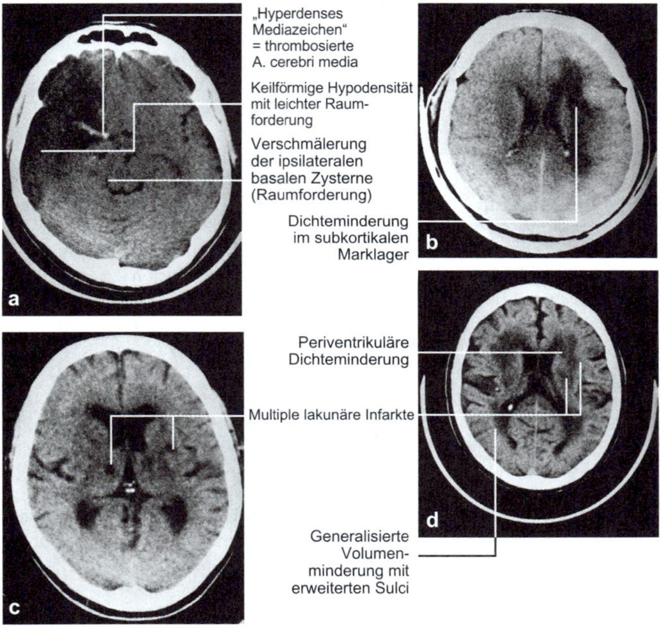

Abb. 8.1 Infarktmuster im CCT [M246].
a) Territorialinfarkt im Mediastromgebiet re.
b) Hämodynamischer Infarkt im Grenzgebiet ACA–ACM
c) Mikroangiopathie mit multiplen lakunären Infarkten der Stammganglien und des Thalamus
d) Mikroangiopathie, subkortikal arteriosklerotische Enzephalopathie

Systemische Thrombolyse Über Ein- und Ausschlusskriterien wird i. d. R. nach Anamnese, klin. Untersuchung und Durchführung des Nativ-CTs entschieden. Die Entscheidung sollte zu diesem Zeitpunkt unmittelbar umgesetzt werden.

- **Einschlusskriterien:**
  - Akutes ischämisch (Blutungsausschluss im CT ist erfolgt) bedingtes behinderndes (keine feste Untergrenze im NIHSS) neurologisches Defizit (Stromgebiet ist nicht relevant). Teilremission ist keine KI, solange zum Zeitpunkt der Entscheidung noch ein relevantes Defizit besteht; Auftreten im Rahmen einer Karotisdissektion ist keine KI!
  - Dauer der Sympt. < 4,5h
  - ! Thrombolyse 4,5–6 h nach Symptombeginn: individueller Heilversuch, z. B. möglich bei deutlichem Missmatch in der MRT Diffusions-/Perfusionswichtung
- **Ausschlusskriterien:** KI laut Zulassung/Beipackzettel werden in Leitlinien z. T. relativiert und können in der Praxis ignoriert werden:
  - Keine Altersgrenze (Zulassung: < 80 J.)
  - Fixierte art. Hypertonie > 185/110 mmHg

8

- Keine Obergrenze für den NIHSS-Score (National Institutes of Health Stroke Scale), wenn das klinische Defizit nur durch ein Perfusionsdefizit (und nicht durch den Infarktkern) bedingt ist (Zulassung: NIHSS < 25)
- Im Einzelfall unter Berücksichtigung von Größe und Latenz trotz Hirninfarkt in den letzten 3 Mon. (Zulassung: nicht bei Hirninfarkt < 3 Mon.)
- Bei kürzlicher OP Absprache mit Fachkollegen (Zulassung: nicht bei OP < 3 Mon.)
- Ösophagusvarizen, akutes Magenulkus, akute Pankreatitis, GIT- oder urogenitale Blutungen in den letzten 4 Wo.: Absprache mit Fachkollegen (Zulassung: KI)
- Epileptischer Anfall ist keine KI, wenn danach Todd-Phänomen und weiteres neurologisches Defizit (Beweis z. B. durch Perfusionsbildgebung; Zulassung: KI)
- Bakt. Endokarditis
- Aktuell relevant eingeschränkte Gerinnung (KI laut Zulassung: Gerinnungsstörung, Heparinther. in den letzten 48 h mit aPTT > 40 Sek, Thrombos < 100/nl)
- Einnahme oraler Vitamin-K-Antagonisten mit INR > 1,7 oder DOAK-Einnahme (erlaubt, wenn 2 Tage nicht eingenommen oder dilutierte Thrombinzeit, Faktor Xa-Aktivität im Normbereich; Zulassung: kontraindiziert bei Einnahme oraler Antikoagulanzien)
- Hypoglykämie zügig ausgleichen, wenn danach weiterhin typisches ischämisches Defizit (Hemiparese, Aphasie) Thrombolyse. Im Zweifel: multimodale Bildgebung zum Nachweis von Perfusionsdefizit oder Gefäßverschluss (Zulassung: KI bei BZ < 50 mg/dl oder > 400 mg/dl).
- Formal KI bei intrakraniellem Aneurysma, Angiom, Hirntumor
- Schwangere sind in Einzelfällen ohne KO thrombolysiert worden, formal ab 10 d nach Geburt erlaubt, Absprache mit Fachkollegen

• **Therapieschema:** Alteplase (▶ 16.2.2) 0,9 mg/kg i. v., max. 90 mg, davon 10 % innerhalb von 2 Min. als Bolus, den Rest innerhalb von 60 Min. per Perfusor
• **KO:** Blutung (intrakraniell 7 %, GIT), bei Angioödem Prednisolon 250 mg i. v. (▶ 7.4.2), Clemastin 4 mg i. v., Ranitidin 100 mg i. v. (▶ 10.4.3)

> **! Cave**
> Innerhalb der ersten 24 h nach systemischer Thrombolyse kein Heparin, ASS oder andere Antikoagulanzien. Bei absoluter Ind. von Heparin aus anderen Gründen: Dosis bis 10.000 IE/d s. c.

Thrombektomie

Definition Rekanalisierung eines durch einen Thrombus verschlossenen intrakraniellen Gefäßes. Technik: Angiographische Darstellung des Verschlusses und direktes Absaugen des Thrombus oder (präferiert) Extraktion mit Stent-Retriever. Wenn eine i.v. Thrombolyse indiziert ist, erfolgt die Thrombektomie **zusätzlich** zur i. v. Thrombolyse.

Indikationen

• **Lokalisation:** Verschluss eines großen intrakraniellen Gefäßes (distale A. carotis, A. basilaris, A. cerebri media Segment M1). A. cerebri media Segment M2 ist erreichbar, Pat. mit dort gelegenen Verschlüssen wurden in geringem Umfang (3–19 %) in Studien eingeschlossen. Argument für Versorgung dort

wie auch in der A. cerebri anterior: großer Perfusionsausfall, einzige mögliche Ther. bei KI für Thrombolyse
- **Dauer der Sympt.:** keine feste Empfehlung in den Leitlinien. Argument für Versorgung auch 6 h nach Symptombeginn: noch nachweisbares Mismatch. Besonders liberale Einstellung hierzu bei Basilarisverschluss (▶ 8.1.2)
- **Alter:** nach Leitlinien kein Argument gegen eine Intervention
- **Ausdehnung der Frühzeichen** nach Leitlinien niedriger ASPECT-Score (< 5, ausgedehnte Frühzeichen) kein Argument gegen eine Versorgung, wenn noch ein relevantes Mismatch

8.1.2 Basilaristhrombose

Definition Atherothrombotischer Verschluss bei vorbestehender Basilarisstenose oder arterio-art. Embolie (Vertebralisstenosen) oder kardiale Embolie.

Klinik Bewusstseinsstörung, Hemi- oder Tetraparese, Schwindel, Augenbewegungsstörungen. Entwicklung akut oder über Stunden schrittweise progredient.

Diagnostik Vorgehen wie bei anderen (schweren) Hirninfarkten (▶ Tab. 8.2, ▶ 8.1.3), insbesondere:
- Blutungsausschluss im Nativ-CT
- Beweis des Verschlusses der A. basilaris in der CT-Angio

Therapie Wie bei anderen (schweren) Hirninfarkten. Liberale Einstellung zu KI, da tödlich verlaufende Erkr. (Letalität ca. 75 % bei komplettem Basilarisverschluss). Allerdings auch keine deutlich verzögerte Ther., da Ereignis sonst mit Locked-in-Sy. überlebt werden kann.
- **i. v. Thrombolyse:** wenn hinsichtlich Gerinnungsstatus, anderer KI (▶ 8.1.3) und Dauer der Sympt. möglich
- **Thrombektomie:** zusätzlich oder bei KI gegen Thrombolyse alleinig. Zeitgrenze laut Leitlinien bei fluktuierendem Beginn 12 h, bei Koma von 4 h. Besser als feste Grenzen: Beurteilung nach dem CT (**CCT-Ausschlusskriterien:** demarkierte große Infarkte im hinteren Kreislauf)

Tab. 8.2 Zuweisungskriterien zu verschiedenen Behandlungseinheiten (modifiziert nach O. Busse 1997) [F819–001]

Aufnahme auf eine Stroke Unit	Aufnahme auf eine Intensivstation
• Frischer Schlaganfall (Zeitfenster ≤ 24 h) • Keine Altersbegrenzung • Transitorisch ischämische Attacke • Rezid. oder Crescendo-TIA • Wache oder somnolente Bewusstseinslage • Instabilität vitaler Parameter • Fluktuierende/progrediente Symptome • Pat. mit Schluckstörungen • Frühe Antikoagulation • Neue Therapieverfahren (z. B. in Studien)	• Sopor und Koma • Beatmungsnotwendigkeit • Hirndruckther. • Internistische KO • Option der Hemikraniektomie
	Aufnahme auf eine Allgemeinstation
	• Sollte die Ausnahme sein • Symptombeginn > 24 h, wenn keine Überwachungspflicht besteht • Nur noch Sekundärprophylaxe sinnvoll • Pflegerische und soziale Aspekte im Vordergrund

8.1.3 Stroke Unit

Schlaganfallpat. und Pat. mit Schlaganfallverdacht sollen unverzüglich in Schlaganfallstationen eingewiesen werden: Die Behandlung in spezialisierten Stroke Units reduziert das Risiko für Tod und Behinderung. Stroke Units behandeln ausschließlich Schlaganfallpat. und verstehen sich als multidisziplinäre Einheiten.

Stroke Unit

- **Diagnostik- und Therapieeinheit** mit 1 Bett/100.000 Einwohner
- **Schlaganfall-Team:** Ärzte mit Schlaganfallexpertise (vorrangig Neurologen), enge Kooperation mit Kardiologen und Neuroradiologen, fachspezifisch geschultes Pflegepersonal („Stroke-Schwester"), Physiother. nach Bobath, Ergother., Logopädie
- **Aufgaben des Stroke-Teams:**
  - Kontinuierliches Monitoring der Vitalparameter
  - Prophylaxe von KO
  - Schlaganfalldifferenzialdiagn., pathogenetische Schlaganfalltypisierung als Therapiegrundlage
  - Durchführung der Akutther.
  - Einleitung der Frührehabilitation

Effizienz

Die Stroke-Unit-Behandlung ist der nicht spezialisierten Versorgung überlegen, Nutzen unabhängig von Alter, Geschlecht und Schweregrad des Schlaganfalls. NNT lt. Leitlinie für Verhinderung von Tod: 33.

Diagnostik

Gefäßdiagnostik

- **Ergänzung, falls nicht in der Notaufnahme erfolgt:** Duplex-Sonographie, CT-Angiographie, MR-Angiographie (eine Modalität ausreichend, wenn Strecke vom Aortenbogen bis intrakraniell abgedeckt)
- **Konventionelle Angiographie:** nur, wenn sich Widersprüche zwischen den anderen Techniken nicht klären lassen oder falls Intervention

Kardiologische Diagnostik

- **EKG:** 12-Kanal-EKG bei Aufnahme auf die Stroke Unit
- **Transösophageales Echo:** Nachweis eines Vorhofthrombus, eines persistierenden Foramen ovale oder eines Vorhofseptumaneurysmas
- **Langzeit-EKG:** Nachweis von (intermittierendem) Vorhofflimmern

8

Labordiagnostik

- **Labor:** bei jungen (z. B. Alter < 55 J.) Pat. Koagulopathie, Vaskulitisserologie. Evtl. Fabry-Krankheit ausschließen
- **Liquorpunktion** (▶ 2.6): bei Hirninfarktpat. < 50 J.; entzündliche Genese? **DD:** SAB bei unauffälligem CCT

Sekundärprävention und Therapie von Komplikationen

Blutdruckkontrolle und -therapie

Die zerebrale Perfusion ist abhängig vom systolischen RR: kompensatorische Autoregulationsmechanismen sind bei der zerebralen Ischämie aufgehoben. Die

Perfusion der Infarktpenumbra ist von intakten Kollateralen im Randbereich des Infarktkerns abhängig. Noch unbekannte emboligene Stenosen an den hirnversorgenden Arterien könnten unter RR-Senkung hämodynamisch wirksam werden

Indikationen Medikamentöse RR-Senkung in der Akutphase eines ischämischen Infarktes nur vorsichtig und bei klinischer Relevanz (hypertensive Enzephalopathie, Aortendissektion, akuter Myokardinfarkt, kardiale Dekompensation, Thrombolyse) oder RR>220 mmHg. Ziel RR 180 mmHg. Medikamentöse RR-Anhebung bei klinischer Verschlechterung unter RR-Abnahme. Bei ICB konsequente RR-Senkung.

Therapie Hypotonie Sterofundin® 500 ml über 1 h oder Gelafundin® 250 ml über 30 Min. oder Akrinor® 3 Amp. in 250 ml NaCl 0,9 % über 30–60 Min. (▸ Tab. 8.3).

Cave
- Untere Blutdruckgrenze nicht sicher definierbar (individuelle Umstände)
- Ursache der Hypotension? Anämie, Volumenmangel, Medikamente wie Antihypertensiva, bei Katecholaminther. i. a. Blutdruckmonitoring
- Keine generelle Blutdrucksenkung in der Akutphase, hypertone RR-Werte bilden sich meist spontan in den ersten 12–24 h zurück!
- RR in den ersten Tagen leicht hypertensiv (▸ Tab. 8.3). Zu vermeiden sind Nifedipin und Nimodipin
- Vermeidung einer arteriellen Hypotonie: ausreichend Flüssigkeit, evtl. Katecholamine (außer Dopamin)

Tab. 8.3 Blutdrucksenkung beim akuten ischämischen Herzinfarkt

Blutdruck	Therapie (empfohlene Substanzen)
$RR_{systol.}$ 180–200 mmHg und/oder $RR_{diast.}$ 105–120 mmHg	Keine
$RR_{systol.}$ ≥ 220 mmHg und/oder $RR_{diast.}$ 120–140 mmHg	• Nitrendipin 5 mg oder Ramipril 5 mg • Urapidil (▸ 6.29.2) 25 mg als Bolus i. v., wenn nach 2 Min. keine RR-Senkung, erneut 25 mg i. v. als Bolus; dann Perfusor mit 4–8 mg/h i. v. • Captopril 6,25–12,5 mg p. o./i. m. • Clonidin (▸ 6.31.2) 0,15–0,3 mg i. v./s. c.
$RR_{diast.}$ ≥ 140 mmHg	• Nitroglyzerin (▸ 6.14.1) 5 mg i. v., gefolgt von 1–4 mg/h i. v. • Nitroprussidnatrium 1–2 mg (▸ 6.30.2)

8

Respiratorische Insuffizienz

Ätiologie: Aspirationspneumonie (Aspirationsgefahr bei 50% der Patienten!), Dekompensation vorbestehender pulmonaler Erkr. (chron. Rechtsherzinsuff., Asthma bronchiale, COPD, Lungenemphysem, Schlafapnoe-Sy), zentrale Atemstörung bei raumfordernden supratentoriellen Infarkten oder schweren Hirnstamminfarkten.

Therapie
- Keine O_2-Gabe bei jedem Hirninfarktpatienten nötig.
- Periphere O_2-Sättigung < 95 %: kontinuierliche O_2-Gabe von 2–4 l/Min
- Beatmungsind.: progrediente Bewusstseinstrübung, respir. Insuff.

Dysphagie

Zu frühe orale Nahrungsaufnahme steigert in der Akutphase des Schlaganfalls Komplikationsrate und Mortalität. 30–50 % der Pat. haben inadäquaten Schluckakt in der Akutphase. **Folgen der Dysphagie:** Aspirationspneumonie, Dehydratation und Malnutrition besonders bei großen Hemisphäreninfarkten und Hirnstamminfarkten.

Risikoeinschätzung Für ein hohes Risiko spricht: eingeschränktes Bewusstsein, Neglekt, eingeschränkte orofaziale Sensibilität, gestörte Zungenbeweglichkeit oder Lippenschluss, Dysarthrie, reduzierter Würgereflex, gestörtes willkürliches Räuspern oder Husten, Gaumensegelparese, Dysphonie, verstärkte bronchiale Sekretion.

Bedside-Dysphagie-Test beim akuten Schlaganfall

Wenn nach obigen Zeichen geringes Risiko:

1. 3 Teelöffel Breikost schlucken lassen, wenn erfolgreich
2. 10 ml Wasser 3× schlucken lassen, wenn erfolgreich
3. 90 ml Wasser aus einem Becher schlucken lassen („3 ounce water swallow test")

Dabei achten auf: Auslaufen von Flüssigkeit, Fehlen von Larynxbewegung, Husten, Räuspern, Stridor, „wet voice" in der Stimmprobe nach Schlucken (zeigen jeweils höheres Risiko an)

Diagnostik Standardisierte Instrumente BODS (Bogenhausener Dysphagiescore), PAS (Penetrations-Aspirations-Skala). Empfehlenswert ist standardisierte Diagnostik durch Logopädie und Vorhaltung der FEES („**F**iber**E**ndoskopische **E**valuation des **S**chluckens")

Therapie

- Orale Ernährung erst nach Sicherstellung des intakten Schluckakts durch Schluckversuch
- Innerhalb der ersten 24 h parenterale Ernährung oder nasogastrale Sonde
- Bei persistierender Dysphagie Anlage einer PEG-Sonde (▶ 2.8.2)

Flüssigkeits- und Elektrolythaushalt

Ausgeglichene Flüssigkeitsbilanz und stabiler E'lythaushalt verbessern Infarktprognose. V. a. ältere Pat. häufig schwere Dehydratation mit Tachykardie, Hypotonie, Bewusstseinsstörung, Hkt. ↑, Krea ↑ und Harnstoff ↑. Abhängig von ZVD und myokardialer Situation 2–3 l Flüssigkeit tägl. Osmother. ▶ 8.3.1.

Blutzucker

Hyperglykämie bei 60 % der Infarktpat. ohne bekannten Diab. mell. Hyperglykämie vergrößert Infarktvolumen.

- Akutphase: regelmäßige BZ-Kontrollen
- BZ-Plasmaspiegel < 200 mg/dl anstreben, Korrektur durch Insulin s. c., Gabe von Insulin i. v. im Ausnahmefall (> 6 s. c. Korrekturen/d notwendig) (▶ 15.3.2). Hochosmolare Glukoselösungen vermeiden
- Bei Hypoglykämie → Glukose 10–20 % i. v.

Temperatur

Erhöhte Körpertemp. vergrößert das Infarktvolumen.

Therapie Körpertemp. > 37,5 °C → Antipyretika, z. B. Paracetamol 500 mg p. o. (▶ 17.3.2).

Akut symptomatischer Anfall, symptomatische Epilepsie

2–5 % der Hirninfarkte beginnen mit einem epileptischen Anfall (Immediatanfall, offizielle Nomenklatur: „akut symptomatischer Anfall"), Inzidenz epileptischer Anfälle in der Akutphase 7–10 %.

Therapie Antiepileptika für 3–6 Mon. Bei Anfall außerhalb der Akutphase (also > 1 Wo.) sympt. Epilepsie mit Ind. für antiepileptische Ther. **Cave:** keine prophylaktische antiepileptische Ther. bei Hirninfarkt ohne Immediatanfall.

Herz-Kreislauf-Funktion

- Mehrkanal-EKG-Monitoring
- Troponinerhöhung bei Aufnahme → 12-Kanal-EKG
- Optimierung der kardialen Auswurfleistung: normale Herzfrequenz, hochnormaler RR
- ZVD 8–12 cmH_2O
- Herzrhythmusstörung: enge Kooperation mit Kardiologie, v. a. Behandlung der Tachyarrhythmia absoluta

Lungenembolie und tiefe Beinvenenthrombose

- 25 % der Todesfälle nach Schlaganfall durch Lungenembolie
- Risikosenkung: ausreichende Hydratation, frühzeitige Mobilisierung, niedermolekulare Heparine

Dekompressive Kraniektomie

Max. Infarktödem 24–72 h nach Schlaganfallbeginn. Raumfordernder Mediainfarkt in 10 %. Letalität bei Spontanverlauf des malignen Mediainfarkts 80 %, durch Dekompression reduziert auf 20–40 % (NNT = 2) mit gleichem Anteil schwer behindert überlebender Pat. Indikationen:

- Keine eindeutige Altersgrenze, allerdings NNT< 60 J: 2, NNT 60–80 J: 5.
- Erkennen der Raumforderung klinisch (Bewusstseinsstörung) oder bildgebend (Ödem, Mittellinienverlagerung)
- Innerhalb von 48 h nach Symptombeginn
- Nicht mehr bei Koma oder klinischen Zeichen der Einklemmung
- **Bei raumforderndem Kleinhirninfarkt:** Bewusstseinstrübung, Hydrocephalus occlusus, Versagen der konservativen Hirndruckther. in den ersten 48 h

Medikamentöse Sekundärprophylaxe beim ischämischen Hirninfarkt

- **Niedrig dosiertes ASS** (▶ 17.3.3) zur Sekundärprophylaxe nach TIA oder Hirninfarkt, falls sich im Rahmen der Diagnostik keine Ind. für Antikoagulation ergibt. Dosis 100 mg/d
- **Clopidogrel** (▶ 16.3.6) 75 mg/d bei ASS-Unverträglichkeit oder ASS-KI, diskreter Vorteil gegenüber ASS bei komorbider pAVK
- **Duale Ther.:**
  - **ASS 100 mg und Clopidrogel** als Off-Lable-Use bei klinisch fluktuierenden Infarkten oder intrakraniellen Stenosen
  - **ASS plus Dipyridamol retard** (Aggrenox® ASS 25 mg + Dipyridamol ret. 200 mg). Sekundärprophylaxe ähnlich wirksam wie Clopidogrel, aber nicht sicher besser als ASS alleine. Mehr NW als ASS: Blutungen und Kopfschmerzen
- **Antikoagulation:**
  - **Ind.:** kardiale Emboliequelle mit hohem Rezidivrisiko (Vorhofflimmern, künstliche Herzklappe, Myokardinfarkt mit intrakardialem Thrombus), Koagulopathie, Sinusvenenthrombose, spontane Dissektion einer hirnver-

sorgenden Arterie (hierfür ist nicht klar, ob ein Vorteil gegenüber der Thrombozytenfunktionshemmung besteht). Beginn direkt nach Ereignis nur nach TIA, nach Hirninfarkt Latenz 3–7–14 d nach Infarktgröße (klein-mittel-groß), bei Einblutung länger. Bis dahin ASS.
- **Substanz:** bei nicht valvulärem Vorhofflimmern DOAK, bei KI (Niereninsuff.) Vit.-K-Antagonisten; i. v. Antikoagulation mit Heparin nur in Ausnahmefällen. **Cave:** Unwirksamkeit der DOAK bei Embolie durch mechanische Klappen
- **Niedermolekulares Heparin** (▶ 16.3.2): Enoxaparin 2 × 100 IE/kg KG/d oder Nadroparin 2 × 85 IE/kg KG/d

Karotisthrombendarteriektomie (TEA)

OP innerhalb 3 Mon. nach Infarktereignis, aber beste Ergebnisse als frühe Sekundärprophylaxe innerhalb 2 Wo. OP-Entscheidung interdisziplinär (Neurologie, Neuroradiologie, Gefäßchirurgie).

Indikationen

- Sympt. ACI-Stenose ≥ 50% (NASCET-Konvention)
- TIA oder inkompletter Infarkt im abhängigen Stromgebiet; keine generelle Empfehlung bei asympt. Stenosen
- Keine generelle Empfehlung bei niedergradigen Stenosen (**Cave:** falsch niedriger Stenosegrad in bildgebenden Verfahren mit „maximum intensity projection“

8.1.4 Hirnparenchymblutung

15–20 % der zerebralen Infarkte, im 1. J Mortalität 50–60 %.

Ätiologie

- Prim. Blutungen (85 %): bei Hypertonus oder Amyloidangiopathie
- Sek. Blutungen (15 %): orale Antikoagulanzien, Tumoren, vaskuläre Malformationen, reversibles Vasokonstriktionssyndrom, Sinusvenenthrombose, Vaskulitis, Einblutung in Infarkte
- **Lokalisation:** Stammganglien und Capsula interna 60 %, Thalamus 10–15 %, Hirnstamm 10–15 %, Blutungen in die Groß- oder Kleinhirnhemisphären 15–25 %

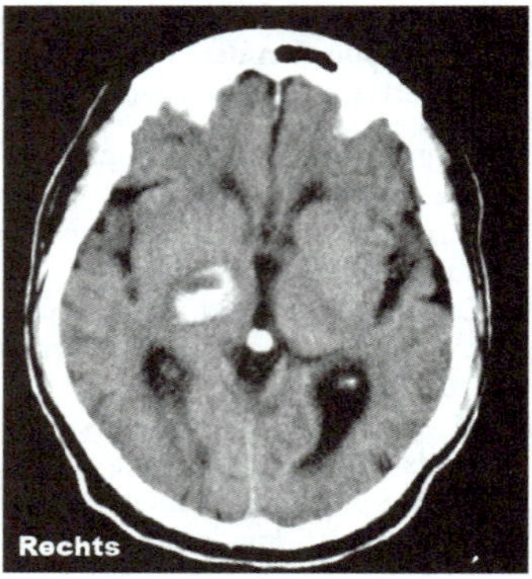

Abb. 8.2 Hypertensive Thalamusblutung re mit perifokalem Ödem. Klinisch: Somnolenz, mittelgradige Hemiparese li, Tiefensensibilitätsstörung des li Arms, schmerzhafte Dysästhesien im li Arm [M246]

Klinik Symptome und Schweregrad abhängig von Lokalisation und Ausdehnung. Initiale Bewusstseinsstörung und frühe Entwicklung von Hirndruck (z. B. Streckkrämpfe und beidseitige Pyramidenbahnzeichen ▶ 8.3.1) häufiger als bei Ischämie.

Diagnostik

- Diagnosesicherung durch CCT (▶ Abb. 8.2) oder MRT mit Gradienten-Echo-Sequenz (gleichwertig)

8

- MRT bei V. a. auf Kavernom oder Amyloidangiopathie
- CTA oder MRA bei V. a. Sinusvenenthrombose (▶ 8.1.6)
- DSA bei V. a. rupturiertes Aneurysma (Akutdiagn.) oder arteriovenöse Malformation

Therapie

- **Bei Gerinnungsstörung als Ursache**: schnelle Korrektur (▶ 16.4.4).
  - Bei Vorbehandlung mit Vitamin-K-Antagonisten Korrektur des Gerinnungsstatus mit PPSB (▶ 16.4.4, schnell wirksam) und Gabe von Vit. K (verzögert wirksam) 5–10 mg p. o. oder als Kurzinfusion i. v.
  - Bei Vorbehandlung mit Dabigatran: Idarucizumab 5 g i. v.
  - Bei Vorbehandlung mit Apixaban, Rivaroxaban: (noch) PPSB (50 IE/kg KG), für Antidot Andexanet alfa (europäische Zulassung beantragt)
  - Antagonisierung von Heparin mit Protaminsulfat 1 mg/100 IE Heparin (Antagonisierung der in den letzten 4 h verabreichten Heparinmenge)
- **Bei Hypertonie (begleitend oder als Ursache):**
  - RR-Senkung ist plausibel protektiv gegenüber einer sekundären Hämatomzunahme
  - Kein klinischer Vorteil einer aggressiven RR-Senkung in ATACH-2 (2016), gering höherer Anteil von Pat. mit geringerer Behinderung in der INTERACT-2 Studie (2013)
  - Empfehlung: $RR_{systol.}$ auf unter 140 mmHg senken (AHA/ASA Guidelines), z. B. mit Urapidil (▶ 6.29.2) 12,5 mg als Bolus i. v., dann Perfusor 100 mg/50 ml mit 3–8(–15) ml/h
- **Neurochir. Ther.:**
  - Hämatomevakuation bei zerebellärer Blutung mit Hirnstammkompression oder bei Verschlechterung oder bei Aufstau (dann statt Ventrikeldrainage)
  - Bei supratentorieller Blutung ist die frühe chirurgische Therapie der Intervention bei Verschlechterung nicht erwiesen überlegen (STICH1 und -2). Eingriff kann als lebensrettende Maßnahme bei Verschlechterung erwogen werden.
  - Ausschalten einer Blutungsquelle bei Aneurysma oder Angiom
- **Basismaßnahmen:**
  - Aufnahme auf Stroke Unit oder Intensivstation, Überwachung von klinischem Status und Vitalparametern (▶ Tab. 8.2)
  - 30° Kopfhochlagerung
  - 2–4 l O_2 per Nasensonde
  - **Ulkusprophylaxe:** z. B. Omeprazol (▶ 10.4.2) 1 × 40 mg i. v. oder Ranitidin (▶ 10.4.3) 2 × 50 mg i. v.
  - Thromboseprophylaxe mit Dalteparin (▶ 15.6) 1 x 2500–5000 IE/d s. c.
  - Senkung von Fieber
- **Komplikationen**
  - **Grand-Mal-Anfall:** Lorazepam (▶ 8.6.2) 2–4–6 mg i. v.; dann Levetiracetam (▶ 8.6.3) 1.000–3.000 mg Tagesdosis i. v. oder p. o. **Cave:** keine generelle Anfallsprophylaxe
  - **Liquoraufstau:** zu erwarten insbes. nach Ventrikeleinbruch; Nachweis mit CT-Kontrolle; Ther. durch Ventrikeldrainage
  - **Hirnödem** (▶ 8.3.1): Mannitol 20 % über 20 Min. i. v. (▶ 8.4.3) 6 × 100 ml/d an Tag 1–5; 3 × 100 ml/d an Tag 6, 2 × 100 ml/d an Tag 7 oder Glyzerol (▶ 8.4.2) 500–1.000 ml über 6 h i. v. **Ind.:** Eintrübung und zunehmende neurologische Ausfälle

- Keine Empfehlung für Glukokortikoide zur Hirndruckther. bei ICB
- Keine Empfehlung für rekombinanten Faktor VIIa bei ICB (da keine Reduktion von Letalität und Behinderung, aber erhöhtes thromboembolisches Risiko)

Intrakranielle Blutung bei direkten oralen Antikoagulanzien
Betrifft Dabigatran, Apixaban, Rivaroxaban
- Absetzen oder Pausieren des Antikoagulans
- Dabigatran: Antidot Idarucizumab 5 g i. v.
- Rivaroxaban, Apixaban, Edoxaban: PPSB 50 U/kg i. v.
- RR systolisch < 140 mmHg

8.1.5 Subarachnoidalblutung (SAB)

Definition Blutung in den Subarachnoidalraum.

Ätiologie Häufigste Ursache Ruptur eines Aneurysmas der Hirnbasisarterien (80 %). Sonderformen perimesenzephale SAB (ohne Aneurysmanachweis), kortikale SAB (bei älteren Pat. Amyloidangiopathie, bei jüngeren Pat. Vasokonstriktionssy.).

Klinik
- Leitsymptome: akute Kopfschmerzen extremer Intensität
- Begleitsympt.: Übelkeit, Erbrechen
- Meningismus: Nackensteifigkeit, pos. Lasègue
- Somnolenz, Sopor, Koma
- Gradeinteilung der SAB:
  - Grad I: asympt. oder nur leichte Kopfschmerzen, geringer Meningismus
  - Grad II: starke Kopfschmerzen, Meningismus, außerdem evtl. Hirnnervenparesen, keine neurologischen Ausfälle
  - Grad III: Somnolenz, hirnorganisches Psychosy., leichte neurologische Ausfälle
  - Grad IV: Stupor oder Sopor, Hemiparese/Hemiplegie, vegetative Dysregulation, Dezerebrationssympt.
  - Grad V: Koma, keine Reaktion auf Schmerzreize

Cave
SAB werden in der Notaufnahme wegen inkonsequenter Diagnostik übersehen: Notwendig sind ein CCT, falls neg. eine Liquorpunktion.

8

Diagnostik
- **CCT:** innerhalb 12 h nach Blutung am sensitivsten mit Blutungsnachweis in 98 % (▶ Abb. 8.3), danach deutliche Abnahme der Sensitivität
- **Lumbalpunktion** (▶ 2.6.1): klinischer V. a. SAB bei normalem CCT → Liquordiagn. 8 h nach Kopfschmerzereignis. Wasserklarer Liquor: keine SAB. Blutiger Liquor: Zentrifugation, artifizielle Blutbeimengung? Xanthochromer (gelber) Überstand: SAB. Wird die Wartezeit nicht eingehalten, kann nicht zwischen artifizieller Blutbeimengung und SAB unterschieden werden. Für länger zurückliegende SAB geeignet: Bestimmung von Ferritin im Liquor

- **MRT** mit Flair- und Gradientenecho-Sequenzen am 1. d ähnlich sensitiv wie CCT. Bei 20 % der Pat. zusätzlich Nachweis intrazerebraler Hämatome. **Hypodense Zonen:** ischämische Infarkte durch Vasospasmus
- **Art. intrakranielle Panangiografie:** Nachweis und Lokalisation der Blutungsquelle
- **CT-Angio und MR-Angio:** gute Notfall-Screeningmethode. Sensitivität für Aneurysmen > 4 mm 80–95 %, kleinere Aneurysmen werden meist nicht erkannt. 3D-CTA: hoher Stellenwert bei der Therapieplanung, ersetzt die konventionelle Arteriografie nicht
- **Transkranielle Doppler-Sonografie:** zum nicht invasiven Nachweis von Vasospasmen (tägl. Monitoring). Mittlere Strömungsgeschwindigkeit in der ACM > 200 cm/s zuverlässiger Indikator von Vasospasmen
- **CT-Perfusion** im Verlauf zum Nachweis von Perfusionsdefiziten als Folge von Vasospasmen

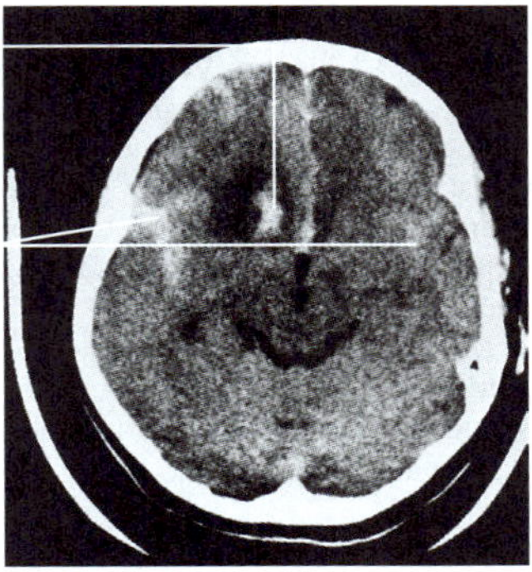

Abb. 8.3 CCT-nativ einer fronto-temporo-parietalen SAB bds., aber rechtsbetont [M246]

Erstmaßnahmen

- Bettruhe, Vermeiden von Pressen: Laxanzien (z. B. Movicol®); Antiemetika, wie Metoclopramid 3 × 10 mg/d i. v. (▶ 10.6.2)
- Analgesie: Buprenorphin (▶ 17.4.10) 3 × 0,3–0,6 mg/d i. v. oder 3 × 0,2–0,4 mg p. o.. **Cave:** ASS kontraindiziert!
- Vermeiden von Hypovolämie und Hyponatriämie (assoziiertes Vasospasmusrisiko): keine Diuretika; pos. Flüssigkeitsbilanz mit ≥ 750 ml/d
- Thromboseprophylaxe mit Antithrombosestrümpfen, Low-Dose-Heparin erst nach Aneurysmaausschaltung
- Kopfhochlagerung 30°
- RR-Kontrolle: arterieller Mitteldruck 60–90 mmHg bis zur Aneurysmaausschaltung
- Keine prophylaktische Gabe von Glukokortikoiden oder Antifibrinolytika

Spezielle Therapie

- **Ausschaltung der Blutungsquelle:** Aneurysma-Clipping oder endovaskuläre Ther. mit Coiling des Aneurysmas unterliegt der interdisziplinären Therapieabsprache zwischen Neurochirurgie und Neuroradiologie. Aneurysmen sollen, wenn möglich, stets endovaskulär behandelt werden (bessere Langzeitprognose!), wenn deren anatomische Lokalisation eine erfolgreiche Intervention wahrscheinlich macht. Alle anderen Aneurysmen werden mikrochir. geclippt.

- **Externe Liquordrainage:** bei klinisch symptomatischem Hydrozephalus
- **Vasospasmusprophylaxe:** ab Diagnosesicherung der SAB mit Nimodipin (▶ 8.5) 60 mg p. o. alle 4 h. Ist orale Ther. nicht möglich, i. v. Gabe von 10 mg in 50-ml-Perfusor mit 5–10 ml/h nach RR, bis orale Ther. möglich
- **Ther. des sympt. Vasospasmus (Double-H-Ther.)** (hypertensive Hypervolämie):
  - **Ind.:** zunehmende Bewusstseinsverschlechterung, neue fokal neurologische Zeichen 3–14 d nach Erkrankungsbeginn, Anstieg der Flussgeschwindigkeit um mehr als 50 cm/Sek in der A. cerebri media, anterior, posterior oder A. basilaris, gemessen mit der transkraniellen Doppler-Sonografie, Ausschluss anderer Ursachen für die Verschlechterung
  - **Vorgehen:** E'lytlösung 3,0–15,0 l/d, Dopamin 3–30 µg/kg/Min. (▶ 5.3.2) und Noradrenalin 0,1–1 mg/h per Perfusor (▶ 5.3.5)
  - **Therapieziel:** RR ↑ bis zum Verschwinden neurologischer Symptome. **Cave:** Grenzwerte RR_{sys} 240 mmHg bei geclipptem Aneurysma, RR_{sys} 160 mmHg bei ungeclipptem Aneurysma. ZVD 8–12 mmHg. PCWP über Pulmonaliskatheter bei kardial und pulmonal gefährdeten Pat. mit Zielwerten von 12–14 mmHg (▶ 2.2.2)
  - **Monitoring: kontinuierlich** invasive RR-Messung, EKG. **Stündlich** ZVD, Flüssigkeitsbilanz, PCWP, **3×/d:** Auskultation, E'lyte, Osmolalität; **1×/d:** Rö-Thorax, BB, Krea
  - **Therapierisiken:** E'lytentgleisung, kardiale Dekompensation, Myokardinfarkt, Pneumothorax, Hämatothorax, Aneurysmaruptur, Hirnödem, hämorrhagische Infarzierung

> **!** **Cave**
> Die früher übliche zusätzliche Durchführung einer Hämodilution wurde verlassen (schlechte Datenlage für **Triple-H-Therapie** insgesamt und Risiko von renalen KO bei kolloidalen Lösungen).

- **Interventionelle Ther. des sympt. Vasospasmus:** bei Versagen Ballonangioplastie betroffener proximaler Gefäße oder lokale Applikation von Ca^{2+}-Antagonisten (z. B. Nimodipin 3 mg über 30-45 Min.)
- **Prophylaxe der Rezidivblutung:** bei fehlendem Vasospasmus RR ↓ auf ca. 140/80 mmHg. **Medikamente:** Nimodipin (▶ 8.5), Urapidil (▶ 6.29.2)

8

Komplikationen

- Häufig Rezidivblutung (30 %): Letalität (30–45 %)
- Zerebrale Vasospasmen: Risiko ischämischer Infarkte
- Hydrozephalus (Spätkomplikation)

8.1.6 Sinusvenenthrombose (SVT)

Definition Phlebothrombose oder Thrombophlebitis der zerebralen Venen oder Sinus.

Risikofaktoren Genetische Thrombophilie (z. B. Faktor V-Leiden), orale Kontrazeptiva, Schwangerschaft, Malignom, Antiphospholipidsy., Behçet-Krankheit.

Klinik

- Kopfschmerzen: plötzlicher Beginn oder über Tage zunehmend
- Epileptische Anfälle, fokale Ausfälle (Aphasie, Hemiparese etc.)
- Bewusstseinsstörung, evtl. Koma
- mäßiges Fieber

Diagnostik

- **Labor:** D-Dimere erhöht in 90 %, aber nur in 80 % der Patienten mit SVT und Kopfschmerzen als alleinigem Symptom; BB (Leuko, Thrombo), BSG, CRP, große Gerinnung (Prot. C, Prot. S, Faktor V Leyden, Faktor VIII), Vaskulitisdiagn.
- **MRT:** Standard der nichtinvasiven Diagn., da der Thrombus direkt nachgewiesen werden kann). Fehlendes Flow-void im nicht durchströmten Sinus. Frischer Thrombus in T1 isointens, in T2 hypointens, subaktut: T1- und T2-hyperintens.
- **CCT** nativ: Stauungsödeme und Stauungsblutungen. Cord Sign = thrombosierte kortikale Vene; KM CCT: Empty Triangle Sign = dreieckige hypodense Aussparung im Confluens sinuum
- **Venöse CT-Angio oder MR-Angio:** zeigen das fehlende Gefäß (▶ Abb. 8.4)
- **Angiografie:** zeigt wie MR-Angio/CT-Angio nur ein fehlendes Gefäß und ist damit dem direkten Thrombusnachweis unterlegen
- **LP:** nur bei V. a. septische Sinusthrombose

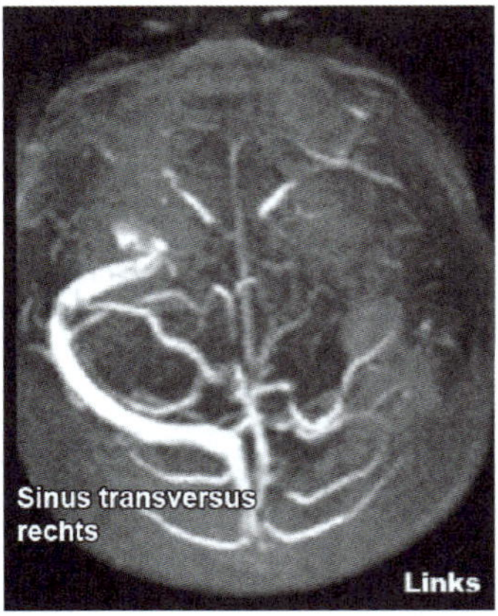

Abb. 8.4 MR-Angio: Verschluss des Sinus transversus li [M246]

Therapie

- **Antikoagulation** auch bei Vorliegen intrakranieller Blutungen. Reduziert signifikant weitere Infarkte und verbessert das Outcome. Die gewichtsadjustierte s. c. Gabe von niedermolekularem Heparin ist der PTT-gesteuerten Heparinisierung überlegen und sicherer. Empfohlene Dosis: z. B. Enoxaparin 2 × 1 mg/kg KG s. c./d
- **Überlappende orale Antikoagulation** mit Vit.-K-Antagonist nach 10–14 d für 6 Mon. Dauerhafte orale Antikoagulation (Ziel-INR 3) bei Gerinnungsstörung, prothrombotischer Grunderkr., Rezidivthrombosen
- **Lokale Thrombolyse:** Ultima Ratio bei progredienter neurologischer Sympt. trotz Antikoagulation. **Cave:** vergrößert vorhandene Blutungen
- **Osmother.** nur bei krisenhafter Hirndrucksteigerung
- **Bei Phlebitis:** Antibiotikather. der Grunderkr. (z. B. Mastoiditis), op. Sanierung des entzündlichen Herds
- **Antiepileptische Ther.** nach epileptischem Anfall: Levetiracetam 1.000–3.000 mg/d p. o. oder i. v. (▶ 8.6.3); ein Anfall bei Auftreten der SVT ist keine Indikation für antiepileptische Dauerther., sondern für 3–6 Mon. Prophylaxe auch ohne Anfall „kann im Einzelfall erwogen werden“ (Leitlinie DGN)
- Hirndrucksenkung (▶ 8.3.1)

8

- Die beste Hirndruckbehandlung ist eine ausreichende Antikoagulation
- KI für Glukokortikoide zur Hirndrucksenkung wegen prothrombotischer Wirkung; Ausnahmeind. in besonderen Fällen (z. B. SLE, Behçet-Krankheit)

8.2 Neurotraumatologie

8.2.1 Schädel-Hirn-Trauma (SHT)

Klinik

- **Schädelprellung:** Kopfverletzung ohne Hirnfunktionsstörung oder -verletzung (erkennbar an der fehlenden Bewusstseinsstörung)
- **SHT:** Kopfverletzung mit Bewusstseinsstörung. Subjektive Symptome: Kopfschmerzen, vegetative Begleitsymptome (Übelkeit, Schwindel), Doppelbilder. Einteilung des Schweregrades nach Leitlinie DGNC (▶ Tab. 8.4), ältere Klassifikation nach Tönnis und Loew (Grad I–III, 1953) nur retrospektiv anwendbar, daher dort nicht empfohlen.
- **Äußere Verletzungszeichen:** Schädelprellmarken, Blutung aus Nase oder Ohren bei Schädelbasisfraktur; bei Duraeröffnung Liquorrhö (pos. Glukosereaktion im Glukostix)

Tab. 8.4 Einteilung des SHT (Teasdale und Jennett, 1974)

SHT-Grad	Klinik
Leicht	GCS 13–15
Mittelschwer	GCS 9–12
Schwer	GCS 3–11

Cave
Auf begleitende Rumpf- und Extremitätenverletzungen achten.

Diagnostik

- **Neurologische Untersuchung:** Bewusstseinslage (Glasgow Coma Scale ▶ Tab. 5.5), Okulo- und Pupillomotorik (Anisokorie? Lichtreaktion? Augenmuskellähmung?), Motorik (Paresen, Reflexstatus), Hirndruckzeichen (▶ 8.3.1): Pupillenerweiterung anfänglich ipsilateral, später bds. Zunehmende Bewusstseinsstörung. Progredienter Ausfall der Hirnstammreflexe, Atemstörung, Kreislaufstillstand, Streckkrämpfe
- **Apparative Diagnostik:**
  - Konventielle Rö-Aufnahmen von fragwürdigem Stellenwert
  - CCT: immer bei Amnesie, Bewusstseinsstörung, epileptischer Anfall, jede Form eines neurologischen Defizits, Gerinnungsstörung, Hinweis auf Liquorfistel oder Schädelfraktur, mehrfaches Erbrechen; fakultativ bei mehrfachem Erbrechen, Intoxikation, unklarem Unfallmechanismus oder Hochenergietrauma; Wiederholung bei neurologischer Verschlechterung.

8

Wiederholung nach 4–8 h bei fehlender Erholung; bei bewusstlosen Pat. von begleitender HWS-Verletzung ausgehen und „Traumaspirale" durchführen
  - MRT, wenn initiales CT trotz neurologischer Ausfälle keinen pathologischen Befund zeigt
  - MR-Angio: Nachweis traumatischer Dissektionen der Hirngefäße
- **Engmaschiges Monitoring:** Bewusstseinslage, Neurostatus; Vitalfunktionen: art. RR-Messung, EKG, Atmung, Temp., EEG, ggf. intrakranielles Druckmonitoring (ICP ▶ 2.6.2)
- **Labor:** BB, E'lyte, Krea, Laktat, BGA, CK, HBDH, GOT, BZ, Gerinnung, Serumosmolalität

Management Pat. mit schwerem SHT und/oder prim. offenem SHT: Notarztwageneinsatz, Einweisung in Krankenhaus mit permanentem CT-Betrieb, Intensivmedizin und 24-stündigem neurochir. Dienst und OP-Bereitschaft.
- **Cave:** HWS-Verletzungen
- Sicherung der Vitalfunktion (▶ 5.1), Intubation bei GCS<8
- Glukokortikoide kontraindiziert wegen Mortalitätszunahme
- Bei Hirndruckzeichen ▶ 8.3.1
- Bei offener Schädelfraktur, Liquorrhö Antibiotikather. z. B. Ceftriaxon 1 × 2 g i. v.
- Bei raumfordernder intrakranieller Verletzung evtl. op. Dekompression durch Kraniektomie und Duraerweiterungsplastik
- Epileptische Anfälle:
  - Zur Terminierung eines Anfalls Lorazepam 2–8 mg i. v. (▶ 8.6.2) oder Diazepam 5–10 mg i. v. (▶ 9.4.2), dann Levetiracetam 2 × 500 mg/d (▶ 8.6.3).
  - Prophylaktische Gabe von Antikonvulsiva in der ersten Wo. „kann erfolgen" (DGNC-Leitlinie, keine Evidenz). Midazolam und Propofol als Sedativa wirken antikonvulsiv.
  - Ein epileptischer Anfall < 1 Wo. nach Trauma ist ein akut sympt. Anfall, daher keine Ind. für längerfristige antiepileptische Ther., aber Ther. in der Akutphase sinnvoll.

! **Indikation zum invasiven Hirndruckmonitoring**
Ind. bei intrakranieller Traumafolge und bewusstlosem (z. B. beatmetem, daher nicht beurteilbarem) Pat. Lokalisation der ICP-Sonde intraparenchymatös.

8.2.2 Epidurales Hämatom

8

Definition Verletzung der A. meningea media, selten Verletzung der Hirnsinus- und Diploevenen. Blutungslokalisation zwischen Dura und Schädelkalotte, v. a. temporoparietal.

Klinik Initialer kurzer Bewusstseinsverlust, 1–12 h symptomfreies Intervall, nachfolgend sekundäre Eintrübung, ipsilaterale Okulomotoriusparese, kontralaterale Halbseitensymptomatik.

Diagnostik In der CCT hyperdense, von der parietalen Kalotte ausgehende, bikonkave Raumforderung (▶ Abb. 8.5).

Therapie Sofortige Trepanation und Hämatomausräumung (Neurochirurgie).

8.2.3 Subdurales Hämatom

Definition Ausgedehnte, flächenhafte venöse Blutung im Subduralraum zwischen Dura und Arachnoidea. Oberflächliche Gefäßverletzungen, v. a. zerrissene Brückenvenen. Bei älteren Menschen oder alkoholabhängigen Patienten oft keine eruierbare Ursache oder Bagatelltrauma.

Klinik

- **Akutes subdurales Hämatom:** schwere initiale Symptomatik infolge kortikaler Prellungsherde mit Verletzung feiner art. Gefäße (gemischt art.-venöse Blutung)
- **Subakutes und chron. subdurales Hämatom:** Entwicklung über Wo. bzw. Mon. Fluktuierende Bewusstseinslage, kognitive Störungen, Kopfschmerzen, Halbseitensymptomatik, Hirndruckzeichen, relativ späte Eintrübung

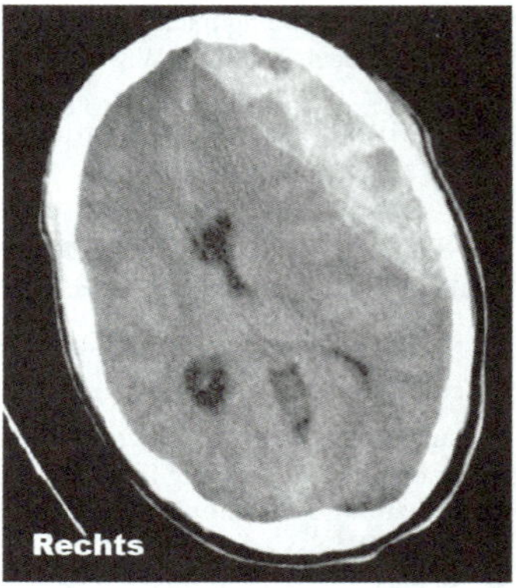

Abb. 8.5 CCT-nativ eines ausgedehnten, raumfordernden epiduralen Hämatoms li fronto-temporal mit Mittellinienverlagerung nach re und infauster Prognose [M246]

Diagnostik CCT: hyperdenses Areal → akutes subdurales Hämatom; hypodenses Areal → chron. subdurales Hämatom. Selten auch isodense Areale. Evtl. indirekte Raumforderungszeichen (Verlagerung der Ventrikel). **Klinische DD:** Tumor, Demenz.

Therapie Hämatomentlastung durch Bohrlochtrepanation.

8.2.4 Querschnittssyndrom – spinales Trauma

Mechanismen spinaler Traumen

- **Commotio spinalis:** reversible Funktionsstörung des Rückenmarks ohne bildmorphologisches Korrelat („SCIWORA“: spinal cord injury without radiographic abnormalities)
- **Contusio spinalis:** medulläre Läsion mit Ödem im MRT, häufig Spinalkanalstenose als prädisponierender Faktor
- **Kompression** Knochenfragmente, Bandscheibenmaterial, intraspinale Hämatome

Diagnostik beim traumatischen Querschnitt

- **Spinales CT:** der gesamten Wirbelsäule („Traumaspirale“), definitive Diagnostik für knöcherne Verhältnisse, bildet in Grenzen auch intraspinale Verhältnisse ab (z. B. großes Hämatom), aber nicht z. B. spinales Ödem
- **CT-Angio:** Nachweis einer traumatischen Dissektion (insb. A. vertebralis)
- **Spinale MRT:** definitive Diagnostik für ligamentäre oder intramedulläre Traumafolgen
- **Myelografie:** nur noch selten indiziert, z. B. bei Kontraindikation gegen MRT

Erstversorgung am Unfallort bei traumatischem Querschnitt

- V.a. spinales Trauma: Immobilisation auf Vakuummatratze; HWS-Schutz durch „Stiff-neck-Krawatte“
- Schutzhelmentfernung: Anteflexion der HWS vermeiden, Kopf immer unter Zug halten
- Schonender Transport in ein Zentrum mit Neurochirurgie
- **Cave:** Ateminsuff. bei Halsmarkläsion oberhalb C5

Stationäre Akutversorgung des traumatischen Querschnitts Initial intensivmedizinische Überwachung wegen

- **Ateminsuff.** bei Halsmarkläsion oberhalb C5
- **Neurogenem Schock:** Vasodilatation der Beine durch fehlende autonome Innervation → Hypovolämie (Therapie durch Volumengabe und wenn nötig Norepinephrin)
- Fehlender autonomer sympathischer Innervation des Herzens → Überwiegen des Vagotonus → Bradykardie
- Dysautonomer Krisen (RR ↑, Herzfrequenz ↓) durch Blasendehnung. Störung der Peristaltik (Ileus)
- **Medikamentöse Ther.:**
  - **Thromboseprophylaxe in der Akutther.:** Enoxaparin 40 mg s.c. (▶ 16.3.2) oder Nadroparin s.c. (▶ 16.3.2) gewichtsadaptiert
  - **Glukokortikoide:** werden nicht mehr empfohlen

Akutbehandlung bei nichttraumatischen Rückenmarksschädigungen

- Myelon/Kaudakompression durch Diskushernie, spinale Blutung oder Tumor: rasche op. Dekompression
- Ödem bei spinaler Raumforderung: Dexamethason 40 mg. i.v., danach 32 mg/d p.o.
- Querschnitt bei strahlensensiblem Tumor: Notfallbestrahlung
- Querschnitt bei Myelitis: Methylprednisolon 1 × 1.000 mg/d über 3 Tage, evtl. Antibiotikather. bei bakt. Myelitis
- V.a. Herpes-zoster-Myelitis: Aciclovir 3 × 10 mg/kg/d i.v. über 2 Wo. (▶ 14.11.2)

Op. Ther. spinaler Traumen

- Ind. je nach Akuität des Traumas, Ausmaß der neurologischen Defizite, Instabilität von Bewegungssegmenten der Wirbelsäule
- Sicherer primär kompletter Querschnitt: kein Nutzen durch op. Entlastung
- Alle anderen inkompletten traumatischen spinalen Kompressionssy. können von einer OP profitieren
- Ziel postop. Intensivther.: Vermeidung von Sekundärkomplikationen

8.3 Andere neurologische Leiterkrankungen

8.3.1 Erhöhter intrakranieller Druck

Ätiologie

- **Hirnödem:**
  - **Vasogen:** Störung der Blut-Hirn-Schranke, z.B. Enzephalitis, Hirnabszess, Blutung, Metastasen, Hirntumor, hypertensive Krise
  - **Zytotoxisch:** prim. Zellschädigung, z.B. bei ischämischem Hirninfarkt, zerebraler Hypoxie (nach Reanimation, subakute Enzephalitis, SHT) mit sek. (nach 3–4 d) Störung der Blut-Hirn-Schranke

- **Intrakranielle Raumforderung:** Blutung, Tumor, Abszess
- **Liquorabflussbehinderung:** Fehlbildung (z. B. Aquäduktstenose), Tumor, posthämorrhagische und postmeningitische Arachnopathie, okkludierter Shunt, Hydrocephalus occlusus
- **Venöse Abflussbehinderung:** Sinusvenenthrombose
- **Idiopathisch:** Pseudotumor cerebri (= „idiopathic intracranial hypertension"), meist Frauen < 30 J mit Kopfschmerzen, Doppelbildern, Visusverlust, Hypophyseninsuff., Stauungspapillen bds.

Klinik bei akuter Drucksteigerung

- **„Obere (transtentorielle) Einklemmung":** Einklemmung des medialen Temporallappens im Tentoriumschlitz, phasenhafter Verlauf:
  - Okulomotorische Symptome: Reizmiosis, evtl. erst einseitige Mydriasis, erloschene Lichtreaktion, komplette Ophthalmoplegie (→ Blick nach unten)
  - Extremitätenlähmungen: erst ipsilateral (Quetschung des kontralateralen Hirnschenkels), dann bds.
  - Einklemmung des Mittelhirns: Bewusstseinstrübung, Koma. Zunächst motorische Unruhe, Tonuserhöhung der Muskulatur: Streckstellung der Beine – Beugung der Arme – Streckspasmen aller Extremitäten („Enthirnungsstarre"). Pupillenbefunde variabel
  - Vegetative Symptome: Tachykardie, Hypertonie, Atemstörungen („vegetative Enthemmung")
- **Bulbärhirnsyndrom („untere Einklemmung"):** Einklemmung des Kleinhirns im Foramen magnum (▶ Tab. 8.5):

Tab. 8.5 Hirnstammfunktionen und ihre Veränderungen bei Hirnstammsyndromen

Syndrom	Spät dienzephales Sy.	Mesenzephales Sy.	Pontines Sy.	Bulbäres Sy.
Atmung	Cheyne-Stokes-Atmung	Hyperventilation	Verflacht beschleunigt, evtl. ataktisch	Cluster-, Schnappatmung
Motorik	Beuge-Streck-Muster	Streck-Streck-Muster	Fehlende Schmerzreaktion, Tonus schlaff	Fehlende Schmerzreaktion, Tonus schlaff
Pupillenweite	1–3 mm, pos.	3–5 mm, anisokor, evtl. entrundet	3–5 mm, anisokor, evtl. entrundet	Max. weit, entrundet
Lichtreflex	Tonisch	Träge bis neg.	Träge bis neg.	Neg.
Kalorik	Pos. enthemmt	Schwer auslösbar, dyskonjugiert	Ausgefallen	Ausgefallen
Puppenaugen	Pos.	Schwer auslösbar, dyskonjugiert	Neg.	Neg.
Kornealreflex	Pos.	Pos.	Erschöpflich bis neg.	Neg.
Hustenreflex	Pos.	Pos.	Pos.	Schwach bis fehlend

8

  - Tonusverlust der Muskulatur, Areflexie
  - Weite, reaktionslose Pupillen
  - Ausfall der vegetativen Zentren: Bradykardie, RR ↓, Hyperthermie, Atemlähmung („vegetative Depression")
- **Folgezustand bei Überleben schwerer Einklemmungssy.:** apallisches Sy. (= Coma vigile, Coma prolongé)

Symptome bei chronischer Drucksteigerung („Hirndruckzeichen")
- Kopfschmerzen (diffus, am Morgen ausgeprägter, verstärkt bei Husten und Pressen)
- Erbrechen (nüchtern, im Schwall)
- Apathie, Schläfrigkeit, psychische Veränderungen, Gähnen, Singultus
- Augensymptome: Stauungspapille mit vergrößertem „blindem Fleck"; Doppelbilder, Anisokorie
- Einfache fokale Anfälle, motorische und sensible Ausfälle
- Zeichen der Einklemmung (s. o.)

Diagnostik
- Neurologische Untersuchung (▶ 1.2.2)
- CCT: verstrichene Hirnfurchen: Hirnödem? Kompression und Seitenverlagerung der Ventrikel, weite Ventrikel bei Obstruktion des Liquorabflusses, verstrichene basale Zisternen
- Invasive Hirndruckmessung (▶ 2.6.2):
  - Messung parenchymatös oder intraventrikulär
  - Vorteil der intraventrikulären Messung: gleichzeitige Möglichkeit zur Drainage

Management Ziel der Therapie eines erhöhten ICP ist ein stabiler zerebraler Perfusionsdruck CPP = MAP – ICP. Bei abfallendem CCP Optionen entweder ICP senken oder MAP erhöhen. Ausreichender CPP minimiert die Größe der sek. ischämischen Hirnschädigung (▶ Tab. 8.6).

Praktische Tipps
- Werte für Pat. mit akuten neurologischen Erkr. ohne Hirndruckadaptation wie bei Hydrozephalus oder langsam wachsenden Tumoren
- Ohne Messung des CPP ist eine adäquate Ther. nicht möglich. Es ist dann nur eine Normalisierung des Blutdrucks anzustreben

Tab. 8.6 Klinische Bedeutung erhöhter Hirndruckwerte

	ICP (mmHg)	CPP (mmHg) Erwachsene im Liegen
Leicht pathologisch	15–20	
Pathologisch und therapiepflichtig	20–30	60–70
Hochgradig pathologisch	30–40	50–60
Lebensbedrohlich	40–50	40–50
Letal, wenn länger 30 Min.	> 50	< 40

ICP: intrakranieller Druck; CPP: zerebraler Perfusionsdruck

8

Tab. 8.7 Kausale Ther. des erhöhten Hirndrucks bei verschiedenen Erkr.

Erkrankung	Kausale Therapie
Empyem	Op. Ausräumung, Antibiotika
Enzephalitis	Virustatika, Antibiotika (▶ 14.2, ▶ 14.11)
Hepatische Enzephalopathie	▶ 11.1.1
Hirnabszess	Op. Ausräumung, Antibiotika (▶ 14.2)
Hydrozephalus	Ventrikeldrainage, Shunt
Intoxikationen	Spezifische Antidote (▶ 19.3), Dialyse (▶ 2.8)
Intrazerebrales Hämatom	OP bei drohender Einklemmung
Maligner Mediainfarkt	Evtl. Hemikraniektomie
Meningitis	Antibiotika (▶ 14.2), Herdsanierung
SAB	Induzierte Hypertonie (▶ 8.1.5)
Akutes subdurales/epidurales Hämatom	Notfall-OP (▶ 8.2.2, ▶ 8.2.3)
Sinus- oder Hirnvenenthrombose	Antikoagulation (▶ 16.3.1)

- **Kausale Ther.:** zuerst klären, ob eine kausale Ther. den erhöhten Hirndruck senken kann (▶ Tab. 8.7)
- **Basismaßnahmen bei erhöhtem ICP:**
  - Kopf- und Oberkörperhochlagerung auf 30–40°
  - Normovolämie, Normotonie, $PaO_2 > 100$ mmHg
  - Normothermie, Normoglykämie, Normonatriämie
  - Analgosedierung
- **Postischämisches Hirnödem:**
  - Optimierte Lagerung
  - Liquordrainage (wenn möglich)
  - Beatmung: frühzeitige Intubation und Beatmung, keine Langzeithyperventilation (▶ 3), da sonst Rebound; Osmodiuretika (s. u.)
- **Nach Trauma:**
  - Optimierte Lagerung
  - Liquordrainage (wenn möglich)
  - Osmodiuretika (s. u.)
  - Moderate Hyperventilation ($PaCO_2$ 30–35 mmHg)

8

Hinweis
Forcierte Hyperventilation mit einem $PaCO_2$ von < 30 mmHg, Tris-Puffer, Barbituratnarkose und Hypothermie gelten derzeit als Therapieversuch und sind nicht validiert.

Maßnahmen im Einzelnen

- **Liquordrainage:** effektive Hirndrucksenkung durch Ventrikeldrainage mit fraktionierter Liquorablassung (▶ 2.6)
- **Osmotherapie:** Mittel der 1. Wahl v. a. bei Pat. mit reduzierter Hirndurchblutung, intermittierende Bolusgabe effektiver als Dauerinfusion

- **Mannitol 15–20 %** (▶ 8.4.3): 0,3 g/kg als Einzeldosis über 10 Min. i. v. entsprechend 125 ml, 4–6 Einzelgaben/d. **Cave:** Rebound, Nephrotoxizität bei kontinuierlicher Gabe
- **Glyzerol 10 %** (▶ 8.4.2): 500 ml i. v. in 3–4 h oder 250 ml i. v. bis 4-mal täglich über 1 h. **Cave:** verzögerter Wirkungseintritt nach 20–30 Min.; zu rasche Infusionsgeschwindigkeit und Überdosierung: Gefahr der Hämolyse
- **Überwachung der Osmother.:** Serumosmolalität (Ziel: 320–335 mosmol/l), ausgeglichene Flüssigkeitsbilanz, ZVD, BB, E'lyte, Krea

• **Glukokortikoide:** senken den ICP bei Hirninfarkt oder SHT nicht wirksam! Behandlungsrisiko durch Immunsuppression, Hyperglykämie und Thrombogenität. Indiziert nur bei Hirntumoren und Metastasen

• **Hyperventilation:**
- Moderate (milde) Hyperventilation: $PaCO_2$ 30–35 mmHg bei Pat. mit akutem ICP-Anstieg, akuter neurologischer Verschlechterung, akuter Herniation
- Forcierte Hyperventilation: $PaCO_2$ von < 30 mmHg: Therapieversuch! Nur unter Überwachung von CBF, SpO_2, Hirngewebe-pO_2, $avDO_2$. **Cave:** Risiko der Ischämieentwicklung, raumgewinnende Wirkung minimal, Reduktion der Hirndurchblutung durch Vasokonstriktion
- Keine Prognoseverbesserung zerebraler Ischämien. Längerfristige Hyperventilation z. B. bei SHT nur, wenn der Verlauf der Hirndrucksteigerung durch andere Maßnahmen nicht zu beeinflussen ist

! Induzierte Hypokapnie durch Hyperventilation senkt ICP rasch und wirksam

! Prophylaktische Hyperventilation ($PaCO_2$ < 35 mmHg) stets kontraindiziert: immer reaktive Hyperämie und damit reaktive ICP ↑ ↑

• **THAM (Tris-Puffer):** Therapieversuch! Ind. Hirndruckkrise, wenn andere Maßnahmen (z. B. Osmother.) versagen. Vorgehen: Testdosis von 1 mmol/kg als i. v. Bolus in 10 Min. Wenn ICP ↓, Dauerinfusion 0,25 mmol/kg für 7 h. **KI:** Niereninsuff.
- Kontrolle von Blut-pH (Grenzwert 7,55) und **Base Excess** (Grenzwert + 6)
- Behandlungslimitierung durch rasche Alkalose

• **Dekompressionskraniektomie mit Duraerweiterungsplastik.** Ind.: therapierefraktäre intrakranielle Drucksteigerung. Maligner Mediainfarkt, raumfordernder Kleinhirninfarkt (▶ 8.1.4), schwere SAB mit raumforderndem Hirnödem, intrazerebrale Blutung; schweres SHT

• **Moderate Hypothermie:** Körpertemp. ↓ ↓ auf 32–34 °C für 2–3 d. Keine Evidenz (negatives Ergebnis in der Eurotherm3235-Studie, 2015), als „Behandlungsoption" genannt (Leitlinie der DGNC, 2015), Reserveverfahren bei Versagen anderer Maßnahmen

Prophylaxe ▶ Tab. 8.8

Tab. 8.8 Risiken für eine Hirndrucksteigerung und prophylaktische Maßnahmen

Risiken	Prophylaktische Maßnahmen
Hypoventilation	Rechtzeitige Intubation und Beatmung
Hypoxie	pO_2 mind. 80 mmHg
Art. Hypotonie	Kreislaufstabilisierung mit Katecholaminen, z. B. Dobutamin (▶ 5.3.3); bei Volumenmangel Volumensubstitution
Art. Hypertonie	Ausreichende Sedierung und Analgesie; **Cave:** Vasodilatanzien wie Nifedipin, Nitroglyzerin und Dihydralazin; Mittel der Wahl: Urapidil (▶ 6.29.2), Clonidin (▶ 6.31.2), Betablocker(▶ 6.18)
Hyperglykämie	Strenge BZ-Einstellung (Ziel: 80–120 mg/dl, ▶ 15.3)
Hyperviskosität	Ausreichende E'lytzufuhr, kein freies Wasser (Ödemzunahme)
Schmerzen und Unruhe	Hirn- und Blutdruckanstieg: Analgesie, Sedierung; bei unruhig beatmeten Pat. tiefe Analgosedierung mit z. B. Midazolam (▶ 17.9.2) und Fentanyl (▶ 17.4.6)
Hyperthermie	Physikalische Kühlung, Antipyretika, ggf. Antibiotikather.
Hyponatriämie	Durch Hyposmolalität bedingte Hirnödembildung. Engmaschige E'lytkontrolle und Ausgleich (▶ 13.1.1). **Cave:** zentrale pontine Myelinolyse bei zu raschem Ausgleich
Hirndrucksteigernde Pharmaka	Vermeiden von Vasodilatanzien, z. B. Nitroglyzerin, Ca^{2+}-Antagonisten, Dihydralazin, Enfluran und Nitroprussid-Na

8.3.2 Epileptischer Anfall

Übersicht

- **Einteilung nach Verlauf:**
  - **Akut sympt. Anfall:** bei akuter systemischer (z. B. Hypoglykämie) oder ZNS-Störung (< 1 Wo. nach Hirninfarkt, Sinusthrombose, Enzephalitis)
  - **Einmaliger Anfall:** ohne Hinweise auf eine dauerhaft erhöhte Anfallsbereitschaft nach ausführlicher Diagn. (EEGs, MRT, LP).
  - **Epilepsie:** Anfall (auch einmalig) mit dauerhaft erhöhter Bereitschaft zu weiteren Anfällen (z. B. Epilepsiesy. mit typischen EEG-Veränderungen oder z. B. 1. Anfall 6 Mon. nach Hirninfarkt)
- **Therapieind. nach Verlauf:**
  - **Akut sympt. Anfall:** Behandlung der Grunderkr. Wenn damit auch Anfallsbereitschaft beseitigt ist: keine Antiepileptika nötig. Wenn Anfallsbereitschaft kurzfristig weiterbesteht: Antiepileptika in der Akutphase (z. B. mit Levetiracetam (▶ 8.6.3), keine Ind. für Dauerther.
  - **Einmaliger Anfall:** keine Ind. für längerfristige antiepileptische Ther.
  - **Epilepsie:** Ind. für längerfristige antiepileptische Ther. Nach jahrelanger Anfallsfreiheit Absetzen möglich; bei einigen Epilepsiesyndromen sehr hohes Rezidivrisiko
- **Einteilung nach Ausbreitung der epileptischen Hirnaktivität:**
  - **Fokaler Anfall:** begrenzte unkontrollierte elektrische Aktivität mit passender Klinik (z. B. rhythmische Kloni der kontralateralen Extremitäten, kein Bewusstseinsverlust)

  - **Generalisierter Anfall:** bilaterale epileptische Aktivität mit Bewusstseinsverlust (z. B. generalisierter tonisch klonischer Anfall [Synonym: „Grand-Mal-Anfall"] oder Absence); die Generalisierung kann sekundär sein nach fokalem Beginn.
- **Einteilung nach Akuität:**
  - **Anfallsserie:** >1 Anfall, Wiedererlangung des Bewusstseins zwischen den Anfällen
  - **Anfallsstatus:** >1 Anfall, ohne Wiedererlangung des Bewusstseins zwischen den Anfällen oder Anfallsdauer > 5 Min.
  - **Refraktärer Status:** mit Benzodiazepin und einem weiteren Antiepileptikum nicht zu durchbrechender Status

Klinik Akut einsetzendes Ereignis. Fakultativer Beginn mit fokalen Entäußerungen oder Aura (Sinneswahrnehmungen oder Affekte, diese entsprechen bereits epileptischer Aktivität). Bei generalisiertem epileptischem Anfall:
- **Iktuale Phase:**
  - Tonische Phase: tonische Anspannung der Muskulatur, Gesichtsverzerrung, Überstreckung von Extremitäten und Rumpf, häufig lateraler Zungenbiss.
  - Klonische Phase: rhythmische Myoklonien der Extremitäten, häufig Urinabgang, seltener Einkoten. Ende mit myoklonen Nachzuckungen und tiefer, stöhnender Atmung
- **Postiktuale Phase:** Erholungs- und Reorientierungsphase hängt vom Epilepsietyp ab, dauert Min. bis h. Postiktuale Parese = Todd-Lähmung (sympt. Anfall)

Differentialdiagnose
- Synkope kann mit Kloni einhergehen; jedoch bei zügig wieder suffizientem Kreislauf prompte Reorientierung
- Nicht organische (psychogene) Anfälle, u. U. zu erkennen an nicht plausiblem Muster der Entäußerungen (z. B. rechter Arm und linkes Bein), unplausibler Wechsel zwischen guter Reagibilität und lang anhaltender Bewusstseinsstörung. In Studien aussagekräftigster Hinweis auf nichtorganischen Anfall: aktives Zukneifen der Augen beim Versuch, diese zu öffnen, im Rahmen eines vermuteten generalisierten Anfalls

Diagnostik
- **Labor:** BZ (sofort, falls noch nicht durch den Rettungsdienst erfolgt); andere metabolische Ursachen: Hypo/Hypernatriämie, Hypokalzämie, hepatische/urämische Enzephalopathie. Laborchemische Folgen eines generalisierten Anfalls: CK-Erhöhung (Kontrolle auch 24 h nach Anfall), Laktat. **Bei bekannter Epilepsie:** Antikonvulsiva-Spiegel im Serum (▶ 20.2; Compliance? Spielraum für Dosiserhöhung?)
- **CCT:** immer akut bei Erstmanifestation; u. U. auch bei bekannter Epilepsie, wenn z. B. Trauma im Rahmen des Anfalls oder auch bei akut sympt. Anfällen im Rahmen eines Alkoholentzugs
- **LP:** akut indiziert, wenn Pat. nach einem ersten Anfall nach Reorientierung nicht wieder neurologisch unauffällig ist (DD Encephalitis)
- **CT:** im Verlauf, wenn bei der Diagnostik beim 1. Anfall im CT keine Ursache gefunden wurde
- **EEG:** Herdbefund als Hinweis auf fokale Störung, typische Muster epileptischer Hirnaktivität in Epilepsieklassifizierung hilfreich. Fehlen epileptischer Aktivität schließt Risiko weiterer Anfälle nicht aus

Therapie

! Bei bekannter Epilepsie muss ein generalisierter Anfall < 2 Min. nicht terminiert werden.

- **Terminierung eines Anfalls**: Lorazepam 2–4 mg i. v. Wdh. nach 5 Min. Höchstdosis 8 mg (für Pat. mit 80 kg KG). Alternative: andere Benzodiazepine wie Clonazepam 1–2 mg i. v., Diazepam 10–30 mg i. v. (▶ 9.4.2). Bei fehlendem Zugang Midazolam 0,2 mg/kg KG (▶ 17.9.2) oder Lorazepam 0,05 mg/kg KG (▶ 8.6.2) intranasal oder bukkal oder Diazepam 10–30 mg rektal. Wenn unter diesen Maßnahmen kein Ende des Anfalls: Definition für generalisierten Status erfüllt.
- **Anfallsserie:** nach Terminierung des Anfalls Beginn mit einem Antiepileptikum (z. B. mit Levetiracetam [▶ 8.6.3] 1.000 mg i. v. oder Valproat [▶ 8.6.4])
- **Status epilepticus (generalisierter):** initial Vorgehen wie zur Durchbrechung eines Anfalls. Danach Einsatz von Phenytoin, Valproat (▶ 8.6.4) oder Levetiracetam. Danach Narkose (Propofol, Midazolam, Thiopental). In der Praxis häufiger Valproat, Levetiracetam als Phenytoin (wegen NW). **Cave:** sehr sicherer Zugang für Phenytoin wegen schwerer Hautnekrosen bei Paravasat. Bei Propofol Gefahr von PRIS („Propofol-Infusionssy.“: Rhabdomyolyse, Nierenversagen, metabolische Azidose) ▶ Tab. 8.9.
- **Status einfacher fokaler oder komplexer fokaler Anfälle:**
  - Geringeres Risiko bei Anhalten der epileptischen Aktivität, daher gleiches Vorgehen wie bei Grand-Mal Status, aber Narkose „im Einzelfall“ (Leitlinie)
  - Initial: Vorgehen wie zum Durchbrechen eines Anfalls
  - Bei Versagen der Initialtherapie: Phenytoin, Levetiracetam oder Valproat. Als weitere Möglichkeit Lacosamid
- **Absence-Status:** Diagnose und Ther. unter EEG-Monitoring: Wird als gutartig eingestuft, daher niedrigere Dosierung von Antiepileptika und keine Narkose. Initial Lorazepam (▶ 8.6.2) 2 mg i. v., nur 1 × wiederholen (alternativ andere Benzodiazepine). Dann Valproat (▶ 8.6.4) 1.500–2.400 mg (bei 80 kg KG) als Bolus i. v., danach Erhaltungsther.

Tab. 8.9 Therapie des generalisierten Status epilepticus

Anfallsdauer (Min.)	Maßnahmen	Medikamentöse Therapie
Sofort	Diagnosesicherung durch Anfallsbeobachtung	–
	I. v. Zugang. Blutentnahme: BZ, Antiepileptika-Spiegelkontrolle, E'lyte, BB, Krea, Toxikologie	Thiamin 100 mg i. v. Glukose 50 % 50 ml
5–10	–	• Lorazepam 0,1 mg/kg i. v., 2 mg/Min., max. 10 mg **oder** falls fehlende individuelle Erfahrung mit Lorazepam • Diazepam 0,25 mg/kg i. v. (5 mg/Min., max. 30 mg, ▶ 9.4.2) **oder** • Clonazepam 1–2 mg i. v. (0,5 mg/Min., max. 6 mg, ▶ 9.4)

Tab. 8.9 Therapie des generalisierten Status epilepticus *(Forts.)*

Anfallsdauer (Min.)	Maßnahmen	Medikamentöse Therapie
15	Separater i. v. Zugang oder Spülung mit NaCl 0,9 % streng i. v.! **Cave:** kardiale Arrhythmie, v. a. bei Injektionsampulle **Obligat:** EKG-Monitoring, RR, Überwachung der Atmung, rektale Temperatur, Pulsoxymetrie	Phenytoin 20 mg/kg KG (▶ 8.6.5) • Perfusor: Infusionskonzentrat 50 ml à 750 mg in 50 ml NaCl 0,9 %, max. 50 mg/Min., d. h. max. Injektionsgeschwindigkeit 15 Min., besser 30–60 Min., **alternativ** • Injektionsampulle 5 ml à 250 mg (max. 25 mg/Min.) Levetiracetam (▶ 8.6.3) 30–60 mg/kg KG, max. 4.500 mg. Bolus 1.000–3.000 mg i. v. während 5 Min., off label Valproat (▶ 8.6.4) 20–30 mg/kg KG, Bolus 1.200 mg/2 Min., nach 10 Min. erneut
30–60		Ausdosieren von Phenhydan (bis 30 mg/kg KG), Valproat oder Levetiracetam Lacosamid alternativ off label, sehr gut wirksam, Dosis 5 mg/kg KG i. v. über 15 Min. ! Cave: PQ-Zeit-Verlängerung möglich
		Bei Therapieversagen: • Propofol (▶ 17.9.1) 2 mg/kg KG i. v. als Bolus, dann 4–10 mg/kg KG/h EEG-gesteuert oder • Midazolam (▶ 17.9.2) 0,2 mg/kg KG i. v. als Bolus, dann 0,1–0,5 mg/kg KG/h EEG-gesteuert
≥ 60	**Ultima Ratio** **Obligat:** Intensivstation, Intubation, Beatmung, EEG-Monitoring (Burst-Suppression)	Thiopental-Narkose (▶ 17.9.3): 5 mg/kg KG als Loading Dose, danach Erhaltungsdosis 3–7 mg/kg KG/h bis konstantes Burst-Suppression-EEG. Fortführung der Ther. für 12 h

8.3.3 Entzündliche Gehirnerkrankungen

Bakterielle Meningitiden

Ätiologie

- Prim. bakt. Meningitis ohne nachweisbaren Fokus
- Sek. bakt. Meningitis als KO von Inf. in der Nachbarschaft, sog. Durchwanderungsmeningitis: Otitis, Sinusitis, Mastoiditis, Hirnabszess
- Erwachsene: Pneumok., Meningok., Listerien. Kinder: Meningok., H. influenzae. Säuglinge: E. coli, Strept., H. influenzae
- Ca. 30 % der eitrigen Meningitiden ohne Erregernachweis

Klinik

- Prodromi: allgemeines Krankheitsgefühl, Kopf-/Rückenschmerzen, Fieber, leichte Nackensteifigkeit
- Vollbild: Kopfschmerzen, Erbrechen, Lichtscheu, Meningismus (▶ Abb. 8.6, pos. Lasègue-, Kernig-Zeichen pos., Brudzinski-Zeichen pos.)
- Bei deutlicher Schwellung Bewusstseinsstörung (Somnolenz-Sopor-Koma)
- Hirnnervenparesen (V. a. basale Meningitis)
- Bei Parenchymbeteiligung („Meningoenzephalitis“) neurologische Herdsymptome, epileptische Anfälle

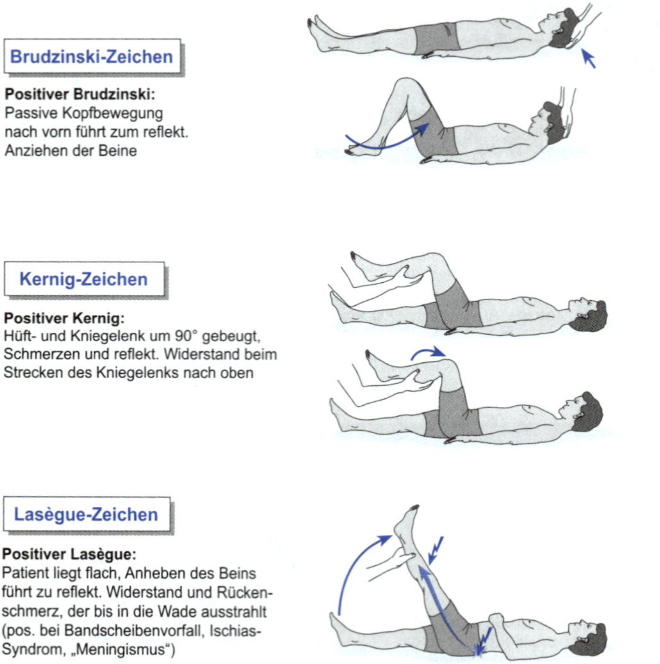

Abb. 8.6 Klinische Meningitiszeichen [L106]

Diagnostik

- **Blutkultur**
- **Liquorpunktion** (▶ 2.6): KI beachten (Gerinnung immer notwendig, bei Bewusstseinsstörung oder fokalen Ausfällen auch CCT; wegen Wartezeit auf Gerinnungsresultate führt CT häufig zu keiner Verzögerung!). Typischer Befund: trüber Liquor, granulozytäre Liquorpleozytose > 1.000 Zellen/µl, Initialphase 80–90 % polymorphkernige Granulozyten. Liquorzucker ↓ (< 30 mg/dl), Liquorlaktat ↑ (> 3 mmol/l), Liquoreiweiß meist > 80 mg/dl (▶ Tab. 8.10)
- **Keimnachweis im Liquor:** Gramfärbung (sofort!), Liquorkultur mit Resistenztestung, Meningokokken-PCR, eubakterielle PCR
- **CCT mit Knochenfenster:** Hirnödem? Infarkte? Intrazerebrale Blutung? Zerebritis? Ventrikulitis? Hirnabszess? Hydrozephalus? Mastoiditis?

Therapie Beginn der Antibiotikather. dringlich, daher i. d. R. vor der Lumbalpunktion und immer vor Erhalt mikrobiologischer Resultate, dann Umstellung entsprechend Antibiogramm. Therapiedauer: bei Meningok., Pneumok., Haemophilus, Listerien 14 d, bei Staph. 3–6 Wo., Therapiekontrolle durch Lumbalpunktion am 3. d, da systemische Entzündungsparameter (Fieber, CRP, Leukos) verzögert abfallen können; ggf. auch öfter. Liquorlaktat korreliert mit Zellzahl und klinischem Verlauf.

Tab. 8.10 Liquorbefunde bei Meningitis	
Befund	**Mögliche Ursachen**
Granulozytäres Zellbild	Gramneg. Kokken: Meningokokken Grampos. Kokken: Pneumokokken, andere Strept., S. aureus, S. epidermidis
Pleozytose + Liquorglukose	Anbehandelte Meningitis, Listerien, Tbc, septische Embolie, HSV, Sarkoidose, Amöben
Laktat	< 3 mmol/l: aseptische oder virale Meningitis, Tbc, HSV, anbehandelte Meningitis > 3 mmol/l: bakt. Meningitis, Listerienmeningitis, Tbc, Pilzmeningitis, selten virale Meningitis
Eiweißerhöhung	Jede Inf., Tumor
Lymphozytose + normale Glukose	Behandelte Meningitis, virale Meningitis, Sarkoidose, Borreliose, HIV, Leptospirose
Lymphozytose + Liquorglukose ↓	Behandelte Meningitis, Virusmeningitis, Tbc
Eosinophilie	Kokzidioidomykose, Parasiten, ZNS-Lymphom

Initiale Antibiotikather. der bakt. Meningitis beim Erw. ohne Erregernachweis:
- Ambulant erworben: Ceftriaxon (▶ 14.4.4) erste Dosis 4 g, danach 2 × 2 g/d i. v. **plus (!)** Ampicillin 4 × 3 g/d i. v.
- Shunt-Infektion, nach SHT oder neurochir. OP: Vancomycin 2 × 1 g/d i. v. (▶ 14.10.2) **plus (!)** Meropenem 3 × 2 g/d i. v. (▶ 14.5.3) oder Vancomycin 2 × 1 g/d i. v. **plus (!)** Ceftazidim 3 × 2 g/d i. v. (▶ 14.4.5)

Dexamethason (▶ 8.4.4): senkt Letalität der Pneumokokkenmeningitis bei Erw. sowie Inzidenz von Hörstörungen bei H.-influenzae- und Pneumokokkenmeningitis. Bei V. a. bakt. Meningitis Dexamethason 10 mg i. v. unmittelbar vor Antibiotikagabe; danach 10 mg alle 6 h für 4 d. Absetzen, wenn mikrobiologisches Resultat einen anderen Erreger als Pneumok. nachweist.

Präventionsaspekte bei Meningokokken:
- Klinischer Verdacht auf Meningokokken (z. B. bei Petechien) ist meldepflichtig (außerhalb der Dienstzeiten an den Amtsarzt)
- Mikrobiologischer Nachweis von Meningokokken ist durch das Labor meldepflichtig
- Isolation für 24 h nach Beginn der Ther. (da i. d. R. unbekannt, ob Meningokokken vorliegen: Isolation aller Pat. mit bakt. Meningitis)
- Expositionsprophylaxe: Ciprofloxacin 500 mg (Single Dose, ▶ 14.8.2). **H. influenzae:** Expositionsprophylaxe (mit Rifa) für Haushalte mit ungeimpftem Kind < 4 J. oder immunsupprimiertem Pat.

Tuberkulöse Meningitis (▶ 14.1.4): 2 Mon. Vierfachkomb. aus INH 3–5 mg/kg KG/d p. o. (max. Tagesdosis 300 mg; Komedikation Vitamin B6 40 mg/d gegen INH-Polyneuropathie) + Rifampicin 600 mg/d p. o. (▶ 14.10.4) + Ethambutol 20–25 mg/kg KG/d p. o. + Pyrazinamid 15–30 mg/kg KG/d p. o. (max. 2.000 mg/d). Danach Dreifachkomb. aus INH, Rifampicin und Pyrazinamid.

Komplikationen der bakteriellen Meningitis
- Hirnödem mit Gefahr der Einklemmung: 10–15 %
- Hydrozephalus: 10–15 %
- Hörstörungen und Vestibulopathie: 10–20 %

8

- Sinusthrombosen, kortikale Venenthrombosen, Arteriitis, Vasospasmus (Screening mit transkranieller Duplexsonographie), vasospastische Infarkte: 10–20 %
- Hirnnervenparesen: 10 %
- Zerebritis: 10 %
- Selten: Hirnabszess, subdurales Empyem
- **Epileptische Anfälle:** keine Empfehlung zur generellen Anfallsprophylaxe. Behandlung bei Auftreten von Anfällen, Prophylaxe bei Nachweis von epilepsietypischen Potenzialen im EEG. Levetiracetam 2 × 1.000–1.500 mg i. v. oder oral
- Septischer Schock
- Verbrauchskoagulopathie
- Adult Respiratory Distress Syndrome (ARDS)
- E'lytstörungen
- Inadäquate ADH-Sekretion
- Zentraler Diabetes insipidus
- Spinale Komplikationen – Myelitis, spinale Vaskulitis

Virusmeningitis

Ätiologie Enteroviren : unbekannter Erreger : VZV : alle anderen Erreger = 9 : 9 : 1 : 1.

Klinik Akut fieberhafte Erkr. mit Nackensteifigkeit, Erbrechen, Kopfschmerzen. Geringere Symptomatik als bei bakt. Meningitis. Niemals: fokale Ausfälle oder epileptische Anfälle.

Diagnostik
- Lumbale Liquorpunktion (▶ 2.6.1): geringe Pleozytose (≤ 1.000 Zellen/μl), überwiegend lymphozytäres Zellbild, Liquorglukose und Liquorlaktat unverändert, Liquoreiweiß normal oder minimal erhöht. (▶ Tab. 8.10)
- Meist wird weder serologisch noch im Liquor ein Erregernachweis angestrebt. **Cave:** klinische oder anamnestische Hinweise auf atypische Erreger (Reise- oder Freizeitanamnese mit Exposition gegenüber FSME oder Leptospiren)

Therapie Sympt. Ther., Bettruhe und Abschirmung.

Enzephalitis

Definition Entzündung des Hirnparenchyms (im Gegensatz zur Meningitis!)

Ätiologie Autoimmun : erregerbedingt : unbekannt = 1 : 2 : 2.
- Autoimmmune Ursachen: ADEM (große einseitig auftretende KM-aufnehmende Herde im Marklager), Auto-AK gegen NMDA-Rezeptor, gegen LGI-1, CASPR2 und weitere.
- Viren: HSV, VZV, FSME beim immunkompetenten Pat., bei immuninkompetenten Pat. auch CMV. Meningoenzephalitische Verlaufsformen bakt. ZNS-Inf. (z. B. Listerien, Tbc, aber auch selten andere Bakterien)

8

Klinik
- Kopf-, Gliederschmerzen, Fieber (auch bei autoimmuner Ursache!), Bewusstseinsstörung bis Koma, neurologische Herdsymptome (Aphasie bei HSV-Encephalitis), epileptische Anfälle, Hirndruckzeichen (▶ 8.3.1)
- Hirnorganisches Psychosy.: Störung von Antrieb, Gedächtnis, Konzentration

Diagnostik
- **Liquorpunktion:** leichte lymphozytäre Liquorpleozytose (50–500 Zellen/μl), geringe Proteinerhöhung, selten normaler Liquor (in 10 % der Fälle bei HSV-Encephalitis!), Zucker und Laktat normal. Virusnachweis im Liquor (PCR)

- **EEG:** generalisierte und fokale Verlangsamung, epilepsietypische Potenziale
- **CCT:** zum Ausschluss anderer Ursachen, zum Zeitpunkt der Diagnosestellung häufig normal, evtl. umschriebene hypodense Läsionen, diffuses Hirnödem
- **MRT:** sensitiver als CT, Darstellung von Ödem in T2, KM-Aufnahme der Entzündungsherde

Therapie

- **Autoimmune Enzephalitis:** Methylprednisolon (▶ 7.4.2) 1 g i. v. über 3–5 Tage, bei AK-vermittelter Enzephalitis gefolgt von IVIG oder Plasmapherese
- **Virale Enzephalitis:** ▶ Tab. 8.11. In vielen Fällen nur supportiv (z. B. FSME, Japan-Enzephalitis)

Virologische Diagnostik

- Erregeridentifikation in 50 %
- PCR von nicht zentrifugiertem Liquor (z. B. HSV und VZV), weitere Erreger in besonderen Konstellationen (Immuninkompetenz, Reiseanamnese)
- Erregerspezifische IgM-AK im Serum mittels IgM ELISA (z. B. WNV-Enzephalitis)
- Intrathekale Produktion erregerspezifischer AK (Liquor-Serum-Paar)

Herpes-simplex-Enzephalitis

Hämorrhagisch nekrotisierende Enzephalitis, unbehandelt in 70 % der Fälle letal. Senkung der Letalität auf 20 % unter Ther.

Diagnostik

- **Liquor:** Zellzahl ≤ 25–100 Zellen/μl, Eiweißerhöhung, bei Enzephalitisverdacht PCR (Polymerase-Kettenreaktion) auf HSV-1 und HSV-2 nach 2 d pos., herpesspezifischer Liquor-Serum-AK-Index
- **EEG:** generalisierte Verlangsamung, bilaterale temporale Verlangsamung, PLEDs
- **CCT:** temporal hypodense Läsion mit hämorrhagischer Transformation ab dem 5. Erkrankungstag
- **MRT:** Läsionen temporal und frontal mit evtl. Befall limbischer Strukturen, Läsion am 2. oder 3. d zu erkennen

Therapie ▶ Tab. 8.11

- Aciclovir (▶ 14.11.2): schon bei **Erkrankungsverdacht sofort** 3 × 10 mg/kg KG/d über 10–14 d. Verlängerung der Dosisintervalle bei Niereninsuff. Tägl. Krea-Kontrolle wg. Nephrotoxizität (▶ 20.4)
- Antibiotikather. nur, wenn eine bakt. Meningitis klinisch und nach Liquorbefund in Frage kommt (s. o.)

Tab. 8.11 Antivirale Substanzen bei ZNS-Infektion

Substanz	Indikation
Aciclovir	HSV, VZV (Encephalitis, Herpes zoster ophthalmicus)
Foscarnet	Gegen Aciclovir resistente HSV, VZV; HHV6, CMV
Ganciclovir	HHV6, CMV (in Komb. mit Foscarnet)
Famciclovir	Herpes zoster
Ribavirin	Hantavirus
Cidofovir	CMV-Retinitis; evtl. EBV, JC-Virus (unsichere Evidenz für Wirksamkeit)

8.3.4 Myasthenia gravis

Erstmanifestation in jedem Lebensalter möglich, Gipfel 20.–40. Lj. 15 % thymomassoziiert.

Definition Neuromuskuläre Erkr. Autoimmune Reaktion durch AK gegen Teile des nikotinergen postsynaptischen Acetylcholinrezeptorkomplexes der Muskelzellmembran.

Klinik

- Belastungsabhängige, im Tagesverlauf zunehmende Muskelermüdung
- Häufig Erkrankungsbeginn mit Augenmuskel- (Doppelbilder, Ptose), Schlundmuskel- und Gaumensegelparesen
- Keine Sensibilitätsstörung, keine Schmerzen
- Besserung oder Aufhebung der Muskelschwäche durch i. v. Injektion eines Cholinesterasehemmers
- Krisenhafte Verschlechterung bei Infekt oder nach Gabe von Medikamenten mit Ateminsuffizienz und Notwendigkeit der Beatmung

Diagnostik

- **Klinische Provokationstests:** Faustschlussprobe, Kopfheber-Test, Simpson-Test. Zusammenstellung mehrerer klinischer Tests zu einem Score: Besinger-Score
- **Edrophonium-Test:** 10 mg = 1 ml Edrophoniumhydrochlorid (Tensilon®, Camsilon®). Zunächst 0,2 ml i. v. in 15 Sek., wenn keine NW, den Rest spritzen: ein zuvor deutliches Muskeldefizit verschwindet für 10–15 Min. **NW:** Speichelfluss, Bronchialkonstriktion, Bradykardie. **Antidot stets mit aufziehen:** Atropin 0,5–1 mg i. v.
- **Acetylcholinrezeptor-Auto-AK** im Serum pos. bei 80–90 % der generalisierten Myasthenien
- **Seroneg. MG:** Auto-AK gegen muskelspezifische Tyrosinkinase (Anti-MuSK-AK)
- **Elektrophysiologie:** Abnahme der Amplitude der Muskelantwort bei repetitiver Nervenstimulation mit 3 Hz; Einzelfaser-EMG
- **Thymomdiagnostik:** mediastinales CT oder MRT

Differenzialdiagnose
Lambert-Eaton-Sy., Hyperthyreose, SLE; Medikamente (D-Penicillamin, Diphenylhydantoin). DD myasthene Krise – cholinerge Krise ▶ Tab. 8.12.

Tab. 8.12 DD: Myasthene Krise – cholinerge Krise

Myasthene Krise	Gemeinsame Symptome	Cholinerge Krise
Weite Pupillen, Blässe, Tachykardie, Hypotonie und Hyporeflexie	**Muskuläre Sympt.:** Schwäche, Atemstörung, Schluck-, Kau-, Sprechstörung	Enge Pupillen, Augentränen, gerötete Haut, Verschleimung, Durchfall, Bradykardie, Speichelfluss, Schwitzen, Bauchkrämpfe, Erbrechen. **Zerebrale Sympt.:** Kopfschmerzen, Unruhe, Angst, Benommenheit, Verwirrtheit, Bewusstlosigkeit, Krampfanfälle

Therapie

- **Sympt. Ther.:** Acetylcholinesterase-Hemmer Pyridostigmin bis zu einer Dosis von 5 x 90 mg/d. Bei Notwendigkeit der i. v. Gabe: orale Dosis = 30 x i. v. Dosis (z. B. Perfusor 10 mg/50 ml auf 2,8 ml/h = 400 mg/d p. o.). Rückumstellung auf orale Gabe: zunächst Tagesdosis auf oral und i. v. je zur Hälfte verteilen.
- **Cholinerge Krise:** bei Überdosierung der sympt. Ther. (häufiger bei Myasthenie durch MUSK-AK). Zunahme von Paresen und vegetativen Sympt. (enge Pupillen, Augentränen, gerötete Haut, Verschleimung, Durchfall, Bradykardie, Speichelfluss, Schwitzen, Bauchkrämpfe, Erbrechen).
- **Schnell wirksame Immuntherapie:** i. v.-Immunglobulin-Ther. mit 0,4 g/kg KG über 5 d oder 1 g/kg KG an 2 Tagen. Immunadsorption oder Plasmapherese ebenfalls wirksam (▶ 2.9.2). Prednisolon 1 mg/kg KG (▶ 7.4.2). **Cave:** anfängliche Verschlechterung unter Prednisolon möglich, trotzdem niedrigere Einstiegsdosis nur bei „sehr leichten Fällen" (Leitlinie DGN).
- **Langfristige Immunther.:** Azathioprin 2–3 mg/kg KG. (**Cave:** BB-Kontrollen, Leukopenie bei defizienter Thiopurinmethyltransferase, schwere Leukopenie bei gleichzeitiger Gabe von Allopurinol).

! **Myasthenieverstärkende Medikamente:** Es existieren uneinheitliche Listen (▶ Tab. 8.13), da einige Substanzen nur bei wenigen Pat. eine Myasthenie verstärkt haben. **Cave:** Das Vorenthalten z. B. eines wirksameren Antibiotikums kann im Rahmen eines Infekts myasthenieverstärkend wirken.

Tab. 8.13 Medikamente, die eine Myasthenia gravis verschlechtern können

Ajmalin Aminoglykoside Azetazolamid Benzodiazepine Betablocker Botulinustoxin Carbamazepin Chinidin Chloroquin	Chlorpromazin Clindamycin Curare-Derivate Diphenylhydantoin D-Penicillamin Etanercept Ethosuximid Flupirtin Gabapentin	Gyrasehemmer Interferon-alpha (Einzelfälle) Kalziumantagonisten Lithium Magnesium (in hohen Dosen als Laxans) Makrolide Mexitil	Morphinpräparate Polymyxine Procainamid Promazin Schleifendiuretika Statine Succinylcholin Sulfonamide	Telithromycin Tetrazykline Thiaziddiuretika (HCT, Indapamid) Trizyklische Antidepressiva (Amitriptylin-Typ) Zolpidem Zopiclon

8.3.5 Guillain-Barré-Syndrom

Definition Polyneuroradikulitis durch postinfektiöse Autoimmunreaktion gegen periphere Nerven (z. B. Hepatitis E, Campylobacter jejuni, CMV, EBV).

Klinik

- Akuter Beginn mit Rückenschmerzen und Parästhesien in den unteren Extremitäten
- Nach kranial aufsteigende symmetrische Paresen: Füße, Unter-/Oberschenkel, Arme, Rumpf
- Atemmuskulatur bei 20–25 % der Pat. betroffen (Beatmung notwendig)
- Bei Mitbeteiligung der Hirnnerven besonders N. facialis, seltener N. glossopharyngeus, N. vagus, N. abducens (Übergang zum Miller-Fisher-Sy.)
- Areflexie typisch, jedoch Reflexe erhalten in ca. 10 % der Fälle während der ganzen Erkrankung

- Autonomes Nervensystem: Bradyarrhythmie, Tachykardie, Störung der Blutdruckregulation, Hyper- oder Anhidrose
- Verlauf: Symptomentwicklung innerhalb weniger Tage, Max. nach 2–4 Wo., mehrwöchige Plateauphase, Remission über Wo. bis Mon. Schwere bleibende Defizite bei ca. 8–10 %, Mortalität 16 %

Sonderformen

- **Akute Pandysautonomie:** vegetatives Nervensystem betroffen: Pupillomotorik, Speichel- und Tränensekretion gestört, Anhidrosis. Orthostatische Hypotonie, Verlust der Variabilität der Herzfrequenz. Kontinenz- und Potenzstörungen
- **Miller-Fisher-Sy.:** Ophthalmoplegie, Ataxie, Areflexie

Diagnostik

- **Liquor:** zytoalbuminäre Dissoziation: normale Zellzahl, erhöhtes Liquoreiweiß. Eiweißerhöhung in 50 % der Fälle bei Auftreten der Paresen, in 80 % nach 1 Wo. Leichte Pleozytose bis max. 50 Zellen/μl möglich
- **Elektroneurografie:** typisch Hinweis auf Demyelinisierung wie eine deutliche Reduktion von Nervenleitgeschwindigkeiten, Verlängerungen der distal motorischen Latenzen, Verlängerung von F-Latenzen, Ausfall von F-Wellen, Nachweis von A-Wellen. In etwa ⅓ jedoch axonales Läsionsmuster
- **Serum:** SIADH begleitend bei 50 % der Pat. GQ1b-AK bei Miller-Fisher-Sy. in 95 % der Fälle

Therapie

- I. v. Immunglobulinther. (IVIG) und **Plasmapherese** gleich wirksam, wegen weniger invasiver Prozedur in der Praxis eher IVIG. Komb. nicht wirksamer als Monother. Behandlung sollte vor Erkrankungsgipfel beginnen.
  - I. v. Immunglobuline z. B. 3 × 10 g über 5 d.
  - Tägl. Plasmapherese mit Austauschmenge von 40 ml/kg KG (2–4 l) über 4–5 d.
  - Besserung ist verzögert. Keine validen Daten und keine Leitlinienempfehlung für Reaktion auf Verschlechterung nach Ende der Ther. Pragmatisch kann erneuter IVIG-Zyklus angeschlossen werden.
- **Sympt. Ther.:**
  - Frühzeitige Indikationsstellung zum passageren Herzschrittmacher (▶ 2.9.3): absolut indiziert bei Sinusbradykardie, Bradyarrhythmia absoluta, AV-Block II.° und III.°, bifaszikulärem Block
  - Großzügige Beatmungsind.: Vitalkapazität < 25 % des Normalwerts
  - Intensivmedizinische Überwachung
  - Thromboseprophylaxe mittels Vollheparinisierung (▶ 16.3.1). Alternativ therapeutische Dosis niedermolekularer Heparine
  - Intensive physiother. Behandlung

! Cave

- Behandlung mit Glukokortikoiden oder Immunsuppressiva nutzlos
- Bei medikamentöser Ther. der Herzrhythmusstörungen Reaktion der Pat. nicht vorhersehbar

8.3.6 Spinale Ischämie – A.-spinalis-anterior-Syndrom

Definition Ischämische Rückenmarksschädigung im Versorgungsgebiet der A. spinalis anterior.

Ätiologie Bei etwa 50 % der Pat. Atherosklerose der Aorta, bei 1–2 % Dissektion. Tritt auf als KO von Eingriffen an der thorakalen Aorta (Rate 5 %).

Klinik
- Akut beginnendes, sich über wenige Stunden entwickelndes Querschnittssy.
- Bei Beginn der Erkr. Schmerzen und Parästhesien in Höhe der ischämischen Myelonschädigung
- Dissoziierte Empfindungsstörung distal der Läsion
- Evtl. Blasenatonie, Analsphinkterparese mit Stuhlinkontinenz
- Segmentale atrophische Paresen in Abhängigkeit von der Läsionshöhe

Diagnostik
- **CTA der Aorta** zum Ausschluss einer Aortendissektion (dringend indiziert bei Vorstellung)
- **MRT:** Ausschluss spinaler Raumforderung, Ischämienachweis (hyperintense Läsion im T2-gewichteten Bild)
- **LP:** Ausschluss einer Entzündung. **Cave:** leichte Pleozytose und Eiweißerhöhung bei Ischämie möglich. **DD:** Myelitis

Differenzialdiagnose
Spinale Blutung (bei Gerinnungshemmung, bei Gefäßmalformation), MS, Querschnittsmyelitis, spinaler Tumor, Bandscheibenvorfall; Spinalkanalstenose mit Myelonkompression.

Therapie und Prognose Derzeit (Veröffentlichung der noch geltenden Leitlinie „Querschnittslähmung“: 2012) keine Empfehlung zu Thrombolyse. Allgemeine Ther. und Prophylaxe wie bei zerebraler Ischämie (insbes. Aufnahme Stroke Unit, Thrombozytenfunktionshemmung, ▶ 8.1.1). Bleibende Rollstuhlabhängigkeit bei > 50 % der Pat.

8.3.7 Critical-Illness-Myopathie/-Neuropathie

Ätiologie KO von Störungen wie Multiorganversagen, Hypoxie, Hypotonie und Mikrozirkulationsstörung an Nerv und Muskel. Kontinuum von Critical-Illness-Myopathie (CIM), -Neuropathie (CIN) und -Myoneuropathie (CIMN).

Häufigkeit Abhängig von der Grunderkr. (z. B. Sepsis 70 %), gemittelt 50 %.

Risikofaktoren Sepsis, Hyperglykämie, weibliches Geschlecht, Notwendigkeit zur Katecholamingabe.

Klinik ▶ Tab. 8.14
- Critical-Illness-Myopathie: proximal betonte Schwäche mit erhaltenen Reflexen
- Critical-Illness-Neuropathie: distal betonte Schwäche, fehlende Reflexe mit Sensibilitätsstörungen
- Critical-Illness-Myoneuropathie: proximal betonte Schwäche mit Sensibilitätsstörungen
- Erschwerte Respiratorentwöhnung

Tab. 8.14 DD neuromuskulärer Symptome bei Intensivpat.

Symptom	DD
Enzephalopathie	Sepsis, anoxisch-ischämisch, zentrale pontine Myelinolyse
Myelopathie	Trauma, spinale Ischämie
Neuropathie	Critical-Illness-Neuropathie, Thiaminmangel, Hypophosphatämie, Guillain-Barré-Sy., Motoneuronerkrankung, Porphyrie, paraneoplastische Polyneuropathie, Diphtherie
Myopathie	Sepsis, Wasser- und E'lytstörung, Glukokortikoide, Polymyositis, Saure-Maltase-Mangel
Neuromuskulärer Transmissionsdefekt	Anästhetika, Myasthenia gravis, Lambert-Eaton-Sy., Hypomagnesiämie, Organophosphatintox., Wund-Botulismus

Diagnostik
- **Neurografie:** reduzierte Muskelantwortpotenziale (CIN, CIM, CINM), reduzierte Amplitude der sensiblen Nervenaktionspotentiale (nicht bei reiner CIM)
- **EMG:** frische Denervierungszeichen (CIN, CIM, CINM)

Therapie und Prognose Straffe BZ-Kontrolle ist einzig erwiesen wirksame Intervention, die aber mit erhöhter Letalität verbunden ist (NICE-SUGAR Studie), also nicht empfohlen wird. Sehr variable Angaben über Prognose, schwere dauerhafte Behinderung in 15–70 %.

8.3.8 Zentrale pontine Myelinolyse

Definition Osmotisches Demyelinisierungssy. (ODS, besserer Begriff), betrifft in ⅓ der Fälle auch und in $^1/_{10}$ der Fälle nur Bezirke außerhalb der Brücke.

Ätiologie Häufig (60 %) assoziiert mit deutlicher Hyponatriämie (< 120 mmol/l), aber auch bei normalem Na^+ (20 %) beschrieben. Komorbidität Alkoholabhängigkeit (50 %), Leberzirrhose oder Lebertransplantation (25 %).

> **Hyponatriämie und pontine Myelinolyse**
> Pathogenese: schnelle Korrektur und nicht die Existenz einer schweren Hyponatriämie. Die mit einer Hyponatriämie einhergehenden Veränderungen der Osmolarität beschleunigen die Entstehung einer pontinen Myelinolyse.

Klinik Subakute Entwicklung über Tage: HOPS (40 %), (zentrale) Tetraparese (30 %), Anfälle (25 %).

> **Cave**
> Subakute Entwicklung von Hirnstammsymptomen im Rahmen hyperosmolarer Zustände → besonders nach schneller Korrektur einer Hyponatriämie → V. a. zentrale pontine Myelinolyse!

Diagnostik Symmetrische Lokalisation in der Brücke und extrapontin (Mittelhirn, Thalamus, Basalganglien).
- **CT:** hypodens (schlechte Sensitivität infratentoriell)
- MRT: T2/FLAIR signalintens, KM-Aufnahme (20 %) und Diffusionsstörung (50 %) möglich

Differenzialdiagnose Klinisch Alkoholentzugssy. und Wernicke-Enzephalopathie, andere metabolische Ursachen eines Delirs.

Therapie Keine spezifische Ther.!
- Keine vitale Gefährdung: Diuretika weglassen, Wasserrestriktion
- Falls parenterale Substitution nötig (Hyponatriämie ≤ 110 mmol/l), langsame Korrektur um <10 mmol/l in 24 h.

Prävention
Nachgewiesene Hyponatriämie langsam ausgleichen.

8.4 Antiödematosa

8.4.1 Übersicht

Hyperosmolare Substanzen
- **Wirkmechanismus:** aufgrund eines Osmolaritätsgradienten zwischen Blut und Hirngewebe. Osmolalitätsgradient > 35 mosmol/l → zerebrale Dehydrierung → Volumenverminderung mit → Liquordrucksenkung → Hirndurchblutung ↑. Aber auch: renale Ausscheidung → osmotische Diurese, v. a. bei Mannit → sekundäre Hämokonzentration, Viskositätsanstieg, Durchblutungsabfall im Gehirn
- **Substanzen:** Glyzerol 10 %, Mannit 20 %
- **Pharmakokinetik:** Mannit: Wirkbeginn 5–10 Min., Wirkdauer ca. 3–4 h. Elimination: Mannit 80 % renal. Glyzerol 100 % hepatische Metabolisierung. Bei Niereninsuff. Glyzerol, wird komplett verstoffwechselt, geringster Rebound-Effekt

Glukokortikoide
▶ 7.4.1.
- **Wirkmechanismus:** Senkung der Liquorproduktion, Verminderung der Gefäßpermeabilität bei vasogenem Ödem, Aktivierung der Na^+/K^+-ATPase
- **Substanz:** Dexamethason (im Vergleich zu Prednison kein Mineralokortikoideffekt)
- **Äquivalenzdosen** (▶ 7.4.1): Dexamethason 0,75 mg, Triamcinolon 4 mg, Methylprednisolon 4 mg, Prednisolon 5 mg, Hydrocortison 20 mg
- **Ind.:** vasogenes Ödem bei Hirntumor. Keine Wirkung bei zytotoxischem Ödem bei ischämischem Hirninfarkt!

8.4.2 Glyzerol

Wirkmechanismus ▶ 8.4.1.

Indikationen Hirnödem bei Hirntumoren, Enzephalitis, raumfordernder ischämischer Hirninfarkt, SHT, hypoxischer Hirnschaden.

Dosierung 4 × 125–250 ml/d, alternativ kontinuierlich über 24 h

Nebenwirkungen
- Herzinsuff. bei Volumenüberlastung
- Nierenfunktionsverschlechterung bei gleichzeitiger Dehydratation

- Diarrhö
- Hämolytische Anämie bei zu schneller Infusionsgeschwindigkeit (selten)
- Venenreizung

Kontraindikationen

- Intrazerebrale Blutung (**Cave:** Rezidivblutung). Ausnahme: bei vitaler Bedrohung aufgrund von Hirndrucksteigerung und drohender Einklemmung
- ANV
- Hyperosmolares Koma
- Dehydratation

> - Rebound-Phänomen bei Ther. > 3 d möglich
> - Osmolalität: 1.379 mosmol/l → Applikation über ZVK (Venenreizung!)
> - Dosierungsrichtlinie: Einstellen der Serumosmolalität auf 320–335 mosmol/l

8.4.3 Mannitol

Wirkmechanismus ▶ 8.4.1.

Pharmakokinetik HWZ 2 h (große interindividuelle Variation), Verteilungsvolumen 0,2 l/kg (Extrazellulärraum). Elimination: wird zu 90 % unverändert renal ausgeschieden, der Rest wird z. T. unverändert biliär eliminiert oder langsam in der Leber oxidiert.

Indikationen

- Hirnödemther., bei raumforderndem ischämischem Infarkt, drohender Einklemmung, bei vitaler Bedrohung infolge intrazerebraler Blutung
- Glaukom
- Forcierte Diurese (▶ 19.1.3)

Dosierung 4–6 x 125–250 ml/d über 30–60 Min. i. v.

Nebenwirkungen Herzinsuff., Lungenödem, Nierenversagen, Venenreizung.

> ZVK sinnvoll (Osmolarität: 1.098 mosmol/l).

8.4.4 Dexamethason

Wirkmechanismus ▶ 8.4.1.

Pharmakokinetik Orale Bioverfügbarkeit 80–90 %, HWZ 3–4 h, Verteilungsvolumen 0,7 l/kg, Plasmaproteinbindung 70 %. Hepatische Elimination.

Indikationen

- Ödem bei Hirntumoren (Gliome, Metastasen, selten sehr große Meningeome)
- bakt. Meningitis, Hirnabszess, Enzephalitis (keine klare Empfehlung dafür), zerebrale Tuberkulome

Dosierung **Bei sehr deutlichem Ödem** initial 1 × 40 mg i. v., **Standard:** 1 × 8–16 mg i. v., Reduktion beginnend nach 7 Tagen, Tempo nach Wirkung und NW, **Meningitis:** 4 × 10 mg über 4 Tage.

Nebenwirkungen ▶ 7.4.1, ▶ 7.4.2.

- Wirkt nicht bei zytotoxischem Ödem (Hirninfarkt, globale zerebrale Hypoxie)
- Komb. mit Osmother. nur bei vitaler Ind.
- Wegen hoher NW-Rate Therapie begrenzen und in möglichst niedriger Dosierung

8.5 Nimodipin (bei Subarachnoidalblutung)

Wirkmechanismus Ca^{2+}-Antagonist (▶ 6.20) mit „relativer Selektivität" für Hirngefäße.

Pharmakokinetik Orale Bioverfügbarkeit 10 % (First-Pass-Metabolismus), HWZ 12 h, Verteilungsvolumen ca. 1 l/kg, Plasmaproteinbindung 95 %. Elimination: fast vollständige hepatische Metabolisierung.

Indikationen Prophylaxe und Ther. zerebraler Gefäßspasmen bei SAB.

Dosierung
- **p. o.:** 6 × 60 mg/d (bevorzugte Applikationsroute)
- **Perfusor:** 50 ml = 10 mg mit 15 µg/kg/h für 2 h initial = 5 ml/h bei 70 kg, danach Erhöhung auf 10 ml/h (RR-Kontrolle!)
- Dauer der i. v. Ther. 14 d oder bis keine Vasospasmen mehr nachweisbar sind
- Ausschleichend beenden

Nebenwirkungen RR-Abfall, Bradykardie/Tachykardie, Kopfschmerzen, Nierenfunktionsverschlechterung, Herzrhythmusstörungen, Transaminasenanstieg, GIT-Beschwerden bei oraler Anwendung, Venenreizung.

Wechselwirkungen
- Wirkungsverstärkung von Antihypertensiva
- Verschlechterung der Nierenfunktion bei Kombination mit nephrotox. Medikamenten (z. B. Aminoglykoside, Glykopeptide)

Kontraindikationen Schwangerschaft

- Stets über ZVK applizieren
- Tägl. Ther.-Kontrolle durch transkranielle Doppler-Sonografie
- Vasospasmusprophylaxe: Beginn direkt nach SAB-Diagnosestellung, auch im Stadium I nach Hunt und Hess (▶ 8.1.5)
- Lichtgeschützt applizieren (schwarze Perfusorspritze und Infusionsleitung)

8.6 Antiepileptika

8.6.1 Übersicht

Die Auswahl eines Antiepileptikums erfolgt nach Wirkung bei einem bestimmten Epilepsiesyndrom, nach Verträglichkeit und nach der klinischen Situation (Dauertherapie vs. Akuttherapie)
- **Dauerther. häufig:** Valproinsäure, Levetiracetam, Lamotrigin, Lacosamid, Zonisamid

- **Dauerther. seltener:** Topiramat, Carbamazepin, Eslicarbazepin, Oxcarbazepin, Pregabalin
- **Notfallther. (i. v.):** Lorazepam (Diazepam, Clonazepam, Midazolam), Valproat, Levetiracetam, Lacosamid, Zonisamid, Phenytoin, Phenobarbital, Thiopental

8.6.2 Lorazepam

Wirkmechanismus Benzodiazepin, Verstärkung der Wirkung von GABA an seinem Rezeptor.

Pharmakokinetik Orale Bioverfügbarkeit 95 %, HWZ 12–16 h, Plasmaproteinbindung 80–93 %. Elimination: fast vollständig hepatisch.

Indikationen Akutther. Anfall, Mittel der Wahl zur Durchbrechung eines Status epilepticus.

Dosierung **i. v.:** bis zu 3–4 × 2 mg langsam i. v., dann deutliche Atemdepression zu befürchten.

Nebenwirkungen Sedierung, Müdigkeit, Verlangsamung, Ateminsuffizienz, muskuläre Hypotonie, Muskelrelaxation, Ataxie, Amnesie, Gereiztheit (bei paradoxer Reaktion)

Wechselwirkungen Zentral dämpfende Pharmaka und Alkohol (Wirkungsverstärkung von Benzodiazepinen).

- 2 mg entsprechen etwa Diazepam 10 mg
- Soll gekühlt gelagert werden
- Gabe unter strenger Ind. auch in der Schwangerschaft möglich
- Paradoxe Reaktion bei älteren Pat.
- Bei längerer Gabe ausschleichende Ther.
- **Antidot:** Flumazenil (▶ 19.3.1)

8.6.3 Levetiracetam

Wirkmechanismus Moduliert Transmitterfreisetzung per Bindung an das synaptosomale Protein SV2A.

Pharmakokinetik 90 % renale Elimination, HWZ 6–8 h. **Cave:** Niereninsuff.

Indikationen Mono- und Add-on-Ther. bei fokalen und sek. generalisierten Anfällen, off label: Monother. bei primär generalisierter Epilepsie, für Add-on-Ther. dabei zugelassen, generalisierter Status (off label).

Dosierung Initial 2 × 500 mg/d, bei Status 2–3 g i. v. (bei Pat. mit 75 kg KG). Orale : i. v. Ther. = 1 : 1.

Nebenwirkungen Müdigkeit, Schwindel, Reizbarkeit, psychotische Episoden, Verstärkung vorbestehender psychiatrischer Symptome, Depression.

Wechselwirkung Keine.

8.6.4 Valproat (VPA)

Wirkmechanismus Mehrere Mechanismen parallel: Blockade von Na- und Ca-Kanälen, Hemmung das GABA-Abbaus.

Pharmakokinetik Orale Bioverfügbarkeit 100 %, HWZ 17 h, Plasmaproteinbindung 90–95 %, Elimination hepatisch. **Cave:** Hepatotoxizität.

Indikationen Mono- und Add-on-Ther. bei fokalen und primär oder sek. generalisierten Anfällen/generalisiertem Status (off label).

Dosierung Zieldosis z. B. 2 × 600 mg/d, Steigerung in 300-mg-Schritten z. B. alle 3 Tage, bei Status 1.500 mg i. v. als Kurzinfusion über 5 Min. (für Pat. mit 75 kg KG), wiederholen, falls keine Anfallskontrolle. Orale: i. v.-Ther. = 1 : 1. **Ther. Plasmakonzentration** 50–100 mg/l.

Nebenwirkungen Müdigkeit, Schwindel, Haarausfall, Gewichtszunahme, PCO, allergisches Exanthem.

Wechselwirkung Häufige Probleme: keine ausreichenden Valproatspiegel bei gleichzeitiger Gabe von Meronem. Lamotriginintox. bei gleichzeitiger Gabe von Valproat.

> **!** **Cave**
> - Valproatenzephalopathie
> - Teratogen (Neuralrohrdefekte), daher Einstellung von Frauen im gebärfähigen Alter nur nach rigide dokumentierter Aufklärung
> - Leberversagen bei Kindern

8.6.5 Phenytoin

Wirkmechanismus Na-Kanalhemmung.

Pharmakokinetik Orale Bioverfügbarkeit 90 %, HWZ ca. 20 h (konzentrationsabhängig). Elimination hepatisch.

Indikationen Immer noch leitliniengerechte Akutther. bei generalisiertem Status oder generalisierter Anfallsserie. Keine Rolle bei der Dauerther. der Epilepsie, in Ausnahmefällen bei Trigeminusneuralgie.

Dosierung Aufsättigung mit 750 mg als Kurzinfusion über 1 h und separaten, sicheren Zugang, anschließend 250 mg/d unter Plasmaspiegel-Kontrolle. **Ther. Plasmakonzentration** (definiert für antiepileptische Ther.) 10–20 mg/l (40–80 µmol/l).

Nebenwirkungen
- RR-Abfall bei zu schneller i. v. Applikation, Asystolie, VES, Kammerflimmern
- Gingivahyperplasie bei Langzeitther.
- Störungen der Hämatopoese
- Gangataxie, Schwindel, Erbrechen, Doppelbilder, Dysarthrie, Tremor, Nystagmus, extrapyramidale Hyper- oder Dyskinesien, kognitive Störungen
- Polyneuropathie
- Transaminasenanstieg, Hyperglykämie
- Hypokalzämie

Kontraindikationen SA-, AV-Block III.°, dekompensierte Herzinsuff., Leukopenie, Schwangerschaft.

Wechselwirkungen
- Chloramphenicol, Disulfiram, Heparin, Isoniazid, Kumarinderivate, Sulfonamide, Tolbutamid (Wirkungsverstärkung durch Verdrängung aus Eiweißbindung bzw. Hemmung des Abbaus)

- Chinidin, Disopyramid, Mexiletin, Gestagene, Östrogene (werden beschleunigt abgebaut)

- Separater sicherer Zugang, da schwere Nekrosen bei Paravasat
- Evtl. nicht mehr wirksame orale Kontrazeption
- i. v. Gabe nur bei liegendem Pat. (Orthostase)

9 Psychiatrische Notfälle

Tilman Wetterling

9.1 Leiterkrankungen

9.1.1 Delir

Wird noch oft „Durchgangssyndrom“ genannt. Dieser schlecht definierte Terminus sollte nicht mehr benutzt werden.

> **Cave**
> Lebensbedrohlicher Zustand!

Ätiologie

- **Alkoholinduziertes Delir:** meist Entzugsdelir (v. a. bei schwerer körperlicher Erkr., z. B. bei Pneumonie, nach Trauma, z. B. SHT). Auftreten des Delirs bis 3 d nach Alkoholentzug, Dauer 2–8 d. **DD:** akute Alkoholintox. (▶ 19.2.1)
- **Illegale Drogen:** z. B. Amphetamine, Kokain, Halluzinogene
- **Medikamente:** Delir tritt meist **während** Medikation auf. Besonders gefährdet sind Kinder und ältere Menschen. Beispiele: Anticholinergika, trizyklische Antidepressiva, Antiparkinsonmittel, Neuroleptika, bes. Clozapin; Digitalis, Glukokortikoide, Antikonvulsiva

! Bei längerer Benzodiazepin-Medikation Delir bis 4 Wo. nach Absetzen

- Bei **Fieber** (bes. Kinder und ältere Menschen) und Sepsis
- **Postoperativ**
- **Metabolische Störungen:** Hypo-/Hyperglykämie, Urämie, hepatische Enzephalopathie, E'lytstörung, Hypothyreose, Hyperparathyreoidismus, Addison-Krankheit, Cushing-Krankheit
- **ZNS-Schädigung:** Meningoenzephalitis, Schlaganfall, Hypoxie, SHT, intrakranielle Blutung, Hirntumor
- Bei älteren Pat.: häufig bei Exsikkose, Demenz, sowie postop., v. a. nach Herz-OP

Klinik

- Desorientiertheit (zu Zeit, Ort, Person), Verkennen der Situation
- (Fluktuierende) Bewusstseinsstörung
- Bewegungsunruhe
- Abrupter Wechsel zwischen Übererregung und scheinbarer Ruhe
- Denkstörungen, Halluzinationen, erhöhte Suggestibilität
- Vegetative Störungen (Schwitzen, Tachykardie, Hypo-/Hypertonie, Tremor, Thermoregulationsstörungen)

Diagnostik

- Erfassung und Überwachen mit der CAM-ICU Skala
- Labor: Krea, E'lyte, BZ, BB (Leukozytose?), Leberenzyme (γ-GT ↑ bei chron. Alkoholabusus), Gerinnung (z. B. Quick ↓), CK, Alkoholspiegel. Serum und Urin für toxikologische Untersuchungen
- Liquorpunktion bei V. a. Meningoenzephalitis
- CCT bei V. a. intrazerebrale Blutung, Hirntumor, Apoplex, SHT

> **Delir und Demenz**
> Im Alter Abgrenzung von Demenz schwierig, häufig Kombination von Demenz und Delir.

Management des Alkoholentzugsdelirs

Pharmaka nach Wirkung dosieren: motorische Unruhe sollte weitgehend verschwinden, Pat. sollte jederzeit erweckbar sein.

Symptomgeleitete Therapie

Medikamente: lang wirksame Benzodiazepine, Clonidin (▶ 6.31.2), Haloperidol (▶ 9.2.2).

Vorteile: Benzodiazepine → Ther. von Unruhe und Angst, antikonvulsive Wirkung. Clonidin → Ther. der vegetativen Überstimulation. Haloperidol → Ther. der psychotischen Symptome.

Dosierung:

- **Unruhe und Angst:** Diazepam 2–6 × 10 mg i. v. Dosisanpassung nach Wirkung. **Cave:** bei schwerer Leberinsuff. kürzer wirksame Benzodiazepine (Lorazepam, Oxazepam) verwenden
- **Vegetative Sympt.** (Tremor, Schwitzen, Tachykardie): Clonidin (▶ 6.31.2), Beginn mit Bolusinjektion von 0,15–0,6 mg Clonidin i. v., in Einzelfällen bis zu 0,9 mg Clonidin innerhalb von 10–15 Min. Weiterbehandlung 0,3 bis > 4 mg Clonidin/d (im Mittel 1,8 mg/24 h i. v.). Dosisanpassung nach Wirkung (RR, Bradykardie!). **Cave:** nicht unterdosieren. Ther. nicht zu früh und nicht abrupt beenden; über 3 d ausschleichen

! Bei Clonidin (bradykarde) Herzrhythmusstörungen, bes. bei E'lytstörungen (Monitorüberwachung!)

- **Psychotische Sympt.** (Angst, Halluzinationen, Wahn): Haloperidol (▶ 9.2.2) 5 mg langsam i. v., Dosisanpassung nach Wirkung, max. 20 mg/d. **Cave:** restriktive Anwendung; Kardiotoxizität durch Clonidin verstärkt → Rhythmusstörungen (Monitorüberwachung!)

> - Komb. der medikamentösen Strategien möglich!
> - Bei Alkoholentzugsdelir erst bei einer Blutalkoholkonzentration < 1 ‰ mit medikamentöser Behandlung beginnen
> - Nicht medikamentöse Maßnahmen: Reizabschirmung (nachts möglichst Licht aus, um Rückkehr in Tag/Nachtrhythmus zu erleichtern), Orientierungshilfen anbieten

Weitere Therapieoption

Medikament: Clomethiazol (▶ 9.3).

- **Vorteile:** antipsychotisch, antikonvulsiv und sedierend wirksam
- **Nachteile:** ausgeprägt atemanaleptisch, Bronchospasmus bei gesteigerter Bronchialsekretion (ggf. zusätzlich Atropin 1–2 × 0,25 mg/d i. v.), hohes Abhängigkeitspotenzial. **Nicht** zur Linderung von vegetativen Entzugssymptomen, zur Entwöhnungsbehandlung und bei Medikamentenabhängigkeit

Adjuvante Therapie

Ernährung, Flüssigkeits- und E'lytsubstitution mit 2.500–4.500 ml/d, Thiamin (Vit. B_1) 100 mg/d i. v. (vor Glukosegabe!) bis zum Abklingen des Delirs; vermindert das Risiko der Wernicke-Enzephalopathie (▶ 9.1.5), die durch Glukosegabe ausgelöst werden kann.

Cave

- Hyponatriämie: pontine Myelose bei zu schneller Substitution. Serum-Na^+ max. um 5 mmol/d anheben
- Überdosierung von Clomethiazol
- Zu starke Sedierung erschwert Verlaufsbeurteilung

Bei Komplikationen

- **Epileptische Anfälle:** Diazepam oder Clonazepam i. v.
- **NH_3 ↑** oder **Zeichen der hepatischen Enzephalopathie:** Laktulose p. o. oder rektal (▶ 11.2.1)
- **Tachykardie:** Propranolol 1 mg i. v., ggf. wiederholen. **Cave:** keine Komb. mit Clonidin!

Cave

Alkoholgabe sehr umstritten wegen Gefahr eines sogenannten Kontinuitätsdelirs und vielfältiger WW mit anderen Medikamenten.

Management des nicht alkoholbedingten Delirs

- **Anticholinergikainduziertes Delir:**
  - Anticholinerg wirksame Medikamente absetzen
  - In schweren Fällen: Physostigmin 2 mg langsam i. v. (▶ 19.3.4), dann bis zu 12 mg/d i.v. über Perfusor. **Cave:** Herzrhythmusstörungen (Monitoring!)
  - Flüssigkeitsbilanz ausgleichen
- **Drogeninduziertes Delir:** Clonazepam 1–2 mg i. v. (▶ 8.4.1) oder Diazepam (▶ 8.4.2) 10 mg p. o. (bei Bedarf nach 2 h wiederholen)
- **Medikamenteninduziertes Delir:**
  - Absetzen der Medikamente (sofern nicht lebensnotwendig!)
  - Haloperidol bis max. 4 × 10 mg/d i. m.
  - Bei älteren Pat. oder wenn eher sedierende Wirkung erwünscht: Melperon 25 mg i. v. oder bis zu 4 × 25 mg/d p. o.
  - Ggf. Haloperidol und Melperon kombinieren
- **Metabolisch bedingtes Delir:**
  - Symptomatische Ther. der Grunderkr.
  - Bei NH_3 ↑: Laktulose 25–40 mg. Leberkoma ▶ 11.1.1

Desorientierte Pat. ausreichend überwachen.

Prophylaxe (v. a. postop.)

- Engmaschige Kontrolle der E'lyte
- Präop. genaue Alkohol-/Med.-Anamnese und ggf. vorgezogenen Entzug
- Bei älteren Pat. Gefährdung durch vorbestehende kognitive Störungen berücksichtigen

9.1.2 Akuter Erregungs- und Verwirrtheitszustand

Ätiologie

- Intox. (Alkohol, Drogen, Medikamente) bzw. beginnender Entzug (Delir)
- Narkoseein- oder -ausleitung und nach längerer Beatmung
- „Extremsituationen" (Herzinfarkt, Unfall, Aufwachen auf Intensivstation)
- ZNS-Schädigung: Z. n. SHT, Z. n. epileptischem Anfall, Meningitis, Enzephalitis
- E'lytentgleisung, Hypoglykämie, Hyperthyreose
- Akute Psychose, Angstneurose (meist Erregung, selten Verwirrtheit)
- Bei älteren Pat.: Demenz, zerebrovaskuläre Durchblutungsstörungen
- Paradoxe Reaktion auf Psychopharmaka (z. B. Benzodiazepine)

Klinik

- Psychomotorische Unruhe (z. B. Hin-und-her-Laufen, Nesteln, Schreien)
- Verbale Kommunikation kaum möglich
- Aggressives Verhalten gegenüber Personen und Sachen

Diagnostik Im Akutstadium kaum möglich. Nach Sedierung Ausschluss bzw. Nachweis der oben genannten Erkr.

Therapie

- Versuch, verbal beruhigend einzuwirken (Verständnis zeigen); Grenzen aufzeigen (evtl. Anwesenheit mehrerer Pfleger); medikamentöse Hilfe anbieten
- **Medikamente:** Diazepam 5–10 mg i. m. oder i. v. (**Cave:** bei Intoxikationen!). Bei V. a. psychotischen Erregungszustand Haloperidol 5–10 mg (▶ 9.2.2) i. m. Bei starker Erregung Kombination möglich. Falls kein ausreichender Erfolg, evtl. nach 30 Min. wiederholen. Bei älteren Pat. mit nächtlichen Verwirrtheitszuständen: Melperon (▶ 9.2.3) 25 mg zur Nacht

> **!** **Cave**
> - Möglichst im Gespräch mit Pat. bleiben **(„talking down"!)**
> - Zu forsches Auftreten kann die Aggressivität steigern
> - Immer engmaschige Überwachung

9.1.3 Akuter Angstzustand

Ätiologie

- „Realangst" (Herzinfarkt, Aufwachen auf Intensivstation und/oder Beatmung)
- Angstneurose, Panikattacken
- Z. n. Drogeneinnahme, wie z. B. „Crack", LSD (Horror Trip), Amphetamine
- Sedativa-Entzug bzw. -Reduktion (bes. bei längerer Benzodiazepin-Medikation)
- Hyperventilation, Ca^{2+}-Mangel
- Hyperthyreose

Klinik

- Motorische Unruhe
- Vegetative Stimulierung, mit erhöhter Schweißneigung, Herzrasen (oft nur subjektiv), Zittern, Hyperventilieren
- Weinen, Klagen über Ängste, Hilflosigkeit, Verzweiflung, Anklammern an Personen

- Evtl. völliger sozialer Rückzug (kaum Kontakt möglich). Pat. liegt angstvoll angespannt, aber weitgehend regungslos im Bett. In diesen Fällen besteht meist ein akutes Bedrohungsgefühl → Psychose? → psychiatrisches Konsil

Diagnostik „Organische" Ursachen ausschließen (z. B. Drogenintoxikation, Hyperventilationstetanie, Hypoglykämie, Hyperthyreose)

Therapie

- Versuch, verbal beruhigend einzuwirken. Bei ausbleibendem Erfolg medikamentöse Behandlung, bei Hyperventilation (▶ 13.1.6) Beutelrückatmung. Bei organischer Ursache kausale Ther.
- **Medikamente:** Diazepam (▶ 9.4.2) 5–10 mg i. m. oder i. v. (**Cave:** nicht bei Benzodiazepinabhängigkeit; bei Benzodiazepinentzug Diazepam über 3–6 Wo. schrittweise reduzieren). Bei psychotischer Angst zusätzlich Haloperidol 5 mg i. m.

9.1.4 Akute Amnesie (Gedächtnisverlust)

Ätiologie Meist psychogen, v. a. in Belastungssituationen. Seltenere Ursachen: v. a. Durchblutungsstörungen im Basilarisstromgebiet (transitorisch globale Amnesie), Thalamusinfarkt, schweres SHT, Benzodiazepin-Intoxikation, andere Intoxikationen

Klinik Im Vordergrund steht eine hochgradige Merkschwäche, während das Altgedächtnis meist gut erhalten ist. Daraus resultiert häufig eine weitgehende Orientierungs- und Ratlosigkeit

Diagnostik CCT zum Ausschluss z. B. bilateraler anteriorer Thalamusinfarkte

Management Durch Gestaltung der Umgebung (Fenster, Uhr) und geduldiges Eingehen auf (auch wiederholte) Fragen des Pat. Reorientierung ermöglichen. Keine anticholinerg wirksamen Medikamente oder Benzodiazepine!

9.1.5 Wernicke-Enzephalopathie

> **!** **Cave**
> Lebensbedrohliches Krankheitsbild.

Ätiologie Vitamin-B_1-Mangel, besonders bei Alkoholikern, aber auch bei Intensivstationspat. mit parenteraler Ernährung, falls kein Vitamin B_1 substituiert wurde; Mangelernährung

Klinik Häufig akut auftretend mit delirantem Bild (▶ 9.1.1) oder Verwirrtheit, oft im Kontakt deutlich verlangsamt, Merkschwäche. Abortive Formen können sich schleichend entwickeln! Augenmuskelparesen (typisch, aber nicht obligat!), Ataxie und Polyneuropathie. DD: Enzephalitis, pontine Myelinose

Diagnostik Fremdanamnese (Alkoholismus), körperliche Zeichen für Alkoholismus.

Therapie Vitamin B_1 100 mg/d i. v. **Cave:** Glukosegabe erst nach Vit.-B_1-Gabe (▶ 4.5.3); Ernährung, Flüssigkeits- und E'lytsubstitution (▶ 9.1.1, ▶ 4.5)

9.1.6 Suizidalität

Suizidversuche gehören in der BRD zu den häufigsten Todesursachen bei jüngeren Menschen. Nach einem „überlebten" Suizidversuch (z. B. Tablettenintoxikation) besteht häufig weiter eine ausgeprägte Suizidalität. Daher ist eine rasche Abklärung durch einen Psychiater erforderlich, um die Frage einer Weiterbehandlung in einer psychiatrischen Klinik zu klären.
Grundsätzlich gilt: Suizidversuche und -androhungen ernst nehmen! Versuchen, mit den Pat. ins Gespräch zu kommen und sie über ihre Probleme berichten lassen. Auch scheinbar kleine Probleme ernst nehmen.

> **!** **Cave**
> - Keine entwertenden Äußerungen (z. B. über Art der Probleme oder Methode des Suizidversuchs), da diese das Insuffizienzgefühl der Pat. und damit die Suizidalität verstärken können!
> - Bei Alkoholisierung erhöhte Bereitschaft, Suizidversuche zu unternehmen

9.1.7 Malignes Neuroleptikasyndrom

> **!** **Cave**
> Sehr seltene, aber lebensgefährliche Komplikation einer Neuroleptika-Ther.

Ätiologie Pathomechanismus noch nicht geklärt. Meist bei Neueinstellung mit Neuroleptika oder Umstellung von Neuroleptika (bevorzugt hochpotente Neuroleptika).
Ähnlichkeiten zur malignen Hyperthermie.

Klinik Rigor, Stupor (bis zum Koma), Fieber > 40 °C. Meist CK-Erhöhung, häufig E'lytentgleisung.

Diagnostik Sehr schwierige DD zur perniziösen Katatonie wegen fast identischer Symptomatik → unbedingt psychiatrisches Konsil, da gegensätzliche Ther. (perniziöse Katatonie: hoch dosiert Neuroleptika, evtl. Elektrokrampfther.). **Weitere DD:** hypokinetische Krise bei Parkinsonsy., maligne Hyperthermie.

Therapie Neuroleptika absetzen. Bei schwerer Symptomatik Dantrolen initial 2,5 mg/kg i. v., bis zu 4×/d bis zur klin. Besserung. **Cave:** strenge i. v. Applikation, da gewebeschädigend.

9.2 Neuroleptika

9.2.1 Übersicht

Wirkstoffklassen
- **Hochpotente Neuroleptika:** überwiegend antidopaminerge Wirkung, wirken antipsychotisch. Anwendung bei psychomotorischen Erregungszuständen, affektiver Spannung und (schizophrenen) Denk- und Ich-Störungen (Beispiel: Haloperidol)

- **Niedrigpotente Neuroleptika:** starke antihistaminerge und anticholinerge Wirksamkeit, wirken sedierend und schlafanstoßend (z. B. Melperon, Promethazin)
- **„Atypische" Neuroleptika:** in der Intensivmedizin nur bei Fortführung einer schon bestehenden Ther. indiziert (Aripiprazol, Clozapin, Olanzapin, Quetiapin, Risperidon, Ziprasidon)

Indikationen

- Psychomotorischer Erregungszustand: z. B. bei Alkoholentzugsdelir (nur Haloperidol)
- Psychotisches Sy.: bes. paranoid-halluzinatorische Psychose, schizophrene Denkstörungen, Unruhezustände
- Chron. Schizophrenie (ggf. Fortsetzung der Ther. mit atypischen Neuroleptika)
- Zur Sedierung und als Einschlafhilfe (nur niedrigpotente Neuroleptika)
- Wirkungsverstärkung von zentralen und peripheren Analgetika → Einspareffekt

Prinzipien zur Wirkstoffauswahl

- Bei Erregung und Unruhe: niedrigpotentes Neuroleptikum
- Bei akuten psychotischen Bildern mit produktiver Symptomatik (z. B. Wahn, Halluzinationen): hochpotente Neuroleptika
- Wenn sedierende Komponente erwünscht, Komb. eines hochpotenten Neuroleptikums mit einem niedrigpotenten
- Individuelle (Un-)Verträglichkeiten einzelner Neuroleptika: bei Beschwerden oder Unwirksamkeit → an Wechsel des Präparats denken
- Individuelle Empfindlichkeit schwankt um mind. den Faktor 10; korrekte Dosierung schwierig, wenn möglich mit Minimaldosis beginnen (einschleichen!)
- Bei Alkoholentzugsdelir keine niedrigpotenten Neuroleptika

Nebenwirkungen

- **Frühdyskinesien:** Stunden bis Tage nach Ther.-Beginn. Klinik: Blickkrampf, Verkrampfungen der Mund- und Halsmuskulatur. **Ther.:** akut Biperiden 5 mg i. v. Falls weitere neuroleptische Medikation erforderlich: Biperiden 5–15 mg/d p. o. (▶ 19.3.3)
- **Parkinsonoid:** Biperiden 4–8 mg/d p. o., falls weitere neuroleptische Medikation erforderlich, evtl. Umsetzen auf atypisches Neuroleptikum (→ psychiatrisches Konsil)
- **Akathisie:** Tage nach Ther.-Beginn innere Unruhe mit Nicht-Sitzen-Können, Trippeln. Abgrenzung zu psychotischen Symptomen schwierig! → psychiatrisches Konsil
- **Spätdyskinesien:** chron. stereotype Hyperkinesien v. a. im Kopfbereich → psychiatrisches Konsil
- **Vegetative Störungen:** Mundtrockenheit, Miktionsbeschwerden; Hypotonie, orthostatische Dysregulation; Obstipation; Glaukomverschlechterung
- **Blutbildveränderungen:** v. a. trizyklische Neuroleptika (z. B. Phenothiazinderivate)
- **Sonstige:**
  - QTc-Verlängerung
  - Muskelrigidität, Ikterus, Urtikaria, malignes Neuroleptika-Sy. (▶ 9.1.7)
  - Epileptische Anfälle
  - Gefahr einer Agranulozytose v. a. bei Clozapin

Kontraindikationen Strenge Ind.-Stellung während Schwangerschaft und Stillzeit.

Wechselwirkungen
- Wirkungssteigerung durch Barbiturate, Hypnotika, „Pille“, Sedativa, Valproinsäure
- Wirkungsabschwächung durch Anticholinergika (v. a. hochpotente Neuroleptika)
- Wirkungsverstärkung von Anticholinergika, Antihypertonika, Barbituraten, Hypnotika, Sedativa (v. a. niedrigpotente Neuroleptika)
- Wirkungsverminderung von Parkinson-Medikamenten
- Amantadin: Blutdruckabfall verstärkt
- ASS: Unterkühlung
- Benzodiazepine: ZNS-Dämpfung verstärkt
- Betablocker: Kardiodepression
- Carbamazepin: Hyponatriämie
- Clonidin: hypertone Krise nach Absetzen von Phenothiazin-Neuroleptika
- Lithium: Tremor, wechselseitige Toxizitätssteigerung
- MAO-Hemmer, Metoclopramid: extrapyramidale NW verstärkt
- Piracetam: Hyperkinesie
- Trizyklische Antidepressiva: anticholinerge Wirkung und ZNS-Dämpfung verstärkt

9.2.2 Haloperidol

Wirkmechanismus
- Butyrophenon-Derivat, antidopaminerg, stark antipsychotisch, ausgeprägt antiemetisch, gering sedierend
- **Pharmakokinetik:** orale Bioverfügbarkeit 50–70 % (variable Resorption, hepatischer First-Pass-Metabolismus), HWZ 20 h, Verteilungsvolumen 17–29 l/kg, Plasmaproteinbindung 90 %. Elimination: fast vollständig durch hepatische Oxidation, enterohepatischer Kreislauf

Indikationen
- Akute psychotische Sy. mit Wahn, Halluzinationen, Denkstörungen und Ich-Störungen, Schizophrenie (orale Gabe)
- Maniforme, katatone, delirante Sy.; psychomotorische Erregungszustände (orale Gabe)
- Erbrechen

Dosierung
- **Akute delirante, psychotische, maniforme Sy. sowie psychomotorische Erregungszustände:** Beginn mit 2–10 mg p. o., i. m., max. 30 mg/24 h; Erhaltungsdosis 3–15 mg p. o., bei therapieresistenten Fällen auch höher
- **Zentral bedingtes Erbrechen:** 1–3 mg p. o

Cave
- Bei geriatrischen Pat. 10 mg/d möglichst nicht überschreiten, möglichst einschleichen (Tropfen! Mit 0,5 mg = 5 Tr. beginnen)
- Bei längerer Behandlung (> 4 Wo.) Dosis möglichst ≤ 10 mg/d
- Bei älteren Pat. häufig Parkinsonoid, paradoxe Reaktion
- Verstärkte Blutungsgefahr bei gleichzeitiger Antikoagulation

Nebenwirkungen
- AV-Block, Schenkelblock, QTc-Verlängerung
- Selten passagere Erhöhungen der Leberenzyme, cholestatische Hepatose
- Dilatierende Wirkung geringer und konstringierende Wirkung hoher Dopamin-Dosierungen wird durch Haloperidol reduziert
- Sehr selten Störungen der ADH-Sekretion (Schwartz-Bartter-Sy.)
- Gelegentlich periphere Ödeme, Müdigkeit, Benommenheit

Kontraindikationen
- Bekannte Überempfindlichkeit gegen Butyrophenone
- Erkr. des hämatopoetischen Systems
- Malignes neuroleptisches Sy.
- Hyperthyreose
- Neurologisch erkennbare subkortikale Hirnschäden und Neigung zu epileptischen Anfällen (anamnestisch, bei Alkoholentzug) wegen Gefahr eines Grand-Mal-Anfalls

Wechselwirkungen
- Wirkungsabschwächung durch Phenytoin
- Wirkungsverminderung von Bromocriptin, Levodopa, verringerte Phenylephrin-Wirkung
- Antidot für Guanethidin
- Adrenalin: paradoxe Hypotonie
- Carbamazepin: Hyponatriämie
- Methyldopa: verstärkte zentralnervöse Effekte
- Verstärkung einer durch Polypeptid-Antibiotika (z. B. Capreomycin, Colistin, Polymyxin B) hervorgerufenen Atemdepression

- Maximum der antipsychotischen Wirkung bisweilen erst nach 1–3 Wo. Ther., psychomotorisch dämpfende Wirkung sofort einsetzend
- Erhöhtes Nebenwirkungsrisiko bei abrupten starken Dosisänderungen. Außerdem kann ein Rezidiv auftreten, deshalb schrittweiser Dosisabbau über einen längeren Zeitraum nach längerfristiger Ther.
- Parkinsonähnliche Symptome oder dyskinetische Reaktionen sind durch Dosisreduzierung oder Gabe von Biperiden i. v. reversibel
- Möglichst einschleichend dosieren
- Haloperidol besitzt nur eine geringe sedierende Wirkung. Evtl. Komb. mit niedrigpotentem Neuroleptikum, z. B. Promethazin oder Melperon
- Relativ häufig extrapyramidale Störungen

9.2.3 Melperon

Wirkmechanismus Butyrophenonderivat, vorwiegend sedierend, gering antidopaminerg, gering antipsychotisch. Wirkdauer 3 h.

Indikationen Unruhe-, Verwirrtheitszustände (v. a. nachts bei älteren Pat.).

9

Dosierung
- **p. o.:** 25 mg zur Nacht = 5 ml Melperon-Lsg.
- Soll auch tagsüber eine Sedierung erreicht werden, bis 4 × 25 mg/d.

Nebenwirkungen ▶ 9.2.1, geringe extrapyramidale Störungen.

9.2.4 Promethazin

Wirkmechanismus Phenothiazin-Derivat, vorwiegend antihistaminerg (H_1-Rezeptor-Blocker), nicht antipsychotisch, ausgeprägt antiemetisch

Pharmakokinetik Orale Bioverfügbarkeit 25 % (ausgeprägter hepatischer First-Pass-Metabolismus), HWZ 7–14 h, Verteilungsvolumen 13 l/kg. Plasmaproteinbindung ca. 85 %. Elimination: fast vollständig durch hepatische Dealkylierung und Sulfoxidation.

Indikationen Sedierung bei Unruhezuständen, Asthma bronchiale, Narkosevorbereitung, Antiemetikum.

Dosierung
- **p. o.:** 3–5×/d 5–25 mg, max. 150 mg/d
- **i. m./i. v.:** 50 mg langsam i. m. oder i. v. (z. B. 1 Amp. Atosil®)

Nebenwirkungen ▶ 9.2.1; Agranulozytose, Atemstörung.

> Wegen ausgeprägter sedierender Wirkung bei gleichzeitig geringen NW und relativ geringer Toxizität Mittel der Wahl zur allgemeinen Sedierung.

9.3 Clomethiazol

® Distraneurin®, Kps. à 192 mg, Mixtur 31,5 mg/ml.

Wirkmechanismus Sedierende, anxiolytische und antiepileptische Eigenschaften durch Verstärkung der GABA-Wirkung im ZNS

Pharmakokinetik Orale Bioverfügbarkeit 10–40 % (ausgeprägter hepatischer First-Pass-Metabolismus), Bioverfügbarkeit höher bei hohen Dosen und Leberzirrhose, HWZ 4 h (↑ im Alter und bei Leberzirrhose, ↓ bei Alkoholikern ohne fortgeschrittene Leberinsuff.), Verteilungsvolumen 4–8 l/kg (↑ im Alter), Plasmaproteinbindung 65 %. Elimination: fast ausschließlich durch hepatische Oxidation (z. T. zu schwach wirksamen Metaboliten)

Indikationen
- Entzugsdelir (Alkohol, Medikamente)
- (Prä-)Eklampsie
- Status epilepticus (bei Versagen anderer Mittel)

Dosierung **p. o.:** initial 2–4 Kps. bzw. 10–20 ml Mixtur. Wenn nach 60 Min. keine ausreichende Sedierung, zusätzlich 2 Kps. bzw. 10 ml Mixtur. Max. 4 Kps. bzw. 20 ml Mixtur in 2 h, 24 Kps. bzw. 120 ml Mixtur/d. Fortsetzung der Ther. z. B. mit 6 × 1–2 Kps. bzw. 6 × 5–10 ml Mixtur/d. Ther. sollte unter ausschleichender Dosierung in 10 d abgeschlossen sein.

Nebenwirkungen Verschleimung der Atemwege! Atemlähmung, Darmatonie, Tachykardie, Blutdruckabfall, Muskelrelaxation.

Kontraindikationen Pneumonie, schwere respiratorische Insuff.

Wechselwirkungen
- Zusammen mit Alkohol Wirkungsverstärkung (**Cave:** Atemlähmung!)
- Psychopharmaka: Wirkungsverstärkung

- Wegen Erhöhung des Vagotonus und bronchialsekretorischer NW gleichzeitig Gabe von Atropin (▶ 6.24.2) 1–2 × 0,25–0,5 mg/d i. m. empfehlenswert
- Max. Behandlungsdauer 2 Wo.
- Gefahr der Abhängigkeit mit Entzugssympt.
- Dosis schrittweise reduzieren
- **Häufige Fehler:** zu starke Sedierung, fehlende Überwachung des Pat.

9.4 Benzodiazepine

9.4.1 Übersicht

Wirkmechanismus Benzodiazepine verstärken die hemmende Wirkung GABA-erger Neurone. Alle Benzodiazepine wirken dosisabhängig sedierend, angstlösend, muskelrelaxierend und antikonvulsiv. Hohes Suchtpotenzial. Unterschiede in Wirkungsstärke und Pharmakokinetik, sehr unterschiedliche HWZ (bei langer HWZ Gefahr der Kumulation).

Indikationen
- Epileptischer Anfall
- Alkoholentzugsdelir (v. a. Diazepam)
- Akute Belastungssituation, Erregungszustand (z. B. nach Unfall), vorübergehende Schlafstörung (strenge Indikationsstellung)

Prinzipien der Substanzauswahl
- Bei ausschließlicher Ther. der Schlafstörung: Benzodiazepine mit kurzer HWZ

! Benzodiazepine mit hoher Anflutungsgeschwindigkeit wie Flunitrazepam, Lormetazepam, Lorazepam: erhöhtes Abhängigkeitspotenzial, anterograde Amnesie

Nebenwirkungen
- Allergische Reaktionen
- Hemmung vegetativer Zentren im Hirnstamm (Atemlähmung, Kardiodepression), Amnesie, Beeinträchtigung höherer geistiger Funktionen, psychische und physische Abhängigkeit

Antidot
Flumazenil (▶ 19.3.1) → Aufhebung der Atemdepression

Kontraindikationen
- Schwere Leber-, Nierenfunktionsstörungen
- Intox. mit anderen zentraldämpfenden Pharmaka
- Myasthenia gravis
- Zerebralsklerotisch bedingter Verwirrtheitszustand

Cave
- Gabe > 2 Wo. ist wegen Suchtgefahr kontraindiziert!
- Paradoxe Reaktion bei älteren Pat.

Wechselwirkungen
- Wirkungsverstärkung durch MAO-Hemmer
- Wirkungsverstärkung von Muskelrelaxanzien, Opiat-Analgetika, Phenytoin
- Wirkungsverminderung von Levodopa
- ZNS-Dämpfung verstärkt durch Alkohol, Antihistaminika, Barbiturate, Clomethiazol, Codein, Meprobamat, Muskelrelaxanzien, Neuroleptika, trizyklische Antidepressiva
- Amantadin: Blutdruckabfall
- Digoxin: Digoxinspiegel und -Toxizität erhöht

- Gewöhnung tritt je nach Kinetik nach 1–2 Wo. ein. Bei abruptem Absetzen ist ein Entzugs-Sy. mit Einschlafstörungen, Unruhe, gesteigerter Angst und Albträumen zu erwarten (Pat. aufklären!). Daher stufenweise Dosisreduktion oder intermittierende Gabe
- Anterograde Amnesie bei i. v. Gabe möglich

9.4.2 Diazepam

Wirkmechanismus ▶ 9.4.1.

Pharmakokinetik Orale Bioverfügbarkeit 95 %, HWZ 30–40 h (Zunahme im Alter und bei Leberinsuff.), Verteilungsvolumen 1,1 l/kg, Plasmaproteinbindung 98 %. Elimination: hepatischer Metabolismus zu den aktiven Metaboliten Desmethyldiazepam (HWZ 60 h), Temazepam (HWZ 8 h) und Oxazepam (HWZ 8 h).

Indikationen
- Erregungszustände
- Anxiolyse
- Sedierung, z. B. bei frischem Herzinfarkt und diagnostischen Eingriffen
- Krampfanfall, Fieberkrampf
- Sedierung bei Beatmungsther. zusammen mit Analgetika
- Kombinationspartner für Ketamin (▶ 17.9.5)

Dosierung **i. v., p. o., rektal:** 0,15–0,3 mg/kg initial (10–20 mg bei 70 kg), anschließende Dauerbehandlung mit 5–10 mg alle 4–6 h (Maximaldosis: 1–2 mg/kg = ca. 100 mg/d). **Cave:** Kumulation bei Langzeitther.

Nebenwirkungen ▶ 9.4.1; geringer RR-Abfall, Venenreizung, Atemdepression.

- Antidot: Flumazenil (▶ 19.3.1) → Aufhebung der Atemdepression
- Bei epileptischen Anfällen besser Clonazepam (▶ 9.4.2)
- Bei Dauerther., z. B. bei Beatmung, keine festen Dosierungsschemata (Kumulationsgefahr!)
- Valium®-Amp. enthält Ethanol
- Bei Anwendung in der Schwangerschaft strenge Indikationsstellung
- **Cave:** paradoxe Reaktion bei älteren Pat. möglich

10 Gastrointestinaltrakt

Karsten Schwarting

10

10.1 Leiterkrankungen

10.1.1 Obere gastrointestinale Blutung

Blutung **oberhalb** der Flexura duodenojejunalis. **Cave:** 10 % aller GIT-Blutungen verlaufen letal!

Ätiologie

- Ulcus duodeni (25 %), Ulcus ventriculi (20 %), Magenerosionen (15 %), Ösophagusvarizenblutung (15 %), selten Mallory-Weiss-Sy., Angiodysplasien, Ca.
- Medikamentös: Antikoagulation (z. B. Marcumar®, DOAK), Thrombozytenaggregationshemmer (z. B. ASS, Clopidogrel), NSAID (z. B. Diclofenac)

Klinik

- Blutung: Hämatemesis (Bluterbrechen), Meläna (Teerstuhl)
- Anämie: Schwäche, Schwindel, Luftnot, Blässe
- Hypovolämie: Durst, Schwitzen, Tachykardie, Hypotonie, hypovolämischer Schock (▶ 5.2.1)
- Anhalt für Leberzirrhose (häufiges Grundleiden bei Ösophagusvarizen-/Ulkusblutungen)
- Bei Ulkusperforation: akutes Abdomen (DD ▶ Abb. 10.1)

Diagnostik

- **Labor:** BB, Blutgruppe, Kreuzblut für 4–6 EK und 2 FFP (▶ 16.4.3), Quick, PTT, Fibrinogen, E'lyte, Krea, Leberwerte, Lipase, ggf. Laktat. Bei V. a. Verbrauchskoagulopathie (▶ 16.1.3) auch AT III, Fibrinmonomere, Fibrinogenspaltprodukte

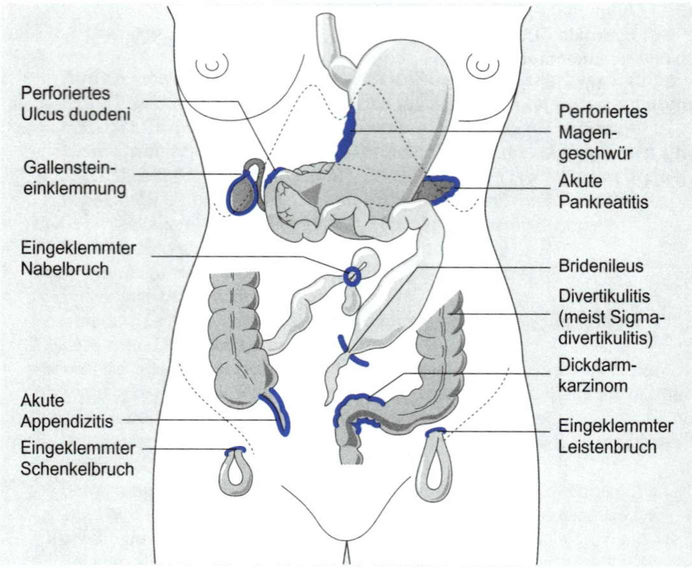

Abb. 10.1 Häufigste Ursachen des akuten Abdomens [L106]

Tab. 10.1 Endoskopische Klassifikation der Blutungsaktivität (modifiziert nach Forrest)		
Forrest-Grad		Endoskopischer Befund
I		Aktive Blutung
	a	• Art. spritzende Blutung
	b	• Sickerblutung
II		Zeichen der stattgehabten Blutung
	a	• Sichtbarer Gefäßstumpf
	b	• Koagel
	c	• Hämatinbedeckte Läsion
III		Keine Blutung. Endoskopisch sichtbare Läsion ohne Blutungsstigmata

- **Endoskopie:** Lokalisation der Blutungsquelle und Blutstillung (▶ Tab. 10.1)
- **Angio-CT/Angiografie:** bei schwerer Blutung aus unklarer Quelle

Therapie

- **Kreislaufstabilisation (Intensivstation):**
  - Mehrere großlumige peripher-venöse Zugänge (später auch ggf. ZVK)
  - Kristalline Lösungen (z. B. Ringer) 1–2 l frei Hand (▶ 5.4.2)
  - FFP (▶ 16.4.3) nicht routinemäßig geben, sondern nur bei Massentransfusionen (> 4 EK) und Gerinnungsstörung
  - Korrektur blutungsrelevanter Gerinnungsstörungen (z.B. PPSB-Gabe)
  - Engmaschige Kontrolle von RR und Puls
  - Flüssigkeitszufuhr nach Klinik. **Cave:** Herzinsuff., Niereninsuff.
- **Endoskopie:** endoskopische Blutstillung durch Unterspritzung mit Adrenalin (z. B. 1 : 10.000)oder Fibrinkleber (Beriplast®). Bei Ulkusblutung Forrest Ia und Ib Hämoclips oder Hot-Biopsy. Ggf. Einsatz von OTS-(Over the scope) Clips oder Hemospray. Bei massiver Blutung Volumensubstitution und Endoskopie parallel durchführen.
- **Ulkus:**
  - Säureblockade, z. B. mit Omeprazol (▶ 10.4.2) 80 mg i. v. als Kurzinfusion über 30 Min., dann 40 mg alle 8 h oder Perfusor mit 8 mg/h über 3 d oder Ranitidin 50 mg i. v. alle 6 h (▶ 10.4.3)
  - Bei Helicobacter-Nachweis frühzeitige Eradikationsther. mit zusätzlich Clarithromycin 2 × 250 mg/d p. o. (▶ 14.7) und Metronidazol 2 × 400 mg/d p. o. (▶ 14.13)
  - Diffuse Blutungen aus Erosionen oder Stressläsionen: zusätzlich zur Säureblockade Somatostatin (▶ 10.2.1) 3 mg auf 50 ml NaCl 0,9 % mit 3 ml/h; nur wenn endoskopische Blutstillung nicht möglich
- **Akute Ösophagusvarizenblutung:**
  - Gabe von Terlipressin 1 mg (▶ 10.2.2) alle 4 h über 72h. KI: KHK
  - Notfallendoskopie und Gummibandligatur („Banding") der Varizen oder Blocken mit Histoacryl®
  - Linton-Nachlas-Sonde oder Sengstaken-Blakemore-Sonde (▶ 2.7.1, ▶ 2.7.2) oder Ösophagus-Blutungsstent bei schlechten Sichtverhältnissen, fehlender Endoskopiebereitschaft oder Pat. im Schock. **Cave:** nicht > 24 h liegen lassen! Nach Kreislaufstabilisierung endoskopische Ligatur

- Ggf. notfallmäßig transjugulärer intrahepatischer portosystemischer Shunt (TIPS)
- Intravenöse Antibiotikatherapie über 5 Tage mit Ceftriaxon 2g tgl. zur Vorbeugung einer Infektion

- Differenzialther. der oberen GIT-Blutung ▶ Abb. 10.2

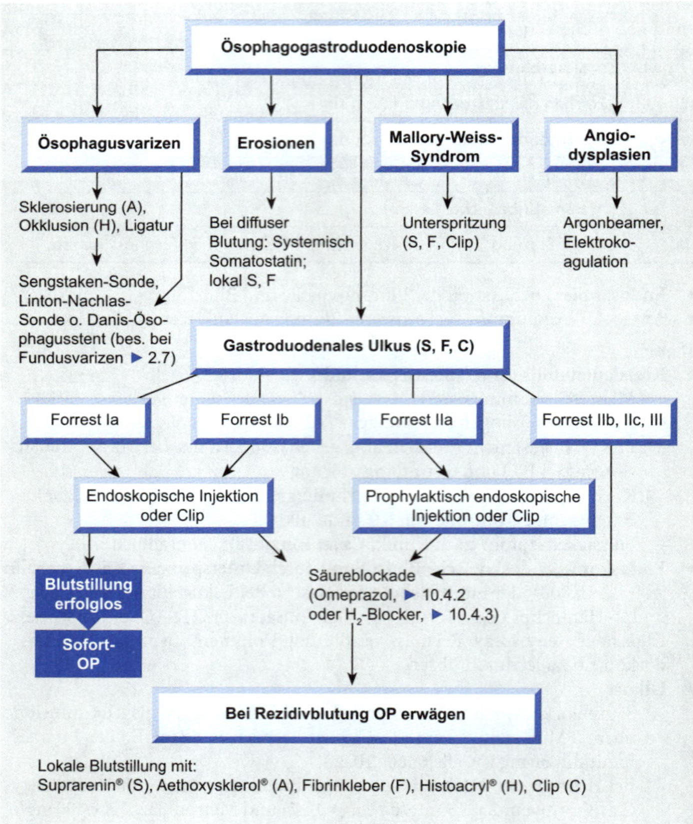

Abb. 10.2 Differenzialtherapie der oberen gastrointestinalen Blutung [T792, L157]

Cave

- Bei Blutung der A. gastroduodenalis oder bei endoskopisch nicht stillbarer Blutung → Notfall-OP
- Bedrohlichkeit der Blutung nicht unterschätzen, wenn Ausgangs-Hb nur wenig erniedrigt ist. Die Blutverdünnung durch Flüssigkeit aus dem Extravasalraum dauert einige Stunden
- Mehrere großlumige periphere Zugänge wichtiger als ZVK

- Neben Lokalisation der Blutungsquelle parallel Kreislaufstabilisierung und -überwachung. RR-Abfall und Pulsanstieg entsprechend dem Ausmaß der Blutungsaktivität. **Cave:** bei Pat. mit β-Blocker kein adäquater Pulsanstieg
- Gerinnungsstörungen nicht übersehen
- Keine oralen Hämostyptika, keine „Eiswasserspülung" (möglicherweise Blutungsverstärkung)

Praktische Tipps
- Nach endoskopischer Blutstillung evtl. Kontrollendoskopie am Folgetag
- Pat. nüchtern lassen, da Endoskopie und ggf. OP folgen
- Bei nicht nüchtern Pat. oder V.a. signifikante OGI-Blutung prokinetische Ther. mit Erythromycin (▶ 14.7.2) 250 mg i. v. 30 Min. vor Endoskopie
- Zur Vermeidung einer Aspiration ggf. Intubation vor Endoskopie bei schwerer Blutung oder Bewusstseinsstörung
- Helicobacter-Test bei Endoskopie
- Bei Rezidivblutung nach prim. erfolgreicher endoskopische Blutstillung immer Reendoskopie

Stressulkusprophylaxe
- **Ind.:** Pat. mit Schädel-Hirn-Trauma, Polytrauma, Verbrennungen, Sepsis, Gerinnungsstörungen und unter Beatmung, Ulkusvorgeschichte. Keine „Routinemaßnahme"
- **Durchführung:** Omeprazol (▶ 10.4.2) 40 mg/24 h i. v. oder 1 × 40 mg p. o.

10.1.2 Übelkeit und Erbrechen

Ätiologie
- **GIT:** Schleimhautreizung bei Ösophagitis, akuter Gastroenteritis. Nahrungsmittelvergiftung, Gastritis (Alkohol?), Ulcus ventriculi oder duodeni, Ca. Reflektorisch bei akutem Abdomen: Appendizitis, Pankreatitis, Peritonitis, Cholezystitis
- **Ischämisch:** Angina abdominalis, Mesenterialinfarkt, nicht okklusive mesenteriale Ischämie (NOMI), rupturiertes BAA
- **Medikamentös:** z. B. Digitalis, NSAID, Antibiotika, Opiate
- **Endokrin:** Schwangerschaft, Hyperparathyreoidismus, diab. Ketoazidose, autonome Neuropathie
- **Kreislauf:** Myokardinfarkt, Stauungsgastropathie bei Herzinsuff., Hyper-/Hypotonie
- **ZNS:** erhöhter Hirndruck, Migräne, Meningitis, Menière-Krankheit
- **Andere Ursachen:** Urämie, Glaukomanfall, psychogen

Klinik
- Anfallsweises Erbrechen: z. B. bei Migräne (Kopfschmerz, Augenflimmern), Menière-Krankheit (Ohrensausen, Schwindel)
- Regelmäßig intermittierendes Erbrechen, z. B. im 12- bis 48-h-Rhythmus (→ Pylorusstenose, Sy. der zuführenden Schlinge)
- Erbrechen bei Oberbauchschmerzen (→ Peritonitis, Pankreatitis, Ulkus, Cholezystitis, Cholezystolithiasis), Kopfschmerzen (→ Hypertonus, Migräne, Hirndruck, Meningitis)

- Zeitpunkt des Erbrechens:
  - Morgens → Schwangerschaft, Alkoholismus
  - Nachts → Ulcus duodeni
  - Sofort nach dem Essen → Ösophagusprozess, akute Gastroenteritis, Hepatitis, psychogen
  - Verzögert nach dem Essen → Pylorusstenose, Vagotomie
- Erleichterung durch Erbrechen bei Ulkus; nicht bei Gallen- und Pankreaserkr.
- Gewichtsverlust → länger dauernde organische Erkrankung, Anorexia nervosa
- Medikamente, Toxine, berufliche Exposition
- Bekannte Vorerkrankungen: Ulkusleiden, Diab. mell., OP
- Zusammensetzung des Erbrochenen: unverdaut (z. B. Achalasie, Ösophagusstenose, Divertikel), blutig, gallig, kaffeesatzartig

Diagnostik

- **Körperlicher Untersuchungsbefund**
  - **Haut:** Exsikkose (stehende Hautfalten, trockene Zunge, Oligurie), Hyperpigmentation (Addison-Krankheit ▶ 15.1.5), Ikterus
  - **Kreislauf:** Bradykardie (bei Digitalisintox. ▶ 19.3.6 und erhöhtem Hirndruck ▶ 8.3.1), Tachykardie (bei Schmerzen, Hypovolämie)
  - **Pupille:** Miosis (z. B. Opiatvergiftung), Mydriasis (z. B. bei akutem Glaukom, Erregung), Pupillendifferenz (z. B. bei ZNS-Blutung ▶ 8.1.4, Schlaganfall ▶ 8.1.1)
  - **GIT:** Hernien, OP-Narben, Zeichen des Ileus (z. B. fehlende oder hochgestellte Darmgeräusche), Hepatosplenomegalie, sichtbare Peristaltik (z. B. bei Pylorusstenose), Zeichen der Peritonitis (Abwehrspannung, kontralateraler Loslassschmerz)
- **Labor:** BB, BSG, Krea, E'lyte, Laktat, BGA (metabol. Alkalose, Azidose), Troponin, CK, LDH, GOT, Leberwerte, Gerinnung, Lipase, BZ, Urinstatus, ggf. Digitalisspiegel, Toxikologie, Porphyrine in Serum und Urin
- **Sono:** Cholestase, Pankreatitis, Appendizitis, Nierensteine, Harnaufstau, Kokarden, flüssigkeitsgefüllte Darmschlingen, Pendelperistaltik. Freie Flüssigkeit?
- **Rö-Thorax:** freie Luft unter dem Zwerchfell (Perforation), Pneumonie, Pleuraerguss (z. B. linksseitig bei Pankreatitis)
- **Rö-Abdomen** in Li-Seitenlage: Spiegel (Ileus), freie Luft, ggf. Gastrografin®-Schluck mit nachfolgendem Rö.
- **Abdomen-CT:** Zeichen der Perforation, Entzündung von Abdominalorganen, Ileus, mesenteriale Ischämie; einzusetzen, wenn Klinik, Sonografie und Abdomenübersicht keine Klärung ergeben
- **EKG:** Myokardinfarkt, Herzrhythmusstörung
- **Gastroskopie:** Ulkus, Ösophagitis, Erosionen, Ca.

Therapie

- Behandlung der Grundkrankheit
- Symptomatisch (▶ 10.6): Metoclopramid 3 × 10 mg/d i. v. (▶ 10.6.2). **Cave:** nicht bei Kindern (NW: dyskinetisches Sy.); alternativ Dimenhydrinat 3 × 10 ml i. v. (▶ 10.6.3)
- Flüssigkeitssubstitution z. B. mit Ringer-Lösung, E'lyt-Ausgleich
- Bei zytostatikainduziertem Erbrechen ggf. Ondansetron, z. B. 3 × 8 mg/d p. o. oder 1 mg/h über Perfusor i. v. (▶ 10.6.4)
- Postop. Ondansetron 8 mg p. o. oder 4 mg i. v. (▶ 10.6.4)

Cave

Immer auch an eine nicht gastrointestinale Erkrankung als Ursache für Übelkeit und Erbrechen denken, z. B. Hinterwandinfarkt, Glaukom, Hirndruck, akute Porphyrie, Intoxikation.

10.1.3 Durchfall

Ätiologie

- **Akute Durchfallerkr.:**
  - **Infektiös:** Salmonellen, Shigellen, Cholera, E. coli (EHEC), Yersinien, Campylobacter, Chlamydien, Viren (Noro, Rota), Candida, Amöben, Lamblien
  - **Pseudomembranöse Kolitis:** (= antibiotikainduzierte Kolitis) meist 4–9 d nach Beginn einer Antibiotikatherapie (gelegentlich auch erst nach Absetzen des Antibiotikums) wässrige, z. T. blutige Durchfälle, krampfartige Bauchschmerzen und Fieber. Kann durch alle Antibiotika verursacht werden, häufig nach Clindamycin. Erreger: Clostridium difficile. Diagn.: Stuhlkultur oder Nachweis des Enterotoxins A und B, Endoskopie: Pseudomembranen aus Schleim, Fibrin und Epithelzellen auf entzündlich veränderter Schleimhaut
  - **Medikamentös, toxisch:** Antibiotika, Laxanzien, Zytostatika, Pilze, Arsen, Quecksilber, Bakterientoxine (Staphylokokken, Botulismus)
  - **Andere Ursachen:** ischämische Kolitis, Nahrungsmittelallergie, Aufregung, Angst
- **Chron. Durchfallerkr.:**
  - **Entzündlich, neoplastisch:** Enteritis regionalis Crohn, Colitis ulcerosa, Divertikulitis, kollagene Kolitis, Ca.
  - **Maldigestion, Malabsorption:** Pankreasinsuff., Laktasemangel, Sprue, Kurzdarmsy., Lymphangiektasien
  - **Andere Ursachen:** Diab. mell., Hyperthyreose, Karzinoid, Vipom, Zollinger-Ellison-Sy., Addison-Krankheit, Urämie, Colon irritabile

Klinik

- **Anamnese:** Dauer, Häufigkeit, Beschaffenheit des Stuhls (Fettstühle, blutiger Stuhl, wässriger Stuhl), Gewichtsverlust, Auslandsaufenthalt, OP
- **Befund:** Fieber, Schmerzen, Begleitsymptome? Ernährungsstatus, Exsikkose, Anämie, Ödeme, rektale Untersuchung (Blut?), Darmgeräusche, Resistenzen

Diagnostik

- **Labor:** BB, Krea, E'lyte (Hypokaliämie?), Albumin, Lipase, AP, γ-GT, Bili, Leberwerte, Schilddrüsenhormone, BGA (metabolische Azidose?), Eisen, BSG, CRP, Blutkulturen. Stuhluntersuchung auf Noro-Viren, Rota-Viren, Parasiten, Stuhlkultur auf Salmonellen, Shigellen, Campylobacter, Yersinien, enteropathogene E. coli, C.-difficile-Toxin, Pankreaselastase im Stuhl (exokrine Insuff.?), H_2-Atemtest, Transglutaminase-AK + IgA
- **Serologie:** Yersinien, Amöben, Salmonellen, Chlamydien, HIV
- **Sono:** Pankreatitis, Cholelithiasis, path. Darmkokarden, Abszess
- **Gastroduodenoskopie:** Gastritis, Ulkus, Aphthen; Dünndarmbiopsie (Sprue?), Duodenalsaft (Lamblien?)
- **Koloskopie:** infektiöse, ischämische oder pseudomembranöse Kolitis, entzündliche Darmerkr., Ca
- **Abdomen-CT:** entzündliche Darmerkr., Stenose (Tumor), Ischämie (Angio-CT)

- **MR**-Untersuchung (ggf. als MR-Sellink): bei jungen Pat. MR-US aus Strahlenschutzgründen bevorzugen, ständige Verfügbarkeit aber oft nicht gewährleistet

Therapie

Allgemeine Maßnahmen:

- Flüssigkeits- und E'lytsubstitution, möglichst oral (z. B. Oralpädon®, Elotrans®), sonst parenteral mit Ringer-Lösung, parenterale Ernährung. Bei schwerer Hypokaliämie (▶ 13.1.2) KCl-Perfusor 50 mmol/50 ml mit 10–15 ml/h über ZVK!
- Symptomatisch durch Motilitätshemmer (KI: infektiöse Gastroenteritis): z. B. Loperamid initial 4 mg, anschließend 2 mg nach jedem ungeformten Stuhl. Mittlere Tagesdosis 8 mg, Tageshöchstdosis 12 mg

Spezifische Therapie je nach Grunderkrankung:

- **Infektiöse Enterokolitis:**
  - Typhus oder Paratyphus: Ciprofloxacin 2 × 500 mg/d p. o. (▶ 14.8.2). Alternativ Ceftriaxon 2 g/d i. v. (▶ 14.4.4)
  - Lambliasis: Metronidazol 3 × 250 mg/d p. o. über 7 d (▶ 14.13)
  - Amöbiasis: Metronidazol 3 × 750 mg/d p. o. über 10 d
- **Pseudomembranöse Kolitis:**
  - Falls möglich, Absetzen der Antibiotika
  - Metronidazol 3–4 × 400 mg/d p. o. (kostengünstig; ▶ 14.13)
  - Alternativ Vancomycin 4 × 125–500 mg/d p. o. (parenterale Gabe unwirksam ▶ 14.10.2)
  - Bei Ileus Einlauf mit Vancomycin 500 mg in 1 l H_2O
  - In therapierefraktären Fällen Fidaxomycin 2 × 200 mg p. o. (teuer!) oder Stuhltransplantation zu erwägen
- **Antibiotikaassoziierte Diarrhö:** leichtere Verlaufsform einer Clostridien-Enteritis mit nur geringgradigen entzündlichen Veränderungen. Ther.: Absetzen der Antibiotika, nur bei protrahiertem Verlauf Ther. wie bei pseudomembranöser Kolitis
- **Maldigestion bei chron. Pankreatitis:** 200.000–400.000 FiP-E/d, z. B. 3 × 2–4 Kps. Kreon® 25.000

> **! Cave**
>
> - Bei V.a. Noro- oder Rotavirus-Infektion strenge Isolationsmaßnahmen
> - Pseudomembranöse Kolitis nicht übersehen, ggf. Rektoskopie mit typ. Pseudomembranen
> - Keine Transportverzögerungen der Stuhlproben auf dem Weg ins mikrobiologische Labor
> - Enteritische Salmonellosen nur bei kompliziertem, septischem Verlauf antibiotisch behandeln
> - Keine Motilitätshemmer bei infektiöser Enterokolitis

10.1.4 Ileus

Einteilung

- **Mechanischer Ileus:** Verschluss des Darmlumens. Starker Flüssigkeitsverlust in das Lumen und die ödematöse Darmwand → Hypovolämie, Schock und ANV. Bei Lokalisation im Kolon drohen Darmwandgangrän und Durchwanderungsperitonitis. Klingende „hochgestellte" Darmgeräusche. Evtl. äußerlich erkennbare Darmsteifungen

- **Paralytischer Ileus:** Lähmung der Darmmotorik. Aufgetriebener, druckempfindlicher Leib, Erbrechen; häufig Singultus. Exsikkose. Auskultatorisch „Totenstille"

Ätiologie

- **Mechanischer Dünndarmileus:** Narbenstränge (Briden, 50 %), Hernien (25 %). Selten Enteritis regionalis Crohn, Gallensteinileus, Bezoar (Haarballen-Ileus)
- **Paralytischer Dünndarmileus:** Lähmung der Darmmotorik:
  - Reflektorisch: postop., Gallen- und Nierenkolik, Pankreatitis, Trauma, Myokardinfarkt
  - Toxisch: Mesenterialinfarkt, ischämische Kolitis, Enteritis, Pneumonie, Urämie, Sepsis
  - Metabolisch: Diab. mell., Porphyrie, Hypokaliämie, Hyponatriämie
- **Mechanischer Dickdarmileus:** Kolon-Ca (55 %), Volvulus (15 %), Divertikulitis (10 %)
- **Intestinale Pseudoobstruktion:** akute und chronische, myogene und neurogene Formen, primäre (z. T. vererbbar) und sekundäre Formen (Amyloidose, Sklerodermie, Muskeldystrophie, Diab. mell., Encephalitis disseminata, Porphyrie, paraneoplastisch, medikamentös induziert, z. B. trizyklische Antidepressiva, Phenothiazine). Gelegentlich akutes ileusartiges Krankheitsbild. Bei Kolonbeteiligung massive Gasdilatation des re Hemikolons ohne mechanisches Hindernis oder intraabdominelle Ursache einer Darmparalyse. Diagnose manchmal nur als Ausschlussdiagnose oder durch Manometrie bzw. Probelaparotomie mit Darmhistologie möglich

Klinik

- Stuhl- und Windverhalt, Auftreibung des Bauchs
- Zeichen der Exsikkose, Hypovolämie
- **Paralytischer Ileus:** Lähmung der Darmmotorik. Aufgetriebener, druckempfindlicher Leib, Erbrechen; häufig Singultus, Exsikkose
- **Mechanischer Ileus:** Übelkeit, Erbrechen (je höher die Stenose, desto früher und heftiger), evtl. Koterbrechen (Miserere). Evtl. äußerlich erkennbare Darmsteifungen

Diagnostik

- **Klin. Untersuchung:** Narben (als Hinweis auf frühere OP), Druckschmerz, Resistenzen, Hernien (→ mechanischer Ileus)
- **Rektale Untersuchung:** Koprostase (wichtige DD!), Rektum-Ca., Douglas-Prozess?
- **Auskultation:** „Totenstille" (→ paralytischer Ileus) oder klingende „hochgestellte" (→ mechanischer Ileus) Darmgeräusche
- **Rö-Abdomen** (wenn möglich im Stehen, sonst in Li-Seitenlage ▶ 2.12.2): luftgeblähte Darmschlingen mit Flüssigkeitsspiegeln, beim paralytischen Ileus Spiegel in allen Darmabschnitten, beim mechanischen Ileus nur proximal der Stenose (▶ Abb. 10.3). Freie Luft als Zeichen der Perforation
- **Sono:** Nachweis von freier Luft oder Flüssigkeit, Pankreatitis, flüssigkeitsgefüllte Darmschlingen, Pendelperistaltik, Darmschlingenkonglomerate, Divertikulitis, Gallenwege (Aerobilie bei Gallenstein-Ileus), Cholezystolithiasis, Nierensteine, Harnaufstau, Bauchaortenaneurysma
- **Abdomen-CT** mit oraler und/oder rektaler Kontrastmittelapplikation und i. v. KM: Zeichen der Perforation, Entzündung von Abdominalorganen (z. B. Divertikulitis), Lokalisation des Ileus, mesenteriale Ischämie; einzusetzen, wenn durch Klinik, Sonografie und Abdomenübersicht keine Klärung

- **Rö-Thorax:** Pneumonie, Pleuritis, freie Luft unter den Zwerchfellkuppeln
- **Angio-CT/Mesenterikografie** bei V. a. Mesenterialinfarkt. Hierbei kein luminales KM
- **Labor:** BB, E'lyte, Krea, Quick, Lipase, Leberwerte, CK, CK-MB, Cholestaseenzyme, Bili, Albumin, Laktat, BGA, Urin-Status. Bei mechanischem Ileus Blutgruppe, Kreuzprobe (z. B. 4 EK, 2 FFP ▶ 16.4.3, ▶ Tab. 16.5)

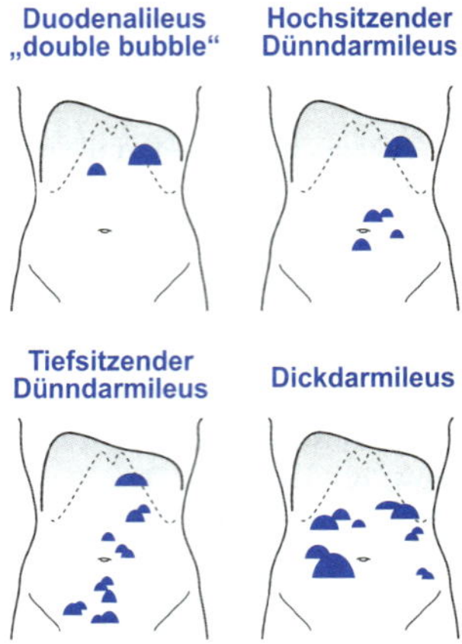

Abb. 10.3 Röntgenbefunde beim Ileus [L106]

Therapie

- Pat. nüchtern lassen. Sofortiges chir. Konsil. Not-OP bei Strangulation, Mesenterialinfarkt, Dickdarmileus mit Gangrän-Gefahr
- Magen- oder/und Dünndarmsonde (Dennis-Sonde)
- Flüssigkeits- und E'lytsubstitution nach Klinik
- Antibiotika: z. B. Ceftriaxon 2 g/d i. v. (▶ 14.4.4) und Metronidazol 3 × 500 mg/d (▶ 14.13), bei septischem Verlauf Meropenem 3 × 1 g
- Beim paralytischen Ileus hohe Einläufe und Darmstimulation (▶ 10.7), ggf. Anlage eines Periduralkatheters (▶ 17.2.4) zur Sympathikolyse, Applikation von Bupivacain 0,25 % (▶ 17.5) mit 2–8 ml/h
- Bei intestinaler Pseudoobstruktion voll resorbierbare Diäten (▶ 4.6), gelegentlich auch parenterale Ernährung, endoskopische Darmdekompression mit Absaugung und koloskopischer Einlage einer Entlastungssonde unter Durchleuchtung. Bei fehlendem Erfolg der konservativen Maßnahmen (radiologischer Zökumdurchmesser > 12 cm) Zökostoma, selten Darmresektion
- Erythromycin (14.7.2) fördert als Motilinrezeptor-Agonist die Magen- und Dünndarmmotilität. Therapieversuch bei Pseudoobstruktion oder Darmparalyse mit 3 × 250 mg i. v. **Cave:** Erythromycin ohne Zulassung für diese Ind.

Komplikationen

- Hypovolämischer Schock, E'lytstörungen (K^+ ↓, Na^+ ↓)
- Metabolische Azidose (Bikarbonatverlust aus dem Darm über die Sonde, vermehrter Säureanfall durch Katabolie, Laktat ↑)
- Sepsis infolge einer Durchwanderungsperitonitis, Schock, ARDS

! Cave

- Übersehen einer Invagination oder eines Volvulus bei Kindern
- Diagnostik nicht verzögern. Bei unklarer Situation Abdomen-CT durchführen
- Rektale Untersuchung nicht versäumen
- Keine Stimulation bei mechanischem Ileus
- Leukozytose kann bei Strangulation oder Peritonitis fehlen

10.2 Vasokonstriktiva

10.2.1 Somatostatin

Wirkmechanismus Humanes Polypeptid. Reduktion der Splanchnikusdurchblutung, Hemmung der Sekretion von Gastrin, Pepsin, endo- und exokrinen Pankreasenzymen

Pharmakokinetik Keine orale Resorption, Wirkdauer: Min.

Indikationen
- Akute GIT-Blutung (Ulkus, erosive Gastritis), wenn endoskopische oder op. Ther. nicht möglich
- Fistel bei Enteritis regionalis Crohn, Pankreasfistel (umstritten)

Dosierung **Perfusor:** 2 Amp. à 3 mg auf 50 ml NaCl 0,9 %, zunächst 2 ml Bolus (= 250 µg), dann 3 ml/h.

Nebenwirkungen Initial BZ-Abfall, nach 2–3 h BZ-Anstieg, Übelkeit, Bradykardie, Hitzegefühl.

Wechselwirkung Hexobarbital (Wirkungsverlängerung).c

- Somatostatin ist sehr teuer, daher strenge Indikationsstellung
- Ther. nur über 2–3 d

10.2.2 Terlipressinacetat

Wirkmechanismus Humanes Polypeptid. Kontraktion der glatten Muskulatur mit Verringerung der Splanchnikusdurchblutung und damit Reduktion des Pfortaderdrucks und Ösophagusvenendrucks.

Pharmakokinetik Keine orale Resorption, HWZ 6 h.

Indikationen Ösophagusvarizenblutung, Pfortaderhochdruck, hepatorenales Sy., venöse bronchiale Blutung.

Dosierung
- **i. v.:** 1–2 mg, anschließend alle 4 h 1 mg
- Max. Dosis: 6 × 20 µg/kg KG/d (= 6 × 1 mg/d bei 50 kg)

Nebenwirkungen RR-Anstieg, Angina pect., Herzinfarkt, Bradykardie, Vasokonstriktion der Hautgefäße → Blässe! Verminderung der Nierendurchblutung (Diurese ↓), Erhöhung der Uteruskontraktion, gesteigerte Darmperistaltik.

Kontraindikationen KHK.

- Ther. max. über 3 d
- Möglichst in Komb. mit Nitroglyzerin (im Perfusor 50 mg/50 ml 1–2 mg/h) wegen Gefahr einer Myokardischämie (▶ 6.3)

10

10.3 Aluminium-, Magnesiumhydroxid (Antazida)

Wirkmechanismus Säureneutralisation, relevante Minderung der peptischen Aktivität bei pH > 3,5.

Indikationen Hyperazidität bei peptischem Ulkus, Gastritis, peptische Ösophagitis, Sodbrennen.

Dosierung 4 × 1–2 Beutel/d p. o., 1 h nach Nahrungsaufnahme.

Nebenwirkungen
- Durchfall
- Bei stark eingeschränkter Nierenfunktion Hypermagnesiämie und Anstieg der Serum-Aluminiumspiegel. Bei Niereninsuff. und bei langfristiger Einnahme hoher Dosen kann es zur Aluminiumeinlagerung v. a. in das Nerven- und Knochengewebe und zur Phosphatverarmung kommen

> **Cave**
> Einsatz bei Niereninsuff., Magenausgangsstenose.

Wechselwirkung
- Erniedrigte Resorption von Digoxin und anderen Medikamenten
- Wirkungsverminderung von Ranitidin

10.4 Protonenpumpenhemmer und H_2-Antagonisten

10.4.1 Übersicht Protonenpumpenhemmer

Die Ther. eines unkomplizierten Ulkus besteht in der einmaligen Gabe eines Protonenpumpenblockers. Darunter heilen innerhalb von 8 Wo. 90 % der Ulzera ab. Alternativ Gabe eines H_2-Blockers bei Unverträglichkeit des Protonenpumpenhemmers in Standarddosis 1 × abends.
Äquivalenzdosen Protonenpumpenhemmer ▶ Tab. 10.2.

> Esomeprazol auch über PEG oder Magensonde wirksam.

Tab. 10.2 Äquivalenzdosen Protonenpumpenhemmer

Substanz	Dosis/d*
Omeprazol	20 mg
Lansoprazol	30 mg
Pantoprazol	40 mg
Esomeprazol	20 mg

* Ulkustherapie, mittlere orale Tagesdosen

10.4.2 Omeprazol

Wirkmechanismus Hemmung der H^+/K^+-ATPase der Belegzellen: „Protonenpumpenblocker"

Pharmakokinetik Orale Bioverfügbarkeit 50–65 %, HWZ 1 h, Verteilungsvolumen 0,3–0,4 l/kg, Plasmaproteinbindung 95 %. Elimination: nach fast vollständiger Verstoffwechslung Ausscheidung der Metaboliten mit dem Urin

Indikationen Magen- und Duodenalulzera (Malignität vorher ausschließen), Helicobacter-Eradikationsther. in Komb. mit Antibiotika; Zollinger-Ellison-Sy., Refluxösophagitis, obere GIT-Blutung, Stressulkusprophylaxe bei vital bedrohten Pat. (Polytrauma, Sepsis) ▶ 10.1.1.

Dosierung
- **i. v.:** 1. d 2 × 40 mg i. v., dann 1 × 40 mg/d i. v. Bei akuter oberer GIT-Blutung einmalig 80 mg i. v. als Kurzinfusion über mind. 30 Min., danach 3 × 40 mg/d i. v. od. 8 mg/h über Perfusor i. v. für 1–3 d
- **p. o.:** 2 × 20 mg am 1. d, dann 1 × 20 mg/d morgens (beim Zollinger-Ellison-Sy. bis max. 200 mg/d)
- Helicobacter-Eradikation: 2 × 20 mg/d in Komb. mit Clarithromycin 2 × 250 mg/d p. o. (▶ 14.7) und Metronidazol 2 × 400 mg/d p. o. (▶ 14.13) über 7 d

Nebenwirkungen
- Selten Diarrhö, Meteorismus, aber auch Obstipation
- Selten Kopfschmerzen, depressive Verstimmung, Schwindel
- Transaminasenanstieg
- BB-Veränderungen
- Kontaktallergien
- Selten Visusminderung, Hörverlust

Kontraindikationen Nur bei Versagen von H_2-Blockern und Antazida in Schwangerschaft, Stillzeit einsetzen.

Wechselwirkung
- Verlängerte Elimination von Diazepam und Phenytoin
- Wirkungsverstärkung von Vit.-K-Antagonisten

- Alternativ Pantoprazol i. v., weniger Interaktionen
- Nicht indiziert bei geringfügigen GIT-Beschwerden, z. B. nichtulzeröser Dyspepsie
- Bei terminaler Niereninsuff. Reduktion auf 20 mg/d (▶ 20.4)
- Behandlung nicht länger als 8 Wo. (Ausnahmen: Zollinger-Ellison-Sy., Refluxösophagitis)
- Frage der Kanzerogenität beim Menschen bei längerer Gabe noch nicht geklärt

10.4.3 Ranitidin

Wirkmechanismus Histamin-H_2-Rezeptor-Antagonismus → Verminderung der durch Histamin, Pentagastrin und durch Mahlzeiten stimulierbaren Magensäuresekretion

Pharmakokinetik Orale Bioverfügbarkeit ca. 50 %, HWZ 2–3 h, Verteilungsvolumen 1–2 l/kg, Plasmaproteinbindung 15 %. Elimination: nach oraler Gabe 30–

50 %, nach i. v. Gabe 70–85 % unverändert renal, der Rest wird hepatisch verstoffwechselt (Oxidation, Demethylierung)

Indikationen

- Ther. von Ulcus ventriculi und duodeni
- Fragliche Ind. vor Kaiserschnitt zur Prophylaxe einer Magensäureaspiration

Dosierung

- **i. v.:** Ranitidin 2 × 50 mg/d, max. Tagesdosis: 200 mg, Injektion langsam über 2–3 Min.
- **p. o.:** Tagesdosis 300 mg zur Nacht

Nebenwirkungen Exanthem, Leukopenie, Thrombopenie, Hepatitis, Gynäkomastie, AV-Block, Sinusbradykardie bei Überdosierung, Schwindel, Verwirrtheit

Wechselwirkungen Ketoconazol: Abschwächung der antimykotischen Wirkung

- Dosisreduktion bei Niereninsuff. um 50 % (▶ 20.4)
- Ranitidin ist dialysierbar

10.5 Butylscopolamin (Parasympatholytikum)

Wirkmechanismus Parasympatholytikum, Spasmolytikum

Pharmakokinetik Quartäre Ammoniumverbindung, deshalb keine Penetration ins ZNS, schlechte enterale Resorption → nur parenterale Gabe sinnvoll, Eliminations-HWZ 4 h, Verteilungsvolumen 3,5 l/kg, Plasmaproteinbindung 10 %. Elimination: 15 % unverändert renal, Rest hepatisch metabolisiert

Indikationen

- Spasmolyse bei Erkr. des Gallengangsystems und des Darms
- Motilitätshemmung bei endoskopischen Eingriffen
- Harnleiterkoliken

Dosierung Mehrmals tägl. 20 mg langsam i. v. oder s. c.

Nebenwirkungen Hypotonie, Mundtrockenheit, Tachykardie, Glaukom, Akkommodationsstörungen, Harnverhalt.

Wechselwirkungen Verstärkung der anticholinergen Wirkung von Amantadin, Chinidin, trizyklischen Antidepressiva, Neuroleptika, Antiparkinsonmedikamenten.

- Im 2. und 3. Trimenon Gabe auch in der Schwangerschaft möglich (▶ 20.6)
- Magensäuresekretion wird erst in Dosen gehemmt, bei denen auch ausgeprägte systemische NW (z. B. Akkommodationsstörung, Blasenentleerungsstörung oder Mundtrockenheit) auftreten

10.6 Antiemetika

10.6.1 Übersicht

- **Metoclopramid** (▶ 10.6.2): neben der zentralen antiemetischen Wirkung motilitätssteigernde Effekte auf den GIT. Zu beachten sind die extrapyramidalmotorischen Nebenwirkungen v. a. bei jungen Erwachsenen (Antidot Biperiden i. v. ▶ 19.3.3)
- **Dimenhydrinat** (▶ 10.6.3) ist vielfältig bei Übelkeit und Erbrechen einsetzbar
- **Ondansetron** (▶ 10.6.4) zeigt eine sehr gute antiemetische Wirkung bei Zytostatika- und Strahlentherapie sowie bei postoperativem Erbrechen. Weitere HT_3-Antagonisten sind Dolasetron (Anemet®), Granisetron (Kevatril®) und Tropisetron (Navoban®)

10.6.2 Metoclopramid

Wirkmechanismus Blockierung der Dopaminrezeptoren in der Area postrema, zentral wirksamer D_2-Antagonist (antiemetischer Effekt über Blockade der Dopaminrezeptoren in der Area postrema), cholinerger Effekt auf die Magen-Darm-Motilität.

Pharmakokinetik Orale Bioverfügbarkeit ca. 75 %, HWZ 4–5 h, Verteilungsvolumen 2,0–3,5 l/kg, Plasmaproteinbindung 40 %. Elimination: ca. 50 % unverändert renal, der Rest nach hepatischem Metabolismus (Oxidation, Konjugation).

Indikationen
- Übelkeit, Erbrechen, Magenentleerungsstörung
- Zytostatikather., andere Arzneimittel (z. B. Opiate) mit emetischer NW
- Röntgendiagnostik zur Peristaltikanregung
- Singultus, Refluxösophagitis
- Magenatonie nach Intox.

Dosierung
- **i. v.:** 1–3 × 10 mg/d i. v.
  - Bei Zytostatikather. („Hochdosisbehandlung“): 1 Amp. à 10 ml = 50 mg, 1–2 mg/kg i. v. als Kurzinfusion über 15 Min., 30 Min. vor, 1,5 h, 3,5 h, 5,5 h, 7,5 h nach Zytostase (bei 75 kg = 75 mg = 1,5 Amp. = 15 ml)
  - Alternativ: 1–2 mg/kg als Aufsättigung; dann Perfusor: 5 Amp. à 10 ml = 250 mg mit 2–6 ml/h = 10–30 mg/h
- **p. o.:** 1–3 × 10 mg

Nebenwirkungen Dyskinesien (nur bei höherer Dosierung), Müdigkeit, Galaktorrhö.

Kontraindikationen Kinder (dyskinetisches Sy.).

Wechselwirkungen
- Neuroleptika: Verstärkung der extrapyramidalen NW
- Wirkungsabschwächung von Anticholinergikac

- Komb. mit Butylscopolamin möglich
- **Antidot:**
  - Bei Dyskinesien: Biperiden 2,5–5,0 mg langsam i. v. (▶ 19.3.3)
  - Bei GIT-NW: Parasympatholytika: Atropin (▶ 6.24.2), Butylscopolamin (▶ 10.5)

10.6.3 Dimenhydrinat

Wirkmechanismus H_1-Antihistaminikum, Antivertiginosum und Antiemetikum.

Pharmakokinetik Orale Bioverfügbarkeit 40–70 %, HWZ ca. 5 h, 50 % First-Pass-Metabolismus, Verteilungsvolumen 3–4 l/kg, hohe Plasmaeiweißbindung, hepatischer Metabolismus.

Indikationen Übelkeit und Erbrechen.

Dosierung 1–3 × 62 mg/d i. v., max. Tagesdosis 400 mg, langsame Injektion über mind. 2 Min.

Nebenwirkungen Somnolenz, Benommenheit, anticholinerge NW (Mundtrockenheit, Tachykardie, Miktionsstörungen), Stimmungsschwankungen.

Wechselwirkungen
- Wirkungssteigerung von Sedativa, Antihypertensiva
- Keine gleichzeitige Gabe von MAO-Hemmern

> Zur alleinigen Therapie des zytostatikainduzierten Erbrechens nicht geeignet.

10.6.4 Ondansetron

Wirkmechanismus Kompetitiver 5-Hydroxytryptamin(= Serotonin)-3-Rezeptor-Antagonist

Pharmakokinetik Orale Bioverfügbarkeit ca. 60 %, HWZ 3,5 h, Verteilungsvolumen ca. 2 l/kg, Plasmaproteinbindung 70 %. Elimination: 10 % unverändert renal, der Rest nach hepatischem Metabolismus und Konjugation

Indikationen Übelkeit, Brechreiz u. Erbrechen bei Zytostatika- und Strahlenther., postoperative Übelkeit.

Dosierung
- **i. v.:** 8 mg vor Chemother. langsam i. v., dann als Dauerinfusion mit 1 mg/h über 24 h, weiter 8 mg oral alle 12 h bis zu 5 d
- **p. o.:** 8 mg 1–2 h vor Chemo- oder Strahlenther., weiter 8 mg oral alle 12 h bis zu 5 d
- Postoperativ: 8 mg p. o. oder 4 mg i. v.

Nebenwirkungen Sedierung, Kopfschmerzen, Obstipation, Wärmegefühl, Flush, geringe Transaminasenerhöhung.

Kontraindikationen Schwangerschaft, Stillzeit. Kinder < 4 J.

> - Für Kinder > 4 J 4-mg-Darreichungsformen
> - Kombination mit Dexamethason sinnvoll
> - Keine extrapyramidal-motorischen NW

10.7 Prokinetika und Darmstimulanzien

Indikationen

- Prokinetika werden beim paralytischen Ileus und bei der postoperativen Darmatonie eingesetzt. Übersicht ▶ Tab. 10.3
- Zum Ausschluss einer mechanischen Passagestörung Abdomen-CT mit oraler /rektaler Füllung (Gastrografin).
- Gastrografin hat aufgrund seiner hygroskopischen Eigenschaften einen guten laxierenden Effekt
- Das Konzept zur raschen Überwindung der postoperativen Darmatonie beinhaltet folgende Punkte:
  - Kontinuierliche hochthorakale PDA über 48 h perioperativ, dadurch Einsparung von Opiatanalgetika; Einsatz von Paracetamol i. v. (▶ 17.3.2), Parecoxib
  - Frühe perorale Flüssigkeitsgabe bereits am 1. d, frühenterale Ernährung nach 8–24 h
  - Laparoskopische OP-Technik, wenn möglich
  - Nur in Einzelfällen bei persistierender Darmparalyse Magensonde erforderlich

Wirkmechanismus

- Metoclopramid ▶ 10.6.2
- Domperidon: Dopaminantagonist zentral in der Area postrema und direkte gastrokinetische Wirkung
- Neostigmin und Distigmin: indirekt wirkende Parasympathomimetika (durch reversible Hemmung der Cholinesterase)
- Erythromycin: Motilitinrezeptor-Agonist

Nebenwirkungen

- Metoclopramid ▶ 10.6.2
- Neostigmin und Distigmin: Bradykardie, Bronchialobstruktion, Schweißausbrüche, Speichelfluss; Übelkeit, Erbrechen
- Erythromycin: Cave! QT-Zeitverlängerung

Kontraindikationen

- Mechanischer Ileus
- Metoclopramid: Kinder (Dyskinesien)
- Neostigmin und Distigmin: Bradykardie, Asthma bronchiale, Hyperthyreose

Tab. 10.3 Übersicht Prokinetika und Darmstimulanzien

Name	Dosis (24 h)	1	2	3
Metoclopramid	10–30 mg i. v.	+	–	+
Domperidon	3–4 × 10–20 mg p. o.	+	–	+
Neostigmin	0,5–1,5 mg i. v. (über 2 h in 250 ml NaCl)	+	+	–
Distigmin	0,5–0,75 mg i. m., ggf. 0,5 mg über 2 h i.v.	+	+	+
Erythromycin	3 × 250 mg i. v.	+	–	–

1: Magenentleerung/Dünndarmmotorik, 2: Dickdarmmotorik, 3: Zulassung als Prokinetikum

Wechselwirkungen

- Metoclopramid ▶ 10.6.2
- Neostigimin und Distigmin: bei Pat. mit Myasthenia gravis Gefahr einer cholinergen Krise: In Kombination mit Betablockern lang andauernde Bradykardien; Antidot: Atropin (▶ 6.24.2)

Vor Therapie E'lytstörung als Ursache der Darmatonie ausschließen!

11 Leber und Pankreas

Karsten Schwarting

11

11.1 Leiterkrankungen

11.1.1 Leberinsuffizienz und Leberkoma

Bei der akuten Leberinsuff. handelt es sich um eine intensivpflichtige Erkr. Exazerbiert bei einem Pat. ein sog. chron. Leberversagen zu einem akut bedrohlichen Krankheitsbild, wird auch dieses intensivpflichtig.

Ätiologie

- **Leberzirrhose:** Alkohol, Hepatitis (infektiös, autoimmun), Wilson-Krankheit, Hämochromatose, Medikamente, Toxine (halogenierte Kohlenwasserstoffe, Pilze), primäre biliäre Zirrhose, chron. Rechtsherzinsuff., Budd-Chiari-Sy.
- **Leberausfallkoma:** exogenes Leberkoma durch ungenügende Entgiftung bei bestehender Leberschädigung (meist Zirrhose). Auslöser: z. B. GIT-Blutung, proteinreiche Kost, E'lytstörung (v. a. Hypokaliämie), Diuretika, Sedativa, Aszitespunktion, Infektion, Schock, OP, Diarrhö, Erbrechen
- **Leberzerfallkoma:** endogenes Leberkoma bei akuter Leberinsuff. Auslöser: fulminante Virushepatitis, Intox. (z. B. CCl_4, Paracetamol), Medikamente (z. B. Halothan), Alkoholhepatitis, Schwangerschaftshepatitis, Cholangitis, Lebertumoren (Metastasen, Hepatom)

Klinik

Fortschreitende Symptome:

- Allgemeiner Leistungsabbau, Oberbauchbeschwerden, Appetitlosigkeit, Übelkeit
- Art. Hypotonie
- Häufig GIT-Blutung (Ulkus, Ösophagusvarizen)
- Foetor hepaticus, Aszites, Ikterus, Leberzeichen bei chron. Leberinsuff. (glatte Zunge, Spider naevi, Bauchglatze, Palmarerythem, Weißnägel, Gynäkomastie)
- Hepatische Enzephalopathie (▶ Tab. 11.1)

Tab. 11.1 Hepatische Enzephalopathie

Stadium	Klinik
I	Prodromalstadium: Verlangsamung, verwaschene Sprache, Flapping Tremor
II	Drohendes Leberkoma: schläfrig, meist noch orientiert, Flapping Tremor
III	Stupor: verwirrt, noch erweckbar
IV	Tiefes Leberkoma: keine Reaktion auf äußere Reize, Kornealreflex erloschen, Foetor hepaticus, Flapping Tremor fehlt meist

Diagnostik

- **Anamnese:** Alkohol, Medikamente, Berufsanamnese, Familienanamnese (Stoffwechselstörungen), Fremdanamnese
- **Labor:**
  - Transaminasen, Bilirubin (direkt und indirekt), Cholestaseenzyme (γ-GT, AP), Ammoniak (auf Eis abnehmen!). Syntheseparameter: CHE, Quick
  - BB (Hb, Thrombos, MCV), Blutkultur, Gerinnung, Virusserologie, z. B. HAV, HBV, HCV, HEV, CMV, HSV, EBV
  - E'lyte, Krea, Harnstoff, BZ, BGA, Laktat. E'phorese: Albumin niedrig, γ-Globuline erhöht

- Bei unklarer Ätiologie ggf. Spezialuntersuchungen, z. B. α_1-Antitrypsin, Cu^{2+}, Coeruloplasmin, Fe^{3+}, Ferritin, Autoantikörper (ANA, AMA, ASMA, LKM), Tumormarker (z. B. α-Fetoprotein)

- **Sono:** Lebergröße, Leberrand, Binnenstruktur, Lobus-caudatus-Vergrößerung, Raumforderungen (Metastasen, hepatozelluläres Ca), Aszites, Splenomegalie, Zeichen der portalen Hypertonie
- **Erweiterte Diagnostik:** Leberpunktion, Laparoskopie, Gastroskopie (Ulkus, Ös.-Varizen?), EEG zur Verlaufsbeobachtung der Enzephalopathie, Rö-Thorax, EKG, CCT zum Ausschluss anderer zerebraler Ursachen
- **Child-Pugh-Score** zur Einteilung des Schweregrads einer Leberzirrhose ▶ Tab. 11.2

Tab. 11.2 Child-Pugh-Score zur Einteilung des Schweregrads einer Leberzirrhose [F766–001]

	1 Punkt	2 Punkte	3 Punkte
Serumalbumin (g/l)	> 3,5	2,8–3,5	< 2,8
Aszites	Keiner	Wenig	Ausgeprägt
Bilirubin (mg/dl)	< 2	2–3	> 3
Enzephalopathie (▶ Tab. 11.1)	Keine	Grad I u. II	Grad III u. IV
Quick-Wert (%)	> 70	40–70	< 40
Child A: 5–6 Punkte B: 7–9 Punkte C: 10–15 Punkte	**Letalität nach 1 J** Gering 20–40 % 40–60 %		

! Cave

- Bei GIT-Blutungen Gefahr des Leberkomas → Darm ausreichend sterilisieren (▶ 11.2.3)
- Keine prophylaktische Antibiotikather. bei Leberkoma. Erst bei Infektionszeichen, vorher Blut- und Urinkulturen, Katheterwechsel
- Clomethiazol, Phenytoin, Valproat, Metoclopramid vermeiden (▶ 20.5)
- Zu drastische diuretische Ther. kann zum hepatorenalen Sy. führen (▶ 11.1.2), Diuretika bei Na^+ im Urin < 10 mmol/l kontraindiziert (▶ 6.15)

Therapie bei Leberkoma

- Parenterale Ernährung (▶ 4.1.4) mit Glukose unter BZ-Kontrolle, Aminosäurelösungen (angereichert mit verzweigtkettigen AS, ▶ 4.3.2), E'lyten, Spurenelementen, Vit.
- Initial Eiweißrestriktion für 3 d auf 0–30 g/d
- Überwachung des Säure-Basen-Haushalts (oft metabolische Alkalose ▶ 13.1.6)
- Absenkung des Stuhl-pH durch Laktulose (▶ 11.2.1) 3 × 40 ml p. o. oder 2×/d als Einlauf (300 ml Laktulose + 700 ml Wasser)
- L-Ornithin-L-Aspartat (Hepa-Merz®, ▶ 11.2.2)
- Darmsterilisation mit Rifaximin 2 × 550 mg/d p. o. oder über Magensonde (▶ 11.2.3)
- Vermeiden von hepatotox. Medikamenten (▶ 20.5)

- Ulkusprophylaxe mit Protonenpumpenblockern, z. B. Omeprazol 1 × 40 mg/d i. v.
- Hirndruck: osmotische Ther. mit Mannit (▶ 8.4.3), sofern die Nierenfunktion normal ist, ansonsten Hämofiltration (▶ 2.8.2)
- Stoffwechselanomalie: Abklärung und ggf. Ther. der Grunderkr.

11.1.2 Komplikationen bei Leberinsuffizienz

Unkomplizierter Aszites

Therapie

- Kochsalzrestriktion auf 1–2 g/d, Flüssigkeitsrestriktion auf 1 l/d
- Spironolacton 200 mg/d (▶ 6.15.4), max. 400–600 mg, ggf. kombiniert mit Furosemid 40–120 mg/d (▶ 6.15.2). **Cave:** zu rasches Ausschwemmen mit Gefahr eines hepatorenalen Sy. Daher bei Aszites mit Ödem max. 1 kg/d, bei Aszites allein max. 0,5 kg/d ausschwemmen!
- Kontrolle der Na^+-Ausscheidung im 24-h-Urin, bei Rückgang der Na^+-Ausscheidung < 10 mmol/l droht hepatorenales Sy.
- Bei Spannungsaszites: Punktion und Ablassen von Aszites, ggf. mit gleichzeitiger i. v. Gabe von Albumin (▶ 5.4.4): Eiweißverluste durch Aszites in Form von Humanalbumin ersetzen (Albumin 6–8 g/l Aszites bei Punktionsmenge > 5 l)

Therapierefraktärer Aszites

Überprüfen

- Wasser und NaCl-Restriktion eingehalten? Medikamente genommen?
- Medikamente mit hohem Na^+-Anteil (i. v. Antibiotika!) in der Medikation?
- Spontane bakt. Peritonitis ausgeschlossen (s. u.)?

Therapie

- Parazentesen mit ggf. Albuminsubstitution (6–8 g Albumin/l Aszites bei Produktionsmenge > 5 l), dadurch rasche Entlastung insbes. bei Spannungsaszites. **Cave:** Risiko bakt. Peritonitis
- **TIPS** (= transjugulärer intrahepatischer portosystemischer Stentshunt):
  - **Ind.:** therapierefraktärer Aszites, Versagen der Sklerosierungstherapie bei Ösophagusvarizen, insbes. auch beim Budd-Chiari-Sy. Nur bei Pat. mit ausreichender Leberfunktion (Bilirubin < 3 mg/dl) und fehlender Enzephalopathie
  - **Anlage:** Zugang über die V. jugularis, unter Durchleuchtung und Ultraschall Punktion eines Pfortaderasts über eine Lebervene und Einlage eines Metallstents
  - **ALFA**-Pumpe: chir. Implantation (minimal invasiv). Subkutan implantierte Pumpe mit Peritoneal- und Harnblasenkatheter. Hoher Preis, aber deutlich weniger Krankenhausaufenthalte im Vergleich zur Parazentese

Komplikation: spontan bakterielle Peritonitis

Infektion des Aszites ohne identifizierbare Infektionsquelle (keine Organperforation usw.). Häufig gramneg. Keime (E. coli, Enterokokken, Klebsiellen). Letalität 30–50 %.

- **Diagn.:** Aszites-Bakteriologie, bei neg. Kultur → Nachweis von Neutrophilen im Aszites (> 250/µl)
- **Ther.:** Ceftriaxon 1 × 2 g (▶ 14.4.4) und Metronidazol 3 × 500 mg/d i. v. (▶ 14.13). Rezidivprophylaxe: Norfloxacin 400 mg/d
- Hohes Risiko für hepato-renales Sy.
- Humanalbumin bei Krea > 1 mg/dl und Bilirubin > 4 mg/dl: am 1. Tag 1,5 g/kg KG und am 3. Tag 1 g/kg KG

Hepatorenales Syndrom

Definition Funktionelles Nierenversagen bei ausgeprägter Leberinsuff. (akut oder chron.) nach Ausschluss anderer Ursachen (Hypovolämie, bakt. Infekt, Autoimmunerkr.).

- Typ I: Verschlechterung der Nierenfunktion innerhalb weniger Tage, äußerst schlechte Prognose
- Typ II: Nierenfunktion auf einem stabilen Niveau eingeschränkt

Ätiologie Vasokonstriktion der Nierenrinde durch extreme Aktivierung des Renin-Angiotensin-Systems bei peripherer Vasodilatation (Underfill-Theorie); Verringerung der vasodilatatorischen renalen Prostaglandine und Erhöhung der Thromboxane; Anhäufung von Endotoxinen, die ebenfalls vasokonstriktorisch an der Niere wirken; verminderte glomeruläre Filtration, nur gering beeinträchtigte tubuläre Funktion.

Klinik Zunehmende Oligurie, Gewichtszunahme, Ödeme, Aszites.

Diagnostik Hyponatriämie, Krea-Anstieg, Na^+-Ausscheidung im Urin < 10 mmol/l, Urinosmolalität > 500 mosmol/kg.

Differenzialdiagnose

- ANS (zirkulatorisch, medikamententoxisch, septisch): Na^+-Ausscheidung im Urin beim ANS > 40 mmol/l, Urinosmolalität < 350 mosmol/kg (▶ 12.1)
- Prärenale Niereninsuff.: beim hepatorenalen Sy. ungestörte extrarenale Zirkulation, keine Besserung nach Volumengabe oder Humanalbuminsubstitution
- Zirrhotische Glomerulosklerose, perimembranöse GN bei persistierendem HBs-Ag, SLE (ANA, Doppelstrang-DNA-AK), Panarteriitis nodosa, Leptospirose (Serologie)

Vorbeugung

- Direkte Vorbeugung nicht möglich, aber Beachtung von Situationen, die ein HRS begünstigen
- Keine zu drastische diuretische Therapie, insbes. Vorsicht bei Hyponatriämie
- Aszitespunktion mit Albuminsubstitution (bei Punktionsmenge > 5 l)
- Auftreten von Infektzeichen beachten, ggf. Antibiotika (Cephalosporine)

Therapie

- Keine effektive kausale Ther. bekannt
- Absetzen von Diuretika, keine NSAID
- Volumenexpansion mit Humanalbumin 1 g/kg/KG an Tag 1, dann 20–40 g/d
- Terlipressin 1 mg alle 4 h (▶ 10.2.2), um die periphere Vasodilatation zu beheben und die renale Durchblutung zu verbessern
- Vorübergehende extrakorporale Entgiftung (kontinuierliche venovenöse Hämofiltration, ▶ 2.8.2)
- Durch Anlage eines TIPS (= transjugulärer intrahepatischer portosystemischer Stentshunt) möglicherweise Verbesserung der Nierenfunktion, aber

Gefahr einer hepatischen Enzephalopathie (nur bei Bilirubin i. S. < 3 mg/dl zu erwägen)
- Lebertransplantation erwägen (▶ 11.1.4)

Prognose Letalität 90 %.

Hepatopulmonales Syndrom

Fortgeschrittene Lebererkr. gehen bei 5–29 % mit einer NO-vermittelten intrapulmonalen Gefäßerweiterung einher. Ausbildung von funktionellen intrapulmonalen Re-li-Shunts mit hyperdynamischer Zirkulation und Diffusionsstörung.

Klinik Hypoxämie als führendes Symptom aufgrund der vorgenannten Störungen.

Diagnostik BGA und KM-Echo (nach 3–6 Herzschlägen Mikrobläschen in den li Herzkammern als Zeichen des Shunts).

Therapie Symptomatisch Sauerstoffgabe. Evtl. TIPS. Lebertransplantation als einzige langfristige kausale Ther.

Weitere Komplikationen

- GIT-Ulzera (▶ 10.1.1)
- Respiratorische Insuff. (▶ 7.1.1): Pneumonie, Sepsis, ARDS
- Herzinsuff. (▶ 6.2.3): RR-Abfall durch Vasodilatation, Herzrhythmusstörungen
- **Gerinnungsstörung:** Quick-Abfall, Thrombozytopenie. Bei Absinken des Quick < 30 %: Gabe von Vit. K 10–30 mg i. v. (▶ 16.4.11) und GFP oder Faktorenkonzentraten (z. B. PPSB). Bei Absinken der Thrombozyten < 20/nl und Blutung TK-Gabe (▶ 16.4.1). Bei Blutung Quick von > 40 % und Thrombozytenzahlen von > 50/nl anstreben, Heparin max. 200–400 IE/h

11.1.3 Leberdialyse (MARS) und Prometheus-System

Indikationen

- Lebensbedrohliches Leberversagen auf der Basis einer chronischen Vorerkr.
- Akutes Leberversagen
- Hepatorenales Sy.
- Zeitüberbrückung bis zur Transplantation

Molecular Adsorbents Recirculation System (MARS)

Zellfreies Verfahren mit einer Membran mit zwischengeschaltetem Albuminkreislauf. Durch die MARS-Membran diffundieren wasserlösliche Giftstoffe und albumingebundene Toxine frei von der Blutseite auf die Dialysatseite mit 600 ml Albumin 20 %. Nach Herauslösung wasserlöslicher Giftstoffe aus dem Dialysat mit einem herkömmlichen Dialysator Regeneration der Albuminlösung über einen Kohleabsorber und einen Anionenaustauscher.

Prometheus-System

Nach Plasmafiltration erfolgt die Toxinentfernung über Anionentausch und schließlich Dialyse des Filtrats und Rückgabe des aufgereinigten Plasmas in den Kreislauf.

Noch schmale Datenlage für beide Verfahren, zahlreiche positive Berichte. Entfernung eiweißgebundener und wasserlöslicher Toxine mit Besserung von Bilirubin, Ammoniak, Krea und Harnstoff. Ziel: Überbrückung bis zur Lebertransplantation und Verbesserung der präop. Situation. Beide Verfahren mögliche Option bei hepatorenalem Sy.

11.1.4 Lebertransplantation

Indikationen

- Fortgeschrittene, infauste, benigne Lebererkr. Leberzirrhose jeder Genese nach Ausschöpfung aller konservativen Maßnahmen (Child B und C). Zuteilung nach MELD-Score (Berechnung aus Kreatinin-, Bilirubin- und INR-Wert), ab MELD > 25 dringliche Ind.
- HCC (Frühstadien)
- Korrektur genetischer Defekte (Wilson-Krankheit, Oxalose, Hämochromatose)
- Akutes Leberversagen

Lebertransplantation bei akutem Leberversagen
Notfallindikation (King's College Kriterien)

- **Paracetamolintox.:** wenn pH < 7,3 oder INR > 6,5 und Krea > 300,56 µmol/l (> 3,4 mg/dl) und Enzephalopathie Grad III oder IV
- **Alle anderen Ursachen:** falls INR > 6,5 oder wenn 3 der folgenden 5 Kriterien erfüllt sind: (1) Alter < 10 J oder > 40 J; (2) Hepatitis C oder Medikamentenintox.; (3) Ikterus länger als 7 d vor der Enzephalopathie; (4) INR > 3,5; (5) Bilirubin > 290,7 µmol/l (> 17 mg/dl)
- **Cave:** insgesamt außerordentlich schwierige Indikationsstellung, daher frühzeitiger Kontakt mit einem Transplantationszentrum

Kontraindikationen

- **Absolut:** alle Erkr., die den OP-Erfolg sicher vereiteln, wie schwere kardiopulmonale Begleiterkrankungen, floride Sepsis, Metastasen, maligne Zweiterkr., AIDS, aktiver Alkohol-/Drogenkonsum
- **Relativ:** alle Erkr., die den OP-Erfolg gefährden, wie fortgeschrittener Muskelschwund, intrapulmonale Shunts, Pfortaderthrombose, chron. Niereninsuff., außerdem Alter > 65 J, instabiles soziales Umfeld

Präoperative Diagnostik Abhängig von individueller Risikokonstellation. Alle Erkr. erfassen, die Einfluss auf das OP-Ergebnis haben können (z. B. KHK). Zur OP müssen vorliegen:

- Körpergröße
- Blutgruppe, Parameter des „organ-matching“, HLA-Typisierung (wissenschaftliche Fragestellung; kein Einfluss auf Organauswahl), E'lyte, Krea, Harnstoff, Gerinnung, BB, Krea-Clearence, Virusserologie (Hepatitis A, B, C, E; CMV; EBV; HIV), Immunologie (ANA, AMA, Anti-SLA, Anti-SMA, Anti-LKM)
- Sono, CT, Angiografie des Truncus coeliacus, Gastroskopie (Ulkus, Varizen?), EEG, VEP (visuell evozierte Potenziale; Enzephalopathie?), EKG, Ergometrie, Lufu (100 % O_2-Atmung; Shuntfluss?), Diffusionskapazität (CO-Transfer-Faktor), Konsil Psychiatrie, ZMK, HNO

Operationszeitpunkt Prognose wird von jeder KO der Grunderkr. beeinträchtigt. Daher Ind. rechtzeitig prüfen und Kontakt zum transplantierenden Zentrum aufnehmen.

Nachsorge

- **Lebenslange Immunsuppression** (Kortison, Ciclosporin, Tacrolimus, Azathioprin). **Cave:** Änderungen nur in Rücksprache mit dem Transplantationszentrum
- **Monitoring:** RR, KG, BSG, Transaminasen, Bili, Quick, BZ, Krea, ggf. Ciclosporin- oder Tacrolimusspiegel. Bei Auffälligkeiten Rücksprache mit Transplantationszentrum

Komplikationen Abstoßungsreaktion bei 30–50 %, i. d. R. beherrschbar. Vaskuläre KO (A.-hepatica-Thrombose, Pfortaderthrombose → Doppler-Sonografie), Inf. (50 %), Rezidiv der Grunderkr. Malignom unter Immunsuppression (gehäuft bei Papillomavirusbefall).

Prognose 1-JÜR ca. 75 %, 5-JÜR 65 %, aber große Varianz je nach Grunderkr. und Status zum OP-Zeitpunkt. Wohlbefinden oder deutliche Verbesserung der Lebensqualität bei 80 % der Transplantierten.

11.1.5 Akute Pankreatitis

Ätiologie Gallenwegserkr. (40 %, meist Steine), Alkoholabusus (40 %), seltener Infektionen (Mumps, Hepatitis u. a.), Medikamente (z. B. Azathioprin, Furosemid, Östrogen, Glukokortikoide, Sulfonamide u. a.), Hyperkalzämie, Hyperlipidämie, Trauma (postop., nach ERCP), autoimmun.

Klinik

- Akut einsetzender, heftiger Oberbauchschmerz, der in die Tiefe lokalisiert wird und in den Rücken ausstrahlt, häufig gürtelförmige Schmerzausbreitung
- Übelkeit und Erbrechen
- Evtl. Gesichtsrötung („flush“)
- Gespanntes, druckschmerzhaftes Abdomen (sog. Gummibauch), spärliche Darmgeräusche (Subileus), bei biliärer Pankreatitis auch Ikterus
- Bei schwerem Verlauf Schock- und Sepsiszeichen

Diagnostik

- **Labor:**
  - Lipase: höhere Spezifität für eine Pankreatitis als Amylase; Anstieg nach 3–6 h. Typische Werte > 600 U/l. Die Höhe des Lipaseanstiegs geht nicht immer mit der Schwere des Krankheitsbilds parallel. Normalisierung nach 5–20 d. Ein Wiederanstieg weist auf Komplikationen hin. Eine Pankreatitis ohne Lipaseerhöhung ist extrem selten. DD Lipaseerhöhung (Werte bis 600 U/l): Mitreaktion des Pankreas bei Schockzuständen, Erhöhung der Lipase bei terminaler Niereninsuff., nach Gastroskopie
  - BB, E'lyte (Ca^{2+} ↓), CRP, LDH, Krea, Harnstoff, BZ, Eiweiß, BGA, Gerinnung, Leberwerte (Cholestasezeichen?)
  - Bei CRP > 150 mg/l, LDH > 350 U/l oder bei Ranson-Score ≥ 3 (▶ Tab. 11.3) ist eine nekrotisierende Pankreatitis wahrscheinlich
- **Sono:** Organbeurteilung (Auftreibung, Echoarmut, Abgrenzbarkeit, Pseudozysten, Pankreaskopfkarzinom), Gallensteine, Cholestase, entzündliches Exsudat in der Loge zwischen Leber und Niere, Nekrosestraßen, Pleuraerguss, ggf. ultraschallgesteuerte Feinnadelpunktion zum Nachweis von infizierten

Nekrosen. Durch paralytischen Ileus und Meteorismus häufig schlechte Schallbedingungen!

- **CT mit KM:** frühestens nach 5–7 Tagen bei unklarem Sono-Befund zur Abschätzung der Ausdehnung von Nekrosen (Parenchym- und Fettgewebsnekrosen intra- und extrapankreatisch) und zur Beurteilung des Schweregrads einer Pankreatitis, um OP-Indikation zu stellen, hohes Risiko für Kontrastmittelnephropathie
- **ERCP und Papillotomie:** bei Verdacht auf eine biliäre Obstruktion (Laborparameter und/oder Sonografie). Dringlich (< 24 h) bei biliärer Obstruktion und Cholangitis. Bei alkoholinduzierter Pankreatitis Akut-ERCP nicht erforderlich
- **Rö-Thorax:** Plattenatelektasen, Pneumonie, Erguss v. a. linksseitig, ARDS
- **Abdomenübersicht:** Ileus, Pankreasverkalkungen (chron. Pankreatitis), freie Luft (DD: z. B. perforiertes Ulkus)

Tab. 11.3 Prognostische Zeichen der akuten Pankreatitis nach Ranson [F288–01]

Parameter	Aktueller Befund	Normalwerte
Bei Aufnahme		
Alter > 55 J	Ja	
Leukos	> 16/µl	7 ± 3/µl
Nüchtern-BZ	> 200 mg/dl	< 105 mg/dl
LDH	> 350 U/l	20–225 U/l
GOT	> 250 U/l	7–40 U/l
48 h nach Aufnahme		
Hkt.-Abfall um	> 10 %	
Harnstoffanstieg um	> 5 mg/dl	
Serumkalziumabfall auf	< 2 mmol/l	2,3–2,7 mmol/l
Arterieller pO_2-Abfall auf	< 60 mmHg	> 70 mmHg
Basendefizit	> 4 mmol/l	
Geschätzte Flüssigkeitssequestration	6.000 ml	–
Beurteilung: Ermittlung des **Ranson-Score** aus Kriterien bei Aufnahme und 48 h nach Aufnahme (jedes erfüllte Kriterium 1 Punkt)		
0–2 Punkte > 3 Punkte 3–5 Punkte > 6 Punkte	Milde Form Schwere Form Letalität 10–20 % Äußerst schwere Form	Letalität > 50 %

Therapie

- **Akutversorgung, Allgemeinmaßnahmen:**
  - Bettruhe, bei schwerem Verlauf Intensivüberwachung
  - Frühzeitige Ernährung oral oder bei intubiertem Pat. über eine nasojejunale oder nasogastrische Sonde
  - Parenterale Volumenzufuhr, zunächst deutlich positive Flüssigkeitsbilanz (Einfuhr 2–4 l/d), Abschätzen des Flüssigkeitsbedarfs nach Klinik (PLR;

Passive Leg Raising) oder PiCCO-Messung; häufig Unterschätzung des Volumenbedarfs
  - Bei nicht ausreichender enteraler Nahrungszufuhr kombiniert enteralparenteral ernähren
- **Schmerzbekämpfung und begleitende Therapie:**
  - **Opiate:** v. a. Präparate mit geringem Einfluss auf den Sphincter Oddi, z. B. Buprenorphin (▶ 17.4.10) 0,15–0,3 mg, Wirkdauer 8 h, Pethidin (▶ 17.4.1) 50–100 mg, Wirkdauer 3 h oder Tramadol (▶ 17.4.3). **Cave:** bei direkten Morphinabkömmlingen Gefahr des Papillenspasmus
  - **Periduralkatheter (thorakal) mit Bupivacain:** 0,25 % (▶ 17.5) mit 2–8 ml/h; günstiger Effekt auf Darmperistaltik; alternativ Ropivacain-HCl (▶ 17.5); ggf. in Komb. mit Sufentanil mite.
  - **Protonenpumpenblocker:** zur Stressulkusprophylaxe und zur Vermeidung des Säuresekretionsreizes am Pankreas, z. B. Omeprazol 1 × 40 mg i. v. (▶ 10.4.1)
  - **Antibiotika:** bei schwerem nekrotisierendem Verlauf Gabe von z. B. 3 × 1 g Meropenem, alternativ Ciprofloxacin 2 × 400 mg (▶ 14.8.2) und Metronidazol 3 × 500 mg/d i. v. (▶ 14.13) oder Piperacillin/Combactam 3 × 4/1 g/d

! Cave
- Keine i. v. Injektion von Bupivacain, Applikation und Kontrolle durch Anästhesisten
- Keine parenterale Gabe von Fettlösungen bei akuter nekrotisierender Pankreatitis
- Ausgleich der Hypokalzämie nur bei klin. Symptomatik und Serum-Ca^{2+} < 1,7 mmol/l bei normalem Albumin
- Strenge Indikation für KM-CT wegen evtl. KM-induziertem Nierenversagen

- **Op. Therapie:** bei nekrotisierender Pankreatitis (Labor, CT) mit Organkomplikationen (ARDS, ANV, Schock trotz maximaler Intensivther.), bei Sepsis aufgrund ausgedehnter infizierter Parenchym- und Fettgewebsnekrosen. OP-Zeitpunkt: selten Früh-OP, meist nach 1 Wo. bei zunehmenden KO trotz konservativer Ther. OP-Verfahren: Nekrosektomie und Bursalavage zur Toxinentfernung, Zurückhaltung mit resezierenden Verfahren.
- Alternativ zur operativen Nekrosektomie perkutane oder endoskopische (endosonografische) Nekrosektomie.

Verlaufskontrolle, Weiterbehandlung

- Anfangs tägl. Kontrolle von CRP, Lipase, BGA, E'lyten, Krea, BB und Gerinnung, später 2×/Wo.
- Nach Stabilisierung der klinischen Parameter (Schmerzen, Darmperistaltik, Kreislaufsituation) und Absinken von CRP oraler Kostaufbau über allgemeine Schonkost
- Mit oralem Kostaufbau Verlegung auf periphere Station möglich
- 2×/Wo. sonografische Kontrollen zur Verlaufskontrolle (Ausbildung von Pseudozysten?), bei unzureichender Schallbarkeit auch CT-Kontrollen
- Bei rezid. Verlauf und unklarer Ätiologie (kein Alkohol, keine biliäre Genese): ERCP 8–12 Wo. nach Abklingen der Entzündung, Suche nach Ganganomalien (Stenosen, Strikturen), Gangsteinen und anatomischen Varianten (z. B. Pancreas divisum)

Komplikationen Ateminsuff., ARDS (▶ 7.1.5), ANS (▶ 12.1), paralytischer Ileus (▶ 10.1.4), Pseudozysten, Infektion der Parenchym- und Fettgewebsnekrosen und Sepsis (▶ 14.1.1), Schock (▶ 5.2.1), E'lytentgleisung (Hypokaliämie ▶ 13.1.2, Hypokalzämie ▶ 13.1.3), GIT-Blutung (▶ 10.1.1).

! **Cave**
- Differenzialdiagnostisch bei der Schmerzsymptomatik auch an einen Hinterwandinfarkt oder ein perforiertes Ulcus duodeni denken
- Schockgefährdung: ausreichende Flüssigkeitssubstitution
- Bedrohlichkeit des Krankheitsbilds nicht unterschätzen!

11.2 Enzephalopathietherapeutika

11.2.1 Laktulose

Wirkmechanismus Absenken des Stuhl-pH (→ verhindert Bildung von NH_3); vermehrte Stickstoffbindung in bakteriellen Proteinen. Laktulose ist ein Disaccharid, das von menschlichen Saccharidosen nicht abgebaut wird. Spaltung im Dickdarm durch Bakterien in saure Abbauprodukte. Keine Resorption.

Indikationen Leberinsuff. und Leberkoma mit Ammoniakerhöhung, Obstipation, gestörte Darmflora.

Dosierung
- **p. o.:** 3 × 30–40 ml/d (2–3 Esslöffel), bei Obstipation: 2–3 Esslöffel/d
- **Einlauf:** 300 ml Laktulose und 700 ml Wasser 2×/d

Nebenwirkungen Abdominelle Schmerzen (Meteorismus), Übelkeit, Erbrechen, Diarrhö, E'lytverluste.

Kontraindikationen Ileus, Galaktoseintoleranz.

Wechselwirkungen Gesteigerter K^+-Verlust bei Kombination mit Diuretika; verstärkte Digitaliswirkung durch Hypokaliämie.

Bei Leberinsuff. 2–3/d weiche Stühle mit einem pH-Wert um 5,0 anstreben.

11.2.2 L-Ornithin-L-Aspartat

Wirkmechanismus Aminosäuren, die über die Harnstoff- und Glutaminsynthese die Ammoniakentgiftung begünstigen.

Indikationen Hepatische Enzephalopathie.

Dosierung
- **i. v.:** 20–40 g/d, max. 5 g/h, z. B. 6 Amp. Hepa-Merz® auf 500 ml über 24 h
- **p. o.:** 3 × 6.000 mg/d

Nebenwirkungen Gelegentlich Übelkeit, selten Erbrechen.

Kontraindikationen Überempfindlichkeit, Niereninsuff., Krea > 265,2 µmol/l (> 3 mg/dl).

11.2.3 Rifaximin

Wirkmechanismus Nicht resorbierbares Breitspektrumantibiotikum zur Darmdekontamination

Pharmakokinetik Geringe GIT-Resorption, unveränderte Ausscheidung über Stuhl

Indikationen Leberinsuff. mit Ammoniakerhöhung, Reisediarrhö.

Dosierung 2 × 200 mg/d p. o. oder über Magensonde.

Nebenwirkungen Übelkeit, Diarrhö, Überempfindlichkeit.

Wechselwirkung Mit Marcumar®, Antiepileptika und Antiarrhythmika.

Kontraindikationen Intestinale Obstruktion, Schwangerschaft, Stillzeit.

12 Niere

Cord Schneuzer

12.1 Akute Nierenschädigung (ANS)

Definition Akute Nierenschädigung nach KDIGO:
- Anstieg des Serum-Krea um > 0,3 mg/dl innerhalb von 48 h oder
- Anstieg des Serum-Krea auf mind. das 1,5-Fache des Ausgangswerts innerhalb von 7 Tagen oder
- Abfall der Urinausscheidung auf weniger als 0,5 ml/kg KG/h für mind. 6 h.

Stadieneinteilung (Schweregrad des ANS) ▶ Tab. 12.1 und ▶ Tab. 12.2

Tab. 12.1 Stadien der akuten Nierenschädigung

Stadium	Serum-Krea	Urinausscheidung
1	Anstieg um ≥ 0,3 mg/dl oder 1,5- bis 2-facher Krea-Anstieg zum Ausgangswert	< 0,5 ml/kg/h für 6 h
2	2- bis 3-facher Krea-Anstieg	< 0,5 ml/kg/h für ≥ 12 h
3	3-facher Krea-Anstieg oder Serum-Krea > 4 mg/dl oder Beginn eines Nierenersatzverfahrens	< 0,3 ml/kg/h für ≥ 24 h oder Anurie für ≥12 h

Tab. 12.2 Phasen der akuten Nierenschädigung

Phasen der ANS	
1. Schädigungsphase	Dauer: Stunden bis Tage. Oligurie bis Normurie bei zunächst noch erhaltener Konzentrationsfähigkeit
2. Oligo-/Anurie	• Dauer: 7 d bis max. 10 Wo. Oligo-/Anurie • **Cave:** 15 % von Anfang an normo- oder polyurischer Verlauf mit besserer Prognose
3. Polyurie	Dauer: Tage bis Wo. Rückgang der Urämiesymptome
4. Restitution	Dauer: bis zu 12 Mon., im Mittel 1–3 Mon.

Ätiologie des ANS ▶ Tab. 12.3

Tab. 12.3 Ätiologie der akuten Nierenschädigung (Verläufe meist überlappend!)

Prärenal	**„Zirkulatorisches Nierenversagen"** durch Kreislaufschock (▶ 5.2.1), Hypotension, Herzinsuff., Dehydratation (postop., Polytrauma, Verbrennung, Sepsis, Pankreatitis, Peritonitis), Blutung, rupturiertes Bauchaortenaneurysma (▶ 18.2.1), Nierenarterienstenose und Embolie, hepatorenales Sy. (▶ 11.1.2). Häufige Kofaktoren: Ther. mit ACE-Hemmern oder NSAID (schränken renalen Plasmafluss und GFR zusätzlich ein), Eklampsie (▶ 18.3.7)
Intrarenal	
Tubuli/ Interstitium	• **Akute Tubulusnekrose (ATN) toxisch oder ischämisch:** KM, Schwermetalle, Hämolyse, Rhabdomyolyse („Crush-Niere", z. B. bei Polytrauma, Verbrennung, Alkohol, Barbituratintox.), Medikamente (Aminoglykoside, Cisplatin, Methotrexat, Amphotericin B), Ischämie: Hypovolämie, Hypotension, Sepsis • **Intrarenale Obstruktion** (Plasmozytom, Uratkristalle), Cholesterinembolie, z. B. nach Linksherzkatheter

Tab. 12.3 Ätiologie der akuten Nierenschädigung (Verläufe meist überlappend!) *(Forts.)*

Glomeruli/kleine Gefäße	• **Interstitielle Nephritis** (medikamentös-toxische/allergische Schädigung): z. B. durch Sulfonamide, Sulfonylharnstoffe, Penicilline, Rifampicin, NSAID, HES, Serumkrankheit, Virusinfekte (z. B. Hantavirusinf.). • Rapid-progressive GN, Glomerulonephritiden, Vaskulitiden der kl. Gefäße (Granulomatose mit Polyangiitis, mikroskopische Polyangiitis, Lupus), TTP/HUS, DIC
Postrenal	Obstruktive Uropathie, Prostatavergrößerung, Urolithiasis, Malignome im kleinen Becken, Blasenatonie bei neurogener Blase, andere Harnabflussstörungen.
DD: Akut auf chronisches Nierenversagen bei akuter Verschlechterung einer chronischen Nephropathie (z. B. Infekt getriggert): normochrome normozytäre Anämie, Hypokalzämie, Hyperphosphatämie, iPTH ↑, art. Hypertonie, Schrumpfnieren, Zystennieren.	

12

Klinik Richtet sich nach der zugrunde liegenden Noxe:

- In variablem Abstand (Stunden bei Schock, bis zu mehreren Wo. bei Medikamenten bzw. Infektionen) entwickelt sich eine **Oligurie** (Urinausscheidung < 500 ml/d) oder **Anurie** (< 100 ml/d) mit Anstieg der harnpflichtigen Substanzen
- Zeichen der Überwässerung, Hyperkaliämie, metabol. Azidose. Bei vorangegangenem Flüssigkeitsverlust evtl. Exsikkose, Hyponatriämie, Hypokaliämie
- **Evtl. urämische Symptomatik:** z. B. (▶ Abb. 12.1)
  - Foetor uraemicus, Schwäche, Ödeme, blasse Haut, Pruritus
  - **GIT-Störungen:** Übelkeit, Erbrechen, Durchfall, Gewichtsverlust
  - **ZNS:** Kopfschmerz, Benommenheit, Koma, zerebrale Krampfanfälle, Myoklonien
  - **Herz:** Kardiomyopathie, hämorrhagische Perikarditis, HRST
  - Lunge: Pleuritis, „Fluid Lung" (toxisches Lungenödem)

! **Kreatininanstieg – Problemmanagement**

- Hauptursache Exsikkose: Ist die Flüssigkeitszufuhr ausreichend?
- Noxen? Können nephrotox. Medikamente (z. B. Aminoglykoside, ACE-Hemmer, NSAR, Diuretika, KM, Vancomycin, Zytostatika) abgesetzt werden?
- Postrenale Ursache ausschließen: Sono (Harnaufstau?)
- Dosisanpassung renal eliminierter Medikamente (▶ 20.4)

Diagnostik

- **Körperliche Untersuchung:** Bewusstseinslage, RR, Flüssigkeitsstatus (Exsikkose, Ödeme, Anasarka, Halsvenenstauung, Aszites?), Perikardreiben, Lungenstauung, Nierenklopfschmerz, Blasenfüllung, Livedo reticularis (Cholesterinembolie), Haut (Exanthem, Ulzera, kleine Hautblutungen, Hautkolorit)
- **Labor:**
  - **Blut:** BB (Anämie? Retikulozyten?), Krea, ggf. Cystatin C (zeigt im Kreatinin-blinden Bereich frühzeitig Nierenfunktionsverschlechterung an), Harnstoff, E'lyte (Hyperkaliämie?), Bili, LDH, Haptoglobin, Coombs-Test (Hämolyse?), BZ, BGA (metabol. Azidose?), E'phorese, BSG, CRP, Hepatitisserologie (Hep. B, Hep. C), HIV, Hanatvirus, Autoantikörper (ANA, ANCA, Anti-dsDNA, Anti-GBM), Komplement C_3/C_4 (Verbrauch?),

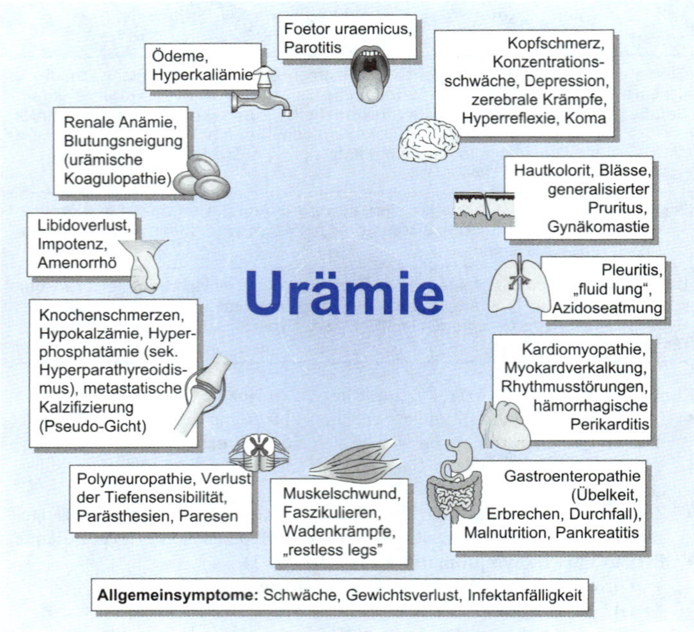

Abb. 12.1 Urämiesymptome [L157]

Antistreptolysin-Titer, Immunfixation und freie Leichtketten im Serum + Urin (Plasmozytom?), Fragmentozyten (hämolytisch-urämisches Syndrom = HUS?), Thrombozyten (Thrombopenie → TTP, HUS?), Gerinnung
- **Urin:** Osmolarität, Na^+-Exkretion, Proteinurie inkl. freie Leichtketten aus Spontanurin (GN, Plasmozytom?), Erythrozyturie, Leukozyturie (Pyelonephritis?), Urinsediment, Hb und Myoglobin (Urinverfärbung?)

- **EKG:** Hyperkaliämiezeichen (▶ 13.1.2), Herzrhythmusstörungen
- **Rö-Thorax:** Herzgröße, „Fluid Lung“
- **Sono:** Nierengröße, Harnaufstau, Splenomegalie, Perikarderguss
- **Nierenbiopsie** bei V. a. rapid-progressive GN, auch bei V. a. Vaskulitis bei Systemerkr. (Granulomatose mit Polyangiitis, SLE, Panarteriitis nodosa ▶ 12.3 → spez. Diagnostik)
- **Furosemid-Stress-Test (funktioneller Provokationstest):** kann leichteres ANS von progredienter Funktionsverschlechterung abgrenzen, da Furosemid nur über intakte Tubuli eine verstärkte Diurese bewirken kann.
  - Durchführung: einmaliger Bolus von 1 mg/kg KG i. v. (bei Vormedikation mit Schleifendiuretika 1,5 mg/kg KG)
  - Bewertung: Normalerweise Diurese von mind. 200 ml in den folgenden 2 h. Bei < 200 ml höhergradige tubuläre Störung und drohende Dialysepflichtigkeit
  - Bei neg. Test Furosemid absetzen

! **KI** bei chron. Niereninsuff. Stadium 4–5 bzw. eGFR < 30 ml/Min.

Flüssigkeitsstatus – Problemmanagement

- Bei prärenalem ANV ist eine Diskrepanz zwischen peripherer Überwässerung und intravasalem Flüssigkeitsstatus zu beachten!
- Zum Beispiel Ödeme bei Hypalbuminämie oder Ödeme bei gesteigerter kapillärer Permeabilität u. Vasodilatation (z. B. bei Sepsis). Zur DD ggf. ZVD-Messung (Ziel 8–12 mmHg) und Sono der V. cava inf.
- In der postakuten Phase restriktive Volumenther. und kumulative Positivbilanzierung vermeiden → Mortalität erhöht

Differenzialdiagnose Befunde im Urin-Sediment/Proteinurie je nach zugrunde liegender Schädigung ▶ Tab. 12.4 und ▶ Tab. 12.5.

Tab. 12.4 Differenzierung zwischen prärenaler Funktionseinschränkung und renaler Form der akuten (oligurischen) Nierenschädigung*

Urin/Blut	Prärenal	Renal
Harnstoff (mg/dl)/Krea (mg/dl)*	> 40	25–40
U_{Na} (mmol/l)	< 20	> 40
U_{osm} (mosmol/kg H_2O)	> 500	< 350
U_{Krea}/$Plasma_{Krea}$	> 40	< 20
Fraktionelle Na-Exkretion (FE Na)($Urin_{Na}$ × $Plasma_{Krea}$)/($Plasma_{Na}$ × $Urin_{Na}$) × 100	< 1 %	> 1 %
Fraktionelle Harnstoff-Exkretion (FE HST) auch unter Diuretikather. anwendbar	< 35 %	> 50 %

* Gilt nur, wenn keine Diuretika gegeben werden
** Serum-Harnstoff zu Serum-Krea Verhältnis

Tab. 12.5 Befunde im Urin-Sediment/Proteinurie je nach zugrunde liegender Schädigung

Schädigung		Befund
Prärenal		Wenig Zellen, u. U. hyaline Zylinder, ggf. α_1-Mikroglobulinurie
	Rhabdomyolyse	Myoglobin, ggf. Pigmentzylinder
	Hämolyse	Hämoglobin, ggf. Pigmentzylinder
	Multiples Myelom	Leichtketten (Bence-Jones-Proteine)
Akute Tubulusnekrose		Granulierte Zylinder, Tubuluszellen
Glomerulonephritis/Vaskulitis		Erythrozytenzylinder, Akanthozyten, dysmorphe Erythrozyten, Albuminurie, IgG
Tubulointerstitielle Nephritis (+ Pyelonephritis)		Leukozytenzylinder, Leukozyten, Eosinophile, α_1-Mikroglobulinurie
Postrenal		Erythrozyten, Leukozyten, α_2-Makroglobulinurie, IgG

Therapie

! Es gibt keine evidenzbasierte pharmakologische Ther. bei beginnendem/bestehendem ANS. Wichtig ist Aufrechterhaltung einer ausreichenden Nierendurchblutung mit differenzierter Volumen- und Katecholaminther. sowie ggf. Schleifendiuretika

- Behandlung der Grunderkrankung, z. B. Ausschaltung der zugrunde liegenden Noxe: Ausgleich von Flüssigkeitsdefizit, E'lyt-Entgleisung, Absetzen auslösender Medikamente, ggf. Azidose-Ausgleich
- Bei Volumensubstitution kristalloide vor kolloidalen Lösungen bevorzugen
- **Diuretika:** Bei Hyperhydratation und erhaltener Diurese ggf. Furosemid (▶ 6.15.2) initial 40–80 mg als Bolus i. v., danach 500 mg über Perfusor = 50 ml auf 5–10 ml/h (50–100 mg/h); Tageshöchstdosis 2 g. Ggf. E'lytsubstitution. Bei fehlendem Erfolg Diuretika spätestens nach 24 h beenden **Cave:** Ototoxizität
- **Vasopressoren:** Wenn Volumenther. beim progredienten Schock nicht ausreicht, um MAP ≥ 65 mmHg zu halten, Gabe von Noradrenalin (▶ 5.3.5) – eher niedrige Dosen bevorzugen (durch Umverteilung verbesserte renale Perfusion), bei hepatorenalem Sy. ggf. Terlipressin (▶ 10.2.2). Dopamin (▶ 5.3.3) nach neueren Studien unwirksam. Ggf. Dobutamin bei eingeschränktem HZV
- Vorab auf Schonung der Venen am Unterarm achten (→ Shunt?)! Bei ZVK-Anlage V. jugularis interna bevorzugen, bei V. subclavia erhöhtes Thrombose-Risiko, ggf. für Nierenersatzther. geeignete Katheter verwenden
- Rechtzeitig Nierenersatzther. (▶ 2.8.2): kontinuierliche Entgiftungsverfahren (CAVH, CVVH) bevorzugen → geringere hämodynamische Belastung des Pat. **Ind.** siehe Kasten
- Ernährung (▶ 4) mit mind. 25–40 kcal/kg KG/d (Hyperkatabolismus). **Cave:** Hyperkaliämie!
- Flüssigkeits- und E'lyt-Bilanzierung, Ein-/Ausfuhrprotokoll, ggf. tägl. Wiegen!
- Infektprophylaxe: durch Hygienemaßnahmen. Vermeiden unnötiger venöser Zugänge oder Blasenkatheterisierung
- Häufiges Fiebermessen: frühzeitig Antibiotikather., aber keine ungezielte Antibiotikaprophylaxe!

Absolute Indikationen zur Nierenersatztherapie bei ANS

- Konservativ nicht beherrschbare Überwässerung, „Fluid Lung"
- K^+ > 6,5 mmol/l (bei raschem K^+-Anstieg und Rhythmusstörungen akute Lebensgefahr)
- Ausgeprägte Azidose
- Urämiesymptomatik

Cave: Es gibt keinen Krea- oder Harnstoffwert, ab dem dialysiert werden muss! Entscheidend ist die Komb. aus klinischem Befund, Labor, Kreislaufverhältnissen und Begleit-/Grunderkrankung!

Cave

- Diuretikather. ist primär ungeeignet bei ANS und hat keinen Effekt auf die Prognose! Durch Diuretika kann lediglich ein oligurisches in ein nicht oligurisches ANS überführt werden
- KM-Untersuchungen nur nach strenger Ind.-Stellung und evtl. anschließender Dialyse
- Überwässerung bei Oligurie durch übermäßige Flüssigkeitszufuhr bei ungenügender Bilanzierung

- Bei Anurie **immer** Sono-Abdomen zum Ausschluss eines Harnaufstaus
- Bei Nierenersatzther. veränderte Dosierung einiger Antibiotika (▶ 20.4)

Prävention

- Bei renalen Risikopat. nur iso- oder niedrigosmolares KM geben, möglichst kein hochosmolares KM, geringe Menge (möglichst < 100 ml)
- ANS durch KM-Gabe: Volumenther. mit 1000 ml NaCl 0,9 % i. v. 12 h vor bis 12 h nach KM-Gabe kann bei Risikofaktoren (GFR < 30 ml/min, Proteinurie, Diabetiker, Hypotonie, Herzinsuff.) hilfreich sein → Cave: Hypervolämie
- ACC und Natriumhydrogencarbonat ohne belegten Nutzen
- Diuretika bei Hypovolämie absetzen
- NSAR absetzen (stören renale Autoregulation durch Blockierung intrarenaler vasoaktiver Prostaglandinproduktion)
- ACE-Hemmer und AT_1-Antagonisten reduzieren oder absetzen (können glomerulären Filtrationsdruck vermindern)
- Wenn Aminoglykoside indiziert, Gabe 1×/d bevorzugen (Ausnahme Endokarditis)
- Bei Rhabdomyolyse und Tumorlysesyndrom/Zytostatikather. (v. a. Cisplatin) großzügige Volumenther. (ca. 1 l NaCl 0,9 %/h). Ggf. Urinalkalisierung mit Natriumbikarbonat (Ziel pH > 6,5), ggf. Rasburicase/Allopurinol bei Tumorlyse

! ACC-Gabe (lange propagiert!) ohne nierenprotektiven Effekt bei KM-Gabe

12.2 Urosepsis

Auch ▶ 14.1.1.

Ätiologie Akute, aszendierende obere Harnwegsinfektion meist durch gramnegative Erreger (70 % E. coli, bei älteren Pat. gehäuft Proteus ssp., P. aeruginosa) → Keiminvasion in die Blutbahn führt zur Urosepsis, häufig kompliziert durch endotoxinbedingten septischen Schock (▶ 14.1.1). Prädisponierende Faktoren: Harnaufstau (Nephrolithiasis, Malignom, anatomische Anomalie), Zystennieren, Schwangerschaft, Diab. mell., Urin-Dauerkatheter.

Klinik ▶ Abb. 12.1

- Meist einseitiger Flankenschmerz
- Fieber (häufig mit Schüttelfrost, Dysurie und anderen zystitischen Beschwerden)
- V. a. bei älteren, dehydrierten Pat. rasche Entwicklung eines Kreislaufschocks (▶ 5.2.1) mit möglicher Hypothermie
- Bei Diab. mell. häufig nur Fieber ohne weitere Symptome

Diagnostik

- **Labor:** U-Status (Leukozyturie, evtl. Nitrittest positiv bei Anwesenheit gramneg. Keime), Urinkultur (≥ 10^5 cfu/ml), Blutkultur. Krea (meist mäßig erhöht), E'lyte, BB (Leukozytose, evtl. Leukopenie, Thrombopenie), BSG und CRP (massiv erhöht)
- **Sono:** Harnaufstau? Milzgröße? Abszess?
- **DD:** akutes Abdomen, Gallenkolik, Nierenstein, akute Pankreatitis, Appendizitis, rupturierte/infizierte EU, Tubarabort, Pyosalpinx, akute Ischialgie
- Ggf. Abdomen CT mit KM und Urografie zur Abklärung prädisponierender Faktoren im Bereich der ableitenden Harnwege

Therapie

- Ther.-Beginn i. d. R. parenteral
- **Kalkulierte Antibiotikather.** (▶ 14.2, ▶ Tab. 14.10) mit:
  - Ceph.: z. B. Ceftriaxon 1 × 2 g i. v. (▶ 14.4.4)
  - Bei Sepsis und normaler Nierenfunktion, ggf. in Komb. mit Aminoglykosid: z. B. Gentamicin (▶ 14.6.2) 1 × 3 mg/kg/d i. v. (Spiegelkontrolle ▶ 20.2)
  - Alternativ Gyrasehemmer: z. B. Ciprofloxacin 3 × 400 mg/d i. v. bzw. 2 × 500 mg/d p. o. (▶ 14.8.2). **Cave:** E. coli zunehmend chinolonresistent
- **V. a. Pseudomonasinf.:** z. B. Ceftazidim 3 × 2 g/d i.v. (▶ 14.4.5), Dosisreduktion bei Niereninsuff., oder Ciprofloxacin 2 × 400 mg/d i.v. (▶ 14.8.2) in Komb. mit Aminoglykosid
- **ESBL-bildende Bakterien:** Carbapenem, z. B. Meropenem 3 × 1 g/d i. v.
- **Enterokokkeninf.:** Piperacillin (▶ 14.3.5) 3 × 4 g/d i.v. + Aminoglykosid
- **Schwangere:** Piperacillin 3 × 4 g/d i.v. (▶ 14.3.5)
- Nach Antibiogramm Umstellung auf optimale Ther.
- Bei Krea ↑ Dosisreduktion (▶ 20.4)
- Flüssigkeitssubstitution (▶ 4.1)
- Bei Kreislaufschock ggf. Katecholamine (▶ 5.3.1)
- Low-Dose-Heparinisierung (▶ 16.3.1)
- Bei Harnaufstau ist Herstellung eines normalen Harnflusses die wichtigste ther. Maßnahme: wenn DK Anlage nicht möglich ggf. zunächst perkutane Nephrostomie!

Cave

- Immer Sono-Abdomen, um keinen Harnaufstau/Fokus zu übersehen
- Gefahr der Medikamentenüberdosierung bei oft gleichzeitig vorliegender Niereninsuff. (▶ 20.4)
- Bei Risikopat. (Schwangere, Immunsupprimierte) Ther. auch bei asympt. HWI und nichtsignifikanter Keimzahl

12.3 Pulmorenales Syndrom

Definition Rasch progrediente Funktionseinschränkung von Lungen und Nieren aufgrund eines beide Organsysteme betreffenden Pathomechanismus. Ungünstige Spontanprognose. Häufig rasche Intensivpflichtigkeit mit schwer zu behandelnden Komplikationen (z. B. Kombination aus Urämie und Lungenblutung). Frühzeitige Diagnose daher besonders wichtig!

Ätiologie

- Am häufigsten und zunächst auszuschließen: pulmonale Überwässerung bei Urämie
- Ansonsten meist Systemerkr.:
  - Goodpasture-Sy. mit Antikörpern gegen alveolokapilläre und glomeruläre Basalmembran
  - Pulmonale Vaskulitis z. B. bei Granulomatose mit Polyangiitis, mikroskopische Polyangiitis, Kryoglobulinämie, Churg-Strauss-Sy.
  - SLE
  - Thrombotische Mikroangiopathie
  - Bronchialkarzinom mit paraneoplastischer GN

Klinik

- **Lunge:** zunehmende respiratorische Insuff.; bei Goodpasture-Sy. häufig Hämoptysen bzw. massive Hämoptoe infolge diffuser Kapillarblutungen (alveoläres Hämorrhagiesyndrom). Bei Vaskulitis seltener lebensbedrohliche Arrosion großer Pulmonalgefäße
- **Niere:** meist als RPGN, rascher Krea-Anstieg, path. Urinsediment, Oligurie, RR-Anstieg
- **Systemisch:** meist Fieber, Arthralgien, Myalgien, Splenomegalie, Gewichtsabnahme und Inappetenz

Allgemeine Diagnostik

- **Labor:** CRP, BB (Leukozytose, bei SLE auch Leukopenie). E'phorese: meist α_2- und γ-Globulin erhöht. Krea, eGFR, E'lyte. Gerinnung
- **Urin:** Urinuntersuchung vor Auftreten der Anurie! U-Stix, U-Sediment → Mikrohämaturie, dysmorphe Erys, Akanthozyten, Ery-Zylinder, Proteinurie > 1 g/d, in E'phorese unselektiv-glomerulär
- **Lunge:** BGA, falls möglich Lungenfunktionsuntersuchung einschließlich Diffusionskapazität
- **Rö-Thorax:** meist multiple noduläre, seltener miliare oder diffuse Infiltrate (DD Pneumonie!). Beim Goodpasture-Sy. Bild wie bei zentralem Lungenödem

Spezielle Diagnostik

- **SLE:** ANA und dsDNA-Auto-Ak
- **Goodpasture-Sy.:** Antibasalmembran-Ak (GBM-AK)
- **Granulomatose mit Polyangiitis und mikroskopische Polyangiitis:** c-ANCA und p-ANCA
- **Churg-Strauss-Sy.:** häufig Bluteosinophilie, z. T. p-ANCA, Kryoglobuline, C3/C4
- Möglichst Biopsie zur endgültigen Diagnosesicherung sowie exakten Einschätzung von Floridität und Prognose.
- Bronchoskopie mit bronchoalveolärer Lavage, v. a. bei Hämoptysen zur Lokalisierung (alveoläres Hämorrhagiesy. bei diffuser Blutung) und evtl. Lokalther. der Blutungen

Vorgehen bei V. a. pulmorenales Syndrom

Antibiotikaresistentes pulmonales Infiltrat **plus** ANS bei stabilen Kreislaufverhältnissen.

- Organfunktionen sichern: bei massiver Hämoptoe und respiratorische Insuff. Intubation und kontrollierte Beatmung (▶ 3.3) bzw. Absaugung. Bei zunehmender Niereninsuff. und Anurie Hämodialyse bzw. Hämofiltration (▶ 2.8.2)
- Grundkrankheit identifizieren: Urindiagnostik, Serologie, Histologie
- Therapie rasch beginnen (schnelles Ansprechen auf Glukokortikoide)

Spezielle Therapie

- **Goodpasture-Sy.:** Plasmapherese kombiniert mit Methylprednisolon und Cyclophosphamid sollten bei folgenden Konstellationen erfolgen:
  - Pulmonale Hämorrhagie unabhängig von der Nierenbeteiligung
  - Bei Nierenbeteiligung (auch bei Krea-Werten 5–7 mg/dl), wenn nicht unmittelbar eine Dialysenotwendigkeit besteht
  - Entscheidung insgesamt individuell; ggf. auch dialysepflichtige Pat., die keine pulmonale Hämorrhagie haben, Komb.-Ther. mit Plasmapherese

- Cyclophosphamid 2–3 mg/kg KG/d p.o. (BB-Kontrolle!), Methylprednisolon initial Pulsther. mit 1 g/d i.v. über 20 Min. an 3 aufeinanderfolgenden Tagen
- Plasmapherese möglichst tägl. für mind. 14 Tage (bzw. bis Anti-GBM-AK neg.), 4 l Plasmaaustausch/Sitzung, Ersatz durch 5%iges Humanalbumin, bei hämorrhagischer Diathese in Komb. mit FFP
- Bei KI für Cyclophosphamid oder schweren NW Therapieversuch mit Rituximab nach mind. 7-tägiger Plasmapherese (Rituximab wird dabei entfernt)

- **Granulomatose mit Polyangiitis:** Methylprednisolon (▶ 7.4.2) z. B. Pulsther. mit 1 g/d i. v. über 3 d, Cyclophosphamid 2–3 mg/kg KG/d p. o. oder i. v. oder Bolus von 15 mg/kg KG alle 3 Wo. ggf. in Komb. mit Plasmapherese. Effekt auch nach Eintritt der Dialysepflichtigkeit möglich, ggf. Rituximab
- **SLE:** Cyclophosphamidstoßther. (0,5–1 g/m² alle 1–3 Mon.) in Kombination mit Glukokortikoiden, initial Methylprednisolonpulsther.

12

> **Cave**
> - Frühzeitiges Erkennen und Ther. von Infektionen (z. B. Staphylokokken bei Kathetersepsis, einschmelzender Abszess in pulmonalen Granulomen z. B. bei Granulomatose mit Polyangiitis, reaktivierte Tbc) aufgrund der immunsuppressiven Ther.
> - Konsequente Behandlung von Hypertonie (meist Kombination von Volumenhochdruck bei pos. Flüssigkeitsbilanz und renoparenchymatöser Genese), pulmonaler Stauung und E'lytstörungen
> - Mögliche Fehldiagnose: Lungenödem bei ANV. Daher v. a. bei ätiologisch unklarer Nierenschädigung immer an Systemerkrankung denken, evtl. Nierenbiopsie
> - Unter Cyclophosphamidther. für ausreichende Trinkmenge sorgen (> 3 l/d); immer Kombination mit Uromitexan. **Cave:** hämorrhagische Zystitis

12.4 Thrombotische Mikroangiopathie (TMA)

Gemeinsame Endstrecke multipler endothelialer Schädigungsmechanismen, kann bei verschiedenen Systemerkr. auftreten.
Zu den thrombotischen Mikroangiopathien gehören:
- Hämolytisch-urämisches-Sy. (STEC-HUS)
- Atypisch hämolytisch-urämisches-Syndrom (aHUS)
- Thrombotisch-thrombozytopenische Purpura (TTP)

Definition Mikrovaskuläre Thrombosen, die eine extrakorpuskuläre, intravasale hämolytische Anämie, eine Thrombozytopenie und Organischämie verursachen.

Ätiologie Durch Läsionen am Gefäßendothel und Mikrothromben mechanische Fragmentierung von Erythrozyten und Verstopfung von Arteriolen und Kapillaren (▶ Tab. 12.6).

Klinik TMA manifestiert sich häufig akut-fulminat mit diffuser Klinik. Die Differenzierung der Auslöser ist mittels Anamnese und Klinik schwierig, z. T. Überlappung der klin. Sympt.! Leitend ist z. B. eine vorangegangene GIT-Inf. beim HUS und primär neurologische Sympt. bei TTP, Eklampsie/HELLP-Sy. oder Sepsis (▶ Tab. 12.7).

Tab. 12.6 Ätiologie der thrombotischen Mikroangiopathie

Krankheitsbild	Auslösende Ursache
Typisches hämolytisch-urämisches Sy. (STEC-HUS)	Bakt. Inf., Shigatoxin und Verozytentoxin von enterohämorrhagischen E. coli(EHEC)-Stämmen, S. dysenteriae, Citrobacter, Pneumokokken
Atypisches hämolytisch-urämisches Sy. (aHUS)	Störung der Komplementregulation: • Hereditäre Mutationen (Mangel an Faktor H, I, MCP-Mutation), familiäre Häufung • Faktor-H-Autoantikörper (selten) • Trigger: Medikamente, Infekte, autoimmun, Tumoren, Schwangerschaft
Thrombotisch-thrombozytopenische Purpura (TTP)	ADAMTS 13-Metalloprotease Mangel: • Autoantikörper gegen ADAMTS 13 • Hereditärer ADMTS 13 Mangel (selten) • Trigger: Medikamente, Infekte, Autoimmun, Schwangerschaft

Tab. 12.7 Klinik der thrombotischen Mikroangiopathie

Symptome	STEC-HUS	aHUS	TTP
Diarrhöen/Enterokolitis	+++ ca. 7–14 d vorher, **blutige Diarrhö!**	++	-
Neurologische Störungen (Verwirrtheit, Vigilanzminderung, Krampfanfälle, neurologische Ausfälle, Insulte)	+	++	+++
Renale Beteiligung	+++	+++	++
Hämolytische Anämie, Thrombozytopenie	+++	+++	+++

Diagnostik Krea, Harnstoff, E'lyte, BB, Leberenzyme, Bili, Gerinnung, CRP, LDH (↑), Haptoglobin (↓), Fragmentozyten im Blutausstrich (> 2 %), Coombs-Test (neg.), ANA, ANCA, ds-DNA-AK, C3/C4, ggf. Nierenpunktion (histologische Sicherung). Speziallabor ist essenziell:

- Nachweis von Shigatoxin (PCR) im Serum, Stuhldiagnostik zum EHEC-Nachweis, inkl. Schnelltest
- ADAMTS-13-Aktivität, ADAMTS-13-Auto-AK (▸ Tab. 12.8). **Cave:** Proben vor der ersten Plasmaseparation abnehmen!

Tab. 12.8 Labor-Differenzierung

TTP	aHUS	STEC-HUS
< 5 % ADAMTS 13-Aktivität	≥ 5 % ADAMTS 13-Aktivität	Shigatoxin/EHEC-positiv

! Cave

Bei entsprechendem klinischem Verdacht zeitnahe Ther./Plasmapherese, da ADAMTS-13-Diagnostik nur in Speziallabors möglich und Nachweis von Shigatoxin und EHEC zeitintensiv.

Therapie Initial allgemeine supportive/symptomatische Ther.:
- **STEC-HUS:** keine kausale Ther. bekannt. Supportive Ther., Volumen-/E'lytsubstitution, möglichst keine TK, bei sympt. Anämie ggf. EK, Plasmapherese hat keinen Nutzen, ggf. Dialyse. Frühzeitige Antibiotikather. mit Carbapenem und Rifaximin zur Darmdekontamination wahrscheinlich hilfreich
- **aHUS:** Plasmapherese (Entfernung von C3a u. C5a und Substitution von normalem Komplement), C5-AK Eculizumab. Ggf. Immunsuppressiva beim Auto-AK vermittelten aHUS. Bei persistierendem ANV Dialyse
- **TTP:** Plasmapherese (Entfernung von ADAMTS 13-AK u. Substitution von ADAMTS 13); bei Ther.-Ansprache Normalisierung der Thrombozyten. Bei Rezidiven ggf. zusätzlich Immunsuppressiva (Rituximab → Hemmung der Produktion von ADAMTS 13-AK)

12.5 Rhabdomyolyse

Definition Akuter Untergang quer gestreifter Muskulatur infolge tox. oder chemischer Schädigung unter Freisetzung von Myoglobin und anderen Metaboliten des Muskelstoffwechsels.

Ätiologie
- **Meist Muskelischämie** infolge Polytrauma, Kompartmentsy., Verbrennung, Schock, art. Verschlusskrankheit oder Überbeanspruchung, z. B. durch Marathonlauf („Jogging Disease")
- **Tox. Rhabdomyolyse** durch Arzneimittel (z. B. Alkohol, Barbiturate, CSE-Hemmer, Fibrate, Diphenhydramin, Kokain, Succinylcholin, Narkotika, Neuroleptika, Opiate, Theophyllin) und Vergiftungen (z. B. CO). Häufig Komb. von Ischämie und Medikament, z. B. Barbiturat- oder Alkoholintox. mit längerer Bewusstlosigkeit und Abschnürung von Extremitäten bei ungünstiger Lagerung
- **Seltener:** E'lytentgleisungen (Hypokaliämie, Hypophosphatämie), endokrine Erkr. (v. a. Hypothyreose), diab. Ketoazidose, genetische Defekte, septische Inf., Lebensmittelvergiftungen (z. B. Toxic-Oil-Sy. 1982 in Spanien)

Klinik
- Im Vordergrund stehen häufig die Symptome des ANV (durch Tubulustoxizität des Myoglobins. **Cave:** saurer Urin-pH führt zur Ausfällung des Myoglobins)
- Muskulatur: Schwellung, Muskelkater, Rigidität, Kompartmentsy. (nicht obligat!)

Typische Rot- bis Braunfärbung des Urins aufgrund der Myoglobinurie.

Diagnostik
- Check des Volumenstatus und Urinausscheidung!
- **Labor:** massiver CK-Anstieg häufig > 1.000 U/ml mit CKMB < 6 % und neg. Troponin-T-Test. Myoglobinanstieg im Serum. Myoglobinurie. Initiale Hyperkaliämie und Hypokalzämie. Krea-Anstieg evtl. unspezifisch durch Proteinabbau bzw. durch Entwicklung eines ANV. BGA, BB, Krea, Harnstoff, Ca^{2+}, Na^+, K^+, PO_4^{3-}, Mg^{2+}, Urin-Stix, Urin-pH, Urinsediment

Komplikationen ANS („Crush-Niere"), Schock, Herzrhythmusstörungen.

Therapie

- Absetzen verursachender Noxen und Medikamente, ggf. primäre und sekundäre Giftelimination (▶ 19.1.2, ▶ 19.1.3), Dekompression (bei Kompartment-sy. evtl. operativ). **Cave:** neurologische Ausfälle
- Aggressive Volumengabe (1000–2000 ml/h NaCl 0,9 %/Ringer) → Ziel-Urinvolumen 3 ml/kg KG/h (> 200 ml/h), ggf. forcierte Diurese mit Schleifendiuretikum, bis CK < 5000 U/ml, dann Volumenreduktion, ggf. oralisieren
- Bei Kreislaufinsuff. primär Volumenzufuhr unter ZVD-Kontrolle, bei vermindertem Gefäßwiderstand zusätzlich Noradrenalin in niedriger Dosierung (z. B. 0,05 µg/kg/Min. ▶ 5.3.5)
- Ziel Urin-pH > 6,5: → Volumensubstitution mit 1000 ml NaCl 0,9% im Wechsel mit 1.000 ml Glukose 5 % inkl. 100 ml (= 100 mmol) Natriumbikarbonat 8,4 % mit initial 200 ml/h, hierdurch Minderung der Tubulustoxizität des Myoglobins. **Cave:** Na^+-Überladung
- Volumenersatz bis keine Myoglobinurie mehr nachweisbar (Check U-Stix)
- Ggf. Nierenersatzther. bei therapieresistentem Krea-Anstieg, persistierender Hyperkaliämie (> 6,5 mmol/l), Oligurie/Anurie, refraktärer metabolischer Azidose bzw. Volumenüberladung
- Substitution von Ca^{2+} nur bei Symptomen (Tetanie, Krampfanfall) oder Hyperkaliämie
- Ausgleich einer Hypophosphatämie

Prognose Meist gute Prognose bei max. CK < 15.000 U/l.

12

12.6 Der nierentransplantierte Patient

V. a. in der Frühphase nach Nierentransplantation muss aufgrund intensiver Immunsuppression und hohen Abstoßungsrisikos mit besonderen intensivmedizinischen Problemen gerechnet werden.

Spezifische Probleme

- **Opportunistische systemische Inf.** als Folge der Immunsuppression (meist „Triple"-Immunsuppression mit Ciclosporin oder Tacrolimus, Mycophenolsäure und Prednisolon)
  - In der Frühphase (< 4 Wo.) häufig bakt. (OP-Wunde, ZVK, Pneumonie, HWI)
  - 2.–6. Mon.: CMV-Inf.; besonders gefürchtet CMV-Pneumonie mit meist diffusen interstitiellen Infiltraten und ausgeprägter Hypoxie, P.-jiroveci-Pneumonie, reaktivierte Tbc, Pilzinf.
- **Akute Abstoßung:** Klinik des ANS (▶ 12.1), Schmerzen über dem Transplantat, häufig ohne Organschwellung oder Fieber. Rückgang der Diurese. Gehäuft therapiebedingte KO (Sepsis nach Abstoßungsther., nichtkardiales Lungenödem durch monoklonale AK, z. B. OKT III)
- **Tacrolimus/Ciclosporin-Überdosierung. Cave:** Interaktionen z. B. mit Antibiotika (z. B. Erythromycin ▶ 14.7.2, Chinolone), Antimykotika und Antikonvulsiva führen zu Krea-Anstieg und Hypertonie, Neurotoxizität mit Krampfanfällen und Enzephalopathie

Diagnostik

- Prüfung prärenaler (infektgetriggerte Exsikkose) und postrenaler (Aufstau: Kompression durch Lymphozele, Striktur) Ursachen
- **Labor:** CRP, BB, Krea, E'lyte, Tacrolimus/Ciclosporin-Spiegel, Urin-Diagnostik, Sediment, Proteinurie (DD: Abstoßung/Infektion durch Harnprotein-

muster), ausführliche mikrobiologische Diagn. (U-Kultur, Blutkultur, Wundabstriche, BAL, Sputum und Magensaft auf säurefeste Stäbchen, CMV-PCR, Polyomaviren PCR)
- **Rö-Thorax:** auch bei negativem Auskultationsbefund
- **Sonografie,** insbesondere auch Check der Durchblutung (z. B. Pendelfluss bei Thrombose)
- Bei V. a. Abstoßung Nierenbiopsie erforderlich
- Rekurrenz der Grunderkr.?
- **LP** und **CCT**

Management
- Bei Infektion ausreichende Volumenzufuhr sowie: kalkulierte bzw. gezielte antibiotische/virustatische Ther. (▶ 14.2); bei Abstoßung intensivierte Immunsuppression
- Bei Polyomavirus-Nephropathie Umstellung/Reduktion Immunsuppression
- Symptomatisch: Aufrechterhaltung einer optimalen Nierenperfusion (Einstellung $RR_{systol.}$ auf 120–140 mmHg, ▶ 5.3.2); bei diffusen pulmonalen Infiltraten ZVD niedrig halten (+ 4 cmH_2O) wegen drohenden Lungenödems
- Strikte Einhaltung hygienischer Maßnahmen (Schleuse, Kittel und Mundschutz) zur Vermeidung nosokomialer Inf.

13 Wasser-, Elektrolyt- und Säure-Basen-Haushalt

Cord Schneuzer

13.1 Leiterkrankungen

13.1.1 Störungen des Wasser- und Na^+-Haushalts

Änderungen der Plasma-Natrium-Konz. dürfen nicht mit einer Änderung des Gesamt-Na^+-Bestands gleichgesetzt werden: Über Na^+-Salze als wichtigste E'lyte des EZR werden vielmehr das extrazelluläre Volumen (via Renin-Angiotensin-Aldosteron) und die Osmolalität (via ADH) reguliert. Hypo-/Hypernatriämie muss also immer im Zusammenhang mit dem Wasserhaushalt interpretiert werden.

Hyponatriämie (Na^+ < 135 mmol/l)

Die Hyponatriämie ist Ausdruck einer Störung des Wasserhaushalts mit relativem Wasserüberschuss.

Ätiologie

- **GIT-Verlust,** häufig mit Dehydratation (daher initial oft normales Serum-Na^+; Hyponatriämie meist iatrogen durch Substitution hypotoner Lösungen, z. B. 5 % Glukoselösung)
- **Renale Verluste** (sog. „Salzverlustniere"), typisch in Reparationsphase nach ANV, aber auch bei chron. interstitieller Nephropathie oder med.-toxisch (z. B. Amphotericin B)
- **Iatrogen,** z. B. durch Diuretika
- **Addison-Krankheit** (▶ 15.1.5)
- **SIADH:** Syndrom der inadäquaten ADH-Sekretion = Schwartz-Bartter-Sy. Hypoosmolalität infolge überschießender ADH-Sekretion bei Enzephalitis, hypothalamischen Prozessen (Hypophysentumor), Hirnblutung, protrahierte Übelkeit/Erbrechen insb. postop., paraneoplastisch (z. B. bei kleinzelligem Bronchialkarzinom), Lungenerkr. (z. B. Pneumonie, COPD, akute respir. Insuff.), HIV-Inf., medikamentös (z. B. Barbiturate, Carbamazepin, Chlorpropamid, Cyclophosphamid, Diuretika [insb. HCT], Oxytocin, Phenothiazine, Sulfonylharnstoffe, Vincristin, Antidepressiva, NSAR)
- **Pseudohyponatriämie** bei erhöhter Osmolalität infolge ausgeprägter Hyperglykämie, Hyperlipidämie oder -proteinämie. Ein Anstieg der Plasmaglukose um 100 mg/dl geht mit einem Abfall des Serum-Na^+ um 1,6–2,4 mmol/l einher

Wegweiser Hyponatriämie

- Klinisch relevant < 130 mmol/l, bedrohlich bei Abfall < 125 mmol/l.
- Vor Ther. muss eine Verdünnungshyponatriämie (→ Ther. mit Flüssigkeitsrestriktion) von einem echten Natriumverlust (eher selten, → Ther. mit Na^+-Substitution) abgegrenzt werden.
- Hierzu ist die Einschätzung des Hydratationszustands des Pat. nötig: Überwässerung, Ödeme, Exsikkose, V. cava inf. (VCI) Füllung/Atemmodulation.
- Wie schnell hat sich die Hyponatriämie entwickelt? Bei langsamer Entstehung (> 48 h) langsamer Ausgleich über Tage, da sonst eine ZNS-Schädigung (pontine Myelinolyse) durch den osmotischen Gradienten möglich ist.

Klinik

- Deutliche. Sympt. häufig bei raschem Na^+-Abfall (aggressive Diuretikather., Verdünnungshyponatriämie nach postop. Überwässerung), bei chron. Hyponatriämie häufig unspezifische Sympt., Konzentrations-, Gedächtnis- und Koordinationsstörung, oft Grund für Stürze älterer Pat. im häuslichen Umfeld oder für organische Psychose
- Bei Dehydratation Zeichen des Volumendefizits (RR ↓, Tachykardie, verminderter Hautturgor, schlechte Halsvenenfüllung, VCI kollaptisch, evtl. Benommenheit); bei SIADH evtl. mäßige Ödeme
- Schweregradeinteilung:
  - **Leicht** mit geringer neurologischer Klinik: Na^+ 130–135 mmol/l
  - **Mittelschwer** mit mäßig schwerer Klinik: Na^+ 125–129 mmol/l mit Übelkeit und Kopfschmerzen
  - **Ausgeprägt** mit schwerer Klinik: Na^+ < 125 mmol/l mit Lethargie, Krampfanfällen, Verwirrtheit, Koma

Diagnostik

- **Labor:** BB, E'lyte, Harnsäure, Na^+ in Serum und Urin (nur sinnvoll ohne gleichzeitige Diuretikatherapie), Krea, Albumin, Osmolalität in Serum und Urin bei SIADH: konzentrierter Urin, Na^+ im Urin > 40 mmol/l, Urin-Osmolalität > 100 mosmol/l, bei gleichzeitig erniedrigter Serumosmolarität meist < 260 mosmol/l; ggf. bei Diuretikather. Bestimmung der fraktionellen Natriumexkretion im Urin (ist bei SIADH deutlich erhöht)
- **Rö-Thorax:** Zeichen des Lungenödems? Bronchialkarzinom?
- **CCT, MRT, Lumbalpunktion:** Zeichen des Hirnödems, Enzephalitis?
- Differenzierung der Hyponatriämie ▶ Tab. 13.1

Tab. 13.1 Differenzierung der Hyponatriämie

Spontanurin	EABV	ECV	Klinik	Ursachen
Urin-Na > 20 mmol/l	Niedrig	Hypovolämie	RR_{Ortho} ↓, Serum-Krea + Harnsäure (HS) + BUN ↑	Renale Salzverluste, Diuretika, Hypoaldosteronismus
Urin-Na < 10 mmol/l	Niedrig	Hypovolämie	RR_{Ortho} ↓, Serum-Krea + Harnsäure (HS) + BUN ↑	Extrarenale Verluste: Erbrechen, Diarrhö, Pankreatitis, Verbrennung, Trauma, Peritonitis
Urin-Na < 10 mmol/l	Niedrig	Hypervolämie	RR_{Ortho} ↓, Serum-Krea + Harnsäure (HS) + BUN ↑	Ödeme bei Herzinsuff., Leberzirrhose, nephrotisches Sy.
Urin-Na > 30 mmol/l Urin-Osm > 100 mosm/kg	Normal bis erhöht	Euvolämie	RR_{Ortho} ↔, Krea + HS + BUN ↓	SIADH (z. B. Malignom), pulmonale Erkr., Medikamente (HCT, SSRI, NSAR usw.), andere (z. B. Hypothyreose, Kortisonmangel)

EABV = effektives arterielles Blutvolumen, ECV = extrazelluläres Volumen, SIADH = Syndrom der inadäquaten ADH-Sekretion, RR_{Ortho} = Orthostasereaktion, HCT = Hydrochlorothiazid, SSRI = selektive Serotonin-Wiederaufnahmehemmer, NSAR = nichtsteroidale Antirheumatika, BUN = Blood Urea Nitrogen = Harnstoff, HS = Harnsäure

13

Therapie

- **Asympt. Hyponatriämie:** meist chron. (> 48 h), keine schnelle Korrektur anstreben, sondern Ursache beheben, z. B. Flüssigkeitsrestriktion bei Überwässerung, Absetzen der Diuretika oder langsame Infusion von NaCl 0,9 % bei hypotoner Dehydratation (1 000 ml heben Na^+-Spiegel um 1–2 mmol/l)
- **Sympt. Hyponatriämie:** meist akut (< 48 h) aufgetreten (Krampfanfälle, Koma, deutliche neurologische Ausfälle). Verlegung des Pat. auf die Intensivstation. Prompte Kurzinfusion von 150 ml NaCl 3 % i. v. über 20 Min. Wiederholung bis 3 x in der 1. Stunde oder bis klinische Besserung. Faustregel „rule of six": Anstieg um max. 6 mmol/l in den ersten 6 h und um weitere 6 mmol/l in 24 h. **Cave:** bei zu schneller Substitution zentrale pontine Myelinolyse. Natriumsubstitution bis Verschwinden der Sympt. oder bis max. 130 mmol/l Serum-Natrium in 24 h. **Herstellung von 100 ml NaCl 3%:** 30 ml NaCl 10 % + 70 ml Aqua dest.
- **SIADH (Euvolämie):** Korrektur der Hyponatriämie durch Flüssigkeitsrestriktion auf ca. 1 l/d. Wichtiger ist Behandlung der Grunderkr. (z. B. Chemother. bei kleinzelligem Bronchialkarzinom, Absetzen der auslösenden Medikamente)!
- **Chron. symptomatisches SIADH:** Tolvaptan , oraler Arginin-Vasopressin-2-Rezeptorantagonist hemmt ADH-vermittelten Einbau von Aquaporinen in die Hauptzellen der Sammelrohre der Niere → Aquarese (Ausscheidung von freiem Wasser ↑) → Serum-Natrium-Konz. steigt. Dosis initial 1 × 15 mg/d p. o. (bisweilen reicht einmalige Gabe), Trinkmengenbeschränkung aufheben. Kontrolle von Serum-Na^+ nach 6 h sowie Kontrolle der Urinausscheidung. Wenn Na^+ ↑ über 6 mmol/l nach 6 h Gabe von 1 l freiem Wasser (z. B. Glukose 5 %). Im Verlauf ggf. Dosiserhöhung auf 30 mg/d und mehr. **Cave:** teuer!

Berechnung des Na^+-Defizits
Na^+-Defizit = (135 mmol/l – Na^+_{Ist}) × 0,3 × kg KG

! **Cave**
- Serum-Na^+-Korrekturgeschwindigkeit: 12 mmol/l pro 24 h oder 18 mmol/l pro 48 h oder 0,5 mmol/l/h
- Vorsicht bei begleitender Hypokaliämie. Kaliumgabe führt zu K^+- und Cl^--Eintritt in die Zelle mit Na^+-Shift aus der Zelle. Dadurch evtl. zu rasche/überschießende Na^+-Korrektur
- Flüssigkeitsüberladung, Lungenödem
- Bei zu rascher Substitution schwerwiegende neurologische KO (z. B. zentrale pontine Myelinolyse ▶ 8.3.8)

Hypernatriämie (Na^+ > 150 mmol/l)

Erreicht klinisch relevantes Ausmaß fast nur bei defektem Durstmechanismus (bewusstlose oder verwirrte Pat., postop., im Alter). Symptome meist ab Na^+ > 160 mmol/l.

Ätiologie

- Unzureichende Flüssigkeitszufuhr bei Bewusstseinsstörung
- Erkr. mit reinem oder vorwiegendem Wasserverlust (Ausnahme: iatrogene Zufuhr überschüssiger Mengen hypertoner Lösungen, z. B. Na^+-Bikarbonat)
- Wasserverlust über Haut und Lungen: profuses Schwitzen, Fieber (Perspiratio sensibilis und insensibilis)

- Renal: osmotische Diurese, am häufigsten bei entgleistem Diab. mell. (▶ 15.1.1, oft zusätzlicher Na^+- und K^+-Verlust)
- Diabetes insipidus (zentral oder renal). Bei erhaltenem Durstmechanismus meist nur geringfügige Hypernatriämie

Wegweiser Hypernatriämie
- Bedrohlich bei > 160 mmol/l
- Häufigste Ursache ist die Exsikkose (hypertone Dehydratation)
- Eine hypertone Hyperhydratation ist meist iatrogen durch Zufuhr hypertoner Na^+-haltiger Lösungen verursacht

Klinik
- Durst, Fieber, Bewusstseinsstörungen, tachykarde Herzrhythmusstörungen
- Bei Dehydratation Zeichen der Kontraktion des EZR (verminderter Hautturgor, „stehende Hautfalten", weiche Augenbulbi, schlechte Halsvenenfüllung, Müdigkeit, Somnolenz, Koma, Tachykardie, RR ↓)
- Bei Hypernatriämie rasche Entwicklung einer intrazellulären Dehydratation, die schnell zu Lethargie und Koma führt

Diagnostik BB, BZ, E'lyte, Krea, BGA. Ausschluss eines Diabetes insipidus durch Funktionstests: **Durstversuch:** Ausschluss eines Diab. insipidus, wenn nach 12 h Dursten Serum-Osmolalität < 295 mosmol/l und Urin-Osmolalität > 800 mosmol/l; Durchführung nur unter stat. Überwachung! Differenzierung renaler/zentraler Diabetes insipidus über Minirin®-Test.

Therapie
- **Reiner Wasserverlust:** Substitution durch Glukose 5 % Glukoselösung; etwa 50 % des Defizits in den ersten 24 h ausgleichen; möglichst unter ZVD-Kontrolle
- **Zusätzliches Na^+-Defizit** (z. B. Coma diabeticum): NaCl 0,9 %, ca. 50 % des geschätzten Defizits in 24 h
- **K^+-Substitution** (▶ 13.1.2): abhängig von Serum-K^+, Nierenfunktion und Säure-Basen-Status:
  - Bei Coma diabeticum (▶ 15.1.1), häufig auch bei hochnormalem K^+ Substitution mit ca. 10 mmol/h KCl (hohes Serum-K^+ durch Transmineralisation infolge der Azidose bei erniedrigtem intrazellulärem K^+)
  - Häufige K^+-Kontrollen, anfangs alle 1–2 h
- **Diabetes insipidus:** ausreichend (Na-armes) Volumen, bei zentralem Diabetes insipidus ggf. DDAVP (Desmopressin), bei renalem Diabetes insipidus ggf. Thiazide

Berechnung des Wasserdefizits (Liter)

$$Na^+\text{-Defizit} = (Na^+_{Ist} - 135\,mmol/l)/(135\,mmol/l) \times kg\,KG \times 0{,}3.$$

! Cave
Hirnödem bei zu raschem Ausgleich der Hypernatriämie. Deshalb isotone Lösungen bevorzugen, langsamen Ausgleich von Flüssigkeitsdefizit und E'lytstörung über 2–3 d anstreben, nicht schneller als 1–2 mmol/l/h absenken!

13.1.2 Störungen des K^+-Haushalts

Die Bewertung der K^+-Konz. muss immer in Zusammenhang mit dem Blut-pH erfolgen! Faustregel: Änderungen des Blut-pH um 0,1 führen zu gegensinniger Veränderung des K^+ um 0,4–0,5 mmol/l.

- **Alkalose:** Aldosteron, Insulin (Hypokaliämie-Gefahr bei Insulininfusion), Adrenalin und β-Sympathomimetika fördern die Aufnahme von K^+ in die Zelle → Hypokaliämie
- **Azidose:** Gewebenekrose, Hämolyse, vermehrte Freisetzung von K^+ aus dem Intrazellulärraum → Hyperkaliämie

Hypokaliämie (K^+ < 3,5 mmol/l)

Ätiologie

- **GIT-Verluste** bei Diarrhö, Laxanzienabusus, Fisteln, Magen-Verweilsonden
- **Renal:** meist durch Diuretikather., selten bei prim. (Conn-Syndrom), häufiger bei sek. Hyperaldosteronismus (Stimulierung des Renin-Angiotensin-Aldosteron-Systems durch Verminderung des effektiven Blutvolumens z. B. bei Herzinsuff., Leberzirrhose, nephrotischem Sy.), K^+-Verlust-Nephropathie, Bartter-Sy., renal-tubulärer Azidose. Iatrogen z. B. bei Glukokortikoidther.
- **Transmineralisation** (K^+ extrazellulär → intrazellulär) bei Alkalose, hoch dosierte β-Adrenergika (auch inhalativ!), Tokolytika, Stress durch Katecholaminausschüttung, Insulinther., selten: periodische Paralyse

Wegweiser Hypokaliämie

- Schon niedrig normale Werte können bei Vorerkr. (z. B. akuter Myokardinfarkt, Rhythmusstörungen) lebensbedrohlich sein
- Meist medikamentös: z. B. Diuretika, $β_2$-Sympathikomimetika, Glukokortikoide, Theophyllin
- Bei Substitution auf begleitende Störung des Säure-Basen-Haushalts achten: bei Bikarbonatüberschuss KCl, bei Azidose eher K^+-Bikarbonat

Klinik

- Muskelschwäche, Muskelkrämpfe, Faszikulationen, im Extremfall Lähmung (auch glatte Muskulatur → Ileus), Adynamie, Rhabdomyolyse
- Herzrhythmusstörungen, evtl. Kammerflimmern, RR ↑ bei Hyperaldosteronismus, sonst häufig RR ↓
- Chron. Hypokaliämie (chron. Diuretika- oder Laxanzienabusus) kann zu interstitieller Nephritis und Nierenzysten führen

Diagnostik

- **Labor:** E'lyte einschließlich Cl^-, HCO_3^-, BGA, Krea:
  - Urin-K^+ (falls keine Diuretikather.): Faustregel < 25 mmol/l bei GIT-Verlusten, > 25 mmol/l bei renalen Verlusten, abhängig vom Serumspiegel und pH
  - Ggf. endokrinologische Diagn. (Renin, Aldosteron im Serum)
- **EKG:** TU-Verschmelzungswelle, tachykarde Herzrhythmusstörungen (v. a. bei vorbestehender KHK). **Cave:** Ektopieneigung ↑ bei Digitalisther. und Hyperthyreose!

Therapie

- **Kalium oral:** bei mittelgradiger Hypokaliämie (2,5–3,5 mmol/l). Bei gleichzeitiger Alkalose Kaliumchlorid, z. B. Kalium duriles® 1 Tbl. = 10 mmol/d

(Dosis hierbei durch GIT-Unverträglichkeit limitiert). NW: Ösophagus-Ulzera. Bei normalem pH **oder Azidose:** K^+-Zitrat/-Bikarbonat, z. B. Kalinor-Brausetabletten® 1 Tbl. = 40 mmol

- **KCl i. v.:**
  - Peripher-venös max. 20–40 mmol in 500–1.000 ml NaCl 0,9 % über 2 h
  - Perfusor mit 50 mmol KCl in 50 ml Trägerlösung (z. B. Glukose 5 %), Infusionsgeschwindigkeit 5–10(–20) mmol/h (max. 40 mmol/h) über ZVK. Nur im Notfall bei vitaler Bedrohung (Kammerflimmern usw.) raschere K^+-Gabe vertretbar, z. B. 10–20 mmol KCl als Bolus i. v. unter Monitorkontrolle. Max. 60 mmol/h, max. Tagesdosis 200 mmol
- Nach Akutther. ggf. Aldosteronantagonist

> **!** **Cave**
> Bei Niereninsuff. und ACE-Hemmer-Ther. wesentlich höheres Überdosierungsrisiko (z. B. klinisch relevante Hyperkaliämie nach 1 K^+-Brausetabl. mit 40 mmol K^+).

Hyperkaliämie (K^+ > 5 mmol/l)

Ätiologie

- **Renale Exkretionsinsuff.** bei ANV oder CNV (häufigste Ursache; bei CNV meist kombiniert mit Diätfehler: zu hohe K^+-Zufuhr oder nach Bluttransfusion)
- **Kaliumsparende Diuretika:** Amilorid, Triamteren, Spironolacton
- **NNR-Insuff.:** Hyperkaliämie ist Kardinalsymptom bei Addison-Krankheit (prim. Hypoaldosteronismus ▶ 15.1.5)
- **Medikamenten-NW:** Betablocker, ACE-Hemmern, NSAID, Co-trimoxazol
- **Transmineralisation:** (K^+ intrazellulär → extrazellulär) bei Azidose. **Cave:** Ein normales oder nur mäßig erhöhtes K^+ bei diab. Ketoazidose (▶ 15.1.1) kann Hinweis für ein bedrohliches K^+-Defizit sein, das bei Azidoseausgleich ohne gleichzeitige ausreichende K^+-Substitution zu lebensbedrohlichen Arrhythmien prädisponiert!
- **Gewebeuntergang** bei Hämo-/Myolyse, Polytrauma; relevant in Kombination mit anderen Faktoren: ANV bei Rhabdomyolyse und Volumenmangelschock mit metabolischer Azidose!
- **Narkose** mit Succinylcholin (in Kombination mit anderen Faktoren)
- **Artefakt:** schlechte Blutabnahmetechnik, In-vitro-Hämolyse durch zu langes Stehenlassen → Kontrolle

> **Wegweiser Hyperkaliämie**
> - Klinisch relevant meist erst > 6 mmol/l, lebensbedrohlich bei > 6,5 mmol/l
> - Zur Einschätzung des intrazellulären K^+-Gehalts immer EKG (s. u.)
> - Häufigste Ursachen sind Azidose und Medikamente bei Niereninsuff.

Klinik Hauptsächlich kardiale Symptome, wie Bradykardie, evtl. Kammerersatzrhythmus, Schwindel, Synkope, evtl. Adams-Stokes-Anfall, Herzstillstand. Muskelschwäche bis zur Lähmung (z. B. Atemmuskulatur). Geschwindigkeit der K^+-Verschiebung ist entscheidender als absolute Serumkonz. (hohes Risiko > 7,0 mmol/l).

Diagnostik

- **Labor:** BB, E'lyte, Krea, CK, BGA
- **EKG** mit Rhythmusstreifen: zunächst hohe T-Welle, dann Überleitungsstörungen, QRS-Verbreiterung, schließlich degenerierte Kammerkomplexe („Elefantenfüße"), evtl. auch Übergang in Kammerflimmern
- **Sono:** Schrumpfnieren, Nebennierenmetastasen?

Therapie

- **Medikamentös:**
  - **Mäßige Hyperkaliämie** (< 6 mmol/l): Beseitigung der Ursache, kaliumreduzierte Diät und orale Kationenaustauscher (z. B. Antikalium®-Granulat, CPS®-Pulver 4 × 1 Beutel/d), Diuresesteigerung mit Furosemid
  - **Stärkere Hyperkaliämie und EKG-Veränderungen:** Infusion von 200 ml Glukose 20 % + 20 IE Altinsulin über 30 Min. (K^+-Abfall um ca. 1 mmol/l), bei Hyperglykämie ist keine Glukosegabe nötig. Bei Niereninsuff. Insulindosis reduzieren (verlängerte HWZ von Insulin → Hypoglykämie)! Raschere Wirkung durch Infusion von 50–100 mmol Na^+-Bikarbonat über 15 Min. **Cave:** Alkalose, Überwässerung, Hypernatriämie, Dämpfung des Atemzentrums
  - **Stärkere Hyperkaliämie:** β_2-Sympathomimetika: Terbutalin 500 µg s. c., Salbutamol 2 × 0,2 mg mehrfach inhalativ
  - Schwere EKG-Veränderungen/Herzrhythmusstörungen: (zur Stabilisierung des Membranpotenzials) 1 Amp. (10 ml) Kalziumglukonat 10 % i. v. über 2 Min. unter EKG-Kontrolle (ggf. Wiederholung), **Cave:** nicht bei digitalisierten Pat.!
- **Dialyse:** Da alle medikamentösen Maßnahmen nur kurzfristig effektiv sind (z. B. Glukose/Insulin oder $NaHCO_3$ 1–4 h), muss bei weiterbestehender Kaliumexkretionsstörung (ANV, Dialysepat.) Kalium extrakorporal mittels Akutdialyse (▶ 2.8.2) eliminiert werden. Auch hier: „Rebound-Effekt" beachten mit K^+-Rückstrom von intra- nach extrazellulär → K^+-Kontrollen

> **! Cave**
> - Schrittmacherther. ohne ausreichende K^+-Senkung bei bradykarden Herzrhythmusstörungen oder Herzstillstand meist ineffektiv!
> - Unbedingt Reanimation fortsetzen, bis K^+ durch Dialyse genügend eliminiert ist

13.1.3 Störungen des Ca^{2+}-Haushalts

Beurteilung der Serum-Ca^{2+}-Konz. abhängig von der Eiweißkonz.: Gesamtkalzium = ionisiertes + eiweiß-/komplexgebundenes (= biologisch inaktives) Ca^{2+}. Da meist Gesamt-Ca^{2+} bestimmt wird, muss bei deutlicher Hypo-/Hyperproteinämie der Wert korrigiert werden: Eine Änderung des Albumins um 10 g/l hat eine gleichsinnige Änderung des Kalziums um 0,2 mmol/l zur Folge. Ein Serum-Ca^{2+} von 2,0 mmol/l bei einer Albuminkonz. von 20 g/l liegt also im mittleren Normbereich!

$$\text{Albuminkorrektur: } Ca^{2+}_{korr} = Ca^{2+} - 0{,}025 \times \text{Albumin (g/l)} + 1$$

Hypokalzämie (Ca^{2+} < 2,0 mmol/l)

Ätiologie

- **Vitamin-D-Mangel:** fehlende Sonnenexposition → endogene Synthese als wesentlicher Faktor ↓ ↓, mangelnde Zufuhr oder Absorption, gestörte Synthese und Metabolismus, z. B. Leberzirrhose, Kurzdarmsy., Enteritis regionalis Crohn, Sprue, chron. Niereninsuff., beschleunigter hepatischer Metabolismus (z. B. durch Antiepileptika, Rifampicin, HIV-Ther.). **Klinik:** neben den Symptomen einer vorhandenen Grunderkr. Knochenschmerzen, Muskelschwäche, Osteomalazie
- **Glukokortikoide:** hemmen die Osteoblasten, stimulieren Knochenabbau, reduzieren Ca^{2+}-Absorption durch Hemmung aktiver Vit.-D-Metaboliten
- **Medikamente:** Schleifendiuretika, Aminoglykosidantibiotika, Cisplatin
- **Hypoparathyreoidismus** meist nach Schilddrüsen- oder Nebenschilddrüsenresektion; seltener idiopathisch, Pseudohypoparathyreoidismus
- **Hyperthyreose:** Hemmung der enteralen Ca^{2+}-Absorption
- Akute **Pankreatitis**
- **Alkalose** (z. B. respiratorisch durch Hyperventilation): pH ↑ führt zu Abnahme des ionisierten Anteils (Eiweißbindung steigt) bei unveränderter Gesamt-Ca^{2+}-Konz.

13

Klinik

- Tetanie (pos. Chvostek-Zeichen: Klopfen auf den Fazialisstamm vor dem Kiefergelenk → Zuckungen der mimischen Muskulatur; Trousseau-Zeichen: Aufpumpen einer RR-Manschette über den systol. Wert für 3 Min. → distale Parästhesie, Pfötchenstellung, Zuckungen), selten Laryngospasmus
- „Ameisenlaufen", Kribbeln, „Herzschmerzen"
- Bei ausgeprägter Hypokalzämie epileptische Anfälle
- Uncharakteristische psychische Symptome, wie Fahrigkeit, Unkonzentriertheit, Verwirrtheit
- Extrasystolie, Kammertachykardie (▶ 6.12)

Diagnostik

- **Labor:** E'lyte, Krea, AP, PO_4^{3-}, BGA (ionisiertes Ca^{2+} ablesbar), Albumin. Zur weiteren ätiologischen Klärung Parathormon (iPTH) und Vitamin D (25-OH-Cholecalciferol)
- **EKG:** QT-Verlängerung

Therapie

- **Notfallther.:** Ca^{2+}-Glukonat 10 %, 10–20 ml langsam (über 10–15 Min.) i. v. (▶ 13.2.4), sonst p. o. 1.000–2.000 mg/d Ca^{2+}-Brausetabl.
- **Vit.-D-Mangel:** Substitution (vorzugsweise mit 1,25-Dihydroxycholecalciferol, wegen besserer Steuerbarkeit, mittlere Dosis 0,25–0,5 µg/d p. o., alternativ Dekristol® 20.000 IE 1 × tägl. über 5 Tage, danach Erhaltungsdosis mit 1 × 20.000 IE/Woche. Behandlung der Grunderkr.
- **Z. n. Nebenschilddrüsenresektion:** Ca^{2+}- und Vit.-D-Gabe vorzugsweise oral; nach OP wegen Hyperparathyreoidismus häufig erheblicher Ca^{2+}-Bedarf des Knochens (Hungry Bone)
- **Hyperventilationstetanie** mit normalem Serum-Ca^{2+} keine „Ca^{2+}-Spritzen", sondern Beruhigung des Pat., Beutelrückatmung oder Sedierung z. B. mit Diazepam 5 mg i. v. (▶ 9.4.2)

> **! Cave**
> Erhöhte Digitalistoxizität bei Kalziumsubstitution!

Hyperkalzämie (Ca^{2+} > 2,6 mmol/l)

Ätiologie

- **Prim. Hyperparathyreoidismus** (pHPT), in 80 % solitäres Adenom (Inzidenz steigt deutl. mit dem Alter > 65 J), selten als MEN. Symptome: neben allg. Hyperkalzämie-Symptomatik typischerweise Nephrolithiasis/Nephrokalzinose, GIT-Ulzera, diffuse Osteopenie, bei Pat. >75 J häufig Lethargie und neuropsychiatrische Symptome führend
- **Paraneoplastisch:** meist durch Knochenresorption bei Knochenmetastasen, seltener paraneoplastische PTH-Produktion. Häufigste Primärtumoren: Lunge, Mamma, Schilddrüse, Prostata, Niere, Plasmozytom
- **Seltenere Ursache:** Vit.-D-Überdosierung (meist iatrogen bei gleichzeitiger Ca^{2+}-reicher Ernährung), Hyperthyreose, Sarkoidose, Tuberkulose (Vit.-D-Produktion in Granulomen), Paget-Krankheit, prolongierte Immobilisation, Thiazidther.
- **Azidose:** durch pH ↓ Zunahme des ionisierten Anteils (Eiweißbindung sinkt) bei unverändertem Gesamt-Ca^{2+}

Klinik

- Nausea, GIT-Ulzera, Pankreatitis
- Dysphorie, Adynamie, Verwirrtheit, produktive Psychose
- Stammganglienverkalkung, Katarakt
- Polyurie (Ca^{2+} ↑ macht ADH-Antagonisierung), Exsikkose, Nierenkoliken (durch Nephrolithiasis), Niereninsuff.
- Extraossäre Verkalkung bei Überschreiten des Ca^{2+}-/PO_4^{3-}-Produkts

Diagnostik

- **Labor:** E'lyte, PO_4^{3-}, BGA (ionisiertes Ca^{2+} ablesbar), Krea, BB, BSG, AP, PSA, Immun-E'phorese (Plasmozytom?), Parathormon (iPTH), Vit. D (25-OH-Cholecalciferol)
- **EKG:** QT-Zeit-Verkürzung
- **Sono:** Nephrokalzinose, -lithiasis, Parathyreoidea-Adenom, Nierenzell-Ca, Lebermetastase
- **Rö-Thorax:** Primärtumor, Metastasen, Sarkoidose?
- **Knochenszintigramm:** Metastasen?
- Prostatabeurteilung, Mammografie, KM-Punktion (Primärtumor)

Therapie

- **Prim. Hyperparathyreoidismus:** OP, ggf. medikamentös mit Cinacalcet (bis zur OP)
- **Paraneoplastisch:** falls möglich, Behandlung der Grunderkr.
- **Symptomatisch:** Volumenexpansion mit 200–300 ml/h NaCl 0,9 % (angestrebtes Urinvolumen 100–150 ml/h), forcierte Diurese mit zusätzlichem Furosemid i. v. bei unzureichender Ca^{2+}-Senkung, Überwässerung oder bei Herz- und Niereninsuff.
- **Bisphosphonate,** z. B. Zolendronat 4 mg i. v. über 15 Min. o. Pamidronat: 60–90 mg auf 500 ml NaCl 0,9 % über 2–8 h je nach Serum-Ca^{2+}, als einmalige Infusion, Wirkeintritt 24–72 h, v. a. wirksam bei Tumorhyperkalzämie. **Cave:** Nierenfunktion beachten!
- **Glukokortikoide:** 20–40/d Prednisonäquivalent i. v., wegen Unterdrückung der endogenen Kalzitriolsynthese wirksam v. a. bei granulomatösen Hyperkalzämie-Ursachen (z. B. Sarkoidose)
- Ggf. Ther.-Versuch mit Kalzitonin 4 IU/kg KG. Kalziumkontrolle nach 6 h, bei initialem Ansprechen Wiederholung (4–8 IU/kg KG) alle 6–12 h

- **Dialyse** gegen Dialysat-Ca^{2+} von 0,75–1,25 mmol/l: im Notfall effektivste Maßnahme, aber nur kurz wirksam, da es bei nicht beeinflussbarer Grunderkr. zur raschen Rückverteilung aus dem Gewebe kommt. **Cave:** Hypophosphatämie-Induktion (Rhabdomyolyse-Risiko) bei ansonsten normaler Nierenfunktion

Cave
- Eine hyperkalzämische Krise (> Ca^{2+} 3,5 mmol/l) ist potenziell lebensbedrohlich (Exsikkose, Vigilanzminderung, Koma, Tod)! Es muss sofort behandelt werden, anschließend Ursachenabklärung
- Phosphatgabe führt zur Komplexbildung von freiem Ca^{2+} mit dem Risiko der Ausfällung bei Überschreitung des Ca^{2+}-/PO_4^{3-}-Produkts von 60–70 mg/dl
- Bei zusätzlicher Hyperphosphatämie zuerst Phosphatspiegel senken, sonst auch Kalziumphosphat-Ausfällung
- Keine Flüssigkeitssubstitution mit Ca^{2+}-haltigen Lösungen (z. B. Ringer-Lösung)
- Gefahr des Lungenödems bei vorbestehender Herzinsuff. und mangelhaft bilanzierter forcierter Diurese!

13

13.1.4 Störungen des Phosphathaushalts

PO_4^{3-} ist im Plasma nur zu ≈ 10 % proteingebunden, Serumwerte sind anders als bei Ca^{2+} also nicht albuminabhängig. Hauptrolle im Knochenstoffwechsel (85 % des Gesamt-PO_4^{3-} im Skelett). Exkretion fast ausschließlich renal. Phosphatmangel führt zu Störungen im zellulären Energiestoffwechsel (energiereiche Phosphate).

Hypophosphatämie (PO_4^{3-} < 0,8 mmol/l)

Ätiologie
- Exzessive Antazidaeinnahme, gestörte Sucralfat-Resorption; Alkoholismus (Malnutrition), chron. Diarrhö, unkontrollierte Diuretikather.
- Diabetische Ketoazidose (v. a. unter parenteraler Ernährung)
- Sepsis, Alkalose, Kohlenhydratzufuhr (Transmineralisation)
- Prim. Hyperparathyreoidismus, Vit.-D-Mangel

Klinik
- Muskelschwäche → Rhabdomyolyse, v. a. bei Alkoholikern
- Benommenheit, Verwirrtheit, Krämpfe, Koma
- Knochenschmerzen
- Hämolyse, Thrombopenie
- Ateminsuff. (neuromuskulär)
- Kardiomyopathie mit Herzinsuff.

Diagnostik BGA, E'lyte, u. a. Cl^-, PO_4^-, HCO_3^-; Krea; Leberwerte (alkoholtoxische Hepatopathie?); CK, Myoglobin (Rhabdomyolyse?); BB inkl. Retikulozyten (Hämolyse?); AP, iPTH, Vit. D.

Therapie Bei symptomatischer Hypophosphatämie (PO_4^{3-} meist < 0,35 mmol/l) bevorzugt orale, sonst parenterale Substitution mit NaH_2PO_4, max. Tagesdosis 100 mmol (▶ 13.2.5). **Cave:** K^+ ↑, Ca^{2+} ↓ und PO_4^{3-} ↑ bei zu rascher Applikation.

> **! Cave**
> PO_4-Substitution bei Hyperkalzämie (Überschreitung des Kalzium-Phosphat-Produkts).

Hyperphosphatämie (PO_4^{3-} > 1,5 mmol/l)

Ätiologie Fast ausschließlich Exkretionsstörung bei Niereninsuff., selten bei massivem Zelluntergang, Hypothermie, diab. Ketoazidose, Laktatazidose, Vit.-D-Intox., Überdosierung von Bisphosphonaten.

Klinik Uncharakteristisch; bei Überschreiten des Löslichkeitsprodukts für Ca^{2+} und PO_4^{3-} Gefahr ektoper Verkalkungen (meist bei langjähriger und schlecht kontrollierter renaler Osteopathie). Bei deutlicher Hyperphosphatämie Übelkeit, Erbrechen, Verwirrtheit, Tetanie (durch Komplexbildung mit ionisiertem Kalzium).

Diagnostik E'lyte, PO_4^{3-}, Krea, AP, BGA, Vit.-D, iPTH.

Therapie Akut: extrakorporale Elimination mittels Dialyse; sonst Steigerung der renalen Exkretion durch forcierte Diurese und Unterbrechung der oralen Resorption durch Phosphatbinder ($CaCO_3$).

13

13.1.5 Störungen des Mg^{2+}-Haushalts

Mg^{2+} spielt eine wichtige Rolle als Kofaktor für ATP und verschiedene intrazelluläre Enzyme im Energiestoffwechsel und beeinflusst Ionentransportsysteme der Zellmembran wie die Na-K-ATPase. Daher auch bei normalen Serumspiegeln Ind. zur Mg^{2+}-Ther., z. B. bei Torsade-de-pointes-Tachykardie (▶ 6.12.3), Eklampsie (▶ 18.3.7). Die Mg^{2+}-Regulation erfolgt hauptsächlich renal mit Exkretion und tubulärer Reabsorption.

Hypomagnesiämie (Mg^{2+} < 0,7 mmol/l)

Ätiologie
- **Malnutrition,** z. B. Alkoholismus, parenterale Ernährung
- **Malabsorption,** z. B. entzündliche Darmerkr., Kurzdarmsy., Fisteln
- **Renale Verluste:** osmotische Diurese, interstitielle/tubuläre Nephropathie, Hypokaliämie, Azidose, Hypokalzämie
- **Medikamente:** Aminoglykoside, Amphotericin B, Ciclosporin, Cisplatin, Digitalis, Schleifendiuretika, PPI, Pentamidin
- **Endokrin:** Ketoazidose, Hyperparathyreoidismus, Hyperthyreose, Conn-Sy., SIADH

Klinik
- Neuromuskuläre Übererregbarkeit (Krämpfe, Faszikulationen, Tremor)
- Adynamie, Benommenheit, Verwirrtheit
- Herzrhythmusstörungen bis zu Kammerflimmern

Diagnostik
- Labor: Serum-E'lyte (einschließlich K^+, Ca^{2+}, Mg^{2+}), BGA, Krea, BZ
- EKG (QT-Verlängerung, Rhythmusstörungen?)

Therapie
- **Akutther.:** bei normalem oder erniedrigtem Serumspiegel in vital bedrohlichen Situationen (z. B. Torsade-de-pointes-Tachykardie): Magnesiumsulfat 2 g i. v. über 2 Min., erneut nach 5–15 Min.

- **Sympt. Hypomagnesiämie:** Mg^{2+} 50 % (1 Amp. = 10 ml = 20 mmol = 486 mg). Initial 1 Amp. in 500 ml Glukose 5 % über 3 h, dann 2 Amp. in 1.000 ml Glukose 5 % über 24 h

Cave
- Kumulation bei Niereninsuff
- Flush und Hypotension bei zu rascher i. v. Gabe
- Wenn klinisch möglich, orale Mg^{2+}-Gabe, da bei rascher i. v. Anhebung durch Magnesiurie nur max. 50 % des infundierten Mg^{2+} im Körper bleiben

Hypermagnesiämie (Mg^{2+} > 1,0 mmol/l)

Ätiologie
- Akute oder chron. Niereninsuff. (Zufuhr Mg^{2+}-haltiger Lösungen oder Medikamente, z. B. Antazida, bei Niereninsuff. kontraindiziert)
- Endogene Mg^{2+}-Freisetzung bei z. B. Tumorlyse, Rhabdomyolyse, meist in Kombination mit Nierenfunktionsstörung
- Nebennierenrindeninsuff. (Addison-Krankheit)

13

Klinik Mg^{2+} besitzt curareähnliche Wirkung und blockiert effektiv Ca^{2+}-Kanäle, dadurch:
- Nausea, Somnolenz, Koma
- Muskelschwäche, Areflexie, Atemlähmung
- Hypotension, Bradykardie, Herzstillstand

Diagnostik Mg^{2+}, Ca^{2+}, K^+, Krea, CK, LDH.

Therapie Bei Beeinträchtigung von Vitalfunktionen (z. B. drohende Ateminsuff.) Ca^{2+}-Glukonat 10 % langsam i. v. (▶ 13.2.4). Bei Niereninsuff. forcierte Diurese mit Furosemid i. v. oder Dialyse (▶ 2.8).

13.1.6 Störungen des Säure-Basen-Haushalts

Der innerhalb enger Grenzen (normal 7,36–7,44) aufrechterhaltene pH wird durch Säureanfall im Intermediärstoffwechsel, respiratorische (pCO_2) und renale (Ausscheidung von Säureäquivalenten und HCO_3^-) Regulation bestimmt (▶ Abb. 13.1); Störungen (▶ Tab. 13.2) sind folglich v. a. bei Erkr. dieser Organsysteme zu erwarten.

Tab. 13.2 Entgleisungen des Säure-Basen-Haushalts

	pH	pCO_2 (mmHg)	Bikarbonat (mmol/l)	BE* (mmol/l)
Normwerte	7,36–7,42	36–44	22–26	–2 bis +2
Metabolische Azidose	↓ oder ↔	↔ oder ↓	↓	Negativ
Metabolische Alkalose	↑ oder ↔	↔ oder ↑	↑	Positiv
Respiratorische Azidose	↓ oder ↔	↑	↔ oder ↑	Positiv
Respiratorische Alkalose	↑ oder ↔	↓	↔ oder ↓	Negativ

* Base Excess, Basenüberschuss: Differenz der nachweisbaren Basen gegenüber dem normalen Pufferbasengehalt.

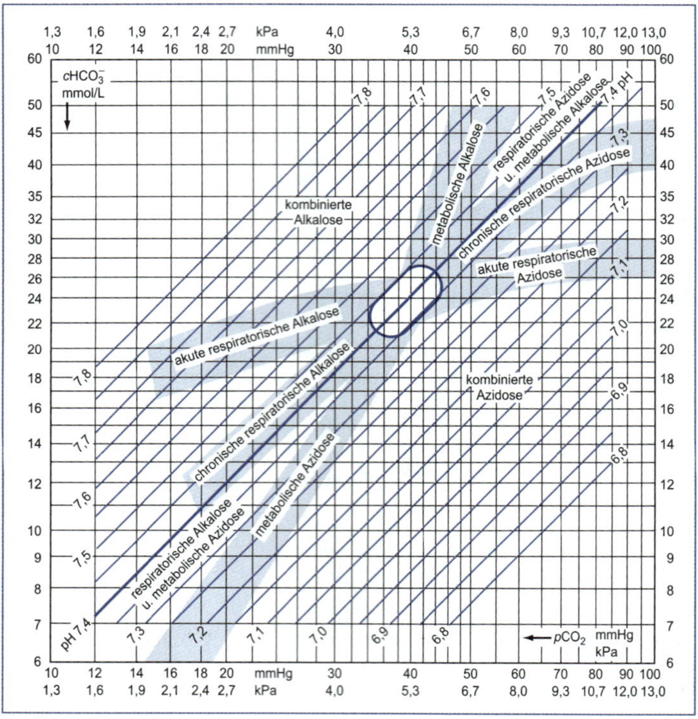

Abb. 13.1 Säure-Basen-Nomogramm [G399, L234]

Einfache Störungen

- Bei kompensierten Veränderungen ist der **pH noch im Normbereich.** Durch erhöhte oder erniedrigte Bikarbonatausscheidung bzw. CO_2-Abatmung sind pCO_2, BE bzw. Standardbikarbonat jedoch path.
- **Faustregel: M**etabolisch **M**iteinander → Bei metabolischen Störungen verändern sich pH, Bikarbonat und pCO_2 stets gleichsinnig. Dies gilt nicht für gemischte Störungen

Gemischte Störungen

Beurteilung der Kompensation

Zur Identifikation zusätzlicher/kombinierter Störungen (▶ Tab. 13.3). Gemischte Störung bei Über- oder Unterkompensation ohne Normalisierung des pH als Ausdruck einer Kompensation. Referenz für den Ausgangswert: $PaCO_2$ 40 mmHg, Bikarbonat 24 mmol/l.

Tab. 13.3 Kompensation der Säure-Basen-Störung

	Primäreffekt	Kompensation
Metabolische Azidose	HCO_3 ↓	$PaCO_2$ um 1 mmHg ↓ pro 1 mmol/l HCO_3 ↓ (1 : 1)
Metabolische Alkalose	HCO_3 ↑	$PaCO_2$ um 0,7 mmHg ↑ pro 1 mmol/l HCO_3 ↑ (1 : 0,7)
Respiratorische Azidose	CO_2 ↑	HCO_3 um 0,3 mmol/l ↑ pro 1 mmHg CO_2 ↑ (1 : 0,3)
Respiratorische Alkalose	CO_2 ↓	HCO_3 um 0,3 mmol/l ↓ pro 1 mmHg CO_2 ↓ (1 : 0,3)

Bestimmung der Anionenlücke (AL)

Einfache Differenzierung der Ursachen einer metabolischen Azidose durch Berechnung der Anionenlücke (AL). Sie ist essenziell zum Erkennen kombinierter Säure-Base-Störungen und sollte prinzipiell immer berechnet werden!

- **Erhöhung** bei Überschuss organischer Säuren (z. B. Laktat, Ketone, Urämie, Intox.). Eine vergrößerte Anionenlücke > 20 mmol bedeutet unabhängig von der BGA immer eine relevante metabolische Azidose
- **Normale** Anionenlücke bei hyperchlorämischer Azidose (Bikarbonatverlust durch Diarrhö, enterale Fisteln, renal tubuläre Azidose)
- **Verkleinerung der Anionenlücke** bei Hypalbuminämie (um 4 mmol/l je Albuminabfall um 10 g/l)

$$Na^+ - (HCO_3^- + Cl^-)$$

Anionenlücke (AL)
Normal 12 ± 2 mmol/l.

Bestimmung des Delta-delta

Zum Nachweis mehrerer gleichzeitig bestehender metabolischer sowie kombinierter metabolisch-respiratorischer Störungen.

- Delta-delta > 30 = metabolische Alkalose
- Delta-delta < 23 = metabolische Azidose mit normaler Anionenlücke (AL)

$$\Delta\Delta = AL_{berechnet} - AL_{normal}\ (12\ mmol/l) + HCO_3 = AL - 12 + HCO_3$$

Delta-delta
Normal: 24 ± 1

Metabolische Azidose

Ätiologie

- Gewebehypoxie mit Laktatanstieg bei allen Schockformen
- Ketoazidose (z. B. bei Diab. mell., Fasten, alkoholischer Ketoazidose)
- Akute und chronische Niereninsuff.
- Biguanidther.
- Anhaltende Diarrhö (HCO_3^--Verlust)
- Vergiftungen (Salizylate, Methanol, Ethylenglykol)
- Renal tubuläre Azidose Typ 1–4
- Mangelnde Harnalkalisierung bei Pat. mit Ileum-Neoblase

13

Klinik Zeichen des Schocks (▶ 5.2.1), Zeichen der Hyperglykämie (▶ 15.1.1), Zeichen der Niereninsuff. (▶ 12.1). Hyperventilation zur CO_2-Abatmung („Kußmaul-Atmung" ▶ Abb. 1.1). Hyperkaliämie z. B. mit Arrhythmien, Koma (z. B. bei Hirnödem).

Diagnostik

- Serum: E'lyte einschließlich Cl^- und HCO_3^-, BGA, Laktat, BB, BZ, Krea, Harnstoff, Osmolalität
- Urin: U-Stix (z. B. Keton), pH, Na^+, K^+, Cl^-, Osmolalität
- Bei V. a. Alkoholintox. osmotische Lücke > 10 mosmol/l

Osmotische Lücke

- **Osmolalität** (mmol/kg) = 1,86 × Na^+ + Harnstoff + Glukose + 9 (zur Umrechnung von Glukose und Harnstoff von mg/dl in mmol/l → Glukose ÷ 18 und Harnstoff ÷ 2,8)
- **Osmotische Lücke:** $Osm_{gemessen} - Osm_{berechnet}$

13

Therapie

- **In erster Linie Ther. der Grunderkr.!** Falls diese rasch beeinflussbar ist, gleicht sich die Azidose meist spontan aus
- **Nur bei pH < 7,0–7,1** Pufferung mit $NaHCO_3$ 8,4 %. **Bedarfsabschätzung:** neg. BE × 0,3 × kg KG = mmol Natriumbikarbonat (≙ ml)! Zunächst halbe Dosis, dann weiter nach BGA. Häufige pH-Kontrollen erforderlich $NaHCO_3$-Infusion mit max. Infusionsgeschwindigkeit von 1,5 ml/kg/h (Ausnahme: Reanimation, ▶ 5.1). **Cave:** steigender pCO_2, Zunahme intrazelluläre Azidose → suff. Ventilation!
- **Tris-Puffer** (THAM): nur in seltenen Ausnahmefällen indiziert, z. B. kombinierte respiratorische/metabolische Azidose, da durch Natriumbikarbonat CO_2 ↑. KI: ANV, Anurie/Oligurie
- Ggf. Hämodialyse

! Cave

Bei zu rascher Korrektur der Azidose (durch Pufferung entsteht CO_2 und H_2O) Gefahr von: Hypokaliämie, Volumenüberladung durch H_2O (besonders gefährlich bei Herz- und Niereninsuff.), Hyperkapnie durch CO_2-Anstieg (respiratorische Insuff.?!), Hypernatriämie, Tetanie durch Abfall des ionisierten Ca^{2+}, Verschiebung der O_2-Bindungskurve nach li mit Gefahr der Gewebehypoxie.

Metabolische Alkalose

Ätiologie

- Hypovolämie (erniedrigtes EZV → Kontraktionsalkalose – **häufig!**)
- **Säureverlust über GIT:** z. B. durch Erbrechen, Magensonde, Antazidather. (= chloridsensitive Alkalose)
- **Säureverlust über Niere:** Diuretika (renaler Cl^--Verlust), Hypokaliämie, Posthyperkapnie (= chloridsensitive Alkalose)
- **Hypokaliämie** durch K^+-Shift nach intrazellulär und tubuläre Kaliumsekretion
- **Hyperaldosteronismus** (Sekretion von H^+ und K^+ im distalen Tubulus): Leberinsuff./-zirrhose, Herzinsuff., Conn-Syndrom (= chloridresistente Alkalose)

- Vermehrte Bikarbonatzufuhr
- (Post)Hyperkapnie
- Lakritzabusus (induziert Pseudohyperaldosteronismus)

Klinik Ergibt sich aus der Grunderkr. Bei schwerer Alkalose Gefahr von Rhythmusstörungen. Im Vordergrund stehen meist Symptome der begleitenden Hypokaliämie (▶ 13.1.2). Evtl. Tetanie durch reduziertes ionisiertes Ca^{2+}. Verminderte und flache Atmung (= Kompensationsmechanismus).

Diagnostik E'lyte einschließlich Cl^- und HCO_3^-, BGA. Urin-Cl^- (< 10 mmol = chloridsensitive Alkalose).

Therapie

- Zufuhr von NaCl 0,9 % (bei Kontraktionsalkalose und chloridsensitiver Alkalose)
- KCl-Substitution bei (meist vorliegender) hypochlorämischer Alkalose
- Absetzen von Diuretika
- Bei Mineralokortikoidexzess Spironolacton
- Evtl. Acetazolamid 2 × 500 mg bei Post-Hyperkapnie-Alkalose. Acetazolamid ist ein Carboanhydrase-Hemmer: renale HCO_3^--, Na^+-, K^+-Ausscheidung, **Cave:** Hypokaliämie
- Nur in seltenen Notfällen direkte Pufferung mittels Argininhydrochlorid über ZVK: Bedarf wie bei metabolischer Azidose abschätzen

Respiratorische Azidose

Ätiologie

- Alveoläre Hypoventilation mit pCO_2 ↑ bei allen Lungenerkr. mit respiratorischer Globalinsuff. und bei zentraler Atemregulationsstörung
- Iatrogen bei Sedativa-Überdosierung (Benzodiazepine, Opiate), z. B. im Status asthmaticus (Sedativa hier kontraindiziert!)

Klinik Bestimmt durch (meist) pulmonale Grunderkr.

Diagnostik E'lyte einschließlich Cl^- und HCO_3^-, BGA. Rö-Thorax.

Therapie

- Senkung des pCO_2 soweit möglich durch Verbesserung der Ventilation (Beatmung, ▶ 3)
- Bei rascher Korrektur einer länger bestehenden respiratorischen Azidose Gefahr einer metabolischen Alkalose, da nur langsame Anpassung der renalen (metabolischen) Kompensation
- Bikarbonat ist bei isolierter respiratorischer Azidose kontraindiziert (pCO_2-Spiegel steigt weiter)
- Atemanaleptika sind von fraglichem Wert. In der Erholungsphase (z. B. Entwöhnung vom Respirator) ist bei diesen Pat. gelegentlich Acetazolamid 500 mg langsam i. v. wirksam: verstärkte HCO_3^--Ausscheidung, die resultierende pH-Senkung stimuliert Atemzentrum

> **!** **Cave**
> Bei O_2-Gabe hypoxiegetriggerte Stimulation des Atemzentrums und Verschiebung der Hb-Dissoziationskurve mit CO_2-Anstieg.

Respiratorische Alkalose

Ätiologie Alveoläre Hyperventilation mit pCO_2 ↓ aufgrund psychischer oder hirnorganischer Atemstimulation, bei akuter Hypoxie („Bedarfshyperventilation“, z. B. Lungenembolie), „Höhen-Alkalose“ bei Aufenthalt in großen Höhen oder ther. Hyperventilation beim beatmeten Pat.

Klinik Grunderkr., evtl. Tetanie (Abfall des ionisierten Ca^{2+}), Bewusstseinsstörung, evtl. Verwirrtheit, Koma, Krampfanfall wegen zerebraler Minderperfusion durch Vasokonstriktion.

Diagnostik Krea, E'lyte, BGA; Rö-Thorax.

Therapie Bekämpfung des gesteigerten Atemantriebs oder seiner Ursache, ggf. Sedierung, z. B. 5–10 mg Diazepam i. v., bei psychogener Hyperventilation CO_2-Rückatmung. Bei Lungenembolie ▶ 6.10.

13.2 Elektrolytlösungen

13

13.2.1 Natriumchloridlösungen (0,9 %/5,85 %)

Natriumchloridlösung 0,9 %

Indikationen

- Isotone mlDehydratation, hypotone Dehydratation, hypertone Dehydratation zur Initialther.
- Coma diabeticum zur Initialther. (z. B. 1.000 ml in der 1. h)
- Lösungsmittel für Arzneimittel
- Offenhalten zentraler Venenzugänge
- Flüssigkeitszufuhr bei parenteraler Ernährung im Wechsel mit freiem Wasser

Dosierung Je nach Klinik ▶ 13.1.1, ▶ 4.1.

> Keine Anwendung bei hypotoner Hyperhydratation.

Natriumchloridlösung 5,85 %

Indikationen

- Hypotone Dehydratation (Salzmangelexsikkose), evtl. hypotone Hyperhydratation unter Intensivkontrolle (Zellüberwässerung)
- Hypochlorämie, metabolische Alkalose
- Arrhythmien, z. B. bei Hyperkaliämie, Intox. mit trizyklischen Antidepressiva, Addison-Krankheit
- Third-Space-Sy. (z. B. Ileus, Peritonitis)
- Schwere Hyponatriämie bei SIADH

Dosierung Nach Na^+-Defizit ▶ 13.1.1. Als Antidot 10–20 mmol = 10–20 ml NaCl 5,85 %.

Nebenwirkungen Venenreizung, akute Herzinsuff., Lungenödem, Hypernatriämie bei Überdosierung.

- Nur verdünnt oder über ZVK applizieren
- Zur Vermeidung eines ANV $Na^+ > 130$ mmol/l anstreben
- Vorsicht bei hypotoner Hyperhydratation (z. B. Wasserintoxikation), allenfalls vorsichtige Natriumgabe (wenn Hämofiltration nicht möglich) bei gleichzeitiger Diuretikagabe, da Gesamtkörpernatrium nicht erniedrigt!

13.2.2 Kaliumchloridlösung

Indikationen

- Hypokaliämie
- Coma diabeticum
- Myokardinfarkt, zur Prophylaxe von Rhythmusstörungen
- Zusatz zur hoch dosierten Glukoseinfusion bei parenteraler Ernährung (1.000 kcal erfordern 25–50 mmol K^+)

Dosierung Je nach Klinik in Abhängigkeit vom Defizit (▶ 13.1.2, ▶ 15.1.1). Abfall des K^+ im Serum von 4 auf 3 mmol/l = K^+-Verlust von ca. 200 mmol; ein pH-Anstieg um 0,1 senkt das extrazelluläre K^+ um 0,4 mmol/l.

Nebenwirkungen Bei Überdosierung Hyperkaliämie, Azidose, Venenreizung; bei Paravasat Nekrosenausbildung.

- Konzentrierte Lösung nur über ZVK infundieren
- Bei Alkalose Verwendung von Kaliumchlorid
- Bei Azidose Verwendung von Kaliumbikarbonat
- Bei Hyperchlorämie Verwendung von Kaliummalat
- K^+ immer im Zusammenhang mit pH-Wert interpretieren
- Normokaliämie bei Azidose = Hypokaliämie
- Normokaliämie bei Alkalose = Hyperkaliämie
- Bei Hyperkaliämie rasche Senkung des K^+ durch Gabe von Natriumbikarbonat, Glukose-Insulin (▶ 13.1.2), evtl. Hämodialyse

13.2.3 Ringer-Lösung

Wirkmechanismus Physiologische Ersatzlösung mit schwach ansäuernden Eigenschaften.

Indikationen

- Extrazellulärer Flüssigkeitsverlust
- Initialer Volumenersatz bei polytraumatisiertem Pat.
- Isotone Dehydratation, hypotone Dehydratation, initial bei hypertoner Dehydratation
- Leichte hypochlorämische Alkalose
- Lösungsvermittler für Arzneimittel
- Offenhalten zentraler Venenkatheter
- Parenterale Ernährung zur isotonen Flüssigkeitszufuhr im Wechsel mit freiem Wasser

Dosierung Je nach klinischer Symptomatik ▶ 13.1.1.

13

Nebenwirkungen Bei Überdosierung Hypervolämie mit Herzinsuff., Lungenödem.

- Bei hypertoner Dehydratation initial isotone Lösung
- Im Vergleich zu NaCl 0,9 % 7 mmol/l weniger Na^{+}, dafür 4 mmol/l K^{+} und 2,5 mmol/l Ca^{2+}
- Bei kurzfristiger Gabe NaCl 0,9 % statt Ringer-Lösung möglich
- Bei Gabe größerer Mengen bzw. längerer Anwendung Bevorzugung von Ringer-Lösung im Wechsel mit NaCl 0,9 %
- Nicht mit Phosphat mischen
- Bei leichter Azidose eher Ringer-Laktat

13.2.4 Kalziumglukonatlösung

Indikationen

- Sympt. Hypokalzämie (▶ 13.1.3)
- Totale parenterale Ernährung (▶ Tab. 4.5)
- Hyperkaliämie mit kardialer Symptomatik (Bradykardie)
- Vergiftungen mit Fluoriden und Oxalsäure
- Fraglicher Nutzen bei Urtikaria und allergischen Ödemen
- Fraglicher Nutzen bei elektromechanischer Entkopplung zur Inotropiesteigerung

Dosierung 2,25 mmol langsam (10 Min.) i. v., z. B. 1 Amp. (10 ml) Kalzium Sandoz®, je nach Ca^{2+}-Mangel wiederholt injizieren.

Nebenwirkungen Übelkeit, Erbrechen, Hypotonie.

Wechselwirkungen Verstärkung von Glykosid-NW.

- Spiegel stets in Zusammenhang mit Albuminkonz. im Serum und Säure-Basen-Haushalt interpretieren
- Nicht mit Phosphat mischen

13.2.5 Natriumphosphatlösung

Indikationen

- Hypophosphatämie im Rahmen der parenteralen Ernährung (< 0,7 mmol/l), von Sepsis, Pankreatitis, Leberzirrhose, Alkoholismus
- Bei hyperkalzämischer Krise Medikament der letzten Wahl
- Substitution nach Defizit (< 0,4 mmol/l), z. B. bei Coma diabeticum (▶ 15.1.1)

Dosierung Max. Tagesdosis 100 mmol, max. 20 mmol/h

Nebenwirkungen

- Bei Überschreiten des Löslichkeitsprodukts von Ca^{2+}/PO_4^{3-} Ausfällung im Gewebe
- Venenreizung
- Bei Überdosierung Hyperkaliämie und Hyperphosphatämie

- Stets über ZVK applizieren
- Bei Coma diabeticum errechnete K^+-Dosis aufgeteilt in KCl und KH_2PO_4 applizieren
- Einsatz bei hyperkalzämischer Krise heutzutage wegen der erheblichen NW und zur Verfügung stehender medikamentöser Alternativen i. d. R. nicht mehr erforderlich
- Vorsicht mit Phosphatgabe bei Niereninsuff.

13.3 Bikarbonatpuffer

Wirkmechanismus Bindung von H^+-Ionen mit Umwandlung zu Kohlendioxid und Wasser mit Abatmung und renaler Elimination.

Indikationen Metabolische Azidose.

Dosierung Nach BGA: BE × 0,3 × kg KG/2.

Nebenwirkungen **Bei Überdosierung:** Alkalose mit lebensbedrohlicher Rhythmusstörung, Verstärkung einer vorbestehenden Hypokaliämie, Erniedrigung der freien Ca^{2+}-Konz. mit Gefahr der Tetanie bei Hypokalzämie und CO_2-Retention bei respir. Insuff.

- Nicht über denselben Zugang mit Katecholaminen infundieren
- Hohe Natriumbelastung
- Stets langsamen Azidoseausgleich vornehmen, initial (blind) nicht mehr als 75 mmol = 75 ml
- Im Gegensatz zum Tris-Puffer auch bei Niereninsuff. applizierbar
- Wegen des extrazellulären Verteilungsraums gute Steuerung möglich

14 Infektionskrankheiten

Jörg Braun

14.1 Intensivmedizinisch relevante Infektionen

14.1.1 Sepsis

Sepsis ist die Gesamtheit der lebensbedrohlichen klinischen Krankheitserscheinungen und pathophysiologischen Veränderungen als Reaktion auf pathogene Keime und ihre Produkte (▶ Tab. 14.1), die aus einem Infektionsherd in den Blutstrom eindringen, biologische Kaskadensysteme und spezielle Zellsysteme aktivieren und die Bildung und Freisetzung humoraler und zellulärer Mediatoren auslösen. Insgesamt kann in ca. 30 % kein mikrobiologisch gesicherter Infektionsnachweis geführt werden, obwohl eine Inf. nach klinischen Kriterien wahrscheinlich ist.

Tab. 14.1 Ausgangspunkte typischer Sepsiserreger

Ausgangsort/-situation	Erreger
Harnwege	E. coli, Proteus mirabilis, Enterokokken, Pseudomonas, Klebsiellen, Enterobacter, Serratia
Gallenwege	E. coli, Klebsiellen, Enterobacter, selten Enterokokken, S. viridans, Pseudomonas, Proteus, Staph., Clostridien, Bacteroides spp.
Post-OP	Staph., nach Bauch- oder gynäkologischer OP: Mischinfektionen mit Enterobakterien, Bacteroides
Haut und Schleimhaut	S. aureus, Strept. der Serogruppe A, selten Bacteroides spp., E. coli, Klebsiellen, Enterobacter
Intravaskuläre Fremdkörper (z. B. ZVK)	Koagulaseneg. Staph., S. aureus, Pseudomonas, Klebsiellen, Enterobacter, Enterokokken, Candida
Neutropenie	P. aeruginosa, E. coli, Klebsiellen, Proteus, S. aureus, Enterobacter, Pilze, Haemophilus spp., Candida, Aspergillus, Viren
Endokard	S. viridans/pyogenes, S. aureus, Enterokokken
Meningen	Erwachsene: Meningokokken, Pneumokokken, Enterobakterien, Listerien (v. a. bei Immunsupprimierten). Ventrikel-Shunt-Pat.: koagulaseneg. Staphylokokken, S. aureus, Strept.
Drogenabhängige Pat.	S. aureus, koagulaseneg. Staph., Strept., Pneumok., atypische Erreger

Sepsis-3-Definition Sepsis ist eine lebensbedrohliche Organdysfunktion aufgrund einer inadäquaten Wirtsantwort auf Infektionen.

- **SOFA-Score:** Seit 2016 zur Definition der Sepsis festgelegter Score, der 6 Kriterien betrachtet (▶ Tab. 14.2).
- **qSOFA-Score:** bei Pat. außerhalb der Intensivstation. Betrachtet nur 3 Kriterien (RR_{systol} ≤ 100 mmHg, Glasgow-Coma-Scale-Score ≤ 14, Atemfrequenz ≥ 22/Min.). Positiv, wenn 2 der 3 Kriterien erfüllt sind. Identifiziert früh und schnell Pat. mit erhöhtem Risiko für Organdysfunktionen. qSOFA > 2: 3-11fach erhöhtes Mortalitätsrisiko.

Septischer Schock: Hypotonie (RR systolisch < 90 mmHg oder notwendiger Vasopressoreinsatz, um den systolischen art. Blutdruck ≥ 90 mmHg oder den art.

Tab. 14.2 SOFA-Score

Parameter	Punkte			
	1	2	3	4
Atmung: PaO_2/F_iO_2 (mmHg)	< 400	< 300	< 200 mit PSV	< 100 mit PSV
Gerinnung: Thrombos/µl	< 150	< 100	< 50	< 25
Leberfunktion: Serumbilirubin (mg/dl)	1,2–1,9	2,0–5,9	6,0–11,9	> 12,0
Kardiovaskuläre Funktion: erforderliche Katecholamindosen (µg/kg KG/Min.)	(mittlerer art. Blutdruck < 70 mmHg)	Dopamin ≥ 5/ Dobutamin in jeder Dosis	Dopamin > 5 oder Adrenalin/Noradrenalin ≤ 0,1	Dopamin > 15 oder Adrenalin/Noradrenalin > 0,1
ZNS-Funktion: Glasgow Coma Scale-Score	13–14	10–12	6–9	< 6
Nierenfunktion: Serumkrea (mg/dl) bzw. Urinmenge (ml/d)	1,2–1,9	2,0–3,4	3,5–4,9 bzw. < 500	5,0 bzw. < 200
Die Gesamtpunktezahl ergibt sich aus der Summe der Bewertungspunkte der einzelnen Organsysteme				

PSV = Pressure Support Ventilation
Nach: Vincent JL, et al. The SOFA (Sepsis-related Organ Failure Assessment) score to describe organ dysfunction/failure. On behalf of the Working Group on Sepsis-Related Problems of the European Society of Intensive Care Medicine. Intensive Care Med 1996; 22: 707–10. Aus: Abdulla W. Interdisziplinäre Intensivmedizin. 3. Aufl. München – Jena. Urban & Fischer; 2007, S. 1056

Mitteldruck = 65 mmHg zu halten trotz ausreichender Flüssigkeitszufuhr, einhergehend mit Hypoperfusionszeichen oder Organdysfunktionszeichen (s. o.). Serumlaktat > 2 mmol/l nach Volumensubstitution.
Refraktärer septischer Schock: zur Aufrechterhaltung eines RR ≥ 60 mmHg (bzw. ≥ 80 mmHg bei vorbestehender Hypertonie) notwendige Dosen von Dopamin > 15 µg/kg/Min., Noradrenalin > 0,25 µg/kg/Min. oder Adrenalin > 0,25 µg/kg/Min.

Klinik

- **Verlauf variabel:** meist akute Erkr. mit Fieber, Schüttelfrost oder septischer Schock mit RR-Abfall („todkranker Pat.") und raschem Organversagen. Häufig Erreger- oder Fokusdiagn. erfolgreich, z. B. Pneumonie, Cholangiosepsis
- **Fieber (rektal):** meist ≥ 38,0 °C, bis zu 10 % der Pat. Hypothermie < 35,0 °C (auf Intensivstationen oder bei Immunsuppression atypische Fieberverläufe möglich)
- **Haut:** warm-trocken bis grau-blass, marmoriert. Akrozyanose, ggf. septische Mikroembolien (Osler-Knötchen, v. a. an Fingern, Zehen, Retina), Petechien, Ecthyma gangraenosum bei neutropenischen Pat.
- **ZNS:** initial häufig agitierter Pat. (Angst, Unruhe), später zunehmende Bewusstseinsstörung

14

- **Septische Abszedierungen** z. B. in Nieren, Lunge, ZNS (Enzephalitis), Knochen (Ostitis)
- **Gerinnung:** Hyperfibrinolyse, Hyperkoagulabilität, Mikrothrombosen
- **GIT:** Übelkeit, Erbrechen, Diarrhö, Ikterus bei Cholangiosepsis, Begleitpankreatitis, nichtokklusive Darmischämie, akuter Leberschaden
- **Herz:** akute kardiale Dysfunktion, v. a. bei gramneg. Erregern
- **KO:** ANS (▶ 12.1), Verbrauchskoagulopathie (▶ 16.1.3), ARDS (▶ 7.1.5), septischer Schock

Initiale Diagnostik

Synopsis Sepsis-Management
1. Oxygenation: O_2 über Nasensonde, High-flow-Sauerstoffther., NIV, frühzeitige Intubation
2. Kreislaufstabilisierung: Flüssigkeitsgabe, Noradrenalin
3. Fokussuche: Klinik!
4. Antibiotische Ther. innerhalb 30 Min.

- **Fokussuche:** Anamnese, prädisponierende Erkr., Risikofaktoren, klin. Untersuchung (Eintrittspforte, septische Embolie). Entscheidend für die Ther. ist die Lokalisation und (primäre) Sanierung des Sepsisherds!
- **Fieber** messen!
- **Mikrobiologische Diagn.** (vor Beginn der Antibiotikather.):
  - Wiederholte Blutkulturen von verschiedenen Stellen (aerob und anaerob), ggf. Endotoxinnachweis
  - Urinsediment und Kultur, ggf. Liquorpunktion, Trachealsekret, Stuhl (Typhus, Paratyphus, Salmonellen, Shigellen, Campylobacter, bei vorausgegangener Antibiotikather. auch Clostridium-difficile-Toxin)
  - Punktion von Abszessen, Aszites, Pleuraerguss (Material ggf. in Blutkulturflaschen geben)
  - Mikrobiologische Untersuchung von entfernten Fremdmaterialien, z. B. ZVK, Blasenkatheter, Drainagen
  - Auswahl des Untersuchungsmaterials abhängig von der Lokalisation, dem Stadium der Erkr. und dem gesuchten Erreger

Hinweis
Mikroskopische Untersuchung erlaubt oft rasche Eingrenzung der Erreger (z. B. gramneg., grampos., Kokken, Stäbchen)!

- **Labordiagnostik:**
  - Laborchemische Infektionsparameter: Leukozytose, -penie, Linksverschiebung, toxische Granulationen, CRP. Ggf. LBP (lipopolysaccharidbindendes Protein), PCT (Procalcitonin), Interleukin-6 (IL-6). PCT und IL-6 reagieren bei Infektionen, aber auch bei Trauma/OP und entzündlichen Erkr. schneller als CRP, fallen auch unter adäquater Therapie schneller ab. Wichtig zur Früherkennung von neonatalen Inf., bei neutropenischen Pat., immunsupprimierten Pat. (kein Zeitverzug für Antibiotikather.)
  - Evtl. Immundiagnostik (Prognoseverbesserung nicht belegt): Im Verlauf schwerer Infektionen kommt es häufig im Falle einer Sepsis zu einer Immunsuppression bis hin zur Immunparalyse mit häufig letalem Ausgang der Inf. durch ein progredientes, nicht therapierbares MOV. Anerkannte

Parameter zur Abschätzung der Immunfunktion (immunolog. Monitoring): Interleukin-6, TNF-α (Immunstimulation), Interleukin-10 (Immunsuppression), CD4/CD8-Ratio (Immundefekt, s. AIDS), HLA-DR auf Monozyten (Immundefekt), ex vivo TNF-α (Monozytenfunktionsparameter)
 - Laktat: oft erhöht, dann schlechtere Prognose; guter Verlaufsparameter für die Ther.
 - BGA: initial oft respiratorische Alkalose durch Hyperventilation, später metabolische Azidose mit erhöhter Anionenlücke, Hypoxämie
 - Urin: initial oft Proteinurie; Leukos, Nitrit pos.; Endotoxinnachweis, evtl. Ketoazidose (Ketone im U-Stix?)
 - BZ: initial meist erhöht
 - Sonstige: Krea, E'lyte (mit HCO_3^-, Cl^-), Phosphat (fast immer ↓), Albumin (meist im Verlauf abfallend), GOT, GPT, AP, γ-GT, Bili, CHE, CK, HBDH/LDH (Hämolyse?), Lipase
 - Engmaschig Gerinnung mit Fibrinmonomeren; AT III; D-Dimere
- **Weitere Diagnostik:**
 - EKG: Ischämie, Infarkt, Herzrhythmusstörungen
 - Echo: sept. Kardiomyopathie mit Dilatation und EF-Erniedrigung
- **Lokalisationsdiagnostik des Sepsisherds**
 - **Rö-Thorax:** z. B. Pneumonie, Abszess, Pleuraerguss, ARDS, Überwässerung.
 - **Sono:** Niere (Harnaufstau, Steine, Schockniere, septische Metastasen), Gallenblase (Empyem, Steine), Leber (septische Metastasen, Abszess), Milz (Größe, septische Metastasen), Aszites, Pleuraerguss, Perikarderguss, Douglas-Abszess.
 - **Echo:** Endokarditis, Vitium, Kontraktilität. **Cave:** Die Häufigkeit der septischen Kardiomyopathie wird unterschätzt.
 - **CT-Abdomen:** wie Sono
 - **CCT, Liquorpunktion**
 - **Augenhintergrund:** septische Metastasen? HNO-Fokus? Zahnstatus?
 - **Implantierte Kunststoffmaterialien:** z. B. Kathetersepsis, „Plastitis"

Monitoring

- Engmaschig, abhängig vom MOV-Grad, normalerweise mind. 1×/d: Entzündungsparameter, Krea, Harnstoff, Gerinnung (außer bei Gerinnungsstörung), Laktat, Leberenzyme, Bili, Amylase, AP; mehrmals tägl. BZ, E'lyte, BGA, Laktat je nach Klinik (4- bis 8-stdl.)
- Ein- und Ausfuhr (Dauerkatheter, Stundendiurese, Bilanz alle 12–24 h), ZVD, ggf. Pulmonaliskatheter oder PiCCO® (▶ 2.2.3)
- Möglichst kontinuierliche art. Druckmessung, Atemfrequenz, Pulsoxymetrie, EKG-Monitor
- Engmaschige Temperaturkontrolle

Allgemeine Therapie

- **Fokussanierung:**
 - OP, Drainage (Abszess, Harnstau, Cholangitis), Katheterentfernung: suffiziente Ther. ohne Sanierung nicht möglich!
 - Bei unklarer Sepsis an Katheterinfektion denken (möglichst alle Katheter wechseln – mikrobiologische Untersuchung)
- **Antibiotikather.:** kalkulierte Ther. (▶ Tab. 14.3), bessere Prognose bei früher adäquater Antibiotikather.

- **Supportive Ther.** (▶ Tab. 14.3):
  - Volumenther.: großzügiger Volumenausgleich mit kristalloiden/kolloidalen Lsg. Zielparameter: ZVD 8–10 cmH_2O, PCWP 14–16 mmHg, ITBV (intrathorakales Blutvolumen): obere Norm, RR syst. > 90 mmHg, CI > 3,5 l/Min.
  - Bei Hypotonie (< 90 mmHg bei Normotonikern) trotz Volumenausgleich Gabe von Noradrenalin (Arterenol: mit 0,1 µg/kg KG/Min. beginnen und steigern bis gewünschter Blutdruck erreicht, ▶ 5.3.5). Bei Zeichen einer Herzinsuff. (PCWP ↑; pulmonale Stauung, niedriges SV/HZV, Rechtsherzbelastung) zusätzlich Dobutamin (initial 5–10 µg/kg KG/Min.; ▶ 5.3.3). Pufferung bei Azidose mit Bikarbonat (▶ 13.3) bis ca. pH 7,2
  - Optimierung Sauerstoffangebot – Sauerstoffapplikation, ggf. Beatmung bei strenger Indikationsstellung (ARDS-protektive Ventilationsstrategie, ▶ 7.1.5), Steigerung HZV, Gabe von EK (Zielparameter: Hkt. ca. 0,30, SpO_2 > 90 %, SvO_2 > 70 %)
  - Frühzeitige Hämofiltration (▶ 2.8.2) bei ANS (auch bei medikamentös unbeeinflussbarer Hyperthermie, schwerer Hypernatriämie und zur Schaffung von „Infusionsspielraum“ an kontinuierliche Hämofiltration denken)

  ! **Cave:** nierenprotektive Wirkung von Dopamin bei Sepsis nicht vorhanden – dafür Gefahr von Shunt-Durchblutung Lunge/Darm, Arrhythmiegefahr und Immunsuppression
  - Prophylaxe von Gerinnungsstörung/DIC mit niedrig dosiertem Heparin und AT-III-Substitution auf 70 %. Bei DIC Gerinnungsfaktoren erst nach AT-III-Substitution geben (▶ 16.1.3)

- **Adjuvante Therapie:**
  - BZ-Monitoring: BZ-Ziel < 150 mg/dl, ggf. intensivierte Ther. mit Insulinperfusor. Strenge BZ-Einstellung nicht mehr empfohlen
  - Bei septischem Schock oder Nebenniereninsuff. (ACTH-Test) Gabe von Hydrocortison 200–300 mg/d i. v. für 7 d, damit Verbesserung der Prognose möglich

Tab. 14.3 Kalkulierte Antibiotikatherapie bei Sepsis

Sepsisherd	Häufige Erreger[1]	Kalkulierte Therapie	
Unbekannt	Verschiedene: • S. aureus • Streptococcus spp. • Koagulasenegative Staph. (KNS) • Enterok.	Nach **vermutetem Fokus:**	
		z. B. Piperacillin/ Tazobactam	3 × 4 g i. v./3 × 1 g i. v.
		oder Ceftriaxon + Gentamicin[2] + Metronidazol	1 × 2 g, initial 4 g i. v. 1 × (3–)5(–7) mg/kg KG i. v. 3 × 500 mg i. v.
		oder Meropenem	3 × 1 g i. v.
Atemwege	▶ 7.1.3, ▶ Tab. 14.11 (schwere Pneumonie)		
Urosepsis	E. coli, u. a. Enterobakterien[3] (Enterok.)	Ceftriaxon + Gentamicin[2]	1 × 2 g, initial 4 g i. v. 1 × (3–)5(–7) mg/kg KG i. v.
		Ciprofloxacin	2 (–3) × 400 mg i. v. oder 2 × 500–750 mg oral

Tab. 14.3 Kalkulierte Antibiotikatherapie bei Sepsis *(Forts.)*			
Sepsisherd	**Häufige Erreger[1]**	**Kalkulierte Therapie**	
Neutropenisch	Verschiedene	z. B. Piperacillin/Tazobactam + Gentamicin	3 × 4,5 g i. v. 1 × (3–)5(–7) mg/kg KG i. v.
Postoperativ	Verschiedene	z. B. Ceftriaxon + Metronidazol ggf. + Vancomycin	1 × 2 g, initial 4 g i. v., 3 × 500 mg i. v. 2 × 1 g i. v.
Weibliche Geschlechtsorgane	Staph., E. coli, Enterokokken (Anaerobier)	z. B. Meropenem	3 × 1 g i. v.
Darm	(Peritonitis)		
Gallenwege	E. coli, u. a. Enterobakterien, Enterok. (Anaerobier)	Ceftriaxon + Gentamicin[2]	1 × 2 g, initial 4 g i. v. 1 × (3–)5(–7) mg/kg KG i. v.
		(+ Metronidazol)	3 × 500 mg
		(**oder** + Piperacillin/Tazobactam)	3 × 4,5 g i. v.
		(**oder** + Meropenem)	3 × 1 g i. v.
Haut/Weichgewebe	S. aureus, Streptococcus spp.	Penicillin G + Clindamycin	3 × 10 Mega i. v. 3 × 600 mg i. v.
		Diab. Komplikationen (+ E. coli):	
		Piperacillin/Tazobactam	3 × 4,5 g i. v.
		oder Moxifloxacin	1 × 400 mg i. v.
Katheterassoziiert	KNS, S. aureus, MRSA (ca. 25 %)	Materialwechsel ± Vancomycin	2 × 1.000 mg i. v. („Singleshot" oder Kurzzeitther.)

[1] Bei Erregernachweis Ther. nach Antibiogramm
[2] Aminoglykosidgabe 3–5 d, umstritten
[3] Enterobakterien: E. coli, K. pneumoniae, Enterobacter spp., Serratia spp., Proteus spp.

14.1.2 Andere schwere Infektionen

Zunächst sollte geklärt werden, ob die Inf. innerhalb oder außerhalb des Krankenhauses erworben wurde. Bei Nosokomialinfektionen häufig Problemkeime, d. h. selektionierte und mehrfachresistente Keime wie P. aeruginosa, E. coli, Klebs., Enterobacter und Staphylokokken.

Infektionsherde:

- Harnwegsinfektion, v. a. bei Blasenkatheterisierung
- Atemwegsinfekt bei Beatmung, Bettlägerigkeit, Herzinsuff., Immunsuppression
- Wundinfektionen, postop. KO
- Nach Dialyse, Herz-Lungen-Maschine, Herzkatheter (passagere Bakteriämie)

14

Leitsymptome:
- Fieber ist oft das einzige Frühzeichen eines nosokomialen Infekts auf der Intensivstation, deshalb regelmäßige, möglichst kontinuierliche Temperaturmessung über eine rektale, intravesikale oder inguinale Temperatursonde bei Pat. mit hohem Infektionsrisiko (z. B. Beatmungspat., komatöse Pat.)

! Erregerspezifische Fiebermuster gibt es nicht
- Temperaturabfall auf hypotherme Werte kann ebenso ein Hinweis auf Entwicklung einer Sepsis sein wie ein „septischer" Temperaturverlauf

> **Cave**
> Fieber auch bei Transfusionsreaktionen, Venenthrombose, Lungenembolie, „Drug Fever". Resorption von Blut/Nekrose; Entwöhnung vom Respirator, Hyperthyreose.

14.1.3 Multiresistente Erreger

In Krankenhäusern werden zunehmend multiresistente Erreger nachgewiesen. Besorgniserregend ist v. a. die Zunahme der Carbapenemresistenzen mit Ausbrüchen auf Intensivstationen.

Ursachen: Unkritische Anwendung von Breitspektrumantibiotika in Krankenhäusern, im ambulanten Bereich sowie in der Nahrungsmittelherstellung (z. B. Massentierhaltung, Käseherstellung), Zunahme von multimorbiden, abwehrgeschwächten Pat. im Krankenhaus, Ausweitung und fehlerhafte periop. Prophylaxe.

Prädisponierende Faktoren: Intensivstation (wichtigster Risikofaktor), vorangegangene Antibiotikather., hohes Alter, Multimorbidität, Diab. mell., Immunsuppression.

> Die 6 wichtigsten Keime mit eingeschränkten Therapiemöglichkeiten sind: **E**nterococcus faecium, **S**taphylococcus aureus, **K**lebsiella pneumoniae, **A**cinetobacter baumannii, **P**seudomonas aeruginosa und **E**nterobacter spp., Merkwort **ESKAPE.**

Methicillin-resistenter S. aureus (MRSA)

Am häufigsten sind in Deutschland multiresistente S.-aureus-Stämme (MRSA, Synonym: Methicillin-resistenter oder Oxacillin-resistenter S. aureus). Zum Vergleich: MRSA in Deutschland in 20–30 % aller S.-aureus-Isolate, Tendenz zuletzt stabil, in Südeuropa in > 50 %!

cMRSA: Community acquired MRSA; in Deutschland noch selten. Durch Panton-Valentine Leukozidin (PVL) hohe Letalität und Virulenz möglich. Mehrfachresistenzen seltener als bei MRSA.

Ursachen Mutation des Penicillinbindeproteins → alle Betalaktamantibiotika (Penicilline, Ceph., Carbapeneme) unwirksam! Isolierte Methicillinresistenz selten, meist gleichzeitige Multiresistenz, z. B. gegen Erythromycin, Clindamycin, Aminoglykoside, Carbapeneme und Fluorchinolone der 1. und 2. Generation. Außer „High-Level-Resistance" selten auch „Borderline-Resistance" (→ BoRSA) durch Überproduktion der Betalaktamase oder gleichzeitiges Auftreten unterschiedlicher Stämme in der Primärkultur.

Diagnostik

- Bei Pat. mit Inf.: Erregernachweis z. B. in Trachealsekret, Wundabstrich, Katheterspitze. Screening z. B. durch Nasen- und Perianal-Abstrich
- Bei Personal: Nachweis zunächst im Nasenabstrich, ist dieser positiv → Hautabklatsch. I → kein Patientenkontakt, Sanierungsversuch. Wird ein methicillinsensibler S. aureus nachgewiesen (ca. 10–20 % der Bevölkerung), ist keine Ther. notwendig

Management

Ziel: Behandlung der Inf. und Verhinderung einer Ausbreitung.

- Regelmäßige Schulung des Personal. **Cave:** Übertragung durch Handkontakt, deshalb stringente Händedesinfektion
- Unterscheidung in:
  - Kolonisation (häufiger): MRSA-Nachweis ohne Inf. → Isolierung, aber keine Antibiotikather., Versuch der Sanierung (bei Pat. in < 20 % erfolgreich)
  - Inf. (seltener): Antibiotikather. notwendig
- Isolierung: Einzelzimmer, Kittelpflege, Handschuhe. Pat. möglichst nicht transportieren. Alle Kontaktpersonen (auch Reinigungsdienst, Krankengymnasten, Angehörige) informieren. Entsorgung von Abfällen im Zimmer in spezielle Abfallbehälter. Bei Verlegung/Entlassung Scheuer-Wisch-Desinfektion. Ist aerogene Ausbreitung möglich (Infektionen des Respirationstrakts; große Wundfläche, z. B. bei Dekubitus, Verbrennung), zusätzlich Mund-Nasen-Schutz und Haube
- Verminderung der Kolonisation: Waschen z. B. mit Chlorhexidinseife, Gurgeln (Chlorhexidin). Mupirocin intranasal (z. B. Turixin®-Salbe)
- Bei Verlegung Info an weiterbehandelnden Arzt (gesetzlich vorgeschrieben)
- Bei MRSA-Ausbruch Umgebungsuntersuchung des Personals (Nasenabstrich, Handabklatschpräparat). Typisierung der Stämme in Referenzlabor anstreben, um zu differenzieren, ob es sich um denselben Stamm handelt. Information des Gesundheitsamts
- Wegen der hohen Persistenz von MRSA ist bei Wiederaufnahme eines früher MRSA-pos. Pat. davon auszugehen, dass dieser weiterhin als Streuquelle in Betracht kommt
- Keine Antibiose bei bloßer Kolonisation, Sanierung oft nicht zu erreichen
- S. epidermidis ist häufig methicillinresistent, eine Ther. ist jedoch nur bei nachgewiesener Inf. notwendig
- **Antibiotikather.:** Glykopeptide Vancomycin oder Teicoplanin, evtl. in Komb. mit Fosfomycin oder Rifampicin. Evtl. auch Co-trimoxazol.

! Bei MRSA-Pneumonie auch Oxazolidin, Ceph. V (z. B. Zavicefta®)

Vancomycinresistente Enterokokken (VRE)

V. a. bei E. faecium zunehmende Antibiotikaresistenz. Vancomycinresistenz meist plasmidvermittelt → Verbreitung und Übertragung auf andere Bakterienspezies (z. B. S. aureus) möglich.

Ther.: nach Resistenzgrad (Von-A-, Von-B-, Von-C-, Von-X-, Von-R-, Von-S-Gene) und Amoxicillin-Sensibilität. Kein gesichertes Therapieregime! Unbedingt Isolationspflege!

Penicillinresistente Pneumokokken (DRSP, Drug-resistant Streptococcus pneumoniae)

Nachweis bisher v. a. in Spanien und den USA. Unterscheidung in „Relative Level Resistance“ (RLR, minimale Hemmkonzentration von Penicillin 0,1–1 mg/ml) und „High Level Resistance“ (MHC > 1 mg/ml).
Ther.: neue Chinolone, z. B. Moxifloxacin 400 mg/d, Glykopeptid-Antibiotikum, z. B. Vancomycin 2 × 1 g/d plus Rifampicin 600 mg/d, evtl. Oxazolidin.

ESBL-Bildner (Extended Spectrum Beta-Lactamase)

Vorkommen v. a. bei Enterobacter, Klebsiellen, Pseudomonas und E. coli mit Resistenzentwicklung gegen Ceph. III und IV. Häufigkeit dramatisch zunehmend.

Acinetobacter

Gramneg., fakultativ pathogene Stäbchen. Einige Spezies, z. B. Acinetobacter baumannii, neigen zu Multiresistenz. Bei Carbapenemresistenz „Hygienenotfall“, der sofortige Maßnahmen erfordert. Ursache der Carbapenemresistenz in > 95 % Carbapenemase, die z. B. plasmidvermittelt auf andere gramneg. Bakterien übertragen werden kann. Leider hohe Umweltpersistenz (z. B. wochenlanges Überleben auf unbelebten Materialien). Übertragbarkeit deutlich größer als bei MRSA. Möglicherweise Verbreitung auch über die Schmetterlingsmücke.
Ther.: Komb.-Ther. nach Antibiogramm, keine einheitlichen Therapieempfehlungen. Häufig Colistin-sensibel.

Klebsiella pneumoniae und Enterobacter cloacae

Rasche Resistenzentwicklung gegen Ceph. III, daher Carbapeneme, Chinolone oder Komb. mit Betalaktamasehemmern verwenden. **Ther.** nur bei sicher nachgewiesener Inf.

Multiresistente Salmonella spp.

(Multiresistente S. typhi, DRST = Drug-resistant S. typhimurium DT104).
S.-typhi-Resistenz auf dem indischen Subkontinent und DRST in den USA zunehmend berichtet (auch Todesfälle!). Resistenzen gegen Betalaktame; Co-trimoxazol und Chloramphenicol häufig, DRST auch chinolon- und selten aminoglykosidresistent.
Ther.: neue Chinolone, evtl. Komb. mit Aminoglykosiden (S. typhi), DRST nach Antibiogramm, immer Komb.-Ther.!

Stenotrophomonas (Xanthomonas) maltophilia

Gramneg., obligat pathogenes Stäbchen, typischerweise nach Gabe multipler Antibiotika und bei Pat. unter Chemother. oder Knochenmarktransplantation bei hämatologischen Neoplasien. Klinisch v. a. Sepsis, Bakteriämie (Katheterwechsel), Pneumonie. Primäre Resistenz gegen die meisten Antibiotika.
Ther.: nach Antibiogramm, Komb. aus Co-trimoxazol (▶ 14.7.4) und Ciprofloxacin 2 × 500 mg/d oder Co-trimoxazol und Aztreonam, evtl. Chloramphenicol 2 × 1 g/d. Letalität sehr hoch!

Pseudomonas aeruginosa

Häufig auch resistent gegen Chinolon (da zu häufig bei banalen Infekten, z. B. Bronchitis, eingesetzt). Bei Resistenz gegen Imipenem (▶ 14.5.2) noch ca. 20 % der Stämme auf Meropenem (▶ 14.5.3) empfindlich. Hygienemaßnahmen! Bei V. a. schwere P.-aeruginosa-Inf. Gabe von Imipenem/Meropenem nur in Komb. mit anderen pseudomonaswirksamen Mitteln (Ceftazidim ▶ 14.4.5, Ciprofloxacin ▶ 14.8.2).

Multiresistente M.-tuberculosis-Stämme

- Resistenz gegen INH, Rifampicin oder andere Tuberkulostatika (in Einzelfällen Resistenz gegen 7 verschiedene Tuberkulostatika!). Hohe Mortalität, daher tuberkulostatische Komb.-Ther. mit 4–5 Medikamenten
- **Risikofaktor:** vorangegangene Tbc-Behandlung, v. a. wenn die Ther. nicht regelrecht war

14.1.4 Bakterielle Infektionen[1] (alphabetische Ordnung)

Anaerobier

Bakterien, die bei verminderter O_2-Konzentration (fakultativ anaerob) oder nur in Abwesenheit von O_2 wachsen. Überwiegen zahlenmäßig in der Standortflora und gewinnen zunehmend als Erreger von Infektionen an Bedeutung.

Infektionsherde und Erregerspektrum Obere Atemwege, GIT und Urogenitaltrakt (Bacteroides spp., Fusobacterium spp., Peptostreptococcus, Clostridium spp., grampos. nicht sporenbildende Erreger, Bifidobacterium, Lactobacillus), Hautkeime (Propionibacterium acnes, häufig multiresistent). Inf. meist endogen (Ausnahme Clostridien) durch Störung der Mukosabarriere u. a. bei Neutropenie, Immunsuppression (erworben, medikamentös, Tumorerkr.) oder Immundefekten. Klinische Hinweise/Fokus: orodentale Inf., Peritonitis, Urogenitalinf., Abszesse (Haut, ZNS, Lunge, Genitaltrakt), Wundinfektionen, putrider Geruch, Gasbildung, Toxinwirkung (Botulismus/Tetanus).

Diagnose Kultur aus normalerweise sterilen Körperflüssigkeiten (Blut, Liquor, Pleurapunktat, Galle, Aszites), Abszesspunktat. Möglichst keine Abstriche (Kontamination mit Standortflora), rascher Transport ins Labor in anaerobem Gefäß, sofortige Verarbeitung!

Therapie Vorrangig Fokussanierung (Drainage, Nekrosenabtragung); kalkulierte Antibiotikather.:

- Amoxicillin mit Betalaktamasehemmer (z. B. Sulbactam), Cefoxitin
- Bei thorakalem/abdominellem Fokus zusätzlich Metronidazol 3 × 500 mg/d (▶ 14.13)

! Penicillin (viele Bacteroides spp. resistent); Aminoglykoside und Chinolone unwirksam (außer Moxifloxacin)

Borrelien

Borrelia recurrentis, Borrelia burgdorferi (gramneg. Spirochäten).

Borrelia recurrentis

Rückfallfieber, übertragen durch Läuse oder Zecken.

Klinik Nach 4–14 d IKZ hohes Fieber (Kontinua) bis 40 °C. Kopf-, Glieder- und Muskelschmerz, Übelkeit/Erbrechen, seltener Meningismus, Hepatosplenomega-

[1] Inkl. Chlamydien- und Rickettsieninf., Dosierungen der Antibiotika ▶ 14.3, ▶ 14.4, ▶ 14.5, ▶ 14.6, ▶ 14.7, ▶ 14.8, ▶ 14.9, ▶ 14.10

lie, Ikterus. 3–6 d nach Kontinua afebriles Zwischenstadium (Dauer 2–15 d), danach erneute Fieberschübe.

Diagnose Anamnese (Aufenthalt z. B. in Afrika, den USA, Anden oder China), Direktnachweis (dicker Tropfen/Ausstrich) mittels Dunkelfeldmikroskopie im Fieberschub, AK-Test unsicher. DD: Malaria, Typhus, Rattenbissfieber und Denguefieber.

Therapie Doxycyclin 200 mg/d (▶ 14.9), Penicillin G 20 Mio. IE/d (▶ 14.3.2). **Cave:** einschleichend dosieren. Jarisch-Herxheimer-Reaktion möglich.

Borrelia burgdorferi

Lyme-Krankheit durch Biss von Zecken (Ixodes ricinus) übertragen.

Klinik Frühphase: Erythema chronicum migrans, Allgemeinsymptome wie Abgeschlagenheit, Kopfschmerzen. Spätphase: z. B. Enzephalomeningitis, Fazialisparese, Oligoarthritis, Karditis.

Diagnose Kultur schwierig, deshalb serologischer Nachweis spezifischer IgG- und IgM-AK und Immunoblot.

Therapie In der Frühphase bei lokalisierter Erkr. Doxycyclin (▶ 14.9) 2 × 100 mg/d p. o. für 10–21 d, alternativ Amoxicillin, Ceph. II oder III oder (nicht „first line"!) Makrolid. Bei systemischer Erkr. Ceftriaxon (▶ 14.4.4) 2 g/d i. v. für 14–28 d. In Spätstadien Azithromycin, Doxycyclin oder Ceftriaxon über Wo.

Brucellen

Brucella abortus, Brucella melitensis

Gramneg. Stäbchen. Übertragung durch direkten Kontakt mit unpasteurisierter Milch, Fleisch oder Ausscheidungen von Rindern, Schafen, Ziegen oder Schweinen. Erreger penetrieren GIT. Kontaktinfektion möglich (Hände).

Klinik IKZ 5–21 d, danach bei **Brucella abortus** (Bang-Krankheit) undulierend-intermittierendes, bei **Brucella melitensis** (Maltafieber) kontinuierlich oder septisch hohes Fieber mit Kopfschmerzen, Schwitzen, Arthralgien, Lk-Schwellungen, in 50 % Splenomegalie, in 25 % Hepatomegalie, Endo-/Perikarditis.

Diagnose Anamnese, AK-Titeranstieg, Blutkulturen (mehrmals während der Fieberanstiegsphasen), Kulturen aus KM und Urin. DD: Typhus, Granulomatosen anderer Genese.

Therapie Rifampicin 600 mg/d p. o. (▶ 14.10.4) + Doxycyclin 200 mg/d p. o. (▶ 14.9) für 30 d, alternativ Doxycyclin 200 mg/d für 6 Wo. plus Gentamicin 3 × 1 mg/kg KG (▶ 14.6.2) für die ersten 2 Wo. Bei Kindern statt Doxycyclin Co-trimoxazol (▶ 14.7.4).

Chlamydien

Obligat intrazelluläre Parasiten.

Chlamydia trachomatis

Lymphogranuloma venereum, Trachom, Trias aus Konjunktivitis, Bronchitis, Urethritis (Reiter-Syndrom), Proktitis/Proktokolitis, Prostatitis, Endometritis, Salpingitis und Perihepatitis. Vulvovaginitis. Erregerreservoir ist der Mensch. Häufig sexuelle Übertragung.

Chlamydia psittaci

Ornithose („Psittakose“), eine atypische Pneumonie, seltener Perikarditis und Myokarditis. Erregerreservoir sind Menschen, Exkremente und Sekretstaub von Wellensittichen und Papageien.

Klinik IKZ 7–15 d, Fieber/Schüttelfrost, allgemeines Krankheitsgefühl, Myalgien/Arthralgien, trockener Husten. KO: Endokarditis.

Diagnose Anamnese, Klinik, Kultur schwierig, spezifischer AK-Titer IFT (Immunfluoreszenztest) im Verlauf, PCR. Rö: ausgedehnte interstitielle „atypische“ pulmonale Infiltrate (Auskultation häufig unauffällig).

Therapie Doxycyclin 100–200 mg/d (▶ 14.9) oder Makrolid, z. B. Clarithromycin 2 × 500 mg/d (▶ 14.7.1) für 2–4 Wo.

Chlamydia pneumoniae

Infekte der oberen und unteren Atemwege, ca. 10 % aller Pneumonien (häufig junge Pat.). Übertragung von Mensch zu Mensch.

Klinik Infekt der oberen Atemwege mit Heiserkeit, Hustenreiz, Sinusitis und Pharyngitis; in den folgenden 2–3 Wo. Bronchitis oder Pneumonie. KO: Myokarditis/Endokarditis.

Diagnose Selten Leukozytose, BSG meist erhöht, Anzucht sehr schwierig, spez. IFT-Titer im Verlauf (hohe Durchseuchungsrate), PCR.

Therapie z.B. Clarithromycin 2 × 500 mg/d (▶ 14.7.1) für 7–10 d.

Clostridien

Sporen bildende, grampositive anaerobe Stäbchen, Toxinbildner.

Clostridium difficile

Antibiotikainduzierte pseudomembranöse Kolitis (▶ 10.1.3). Zunehmend! Koinfektion mit Norovren möglich. **Cave:** drastisch erhöhte Mortalität bei Ribotyp 027: Meldepflicht, strikte Isolierung.

Diagnose Stuhlkultur, serologischer Nachweis von AK, Toxin A und B im Stuhl.

Therapie: Metronidazol 3 × 500 mg p. o. (▶ 14.13) für 10 d (zunehmende Resistenzen), alternativ Vancomycin 4 × 125–250 mg p. o. (▶ 14.10.2), Reservemedikamente: Rifaximin (keine Zulassung), Fidaxomicin (sehr teuer). Neu zugelassen ist Bezlotoxomab (Zinplava®), monoklonaler AK gegen Toxin B.

Clostridium perfringens

Lebensmittelvergiftung durch Clostridium-perfringens-welchii-Toxin. 8–20 h nach Ingestion krampfartige Bauchschmerzen und Durchfall, seltener Übelkeit, Erbrechen, praktisch nie Fieber. Erkrankungsdauer selten > 24 h, keine Ther.

Gasbrand

Verschiedene Clostridium spp. (Cl. perfringens, welchii, novyi, septicum, histolyticum, bifermentans, fallax), häufig Mischinfektionen (Anaerobier/Enterobakterien).

Ätiologie Ubiquitär vorkommende Bakterien gelangen durch Schmutz in Wunden und bilden Toxin. Meist postop. (z. B. nach Amputation bei Gangrän, septischem Abort).

Klinik IKZ 1–4 d, Gasbrandphlegmone ohne Beteiligung des Muskels, Gasbrandmyositis, lokaler Schmerz, Schwellung, Blasenbildung, intravaskuläre Hämolyse, Abszedierungen, ANV.

Diagnose Krepitieren des aufgedunsenen Gewebes, Grampräparat, Anzucht in Spezialnährböden.

Therapie Bei Verdacht Penicillin G 20–40 Mio. IE/d i. v. (▶ 14.3.2) + Clindamycin, OP (Exzision/Kürettage), evtl. hyperbare O_2-Ther. Hohe Letalität.

Clostridium tetani

Klinik Wundstarrkrampf. 4–60 h IKZ, krampfartige, tonische Kontraktionen (Risus sardonicus).

Diagnose Klinik, Anamnese (→ Verletzungsanamnese), letzte Impfung, Erreger- und Toxinnachweis.

Therapie Tetanus-Ig (HTIG) bis 10.000 IE i. m., sympt. Intensivther., evtl. Penicillin G 20–40 Mio. IE/d i. v. (▶ 14.3.2).

Clostridium botulinum

Botulismus. Selten Vermehrung im Darm von Säuglingen (Neugeborenenbotulismus) und Wundbotulismus.

Klinik 12–36 h nach Ingestion verseuchter Konserven Durst, Hypotonie, Mydriasis mit aufgehobener Lichtreaktion, kein Fieber! Lähmungszeichen (Doppeltsehen, Schluckbeschwerden), Verschlimmerung bis zur Atemlähmung.

Diagnose Toxinnachweis in Erbrochenem, Blut, Stuhl, Nahrungsmittel.

Therapie Bei gastraler Ingestion Magenspülung (▶ 19.1.2), forcierte Diarrhö (▶ 19.1.2), trivalentes Antitoxin (▶ 19.3.11) Erw. initial 500 ml i. v., evtl. Nachinjektion 250 ml i. v. nach 4–6 h, auch bei geringem Verdacht! Bei Wundbotulismus Gabe von Penicillin G (▶ 14.3.2). Sympt. Intensivther. (Langzeitbeatmung).

Enterobacteriaceae

Gramneg. Stäbchen. **Diagnose** kulturell aus Urin, Blut, Wundsekret usw. Wegen Resistenzproblematik immer Antibiogramm verlangen.

Escherichia coli

- **Enterotoxische E. coli (ETEC):** produzieren Toxine, typisch für Reisediarrhö. Massive Diarrhö 1–2 d nach Ingestion von kontaminierten Lebensmitteln, nach 3–4 d spontan sistierend
- **Enteropathogene E. coli (EPEC):** typisch für Diarrhö bei Kindern
- **Enteroinvasive E. coli (EIEC):** (ruhrähnliche) wässrig-blutige Diarrhöen
- **Enterohämorrhagische E. coli (EHEC):** hämorrhagische Kolitis assoziiert mit hämolytisch-urämischem Sy. (TMA, ▶ 12.4). **Ther.:** meist keine spezifische, auf gute Hydratation/E'lyte achten, keine Darmmotilitätshemmer (verlängern Keimelimination). Bei Immunsupprimierten oder schwerem Verlauf Ceph. III (z. B. Ceftriaxon 1 × 2 g i. v., ▶ 14.4.4), Chinolon (z. B. Ciprofloxacin, ▶ 14.8.2)
- **Nicht enteropathogene E. coli:** verursachen häufig Harn- und Gallenwegsinf. und Nosokomialinf. (z. B. Pneumonie, ▶ 7.1.3). Ther.: nach Antibiogramm, bei kalkulierter **Ther.:** Ceph. II oder III, z. B. Ceftriaxon 1 × 2 g/d (▶ 14.4.4)

Enterobacter

Verbreiteter, häufig multiresistenter Hospitalismuskeim (meist E. cloacae oder E. aerogenes).

Klinik HWI sowie sämtliche Nosokomialinf. (Infektionen bei Verbrennungen, Pneumonie, Wundinfektion).

Therapie E. cloacae meist resistent gegen Ceph. I und II, kalkulierte Ther. mit Chinolon, ggf. mit Aminoglykosid, z. B. Gentamicin 3–5 mg/kg KG/d (▶ 14.6.2). Schnelle Resistenzentwicklung gegen Betalaktame, z. B. Ceph.

Klebsiellen

Gehören zur normalen Darmflora (Enterobacteriaceae). Häufig Erreger von Nosokomialinf., z. B. nach Instrumentierung (Urinkatheter).

Klinik Inf. der oberen Luftwege, Pneumonie, Wundinf., HWI, Gallenwegsinf., Septikämien.

Therapie Nach Antibiogramm, bei kalkulierter Ther. z. B. Ceftriaxon. **Cave:** i. d. R. Ampicillinresistenz.

Proteus

Klinik Neben HWI chron. Otitis media, Atemwegsinf. und Meningitis. Häufiger Hospitalismuskeim, z. B. bei Wundinf., Sepsis häufige KO.

Therapie Ampicillin oder Amoxicillin 3–4 × 2 g/d, ggf. plus Aminoglykosid, bei indolpos. Proteus-Spezies (inkl. Morganellen) siehe Enterobacter. **Cave:** wechselnde Antibiotikaresistenzen → unbedingt Antibiogramm!

Serratia

Inf. meist nosokomial, typischerweise nach Instrumentierung oder Katheterisierung.

Klinik HWI, Pneumonien, Septikämien.

Therapie Nach Antibiogramm! Kalkulierte Ther. mit Ceph. III (z. B. Ceftriaxon, ggf. mit Aminoglykosid, z. B. Gentamicin 3–5 mg/kg KG/d, ▶ 14.6.2), alternativ Chinolon.

Haemophilus influenzae

Gramneg. Stäbchen. Nicht bekapselte Form bei 50–80 % der Population als Rachenflora vorhanden.

Klinik Exazerbation bei COPD und lokale Racheninfekte sowie Otitis media. Bakteriämie selten bei Erwachsenen. Bekapselte Form Typ B verursacht z. B. Meningitis/Epiglottitis bei Kindern, Pneumonie bei Erw.

Therapie Amoxicillin plus Betalactamaseinhibitor, z. B. Unacid® 3 × 3 g/d i. v. oder Ceph. II oder III (z. B. Ceftriaxon, 2 g/d, ▶ 14.4.4), Chinolon.

Legionella pneumophila

Ubiquitär vorkommendes gramneg., kapselloses, schwer anzüchtbares Stäbchenbakt. Anteil an Pneumonieerregern 3–15 %. Besonders bei immunsupprimierten Pat., gel. endemisches Auftreten. Bei aerogener Inkorporation Erreger der Legionärskrankheit, einer atypischen Pneumonie (▶ 7.1.3) mit hoher Letalität.

Klinik IKZ 2–14 d, Atemnot, trockener Husten, Durchfall/Erbrechen, seltener ZNS-Symptome. Häufig Vorbehandlung mit diversen Antibiotika. Leukozytose, Protein- und Leukozyturie. KO: Abszedierung, Myo- und Perikarditis, fibrosierende Alveolitis.

Diagnose Klinisch, evtl. kultureller Nachweis in BAL oder Pleurapunktat, IFT (Schnelltest), ggf. PCR, Ag-Nachweis im Urin und in Alveolarmakrophagen, spezifische IgM-AK im Verlauf (2–4 Wo.).

Therapie Neuere Chinolone (z. B. Levofloxacin 1–2 x 500 mg/d p. o., ▶ 14.8.3). Bei fibrosierender Alveolitis ergänzend Glukokortikoide, z. B. Prednisolon initial 1–2 mg/kg KG i. v. (▶ 7.4.2), schnell ausschleichen.

Leptospiren

Verschiedene Serotypen der Leptospiren werden durch direkten oder indirekten Kontakt mit infizierten Tieren (z. B. auch Waten in mit leptospirenhaltigem Urin kontaminierten Teichen) übertragen. Die Erreger penetrieren durch kleine Hautwunden oder durch die Schleimhäute.

L. icterohaemorrhagiae, L. canicola und L. pomona

Klinik 2–20 d IKZ, Kopfschmerzen (fast immer), GIT-Symptome, Konjunktivitis, in 70 % Muskelschmerzen, generalisierte Lk-Schwellung, Ikterus, Meningitis, Gelenkschmerzen, Bauchschmerzen. **L. icterohaemorrhagiae** (→ Weil-Krankheit) und **L. canicola** (→ Kanikola-Fieber) verursachen häufiger lymphozytäre Meningitis, Nephritis und Hepatitis als **L. pomona.**

Diagnose Symptome am Anfang vieldeutig, KBR ab 2. Wo., kultureller Nachweis aus Blut und Liquor in der 1., aus Urin ab der 2. Wo. möglich.

Therapie Antibiotikather. auch nach 5. Krankheitstag sinnvoll, bei Verdacht Penicillin G 20–40 Mio. IE/d (▶ 14.3.2) **Cave:** Klin. Verlauf und KO werden nur selten beeinflusst (v. a. bei Weil-Krankheit). Alternativ Amoxicillin 3–4 g/d (▶ 14.3.4), bei Allergie Doxycyclin 200 mg/d (▶ 14.9).

Listeria monocytogenes

Grampos. stäbchenähnliches Bakterium. Wird durch Kontakt mit infektiösem Tierkot (Katzen), evtl. auch durch Geschlechtsverkehr oder Ingestion von kontaminierter Milch und Käse übertragen. Im Erwachsenenalter erkranken fast nur Immungeschwächte (gehäuft HIV-Pat., alte Pat., Tumorpat.).

Klinik Grippeähnliches Bild, in 75 % Meningitis – bei abwehrgeschwächten Pat. oft lebensbedrohlich. Selten Endokarditis, Urethritis, Konjunktivitis, Hautlisteriose.

Diagnose Serologisch und kulturell (lange Bebrütung erforderlich!).

Therapie Ampicillin 3–4 × 2 g/d i. v. + Aminoglykosid, z. B. Gentamicin (▶ 14.6.2), Ther. für 2–4 Wo. Alternativ Co-trimoxazol (▶ 14.7.4).

Meningokokken

Gramneg. Kokken (Diplokokken). Bei 10 % der Gesamtbevölkerung in Rachen-Normalflora.

Klinik V. a. Pharyngitis, Meningitis (▶ 8.2.5), Arthralgien, Septikämien (in 75 % Petechien im Bereich der unteren Extremitäten, Thorax und Gelenke), im Verlauf septischer Schock (▶ 5.2.1). KO: Waterhouse-Friderichsen-Sy. bei 10–20 % der Pat. mit Bakteriämie, häufig ANV, Verbrauchskoagulopathie, hohe Letalität.

Diagnose Blutkultur, Liquor (Grampräparat, Kultur, AG-Nachweis, Schnelltest), sofortige Weiterverarbeitung des Materials gewährleisten.

Therapie Schockprophylaxe und -therapie. Hoch dosiert Penicillin G 20–40 Mio. IE/d (▶ 14.3.2), bei Allergie alternativ Chloramphenicol 2 × 1 g/d. Umgebungsprophylaxe mit Ciprofloxacin 1 x 500 mg p. o. (▶ 14.8.2). Pos. Effekt von Kortikoiden oder anderen Immunmodulatoren vor Antibiotikather. bislang nicht gesichert, ebenso kein Vorteil von modernen Breitbandpenicillinen.

Mykobakterien

▶ 7.1.3

Mykoplasmen

Zellwandlose Mikroorganismen, einige Arten zählen zur physiologischen Rachen- und Genitalflora.

Mycoplasma pneumoniae

Atypische Pneumonien (▶ 7.1.3). KO: ZNS- und Herzbefall.

Diagnose AK-Titeranstieg in der KBR, häufig Kälteagglutinine nachweisbar.

Therapie Mittel der Wahl sind Makrolide, z. B. Clarithromycin 2 × 500 mg/d (▶ 14.7.1), alternativ Doxycylin. Therapiedauer bis zu 4 Wo., da intrazelluläre Persistenz der Erreger möglich.

Pseudomonas aeruginosa

Gramneg. aerobe Stäbchen. Gefürchtete Hospitalkeime. Vorkommen ubiquitär (z. B. in Bäderabteilungen), hohe Umweltpersistenz, Resistenz gegen viele konventionelle Antibiotika. Häufiger Sekundärkeim bei Antibiotikatherapie und Wundinfektionen.

Klinik V. a. bei geschwächten Pat. HWI, Atemwegsinf. (z. B. nach Intubation), evtl. letale Inf. von Verbrennungswunden, Septikämien.

Diagnose Typischer blaugrüner Eiter. Erregernachweis aus Urin, Sekreten, Blut.

Prophylaxe Prim. Prophylaxe durch aseptisches Arbeiten (z. B. Absaugen bei Beatmungspat.).

Therapie Bei Sepsis, Pneumonie oder Abszedierung Ther. nach Antibiogramm. Bei HWI mit Chinolon (z. B. Levofloxacin 500 mg/d, ▶ 14.8.3), bei generalisierter Inf. z. B. Piperacillin ± Betalaktamaseinhibitor (z. B. Tazobac® 3 × 4,5 g i. v.) mit Aminoglykosid, z. B. Gentamicin oder Amikacin 15 mg/kg KG/d (▶ 14.6.3) kombinieren, alternativ Komb. von pseudomonaswirksamen Ceph. III (z. B. Ceftazidim) mit Chinolon oder Carbapenem, z. B. Meropenem, Aztreonam und Fosfomycin als Reserveantibiotika.

Salmonellen

Gramneg. Stäbchen.

Salmonellen-Gastroenteritis („Salmonellose")

Infektionen und – häufiger – Intox. durch kontaminierte Nahrungsmittel, v. a. Tiefkühlkost (z. B. Geflügel), Milch- und Eiprodukte, Fischprodukte, Speiseeis und Wasser; Haustiere (v. a. Reptilien) durch S. typhimurium, S. enteritidis und > 1.600 weitere Serotypen und deren Toxine.

Klinik IKZ 12–36 h, plötzliche Durchfälle (selten blutig), Erbrechen, Bauchschmerzen, Fieber. Selten septische Krankheitsbilder, Abszesse, Arthritis, Cholezystitis, Endokarditis.

Diagnose Nachweis der Erreger in Stuhl und Blutkultur.

Therapie Antibiotika nur bei bakteriämischem (typhösem) Verlauf, Neugeborenen, Immunsupprimierten und alten, höhergradig exsikkierten Pat. erforderlich, z. B. Ciprofloxacin 2 × 500 mg/d (▶ 14.8.2) oder Co-trimoxazol 2 × 0,96 (–1,92) g/d (▶ 14.7.4). Alternativ Amoxicillin. Dauer 5 d, bei Immunsupprimierten 14–21 d.

Salmonella typhi (Typhus)

Salmonella typhi wird fäkal-oral meist durch kontaminierte Nahrung oder Wasser aufgenommen. Kontamination erfolgt häufig durch die Hände von Dauerausscheidern, seltener z. B. durch Fliegen.

Klinik IKZ 7–14 d, Kopfschmerzen, Abgeschlagenheit, kontinuierliches Fieber, Hepatosplenomegalie, in 40 % Durchfall, in 50 % Obstipation (!), in 60 % Husten und Bronchitis, in 50 % Roseolen („rose spots", 2–10 mm große Hautflecken am Oberbauch), normochrome Anämie, Bradykardie, Leukos ↔ oder ↓. KO: Meningitis, Osteomyelitis, Endokarditis, Pneumonie, Darmperforation, GIT-Blutung, Cholangitis.

Diagnose Blutkultur (in 90 % während der 1. Wo. pos.), ab 2. Wo. Erregernachweis in Stuhl und Urin, 2.–3. Krankheitswo. AK-Titer (Gruber-Widal, 4-facher Anstieg des O-Antigen-Antikörpertiters ist beweisend). **DD:** Paratyphus A/B/C, Tbc, Malaria, Brucellose, Tularämie, Dengue-Fieber.

Therapie Chinolon, z. B. Ciprofloxacin 2 × 500 mg (▶ 14.8.2), Co-trimoxazol 2–4 × 0,96 g/d (▶ 14.7.4) oder Chloramphenicol 2 × 1 g/d. Entfieberung über 2–6 d auch bei suffizienter Antibiotikather.! Ther. über mind. 10 d fortführen. Bei Rezidiven erneute Ther., ggf. nach Antibiogramm. Bei Chloramphenicol einschleichende Ther. wegen möglicher Herxheimer-Reaktion. **Cave:** resistente S.-typhi-Stämme, ther. Option Rifaximin 2–3 x 200–400 mg/d p. o. (▶ 11.2.3).

Salmonella paratyphi A, B und C

14

Paratyphus klinisch nicht von Typhus unterscheidbar, Verlauf jedoch leichter und kürzer. Diagn. und Ther. wie bei Typhus.

Staphylokokken

Grampos. Kokken. Verursachen Infektionen und Intoxikationen.

Enterotoxinbildende S. aureus

Enterotoxinproduzierende S. aureus werden durch kontaminierte Nahrung inkorporiert.

Klinik IKZ 2–4 h, charakteristischer abrupter Krankheitsbeginn mit massivem Erbrechen, seltener Durchfall, ohne Fieber.

Therapie Nur symptomatisch (▶ 10.1.3), keine Antibiotika.

S. epidermidis/S. saprophyticus

Klinisch bedeutsam v. a. koagulaseneg. S. epidermidis und S. saprophyticus (Haut- und Schleimhautkeim), koagulasepos. S. aureus (häufig auf Nasenschleimhäuten). Meist Übertragung von Mensch zu Mensch, häufig nosokomialer Transfer durch Klinikpersonal (Hände, Kittel, Nasen-Rachen-Raum). Inf. v. a. bei immunsupprimierten Pat. und durch venöse/art. Zugänge.

Klinik IKZ 2–10 d, Fieber, lokale Rötung, Abszess und/oder systemische Inf. (HWI, Osteomyelitis, Implantatinf., Pneumonie, Sepsis). KO: durch Toxin verursachtes Staphylococcal Scalded Skin Syndrome (SSSS; Ritter-Krankheit), bei Erw. selten; toxisches Schocksy. (TSS), v. a. bei jungen Frauen (meist nach Tamponverwendung).

Diagnose Abstrich (Grampräparat), Blutkultur, BAL, Urinkultur.

Therapie Vor jeder Ther. und v. a. beim Nachweis von koagulaseneg. Staph. muss die Pathogenität des Keims bedacht werden. Bei nosokomialer Inf. Zugänge inspizieren und ggf. wechseln, prim. Ther. nach örtlicher Resistenzsituation, da diese je nach Antibiotikaeinsatz wechselt (häufig Multiresistenz). Ansonsten Ceph. I/II (▶ 14.4.1), betalaktamasestabile Penicilline (z. B. Flucloxacillin, ▶ 14.3.3), alternativ Clindamycin (▶ 14.7.3). **Cave:** bei oxacillinresistentem S. aureus keine Primärther. mit Betalaktamantibiotika, sondern Ther. mit Vancomycin (▶ 14.10.2) oder Teicoplanin (▶ 14.10.3) evtl. plus Rifampicin (▶ 14.10.4), alternativ Clindamycin + Rifampicin oder Meropenem (▶ 14.5.3), ggf. + Cefotiam. Reservemedikamente Fosfomycin, Co-trimoxazol. Bei gehäuftem Auftreten von Staphylokokkeninfektionen Screening des Personals (Nasenabstrich, Handabklatschpräparate, ▶ 14.1.3).

Streptokokken

Grampos. Kokken (Typen, ▶ Tab. 14.4). Übertragung meist durch direkten Kontakt.

Tab. 14.4 Streptokokkentypen

Teil-(α-)Hämolyse	Vergrünende „Viridans"-Strept., S. pneumoniae = neue Bezeichnung für Pneumokokken
Vollständige (β-)Hämolyse	Strept. der Gruppen **A** (S. pyogenes), **B** (S. agalactiae), **C** (S. equisimilus), **F** und **G** (S. anginosus)
Meist ohne Hämolyse	Strept. der Gruppe **D** = **Enterokokken** (Vertreter: S. faecalis, selten S. faecium)
	Peptostreptok. = anaerobe Strept.

Streptokokken der Gruppen A, B, C, E, F

α-hämolysierende Streptokokken

Physiologische Bewohner der Mundhöhle. V. a. die dextranbildenden Arten (S. bovis, S. mutans, S. sanguis und S. mitis) verursachen 40 % aller Endokarditiden. S. pneumoniae: typischerweise Lobärpneumonie (▶ 7.1.3), v. a. bei Alkoholikern.

> Bei Nachweis von S. bovis an Darmpathologie denken (z. B. Kolon-Ca)

β-hämolysierende Streptokokken der Gruppe A

S. pyogenes. IKZ 1–5 d, Angina tonsillaris, Scharlach, Pharyngitis, Sinusitis, Otitis, Bronchopneumonie, Erysipel, Impetigo contagiosa, Sepsis, Abszesse, Wundinfektion. KO: nach Angina in 0,5–3 % rheumatisches Fieber oder GN.

Streptokokken der Gruppen B–G

Sepsis, Meningitis, Abszesse, Endokarditis, Genitalinfektion (v. a. Strept. Gruppe D), HWI, Gallenwegsinfektionen.

Diagnose V. a. kulturell aus Rachenabstrich oder Sputum, Blutkulturen, Antikörper (DD: Viren, Strept. Gruppe A, M. pneumoniae). Strept. verursachen typischerweise Eiterstippchen (DD: über die Tonsillen hinausgehende weißliche Beläge deuten auf infektiöse Mononukleose oder Diphtherie).

Therapie Penicillin V (bei Streptokokken-Angina für 10 d, um rheumatische KO zu vermeiden), bei Penicillinallergie Erythromycin oder Ceph.

Gruppe-D-Streptokokken (Enterokokken)

Klinik Durch **E. faecalis** bzw. **E. faecium** häufig HWI und Endokarditiden, Gallenwegsinf. und intraabdominale Abszesse.

Therapie Schwierig, da häufig Multiresistenz (v. a. E. faecium), möglichst nach Antibiogramm. Primärther. bei:

- **E. faecalis:** Ampicillin 3 × 2 g/d, bei Endokarditis unbedingt Komb. mit Gentamicin 1 × 3–5 mg/kg KG/d (▶ 14.6.2)
- **E. faecium:** Vancomycin 2 × 1 g/d (▶ 14.10.2) oder Teicoplanin 400–600 mg/d (▶ 14.10.3). Bei multiresistenten Enterokokken z. B. Quinupristin/Dalfopristin oder Linezolid

Tetanus

Siehe Clostridien.

Vibrionen

Gramneg. bewegliche Stäbchen („Spirillen"), v. a. in Afrika und Asien beheimatet.

Vibrio cholerae und El-Tor

Cholera: durch Exo- und Endotoxine von **Vibrio cholerae** und häufiger **Vibrio El-Tor** (= Biovar. El-Tor). Betroffen ist vorwiegend der Dünndarm.

Klinik Die Durchfälle treten plötzlich auf, sind profus (reiswasserartig) und führen rasch zur unbehandelt letalen Exsikkose.

Therapie Adäquater (parenteraler) Flüssigkeits- und E'lytersatz, in leichteren Fällen oral (ad libitum WHO-Lösung), ggf. Co-trimoxazol (▶ 14.7.4), Ciprofloxacin 1 × 1 g p. o. (▶ 14.8.2). Doxycyclin 1 × 300 mg p. o. (▶ 14.9) über 2 d, alternativ. Isolierung, Quarantänepflicht!

14

Yersinien

Y. enterocolitica

Fäkal, durch kontaminierte Hände oder Nahrung sowie durch Haustiere wird das gramneg. Stäbchen **Y. enterocolitica** übertragen.

Klinik IKZ 3–7 d, Enterokolitis, Pseudoappendizitis, Lymphadenitis mesenterialis, selten septische Krankheitsbilder oder Erythema nodosum, Arthritis.

Diagnose OP-Präparate, Serologie, Stuhluntersuchung (Letztere unsensitiv). DD: v. a. Appendizitis, durch andere Erreger verursachte Durchfallerkr.

Y. pestis

Y. pestis ist Erreger der Lungen- und Beulenpest. Extrem selten.

Y. pseudotuberculosis

Y. pseudotuberculosis wird durch Katzen, Vögel und Nagetiere übertragen. Beim Menschen Erreger der Lymphadenitis mesenterica (Pseudo-Tbc).

Klinik Symptome wie Appendizitis, mesenteriale Lymphadenitis oder Typhus.

Therapie (aller Yersiniosen)

Doxycyclin 200 mg/d (▶ 14.9), Chinolon, z. B. Levofloxacin 500 mg/d (▶ 14.8.3). Y. pestis Streptomycin 1 g/d i. m.

14.1.5 HIV-Infektion

Das HI-Virus gehört zu den Retroviren.

Krankheitsstadien/Klinik Die HIV-Inf. wird abhängig von klinischer Symptomatik (▶ Abb. 14.1) und Immundefekt in unterschiedliche Krankheitsstadien eingeteilt (CDC-Klassifikation 1993, ▶ Tab. 14.5):

- **Kategorie (Stadium) A:** akute (primäre) HIV-Inf., Lymphadenopathiesyndrom (LAS) und asymptomatische HIV-Inf.
- **Kategorie (Stadium) B:**
  - **Sympt. HIV-Inf.:** Inf. mit opportunistischen Erregern, jedoch keine AIDS-definierenden Krankheiten
  - **Direkt HIV-assoziierte Krankheitsbilder:** Schädigung von Organen durch HIV selbst. Betroffene Organe: ZNS, peripheres Nervensystem (Enzephalopathie, Meningitis, Radikulitis, Polyneuropathie, Mononeuritis multiplex) und GIT (HIV-Enteropathie). Direkt assoziiert mit HIV sind auch Mikroangiopathien (MAP) an Retina und Konjunktiven, kutanes Xerodermie- und mukosales Sicca-Sy., selten HIV-Nephropathie oder -Myopathie. V. a. bei Kindern auch Kardiomyopathien
- **Kategorie (Stadium) C:** alle AIDS-definierenden Erkr., i. d. R. deutlicher Immundefekt (immunologische Kategorie 3). Häufigste Krankheitsbilder: P.-jiroveci-Pneumonie, Candida-Ösophagitis, zerebrale Toxoplasmose, Tbc (pulmonal oder extrapulmonal), M.-avium-intracellulare-Inf., Kaposi-Sarkom und rezid. bakt. Pneumonien

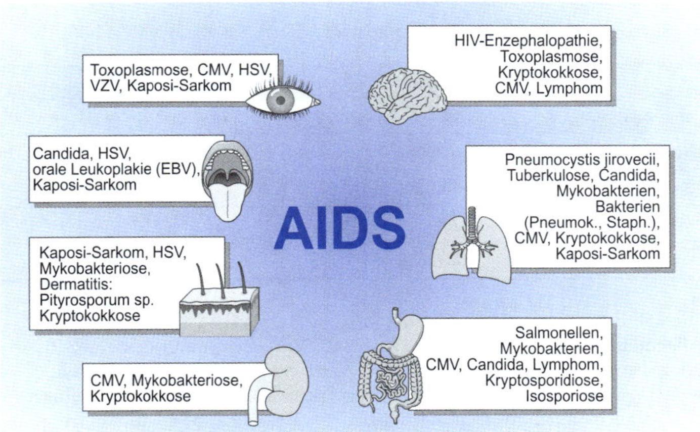

Abb. 14.1 AIDS-Manifestationen [L106]

Tab. 14.5 CDC-Klassifikation der HIV-Inf. [W916]

Immunologische Kategorie		Klinische Kategorie		
		A	B	C*
	CD4-Zellen	Asympt., akute HIV-Inf., persistierende Lymphadenopathie	Sympt., weder A noch C	AIDS-definierende Erkr.
1	> 500/µl	A1	B1	C1
2	200–500/µl	A2	B2	C2
3	< 200/µl	A3	B3	C3

* Stadium C entspricht dem Vollbild AIDS (europäische Definition)

Diagnostik Untersuchungen nach opportunistischen KO in Relation zum zellulären Immundefekt wählen.

- **Antikörpertests:** AK i. d. R. 1–3 Mon. nach Inf. nachweisbar, selten erst nach 6–12 Mon.
  - **Suchtest:** Anti-HIV-ELISA, sehr hohe Sensitivität und Spezifität (selten falsch pos.) plus p24-Ag
  - **Bestätigungstest:** Anti-HIV-Immunoblot (Western-Blot), Auftrennung HIV-spezifischer Proteine und Markierung einzelner proteinspezifischer) AK (sog. Banden). Test hochspezifisch, jedoch aufwendiger und teurer als ELISA
- **Direkter HIV-Nachweis:** indiziert in der Frühphase der Erkr. (Sensitivität methodenabhängig), in fortgeschrittenen Stadien Monitoring und Therapiekontrolle
  - Viruskultur: sehr aufwendig und teuer, nur für wissenschaftliche Zwecke sinnvoll
  - HIV-Viral Load, Synonym: HIV-Viruslast (PCR, andere Amplifikationsmethoden): hoch sensitiv. Modernster und bester Marker zum Krankheitsmonitoring, zur Diagnose der HIV-Inf. bei unklarer Serologie und bei Kindern
- **Surrogatmarker:** $CD4^+$-T-Lymphozyten, CD4/CD8-Ratio ▸ Tab. 14.6

Tab. 14.6 Surrogatmarkerdiagnostik

Immunstatus	$CD4^+$-T-Lymphozyten	CD4/CD8-Ratio
Normalbefund	> 800/µl	> 1
Geringer Immundefekt	500–800/µl	> 0,5; < 1
Mäßiger Immundefekt	200–500/µl	> 0,1; < 0,5
Schwerer Immundefekt	< 200/µl	< 0,1

Therapie

Allgemeines Management bei Intensivpat.: Vorgehen, wenn Pat. einer Risikogruppe angehört bzw. wenn klinisch der Verdacht auf eine HIV-Inf. besteht.

- **HIV-Suchtest:** bei lebensbedrohlicher Erkr. und nicht einwilligungsfähigen Pat. auch ohne Einverständnis möglich (vitale Indikation), Durchführung s. o.
- **Hygienemaßnahmen:**
  - **Räumliche Unterbringung:** Einzelunterbringung i. d. R. nicht erforderlich, Ausnahme: HIV-Infizierte mit profusen Durchfällen, Inkontinenz, unkontrollierten Blutungen oder bestimmten übertragbaren Erkr. (z. B. offene Tbc, bakt. Konjunktivitis)
  - **Standardhygiene:** hygienische Händedesinfektion, ggf. Schutzkittel, Handschuhe. Schuhe wechseln nicht erforderlich
  - **Mund-Nasen-Schutz:** nur erforderlich, wenn mit Aerosolbildung oder Verspritzen von Blut, Körperflüssigkeiten oder Ausscheidungen zu rechnen ist, z. B. Bronchoskopie
  - **Erregerhaltiges Material:** Blut, Liquor, Sperma, Vaginalsekret, Muttermilch. Erregerhaltiges Material und Abfälle sind als Abfall der Gruppe B zu entsorgen. Fäzes und Urin können undesinfiziert einer Kanalisation zugeführt werden

Monitoring und Therapiekontrolle in fortgeschrittenen Stadien: Wichtigster Surrogatmarker HIV-Viruslast, Lymphozytensubpopulationen ($CD4^+$-Lymphozyten, $CD8^+$-Lymphozyten) zur Abschätzung des Immundefekts und der Aktivierung des Immunsystems.

Antiretrovirale Therapie: Verwendete Substanzen (Auswahl, ▶ 14.11.1):

- **Reverse-Transkriptase-Hemmer (RT-Hemmer: Nukleosidanaloga, NRTI):** hemmen HIV-Replikation durch RT-Hemmung („falsches Nukleosid"). Immer Komb.-Ther. KI: schwere vorbestehende Myelosuppression (Hb < 80 g/l, Leukos < 1/nl). Einzelsubstanzen: AZT = Zidovudin (▶ 14.11.3), DDI = Didanosin, D4T = Stavudin, 3TC = Lamivudin, Abacavir, Tenofovir, Emtricitabin
- **Nicht nukleosidale Reverse-Transkriptase-Inhibitoren (NNRTI):** hohe antivirale Aktivität, jedoch schnelle Resistenzentwicklung, daher Kombinationstherapie, z. B. Delavirdin, Nevirapin, Efavirenz
- **Protease-Inhibitoren (PI):** wirken durch Interaktion mit der HIV-Protease. In vitro stärkste Anti-HIV-Wirksamkeit. Problem: hepatische Enzyminduktion (Cytochrom-P450-Oxidase-System), viele Medikamenteninteraktionen. Einzelsubstanzen: Saquinavir, Ritonavir, Indinavir, Nelfinavir, Atazanavir, Fosamprenavir, Amprenavir, Darunavir und Tipranavir
- **Fusionshemmer:** Enfuviritid zur s. c. Gabe
- **Integrase-Inhibitoren:** Ralegravir (Isentress®), Komb.-Präparat (Symtuza®)
- **Komb.-Ther.:** (3- bis 4-fach) bevorzugen, da lebensverlängernder Effekt nachgewiesen. Sinnvolle Initialther. bei therapienaiven HIV-Pat.

> - Bei der Komplexität der HIV-Inf. sollten Pat. möglichst in spezialisierten Zentren individualisiert behandelt werden
> - Komb.-Ther.:
>   - Konvergente (= nur einen Angriffsort nutzende Ther.): z. B. 3 NRTI = Triple-NUC oder Doppel-PI
>   - Divergente (= mehrere Angriffsorte nutzende Ther.): z. B. 2 NRTI + 1 NNRTI oder 2 NRTI + 1 PI oder 1 NRTI + 1 PI oder 1 NRTI + 2 PI

Aktuelle Therapieempfehlungen www.HIV.net.

HIV-assoziierte Erkrankungen

Pneumocystis-jiroveci-Pneumonie

Frühere Bezeichnung Pneumocystis-carinii-Pneumonie; PcP. Häufigste AIDS-definierende Erkr. (Mortalität bis zu 20 %!); nach neuer Klassifikation Pilz (kein Protozoon).

Klinik

- Trias mit Fieber, trockenem Husten und (Belastungs-)Dyspnoe.
- Extrapulmonale oder disseminierte Pneumozystosen typisch v. a. Leber- und Milzverkalkungen, abdominale Lymphadenopathie, aber auch okuläre und ossäre Manifestationen können bei Inhalationsprophylaxe (s. u.) vorkommen

Diagnose

- Auskultation nicht hilfreich, BGA: respiratorische Partialinsuff., Rö-Thorax: bilaterale hilifugale interstitielle Infiltrate
- Sicherung durch Erregernachweis (Giemsa-Färbung, Immunfluoreszenz) im induzierten Sputum (Sensitivität niedrig), besser BAL (▶ 2.11.4)
- **DD:** bakt. Pneumonie, Tbc, CMV-Pneumonie (sehr selten), Kaposi-Sarkom

Therapie

- **Standardther.:** Co-trimoxazol (▶ 14.7.4) 120 mg/kg KG/d (Trimethoprim 20 mg + Sulfamethoxazol 100 mg), verteilt auf 4 Dosen oral oder i. v. (in 500 ml NaCl 0,9 % über 1 h) für 3 Wo. NW: Arzneimittelexantheme (> 70 %) bis zum Stevens-Johnson-Sy., Myelosuppression (antiretrovirale Medikation pausieren). Wirksamkeit > 85 %
- **Alternativen:**
  - Pentamidin 4 mg/kg KG/d in 500 ml Glukose 5 % über 4 h i. v., evtl. 50 % Dosisreduktion nach 5 d i. v. Ther., NW: Pankreatitis, Niereninsuff., Laktatazidose, Myelosuppression, Phlebitis
  - Clindamycin (▶ 14.7.3) 4 × 600–900 mg/d p. o. oder i. v. mit Primaquin 15–30 mg/d. NW: Met-Hb-Bildung (**Cave:** G6PDH-Mangel, Hämolysen), Exanthem (meist Clindamycin!), Leuko-, Thrombopenie
  - Eingeschränkt wirksam ist Atovaquon 3–4 × 750 mg/d. NW: Transaminasenanstieg, Exanthem
- **Supportive Ther.:** bei schlechter BGA (pO_2 < 70 mmHg) obligat Glukokortikoide (Reduktion der Mortalität!) → beginnend mit 50 mg/d, Reduktion um 10 mg alle 3 d (Therapiedauer nach Klinik/BGA, üblich 9 d), O_2-Gabe 4–10 l O_2/Min., bei schweren Verläufen und Beatmungsindikation möglichst CPAP-Maskenbeatmung, da bei maschineller Beatmung Mortalität > 50 %!

Primär- und Sekundärprophylaxe Beginn einer Primärprophylaxe bei CD4-Zellen < 200/µl, symptomatischer HIV-Inf. und CD4-Zellen < 250/µl oder Vollbild AIDS. Sekundärprophylaxe ist obligat (sonst Rezidivrate > 90 %).

14

- Co-trimoxazol 480–960 mg/d p. o. (▶ 14.7.4)
- Bei NW/Unverträglichkeit evtl. Pentamidin 300 mg/Mon. inhalativ; alternativ Dapson 2 x 100 mg/Wo. oder Versuch der Co-trimoxazol-Hyposensibilisierung

Toxoplasmose

Reaktivierung der latenten Inf. meist erst bei CD4-Zellen < 100/µl. Ca. 60 % aller Pat. in Deutschland sind infiziert (pos. IgG-AK), von diesen erkranken ca. 40 % an einer zerebralen Toxoplasmose. Bei neg. AK ist dagegen die Erkrankungswahrscheinlichkeit gering! Manifestationen außerhalb des ZNS (z. B. Myokard, Lunge, Sepsis) sind selten. In ca. 50 % verbleiben trotz erfolgreicher Ther. neurologische Defizite.

Klinik Unspezifische Symptome (Fieber, Kopfschmerzen, AZ-Verschlechterung), seltener fokal-neurologische Defizite, gelegentlich Krampfanfälle.

Diagnostik

- **Cave:** Liquordiagnostik nicht sinnvoll und gefährlich (Einklemmung)
- KM-verstärktes kraniales CT, besser MRT
- In seltenen Fällen (Therapieversagen, untypische Morphologie) stereotaktische Hirnbiopsie
- **DD:** ZNS-Lymphom, bakterieller Abszess, progressive multifokale Leukenzephalopathie

Therapie

- **Standardther.:** Pyrimethamin 1–2 mg/kg KG/d und Sulfadiazin 4–6 g/d p. o. in 4 Einzeldosen über mind. 3 Wo., oft länger. Zur Prophylaxe von Myelosuppression Folinsäure 15–30 mg/d p. o. Therapieende: Ödem rückgebildet, Herdgröße um mind. 75 % abgenommen. NW: Arzneimittelexantheme (> 70 %), auch Stevens-Johnson-Sy. Wirksamkeit ca. 75 %

- **Alternativen:** Pyrimethamin (s. o.) und Clindamycin 4 × 600 mg/d i. v. oder p. o. (▶ 14.7.3). NW: Exantheme, Diarrhö, Leuko- und Thrombopenie. Reservemittel: Atovaquon oder Trimetrexate
- **Supportive Ther.:** Antikonvulsiva (Pyrimethamin senkt die Krampfschwelle!). Phenytoin 300 mg/d (▶ 8.6.5) oder Carbamazepin 400–600 mg/d. Dosisanpassung nach Serumspiegel (▶ 20.2). Dexamethason bei erheblichem perifokalem Ödem oder Einklemmungsgefahr. Gabe so kurz wie möglich und nicht höher als 4 × 4 mg/d

Primär- und Sekundärprophylaxe Beginn der Primärprophylaxe bei CD4-Zellen < 100/µl. Sekundärprophylaxe ist obligat!
- Meist Co-trimoxazol 480 mg/d (nur Primärprophylaxe)
- Pyrimethamin-Sulfonamid-Kombinationen 2 × pro Wo. (z. B. Fansidar® über Internationale Apotheke) sehr gut wirksam. **Cave:** Lyell-Syndrom bei ca. 4 %
- Alternativ Dapson 2 × 100 mg/Wo. und Pyrimethamin 2 × 25 mg/Wo

Candidose
Inzidenz der oralen Candidose bei HIV-Infizierten nahezu 100 %! Auftreten schon bei CD4-Zellen > 200/µl möglich. Nur die Soor-Ösophagitis (CD4-Zellen meist < 200/µl) ist AIDS-definierend.

Klinik Weißliche, abwischbare Beläge bukkal und Rachenhinterwand, pelziger Geschmack, evtl. Foetor ex ore. Bei Soor-Ösophagitis häufig retrosternales Brennen, Dysphagie, Übelkeit.

Diagnose Blickdiagnose (genaue Racheninspektion bei jedem Pat.-Kontakt). Abstriche sind nicht erforderlich, da Candida ein Saprophyt im Oropharynx ist, dessen Keimzahl nicht mit klinischer Manifestation korreliert. Rachenspülwasser nur bei Frage nach resistenten Stämmen sinnvoll. Endoskopischer Nachweis bei Soor-Ösophagitis. **DD:** oral manchmal Verwechslung mit Haarleukoplakie (geripptе, weißliche, nicht abwischbare Beläge an den lateralen Zungenrändern).

Therapie Azole, v. a. Fluconazol 100–400 mg/d (▶ 14.12.3), über 3–5 d. Bei azolresistenten Stämmen Voriconazol oder Caspifungin.

Prophylaxe Nur bei häufigen Rezidiven (Förderung der Resistenzentwicklung?), dann Fluconazol 2 × 200 mg/Wo. oder 100–400 mg/d.

Tuberkulose
Steigende Prävalenz, bei zunehmendem Immundefekt vermehrt extrapulmonale Manifestation. Gilt als AIDS-definierende Erkr.

Diagnostik Keimnachweis sollte erzwungen werden:
- Sputum, Magensaft, BAL, zusätzlich Urin, Blut, Stuhl, Pleuraerguss, Liquor, Knochenmark
- Tuberkulintest bei < 150 CD4-Zellen/µl meist neg., statt Tuberkulintest bevorzugt Mendel-Mantoux-Test! **Cave:** falsch neg. bei Anergie
- Rö-Thorax, ggf. CT der Lunge mit KM, Sono-Abdomen

Therapie Bei Pat. mit CD4-Zellen > 150/µl im Prinzip wie bei immunkompetenten Pat. Bei Pat. mit CD4-Zellen < 150/µl oder disseminierter Tbc kein stufenweiser Ther.-Aufbau, sondern gleich mit Fünferkomb. (INH, PZA, Rifampicin, Ethambutol, Streptomycin) beginnen, da akuter Verlauf häufig!
- Isoniazid 5 mg/kg KG/d p. o. + 100 mg Pyridoxin p. o. über 6–9 Mon.
- Rifampicin 10 mg/kg KG/d p. o. über 6–9 Mon.
- Pyrazinamid 25 mg/kg + 300 mg/d Allopurinol p. o. über 2 Mon.
- Ethambutol 15 mg/kg KG/d p. o. über 2 Mon.

- Streptomycin 1 g/d i. m. bis zu einer Gesamtdosis von ca. 30 g
- Wegen häufiger NW muss die Ther. oft umgestellt werden. Ziel sollte sein, in den ersten 2 Ther.-Mon. zumindest eine Viererkomb. zu geben und anschließend mind. 2 tuberkulozide Substanzen (INH, Rifa, Streptomycin) bis zum Ther.-Ende. Wird dies erreicht, kann die Ther. nach 6 Mon. beendet werden, sonst sollte sie über 9–12 Mon. fortgesetzt werden
- Ggf. parallel Einleiten der antiretroviralen Ther. (Rücksprache mit Therapiezentrum)!

> **!** **Cave**
> - Rifampicin nicht zusammen mit Saquinavir, Methadon, Pyrimethamin, Fluconazol oder Itraconazol geben. Eine Kombination mit DDI sollte unterbleiben
> - Eine Rezidivprophylaxe mit INH muss im Einzelfall erwogen werden
> - Auf Resistenzbestimmung drängen, da multiresistene Tbc-Stämme (gegen INH, Streptomycin und eine dritte Substanz) häufiger werden

Zytomegalievirus-Infektion (CMV)

Primäre CMV-Inf. bei Immunkompetenten meist asymptomatisch. Wegen hoher Seroprävalenz (> 95 % in Deutschland) fast immer Reaktivierung einer latenten Inf.

Klinik Typische Erkr. der terminalen HIV-Inf. (CD4-Zellen < 50/µl), Inzidenz dann bis 45 %. Unter Immunsuppression (HIV, onkologische Pat., Z. n. Transplantation) schwere Verläufe mit hohem Fieber, Leuko- und Thrombopenie. Verlauf zunächst unspezifisch. Häufigste Manifestationen:

- Retinitis mit Schleiersehen und Visusminderung (Fundoskopie!)
- Befall der Nebennieren (klinisch inapparent), sehr selten Addison-ähnliches Krankheitsbild (▶ 15.1.5)
- Enzephalitis mit Affektverflachung, demenzielles Sy., Radikulitis
- GIT: Schluckstörungen (z. B. Ösophagitis), Bauchkrämpfe, Diarrhöen (z. B. Kolitis)
- CMV-Pneumonitis v. a. bei Transplantierten

Diagnostik

- Schnelldiagnostik über CMV-Nachweis (PCR) bzw. CMV-Early-Ag (pp65-Ag) im Blut geht Organmanifestation häufig voraus (hoher prädiktiver Wert, teures Verfahren), auch Nachweis aus Urin und BAL-Flüssigkeit möglich
- CMV-IgG und CMV-IgM (evtl. auch CMV-IgA); bei Primärinf. typischer Verlauf (erst IgM, dann IgG positiv), bei Reaktivierung 4-facher CMV-IgG-Titeranstieg, CMV-IgM kann evtl. fehlen
- CMV-Direktnachweis mit PCR nur bei vitaler Fragestellung (z. B. Abstoßungskrisen bei Transplantationspat.)
- Sicherung nur durch Fundoskopie, Histologie (Endoskopie des GI-Trakts) oder typische Klinik
- Enzephalitis wird häufig erst autoptisch festgestellt, bei Radikulitis Liquordiagnostik (granulozytäre Pleozytose, PCR pos.) anstreben

Therapie

- Bei schweren Organmanifestationen (z. B. CMV-Retinitis, Pneumonie) Valganciclovir 2 × 900 mg/d p. o., Ganciclovir 2 × 5 mg/kg KG/d (▶ 14.11.4) über 1 h i. v. für mind. 2–4 Wo., Dosisreduktion bei Niereninsuff., Leukopenie. NW: Neutropenie

- **Alternativ:** Foscarnet 2 × 90 mg/kg KG/d, NW: Nephrotoxizität → ausreichende Hydrierung mit mind. 2 × 1.000 ml/d NaCl 0,9 %, E'lytverschiebungen (Mg^{2+} ↓ ↓; Ca^{2+} ↓ ↓; Phosphat ↓; K^+ ↓), Übelkeit, Erbrechen. Akutther. über mind. 2–4 Wo. Komb. (Synergismus!) v. a. bei ZNS-Manifestationen (nur Foscarnet penetriert gut ins ZNS) und visusbedrohender Retinitis. Beide Medikamente werden parenteral appliziert
- Erhaltungsther. mit einem oder beiden Medikamenten (evtl. alternierend: Minderung einer Resistenzentwicklung?) in halber Dosierung lebenslang erforderlich, → frühzeitig Implantation von Kathetersystemen (z. B. Portkatheter) anstreben
- Bei therapierefraktären Fällen Versuch mit Cidofovir 1 × 5 mg/kg i. v. 1×/Wo.
- Evtl. CMV-Hyperimmunglobulin, z. B. Cytotect®

14.1.6 Andere Viruserkrankungen

Virusnachweis

Nachweis von Viren in Untersuchungsmaterial, z. B. Sekreten, Serum, Punktaten, Biopsien, Liquor.

Direkte Methoden

- Nachweis von Nukleinsäuren (Southern Blot, In-situ-Hybridisierung, PCR) → Virusnachweis in allen Geweben und Flüssigkeiten möglich. PCR sehr hohe Sensitivität (theoret. Nachweis einzelner Viren möglich!), aber fehlerträchtiges, anspruchsvolles Verfahren. Proben nur an erfahrene Laboratorien schicken!
- Immunfluoreszenztechnik: Nachweis von Ag und Virusproteinen
- Histologisch-zytologischer Nachweis von charakteristischen Zellveränderungen, Virusnachweis durch Elektronenmikroskopie

Indirekte Methoden

- **Virusspezifische AK:** indirekte Diagnose einer Virusinfektion i. d. R. durch Nachweis einer Serokonversion oder eines spezifischen Titeranstiegs (ca. 4-fach in 2 Proben im Abstand von 7–14 d). Durch Bestimmung von IgM (frühe Marker), IgG-AK (späte Marker) und gelegentlich IgA-Antikörpern kann der Zeitpunkt der Inf. (frisch, alt, reaktiviert) differenziert werden. Nachteil des Verfahrens: 1. Probe wird meist nicht zu Erkrankungsbeginn abgenommen, 2. Probe entfällt. Häufig erschweren unspezifische Reaktionen die Interpretationen von Ergebnissen
- **Enzymimmunoassays** (ELISA = Enzyme linked Immunosorbent Assay): meistbenutztes Testverfahren. Markierung von AK oder AG mit Enzymen. Nach Reaktion von Ag/AK und Zugabe des Enzymsubstrats kann quantifiziert werden
- **Neutralisationstest** (NT): prüft, ob die AK eines Patientenserums den zytopathischen Effekt einer Virussuspension auf eine Zellkultur aufheben
- **Komplementbindungsreaktion** (KBR): Patientenserum in aufsteigender Verdünnung (z. B. 1 : 16–1 : 4.096) wird mit Virus-Ag und Komplement versetzt. Der Komplementverbrauch durch die im pos. Fall stattfindende Ag-AK-Reaktion wird durch ein Indikatorsystem angezeigt
- **Agglutinationshemmtests:**
  - Hämagglutinationstest (HHT, HAT): geprüft wird, ob die AK eines Patientenserums die Erythrozytenagglutination durch eine Virussuspension verhindern

  - Indirekter Hämagglutinationstest (IHA): prüft, ob Patientenserum die Agglutination von spezifischen Erythrozyten mit korrespondierenden AK verhindert
- **Immunfluoreszenztechnik** (IFT): direkter IFT (Nachweis von Ag) → Markierung des fixierten Ag mit homologen fluoreszierenden AK; indirekter IFT (Nachweis AK) → Bindung von AK an markiertes und fixiertes Ag, Nachweis des Ag-AK-Komplexes durch fluoreszierende Sekundär-AK
- **Western-Blot** (WB): aufwendiges und teures Verfahren zur Bestimmung von AK gegen verschiedene Virusproteine (z. B. HIV, Ig-subklassenspezifische AK), nur bei speziellen Fragestellungen indiziert

Denguevirus

Familie der Flaviviren. Häufigste importierte Arbovirose, 4 Serotypen (1–4). Wird von Aedes-Mücken übertragen. Reservoir Mensch. Vorkommen: Südostasien, Mittel- und Südamerika, Indien, Karibik.

Klinik IKZ 2–7 d. Meist asymptomatisch oder Denguefieber (Kopf-, Glieder-, Lumbal- und Retrobulbärschmerz, Diarrhö, gelegentlich schuppendes Exanthem, selten Myokarditis, Hepatitis oder Enzephalitis). Bis 30 % der Fälle hämorrhagisches Denguefieber oder Dengue-Schock-Syndrom, v. a. bei Kindern gehäuft und bei Primärinf. durch einen Serotyp. Klinisches Bild mit Fieber und Purpura bis Vollbild des Schocks. Nach Inf. lebenslange Immunität gegen Serotyp.

Diagnose Problematisch; Serologie (IgG/M-Nachweis) und PCR in Speziallabors möglich.

Therapie Symptomatisch; keine spezifische Ther. möglich.

Ebolavirus

Klinik IKZ 2–21 d. Initial unspezifische Klinik: Fieber, Krankheitsgefühl, Übelkeit, Erbrechen, wässrige Diarrhöen. Rachenexanthem, Bilaterale Konjunktivitis, Exanthem (ca. 20 %). Enzephalopathie (ca. 10 %) mit schlechter Prognose. Capillary-leak-Sy. mit Fluid Lung, Perikarderguss und Aszites. Mukokutane und viszerale Blutungen; schließlich MOV.

Therapie Symptomatisch, Organersatzther. Entscheidend ist die strengste Isolation in spezialisierten Behandlungszentren.

Hantavirus

RNA-Viren (Familie: Bunyaviridae), Übertragung durch Nager (Inhalation von mit Exkrementen kontaminiertem Staub), regional völlig unterschiedliche Krankheitsmanifestationen.

Hämorrhagisches Fieber mit renalem Sy. (HFRS)

Balkannephropathie (Hantavirus), Nephropathia epidemica (Pumuula-Virus).

Klinik Von unerkannt verlaufener Inf. (mögliche Ursache einer chron. Niereninsuff.) mit geringer Letalität bis zu schwerem HFRS und Akutletalität bis 15 %.

Hantavirus Pulmonary Syndrome (HPS)

Inf. mit Four-corner-Virus, Sin-nombre-Virus, Bayou-Virus (USA, Mexiko, Argentinien). In D zunehmend, Subtyp Puumala (Süden und Südwesten) bzw. Dobrava (Norden und Osten).

Klinik Hämorrhagische Pneumonie mit konsekutivem MOV.

Diagnose Direktnachweis (PCR), im Verlauf Serologie.

Therapie Keine bekannt. Ribavirin-Versuch (Ribavirin experimentell mit schlechten Ergebnissen). Letalität > 80 %.

Herpes-simplex-Virus (HSV)

DNA-Virus. Typ I (überwiegend Haut und Mundschleimhaut), Typ II (überwiegend genitaler Befall), ca. 85 % der Bevölkerung sind infiziert (meist inapparent).

Klinik Je nach Immunstatus unterschiedliche Krankheitsverläufe:
- Bei Immunkompetenz selbstlimitierende Inf. als Herpes labialis oder genitalis
- Bei Immunsuppression vermehrt ausgedehnte mukokutane Inf., die unbehandelt in Lunge, Leber, Auge u. a. disseminiert
- Sonderfall ist Herpesvirus-Enzephalitis (tritt auch bei Immunkompetenten auf): schwere Enzephalitis ohne vorhergehende Haut-/Schleimhautmanifestation mit Fieber, Kopfschmerz, organischem Psychosy., Krämpfen, Meningitis (▶ 8.2.5)

Diagnose Meist Blickdiagnose; evtl. Serologie (KBR, IFT), häufig nicht erfolgreich, ggf. IgM-Titer-Anstieg. Schnelldiagn. (bei V. a. HSV-Enzephalitis):
- HSV-1-PCR im Liquor, HSV-IgG und HSV-IgM aus Serum und Liquor
- EEG
- CCT + MRT (Temporallappenherde)
- Ag-Nachweis (IFT, EIA), PCR im Liquor nach 2–10 d (HSV-DNA)

Therapie Aciclovir (▶ 14.11.2) i. v. bei allen vital bedrohlichen HSV-Infektionen sowie oral zur Prophylaxe (z. B. nach Transplantation) 4 × 200–800 mg p. o., 3 × 5–10 mg/kg i. v. (bei Enzephalitis), Rezidivprophylaxe sowie Ther. mittelschwerer HSV-Inf. Therapiebeginn schon bei V. a. Herpesenzephalitis (▶ 8.2.5).

14

Influenza-A-Virus

Klinik Epidemische Virusgrippe. IKZ 1–3 d. KO: besonders gefährdet sind Kinder und alte Pat. mit Vorerkrankung/Immunschwäche. 3 Pneumonietypen: meist sek. bakt. Grippepneumonie durch Superinfektion v. a. mit Pneumokokken, Staph., H. influenzae (▶ 14.1.4), prim. hämorrhagische Grippepneumonie, interstitielle Grippepneumonie. Perimyokarditis, Meningoenzephalitis.

Diagnose V. a. im Frühstadium kaum sicher zu diagnostizieren. Virusisolation aus Rachenspülwasser/Nasopharynxsekret bis max. 3 d nach Beginn der Erkr. sinnvoll, Ag-Nachweis aus Nasopharynxepithelzellen/-aspirat, AK-Nachweis in Verlauf (KBR, HHT).

Therapie
- Unspezifisch: innerhalb von 24 h nach Krankheitsbeginn Zanamivir inhalativ oder Oseltamivir mit begrenzter Wirksamkeit. Alternativ innerhalb von 48 h nach Krankheitsbeginn Amantadin 2 × 100 mg i. v. oder Rimantadin bis 2 d nach Verschwinden der Symptome (▶ 14.11.1)
- Bei Pneumonie infolge Superinfektion Ceph. II oder Aminopenicillin

Lassavirus

Wird von Nagern durch Kontakt mit Exkreten oder als Aerosol übertragen, Übertragung Mensch zu Mensch möglich. Vorkommen: Westafrika.

Klinik IKZ 10–14 d, bei nosokomialer Übertragung 5–21 d. Typisch: plötzlich hohes Fieber, Kopf-, Glieder-, Lumbalschmerzen, Diarrhö, Erbrechen, faziale und nuchale Ödeme. Hämorrhagien bei ca. 20 % der Pat., selten neurologische Symptome (schlechte Prognose). Letalität bis 30 %, bei Schwangeren höher.

Diagnose Problematisch; Serologie (IgG/M-Nachweis) und PCR in Speziallabors möglich.

Therapie Symptomatisch, Ribavirin initial 2 g i. v., danach 4 × 1 g i. v. über 4 d, danach 3 × 500 mg für 6 d.

Varicella-Zoster-Virus (VZV, Herpesviren)

Klinik

- **Windpocken** (Varizellen), zu 90 % bereits in der Kindheit durchgemacht
- **Gürtelrose** (Zoster), rekurrente VZV-Inf. unter Immunsuppression (oft disseminiert mit Lungen-, ZNS-Beteiligung) oder im höheren Alter (meist klassisch segmentbegrenzt)

Schnelldiagnostik Wenn Anamnese und Symptome typisch → klinische Diagnose ausreichend. Im Zweifel VZV-IgM- und VZV-IgG-Titer, VZV-IgG zeigt „Booster-Effekt", während VZV-IgM fehlen kann. Evtl. auch elektronenmikroskopischer Direktnachweis.

Therapie

- **Zoster:** in schweren Fällen Aciclovir 3 × 5–10 mg/kg KG/d i. v. (▶ 14.11.2) als Kurzinfusion; mittelschwere Fälle, immunkompetenter Pat.: 5 × 800 mg p. o.
- **Varizellen:** nur bei Befall innerer Organe (Pneumonie) sowie bei immunsupprimierten Pat. Aciclovir 3 × 10 mg/kg KG/d i. v. (▶ 14.11.2)

14

14.1.7 Systemische Pilzinfektionen

Übersicht Meist schleichend beginnende und chronisch verlaufende opportunistische Pilzinfektion bei Pat. mit Abwehrschwäche gegen Pilze, z. B. bei Z. n. Radiatio, Zytostatika- oder Kortikoidther. Transplantation, Diab. mell., Bronchiektasen, Tbc, malignen Lymphomen, Leukämie, AIDS (▶ 14.1.5) oder Verbrennungen. Primär auftretende Systemmykosen (z. B. Kokzidioidomykose) sind in Europa extrem selten, jedoch Einschleppungen v. a. aus Nord- und Südamerika möglich.
Systemische Mykosen ▶ Tab. 14.7.

Diagnose

- Kultureller Nachweis aus Sputum (besser BAL oder Lungenbiopsie), KM, Urin, Blut, Liquor oder Biopsiematerial entscheidend (**Cave:** Fehlinterpretation infolge Probenkontamination, korrelierende Histologie!)
- Serologische Tests oft nicht eindeutig oder sinnvoll (im Liquor ist autochthoner AK-Nachweis pathologisch)

Therapie Es gibt nur begrenzte Ind. für eine prophylaktische Ther. mit systemischen Antimykotika, z. B. die Post-Transplantat-Prophylaxe oder im Rahmen der HIV-Inf.
Verwendete Substanzen (▶ 14.12.1):

- **Fluconazol** (▶ 14.12.3): p. o. und i. v. sehr gut wirksam gegen Candida (nicht bei C. krusei und glabrata) und Cryptococcus. Resistenzentwicklung insbes. bei Sekundärprophylaxe möglich
- **Itraconazol:** gute orale Resorption, hohe Lipophilie, deshalb sehr gute ZNS-Penetration, hepatische Metabolisierung. HWZ 25 h. Ind.: Candidose und Aspergillose

Tab. 14.7 Übersicht systemischer Mykosen

Erreger	Vorkommen Risikofaktoren	Krankheitsbilder	Nachweis	Therapieoptionen
Aspergillus spp. (Schimmelpilz ▶ 14.12.1)	Ubiquitär, z. B. Blumenerde; Abwehrschwäche	Otomykose, bronchopulmonaler Befall: diffus oder Aspergillome. Seltener Endokarditis, Endophthalmitis	Kultur aus (Sputum), BAL, Nasenabstrich, Biopsien. Histologie, Ag-Nachweis	Voriconazol, Isaruconazol, Echinocandin (z. B. Caspofungin); bei Endokarditis und pulmonalem Aspergillom → OP
Mucor (Schimmelpilz)	Ubiquitär; Abwehrschwäche, oft bei Diab. mell.	Otomykose, Sinusitis, Sinusthrombose. KO: metastatische Meningoenzephalitis, Thrombembolien	Kultur aus Abszessaspirat, Liquor. Histologie	Amphotericin B (evtl. liposomiert)
Candida albicans (▶ 14.12.1)	Saprophyt; Abwehrschwäche, auch nosokomial	Haut- und Schleimhautbefall (Soor); Peritonitis, Sepsis	Direktpräparat; Kultur aus (Abstrichen), Biopsien, Blutkulturen	Fluconazol, Echinocandin, Voriconazol
Cryptococcus neoformans	Aerogen aus Erde oder Vogelmist (Taubenkot); Abwehrschwäche, v. a. bei AIDS	Bei Abwehrschwäche inapparente Lungenkryptokokkose, nach hämatogener Aussaat Meningoenzephalitis	Tuschepräparat und Kultur aus Liquor, BAL, Ag-Nachweis aus Blut oder Liquor	Amphotericin B, Voriconazol, alternativ: Fluconazol
Blastomyces dermatidis	Nordamerika; sehr selten; obligat pathogen	Hautbefall mit Papillomatose, Mikroabszesse mit Fistelung; Befall von Leber, Milz, Lk, Knochen	Mikroskopische Präparate, Kultur aus Sputum, Eiter, Biopsien	Itraconazol, Ketoconazol
Sporothrix schenckii	Südamerika, aber auch endemisch in Südeuropa	Granulomatöse Systemmykose, Herde v. a. in tiefen Hautschichten, Lk	Histologie, Kultur aus Biopsie, Serologie	Amphotericin B, Itraconazol oder Ketoconazol
Blastomyces brasiliensis (Parakokzidioidesmykose)	Südamerika; sehr selten, obligat pathogen	Ulzerierende Stomatitis mit Zahnausfall; sekundärer Befall von Haut, Lk, Milz, Leber; Pneumonie	Mikroskopische Präparate, Kultur aus Sputum, Eiter, Biopsien	Ketoconazol oder Fluconazol
Histoplasma capsulatum	USA; Vogelkot, Fledermauskot; sehr selten; obligat pathogen	Primärinf.: Tbc-ähnliche Lungenerkr. Bei AIDS Befall von Leber, Milz, Lk, KM	Mikroskopie oder Kultur aus Sputum, Eiter, Biopsien, Ag-Nachweis in Blut, BAL oder Urin; Hauttest	Amphotericin B oder Itraconazol

- **Ketoconazol:** nur für orale Gabe zugelassen, aktiv gegen Candida (viele Resistenzen, nicht bei C. krusei und glabrata geben), Kokzidioides, Parakokzidioides, Histoplasmen und Dermatophyten. Keine Liquorgängigkeit. (NW: adrenale Suppression). Viele Interaktionen
- **Amphotericin B** (▶ 14.12.2): wirksam bei (opportunistischen) Systemmykosen, viele NW, durch neue Azole und Echinocandine nur noch selten indiziert
- Liposomales Amphotericin B): wie Amphotericin B, jedoch besser verträglich, höhere Dosen nötig. **Cave:** extrem hoher Preis!
- **Voriconazol** (▶ 14.12.4): ei Aspergillen, auch bei Fluconazolresistenten Candida, und Kryptokokken
- **Echinocandine:** wirksam gegen Candida spp. und Aspergillen
- **Terbinafin:** Ergosterolsynthesehemmer. Ind.: Hefen + Dermatophyten

14.1.8 Wichtige Protozoeninfektionen

▶ Tab. 14.8

Tab. 14.8 Protozoendiagnostik

Erkrankung	Direktnachweis	Serologie
Malaria (Plasmodien)	Mikroskopisch: Plasmodien in versch. Reifungsstadien. Material: • 2 extrem dünne, luftgetrocknete Blutausstriche (Kapillarblut ohne Antikoagulanzien) • 2 Präparate „Dicker Tropfen"*	Möglich, aber zur Diagnose einer akuten Erkr. nicht geeignet. **Ind.:** Nachweis des Plasmodienkontakts, Schnelltest in der Klinik nicht sinnvoll (s. u.)
Amöbiasis (Entamoeba histolytica)	Mikroskopisch: Zysten und Trophozoiten Material: Stuhl, Abszesspunktat	Nur bei V. a. extraintestinale Amöbiasis sinnvoll
Kokzidiose (Sarcocystis spp.)	Mikroskopisch: Oozysten und Sporozysten Material: Stuhl	Nicht verfügbar
Lambliasis (Giardia lamblia)	Mikroskopisch: Zysten und Trophozoiten Material: Stuhl, besser Duodenalsaft, PE	Verfügbar
Leishmaniosen • **Hautleishmaniose** (L. tropica) • **Viszerale Leishmaniose** (L. donovani)	Mikroskopisch: amastigote Stadien Material: Punktat (KM, Leber, Milz), Ulkusrandbiopsie oder besser Abklatschpräparat	Verfügbar, empfehlenswert bei viszeraler Form der Leishmaniose
Pneumocystis-jiroveci-Pneumonie	Mikroskopisch: Zystennachweis Material: Lungenbiopsie; IFT: Ag-Nachweis in BAL, induziertes Sputum	Nicht sinnvoll (Durchseuchung nahe 100 %)
Toxoplasmose (T. gondii)	Mikroskopisch: Tachyzoiten Material: Heparinblut, Liquor, OP- und Biopsiematerial (z. B. Lk), auch PCR, Ag-Nachweis	Verfügbar (KBR, IFL, ELISA), Standardmethode zur Toxoplasmosediagn. (IFT)

Tab. 14.8 Protozoendiagnostik *(Forts.)*		
Erkrankung	**Direktnachweis**	**Serologie**
Trichomonaden (T. vaginalis)	Mikroskopisch: Trophozoiten Material: Vaginalfluor, Urinsediment, Prostata- bzw. Urethralsekret	Nicht verfügbar
Trypanosomiasis (T. gambiense/ rhodesiense, T. cruzi)	Mikroskopisch: trypomastigote Stadien Material: Blut (+ Antikoagulans), Liquor	Möglich, Titerverlaufskontrollen notwendig

* Dicker Tropfen: Frisches Kapillarblut auf Objektträger kreisförmig bis zur Größe einer 1-Euro-Münze verreiben. Schichtdicke soll zur Peripherie hin abnehmen. Gedruckte Schrift muss durch den Tropfen hindurch lesbar sein. Danach Lufttrocknen (~2 h), fakultativ Hämolyse mit dest. H_2O, Giemsa-Färbung.

Malaria (Wechselfieber)

Durch Anophelesmücke übertragene häufigste Infektionskrankheit der Welt mit ca. 200 Mio. Erkrankten jährlich, in Deutschland 1.400 Einschleppungen jährlich, 4 % davon letal. Erreger ▶ Tab. 14.9.

Klinik Initial grippeähnlich (→ häufige Fehldiagnose), starke Kopfschmerzen, untypisches Fieber (nur selten wie im Lehrbuch), „Bronchitis“, Bauchschmerz, Durchfall, Schüttelfrost, Ikterus, Splenomegalie (ab 2. Wo.).

Komplikationen Niereninsuff. (→ Krea überwachen), zerebrale Malaria (auch ohne Fieber): akutes Delir, Krämpfe, Koma; selten DIC. Schwarzwasserfieber: intravasale Hämolyse mit Ikterus, Nieren- (dunkler Urin), Leber-, Herzschäden. Gehäuft nach Chininther. Oft tödlich.

Diagnose ▶ Tab. 14.9

- Daran denken (auch Auslandsanamnese > 1 J)!
- Dicker Tropfen, mind. 4× versuchen (Giemsa-Färbung zeigt intraerythrozytäre Parasiten. **Cave:** in Malaria-Diagn. unerfahrenes Labor). Schwierigste DD ist Typhus. Im Zweifelsfall Therapieversuch!
- Für Monitoring Parasitenzählung im peripheren BB (unkomplizierte Malaria: 1–5 % Ery. parasitär befallen, schwere Fälle: bis über 20 % Ery.-Befall); ferner korreliert oft Cholesterinspiegel mit Therapieerfolg (sinkt bei Parasitämie und steigt bei Anschlagen der Ther. wieder an)

Tab. 14.9 Malariaerreger: DD			
Malariatyp/Erreger	**IKZ (auch länger möglich)**	**Typischer (!) Fieberrhythmus**	**Prognose**
M. tropica: Pl. falciparum, häufigste eingeschleppte Malariaart	7–14 d	Unregelmäßig	Lebensbedrohlich, Spontanheilung nach max. 8 Mon., keine E-Formen*
M. quartana: Pl. Malariae	20–40 d	Ca. 72 h; 2 d ohne Fieber	Keine definitive Spontanheilung, E-Formen*
M. tertiana: Pl. vivax und ovale	10–20 d	Ca. 48 h, dann 1 d ohne Fieber	Spontanheilung nach max. 3 J, eher seltene Malariaart

* Exoerythrozytäre Gameten in Leber und Milz als Reservoir **Cave:** Doppelinf. möglich!

Therapie

- **Unkomplizierte Malaria,** A/B-Gebiet, nicht zerebral, nicht resistent, keine Vortherapie, keine Prophylaxe mit Chloroquin: Bettruhe, Chloroquin initial 4 Tbl. à 250 mg/d p. o. (= 4 × 150 mg Base), 6 h später 2 Tbl., Tag 2, 3, (4) je 2 Tbl., wenn orale Ther. nicht möglich, parenteral (max. Einzeldosis 300 mg i. v., max. Tagesdosis 900 mg). NW: GIT-Störungen, Schwindel, Schlaflosigkeit, Kopfschmerzen, RR-Abfall, EKG-Veränderungen, Tinnitus; KI: Retinopathie, G6PDH-Mangel
- **Komplizierte Malaria:** bereits bei klinischem Verdacht Intensivther. und kontinuierliche Überwachung, deutlich schlechtere Prognose
- **V. a. chloroquinresistente P.-falciparum-Inf.** (Pat. B/C-Gebiet, Prophylaxe mit Chloroquin und Proguanil, keine Vorther. mit Mefloquin/Halofantrin, erfolglose Ther. mit Chloroquin):
  - **Chininsulfat:** KI: Tinnitus, Hypoglykämie, Schäden am N. opticus, G6PDH-Mangel, Myasthenia gravis; Überwachung des Pat.: RR, Puls, ZVD. Bilanzierung (**Cave:** ARDS, Lungenödem) und BZ
  - **Mefloquin:** nur orale Ther. möglich. 3 Tbl. initial, nach 8 h 2 Tbl. und nach weiteren 8 h nochmals 1 Tbl. KI: Krampfleiden, psychische Störungen, Niereninsuff.
  - **Atovaquon/Proguanil:** 1×/d 4 Tbl. über 3 d bei unkomplizierter Malaria tropica
  - **Artemether/Lumefantrin:** 6 Dosen à 4 Tbl. über 3 d bei unkomplizierter Malaria tropica. **Cave** Ther.-Versager

Tab. 14.10 Dosierung von Antimalariamitteln zur Prophylaxe und Notfallther.

Medikament (Handelsname)	Prophylaxe (1 Wo. vor bis 4 Wo. nach Aufenthalt im Malariagebiet)	Notfalltherapie
Chloroquin	5 mg Base/kg KG/Wo. (Erwachsene bis 75 kg = 2 Tbl., über 75 kg = 3 Tbl.)	600 mg Base (Kinder 10 mg/kg KG), nach 6 h sowie am 2. und 3. d je 300 mg
Proguanil	200 mg/d (Kinder 3 mg/kg KG/d)	Nicht geeignet
Mefloquin	250 mg/Wo. (Kinder > 15 kg 5 mg/kg KG/Wo.)	1 × 1.000 mg oder initial 750 mg, nach 6–8 h 500 mg, nach weiteren 6–8 h 250 mg bei > 60 kg
Chinin	Nicht geeignet	p. o.: 3 × 500 mg Base für 7–14 d + Clindamycin 3 × 600 mg oder Doxycyclin 200 mg für 10–14 d i. v.: 10–20 mg/kg KG als Loading Dose über 4 h i. v., dann 3 × 10 mg/kg KG/d über 4 h i. v. (max. 1,8 g/d) für etwa 3 d
Atovaquon/ Proguanil	1 × 250 mg Atovaquon und 100 mg Proguanil (1 Tbl.) 1 d vor bis 7 d nach dem Aufenthalt	Atovaquon 1.000 mg/d und Proguanil 400 mg/d = 1 × 3 Tbl./d
Artemether/ Lumefantrin		Erw. und Kinder > 12 J jeweils 4 Tbl./d (Lumefantrin 120 mg, Artemether 20 mg)

- **Lebensbedrohliche und/oder chininresistente Pl.-falciparum-Inf.:** Chinin über 10 d (Dosis ▸Tab. 14.10) + Clindamycin 4 × 600 mg/d (▸14.7.3)
- **Alternativen (experimentell):** Artemether, Atovaquon, Azithromycin, Chinolon
- **Zusätzliche Maßnahmen:** Fieber senken (kein Paracetamol!), Flüssigkeitsbilanzierung (**Cave:** ARDS, Lungenödem, ANS, DIC), ggf. Austauschtransfusion (Zentren!). Engmaschige Kontrollen: BB + Ausstrich (Parasitämien) mehrmals tägl., BZ 4×/d, E'lyte, Harnstoff, Krea, 2×/d Gerinnung, LDH. Nachsorge ca. 4–8 Wo. nach Ende der Ther.

In allen Zweifelsfällen Rücksprache mit Tropeninstitut (→ aktuelle Erregerepidemiologie im Reiseland des Pat., → aktuelle Resistenzsituation, → Rezidivprophylaxe).

Amöbiasis (Amöbenruhr)

Durch kontaminierte Nahrungsmittel werden die ca. 12 µm großen Entamoeba-histolytica-Zysten übertragen. Im Darm Umwandlung zu 15 µm großen Minutaformen, die fakultativ in die Darmmukosa eindringen, dort Umwandlung in 20–60 µm große Magnaformen. Nekrosen und Ulzerationen der Mukosa.

Klinik Krampfartige Bauchschmerzen, blutig-schleimige Durchfälle. KO: hämatogene Streuung mit Leberabszessen (Leberamöbiasis).

Diagnose Nachweis der Magnaformen im Stuhl, Stuhlkultur, Ag im Stuhl. Bei V. a. extraintestinalen Befall serologische Tests. ▸Tab. 14.7.

Therapie Bei Kolitis und Leberabszess Metronidazol 3 × 750 mg p. o. oder 3 × 500 mg i. v. für 10 d (▸14.13). Im Anschluss und bei symptomlosen Zystenausscheidern 10 d Diloxanidfuroat 3 × 500 mg p. o.

14

14.2 Infektionsmanagement

14.2.1 Leitsätze der antimikrobiellen Therapie

- Antibiotika sind keine Antipyretika! Nur bei infektiöser Ursache geben. Fieber ohne weitere Entzündungsparameter ist keine Indikation!
- Gezielte Therapie anstreben, vor Beginn der antimikrobiellen Ther. Erregernachweis durchführen, z. B. Wundabstriche, Blutkulturen bei V. a. Sepsis oder Pneumonie
- Vor Beginn der Antibiotikather. Allergien erfragen
- Nach Erhalt der Resistenzbestimmung Umsetzen der Antibiotika auf wirksamere und/oder preiswertere Substanzen, wenn möglich als Monother.
- Gleichzeitige Anwendung mehrerer potenziell nephro- bzw. ototoxischer Substanzen vermeiden
- Bei der Gabe von Aminoglykosiden und Glykopeptiden > 1 Wo. regelmäßige Serumspiegelkontrollen (Toxizität, ausreichende Wirkspiegel)
- Falls Pat. 2–3 d nach Beginn der antibiotischen Ther. nicht entfiebert und Keimnachweis nicht gelingt: alle Ursachen eines Therapieversagens (▸14.2.2) erwägen
- Ggf. wirkungslose Antibiotikatherapie absetzen und, falls der Zustand des Pat. dies erlaubt, nach mehrtägiger Antibiotikapause erneute Diagnostik!

Grundsäulen der antimikrobiellen Therapie
- Herdsanierung (z. B. Operation, Drainage, Entfernung der Katheter) vorrangig, da sonst suffiziente Ther. nicht möglich!
- Antimikrobielle Ther., Ziel: selektive Abtötung oder Verhinderung der Vermehrung der Erreger im Wirtsorganismus. Diese ist initial kalkuliert (d. h. ohne Erregernachweis), aber nie „blind"!

14.2.2 Kalkulierte Antibiotikatherapie

Definition Ther. in Unkenntnis des Erregers, jedoch in Kenntnis der Anamnese (z. B. nosokomial) und des Krankheitsbilds, der zu erwartenden Erreger sowie der aktuellen Keim- und Resistenzstatistiken (▶ Tab. 14.11).

Tab. 14.11 Kalkulierte Antibiotikather. bei ausgewählten Krankheitsbildern. Abkürzungen ▶ Tab. 14.12

Organinfektion, Diagnose	Häufigste Erreger	Initialther. 1. Wahl	Initialther. Alternativen
Sepsis			
Vor Erregernachweis	Grampos. Kokken, aerobe gramneg. Stäbchen, Anaerobier	Ureido-Pen. + β-LH oder Carbapenem	Ceph. III bzw. IV ± AG + Metro. bzw. Clinda. oder Ureido-Pen. ± AG + Metro./Clinda.
Bei Neutropenie	S. aureus, Enterobakt., Pseudomonas, KNS, Pilze	Ureido-Pen. + β-LH ± Vanco. oder Pseud-Ceph. ± Vanco.	Carbapenem bzw. Ceph. III bzw. Ureido-Pen. + β-LH, jeweils: + AG ± Vanco.
Respirationstrakt			
Akute Exazerbation einer chron. Bronchitis	H. influenzae, Pneumok., M. catarrhalis, Viren	AM/Sulb. oder Ceph. II bzw. III oder FQ Gr. III + IV	Makrolid oder Doxy.
Ambulante erworbene Pneumonie	Viren, Pneumok., M. pneumoniae, C. pneumoniae, H. influenzae, S. aureus, Klebs., Legionellen	Makrolid oder Ceph. oder AM/Sulb.	Ceph. II oder Doxy. oder FQ ± Makrolid
Nosokomiale Pneumonie	Enterobakt., Pseud., S. aureus, Legionellen	Ceph. III oder Pseud-Ceph. oder Ureido-Pen. + β-LH	Carbapenem
Aspirationspneumonie	Anaerobier, Enterobakt., Strept.	Ureido-Pen. + β-LH	Carbapenem, Clindamycin
Lungenabszess	S. aureus, Enterobakt., A-Strept., Pseudomonas, Anaerobier	▶ 7.1.3, ▶ 7.1.4, Aspirationspneumonie	▶ 7.1.3, ▶ 7.1.4, Aspirationspneumonie

Tab. 14.11 Kalkulierte Antibiotikather. bei ausgewählten Krankheitsbildern. Abkürzungen ▶ Tab. 14.12 *(Forts.)*

Organinfektion, Diagnose	Häufigste Erreger	Initialther. 1. Wahl	Initialther. Alternativen
Respirationstrakt			
Pleuraempyem	S. aureus, Enterobakt., Anaerobier, Pneumok., Strept. **Cave:** Tbc!	Ureido-Pen. + β-LH oder Ceph. III oder FQ IV	Carbapenem
Herz			
Akute Endokarditis	S. aureus	Staph-Pen. + AG	Ceph. I + AG oder Vanco.
Subakute Endokarditis	S. viridans und andere Strept., Enterok.	Pen. G + AG	Vanco. + AG
Post-OP-Endokarditis	KNS, S. aureus, Enterobakterien, Enterok., Strept., Pilze	Vanco. + AG + Rifampicin	Vanco. + AG + Ceph. III
Eitrige Perikarditis	S. aureus, Pneumok., A-Strept., Enterobakt.	Pen. G + AG	Vanco. + AG
Abdominalorgane			
Cholangitis und Cholezystitis	Enterobakt., v. a. E. coli, Enterok., Anaerobier	Metro + Ceph III	Tazo., Ureido-Pen.
Salmonellose bei Senioren und Kindern	Salmonellen	FQ oder AM/CL	SXT
Antibiotikaassoz. Gastroenteritis	C. difficile	Metronidazol p. o.	Vanco. p. o.
Leberabszess	Anaerobier, Enterobakt., S. aureus, Enterok., Strept., Amöben	Ureido-Pen. + β-LH oder Ureido-Pen. + Metro.	Ceph. III + Metro. oder Carbapenem
Prim. Peritonitis	Enterobakterien, v. a. E. coli, Pneumok., Enterok., Strept.	Ceph. III	Carbapenem
Sek. Peritonitis	Enterobakterien, v. a. E. coli, Enterok., Anaerobier, Pseud.	Tazo.	Carbapenem oder Aztreonam + Clinda. oder AG + Clinda.
Peritonitis bei Peritonealdialyse	KNS, S. aureus, Enterobakterien, Strept., Pseudomonas, Pilze	Vanco./Teico. i. p., ggf. zusätzlich i. v.	Vanco. + Pseud.-Ceph. i. p., ggf. zusätzlich i. v.

Tab. 14.11 Kalkulierte Antibiotikather. bei ausgewählten Krankheitsbildern. Abkürzungen ▶ Tab. 14.12 *(Forts.)*

Organinfektion, Diagnose	Häufigste Erreger	Initialther. 1. Wahl	Initialther. Alternativen
Infizierte Pankreatitis	Enterobakt., Enterok., Strept., S. aureus, KNS, Anaerobier	Tazo. + Metro.	Carbapenem, FQ II
Harnwege			
Pyelonephritis	Enterobakt., v. a. E. coli, Enterok., Pseudomonas, S. aureus, B-Strept.	FQ II, Ceph. III	Ceph. III ggf. + AG
ZNS-Infektionen			
Akute eitrige Meningitis	Meningok., Pneumok., Enterobakterien, Listerien	Ceph. III + Ampicillin (Listerien)	Amino-Pen. + Chloramph.
Eitrige Meningitis bei Shunt	KNS, S. aureus, Strept., E. coli	Vanco. + Meropenem	Vanco. + Ceph. III oder Vanco. + Fosfo.
Postop. eitrige Meningitis	S. aureus, Pneumok., KNS, Enterobakterien, Pseud.	Vancomycin + Meropenem	Vanco. + Pseud-Ceph.
Hirnabszess	Aerobe und anaerobe Strept., Bacteroides, Enterobakterien, S. aureus, Nokardien	Ceph. III + Metro.	Pen. G + Metro. ± Ceph. III
Knochen und Gelenke			
Septische Arthritis	Gonok., S. aureus, Strept., Enterobakt.	Ceph. II	AM/CL oder FQ III
Postop. Arthritis	KNS, S. aureus, Enterobakterien, Pseudomonas	Staph-Pen. + AG oder Ceph. II + AG	Vanco./Rifa. + FQ III oder Fosfo. oder SXT
Hämatogene Osteomyelitis	S. aureus, Strept.	Staph-Pen. oder Ceph. I/II	Clinda. oder Fosfo. oder FQ + Rifa.
Postop. Osteomyelitis	S. aureus, KNS, Enterobakterien, Anaerobier, Pseudomonas	Staph-Pen. + Pseud-Ceph. oder Ureido-Pen. + β-LH	Clinda. + Pseud-Ceph. oder FQ oder Carbapenem
Venenkatheter			
	KNS, S. aureus	Vanco./Teico.	Katheter entfernen, Reserve z. B. Linezolid bei MRSA/ORSA

Therapievorschläge gelten **nur** für die Initialther. **vor** Erregernachweis bei Erw. Krankenhausspezifische Resistenzen beachten, v. a. Inzidenz von methicillinresistenten Staphylokokken (MRSA) und vancomycinresistenten Enterokokken (VRE)!

Tab. 14.12 Antibiotika: in ▶ Tab. 14.11 verwendete Abkürzungen

Abkürzung	Antibiotikum	Verweise
AG	Aminoglykosid (Amikacin, Gentamicin, Tobramycin)	▶ 14.6
Amino-Pen.	Amino(benzyl)penicillin (Amoxicillin, Amoxicillin/Clavulansäure)	▶ 14.3.1, ▶ 14.3.4
Amp./Sulb.	Ampicillin/Sulbactam	▶ 14.3.1
β-LH	Betalaktamasehemmer (Imipenem, Meropenem, Aztreonam)	▶ 14.5
Carbapenem	Meropenem, Imipenem/Cilastin	▶ 14.5
Ceph. I/II/III/IV	Cephalosporin I, II, III oder IV	▶ 14.4
Clinda.	Clindamycin	▶ 14.7.3
Doxy.	Doxycyclin	▶ 14.9
Fosfo.	Fosfomycin	
FQ	Fluorochinolon, s. FQ II, FQ III)	▶ 14.8
FQ II	Ofloxacin, Urofloxacin, Ciprofloxacin	▶ 14.8.1
FQ III	Levofloxacin	▶ 14.8.2
FQ IV	Moxifloxacin, Gatifloxacin	▶ 14.8.1
KNS	Koagulaseneg. Staphylokokken	
Metro.	Metronidazol	▶ 14.13
Pen. G	Benzylpenicillin	▶ 14.3.1, ▶ 14.3.2
Pseud-Ceph.	P.-aeruginosa-wirksames Ceph. (Cefsulodin)	▶ 14.4.1
Rifa.	Rifampicin	▶ 14.10.4
Staph-Pen.	Penicillinasefestes Penicillin (Dicloxacillin, Flucloxacillin)	▶ 14.3.1, ▶ 14.3.3
SXT	Sulfamethoxazol/Trimethoprim	▶ 14.7.1, ▶ 14.7.4
Tazo.	Tazobactam	▶ 14.3.6
Teico.	Teicoplanin	▶ 14.10.3
Ureido-Pen.	(Acyl-)Ureidopenicillin	▶ 14.3.1, ▶ 14.3.5, ▶ 14.3.6
Vanco.	Vancomycin	▶ 14.10.2

Indikationen

- Schwere Inf., bei denen das Ergebnis der Erregerdiagnostik nicht abgewartet werden kann. Senkt die Letalität bei vital bedrohten Pat., z. B. Sepsis, Pneumonie, Peritonitis, Meningitis, Pyelonephritiden, Osteomyelitis, Endokarditis, Phlegmonen, schweren Wund- und Weichteilinf., schweren Streptokokkeninf., Typhus, Malaria

- Inf., bei denen der Erregernachweis nicht gelingt oder nicht durchgeführt werden kann

Vorgehen und Grundregeln Auswahl der Antibiotika setzt genaue Kenntnis des zu erwartenden Erreger- und Wirkspektrums sowie der zur Verfügung stehenden Antibiotika voraus. Neben erregerbezogenen Faktoren (z. B. ob er innerhalb oder außerhalb des Krankenhauses erworben wurde) Berücksichtigung der Schwere des Krankheitsbilds (Verhältnisse am Infektionsort) und der Gesamtsituation des Pat. (Alter, Vorerkr., Immunstatus, Leber- und Nierenfunktion) sowie substanzbezogener Faktoren (pharmakologische Eigenschaften, Resistenzentwicklung; Selektionsdruck, Preis).
Alle potenziellen Erreger sollten möglichst nebenwirkungsarm und sicher erfasst werden, häufig Komb.-Ther. erforderlich. Klinisches Ansprechen und rückläufige Entzündungsparameter zeigen Therapieerfolg an.

Weiteres Vorgehen Bei ausbleibender Verbesserung erneute Diagnostik. Ziel:
- Überprüfung der initialen Diagnose (andere Infektionsherde oder Ursachen?)
- Suche nach hoch resistenten Erregern (▶ 14.1.3) (→ Eskalationsther.)
- Ggf. erneute kausale und Erweiterung der antimikrobiellen Ther. (Sanierung nicht erfolgt oder unzureichend?)
- Bei Kenntnis der Erreger: Einschränkung der Antibiotikather. auf erregersensibles, nebenwirkungsarmes und preiswertes Antibiotikum mit möglichst schmalem Spektrum (→ Deeskalationstherapie/gezielte Ther.)
- Bei deutlicher klinischer Besserung: Übergang der Ther. von parenteral auf oral (Sequenzther)

Antibiotika nur so lange wie nötig einsetzen, i. d. R. 3 d nach Entfieberung Absetzen möglich.

Therapieversagen
Häufige Gründe für den Misserfolg einer Behandlung von Infektionskrankheiten:
- Falsches Antibiotikum (prim. oder sek. Resistenz des Erregers)
- Unzureichende Konzentration am Ort der Inf. (Pharmakokinetik der eingesetzten Arzneimittel, abszedierende Inf., Fremdkörperinf.)
- Antibiotikum trotz nachgewiesener In-vitro-Empfindlichkeit in vivo unwirksam
- Schwer oder nicht anzüchtbarer Erreger (z. B. M. tuberculosis, Chlamydien)
- Schweres Immundefizit; Virus- oder Pilzinf.
- Unzureichende supportive oder organprotektive Ther. (Beatmung, Flüssigkeitssubstitution, Ausgleich von E'lytstörungen, Kreislaufstabilisierung)
- Infektionsähnliches Bild ohne mikrobiologische Ursache (z. B. SIRS, Drug Fever, sonstige Ursachen eines Fiebers)

14.2.3 Untersuchungsmaterial zur Erregerdiagnostik

▶ Tab. 14.13

Tab. 14.13 Untersuchungsmaterial zur Erregerdiagnostik (Bakterien/Pilze)

Material	Probengewinnung	Lagerung/Transport
Blutkulturen (BK)	• Abnahme vor Beginn der Antibiotikather. oder unmittelbar vor erneuter Gabe. Mögliche Abnahme in früher Phase des Fieberanstiegs. Desinfektion Haut plus BK-Flasche, nach Trocknung Blutentnahme mit Einmalhandschuh • **Cave:** keine zwischenzeitliche Palpation mit desinfiziertem Finger! • 1× Anaerobierflasche abnehmen • Höchste Ausbeute bei Entnahme von 30–40 ml Blut, Entnahme durch Punktion an 2 unterschiedl. Stellen	• Keine Kühlung • Sofortiger Transport, sonst bei 37 °C bebrüten (notfalls bei Zimmertemperatur lagern) • Ergebnis nach 48–72 h
Katheterspitzen	Spitze 2–3 cm mit steriler Schere/Klinge abschneiden und in steriles Röhrchen geben	• Sofort ins Labor • Notfalls Lagerung bis max. 24 h bei +4 °C • Ergebnis nach 48–72 h
Urin	• Mittelstrahlurin (2. Portion steril auffangen) • Suprapubische Punktion (gefüllte Blase, Hautdesinfektion, steriles Gefäß) • Dauerkatheter (nach Desinfektion aus proximalem Abschnitt, nicht aus Urinbeutel, steriles Gefäß)	• Harn gekühlt (+4 °C) lagern, quantitative Verarbeitung nur innerhalb von 2 h! • Falls gekühlter Transport nicht sofort möglich, Verwendung von Transportmedien, z. B. Uricult®, max. 24 h bei 37 °C inkubieren
Stuhl	Abnahme ca. nussgroßer Stuhlmenge in steriles Transportgefäß, bei flüssigem Stuhl 5 ml	Transport bei Raumtemperatur, wenn innerhalb von 2 h nicht möglich, kühlen
Liquor	Streng aseptische Lumbalpunktion! 1. Aspiration von 2–10 ml Liquor 2. Mind. 2 ml Nativliquor für Ag-Nachweis 3. Entnahme von Blutkulturen bei V. a. Meningitis und bei V. a. Virusinfektion zum Ag-Nachweis 4. Evtl. mikroskopisches Präparat, wenn keine sofortige Verarbeitung möglich	• Liquor in steriles Röhrchen, sofortiger Transport und Verarbeitung innerhalb 2 h • Evtl. Verwendung von Blutkultur-Flaschen, warm lagern, innerhalb 24 h verarbeiten
Respirationstrakt		
Mund-, Nasen-, Rachenabstrich	Mit sterilem Tupfer Material aus Entzündungsbereich nehmen, keine Berührung mit gesunder Schleimhaut, Membranen anheben	Wenn Verarbeitung nicht innerhalb 4 h, sofort ins Transportmedium geben
Sputum	• Nach sorgfältiger Mundreinigung mit Wasser Expektoration in steriles Gefäß. Es sollte nur eitriges Sputum eingesandt werden • Mikroskopisches Präparat zur Beurteilung der Probenqualität notwendig!	• Nicht länger als 2 h lagern, sonst kühlen (+4 °C) • Innerhalb 24 h verarbeiten

14

Tab. 14.13 Untersuchungsmaterial zur Erregerdiagnostik (Bakterien/Pilze)

Material	Probengewinnung	Lagerung/Transport
Tracheo-bronchial-sekret	• Erst sterile Absaugung des lokalen Sekrets aus dem Tubus, anschließend tiefe Einführung eines neuen Katheters mit angeschlossenem Auffanggefäß • Keine vorherige Gabe von Kochsalz!	Sputum
Alternativ: Bronchoskopische Abnahme	Insbes. bei intubierten Pat.	Sputum
Punktat-flüssigkeiten	Hautdesinfektion, Punktion, Aspiration von 1–5 ml Flüssigkeit in sterile Spritze (bei V. a. Mykobakterien/Pilze > 10 ml).	• Ins Transportmedium geben, bei Raumtemperatur lagern • Bei Lagerung > 6 h zusätzlich BK-Flasche beimpfen
Wunden (keine oberflächlichen Abstriche einsenden)		
Offene Wunden	Material vom Wundboden mit Tupfer/ scharfem Löffel entnehmen	Punktatflüssigkeiten
Geschlossene Wunden, Abszesse	Hautdesinfektion, Punktion des Herds, Aspiration in sterile Spritze, in auch für Anaerobier geeignetes Transportmedium geben	
Gewebe-proben aus Wunden	In steriles Röhrchen geben	Bei Raumtemperatur lagern, schnell transportieren
Drainagen	Aus liegenden Drainagen sollten wegen der häufigen Kontaminierung keine Proben entnommen werden!	–

14.2.4 Mikrobiologisches Monitoring

Indikationen Routinemäßig (Abstriche der NNH, Trachealsekret, Blutkultur, Urinkultur) nicht bei allen Intensivpat. sinnvoll, eingeschränktes mikrobiologisches Monitoring sinnvoll bei folgenden Intensivpat.: Transplantationspat., initial bei Patientenübernahme von anderen Intensivstationen bzw. Krankenhäusern (MRSA?), Pat. mit schwerer Immunsuppression und bei Pat. mit schwerem SIRS und laufenden Organersatzverfahren, v. a. bei Leberversagen, nekrotisierender Pankreatitis, tertiärer Peritonitis, schweren Infektionen bei Immunsupprimierten.

Dauer Bis zur deutlichen klinischen Besserung.

Vorgehen Alle 72 h Abnahme von Blutkulturen, Urinkultur, Trachealsekret bei liegendem Tubus/Trachealkanüle, T-Drain-Galle (nach Lebertransplantation), Abstriche aus offenen Wunden; ggf. Virusdiagnostik 1–2×/Wo. nach Transplantation (CMV, HSV, EBV, VZV), evtl. auch Pilzdiagnostik/atypische Erreger bei unklarer Situation. Nasenabstrich (MRSA?) bei Aufnahme.

14.3 Penicilline

14.3.1 Übersicht

▶ Tab. 14.14, ▶ Tab. 14.15, ▶ Tab. 14.16, ▶ Tab. 14.17

Tab. 14.14 Penicillin G/Oralpenicilline

Substanz	Spektrum	Erw.-24-h-Dosis	NW/Bemerkungen
Penicillin G = Benzyl-Penicillin	Empfindlich: Strept., Pneumok., Meningok., Corynebacterium u. a. grampos. Stäbchen, Spirochäten, Anaerobier Unempfindlich: B. fragilis **Cave:** vereinzelt penicillinresistente Gonok. und Pneumok.	**Niedrige Dosis:** 3–4 × 0,5–1,0 Mio. IE i. v. (z. B. Pneumonie) **Hohe Dosis:** 4–6 × 5 (3 × 10) Mio. IE i. v. (z. B. Erysipel). Höhere Dosen nicht sinnvoll	NW ▶ 14.3.2, Anaphylaxie (1 : 10^4), Medikamentenfieber, Exantheme, hämolyt. Anämie und Krämpfe (nur bei hohen Dosen und schneller i. v. Inj.), Herxheimer-Reaktion, selten interstitielle Nephritis (nur bei i. v. Applikation), Thrombopenie, Neutropenie
Penicillin V	Wie Penicillin G	3–4 × 0,4–1,5 Mio. IE p. o.	Penicillin G (Oralpenicillin)

Tab. 14.15 Staphylokokken-Penicilline (penicillinasefeste Penicilline)

Substanz	Spektrum	Erw.-24-h-Dosis	NW/Bemerkungen
Flucloxacillin	Staph.; für Oral- und Parenteralther. geeignet!	3–4 × 1,0–2,0 g p. o. 1 h vor dem Essen, 4 × 1–2 g i. m., i. v., max. 10 g/d	NW ▶ 14.3.3, Venenreizung bei i. v. Gabe häufig. GIT-Sympt. (Durchfall), Drug Fever, Exanthem, Hb-Abfall, Leukopenie, Transaminasenanstieg, selten Hämaturie, pseudomembranöse Kolitis

Tab. 14.16 Ampicillin und Ampicillinanaloga (Aminobenzyl-Penicilline)

Substanz (®)	Spektrum	Erw.-24-h-Dosis	NW/Bemerkungen
Amoxicillin	Ampicillin; aktiver gegen Salmonella typhi, inaktiv bei Shigellen	3–4 × 750 mg p. o. 4 × 1(–5) g i. v.	NW ▶ 14.3.4; Ampicillin; 2- bis 3-fach besser resorbiert als Ampicillin, deshalb weniger GIT-Störungen. KI: inf. Mononukleose
Amoxicillin/ Clavulansäure	Wie Amoxicillin, einschließlich Betalaktamase-Bildner, Anaerobier	3 × 625–1.250 mg p. o. (= 3 × 1–2 Tbl.), 3–4 × 1,2–2,2 g i. v.	NW ▶ 14.3.4; Ampicillin; häufig pos. Coombs-Test, GIT-Sympt. (in 10 %). **Cave:** Clavulansäure NW Lebertox. **KI:** inf. Mononukleose und lymphatische Leukämie, bei lebensbedrohlichen Inf. nicht als Monother. **Cave:** Niereninsuff. (unterschiedliche Pharmakokinetik der Inhaltsstoffe)

14

Tab. 14.16 Ampicillin und Ampicillinanaloga (Aminobenzyl-Penicilline) *(Forts.)*

Substanz (®)	Spektrum	Erw.-24-h-Dosis	NW/Bemerkungen
Ampicillin	Grampos. und gramneg. Bakterien, v. a. H. influenzae; Enterok., Listerien, teilweise auch E. coli, P. mirabilis, Salmonellen, Shigellen, Anaerobier (außer B. fragilis); **nicht:** Betalaktamase-Bildner	3–4 × 0,5–2 g p. o., 150–200 mg/kg i. v. (bis 3 × 5 g), keine orale Ther., besser Amoxicillin	GIT-Sympt. (Übelkeit, Diarrhö, pseudomembranöse Kolitis), allerg. Reaktion., Exanthem, Drug Fever, selten GOT ↑; bei Überdosierung Nephritis und hämolytische Anämie. **KI:** inf. Mononukleose (Exanthem in 75–100 %)!
Ampicillin + Sulbactam	Wie Ampicillin einschließlich Betalaktamase-Bildner, Anaerobier	3–4 × 0,75–3,0 g i. v., (0,75 g = 0,5 g Amp. + 0,25 g Sulb.)	Wie Ampicillin

Tab. 14.17 Acylamino-(Acylureido-)Penicilline (Breitspektrumpenicilline)

Substanz	Spektrum	Erw.-24-h-Dosis	NW/Bemerkungen
Mezlocillin	Ampicillin, stärker gegen gramneg. Keime, z. B. Entero- und Citrobacter, Anaerobier. **Cave:** Betalaktamase-labil!	3–4 × 2–5 g i. v., bei Gallenwegs- o. HWI 2–3 × 2 g i. v.	NW: allergische Reaktion wie Exantheme, Urtikaria, Drug Fever, selten Anaphylaxie, Eosinophilie. Passagere Neutropenie, Transaminasen ↑, Hypokaliämie, GIT-Sympt. (Übelkeit, Diarrhö, pseudomembranöse Kolitis). Selten Blutgerinnungsstörungen (Blutungszeit ↑, Thrombos ↑), Geschmacksirritation, Krampfanfälle bei hoher Dosierung
Piperacillin	Wie Mezlocillin, **zusätzlich wirksam** gegen Pseudomonas!	3–4 × 2–4 g i. v.	Wie Mezlocillin, zusätzlich Thrombophlebitis, Nephropathie (selten)
Piperacillin/ Tazobactam	Meclocillin **plus** Betalaktamase-bildende Pseudomonas, Staph., Haemophilus, E. coli und Bacteroides	Tazobactam: 3 × 4,5 g i. v.	▶ 14.3.6, selten Krampfanfälle und Herzrhythmusstörungen, Gerinnungsstörungen und Leberwertanstiege möglich
Betalaktamase-Hemmer (nur in Komb. mit β-Laktam-Antibiotika)			
Sulbactam	Aerob-anaerobe Mischinfektion (vgl. Spektrum des Komb.-Partners) **Penicilline:** Betalaktambildende Staph., H. influenzae, Klebs., E. coli, Proteus, B. fragilis **Ceph.:** zusätzlich B. fragilis	3–4 × 1 g i. v.	Freie Komb. mit Penicillinen oder Ceph., bei nosokomialen Inf. Mit Betalaktambildnern, bei schweren Inf. Komb. mit Aminoglykosid
Clavulansäure		Nur in Fixkomb.: Augmentan®, Betabactyl®	
Tazobactam		Nur in Fixkomb.: Tazobac®	

14.3.2 Penicillin G

Wirkmechanismus Bakterizid durch Hemmung der Biosynthese der Bakterienzellwand

- **Wirkspektrum:** v. a. Clostridien, gramneg. Kok. (Gonok. und Meningok.), Spirochäten, Strept. (inkl. Pneumokokken); aber auch viele andere Erreger
- **Wirklücken:** Bacteroides fragilis und andere Spezies, Brucellen, Chlamydien, Enterobakterien, Enterok., H. influenzae, Legionellen, Mykoplasmen, Nokardien, Pseudomonas spp., Staph., Vibrionen, sehr selten Gonok. und Pneumok.

Pharmakokinetik Wegen Säureinstabilität nur parenterale Gabe, HWZ 0,5–1,5 h, Verteilungsvolumen 0,2 l/kg, Plasmaproteinbindung 50 %. Elimination bis zu 90 % unverändert renal, Rest hepatisch inaktiviert. Penicillin G ist dialysierbar

Indikationen

- Lobärpneumonie (Monother. möglich)
- Meningitis (bei nicht posttraumatischer Erkr. beim Erw. als Monotherapeutikum! ▶ 8.3.3)
- Endocarditis lenta (in Komb. mit Aminoglykosid ▶ Tab. 14.1, ▶ Tab. 14.11)
- Sepsis mit Hautmetastasen (in Komb. mit Aminoglykosid)
- Gonorrhö, Syphilis (Resistenzen möglich!)
- Angina tonsillaris, Erysipel
- Aktinomykose, Diphtherie, Gasbrand, Milzbrand, Tetanus, Leptospirose, Erysipeloid, Erythema chronicum migrans

Dosierung

- Pneumok.-Pneumonie: 4 × 1–5 Mio. IE als Kurzinfusion über 20 Min.
- Meningitis: 6 × 5 Mio. IE als Kurzinfusion über 20 Min.
- Endokarditis: 4 × 5 Mio. IE als Kurzinfusion über 20 Min.
- Erysipel: 3 × 5 Mio. IE als Kurzinfusion über 20 Min.

Nebenwirkungen

- Allergische Reaktionen (bis 1 %) wie Exanthem, Drug Fever, hämolytische Anämie und Anaphylaxie
- Bei hoher Dosierung epileptische Anfälle
- GIT-Unverträglichkeit
- Interstitielle Nephritis (selten)
- Jarisch-Herxheimer-Reaktion zu Beginn einer Luesther. mit Fieber, Schüttelfrost

Wechselwirkungen

- Wirkungsverstärkung durch Komb. mit Aminoglykosiden
- ASS, Indometacin, Phenylbutazon, Probenecid vermindern die Penicillinausscheidung

- Hoher Na^+-Gehalt (1 Mio. IE = 1,86 mmol Na^+), hoher K^+-Gehalt (1 Mio. IE = 1,5 mmol K^+)
- Zur Vermeidung allergischer Reaktion nur frisch zubereitete Infusionen verwenden
- In 10 % Kreuzallergie zu Ceph. (evtl. auf Erythromycin bei Pneumonie, auf Chloramphenicol bei Meningitis ausweichen)
- Gravidität: Einsatz möglich
- Niereninsuff.: bei gleicher Initialdosis Reduktion der Erhaltungsdosis (▶ 20.4)
- Prozentuale Reduktion der Dosis nach 4 h Dialyse 20–30 %

14.3.3 Flucloxacillin

Wirkmechanismus Penicillinasefestes Isoxazolylpenicillin; bakterizid durch Hemmung der Biosynthese der Bakterienzellwand
- **Wirkspektrum:** Staph., insbes. auch Penicillinasebildner; schlechtere Wirkung gegen andere grampos. Erreger
- **Wirklücken:** diverse Erreger im grampos. und gramneg. Bereich

Pharmakokinetik Orale Bioverfügbarkeit ca. 80 %, HWZ 0,75–1 h, Verteilungsvolumen 0,2 l/kg, Plasmaproteinbindung 95 %. Elimination zu 50–60 % unverändert renal, Rest hepatisch zu aktiven (5-OH-Methyl-Derivat) und inaktiven Metaboliten verstoffwechselt. Flucloxacillin ist nicht dialysierbar

Indikationen
- Gezielte Ther. einer schwerwiegenden Staph.-Inf. (z. B. Sepsis, Endokarditis) bei nachgewiesener Empfindlichkeit
- Ungezielte Ther. (wenn Staph. als Erreger wahrscheinlich) bei Toxischem-Schock-Sy. (TSS), Abszessen, Pyodermie, Mastitis, Nagelbetteiterung oder Osteomyelitis

Dosierung **i. v., i. m., p. o.:** 4 × 0,5–1 g, max. 4 × 2 g; orale Gabe 1 h vor dem Essen.

Nebenwirkungen GIT-Unverträglichkeit, allerg. Reaktionen wie Fieber oder Exanthem, erhöhte Krampfneigung bei hohen Dosierungen bzw. Niereninsuff., selten Anaphylaxie, Leukopenie, Anämie, sehr selten interstitielle Nephritis.

Wechselwirkungen Indometacin, Phenylbutazon, Probenecid, Salicylate und Sulfinpyrazon: vermindern Flucloxacillinausscheidung.

- Na^+-Belastung beachten: 1 g Flucloxacillin enthält 2,2 mmol Na^+
- Bei höhergradiger Niereninsuff. Dosisreduktion erforderlich (▶ 20.4)
- Gravidität: Anwendung möglich
- Nicht bei Penicillin-G-empfindlichen Erregern verwenden
- Keine Wirksamkeit bei MRSA (▶ 14.1.3)
- Bei lebensbedrohlichen Staphylokokkeninfektionen besser Ther. in Komb. z. B. mit Vancomycin (▶ 14.10.2), Rifampicin (▶ 14.10.4) oder Ceph. und Clindamycin (▶ 14.7.3)

14.3.4 Amoxicillin

Wirkmechanismus Bakterizid durch Hemmung der Biosynthese der Bakterienzellwand.
- **Wirkspektrum:** Mittel der Wahl für Enterok. (E. faecalis) und Listerien; breit wirksam im grampos. und gramneg. Bereich (außer Problemkeime, ▶ 14.1.3)
- **Wirklücken:** Chlamydien, Enterobacter spp., H. influenzae, Legionellen, Mykoplasmen, Pseudomonas spp., Staph., zunehmende Resistenz von E. coli

Pharmakokinetik Orale Bioverfügbarkeit 90 %, HWZ 1 h, Verteilungsvolumen 0,2 l/kg, Plasmaproteinbindung 20 %. Elimination zu ca. 80 % unverändert renal, Rest hepatisch inaktiviert. Amoxicillin ist dialysierbar.

Indikationen Gezielt bei Cholangitis, Bronchitis, Endokarditis (Komb. mit Aminoglykosid), Enterok.-Inf., Listeriose, Salmonellenenteritis, Sinusitis.

Dosierung **p. o.:** 3 × 750 mg, **i. v.:** 3 × 1(–2) g.

Nebenwirkungen
- Allergie, GIT-Unverträglichkeit
- Makulopapulöses Exanthem ca. 10 %, gehäuft bei infektiöser Mononukleose, chron. lymphatische Leukämie und Niereninsuff. (keine allergische Reaktion)
- Erhöhung der Transaminasen oder interstitielle Nephritis (selten)

> - Auch in der Gravidität verwendbar
> - Bei Niereninsuff. Dosisreduktion (▶ 20.4)
> - Prozentuale Reduktion der Dosis nach 4 h Dialyse um ca. 30–40 %

14.3.5 Piperacillin

Wirkmechanismus Halbsynthetisches Breitbandpenicillin (Azylaminopenicillin); bakterizid durch Hemmung der bakteriellen Zellwandsynthese
- **Wirkspektrum:** grampos. < gramneg. Erreger, insbes. auch Anaerobier, Enterobacter spp., E. coli, H. influenzae, N. gonorrhoeae und meningitidis, Proteus spp., Pseudomonas spp., Serratia
- **Wirklücken:** B. fragilis, Chlamydien, H. influenzae, Legionellen, Penicillinase bildende S. aureus, teilweise Klebsiellen, Mykoplasmen; unterschiedliche Empfindlichkeit bei S. marcescens und S. faecalis

Pharmakokinetik Wegen Säureinstabilität nur parenterale Gabe, HWZ 1 h, Verteilungsvolumen 0,2 l/kg, Plasmaproteinbindung 20 %, Elimination zu ca. 70 % unverändert renal, Rest hepatisch inaktiviert. Piperacillin ist dialysierbar

14

Indikationen In Komb. mit einem Aminoglykosid oder Ceph. schwere nosokomiale Inf., wie:
- HWI bei obstruktiver Uropathie, Urosepsis (▶ Tab. 14.1)
- Pneumonien unter Beatmung, Aspirationspneumonie
- Sepsis zur kalkulierten Initialther. (▶ 14.1.1, ▶ 14.2.2)
- Pneumonien und Sepsis bei Immundefizit
- Sepsis bei Cholangitis oder Verbrennungen
- Evtl. intraabdominelle Inf. wie Peritonitis, Divertikulitis und Abszesse
- Gynäkologische Inf., wie Endometritis oder Salpingitis
- Bei V. a. oder bewiesener Pseudomonasinf. in Komb. mit Tobramycin
- **Falsche Ind.:** als Monother. bei sehr schweren Allgemeininf.

Dosierung **i. v.:** 3–4 × 2 g/d, bei schwersten Inf. 3–4 × 4 g/d.

Nebenwirkungen
- Allergische Reaktionen, insbes. Urtikaria, selten anaphylaktischer Schock
- GIT-Unverträglichkeit, sehr selten pseudomembranöse Kolitis
- Vorübergehender Anstieg der Leber- und Nierenfunktionswerte, Leukopenie, Eosinophilie
- Erhöhte Krampfneigung

Wechselwirkungen Indometacin, Phenylbutazon, Probenecid, Salicylate und Sulfinpyrazon vermindern Piperacillinausscheidung.

> - Komb. mit Betalaktamasehemmer sinnvoll (▶ 14.5)
> - Natriumbelastung beachten (1 g Piperacillin enthält 1,98 mmol Na^+)
> - Zunehmend Primärresistenzen von B. fragilis, E. coli, H. influenzae, Klebs. und S. aureus

- 10 % Kreuzallergie zu Ceph.
- Auch in der Schwangerschaft anwendbar
- Bei Niereninsuff. Dosisreduktion (▶ 20.4)
- Prozentuale Dosisreduktion nach 4 h Dialyse um ca. 40–45 %

14.3.6 Piperacillin/Tazobactam

Wirkmechanismus Wie Piperacillin ▶ 14.3.5. Tazobactam hemmt Betalaktamasen und viele Cephalosporinasen. Wirkt nicht antibakteriell, schützt aber eigentliches Antibiotikum vor enzymatischem Abbau durch Bakterien.

- **Wirkspektrum:** auch bei Betalaktamase-produzierenden piperacillinresistenten Keimen wirksam, insbes. Anaerobier inkl. Bacteroides, E. coli, Klebs., Pseudomonas, Staph. (außer MRSA)
- **Wirklücken:** Chlamydien, E. faecium, MRSA (▶ 14.1.3), Mykoplasmen und S. maltophilia, teilweise ebenfalls hohe Resistenzraten bei P. aeruginosa (bis 20 %)

Pharmakokinetik Nur parenterale Gabe möglich, HWZ 45 Min., Plasmaproteinbindung 25 %. Elimination zu 65 % renal, ca. 15 % biliär, geringe Konz. in der Galle. Dialysierbar auch in Kombinationspräparaten

Indikationen Wie Piperacillin (▶ 14.3.5). Durch Betalaktamase-Inhibitor erweitertes Spektrum bei der Initialtherapie lebensbedrohlicher, v. a. abdominaler Infektionen, z. B. Peritonitis, Cholangitis.

Dosierung i. v.: 3 × 4,5 g/d (0,5 g Tazobactam, 4 g Piperacillin).

Nebenwirkungen ▶ 14.3.5.

Wechselwirkungen ▶ 14.3.5.

- Bei V. a. oder bewiesener Pseudomonasinf. mit Aminoglykosid oder Chinolon II kombinieren
- Einsatz zur periop. Prophylaxe nicht sinnvoll, vermehrt multiresistente Enterokokken

14.4 Cephalosporine

14.4.1 Übersicht

▶ Tab. 14.18

Tab. 14.18 Cephalosporine

Substanz (®)	Spektrum	Erw.-24-h-Dosis	NW/Bemerkungen
Parenterale Cephalosporine der I. Generation (Basis-Ceph.)			
Cefazolin	**Empfindlich:** grampos. und gramneg. Bakterien (v. a. E. coli, Klebs., P. mirabilis), Anaerobier. Gut wirksam bei oxacillinsensitiven Staph., Einsatz in periop. Prophylaxe möglich. **Nicht empfindlich:** Acinetobacter, B. fragilis, Enterobacter, Enterokokken, H. influenzae (Cefuroxim wirksamer), P. vulgaris, Serratia, Pseudomonas, ORSA	2–3 × 0,5–2 g i. m., i. v.	▶ 14.4.2. Exanthem, Thrombophlebitis, Fieber, Transaminasen ↑, passagere Leukopenie, Thrombozytopenie, GIT-Sympt., selten Anaphylaxie, pos. Coombs-Test, Nephrotoxizität → Krea-Kontrolle, Komb. mit Furosemid vermeiden!
Cephalosporine der II. Generation (Intermediär-Ceph.)			
Cefuroxim	**Empfindlich:** E. coli, H. influenzae (wirksamer als Cefazolin), Klebs., Proteus. Weitgehend Betalaktamase-stabil, daher meist wirksam bei cefazolinresistenten Keimen. **Nicht empfindlich:** B. fragilis, Enterok., Pseudomonas, ORSA	3–4 × 0,75–1,5 g i. m./i. v.	Siehe Cefazolin; „Basis-Ceph." für nosokomiale Inf., preiswert, bei schweren H.-influenzae-Inf. Wechsel auf Ceph. III. KI: ZNS-Inf.
Cefotiam	Siehe Cefuroxim; in vitro wirksamer gegen gramneg. Erreger	2–3 × 1–2 g i. m./i. v.	Siehe Cefuroxim
Cephalosporine der III. Generation (Breitspektrum-Ceph.; Gruppe 3a = unzureichende Pseudomonaswirksamkeit)			
Cefotaxim	**Empfindlich:** grampos. Erreger (weniger wirksam als Cefazolin und Cefuroxim), gramneg. Keime, H. influenzae (wesentlich wirksamer als Cefazolin und Cefuroxim). **Cave:** bei Enterobacter und Citrobacter häufig Resistenzentwicklung **Nicht empfindlich:** Pseudomonas, Enterok., B. fragilis, ORSA, Listerien	2 × bis 2 g i. v., i. m., bei schweren Inf. 3 × 2 g i. v.	Siehe Cefazolin; Initialther. bei schwerer Inf. mit unbekanntem Erreger in Komb. mit einem Aminoglykosid, lebensbedrohliche H.-influenzae-Meningitis
Ceftriaxon	Siehe Cefotaxim, Ther. der Wahl bei Meningitis	1 × 2 g i. v., i. m. (bis 1 × 4 g)	Siehe Cefazolin, „Sludge" i. d. Galle; lange HWZ → Einmaldosierung

Tab. 14.18 Cephalosporine *(Forts.)*			
Substanz (®)	**Spektrum**	**Erw.-24-h-Dosis**	**NW/Bemerkungen**
Cephalosporine der III. Generation (Gruppe 3b)			
Ceftazidim	Breitspektrum-Ceph.; gramneg. Keime, v. a. P. aeruginosa, Proteus und Serratia (sehr gute Wirksamkeit), wenig aktiv gegen Staph., Enterok., B. fragilis	2–3 × 1–2 g i. v., i. m.	Siehe Cefazolin. Initialther. bei unbekanntem Erreger, bei V. a. P. aeruginosa evtl. in Komb. mit Aminoglykosid. Bei V. a. Anaerobier Komb. mit Clindamycin oder Metronidazol, bei V. a. Staph. Komb. mit Flucloxacillin oder Glykopeptid
Cephalosporine der IV. und V. Generation			
Cefepim (Maxipime®)	Siehe Ceftazidim, erfasst auch Pseudomonas- und Enterobacterstämme, die gegen Ceph. III resistent sind, im grampos. Bereich ähnlich wirksam wie Cefotaxim. Komb. mit Aminoglykosid sinnvoll	2 × 2 g i. v.	Siehe Cefazolin, lange HWZ
Cephalosporine der IV. und V. Generation			
Ceftobiprol (Zevtera®)	Wirksam auch bei MRSA. Zugelassene Ind. nosokomiale Pneumonie (außer Beatmungspneumonie), CAP	3 × 500 mg, Infusion über 2 h, Dosisreduktion bei Niereninsuff.	Siehe Cefazolin

14.4.2 Cefazolin

Wirkmechanismus Bakterizide Wirkung durch Hemmung der Zellwandsynthese, wirkt nur in der Wachstumsphase.

- **Wirkspektrum:** v. a. grampos. Erreger (Strept., Staph., auch Betalaktamase-Bildner außer MRSA ▶ 14.1.3, Pneumokokken)
- **Wirklücken:** Enterokokken, MRSA, Pseudomonas und weitere Problemkeime wie z. B. Acinetobacter, B. fragilis, Citrobacter, die meisten Enterobacter spp., Morganella, P. rettgeri und mirabilis, Serratia, aber auch Brucellen, Campylobacter, Listerien, Mykoplasmen und Nokardien. Primäre Resistenz v. a. bei gramneg. Keimen

Pharmakokinetik Nur parenterale Gabe möglich, HWZ 90 Min., Plasmaproteinbindung 85 %. Elimination zu 90 % renal, geringe, therapeutisch ausreichende Konzentrationen in der Galle. Dialysierbar.

Indikationen

- Periop. Antibiotikaprophylaxe
- Bei leichten Staph.-Inf. (ambulant erworben) und leichten Wundinf. statt penicillinasefester Penicilline
- Kreuzallergie selten → bei Penicillinallergie gut geeignet

Dosierung **i.v.:** 2–3 × 0,5–2 g/d, als Prophylaxe 1 × 2 g ca. 30 Min. vor OP-Beginn.

Nebenwirkungen Anaphylaxie, Allergie mit Exanthem bis zu 4 %, Eosinophilie, Phlebitis, Anstieg der Leberwerte, Neutro-, Thrombozytopenie, GIT-Beschwerden, selten positiver Coombs-Test, hämolytische Anämie.

Wechselwirkungen Verminderte Wirkung von Marcumar® und Thrombozytenaggregationshemmern.

- Unter Ther. meist langsame Resistenzbildung
- Kreuzresistenz bei S. aureus zu penicillinasefesten Penicillinen
- Kein sinnvoller Einsatz bei schweren Allgemeininf.
- Nach Hämodialyse bei terminaler Niereninsuff. 0,5–1 g (25 % der Dosis)

14.4.3 Cefuroxim

Wirkmechanismus Bakterizid durch Hemmung der bakteriellen Zellwandsynthese; Ceph. II.

- **Wirkspektrum:** breit im grampos. und -neg. Bereich, u. a. Clostridien, E. coli, H. influenzae einschließlich der ampicillinresistenten Stämme, Klebsiellen, anaerobe Kokken, Proteus mirabilis, Neisseria gonorrhoeae und meningitidis, Salmonella, Staph., Strept.
- **Wirklücken:** Acinetobacter, B. fragilis, Campylobacter, C. difficile, Enterok., Legionella, MRSA, indolpos. Proteus, Pseudomonas, Serratia

14

Pharmakokinetik In unveresterter Form nur parenterale Gabe, HWZ 1,2 h, Verteilungsvolumen 0,2 l/kg, Plasmaproteinbindung 30 %. Elimination zu 95 % unverändert renal. Cefuroxim ist dialysierbar.

Indikationen

- Breitspektrumantibiotikum bei Inf. der Atemwege, des Urogenitaltrakts, des Abdomens, der Knochen, der Weichgewebe und des Kopfs
- Periop. Antibiotikaprophylaxe

Dosierung **i.v.:** grampos. Erreger: 2–4 × 0,75 g; gramneg. Erreger: 2–4 × 1,5 g.

Nebenwirkungen 1–4 % Allergie (Urtikaria, makulopapulöses Exanthem, Fieber; selten anaphylaktischer Schock), Phlebitis, Diarrhö (an pseudomembranöse Kolitis denken!); Hepato- und Nephrotoxizität.

Wechselwirkungen Aminoglykoside, Ciclosporin, Etacrynsäure, Furosemid: verstärken Nephrotoxizität.

- Vorsicht bei Penicillinallergie (Kreuzreaktion)
- Enzymatische Glukosebestimmung in Harn und Blut kann zu falsch pos. oder falsch neg. Ergebnissen führen
- Falsch pos. Coombs-Test möglich
- Dosisreduktion bei Niereninsuff. (▶ 20.4)
- Prozentuale Reduktion der Dosis nach 4 h Dialyse 30–50 %
- Schlechte Resorption bei oraler Gabe!

14

14.4.4 Ceftriaxon

Wirkmechanismus Bakterizid durch Hemmung der Biosynthese der Bakterienzellwand; Ceph. III.

- **Wirkspektrum:** grampos. Erreger ohne vollständige Erfassung der Staph., sehr gute Wirkung gegen gramneg. Erreger, insbes. H. influenzae, Klebsiellen
- **Wirklücken:** Anaerobier, Chlamydien, Clostridium difficile, Enterok., Legionellen, Listerien, Mykoplasmen, MRSA und Treponema pallidum

Pharmakokinetik Nur parenterale Gabe möglich, HWZ 7,5 h, Plasmaproteinbindung ≤ 95 %. Elimination zu 50 % renal, bis 40 % biliär → hohe Spiegel in der Gallenflüssigkeit. Nicht dialysierbar.

Indikationen

- Sepsis: ggf. in Komb. mit Aminoglykosid oder Metronidazol
- Urosepsis: in Komb. mit Aminoglykosid
- Nosokomiale Pneumonien, evtl. Komb. mit Aminoglykosid
- Cholangitis
- Meningitis und Neuroborreliose
- Einmalbehandlung der Gonorrhö

Dosierung **i. v.:** 1 × 1–2 g/d, initial bei Sepsis 1 × 4 g.

Nebenwirkungen Allergie mit Exanthem, Fieber, Eosinophilie, Anaphylaxie. Mögliche Kreuzallergie zu Penicillin, Phlebitis, Neutropenie, Thrombopenie, Hepato- und Nephrotoxizität.

Wechselwirkungen Aminoglykoside, Ciclosporin, Etacrynsäure, Furosemid: verstärkte Nephrotoxizität.

- Nicht bei leichten Inf. verwenden
- Niereninsuff.: keine Dosisanpassung erforderlich

14.4.5 Ceftazidim

Wirkmechanismus Bakterizide Wirkung über eine Inaktivierung der Transpeptidase und damit Verhinderung des Zellwandaufbaus des Bakteriums; Ceph. III.

- **Wirkspektrum:** sehr gut gegen Acinetobacter, gramneg. Keime, v. a. P. aeruginosa (10-mal stärker als Cefotaxim), indolpos. Proteus und Serratia; auch wirksam im grampos. Bereich (weniger Staph.) und bei Anaerobiern
- **Wirklücken:** B. fragilis, Campylobacter spp., Chlamydien, C. difficile, Enterokokken, Legionellen, L. monocytogenes, Mykoplasmen, MRSA

Pharmakokinetik Nur parenterale Gabe, HWZ 2 h, Verteilungsvolumen 0,2 l/kg, Plasmaproteinbindung 10 %. Elimination 90 % unverändert renal, dialysierbar.

Indikationen

- Gezielte Ther. bei V. a. oder nachgewiesener Pseudomonas-Inf. in Komb. mit Tobramycin oder Imipenem oder Chinolon
- Schwere Atemwegsinf., einschließlich HNO-Bereich, Nieren, ableitende Harnwege, Weichgewebe, Knochen, des Bauchraums, bei Sepsis und Meningitis
- Bei V. a. auf zusätzliche Staphylokkeninf. Komb. mit Flucloxacillin (▶ 14.3.3) oder Clindamycin (▶ 14.7.3)
- Bei Melioidose (Inf. mit P. pseudomallei) sinnvoll

Dosierung i. v.: 2–3 × 1–2 g.

Nebenwirkungen

- BB-Veränderungen (Thrombozytose, Thrombozytopenie, Leukopenie, Eosinophilie)
- Allerg. Reaktionen (Exanthem, Fieber), Anaphylaxie
- Übelkeit, Erbrechen, Diarrhö
- Anstieg der Leberenzyme
- Candidose im Urogenitaltrakt
- Pseudomembranöse Kolitis (selten)

Wechselwirkungen

- Aminoglykoside, Ciclosporin, Etacrynsäure, Furosemid: Nephrotoxizität ↑
- Chloramphenicol: mögliche antagonistische Wirkung

- Falsch pos. Werte bei nicht enzymatischer Harnzuckerbestimmung
- Niereninsuff.: Dosisreduktion (▶ 20.4)
- Prozentuale Reduktion der Dosis nach 4 h Dialyse ca. 40–50 %

14.4.6 Cefepim

Wirkmechanismus Mit Ceftazidim strukturell verwandt. Bakterizide Wirkung durch Hemmung der Zellwandsynthese, Ceph. IV

- **Wirkspektrum:** sehr gute Pseudomonaswirkung (→ Ceftazidim), aber bessere Wirksamkeit im grampos. Bereich (Strept., Staph., auch Betalaktamase-Bildner außer MRSA, Pneumok.)
- **Wirklücken:** Chlamydien, Enterokokken, Listerien, Mykoplasmen, MRSA (▶ 14.1.3)

Pharmakokinetik Nur parenterale Gabe mögl., HWZ 2 h, Plasmaproteinbindung 20 %. Elimination zu 85 % renal, ca. 10 % werden metabolisiert. Dialysierbar.

Indikationen

- Gezielte Ther. bei V. a. oder nachgewiesener Pseudomasinf. in Komb. z. B. mit Aminoglykosid
- Schwere Allgemeininf., bei der auch Pseudomonas eine Rolle spielen kann

Dosierung i. v.: 2 × 1–2 g/d.

Nebenwirkungen Anaphylaxie, Allergie mit Exanthem bis zu 4 %, Eosinophilie, Phlebitis, Anstieg der Leberwerte, Neutro-, Thrombozytopenie, GIT-Beschwerden, selten positiver Coombs-Test, hämolytische Anämie.

Wechselwirkungen Aminoglykoside, Ciclosporin, Etacrynsäure, Furosemid: verstärken Nephrotoxizität.

- Einziges Ceph., das gleichzeitig gegen Pseudomonas, Enterobakterien und grampos. Erreger, insbes. Staph., wirksam ist
- Dosisreduktion bei Niereninsuff. (▶ 20.4)
- Prozentuale Dosisreduktion nach Hämodialyse 50 %

14.5 Weitere Betalaktamantibiotika

14.5.1 Übersicht

▶ Tab. 14.19

Tab. 14.19 Weitere Betalaktamantibiotika

Substanz	Spektrum	Erw.-24-h-Dosis	NW/Bemerkungen
Imipenem/ Cilastatin	**Empfindlich:** grampos. und gramneg. Keime einschließlich Anaerobier (sehr gute Wirkung) **Nicht empfindlich:** S. maltophilia und B. cepacia	3–4 × 0,5–1,0 g i. v.	BB-Veränderungen, allergische Reaktionen, GIT-NW, Transaminasen ↑, AP ↑, Krea ↑, Phlebitis. Monother. möglich, bei V. a. Pseudomonas Komb. mit Aminoglykosid. Nur **Imipenem:** dosisabhängig Krämpfe, Verwirrtheit
Meropenem	Siehe Imipenem **Empfindlich:** gramneg. Stäbchen (etwas besser wirksam als Imipenem, z. B. B. cepacia), grampos. Kokken (etwas schwächer wirksam als Imipenem) **Nicht empfindlich:** S. maltophilia	3 × 0,5–1 g i. v., max. 3 x 2 g	Siehe Imipenem/Cilastatin; auch bei Meningitis anwendbar

14.5.2 Imipenem/Cilastatin

Wirkmechanismus Imipenem ist ein Betalaktamantibiotikum, bakterizid durch Hemmung der Bakterienzellwandsynthese. Cilastatin ist ein Hemmer der renalen Dehydropeptidase, die Imipenem im proximalen Tubulus inaktiviert.

- **Wirkspektrum:** sehr breit im grampos., gramneg., aeroben und anaeroben Bereich
- **Wirklücken:** C. difficile, E. faecium, Legionellen, Mykoplasmen, MRSA, S. maltophilia; mäßige Wirkung gegen Pseudomonas spp.

Pharmakokinetik Nur parenterale Gabe, HWZ 1 h, Verteilungsvolumen 0,2 l/kg, Plasmaproteinbindung 25 %. Elimination 70 % unverändert renal, 30 % hepatisch metabolisiert, Imipenem ist dialysierbar

Indikationen

- Mischinf. oder Sepsis: Initialther. bei Pat. mit Abwehrschwäche (Neutropenie) oder nach Versagen der Initialther. z. B. mit Ceph. III (▶ 14.4.1) und Aminoglykosid (▶ 14.6.1) bzw. Breitspektrumpenicillin (▶ 14.3.1). Bei Sepsis, abdominalen, gynäkologischen oder anderen Inf. erst nach Versagen der Primärther. anwenden
- Bei Pseudomonasinf. immer mit Aminoglykosid kombinieren (▶ 14.6.1)

Dosierung **i. v.:** 3–4 × 0,5–1,0 g/d.

Nebenwirkungen

- Exantheme, BB-Veränderungen, wie Eosinophilie, Leukopenie, Thrombozytopenie, Thrombozytose, selten Agranulozytose

- Anstieg von Transaminasen, AP und Krea
- GIT-Unverträglichkeit
- Schwindel, Krämpfe
- Venenreizung, Braunfärbung der Zunge

Kontraindikationen Schwangerschaft.

Wechselwirkungen Hemmer der tubulären Sekretion (z. B. Probenecid): erhöhen die Serumkonz. von Imipenem.

- Vorsicht bei Pat. mit Niereninsuff. oder bekannter Epilepsie
- Nicht geeignet zur Anwendung bei Meningitis
- Kreuzallergie mit Penicillinen häufig (bis 50 %)
- Falsch pos. Coombs-Test möglich
- Dosisreduktion bei Niereninsuff. (▶ 20.4)
- Prozentuale Dosisreduktion nach 4 h Dialyse 50 %

14.5.3 Meropenem

Wirkmechanismus Hemmt die Zellwandsynthese, starke bakterizide Wirkung. Gute Resistenz gegen renale Dehydropeptidase 1 → keine Komb. mit Cilastatin notwendig

- **Wirkspektrum:** ähnliches Spektrum wie Imipenem, sehr gute Wirkung gegen fast alle grampos. und gramneg. Keime
- **Wirklücken:** Chlamydien, Corynebacterium, Legionellen, Mykobakterien, Mykoplasmen, Pseudomonas, B. cepacia, Xanthomonas maltophilia

14

Pharmakokinetik Nur parenterale Gabe möglich, HWZ 1 h, Plasmaproteinbindung 2 %; Elimination zu 90 % renal. Dialysierbar

Indikationen

- Mischinf. oder Sepsis: Initialther. bei Pat. mit Abwehrschwäche (Neutropenie) oder nach Versagen der Initialther. z. B. mit Ceph. III (▶ 14.4.1) oder Breitspektrumpenicillin (▶ 14.3.1)
- Bei V. a. oder nachgewiesener Pseudomonasinf. in Komb. z. B. mit Aminoglykosid
- Bei V. a. Staphylokokkeninf. Komb. mit Vancomycin (▶ 14.10.2) oder Teicoplanin (▶ 14.10.3) sinnvoll
- Ther. der Meningitis durch ansonsten resistente Erreger (Dosis 3 x 2 g)

Dosierung **i. v.:** 3 × 0,5–2 g/d.

Kontraindikationen Schwangerschaft und erste 3 Lebensmon.

Nebenwirkungen Anaphylaxie, Allergie mit Exanthem bis zu 4 %, Eosinophilie, Phlebitis, Anstieg der Leberwerte, Neutro- und Thrombozytopenie, GIT-Beschwerden.

Wechselwirkungen Keine bekannt.

- Kreuzallergie zu Penicillin häufig
- Bei Niereninsuff. Dosisreduktion erforderlich (▶ 20.4)
- Keine Reduktion nach Hämodialyse

14.6 Aminoglykoside

14.6.1 Übersicht

▶ Tab. 14.20

Tab. 14.20 Aminoglykoside

Substanz	Spektrum	Erw.-24-h-Dosis	NW/Bemerkungen
Amikacin	Wie Gentamicin, häufig bei Gentamicin-Resistenz noch aktiv → Reserveantibiotikum	Insgesamt 15 mg/kg KG[2], verteilt auf 1–3 Dosen i. m./i. v.	Komb. vorwiegend mit Betalaktamantibiotika; geringe ther. Breite → **Drug Monitoring:** Serumspiegel vor erneuter Gabe = Talspiegel. Besonders, wenn Talspiegel > 2 mg/l (G, T[1]) bzw. > 10 mg/l (A[1]) Ther.-Dauer > 10 d. Wenn gleichzeitig andere tox. Substanzen, z. B. Vancomycin, Furosemid, Ampho. B, gegeben werden, resultiert u. U. Ototoxizität (häufig irreversibel) und Nephrotoxizität (meist reversibel). Vergleich der NW-Raten: Ototoxizität: A > G = T[1] Nephrotoxizität: G = A > T[1] Allergische Reaktionen, neuromuskuläre Blockade. Einmaldosierung gleich wirksam wie 3×/d (außer bei Endokarditis), evtl. Toxizität ↓ (bei 1-maliger Dosierung). Ziel: Talspiegel < 1 mg/l (G, T[1]) bzw. < 5 mg/l (A[1])
Gentamicin	**Empfindlich:** Enterobakterien, P. aeruginosa, Staph. **Nicht empfindlich:** Anaerobier, Enterok., Pneumok., Strept., X. maltophilia	3–5 mg/kg[2] in 1–3 Dosen i. m./i. v. (als 30–60-minütige Kurzinfusion)	
Tobramycin	Gentamicin, aktiver gegen P. aeruginosa, v. a. in Komb. mit Pseudomonas-Penicillinen und Ceph.	3–5 mg/kg[2] in 1–3 Dosen i. m./i. v.	

[1] A = Amikacin, G = Gentamicin, T = Tobramycin
[2] Angabe als einmalige Tagesdosis → **Cave:** Toxizität

14.6.2 Gentamicin

Wirkmechanismus Bakterizid durch Störung der Proteinsynthese, In-vitro-Synergismus mit Penicillinen und Ceph.

- **Wirkspektrum:** gramneg. Erreger, Staph.
- **Wirklücken:** Anaerobier, Chlamydien, Enterok., Listerien, Mykoplasmen, Nokardien, Pneumok., MRSA, Strept.

Pharmakokinetik Nur parenterale Gabe, HWZ 2–2,5 h, Verteilungsvolumen 0,25 l/kg, Plasmaproteinbindung 25 %. Elimination nahezu vollständig unverändert renal. Gentamicin ist dialysierbar

Indikationen Bei schweren Inf. stets in Komb.:

- Komplizierte HWI: mit Breitspektrum-Penicillin oder Cephalosporin
- Septischer Schock, Urosepsis und Verbrennung: mit Acylureidopenicillin oder Ceph.
- Posttraumatische Meningitis: mit Flucloxacillin und Amoxicillin
- Endokarditis: z. B. mit Penicillin G

Dosierung

- **i. v.:** 3–5 mg/kg, aufgeteilt auf 1–3 Dosen, als Kurzinfusion über 30–60 Min.
- Max. Dosis: 360 mg/d
- **Gründe für Einmaldosierung:** bessere Wirksamkeit durch höheren Spitzenspiegel, gleiche Effizienz, geringere Nephro- und Ototoxizität, preiswerter, Spiegelbestimmung nur noch vor erneuter Gabe nötig (Ziel: Talspiegel < 1 mg/ml ▶ 20.2)

Nebenwirkungen

- Neuro-/Ototoxizität: Schwindel, Ohrensausen, Minderung des Hörvermögens bis zum Hörverlust
- Neuromuskuläre Blockade mit möglicher Atemdepression
- Nephrotoxizität: Krea ↑, tubuläre Proteinurie, Azotämie (meist reversibel)

Kontraindikationen Schwangerschaft.

Wechselwirkungen

- Amphotericin B, Ciclosporin, Cisplatin, Ceph., Vancomycin/Foscarnet: Verstärken Nephrotoxizität
- Furosemid und Etacrynsäure: verstärken Ototoxizität
- Muskelrelaxanzien und Halothan: verstärken die neuromuskuläre Blockade
- Glukose, Eisen, Vitamin B: Malabsorption dieser Stoffe

- Therapiedauer auf 10 d begrenzen
- Spiegelkontrollen bei länger dauernder Ther. erforderlich (▶ 20.2)
- Wochenlanger Verbleib im Innenohr nach Ther., somit Gefahr der Kumulation auch bei Ther.-Pausen
- Komb. mit anderen nephro- oder ototoxischen Medikamenten vermeiden
- Wegen neuromuskulärer Blockade besondere Vorsicht bei Myasthenia gravis und anderen neuromuskulären Sy.
- Nicht bei Asthmatikern mit Sulfit-Überempfindlichkeit
- Auch bei gramneg. Inf. nicht als Monotherapeutikum, immer Komb., z. B. mit Betalaktamantibiotikum
- Für ausreichende Hydratation und Miktion sorgen
- Dosisreduktion bei Niereninsuff. (▶ 20.4)
- Prozentuale Reduktion der Dosis nach 4 h Dialyse ca. 30 %

14.6.3 Amikacin

Wirkmechanismus Bakterizid durch Störung der Proteinsynthese in der Bakterienzelle, In-vitro-Synergismus mit Penicillinen und Ceph.

- **Wirkspektrum:** gramneg. Erreger (auch gentamicinresistente Keime), Pseudomonas, Mykobakterien, Staph.
- **Wirklücken:** die meisten Anaerobier, Enterok., Legionellen, Pneumok., P. cepacia, Strept., X. maltophilia

Pharmakokinetik Nur parenterale Gabe, HWZ 2,3 h, Verteilungsvolumen 0,25 l/kg, Plasmaproteinbindung 10 %. Elimination nahezu vollständig unverändert renal. Amikacin ist dialysierbar.

Indikationen
- Therapieversagen bei nosokomialen Infektionen mit kalkuliertem gramneg. Erregerspektrum in Komb. mit Ceph. oder Acylureidopenicillin
- Ther. der Wahl bei gentamicinresistenten Keimen und Serratia
- Reservether. der atypischen Mykobakteriose bei AIDS-Pat

Dosierung
- **i. v.:** 15 mg/kg, aufgeteilt auf 1–3 Dosen, als Kurzinfusion über 30–60 Min.
- **Gründe für Einmaldosierung:** bessere Wirksamkeit durch höheren Spitzenspiegel, Wirkung effektiver bei hohen Spitzenspiegeln, geringere Nephro- und Ototoxizität, gleiche Effizienz, preiswerter, Spiegelbestimmung nur noch vor erneuter Gabe nötig (Talspiegel < 5 mg/ml ▶ 20.2)

Nebenwirkungen Nephrotoxizität wie bei Gentamicin, Ototoxizität höher als bei Gentamicin. Eosinophilie, Arthralgie, Fieber, Exanthem.

Kontraindikationen Schwangerschaft, Asthmatiker mit Sulfit-Überempfindlichkeit.

Wechselwirkungen ▶ 14.6.2.

- Reserve-Aminoglykosid
- Spiegelkontrolle bei länger dauernder Ther. erforderlich (▶ 20.2)
- Wochenlanger Verbleib im Innenohr, Gefahr der Kumulation, besonders bei vorangegangener Aminoglykosid-Ther.
- Dosisreduktion bei Niereninsuff. (▶ 20.4)
- Prozentuale Reduktion nach 4 h Dialyse ca. 20–30 %

14

14.7 Makrolide und andere Antibiotika

14.7.1 Übersicht

▶ Tab. 14.21

Tab. 14.21 Makrolide und andere Antibiotika

Substanz	Spektrum	Erw.-24-h-Dosis	NW/Bemerkungen
Erythromycin	**Empfindlich:** Strept., Pneumok., oxacillinsensible Staph., Neisserien, Legionellen, Myko-/Ureaplasmen, Chlamydien, B. pertussis, Campylobacter, C. diphtheriae, Borrelien, T. pallidum **Mäßig empfindlich:** Enterok. und H. influenzae **Nicht empfindlich:** Enterobakt., Pseudomonas, M. hominis, S. aureus	4 × 500 mg p. o., 3–4 × 500–1.000 mg i. v.	GIT-Sympt., Phlebitis; sehr selten Allergie, Leberschäden bei Erythromycin-Estolat (cholestatischer Ikterus, ▶ 14.7.2).

Tab. 14.21 Makrolide und andere Antibiotika *(Forts.)*

Substanz	Spektrum	Erw.-24-h-Dosis	NW/Bemerkungen
Roxithromycin	Siehe Erythromycin	2 × 150 mg p. o. (nüchtern)	Bessere Resorption als Erythromycin, geringere GIT-NW, verlängerte HWZ
Clarithromycin	Siehe Erythromycin; zusätzlich Mykobakterien	i. v.: 2 × 500 mg/d i. d. R. 1–2 d, max. 5 d, dann orale Therapie	Krea-Clearance < 30 ml/Min. → 50 % reduzieren ↑ Wirkung: Ritonavir, Lovastatin, Phenytoin, Midazolam, Ciclosporin, Tacrolimus, Digoxin, Theophyllin ↓ Wirkung: Rifampicin KI: gleichzeitige Gabe von Pimozid, Terfenadin, Astemizol
Azithromycin	Siehe Clarithromycin, zusätzlich atypische Mykobakterien	1 × 500 mg p. o. (nüchtern) für 3 d; Chlamydien-Urethritis 1 × 1 g p. o.	Erythromycin; sehr gute Gewebepenetration, daher verkürzte Ther.-Dauer, intrazellulär biol. HWZ > 14 d!
Clindamycin	Anaerobier (inkl. B. fragilis), Pneumok., Strept., oxacillinsensitive Staph.	3–4 × 150–450 mg p. o., 3–4 × 300–600 mg i. v.	GIT-Sympt., v. a. Durchfall, pseudomembranöse Kolitis, hepatotox. und allergische Reaktion (▶ 14.7.3)
Co-trimoxazol (Trimethoprim/Sulfamethoxazol)	Sulfonamid-Komb. **Empfindlich:** Salmonellen, Shigellen, andere Enterobakterien, Listerien, Nokardien, Pneumocystis, P. cepacia, X. maltophilia	2 × 960 mg p. o. (pro Tbl.: 160 mg TMP/800 mg SMZ). Pneumocystis-Pneum.: 20 (TMP)/100 (SMZ) mg/kg in 4 Dosen	Allerg. Reaktion (häufig Exanthem, selten Stevens-Johnson-Sy.), GIT-Sympt., selten reversible KM-Depression. Krea-Erhöhung! Neuere TMP/Sulfonamid-Komb. bringen keine Vorteile (▶ 14.7.4)

14.7.2 Erythromycin

Wirkmechanismus Bakteriostatisches Makrolidantibiotikum mit intrazellulärer Wirkung; Hemmung der Proteinsynthese in der Bakterienzelle

- **Wirkspektrum:** grampos. Erreger; Mittel der Wahl bei B. pertussis, Campylobacter spp., L. pneumophila, M. pneumoniae; gut wirksam auch gegen Chlamydien und Corynebakterien
- **Wirklücken:** Anaerobier, Brucellen, Enterobacteriaceae, Enterokokken, MRSA, Nokardien, Pseudomonas

Pharmakokinetik Orale Bioverfügbarkeit 60–80 %. HWZ 2,5 h, Verteilungsvolumen 0,6–0,75 l/kg, Plasmaproteinbindung ca. 80 %, Elimination zu je 10 % unverändert renal und biliär, Rest hepatisch inaktiviert (über Cytochrom-P450-abhängige Oxidasen). Erythromycin ist nicht dialysierbar

Indikationen Auswärts erworbene Pneumonien, atypische Pneumonie, Pertussis, Strept.-Inf. bei Penicillinallergie.

Dosierung

- **p. o.:** 2 × 1 g
- **i. v., i. m.:** 2(–4) × 250–1.000 mg

Nebenwirkungen GIT-Unverträglichkeit (Diarrhö obligat), cholestatischer Ikterus. Allergie (sehr selten).

Wechselwirkungen

- Elimination von Alfentanil, Carbamazepin, Ciclosporin, Kumarinen, Midazolam, Theophyllin, Valproinsäure wird vermindert → höhere Konzentrationen dieser Substanzen → Gefahr toxischer NW, Plasmaspiegelkontrolle anstreben (▶ 20.2)
- Astemizol oder Terfenadin: Gefahr der QT-Verlängerung mit Torsade-de-pointes-Tachykardie
- Pentamidin i. v.: Gefahr von Herzrhythmusstörungen (Bradykardie)
- Lovastatin: Rhabdomyolyse möglich

> - Mittel der Wahl bei Penicillinallergie
> - Auch in der Schwangerschaft einsetzbar
> - Neuere Makrolide (z. B. Clarithromycin, Azithromycin) haben längere HWZ und bessere GIT-Resorption, deshalb geringere NW
> - 5 × höhere Todesrate bei Komb. mit Inhibitoren des CYP 3A (z. B. Azole, Diltiazem, Verapamil, Protease-Inhibitoren)
> - Reservemedikament bei postop. Darmatonie

14.7.3 Clindamycin

Wirkmechanismus Bakteriostatisch bis bakterizid (konzentrationsabhängig); Hemmung der Proteinsynthese in der Bakterienzelle

- **Wirkspektrum:** Anaerobier (inkl. B. fragilis), Pneumok., Staph., Strept., T. gondii
- **Wirklücken:** Enterokokken, gramneg. Erreger, H. influenzae, Meningokokken, Mykoplasmen, Pseudomonas, teilweise (bis 15 %) MRSA

Pharmakokinetik Orale Bioverfügbarkeit 90 %, HWZ 2,5 h, Verteilungsvolumen 0,7 l/kg, Plasmaproteinbindung 94 %. Elimination zu ca. 10 % unverändert renal, Rest hepatisch zu teilweise aktiven Metaboliten verstoffwechselt. Clindamycin ist nicht dialysierbar.

Indikationen

- Mittel der Wahl bei Anaerobierinfektion (etwa 5–10 % der B.-fragilis-Stämme sind primär resistent, bei B.-fragilis-Endokarditis/-Sepsis primär Metronidazol geben)
- Aspirationspneumonie, poststenotische Pneumonie: in Komb. mit Ceph.
- Staphylokokkeninfektionen (Abszesse, Osteomyelitis) bei Penicillinallergie, bis zu 15 % Resistenzen v. a. bei MRSA
- Kombination mit Chinolon oder Betalaktamantibiotikum wegen Synergismus sinnvoll, z. B. bei Pseudomonasinf.
- Zerebrale Toxoplasmose: in Komb. mit Primaquin bei AIDS-Pat.

Dosierung

- **p. o.:** 3–4 × 150–450 mg
- **i. v.:** 3–4 × 300–600 mg

Nebenwirkungen

- GIT-Unverträglichkeit (Übelkeit, Erbrechen, Diarrhö), pseudomembranöse Kolitis
- Hautausschläge, Urtikaria (auch nach Behandlungsende)
- Hepatotoxizität (Anstieg von Transaminasen und AP)
- Selten Leukopenie, Eosinophilie

Kontraindikationen

- Schwangerschaft und Stillzeit
- Im 1. Lebensmon. können bei i. v. Gabe durch Konservierungsmittel Angioödeme und respiratorische Insuffizienz ausgelöst werden
- Myasthenia gravis

Wechselwirkungen

- Curareartige Mittel verlängern die neuromuskuläre Blockade
- Theophyllinwirkung wird verstärkt (Apnoe, Krämpfe)

> - Kreuzresistenz zu Erythromycin
> - Sehr gut wirksam gegen Staph. und Anaerobier
> - Sehr gute Gewebepenetration

14.7.4 Co-trimoxazol (Trimethoprim/Sulfamethoxazol)

Wirkmechanismus Bakterizide Wirkung durch Hemmung der bakteriellen Folsäuresynthese; stufenweise Blockierung zweier unterschiedlicher Enzymsysteme durch die beiden Komponenten und damit synergistische Wirkungssteigerung; auch wirksam gegen Organismen, die gegen die Einzelkomponenten resistent sind.

- **Wirkspektrum:** breit im grampos. und gramneg. Bereich; insbes. Chlamydia trachomatis, E. coli, H. influenzae, Nokardien, P. jiroveci, P. mirabilis, Salmonella spp., Shigella spp., S. aureus (methicillinempfindlich), S. pneumoniae, V. cholerae, Yersinien
- **Wirklücken:** Anaerobier, Enterokokken, Mycobacterium spp., Mykoplasmen, P. aeruginosa, Serratia, T. pallidum

Pharmakokinetik

- Trimethoprim: orale Bioverfügbarkeit 95 %, HWZ 10 h, Verteilungsvolumen 1,5 l/kg, Plasmaproteinbindung 44 %, Elimination zu 60–70 % unverändert renal
- Sulfamethoxazol: orale Bioverfügbarkeit 90 %, HWZ 9 h, Verteilungsvolumen 0,3 l/kg, Plasmaproteinbindung 66 %, Elimination zu 30 % unverändert renal, Rest hepatisch zu inaktiven Metaboliten verstoffwechselt. Dialysierbar

Indikationen

- Inf. der oberen und unteren Atemwege u. a. auch Pneumocystis-jiroveci-Pneumonie
- Inf. der Nieren und ableitenden Harnwege
- Inf. der Geschlechtsorgane, auch Gonorrhö und unspez. Prostatitis
- Inf. des Verdauungstrakts, auch Typhus, Paratyphus und Cholera
- Inf. der Haut, Weichteile und Knochen
- Nokardiose

Dosierung

- **p. o.:**
  - 2 × 2 Tbl. à 480 mg/d oder 2 × 1 Tbl. à 960 mg
  - Gonorrhö: einmalig 2 × 5 Tbl. à 480 mg im Abstand von 8 h
- **i. v.:**
  - 2 × 1 Amp. à 960 mg oder 2 × 2 Amp. à 480 mg
  - Pneumocystis-jiroveci-Pneumonie: 4 × 30 (= 5 + 25) mg/kg KG/d für ca. 3 Wo.

Nebenwirkungen

- Bei hoher Dosierung Übelkeit, Erbrechen, Durchfälle, Schwindel, Kopfschmerzen, Exanthem, Juckreiz möglich
- Nephrotoxizität (Krea-Anstieg, Kristallurie, akute interstitielle Nephritis)
- Selten Depression, Halluzinationen, Leber- und KM-Schädigung, Leukopenie, allerg. Lungenreaktionen, pseudomembranöse Kolitis, aseptische Meningitis
- Folsäuremangel
- Sehr selten Stevens-Johnson-Sy., Lyell-Sy., Anaphylaxie

Kontraindikationen Schwangerschaft, G6PDH-Mangel, Sulfonamidallergie, Asthmatiker mit Disulfit-Überempfindlichkeit, schwere Leberschäden, terminale Niereninsuff.

Wechselwirkungen

- Orale Antidiabetika: verstärkte Hypoglykämie
- Kumarinderivate: verstärkte Antikoagulation
- Phenytoin: erhöhte Phenytoinspiegel
- Ciclosporin: verstärkte Nephrotoxizität
- Thiazidiuretika: Thrombozytopenie
- Primidon, Barbiturate und p-Aminosalizylsäure: verstärkte Toxizität

- Zunehmende Resistenzprobleme bei Salmonellen und Shigellen
- Bei Langzeitther. BB-Kontrollen erforderlich
- Wirkt nicht bei Tonsillitis durch β-hämolysierende Strept. der Gruppe A
- Bei eingeschränkter Nierenfunktion und lebensbedrohlichen Inf. (z. B. P. jiroveci) Plasmaspiegelbestimmung durchführen (▶ 20.2)
- Dosisreduktion bei eingeschränkter Nierenfunktion (▶ 20.4)
- Nach 4 h Dialyse prozentuale Reduktion von Trimethoprim 15–20 %, Sulfamethoxazol 10–20 %

14.8 Fluorchinolone

14.8.1 Übersicht

▶ Tab. 14.22

Tab. 14.22 Fluorchinolone, FQ

Substanz, FQ-Generation	Spektrum	Erw.-24-h-Dosis	NW/Bemerkungen
Norfloxacin FQ I	Nahezu alle grampos. und gramneg. Erreger von HWI inkl. Pseudomonas, auch multiresistente Keime	2 × 400 mg p. o.	GIT-Sympt., allerg. Reaktionen ZNS-Störungen: Schwindel, Kopfschmerzen, Krämpfe, psychotische Reaktionen, selten: Leukopenie
Ciprofloxacin FQ II	Häufig wirksam gegen P. aeruginosa, schwächer wirksam gegen S. aureus	2 × 500–750 mg p. o., 2 × 200–400 mg i. v.	Siehe Norfloxacin
Levofloxacin FQ III	Enthält L-Isomer von Ofloxacin (= wirksame Substanz)	1 × 250–500 mg, 1–2 × 500 mg i. v.	Siehe Norfloxacin
Moxifloxacin FQ IV	Siehe Ciprofloxacin, aber schlechter pseudomonaswirksam, zusätzlich Anaerobier, bessere Pneumokokkenwirkung	1 × 400 mg p. o.	GIT-Sympt., psychotische Reaktionen, Theophyllinspiegel ↑, keine Dosisreduktion bei Niereninsuff.

14.8.2 Ciprofloxacin

Wirkmechanismus Bakterizide Wirkung durch Hemmung der bakteriellen Gyrase, eines Enzyms für Transkription und Replikation der DNA

- **Wirkspektrum:** nahezu alle grampos. und gramneg. Erreger von HWI, einschließlich Pseudomonas und multiresistenten Keimen; auch wirksam gegen Chlamydien, Legionellen, Mykobakterien; Mittel der Wahl bei A. hydrophila
- **Wirklücken:** Anaerobier, C. difficile, E. faecium/faecalis, Nocardia asteroides, Pneumok., MRSA, Treponema pallidum, Ureaplasma urealyticum, Stenotrophomonas maltophilia

Pharmakokinetik Orale Bioverfügbarkeit ca. 75 %, HWZ 3–4 h, Verteilungsvolumen 2,5 l/kg, Plasmaproteinbindung 30 %. Elimination: 30–60 % unverändert renal, 15–30 % unverändert biliär, Rest hepatisch zu teilweise aktiven Metaboliten verstoffwechselt. Ciprofloxacin ist nur in geringem Ausmaß dialysierbar.

Indikationen

- Reserveantibiotikum bei komplizierten HWI
- Prostatitis, Gonorrhö
- Postop. Sepsis (nur in Komb. mit anaerobierwirksamem Antibiotikum, z. B. Metronidazol)
- Gastroenteritis (Ther., Prophylaxe, Sanierung von Dauerausscheidern), Typhus, Parathyphus

- Atypische Mykobakterien
- Legionellose

Dosierung
- **p. o.:** 2 × 250–750 mg
- **i. v.:** 2 × 200–400 mg/d

Nebenwirkungen GIT-Unverträglichkeit, Allergie, Schwindel, Kopfschmerzen, Erregtheit und andere ZNS-NW, Knorpelschäden, Eosinophilie, Leukopenie/-zytose, Anämie.

Kontraindikationen Kinder, Schwangerschaft, Stillzeit, ZNS-Erkr.

Wechselwirkungen
- Theophyllinplasmaspiegel z. T. ↑↑, Ciclosporinspiegel ↑
- Kumarine und Sulfonylharnstoffe: erfahren Wirkungsverstärkung
- Barbiturathaltige Narkosemittel: verstärkte Kardiodepression

- Wegen Pneumok.-Schwäche stets Kombinationsbehandlung mit Penicillin G oder Clindamycin bei Inf., bei denen mit Pneumok. gerechnet werden muss
- Bei Pseudomonaspneumonie hoch dosieren (2–3 × 400 mg), immer Komb. mit Ceph. IIIb, Piperacillin, Imipenem. Bei Resistenzentwicklung Ther. nach Antibiogramm wechseln
- Durch ausgiebigen Einsatz von Gyrasehemmern zunehmende Ciprofloxacin-Resistenzen
- Weitgehend Kreuzresistenz mit anderen Gyrasehemmern
- Relativ schnelle Resistenzentwicklung bei Enterobacter, Klebs., Pseudomonas spp. und Staph.
- Vorsicht bei Epileptikern wegen Erhöhung der Krampfbereitschaft
- Bei Niereninsuff. Dosisreduktion (▶ 20.4)

14.8.3 Levofloxacin

Wirkmechanismus Bakterizide Wirkung durch Hemmung der bakt. Gyrase (▶ 14.8.2). Doppelt so starke Wirkung wie Ofloxacin (Razemat, dadurch wirksamer)
- **Wirkspektrum:** breit im grampos. und gramneg. Bereich, insbes. auch wirksam gegen Chlamydien, Enterobakterien, H. influenzae und S. aureus
- **Wirklücken:** Anaerobier, C. difficile, E. faecium/faecalis, Nocardia asteroides, Pneumok., MRSA, T. pallidum, U. urealyticum

Pharmakokinetik Orale Bioverfügbarkeit 95 %, HWZ 6 h, Verteilungsvolumen ca. 2 l/kg, Plasmaproteinbindung 30–40 %. Elimination bis zu 80 % unverändert renal, Rest hepatisch oxidiert und glukuronidiert. Levofloxacin ist nicht dialysierbar.

Indikationen
- Infektionen der ableitenden Harnwege und Geschlechtsorgane, einschließlich Gonorrhö (Reserveantibiotikum)
- Reservemittel bei chron. Bronchitis, insbes. verursacht durch H. influenzae, andere gramneg. multiresistente Erreger sowie durch S. aureus
- Gastroenteritis (Therapie, Prophylaxe), Typhus, Paratyphus (Sanierung von Dauerausscheidern)
- Atypische Mykobakterien

- Legionellose
- Chron. rezidivierende Inf. im HNO-Bereich, außer Angina tonsillaris
- Reservemittel bei Inf. des Bauchraums und bei Sepsis (in Komb.)

Dosierung
- **p. o., i. v.:**
  - Inf. von Atemwegen, Haut, Weichteilen, Bauchraum; Sepsis: 1 × 500 mg/d
  - Inf. der Harnwege und Geschlechtsorgane: 1 × 250 mg/d
- **Maximaldosis:** 2 × 500 mg/d

Nebenwirkungen
- GIT: Magenschmerzen, Übelkeit, Erbrechen, Durchfall, selten pseudomembranöse Kolitis
- ZNS: Kopfschmerzen, Verwirrtheit, Schlafstörungen, Zittern, Sensibilitätsstörung, selten Krämpfe und Psychosen
- Allergische Hautreaktionen, Fototoxizität
- Muskel- und Gelenkbeschwerden
- RR ↓, BB-Veränderungen, Leberenzyme ↑, Krea ↑

Kontraindikationen
- Epilepsie und bei Vorschädigung des ZNS (SHT, Schlaganfall)
- Kinder, Schwangerschaft, Stillzeit

Wechselwirkungen
- RR-senkende Medikamente, barbiturathaltige Narkosemittel: RR ↓
- Antazida: vermindern antibakterielle Wirkung
- Erhöhung des Theophyllinspiegels möglich

- Nicht kombinieren mit peristaltikhemmenden Mitteln
- Infusionslösung vor Licht schützen
- Wegen Pneumok.-Schwäche stets Kombinationsbehandlung mit Penicillin G oder Clindamycin bei Inf., bei denen mit Pneumok. gerechnet werden muss
- Ausgiebiger Einsatz von Gyrasehemmern → zunehmende Resistenzen
- Weitgehend Kreuzresistenz mit anderen Gyrasehemmern
- Relativ schnelle Resistenzentwicklung bei Pseudomonas spp. und Staph. Bei Pseudomonas oder Staphylokokkenpneumonie hoch dosieren (1–2 × 500 mg), immer Kombination mit Ceph. IIIb, Piperacillin, Imipenem. Bei Resistenzentwicklung Ther. nach Antibiogramm wechseln
- Vorsicht bei Epileptikern wegen Erhöhung der Krampfbereitschaft
- Bei Niereninsuff. Dosisreduktion (▶ 20.4)

14.9 Doxycyclin (Tetrazykline)

Wirkmechanismus Bakteriostatisch durch Störung der bakteriellen Proteinsynthese
- **Wirkspektrum:** grampos. und gramneg. Erreger, Mykoplasmen, Chlamydien
- **Wirklücken:** B. fragilis, Enterobacter, Klebsiellen, Proteus spp., Pseudomonas aeruginosa, Salmonellen, Serratia, Shigellen, häufig Resistenzen bei Pneumok., Strept., Staph.
- **Pharmakokinetik:** orale Bioverfügbarkeit 95 %, HWZ 16 h, Verteilungsvolumen 1,3 l/kg, Plasmaproteinbindung 90 %, Elimination größtenteils unverändert (40 % renal, Rest biliär). Doxycyclin ist nicht dialysierbar

Indikationen
- Mykoplasmenpneumonie und -urethritis, Chlamydieninfektionen (Pneumonie, Urethritis, Lymphogranuloma venerum), Rickettsien-Inf.
- Syphilis bei Penicillinallergie
- Borreliose, Brucellose, Leptospirose, Bordetelleninfektion
- Therapiepflichtige Yersiniose, Cholera

Dosierung **p. o.:** 2 × 100 mg/d, nur bei leichten Inf. ab dem 2. d 1 × 100 mg.

Nebenwirkungen GIT-Unverträglichkeit, Allergie, Photosensibilität, Hepatotoxizität, Zahnverfärbung im Wachstumsalter.

Kontraindikationen Schwangerschaft, Stillzeit, Kinder, Myasthenia gravis.

Wechselwirkungen
- Antazida, Chelatbildner, Ca^{2+}, Na^{+}-Bikarbonat: verminderte Tetrazyklinresorption bei oraler Anwendung
- Kumarine: Blutungsverstärkung
- Barbiturate, Phenytoin, Rifampicin: verstärkter Tetrazyklinabbau durch Enzyminduktion
- Sekalealkaloide: Ergotismus
- Malabsorption von Glukose, Eisen und Vitamin B
- Diuretika: verstärkte Nephrotoxizität

- Cave: Phototoxizität!
- Falsch pos. bzw. erhöhte Werte für Eiweiß im Urin bei Biuretbestimmung, Harnzucker und Harnurobilinogen

14

14.10 Reserveantibiotika

14.10.1 Übersicht

▶ Tab. 14.23

Tab. 14.23 Reserveantibiotika

Substanz	Spektrum	Erw.-24-h-Dosis	NW/Bemerkungen
Fosfomycin	Staph. und andere grampos. Kokken, H. influenzae, Enterobakt.	2–3 × 3–5 g i. v.	Exanthem, GIT-NW, Phlebitis, AP ↑, GOT ↑, GPT ↑, hoher Na^{+}-Gehalt
Linezolid	Grampos. Keime inkl. MRSA, MRSE und vancomycinresistente Enterokokken (VRE), **bakteriostatisch!**	2 × 200–800 mg i. v. oder p. o.	Zulassung für Pneumonie, Weichteilinf. und VRE-Inf., GIT-Symptome, Kopfschmerzen, BB-Veränderungen, WW: MAO-Hemmer, serotoninhaltige Lebensmittel. Keine Dosisreduktion bei Niereninsuff.

Tab. 14.23 Reserveantibiotika *(Forts.)*

Substanz	Spektrum	Erw.-24-h-Dosis	NW/Bemerkungen
Rifampicin	Mykobakterien, Staph. (komplizierte Inf., nur in Komb.), Strept., H. influenzae, Meningok.; Brucella, Chlamydien, Legionellen	1 × 10 mg/kg p. o./i. v. (als Infusion) max. 600 mg/d	Transaminasen ↑, BB-Veränderungen, GIT-NW, selten allerg. Reaktionen, ZNS-Störungen, viele WW. Häufig Resistenzentwicklung → nur in Komb. mit anderen Staph.-wirksamen Antibiotika
Vancomycin	**Empfindlich:** alle grampos. Keime einschließlich ORSA, E. faecium, C. jeikeium, C. difficile (Oralther. der pseudomembranösen Kolitis) **Nicht empfindlich:** gramneg. Keime	4 × 0,5 g oder 2 × 1 g i. v. Bei pseudomembranöser Kolitis 4 × 125–250 mg p. o. für 10 d	Exanthem, Phlebitis, BB-Veränderungen, Nephro- und Ototoxizität → Drug Monitoring: Talspiegel 5–10 mg/l, Bergspiegel 30–40 mg/l
Teicoplanin	Siehe Vancomycin, weniger aktiv gegen S. haemolyticus, aktiver gegen Enterokokken	(1–)2 × 400 mg für 3 d i. v., i. m., dann 1 × (200–)400 mg i. v., i. m.	Siehe Vancomycin, zusätzlich passager Transaminasen ↑ und AP ↑. HWZ 50 h. Talspiegel 5–15 mg/l, Bergspiegel 30–60 mg/l
Colistimethat	Multiresistente P. aeruginasa, Klebs. und A. baumannii	z. B. 3 × 2 g i. v.	NW ANS, Exazerbation einer Porphyrie. Dosisreduktion bei Niereninsuff.

14.10.2 Vancomycin

Wirkmechanismus Bakterizid durch Hemmung des Zellwandaufbaus der Bakterienzelle

- **Wirkspektrum:** grampos. Keime wie C. difficile, Corynebacterium J. K., Enterok. (inkl. E. faecium), ORSA
- **Wirklücken:** gramneg. Erreger, Mykoplasmen, Chlamydien

Pharmakokinetik Orale Bioverfügbarkeit nur 5 % → orale Gabe nur bei pseudomembranöser Kolitis, Staph.-Enteritis. HWZ 6 h, Verteilungsvolumen 0,6 l/kg, Plasmaproteinbindung 50 %, Elimination unverändert renal. Vancomycin ist durch Dialyse (Polysulfonmembran) und Hämofiltration wirksam zu eliminieren.

Indikationen

- Schwere Staphlok.-Inf. bei Penicillin- bzw. Cephalosporinunverträglichkeit oder -resistenz
- Infektionen mit Enterokokken, insbes. E. faecium
- Sepsis bei Dialysepat.: in Kombination mit Cefotaxim
- Kathetersepsis zur Kurzzeittherapie nach Katheterentfernung
- Pseudomembranöse Kolitis (nur orale Ther. wirksam)

Dosierung

- **i. v.:** 4 × 500 mg bzw. 2 × 1 g/d als Infusion über 60 Min.
- **p. o.:** 4 × 125 mg über 10 d. **Cave:** Kapseln deutlich teurer als i.v.-Präparat, das getrunken werden kann (**Cave:** keine Zulassung)

Nebenwirkungen Anaphylaxie, Ototoxizität, Nephrotoxizität, Leuko-/Thrombopenie, Venenreizung.

Kontraindikationen Schwangerschaft, Stillzeit; ANV, Schwerhörigkeit.

Wechselwirkungen Aminoglykoside, Ceph. und Schleifendiuretika: Verstärkung der Nephro- und Ototoxizität.

- Hautrötung („Red Neck Syndrome") bei zu schneller Infusion
- Gezielte Anwendung, da „letztes" Mittel bei MRSA
- Sehr teuer, daher strenge Indikationsstellung
- Wochenlange Speicherung im Innenohr nach Applikation
- Bei Niereninsuff. Dosisreduktion (▶ 20.4)
- Spiegelkontrollen besonders bei länger dauernder Ther. und Niereninsuff. (▶ 20.2) zum Ausschluss einer Über- oder Unterdosierung

14.10.3 Teicoplanin

Wirkmechanismus Meist bakterizide Wirkung durch Hemmung der Zellwand-Biosynthese; nur bakteriostatische Wirkung bei Enterok., L. monocytogenes und koagulaseneg. Staph.

- **Wirkspektrum:** grampos. Keime wie C. difficile, Corynebacterium J. K., Enterok. (inkl. E. faecium), ORSA; Teicoplanin besitzt eine etwas höhere Aktivität als Vancomycin gegen C. difficile und Enterok. (Relevanz fraglich)
- **Wirklücken:** gramneg. Erreger, Mykoplasmen, Chlamydien

Pharmakokinetik Orale Bioverfügbarkeit gering, daher orale Gabe nur bei pseudomembranöser Kolitis, terminale HWZ 50–70 h, Eiweißbindung 90 %, Elimination unverändert renal über 4 d. Teicoplanin ist nicht dialysierbar.

Indikationen

- Schwere Staph.-Inf. bei Penicillin-/Cephalosporinunverträglichkeit bzw. Resistenz
- Infektionen mit Enterokokken, insbes. E. faecium
- Sepsis bei Dialysepat. in Kombination mit Cefotaxim
- Kathetersepsis zur Kurzzeittherapie nach Katheterentfernung
- Pseudomembranöse Kolitis (nur orale Ther. wirksam)

Dosierung

- **i. v., i. m.:** Initialdosis 400–800 mg; dann 1 × 200–400 mg/d (ca. 6 mg/kg)
- **p. o.:** 2 × 200 mg/d

Nebenwirkungen

- Hauterscheinungen (Exanthem, Juckreiz), lokale Reaktionen an der Injektionsstelle, wie Phlebitis oder Abszedierung
- Selten anaphylaktische Reaktionen
- GIT-Störungen
- BB-Veränderungen, vorübergehender Anstieg der Leberenzyme und des Krea
- Hörverlust, Tinnitus, Schwindel, Kopfschmerz

Kontraindikationen ▶ 14.10.2

Wechselwirkungen

- Aminoglykoside: erhöhte Gefahr von ototox. und nephrotox. NW
- Rifampicin: synergistische Wirkung bei Staphylokokkeninf.
- Gentamicin: synergist. Wirkung bei Streptokokken-/Enterokokkeninf.

- Dosisreduktion bei Niereninsuff. (▶ 20.4), bei terminaler Niereninsuff. Gabe von 400 mg/Wo. ausreichend
- Bei längerer Behandlungsdauer und eingeschränkter Nierenfunktion Plasmaspiegelbestimmung (▶ 20.2)

14.10.4 Rifampicin

Wirkmechanismus Bakterizide Wirkung durch Hemmung der RNA-Synthese.
- **Wirkspektrum:** Brucellen, Chlamydien, Gonokokken, H. influenzae, grampos. Kokken, Legionellen, Meningokokken, M. tuberculosis/leprae, M. kansasii/marinum, (S. aureus/epidermidis, Pneumokokken)
- **Wirklücken:** M. avium-intracellulare, M. fortuitum

Pharmakokinetik Orale Bioverfügbarkeit 90 %, HWZ 3 h (bei chronischer Anwendung aufgrund einer Induktion des eigenen Metabolismus kürzer), Verteilungsvolumen 1 l/kg, Plasmaproteinbindung ca. 70 %. Elimination: ca. 10 % unverändert renal, Rest unverändert oder nach hepatischem Metabolismus biliär, ausgeprägter enterohepatischer Kreislauf. Rifampicin ist nicht dialysierbar.

Indikationen
- Komb.-Ther. der Tbc: z. B. mit INH + Pyrazinamid + Ethambutol (▶ 14.1.4)
- Mittel der 1. Wahl bei Brucellose in Komb. mit Doxycyclin
- Bei Legionellenpneumonie in Komb. mit Erythromycin
- Bei Staph.- und Fremdkörperinf.: Reserveantibiotikum
- Bei Meningok.- oder Haemophilus-Meningitis zur Umgebungsprophylaxe

Dosierung
- **p. o., i. v.:** 1 × 450–600 mg/d (10 mg/kg KG). i. v. Gabe als Infusion (z. B. in Glukose 5 %) über 2–3 h
- Umgebungsprophylaxe bei Meningok.-Meningitis (▶ 8.3.3) mit 600 mg p. o. für 2–4 d

Nebenwirkungen
- GIT-Störungen, Kopfschmerzen
- Leberschädigung mit Transaminasenanstieg
- BB-Veränderungen: Eosinophilie, Leuko- bzw. Thrombopenie
- Allergien: Juckreiz, Drug Fever

Kontraindikationen Schwangerschaft, Stillzeit, Leberinsuff., Ikterus.

Wechselwirkungen Durch Induktion der abbauenden Leberenzyme beschleunigte Metabolisierung und daher Wirkungsabschwächung von oralen Antikoagulanzien, Ciclosporin, Diazepam, Digitoxin, Diltiazem, Glukokortikoiden, Gyrasehemmern, Haloperidol, Ketoconazol, oralen Kontrazeptiva, Methadon, Mexiletin, Phenytoin, Propafenon, Sulfonylharnstoffderivaten, Theophyllin und Verapamil.

- „Pille" ist nicht mehr sicher
- Gelb-rötliche Verfärbung des Urins
- Mögliche Verfärbung von Kontaktlinsen

14.11 Virustatika

14.11.1 Übersicht

Ther. der Herpesviren ▶Tab. 14.24, Ther. des Zytomegalievirus (CMV) ▶Tab. 14.25, Ther. des Influenzavirus ▶Tab. 14.26, HIV-Thera. ▶Tab. 14.27.

Tab. 14.24 Therapie der Herpesviren

Substanz	Spektrum, Indikation	Erw.-24-h-Dosis	NW/Bemerkungen
Aciclovir)	HSV1, HSV2, VZV, systemisch relativ gut verträglich	Salbe und Tropfen: 5×/d. Tbl.: 5 × 200–800 mg i. v.: 3 × 5(–10) mg/kg	Krea ↑, Leberenzyme ↑, Exanthem. Dosisreduktion bei Niereninsuff. Venenreizung (bei i. v. Gabe). Kein Effekt bei postherpetischen Schmerzen
Famciclovir	HSV, VZV	3 × 250 mg p. o.	Kopfschmerz, Übelkeit, nur bei unkomplizierten Frühformen zugelassen
Valaciclovir	Unkomplizierter Herpes zoster	3 × 1 g p. o.	Zephalgien, Übelkeit und Erbrechen. **Cave:** WW!

Tab. 14.25 Therapie des Zytomegalievirus (CMV)

Substanz	Spektrum, Indikation	Erw.-24-h-Dosis	NW/Bemerkungen
Ganciclovir	CMV (bei Immunsuppression), z. B. Transplantation, AIDS	2 × 5 mg/kg i. v. für mind. 4 Wo. Erhaltungsther: 2 × 1,5 g p. o.	KM-Depression → BB-Kontrolle, GIT-NW, Leberenzyme ↑, ZNS-Störungen, teratogen
Cidofovir	CMV-Inf.	1 × 5 mg/kg/Wo. (Infusion über 1 h) für 2 Wo., Erhaltungsther. alle 2 Wo. (375 mg)	Proteinurie, GIT-NW, Exanthem, Nierenversagen → Komb. mit Probenecid und Vorhydratisierung mit NaCl 0,9 %; teratogen → Kontrazeptionschutz für mind. 3 Mon. Zidovudindosis um 50 % reduzieren. **Cave:** Komb. mit Indinavir oder Foscarnet
Ribavirin	Inhalation: Respiratory-Syncytial-Virus i. v.: Arenaviren; z. B. lymphozytische Choriomeningitis, Lassafieber, HCV u. a.	Kinder < 1 J: Konzentrat 20 mg/ml über speziellen Vernebler 12–18 h inhalieren Erw. 24-h-Dosis: 4 × 1 g initial i. v., danach 3 × 0,5 g für 6 d; HCV: 1.000–1.200 mg/d	Pulmonal, hämolytische Anämie

Tab. 14.26 Therapie des Influenzavirus			
Substanz	**Spektrum, Indikation**	**Erw.-24-h-Dosis**	**NW/Bemerkungen**
Zanamivir	Verkürzung der Symptomdauer (um 1,5 d); Influenza A/B	2 × 2 Hübe à 3,6 mg über 5 d (Rotadisk)	Beginn spätestens (!) 24 h nach ersten Symptomen
Oseltamivir		Prophylaxe: 7,5 mg/d p. o. Ther.: 150 mg/d p. o.	

Tab. 14.27 HIV-Therapie			
Substanz	**Spektrum, Ind.**	**Erw.-24-h-Dosis**	**NW/Bemerkungen**
Reverse-Transkriptase-Hemmer (Nukleosidanaloga; RTI)			
Abacavir	HIV, nur als Komb.-Ther.	2 × 300 mg p. o.	Kopfschmerzen, Übelkeit, hämatologische NW, Allergie bis zu Todesfällen!
Azidothymidin, Zidovudin, AZT	HIV, symptomatische HIV-Inf.	2 × 250 mg p. o. (bei 70 kg). Bei ZNS-Symptomen bis 1.000 mg/d	KM-Depression → BB-Kontrolle (Anämie in 25 %!), Kopfschmerzen, GIT-NW, PNP, Folsäure- und Vit.-B_{12}-Mangel
Didanosin, DDI	HIV-Inf.	1 × 400 mg p. o. (Hartkapsel) vor dem Essen	Pankreatitis, Diarrhö, periphere Neuropathie
Reverse-Transkriptase-Hemmer (Nukleosidanaloga; RTI)			
Lamivudin, 3TC	HIV, nur als Komb.-Ther., HBV	2 × 150 mg p. o. nüchtern HBV 1 × 100 mg p. o.	GIT-NW, Exanthem
Stavudin, D4T	HIV	2 × 30–40 mg p. o., mind. 1 h vor dem Essen	Neuropathie, Schlafstörungen, Myalgien, Leberenzyme ↑. **KI:** schwere periphere Neuropathie
Nukleotidanaloga			
Tenofovir	HIV-Inf., als Komb.-Ther.	1 × 245 mg p. o.	**NW:** Übelkeit. **Cave:** Nephrotoxizität, Osteomalazie. **WW:** Didanosin ↑ (50 %); Anwendung auch bei RTI-Resistenz möglich
Reverse Transkriptase-Hemmer (Nicht-Nukleosidanaloga; NNRTI)			
Delavirdin	HIV, nur als Komb.-Ther.	3 × 400 mg p. o. nüchtern, in ~100 ml Wasser lösen	GIT-NW, Exanthem. **KI:** Komb. mit Benzodiazepinen, Antihistaminika, Kalziumantagonisten, Rifampicin
Efavirenz	HIV-Inf. als Komb.-Ther.	1 × 600 mg p. o.	ZNS-Exzitation, Exanthem, WW bei Cytochrom-P450-abhängigem Metabolismis
Nevirapin	HIV, nur als Komb.-Ther.	1 × 200 mg p. o. nüchtern, bis 2 × 200 mg p. o.	Exanthem (Stevens-Johnson-Sy.), Fieber, Transaminasen ↑

Tab. 14.27 HIV-Therapie *(Forts.)*

Substanz	Spektrum, Ind.	Erw.-24-h-Dosis	NW/Bemerkungen
Protease-Inhibitoren (PI)			
Amprenavir	HIV-Inf. als Komb.-Ther.	3 × 600 mg p. o. zum Essen	GIT-NW, Transaminasen ↑, **WW** bei Cytochrom-P450-abhängigem Metabolismus
Indinavir	HIV, nur als Komb.-Ther.	3 × 800 mg p. o. nüchtern, 1 h vor einer fettfreien Mahlzeit, 2–3 l/d trinken	Bilirubin ↑, Nierensteine, Juckreiz, trockene Haut. Bei Komb. Rifabutin-Dosis auf 50 % reduzieren. **KI:** Komb. mit Benzodiazepinen, Kalziumantagonisten, Rifampicin
Nelfinavir	HIV, nur als Komb.-Ther.	3 × 750 mg p. o. zum Essen	GIT-NW, Exanthem, bei Komb. Rifabutindosis 50 % reduzieren. **KI:** Komb. mit Benzodiazepinen, Antihistaminika, Kalziumantagonisten, Rifampicin
Protease-Inhibitoren (PI)			
Ritonavir	HIV, nur als Komb.-Ther.	2 × 600 mg p. o., einschleichend beginnen	GIT-NW, periorales Taubheitsgefühl. Triglyzeride ↑↑, Transaminasen ↑. **KI:** Komb. mit Benzodiazepinen, Antihistaminika, Antiarrhythmika, Rifampicin, Rifabutin
Protease-Inhibitoren (PI)			
Saquinavir	HIV, nur als Komb.-Ther.	3 × 600 mg p. o., zum Essen oder bis zu 2 h danach	GIT-NW. **KI:** Komb. mit Antihistaminika, Rifampicin, Rifabutin. Grapefruitsaft verbessert Resorption
Atazanavir	HIV, nur als Komb.-Ther.	1 × 300 mg p. o.	Günstiges Resistenzprofil, weniger Lipodystrophie. **NW:** Bilirubin ↑
Fixe Komb. **Lopinavir/ Ritonavir**	HIV, nur als Komb.-Ther.	3–0–3 Kps./d p. o. (à 133 mg Lopinavir, 33,3 mg Ritonavir)	Günstigeres Resistenzprofil. **NW:** Diarrhö, **WW** wie andere PI

14

14.11.2 Aciclovir

Wirkmechanismus Virustatisch durch Hemmung der Virusreplikation. **Wirkspektrum:** Herpes-simplex-Virus 1 und 2, Varicella-Zoster-Virus.

Pharmakokinetik Orale Bioverfügbarkeit 25 % (bei hohen Dosen geringer → bei Akutkranken parenterale Gabe vorziehen), HWZ 2,5–3,0 h, Verteilungsvolumen 0,7 l/kg, Plasmaproteinbindung 15 %. Elimination: 75–80 % unverändert renal, Rest hepatisch metabolisiert. Aciclovir ist dialysierbar.

Indikationen

- Herpes zoster, bei schwerem Verlauf und immungeschwächten Pat.
- Varizellen bei Dissemination und unter Immunsuppression
- Herpes-simplex-Infektionen, v. a. bei schwerem Verlauf (z. B. Pneumonie, Augenbeteiligung) und bei immungeschwächten Pat.

- V. a. Herpes-Enzephalitis
- Prophylaxe bei vorübergehender schwerer Immunsuppression, z. B. Abstoßungstherapie nach Transplantation, Agranulozytose

Dosierung
- Herpes zoster: 3 × 5–10 mg/kg i. v.; 5 × 400–800 mg p. o.
- Primärer und rezidivierender Herpes genitalis und labialis: 5 × 200 mg p. o.
- Herpes-Enzephalitis + Varicella-Zoster-Inf.: 3 × 10 mg/kg i. v.
- Keratitis: 1 cm langer Salbenstrang 5×/d in den unteren Bindehautsack
- Mukokutane Herpesinfektion bei Immunsuppression: 3 × 5 mg/kg i. v.
- Prophylaxe bei Immunsuppression: 4 × 200 mg p. o.

Nebenwirkungen
- Einschränkung der Nierenfunktion
- Exanthem, Fieber
- GIT-Störungen
- ZNS: Somnolenz, Verwirrtheit, Tremor (reversibel)
- Leberenzyme ↑, BB-Veränderungen
- Phlebitis, schwere Gewebeentzündungen bei versehentlicher paravenöser Applikation

Kontraindikationen Schwangerschaft, Stillzeit.

Wechselwirkungen Probenecid: verringert die renale Aciclovir-Ausscheidung um 30 %.

- Möglichst frühzeitige Ther., Herpes-Enzephalitis schon bei Verdacht behandeln
- i. v. Gabe als Infusion über 1–2 h
- Bei Niereninsuff.: Dosisreduktion, z. B. verlängertes Dosierungsintervall (▶ 20.4)
- Prozentuale Reduktion nach 4 h Dialyse 40 %

14.11.3 Azidothymidin/Zidovudin

Wirkmechanismus Thymidinantimetabolit; wirkt über eine Hemmung der reversen Transkriptase virustatisch. **Wirkspektrum:** HIV.

Pharmakokinetik Orale Bioverfügbarkeit ca. 65 % (hepatischer First-Pass-Metabolismus), HWZ 1 h, Verteilungsvolumen 1,6 l/kg, Plasmaproteinbindung 35 %. Elimination: 10–20 % unverändert renal, Rest nach hepatischer Konjugation an Glukuronsäure

Indikationen
- HIV-Inf. als Komb.-Ther. besonders bei CD4-Lymphozyten < 250/μl
- Hohes Viruslast
- Klinischer Progress der Inf.
- Erstmanifestation von AIDS
- Postexpositionsprophylaxe, z. B. nach Schnittverletzungen mit kontaminiertem Gerät (keine Zulassung!)

Dosierung
- **p. o.:** 2 × 250 mg/d
- **Postexpositionsprophylaxe:** in Komb. mit 3TC und Indinavir 3 × 250 mg/d p. o. für 14 d

Nebenwirkungen
- Anämie nach ca. 6 Wo. (oft sind Bluttransfusionen nötig), Leukopenie (Neutropenie) nach 4 Wo.
- Übelkeit, Kopfschmerzen, Bauchschmerzen
- Exanthem, Fieber, Myalgien, Parästhesien
- Teratogenität

Kontraindikationen Relative KI: Hb < 75 g/l, neutrophile Granulozyten < 750/µl, Schwangerschaft, Stillzeit.

Wechselwirkungen ASS und andere NSAID, Cimetidin, Clofibrat, Codein, Dapson, Isoprinosin, Morphin, Oxazepam und Paracetamol: verstärken die NW.

- Monother., ist ein Behandlungsfehler! Heute Komb.-Ther. als Standard; Kombinationsart ist umstritten
- Kps. sind nur 1 J haltbar
- Postexpositionsprophylaxe unverzüglich beginnen
- Bei Anämie evtl. Erythropoetin s. c., bei Leukopenie evtl. G-CSF

14.11.4 Ganciclovir

Wirkmechanismus Synthetisches Guaninderivat; Hemmung der viralen DNA-Polymerase durch intrazellulär aus Ganciclovir gebildetes Ganciclovir-Triphosphat. **Wirkspektrum:** CMV.

Pharmakokinetik Derzeit bevorzugt parenterale Applikation, HWZ 4 h, Verteilungsvolumen 1,2 l/kg, Plasmaproteinbindung 1–2 %, Elimination nahezu vollständig unverändert renal. Ganciclovir ist dialysierbar.

Indikationen
- Lebensbedrohliche oder die Augen befallende CMV-Erkrankungen bei Pat. mit AIDS oder nach medikamentöser Immunsuppression
- Prophylaxe bei für CMV-Reinfekte anfälligen Pat.

Dosierung
- **i. v.:** 2 × 5 g/kg KG/d bis zur klinischen Besserung; Erhaltungsdosis zur Prophylaxe bei gefährdeten Pat.: 5 mg/kg an 5 d/Wo.
- **p. o.:** 3 g auf 3–4 Dosen verteilt möglich

Nebenwirkungen
- KM-Depression v. a. mit Neutro- (ca. 50 %) und Thrombozytopenie (ca. 25 %)
- Azoospermie bzw. Hodenatrophie, Teratogenität
- Fieber, Ödeme, Hauterscheinungen, ZNS-Störungen, GIT-Symptome, Dyspnoe, Transaminasen ↑, Verschlechterung der Nieren- und Leberfunktion, Phlebitis

Kontraindikationen Neutrophile Granulozyten < 500/µl (relativ), Thrombozyten < 25.000/µl (relativ), Schwangerschaft, Stillzeit.

Wechselwirkungen
- Adriamycin, Amphotericin B, Dapson, Flucytosin, Pentamidin, Probenecid, Trimethoprim-Sulfamethoxazol-Komb., Vinblastin, Vincristin: steigern Toxizität
- Hoch dosierte Betalaktamantibiotika: Krampfanfälle
- Initial keine Komb. mit AZT

- Ther.-Dauer, solange Immundefizit anhält, evtl. lebenslange Ther. (bei AIDS)
- Applikation über ZVK über 1 h
- Bei pulmonaler CMV-Inf. evtl. Komb. mit CMV-Hyperimmunglobulin
- Während der Ther. regelmäßige BB-Kontrollen und Kontrazeption nicht vergessen. Bei niedrigen BB-Werten tägl. Laborkontrollen erforderlich
- Bei Leukopenie evtl. G-CSF
- Dosisreduktion bei Niereninsuff. (▶ 20.4)
- Prozentuale Reduktion der Dosis nach 4 h Dialyse 25–40 %

14.12 Antimykotika

14.12.1 Übersicht

▶ Tab. 14.28

Tab. 14.28 Antimykotika

Substanz	Spektrum	Dosis (Erw.)	NW/Bemerkungen
Amphotericin B	C. albicans, Cryptococcus, Aspergillus, biphasische Pilze. Primärther. bei syst. Mykosen	Lokale, orale Ther.; Infusion: über 3–4 h in Glukose 5 %, initial 0,1–0,25 mg/kg/d, steigern um 0,1–0,25 mg/kg. Normale Dosis: 1 × 0,61 mg/kg/d; Maximaldosis: 5 g/d	GIT-Sympt., Fieber, Schüttelfrost, RR-Abfall (vor Therapiebeginn Testdosis 2–5 mg i. v.), meist reversible Niereninsuff. (für ausreichende NaCl-Zufuhr, z. B. 200 mmol/d, sorgen), Thrombophlebitis, Hypokaliämie, BB-Veränderungen. **Cave: WW:** Kumarine. **NW:** ▶ 14.12.2; **KI:** schwere Leber-/Nierenfunktionsschäden
Liposomales Amphotericin B	Siehe Amphotericin B	Initial 1 mg/kg/d, steigern um 1 mg/kg. Normale Dosis: 1 × 3–5 mg/kg/d; Maximaldosis: 16 g/d	Bei Unverträglichkeit von konventionellem Ampho B Wechsel auf liposomales Ampho B: wesentlich weniger NW, aber extrem teuer! **KI:** Amphotericin B, ▶ 14.12.2
Caspofungin	**Empfindlich:** amphotericin-/azolresistente Candida und Aspergillus **Nicht empfindlich:** Cryptococcus!	Initial 70 mg i. v., dann 50 mg i. v.	Besser verträglich als Amphotericin. **NW:** Fieber, lokale Venenreizung, Cephalgie, Transaminasen ↑. Keine Dosisreduktion bei Niereninsuff. **WW:** Ciclosporin
Fluconazol	Candida spp., außer C. glabrata und C. krusei, Kryptokokkose-Prophylaxe prim. und sek.	1 × 200 mg/d bei Schleimhautbefall, bis 400 mg/d p. o. oder i. v., bei Systemmykose 400–800 mg/d i. v.	Gut verträglich, GIT-Sympt., Hepatotoxizität, Hautaffektionen, periphere Neuropathie, Thrombozytopenie. **WW:** Wirkungsverstärkung von Phenytoin, Kumarinen, Ciclosporin, Sulfonylharnstoffen; Rifampicin: Fluconazolspiegel ↓. **NW:** ▶ 14.12.3

Tab. 14.28 Antimykotika *(Forts.)*			
Substanz	**Spektrum**	**Dosis (Erw.)**	**NW/Bemerkungen**
Itraconazol	Candida (oropharyngeal, ösophageal, syst.), Aspergillus, Histoplasma, Cryptococcus, (Para-) Kokzidioides	1–2 × 200 mg/d p. o. nach dem Essen, bis 400 mg/d; Antazida ≥ 2 h nach Itraconazol geben	GIT-Sympt., Allergie. **WW:** Fluconazol, zusätzl. Digoxin, Terfenadin, Astemizol, Cisaprid, Lovastatin, Midazolam, Triazolam (Cytochrom-3A-abhängiger Abbau): Wirkstärke und -dauer ↓
Ketoconazol (▶ 14.12.3)	Candida (außer C. krusei, C. glabrata), (Para-) Kokzidioides, Histoplasma, Dermatophyten	Lokal; 1 × 200–600 mg/d p. o. vor dem Mittagessen	Übelkeit, Exanthem, Hepatitis (ggf. Leberwerte überwachen), Impotenz, Gynäkomastie (NNR-Insuffizienz). Keine Liquorgängigkeit. **Cave:** keine Resorption bei Anazidität des Magens. Viele Resistenzen! **WW, NW:** Fluconazol, ▶ 14.12.3
Nystatin	Candida spp.	Lokal; 4 × 500.000–1.000.000 IE/d p. o.	GIT-Sympt., Allergie
Voriconazol	Fluconazolresistente Candida, Cryptococcus, Fusarium spp., Aspergillus	**i. v.:** am 1. d 6 mg/kg i. v., dann 4 mg/kg alle 12 h **Oral:** am 1. d 400 mg p. o., dann 2 × 200 mg	GIT-NW, Sehstörungen, Fotophobie, 15 % Transaminasen ↑. **WW:** Sirolimus, Terfenadin, Pimozid, Rifampicin, Carbamazepin

14.12.2 Amphotericin B

Wirkmechanismus Veränderung der Permeabilität der Zytoplasmamembran des Pilzes

- **Wirkspektrum:** Aspergillus spp., Blastomyces, Candida spp., Kokzidioides, C. neoformans, Histoplasmen
- **Wirklücken:** Dermatophyten

Pharmakokinetik Nach oraler Gabe nicht resorbierbar, daher systemische Ther. als Infusion, HWZ 24–48 h (Eliminationsphase hat HWZ bis zu 15 d), Verteilungsvolumen 4 l/kg, Plasmaproteinbindung ca. 95 %. Elimination zu 5 % unverändert renal, Rest verstoffwechselt und z. T. biliär. Nicht dialysierbar.

Indikationen

- Primärther. bei schweren Pilzinfekt. mit entsprechendem Erreger (▶ 14.12.1)
- Verdacht auf Pilzinfektion bei immungeschwächten Pat.
- Orale Anwendung bei intestinaler Hefemykose
- Kryptokokkenmeningitis bei AIDS-Pat. (Ther. über 6 Wo.)

Dosierung

- **Amphotericin B i. v.:**
  - Vorab Testdosis 1 mg in 100 ml über 30 Min. i. v., ggf. Monitorkontrolle
  - Danach: 0,6–1 mg/kg KG/d als Infusion über 3–4 h; in Kombination mit Flucytosin reicht i. d. R. eine Dosis von 0,25 mg/kg KG/d aus
  - Stammlösung: Zugabe von 10 ml Aqua dest., dann weitere Verdünnung mit 5-prozentiger Glukose bis zu einer Konz. von 0,1 mg/ml

- **Alternativ liposomales Amphotericin B** (Ambisome®):
  - Vorteil: bessere Verträglichkeit, weniger toxisch. Nachteil: extrem teuer
  - **i. v.:** initial 1 mg/kg, tägl. um 1 mg/kg steigern bis max. 16 g/d. Zubereitung ist aufwendig, siehe Beipackzettel
  - **p. o.:** 4 × 100–200 mg nach der Mahlzeit über 14 d

Nebenwirkungen
- Fieber, Schüttelfrost, Erbrechen während der Infusion bis zu 80 %
- GIT-Unverträglichkeit bis zu 50 %
- Nephrotoxizität: Abnahme durch zusätzliche Gabe von 150–250 mmol NaCl/d i. v.
- Phlebitis an der Applikationsstelle (evtl. 1.000 IE Heparin zugeben)
- Transaminasen ↑, Hypokaliämie, Leuko- und Thrombopenie
- Kopfschmerzen, Krämpfe

Kontraindikationen Drohendes Nierenversagen, schwerer Leberschaden.

Wechselwirkungen
- Herzglykoside: durch Hypokaliämie verstärkte Wirkung
- Curareartige Muskelrelaxanzien: relaxierende Wirkung verstärkt
- Vorherige/gleichzeitige Ketoconazol-Ther. antagonisiert Amphotericin-B-Wirkung
- Aminoglykoside und Ciclosporin: verstärken Nephrotoxizität

- Wegen schwerer NW strenge Indikationsstellung, parenterale Gabe nur bei schweren Inf. oder bei V. a. Pilzinf. bei abwehrgeschwächten Pat.
- Reduktion der Nephrotoxizität durch z. B. 500 ml 0,9-prozentiges NaCl/d **vor** Amphotericin
- Regelmäßige Kontrolle von BB, Krea, K^+ und Transaminasen
- Ungünstige, aber noch oft praktizierte Kombination mit Flucytosin: Synergismus schwach, deutlich mehr NW
- Keine Kombination mit Foscavir i. v.
- Bei Niereninsuff. ist eine Dosisreduktion nicht erforderlich
- Bei Langzeitbehandlung Plasmaspiegelbestimmung (▶ 20.2)
- Bei Unverträglichkeit der Infusion (z. B. Fieber) ggf. Gabe von z. B. Prednisolon 50 mg i. v. (▶ 7.4.2)

14.12.3 Fluconazol

Wirkmechanismus Triazol-Antimykotikum; fungizide Wirkung durch Hemmung der Cytochrom-P450-abhängigen Ergosterolsynthese der Pilze, die für den Zellwandaufbau notwendig ist
- **Wirkspektrum:** Kryptokokken, Candida (außer C. crusei), keine Wirkung gegen Aspergillen und Dermatophyten

Pharmakokinetik Orale Bioverfügbarkeit 80–90 %, HWZ 25–30 h, Verteilungsvolumen 0,7 l/kg, Plasmaproteinbindung 12 %, Elimination 60–75 % unverändert renal. Fluconazol ist dialysierbar

Indikationen
- Kryptokokken-Meningitis bei leichten Verläufen
- Prophylaxe von Kryptokokken-Meningitis bei AIDS (Primär- und Sekundärprophylaxe)
- Systemische und chron. rezid. lokale Candida-Inf.

- Rezidivierender Vaginalsoor
- Prophylaxe von Candida-Inf. bei abwehrgeschwächten Pat. (Primär- und Sekundärprophylaxe)

Dosierung
- **p. o.:**
  - Schleimhautbefall: 1 × 100 mg/d
  - Systemische Mykosen: initial 400 mg, dann 1 × 200–400 mg/d (Dosisreduktion, bei Niereninsuff., wenn Krea-Clearance 20–40 ml/Min. → ½ Dosis; wenn 10–20 ml/Min. → ⅓ Dosis; wenn < 10 ml/Min. → Dosis nach jeder Dialyse)
  - Vaginalsoor: einmalig 150 mg
- **i. v.:**
  - Systemmykose: 400–800 mg/d, initial 1 × 400 mg
  - Rezidivprophylaxe: bei Candidose 2–3 × 200 mg/Wo. p. o. (gleichzeitig Primärprophylaxe gegen Kryptokokken), Sekundärprophylaxe bei Kryptokokkose mit 200 mg/d lebenslang

Nebenwirkungen
- GIT-Symptome: Übelkeit, Erbrechen, abdominale Schmerzen, Durchfall
- Kopfschmerzen
- Exantheme, in einzelnen Fällen Stevens-Johnson-Sy.
- Transaminasen ↑, Hepatitis

Kontraindikationen Schwangerschaft.

14

Wechselwirkungen
- Erhöht die Toxizität des Phenytoins
- Wirkungsverstärkung von Sulfonylharnstoffen, Kumarinderivaten und Ciclosporin
- Rifampicin schwächt Fluconazolwirkung ab

- Bessere Wasserlöslichkeit als Ketoconazol und damit nahezu vollständige, nahrungsunabhängige Resorption
- Höhere Liquorkonz. (50–90 % des Serumspiegels) als bei Ketoconazol (nur 10 %)
- Unter Fluconazol Selektion von resistenten C. glabrata oder C. krusei möglich
- Bei Niereninsuff. Dosisreduktion (▶ 20.4), Plasmaspiegel kontrollieren (▶ 20.2)
- Prozentuale Reduktion nach 4 h Dialyse 20–30 %

14.12.4 Voriconazol

Wirkmechanismus Azol der 2. Generation mit guter und breiter In-vitro-Aktivität gegen Schimmelpilze
- **Wirkspektrum:** Aspergillus spp. sowie weitere Schimmelpilze; alle Candida spp. einschließlich C. krusei und C. glabrata (Resistenz gegen Azolen der 1. Generation)
- **Pharmakokinetik:** orale Bioverfügbarkeit > 90 % bei 1 h Abstand zu den Mahlzeiten. Bei Erwachsenen > 40 kg 2 × 200 mg/d. Bei primär oraler Ther. doppelte Dosis am 1. d. Liquorkonz. ca. 50 % der Serumkonz. 95 % der Substanz wird via CYP450 verstoffwechselt, die Metaboliten sind nicht aktiv

Indikationen
- Invasive Aspergillose
- Im Vergleich zu Amphotericin B eine erhöhte Ansprechrate (53 % vs. 32 %) und ein signifikant höheres Überleben (71 % vs. 58 %)

! Kein Ersatz von Fluconazol durch Voriconazol bei Candida-Inf. durch fluconazolempfindliche Stämme

Dosierung i.v. (Formulierung in Sulfobutyläther gelöst): 2 Loadingdosen von 6 mg/kg im Abstand von 12 h, Gabe über 1–2 h, dann 4 mg/kg alle 12 h.

Nebenwirkungen
- Photopsie (Farbsehstörungen, verschwommenes Sehen, Lichtempfindlichkeit, reversibel!)
- Seltener visuelle Halluzinationen
- Exantheme, erhöhte Photosensitivität
- Selten toxische epidermale Nekrolyse
- Erhöhte Leberenzyme, insbes. Transaminasen, seltener medikamentenassoziierte Hepatitis

Kontraindikationen Schwere Lebererkrankung.

Wechselwirkungen Zahlreiche Interaktionen (z. B. Antikonvulsiva, Immunsuppressiva und einige Antibiotika).

- Dosisanpassung bei mäßiger bis mittelschwerer Leberinsuff.; empfohlen wird eine Halbierung der Erhaltungsdosis
- Keine Dosisanpassung bei Niereninsuff.
- Da bei parenteraler Ther. der Lösungsvermittler kumuliert, sollte ab einer Kreatinin-Clearance < 50 ml/Min. vorzugsweise oral behandelt werden, es sei denn, die Nutzen-Risiko-Bewertung begründet eine intravenöse Gabe

14.13 Metronidazol (Antiprotozoenmittel)

Wirkmechanismus Bakterizid durch Hemmung der Nukleinsäuresynthese
- **Wirkspektrum:** Anaerobier einschl. B. fragilis, C. difficile, Amöben, Lamblien, Trichomonaden
- **Wirklücken:** diverse Keime (grampos. und gramneg.)

Pharmakokinetik Orale Bioverfügbarkeit 95 %, HWZ 7–9 h, Verteilungsvolumen 0,9 l/kg, Plasmaproteinbindung 10–20 %. Elimination: 10–20 % unverändert renal, Rest nach hepatischem Metabolismus. Metronidazol ist dialysierbar.

Indikationen
- Monother. bei Amöbenruhr, Amöbenabszessen
- Komb.-Partner bei:
  - Postop. Sepsis, z. B. mit Flucloxacillin und Ciprofloxacin bzw. mit Breitspektrumpenicillin (oder Ceph.) und Aminoglykosid
  - Aspirationspneumonie mit Ceph. und Aminoglykosid
  - Eradikationsther. bei Helicobacter-Inf. mit Amoxicillin oder Clarithromycin
  - Divertikulitis mit Breitspektrumpenicillin bzw. Cephalosporin
- Reservemedikament bei pseudomembranöser Kolitis

Dosierung
- **i. v.:** 3 × 500 mg/d
- **p. o.:** 3 × 400 mg/d

Nebenwirkungen GIT- und ZNS-Störungen, Leukopenie, Dunkelfärbung des Urins.

Kontraindikationen Schwangerschaft, Stillzeit.

Wechselwirkungen
- Alkohol, Disulfiram: psychotische Reaktionen
- Antikoagulanzien: verstärkte Antikoagulationswirkung

> - Nicht länger als 10 d therapieren wegen der Gefahr der Mutagenität bzw. Kanzerogenität (im Tierversuch gesichert)
> - Hoher Na^+-Gehalt (30 mmol/g)
> - Dosisreduktion bei fortgeschrittener Niereninsuff. (▶ 20.4) und Leberinsuff. (▶ 20.5)

15 Stoffwechsel und Endokrinologie

Sebastian M. Schmid

15.1 Leiterkrankungen

15.1.1 Coma diabeticum

Formen ▶ Tab. 15.1

Tab. 15.1 Formen des Coma diabeticum

Ketoazidotisches Koma	Hyperosmolares Koma
Letalität	
5–15 %	20–65 %
Pathogenese	
Absoluter Insulinmangel: Lipolyse ↑→ Ketonkörper ↑→ freie Fettsäuren ↑→ metabol. Azidose	**Relativer Insulinmangel:** Hyperglykämie → osmotische Diurese → Exsikkose, Na^+-/K^+-Verlust
Hyperglykämie → osmotische Diurese → Exsikkose → E'lytverlust, speziell K^+-Verlust, prärenale Nierenfunktionsstörung	Restinsulinproduktion hemmt Lipolyse, daher meist keine Azidose
Ätiologie	
Bei absolutem Insulinmangel, überwiegend Typ-1-Diabetes, z. B. durch erhöhten Insulinbedarf bei Inf., Insulin-Unterdosierung, z. B. bei Erkrankungen mit Inappetenz	Überwiegend Typ-2-Diabetes, z. B. durch Diätfehler, Antidiabetika-Unterdosierung, Inf., diabetogene Medikamente (Diuretika, Glukokortikoide, Östrogene), Herzinsuff., Herzinfarkt, Apoplex
Typische Laborkonstellation	
BZ: 250–700 mg/dl (14–39 mmol/l)	600–800 mg/dl (33–45 mmol/l) oder höher
pH: < 7,30 venös, < 7,35 arteriell	> 7,30 venös, > 7,35 arteriell
Bikarbonat: < 15 mmol/l	> 15 mmol/l
Anionenlücke > 16 mmol/l (▶ 13.1.6)	**Osmolalität** > 320 mOsmol/kg
Schweregrade des ketoazidotischen Komas: Leicht: pH < 7,3 Bikarbonat < 15 mmol/l Mittel: pH < 7,2 Bikarbonat < 10 mmol/l Schwer: pH < 7,1 Bikarbonat < 5 mmol/l Übergänge zwischen beiden Formen kommen vor.	

Klinik Azidose, Kussmaul-Atmung, Azetongeruch, „akutes Abdomen“ (Pseudoperitonitis diabetica), Erbrechen, Somnolenz, evtl. Koma durch intrazelluläre Dehydratation, E'lytstörungen, Exsikkose mit Hypovolämie (Tachykardie, Hypotonie, evtl. Schock), Fieber oder Hypothermie, Hypo- bis Areflexie.

! **Auslöser**
Auf möglicherweise auslösende Infektion (meist Pneumonie, Harnwegsinfekt) achten!

15

Diagnostik

- BZ, Ketone, E'lyte (Verdünnungshyponatriämie durch Umverteilung von Flüssigkeit von intra- nach extrazellulär möglich; BZ-Anstieg um 100 mg/dl [5,6 mmol/l] bewirkt Na^+-Erniedrigung von 1,7 mmol/l), Krea (evtl. falsch hoch durch Ketone), PO_4^{3-}, Harnstoff, Laktat, Amylase, Transaminasen, Albumin, BB, BGA, Serumosmolalität (Norm: 280–295 mosmol/kg)
- U-Status, Ketone (nicht erforderlich, wenn Ketonmessung im Blut verfügbar) und Glukose im Urin
- EKG (Hypo- oder Hyperkaliämiezeichen ▶ 13.1.2), ZVD, Rö-Thorax

Monitoring

- **In den ersten 12 h:**
  - ½–1-stdl.: BZ, K^+, Urinmenge
  - 2- bis 4-stdl.: Na^+, Krea, Harnstoff, Serumosmolalität
  - 6-stdl.: BGA, Cl^-, PO_4^{3-}, Ca^{2+}, Laktat und – wenn path. – CK, Transaminasen, Amylase, Albumin, Ketone (bevorzugt im Blut), ggf. BB
- **In den nächsten 24 h:**
  - 2-stdl.: BZ, K^+; Urinmenge
  - 6- bis 8-stdl.: Na^+, Cl^-, PO_4^{3-}, Laktat, BGA, Krea, Harnstoff, Serumosmolalität und path. Parameter; Ketone (Messung bis neg., bevorzugt im Blut)

Komplikationen Herzrhythmusstörungen durch Hypokaliämie, ARDS (**Cave:** Überwässerung ▶ 7.1.5), Sepsis.

Therapie

- **Allgemeine Maßnahmen:**
  - ZVK, Blasenkatheter zur Bilanzierung, Magensonde bei Erbrechen und Magenatonie (▶ 2.7.1), Low-Dose-Heparin (▶ 16.3.1)
  - Bei fehlenden Schutzreflexen Intubation und Beatmung (▶ 3.3)
  - Dekubitusprophylaxe (Fersen, Fußsohlen bei diab. Angiopathie, pAVK)
  - Infektionsprophylaxe
- **Flüssigkeitssubstitution:**
  - **Insgesamt bis zu** 15 % des KG (5–10 l) (▶ Tab. 15.2, ▶ Tab. 15.3)
  - **Ketoazidose** (intakter oxidativer Stoffwechsel): Volle'lyt-Lsg. (z. B. E'lyt-Lsg.)
  - **Bei Herzinsuff.:** Volumensubstitution nach ZVD und ggf. PiCCO® (▶ 2.1.2, ▶ 2.2.3)
  - **Bei Niereninsuff.:** Infusionsmenge nach Ausscheidung (Bilanzierung), evtl. hypotone E'lytlösungen/halbphysiologische NaCl-Lösung
  - **Bei schwerem Schock:** Plasmaexpander (▶ 5.4.1)

Tab. 15.2 Rehydratation beim Coma diabeticum

Zeit	Max. Infusion
1. Stunde	Bis zu 2.000 ml
2.–7. Stunde	Bis zu 500 ml/h
8.–11. Stunde	Bis zu 250 ml/h

Korrektur nach ZVD:
0–3 cmH_2O bis zu 500 ml/h (½ Infusionsmenge)
4–8 cmH_2O bis zu 250 ml/h (¼ Infusionsmenge)
9–12 cmH_2O bis zu 100 ml/h

15

Tab. 15.3 Flüssigkeitssubstitution nach Na^+-Konzentration und BZ

Serum-Konzentrationen	Infusionslösung
Na^+ > 165 mmol/l	Glukose 2,5 %
Na^+ > 150 mmol/l bzw. Serumosmolalität > 350 mosmol/kg (▶ 13.1.1)	E'lyt-Lsg., Na^+ sehr langsam senken, Ziel: 1 mmol/l Na^+ pro Stunde
BZ < 300 mg/dl (16 mmol/l)	Sukzessive E'lyt-Lsg. durch Glukose 10 % ersetzen
BZ < 120 mg/dl (7 mmol/l)	Glukose 10 %, Insulinsubstitution ggf. reduzieren, nicht absetzen
BZ-Zielwert: 120–150 mg/dl (7–8 mmol/l) → Infusion absetzen, wenn orale Nahrungsaufnahme möglich ist	–

Durch Osmolalitätssenkung im Plasma kommt es zum H_2O-Einstrom in die Zelle und Zunahme der Na-Konzentration im Plasma, d. h., eine initiale Hyponatriämie bei Hyperglykämie wird primär durch die BZ-Senkung therapiert. Berechnung des korrigierten Serumnatriums:

$$Na^+_{korrigiert} = Na^+_{gemessen} + \frac{1{,}65\ \text{mmol/l} \times BZ[\text{mg/dl}] - 100}{100\ \text{mg/dl}}$$

- **Insulinsubstitution:** Initial Bolusgabe von 5–10 IE i. v. (z. B. bei BZ > 500 mg/dl = 28 mmol/l: 8 IE ≈ 0,10–0,15 IE/kg KG), dann kontinuierliche Gabe über Perfusor mit 0,10 IE/kg KG/h

BZ-Senkung

- BZ soll max. um 50 mg/dl/h (3 mmol/l/h) sinken, in der 1. h max. um 100 mg/dl (5,6 mmol/l)
- Sinkt der BZ in der 1. h um < 10 % des Ausgangswerts 0,15–0,20 IE/kg KG/h Insulin
- Bei BZ-Abfall von > 100 mg/dl/h (5,6 mmol/l/h) Glukose 5 %
- Bei hohen Ausgangswerten (> 1.000 mg/dl [55,5 mmol/l]) darf BZ-Abfall in den ersten 6 h nicht mehr als 50 % des Ausgangswerts betragen und sollte für 24 h bei 250 mg/dl (13,9 mmol/l) gehalten werden, sonst droht Disäquilibrium mit Hirnödem

- **K^+-Substitution:** (▶ 13.1.2, ▶ 13.2.2) bei K^+ < 5,5 mmol/l und Diurese > 30 ml/h (▶ Tab. 15.4)

Tab. 15.4 Substitutionsdosis von K^+ bei Coma diabeticum

K^+	> 5,5 mmol/l	5,5–3,5 mmol/l	< 3,5 mmol/l
Anfangs	–	10 mmol/h	40 mmol/h
Evtl. anpassen	–	20–30 mmol/h	
Bei Anurie kein K^+ Perfusor, Insulinpause wenn K^+ < 3,3 mmol/l, Insulinbolus nur wenn K^+ > 4 mmol/l. Max. 240 mmol/d, max. 20 mmol/h.			

- **Azidosekorrektur:** nur bei pH < 6,9. Die rasche Azidosekorrektur senkt die Mortalität

Hydrogencarbonatdosis zur Azidosekorrektur

ml 1-molares Natriumhydrogencarbonat 8,4 % = Basendefizit (BE) × KG × 0,4

Davon die Hälfte infundieren; max. Dosierung: 1,5 mmol/kg KG/h = 1,5 ml/kg KG/h. 8,4 % Natriumbikarbonat 50 mmol in 30 Min.

- **Phosphatsubstitution:**
  - **Ind.:** PO_4^{3-} < 1,5 mg/dl (= 0,48 mmol/l)
  - **Dosierung:** Gabe meist ab 6.–8. h nach Ther.-Beginn als Natriumphosphat (z. B. Natriumphosphat Braun-Lsg. als Infusionszusatz, 1 ml = 0,6 mmol PO_4^{3-}) mit 4 bis max. 8 mmol/h (▶ 13.2.5), max. Tagesdosis 100 mmol, **Cave:** Hypokalzämie mit Tetanie, Niereninsuff.
  - **KI:** bei PO_4^{3-} > 4,0 mg/dl (= 1,29 mmol/l) absetzen, da Gefahr von extraossären Kalziumphosphatablagerungen (▶ 13.1.4)
- **Antibiotikather.:** entsprechend Infektionsherd (Lunge, Harnwege) nach Abnahme von Blut- und Urinkultur (▶ 14.2.3). Keine Routinegabe

Cave

- K^+-Mangel nicht unterschätzen (durch Azidose oft maskiert).
- Insulingabe niemals s. c. wegen unsicherer Resorption.
- Keine Unterbrechung der i. v. Insulinther., falls BZ zu schnell absinkt, Glukose substituieren, da Lipolyse gehemmt werden muss, um die Ketoazidose zu behandeln.
- Dekubitusprophylaxe (z. B. an den Fersen) nicht vernachlässigen.
- Oraler Kostaufbau bei neg. Ketonurie.

15.1.2 Hypoglykämischer Schock

Ungleichgewicht zwischen Glukoseangebot und Glukoseutilisation, meist durch Überdosierung blutzuckersenkender Medikamente.

Ätiologie Fehleinschätzung der benötigten Dosis bei intensivierter Insulinther., Spritz-Ess-Abstand zu lang, nach körperlicher Belastung, nach Alkoholgenuss, Sulfonylharnstoffüberdosierung oder Akkumulation bei zunehmender Niereninsuff., Arzneimittelinteraktion durch neu angesetzte Medikamente (Betablocker, Kumarine, Sulfonamide, Phenylbutazon), verminderte Nahrungsaufnahme, Absetzen blutzuckererhöhender Medikamente (z. B. Östrogene, Glukokortikoide).

Klinik

- Autonome Sympt. durch adrenerge Gegenregulation: Tachykardie, RR-Anstieg, Schweißausbruch, Zittern, Heißhunger
- Neuroglykopenische Sympt. durch Substratmangel im ZNS: Parästhesie, Seh-, Sprachstörung, Parese, Unruhe, Angst, Verwirrtheitszustand, Delir, Grand-Mal-Anfall, Koma

Cave

Hypoglykämie-Unawareness-Sy.: Verlust insbesondere der frühen Warnzeichen durch die Anpassung der neuroendokrinen Gegenregulation an wiederholte Hypoglykämien.

Diagnostik Nach Möglichkeit Blutentnahme vor Glukosegabe: BZ, ggf. Serumröhrchen für Insulin, C-Peptid, Proinsulin, Kortisol, (Wachstumshormon), Toxikologie (ggf. Medikamente, Drogen).

Therapie 20–50 ml Glukose 40 % i. v. im Nebenfluss zu einer laufenden Infusion, ggf. bis zum Aufwachen des Pat. Dosis wiederholen. Nach Aufwachen 1–2 BE (12–24 g Kohlenhydrate) p. o.

- Bei Sulfonylharnstoff-bedingter Hypoglykämie oft protrahierter Verlauf wegen langer HWZ und/oder eingeschränkter renaler Elimination: Glukose 10 % mit 20–40 ml/h. Nach Aufklaren des Pat. Überwachung über 24 h mit regelmäßiger (2 h) BZ-Kontrolle, BZ-Ziel 100–150 mg/dl (5,6–8,3 mmol/l)
- Bei lang anhaltender Hypoglykämie und persistierendem Koma Hirnödem möglich: Ther. mit Dexamethason 3 × 8 mg/d i. v. (▶ 8.4.4) und Furosemid 3 × 20 mg/d i. v. (▶ 6.15.2)

15.1.3 Thyreotoxische Krise

Lebensbedrohliche Dekompensation einer vorbestehenden Hyperthyreose. Abgrenzung zur schweren Hyperthyreose durch Hyperthermie, ZNS-Symptomatik und beginnendes Multiorganversagen.

Ätiologie Auslöser z. B. Jodexposition (z. B. durch KM, Desinfektionslösung, Amiodaron) bei vorbestehender und unbehandelter multifokaler Autonomie (häufigster Auslöser!), Basedow-Krankheit, Unterbrechung einer thyreostatischen Ther., Infektionen, Stressreaktionen bei schwerer Allgemeinerkr.

Klinik

- Tachykardie mit Herzfrequenz > 140/Min. Herzrhythmusstörungen, Hypertonie, Kollaps, Kreislaufversagen (High Output Failure)
- Fieber (39–41 °C), Gewichtsverlust, Erbrechen, Durchfall, Schweißausbruch, muskuläre Adynamie
- Tachypnoe, Zeichen der Bulbärparalyse (verwaschene Sprache, Schluck- und Atemstörungen, Psychosy., ▶ Tab. 15.5)
- Im Alter häufig oligosymptomatisch

Tab. 15.5 Psychosyndrom bei thyreotoxischer Krise

Stadium	Klinik
I	Psychomotorische Erregung
II	Bewusstseinsstörungen, Halluzinationen
III	Koma

Diagnostik Klinik! Initial Serum zur Bestimmung von fT_4, fT_3, TSH abnehmen. Aus dieser BE bei unklarer Ätiologie zudem SD-Antikörper bestimmen.

Allgemeine Maßnahmen

- Volumensubstitution mit 4–6 l Glukose 5 %/d nach ZVD (Ziel: 2–12 cmH_2O)
- Hochkalorische parenterale Ernährung (3.000 kcal/d ▶ 4.1)
- E'lytsubstitution (▶ 13.1, ▶ 13.2)
- Hyperthermie: kontrolliertes Kühlen
- O_2-Gabe 2–6 l/Min. nach BGA, ggf. Beatmung (▶ 3)
- Low-Dose-Heparin (▶ 16.3.1)

Spezielle Therapie

- Wichtigste Therapiesäule ist Hemmung der SD-Hormonsynthese durch Thionamide: Thiamazol 3–4 x 80 mg/d langsam i. v., max. 240 mg/d (▶ 15.4.1), Dosis langsam über Tage auf Erhaltungsdosis von 20–40 mg/d reduzieren
- Kaliumperchlorat 4 x 400 mg/d über Magensonde zusätzlich zu Thiamazol auch bei nicht jodinduzierter Hyperthyreose
- Initial 200 mg Hydrocortison (▶ 15.6) i. v., dann 2–3 × 100 mg/d i. v., über 7 d langsam reduzieren
- Betablocker, z. B. Propranolol 1 mg/h i. v. (max. 10 mg/d) oder 3–4 × 40–80 mg p. o. Vorsicht bei Herzinsuff., Bradykardie, Hypotonie, Bronchialobstruktion
- Ggf. Sedierung (▶ 9.4.2)
- Wenn in 24–48 h keine Besserung: notfallmäßige Schilddrüsen-OP, Plasmapherese oder Hämoperfusion über Filter (▶ 2.8.2)

Prognose Letalität bis 40 %!

> **!** **Cave**
> - Gefährlichkeit nicht unterschätzen!
> - Katecholamingabe kann zu gefährlichen Herzrhythmusstörungen aufgrund größerer Rezeptorempfindlichkeit führen
> - Katecholamine können zu einer TSH-Suppression führen!
> - Tägl. Kontrolle des BB (KM-Toxizität von Thiamazol v. a. ab 8. Tag)

15.1.4 Myxödemkoma (hypothyreotes Koma)

Krisenhafter Zustand durch Mangel an Schilddrüsenhormon mit ausgeprägter Hypothermie, Bewusstseinsstörung, Krea-Anstieg.

Ätiologie Mögliche Auslöser sind Medikamente (Sedativa, Betablocker), Auskühlung, Infektionen, Stress oder längerfristige Unterbrechung einer L-Thyroxin-Ther.

Klinik

- **Leitsympt.:** Hypothermie, Bewusstseinsstörung (Stupor, Koma), Sinusbradykardie
- Teigige, kühle, trockene Haut, periorbitale und prätibiale Schwellung (nicht eindrückbar), Ptose, wächserne Blässe, Heiserkeit
- Zerebelläre Ataxie, Koma
- Hypotonie, selten auch Hypertonie (durch Überwiegen der α-Rezeptor-Aktivität möglich), Hypoventilation mit Hyperkapnie bis zur CO_2-Narkose, Kardiomegalie (Myxödemherz) durch Perikarderguss und myxödematöse Infiltration

Diagnostik BGA (respir. Azidose), E'lyte (Na^+ ↓, Cl^- ↓), evtl. BZ ↓, BB (Anämie), fT_4 ↓↓, fT_3 ↓, TSH basal ↑ oder ↓, Cholesterin ↑.

Therapie

- L-Thyroxin (▶ 15.5.1) langsam i. v., 1. Tag 500 µg, 2.–10. Tag 100 µg, danach Oralisierung
- Hydrocortison 2 x 100 mg/d (▶ 15.6) i. v.
- Volumensubstitution: bei Hypovolämie z. B. 1.000–1.500 ml E'lyt-Lsg. oder Glukose 5 % nach ZVD (Ziel: 7–8 cmH_2O)
- E'lytsubstitution (▶ 13.2)
- Bei sympt. Bradykardie passagerer Schrittmacher (▶ 2.9.3)

- Bei Herzinsuff. evtl. Digitalisierung (▶ 6.22), ggf. sehr vorsichtig Katecholamine (▶ 5.3.1)
- Langsame passive Erwärmung (maximal 1 °C/h)
- Frühzeitige Intubation und Beatmung je nach BGA (▶ 3.3)
- Frühzeitige Antibiotikather. bei V.a. Infektion (**Cave:** oft fehlende Leukozytose)

> **Cave**
> - Bei KHK L-Thyroxin nicht zu schnell substituieren: Gefahr des Herzinfarkts bei schneller Erhöhung des HZV
> - Erhöhte Katecholaminempfindlichkeit auch bei Hypothyreose

Prognose Letalität 50–70 %.

15.1.5 Nebenniereninsuffizienz

Ätiologie Exazerbation einer Nebenniereninsuff. oder Erstmanifestation durch akuten Stress mit erhöhtem Cortisolbedarf (Infekte, Fieber, Erbrechen, Diarrhö, starkes Schwitzen, Salzrestriktion, Trauma, OP).

- Prim. Nebenniereninsuff. (Addison-Krise): Autoimmunadrenalitis, Infektionen der Nebennieren (Tbc, AIDS, Pilze), bds. Nebenniereneinblutung, Nebennierenmetastasen, Nebennieren-Ca.
- Sek. Nebenniereninsuff.: Absetzen einer länger bestehenden Glukokortikoidmedikation, Hypophysenschädigung

Klinik Leitsymptome der Addison-Krise sind:

- Erbrechen, evtl. Diarrhö, Pseudoperitonitis, Oligo- bis Anurie
- Hypotonie, evtl. Schock
- Anfangs Fieber, später Hypothermie
- Hyponatriämie und Hyperkaliämie
- Hyperpigmentierung von Haut und Schleimhäuten (nur bei prim. Nebenniereninsuff.)
- Adynamie, Somnolenz bis Koma
- Symptome des auslösenden Faktors (z. B. Infektion)

Diagnostik Na^+ ↓, K^+ ↑, BZ ↓, BB (Eosinophilie), Hkt. ↑, Kortisol ↓, Harnstoff ↑, Krea ↑, metabolische Azidose. ACTH-Kurztest im Verlauf, bei instabilem Pat. zunächst Asservierung von Blut zur Kortisol- und ACTH-Bestimmung.

Therapie Einleitung der Ther. aufgrund der klinischen Diagnose und nicht erst nach Labor. Weitere Abklärung nach Stabilisierung des Pat.:

- Sofort **Hydrocortison** 100–200 mg (▶ 15.6) i. v., dann Dauerinfusion am 1. Tag 100–300 mg/24 h i. v., am 2. Tag 100–150 mg/24 h, am 3. Tag 50–75 mg/24 h. Bei klinischer Besserung und Beseitigung des auslösenden Faktors frühestens ab dem 4. Tag Oralisierung und Substitution in Standarddosis (20–30 mg/d) möglich. Ab einer Hydrocortisondosis < 50 mg/d Mineralokortikoidsubstitution mit Fludrocortison 0,1–0,2 mg/d.
- **Volumensubstitution:** z. B. E'lyt-Lsg. + Glukose 5 % im Verhältnis 1 : 1 mit 2.000–4.000 ml in 2–4 h nach ZVD
- Bei Hypoglykämie zusätzlich Glukose 20–40 % nach BZ
- Bei Schock trotz Volumensubstitution, Katecholaminther. mit z. B. Dopamin (▶ 5.3.2)/Dobutamin (▶ 5.3.3)

15

- Vollheparinisierung, z. B. 1.000 IE/h über Perfusor (▶ 16.3.1)
- Antibiotika zur Behandlung bei Infektion als Auslöser
- Keine Ther.-Verzögerung durch Diagn. bei instabilen Pat.
- Bei schwerkranken Intensivpat. mit Sepsis oder V. a. Glukokortikoidmangel basales Serumkortisol bestimmen (> 34 µg/dl: Nebenniereninsuff. unwahrscheinlich, bei Werten < 34 µg/dl im Verlauf ACTH-Stimulationstest empfehlen). Bei Kortisolbasalwert < 15 µg/dl gilt die Diagnose als gesichert.

Prophylaxe Cover-Schema, ▶ 15.6.

15.1.6 Akute hepatische Porphyrien

Ätiologie Genetische Aktivitätsminderung der Porphobilinogen-Deaminase. Bei medikamentös bedingter Aktivitätssteigerung der vorgeschalteten Enzymsysteme → Anstieg von δ-Aminolävulinsäure (δ-ALA) und Porphobilinogen (PBG), ▶ Tab. 15.6.

Tab. 15.6 Arzneimittelbehandlung bei Porphyrie

Potenziell auslösende Substanzen*	„Sichere" Substanzen*
Analgetika, NSAID, Barbiturate, Benzodiazepine, Clonidin, Östrogene, Phenytoin, Theophyllin, Co-trimoxazol, Sulfonamide	ASS, Chloralhydrat, Digitalis, Glukokortikoide, Morphine; viele Penicilline

* Auswahl: s. a. Anhang Rote Liste

Klinik
- Akute Bauchkoliken bis Ileussymptomatik, häufig intermittierend, Erbrechen, Obstipation, Diarrhöen, Ikterus, Rückenschmerzen
- Oligurie, Tachykardie, Hypertonie
- Muskelschwäche, periphere Lähmungen, evtl. aufsteigend bis Tetraparese, Parästhesien, Krampfanfälle, Psychosen
- Pathognomonisch: rötlich nachdunkelnder Urin

Diagnostik 20 ml Spontanurin zum Nachweis von δ-ALA, PBG; BB, Leukos ↑, GOT ↑, GPT ↑, Bili ↑. Engmaschige BZ- und E'lyt-Kontrollen. **DD der Gesamtporphyrinerhöhung im Urin:** akute Bleiintoxikation, hepatische oder kongenital erythropoetische Porphyrie, sek. Koproporphyrie.

Therapie
- Auslösende Substanzen absetzen (siehe Anhang Rote Liste)
- Glukoseinfusionen: 2 l/d Glukose 20 % (Glukose 400 g/d), bis alle Symptome abgeklungen sind
- Hämin 3 mg/kg (▶ 15.7), Dosis in 100 ml 0,9 % NaCl als Kurzinfusion über 15 Min. bis zum 4. Tag
- Forcierte Diurese (▶ 19.1.3)
- **Sympt. Ther.:**
  - Schmerzen: Opiate, z. B. Morphin (▶ 17.4.2)
  - Übelkeit/Erbrechen: Chlorpromazin
  - Hypertonie/Tachykardie: Betablocker, z. B. Propranolol 3 × 10–80 mg p. o.
  - Psychosen: z. B. Haloperidol (▶ 9.2.2)

> **!** **Cave**
> - Glukoseinfusion kann bei leichterem Verlauf (bekannte Diagnosen) ausreichend sein
> - Hämin ist bei Tageslicht instabil -> lichtdichtes Infusionssystem verwenden!
> - Gefahr der tödlich verlaufenden aufsteigenden Lähmung
> - Häufige Fehldiagnosen wegen der unspezifischen Symptomatik
> - Bei Krampfanfällen Hyponatriämie ausschließen (▶ 13.1.1)

15.1.7 Phäochromozytom

Ätiologie Katecholamin produzierender Tumor aus chromaffinen Zellen des Nebennierenmarks (90 %) oder der sympathischen Grenzstrangganglien (10 %); 25 % multilokulär, 10 % maligne. Seltener bei Syndromen (MEN 2, von Hippel-Lindau-Sy., Neurofibromatose); M : F = 1 : 1,7; Altersgipfel bei ca. 50 J.

Klinik
- Paroxysmale Hypertonie, nur ca. 50 % anfallsweise, selten fehlt Hypertonie
- Anfallsweise Palpitation, Schweißausbrüche, Kopfschmerzen, Tachykardie, blasse Akren, Übelkeit, Erbrechen, evtl. Panikattacken
- Auslösung evtl. durch Stress, Anstrengung, Druck aufs Abdomen, Anästhesie, OP, Glukagon
- Manchmal orthostatische Hypotonie (bei Überwiegen der Adrenalinsekretion)

Diagnostik
- Katecholaminmetaboliten: Metanephrin, Normetanephrin und Methoxytyramin im Plasma. Messung im 24-h-Urin möglich, aber aufwendiger und nicht sensitiver
- Im Verlauf ggf. Clonidinsuppressionstest (3 h nach Gabe von 0,3 mg Clonidin Katecholamine normalerweise deutlich reduziert) und Lokalisationsdiagn.: Sonografie, T2-gewichtetes MRT, Jod-Metajodbenzylguanidin (MIBG)-Szintigrafie bzw. 18F Dopa- PET-CT

Akuttherapie
- Alphablocker, z. B. Urapidil 10–50 mg i. v. (▶ 6.29.2), bei Tachykardie zusätzlich **danach** ggf. Betablocker z. B. Metoprolol i. v. oder p. o. (▶ 6.18.1). **Cave:** β-Blockade **vor** effektiver α-Blockade wegen der Gefahr eines weiteren RR-Anstiegs Kunstfehler.
- Alternative: Kalziumantagonist vom Nifedipintyp (▶ 6.20)
- Alternative: Vasodilatator, z. B. Dihydralazin 12,5 mg i. v. (▶ 6.30.3)

Therapie
- **Präop.:** Alphablocker Phenoxybenzamin (▶ 6.29.3) 20 mg/d, um 10 mg/d steigern (effektive Blockade meist ab 120 mg/d; max. 180 mg/d), bei Tachykardie Betablocker. Bei Erreichen des Therapieziels Orthostasereaktion
- **Intraop.:** Urapidil 5–40 mg/h (▶ 6.29.2, weniger gut steuerbar), Glyceroltrinitrat 0,5–1 mg/h, Volumensubstitution mind. 1.000 ml vor Ligatur, invasive RR-Messung unabdingbar

! Cave

- Keine Punktion eines Nebennierentumors, wenn Phäochromozytom nicht ausgeschlossen
- Über 50 % der Pat. haben einen konstanten Hypertonus. Die alleinige Betablockade (ohne Alphablockade) kann eine hypertensive Krise mit Herzinsuff. auslösen

- **Postop.**
  - Bei intra- und postop. Hypotension Volumensubstitution, ggf. Noradrenalingabe
  - Bei persistierender Hypertension: verbliebene Tumorreste (erneute Phäochromozytom-Laborchemie)? Hypervolämie? Andere sekundäre Hypertonieursachen?
  - Hypoglykämie → Glukosesubstitution, engmaschige BZ-Kontrolle

15.1.8 Hypophysenvorderlappeninsuffizienz

Partieller oder kompletter Ausfall der hormonellen Achsen des Hypophysenvorderlappens (HVL).

Ätiologie

- Akute HVL-Insuff.: vaskuläre Erkr., z. B. postpartale Nekrose (Sheehan-Sy.), Karotis-Aneurysma, Sinus-cavernosus-Thrombose, Schock oder traumatisch (SHT, hypophysäre OP, zunehmend auch Hypophysitis im Rahmen von AK-Ther. z. B. bei malignem Melanom)
- Chron. HVL-Insuff.: Tumoren, Metastasen, Entzündungen (Meningoenzephalitis, Tbc, Lues), Radiatio, autoimmun oder kongenital

Klinik Bei akuter HVL-Insuff. Sympt. des Ausfalls der kortikotropen Achse mit sek. Nebennierenrindeninsuff. (▶ 15.1.5). Bei zusätzlichem Ausfall der thyreotropen Achse auch sek. Hypothyreose (Kälteintoleranz, Bradykardie). Der Ausfall der somatotropen, laktotropen und gonadotropen Achse spielt für die Intensivmedizin eine untergeordnete Rolle.

Diagnostik

- Erniedrigung von BZ, Na^+, pH (respir. Azidose), TSH basal, fT_3, fT_4. Weiterhin Kortisol, ACTH, LH, FSH, GH und Prolaktin vermindert. Diagnosesicherung durch neg. Stimulationstest mit Releasing-Hormonen (nicht in der Akutsituation durchzuführen)
- Lokalisationsdiagnostik: MRT Sella

Therapie

- Volumen- und E'lytsubstitution nach Bedarf
- Hydrocortison ▶ 15.1.5
- L-Thyroxin 75–125 µg p. o. (Kontrolle von fT_3 und fT_4)

! Cave

- Hydrocortisonsubstitution immer vor L-Thyroxin-Gabe
- Schwierige Volumenbilanzierung aufgrund von Flüssigkeitsbedarf bei NNR-Insuffizienz einerseits und gleichzeitiger Volumenintoleranz aufgrund der kardialen Insuffizienz bei Hypothyreose andererseits
- Pat. immer endokrinologisch vorstellen und mit Notfallausweis versorgen, Gefahr des hypophysären Komas bei Stress

15.2 Gabe von jodhaltigem Kontrastmittel

! Immer strenge Indikationsstellung.

Kontraindikation Manifeste Hyperthyreose, schwere Leberfunktionsstörungen, Herzinsuff. NYHA III und IV, Plasmozytom, Niereninsuff. (relativ).

Vorgehen bei KM-Allergie Prophylaxe mit Antihistaminika (H_1- **und** H_2-Blocker; Dos. ▶ Tab. 15.7) in 50 ml NaCl 0,9 % über 5–20 Min. ½ h vor KM-Gabe. Bei hohem Risiko zusätzlich Methylprednisolon 250 mg langsam i. v. ½ h vor KM-Gabe.

Tab. 15.7 H_1- und H_2-Blocker: Dosierung bei allergischer Disposition

kg KG	Dimetindenmaleat Fenistil® Amp. (4 ml) à 4 mg		Cimetidin z. B. Tagamet® Amp. (2 ml) à 200 mg	
	mg	ml	mg	ml
20–29	2	2	100	1
30–49	4	4	200	2
50–69	6	6	300	3
70–90	8	8	400	4

Vorgehen bei Hyperthyreose/V. a. autonomes Adenom Blut für TSH, fT_3, fT_4 abnehmen (Diagnosesicherung).

- **KM-Gabe akut erforderlich:** vor der Untersuchung Thiamazol 40 mg i. v. (80 mg bei > 60 kg KG) (▶ 15.4.1), Weiterbehandlung s. u.
- **KM-Gabe planbar:**
  - Kaliumperchlorat 500 mg p. o. 2–4 h vor und nach KM-Gabe, danach 3 × 300 mg (ca. 15 Trpf.) für 7–14 d
  - Thiamazol 40–60 mg p. o. 1 d vor KM-Gabe
  - Nierengängiges KM: Weiterbehandlung mit Thiamazol 40–80 mg p. o. für 7–10 d
  - Alle anderen KM (z. B. Gallenwegsdarstellung): Weiterbehandlung für 4 Wo.
  - Alternative: Propylthiouracil (▶ 15.4.2)

Vorgehen bei V. a. latente Hyperthyreose Thiamazol 20–40 mg/d p. o. (▶ 15.4.1), 3 d vor KM-Gabe beginnen, Weiterbehandlung (s. o.).

! **Cave**

- Schilddrüsenszintigrafie kann 2 Wo. bis 6 Mon. nach KM-Gabe verfälscht sein
- Radiojodtherapie kann für denselben Zeitraum nicht mehr effektiv durchgeführt werden

15.3 Insulin

15.3.1 Übersicht

▶ Tab. 15.8

Tab. 15.8 Marktübersicht Insuline

Insulin-Typ	Pharmakodynamik	Herkunft	Präparate
Normal-Insuline[1] (kurz wirkende Insuline = Altinsuline)	Wirkbeginn nach 15–30 Min.	Human	Actrapid®, Berlinsulin® H Normal, Huminsulin® Normal, Insulin B. Braun® Rapid, Insuman® Rapid
Schnell wirkende Insulinanaloga[2]	Wirkbeginn nach 1–15 Min., Wirkmaximum nach 0,5–1,5 h, Wirkdauer 2–5 h	Synthetische Herstellung	Humalog®, Liprolog® (Insulin lispro), NovoRapid® (Insulin aspart), Apidra® (Insulin glulisin), FIASP® (fast acting Insulin Aspart)
Mischung aus Normal- und Verzögerungsinsulinen	Wirkbeginn nach 30 Min.	Human	Actraphane® 30/50, Berlinsulin® H 30/70, Huminsulin Prophil® III (30/70), Insulin B. Braun® Comb 30/70, Insuman® Comb 15/25/50
Mischung aus schnell wirkenden Insulinanaloga mit Protamin zur Verzögerung		Synthetische Herstellung	Humalog® Mix 25/50, Liprolog® Mix 25/50 (Insulin lispro), NovoMix® 30 (Insulin aspart)
Verzögert freigesetzte (Basal-)Insuline (= Depot- oder Verzögerungsinsuline = Intermediärinsuline)	Wirkbeginn nach 30–90 Min., Wirkdauer 10–24 h → 1–2 Inj./d	Human (immer trübe Suspension)	Berlinsulin® H Basal, Huminsulin Basal® (NPH), Insulin B. Braun® Basal, Insuman® Basal, Protaphan®
Lang wirkende Insulinanaloga[3]		Synthetische Herstellung (im Gegensatz zu allen anderen Verzögerungsinsulinen immer klare Lösung)	Lantus® 100 IE/ml (Insulin glargin), Abasaglar® 100 IE/ml (Insulin glargin), Toujeo® 300 IE/ml (Insulin glargin), Levemir® (Insulin detemir)

[1] Verschiedene Konz. mit 40 IE/ml und 100 IE/ml auf dem Markt
[2] Schnell wirkende Insulinanaloga in Konz. von 100/200 IE/ml
[3] Lang wirkendes Insulinanalogon in Konz. von 100/300 IE/ml

! Schwankungen in der Pharmakokinetik

Wirkbeginn, -maximum und -dauer sind u. a. von Applikationsart, -ort und -menge abhängig, daher können die Herstellerangaben irreführen.

15.3.2 i. v. anwendbare Insuline

Cave
- Zur i. v. Anwendung sind nur Normal-Insuline und Insulin aspart zugelassen.
- Konzentrationen mit 40 IE/ml und 100 IE/ml verfügbar.

Wirkmechanismus
- Insulinvermittelte Glukoseaufnahme in die Zelle, Erhöhung der Glykogenbildung, Stimulierung der Eiweiß- und Fettbildung
- Wirkdauer: HWZ bei i. v. Gabe 3–10 Min.

Indikationen
- Hyperglykämie
- Ketoazidose
- Hyperosmolares hyperglykämisches Koma
- Bei kritisch kranken Pat. mit Insulinmangel-Diabetes (Diab. mell. Typ 1 und 3c)

Dosierung **Perfusor:** 50 IE auf 50 ml NaCl 0,9 %, Dos. nach BZ, meist zwischen 0,5–6 IE/h = 2–6 ml/h

Nebenwirkungen Hypoglykämie bei Überdosierung, Allergie.

Kontraindikationen Hypoglykämie, Insulinom.

Wechselwirkung
- Wirkungsabschwächung durch trizyklische Antidepressiva, Heparin, Isonikotinsäurehydrazid, orale Kontrazeptiva, Kortikoide, Nikotinsäure und Derivate, Phenothiazine, Phenytoin, Saluretika, Sympathomimetika
- Wirkungsverstärkung durch Alphablocker, ASS, Clofibrat und Derivate, Cyclophosphamid, Methyldopa, Tetrazykline
- Bei gleichzeitiger Betablockergabe verminderte Wahrnehmung und Verlängerung einer möglichen Hypoglykämie

- Bei Insulinther. stets Verschiebung von K^+ nach intrazellulär berücksichtigen
- Antidote: Glukose, Glukagon

15

15.4 Thyreostatika

15.4.1 Thiamazol

Wirkmechanismus Hemmung der Jodisation durch Blockade der Peroxidasen in der Schilddrüse.

Pharmakokinetik Orale Bioverfügbarkeit ca. 95 %, HWZ 3–5 h, Verteilungsvolumen 0,5 l/kg, Plasmaproteinbindung 40 %. Elimination: 10 % unverändert renal, Rest hepatisch metabolisiert.

Indikationen Hyperthyreose durch vermehrte Schilddrüsenhormonproduktion, thyreotoxische Krise (▶ 15.1.3).

Dosierung

- Thyreotoxische Krise: Thiamazol 3 x 80 mg/d langsam i. v., max. 240 mg/d, Dosis langsam über Tage auf Erhaltungsdosis von 20–40 mg/d reduzieren
- Bei Hyperthyreose: 1 × 40 mg/d p. o.
- Prophylaxe vor KM-Gabe bei latenter Hyperthyreose: 20–40 mg/d p. o., 3 d vor geplanter KM-Applikation beginnen, bis 1 Wo. nach Gabe nierengängiger KM. Bei allen anderen KM-Arten 4 Wo. Nachbehandlung

Nebenwirkungen

- GIT: Übelkeit, Erbrechen
- Agranulozytose, Thrombopenie (ca. ab 8. Tag nach Beginn der Ther.)
- Leberschädigung
- Strumainduktion bei Langzeitther.
- Polyneuropathie, Geschmacksverlust
- Allergie

Kontraindikationen Bekannte Unverträglichkeitsreaktion in der Anamnese: Agranulozytose (!), schwere Leberschädigung.

Wechselwirkungen

- Jodmangel verstärkt die Thiamazolwirkung, Jodbelastung schwächt sie ab!
- Wirkungsverstärkung von Kumarinen und Propranolol

- Auch in der Schwangerschaft anwendbar, aber minimal erforderliche Dosis zur Einstellung auf grenzwertige Hyperthyreose verwenden. Thiamazol ist plazentagängig, mögliche Fetotoxizität im 2. und 3. Trimenon, in der Stillzeit Propylthiouracil (▶ 15.4.2) günstiger
- Bei Thiamazolunverträglichkeit Gabe von Propylthiouracil
- Thiamazol hat keinen Einfluss auf bereits ausgeschüttete Schilddrüsenhormone oder Zerfallshyperthyreose!

15.4.2 Propylthiouracil

Wirkmechanismus Hemmung der Jodisation durch Blockade der Oxidase. Somit Blockierung der Umwandlung von Jodid in Jod und Hemmung des Einbaus von Jod in Thyroxin. Zusätzlich Hemmung der peripheren Umwandlung von T_4 zu T_3.

Pharmakokinetik Orale Bioverfügbarkeit 50–75 %, HWZ ca. 2 h, Verteilungsvolumen 0,3 l/kg, Plasmaproteinbindung 80 %. Elimination: vorwiegend renale Ausscheidung nach Konjugation an Glukuronsäure.

Indikationen Hyperthyreose durch vermehrte Schilddrüsenhormonproduktion, thyreotoxische Krise (▶ 15.1.3).

Dosierung

- Initialdosis: 300–400 mg/d p. o.
- Erhaltungsdosis: 50–200 mg/d p. o.
- Prophylaxe vor KM-Gabe bei latenter Hyperthyreose:
  - Initial 3 × 100–150 mg/d, dann 50–100 mg/d 7–10 d nach Gabe nierengängiger KM, bei allen anderen 4 Wo.
  - Nach Jodkontamination 300–600 mg in 4–6 Einzeldosen

Nebenwirkungen
- GIT: Übelkeit, Erbrechen
- Agranulozytose, Thrombopenie, hämolytische Anämie
- Strumainduktion bei Langzeitther.

- Auch in der Schwangerschaft anwendbar, aber minimal erforderliche Dosis zur Einstellung auf grenzwertige Hyperthyreose verwenden (Propylthiouracil ist plazentagängig)
- Im Gegensatz zu Thiamazol nur orale Applikation möglich
- Alternativpräparat zu Thiamazol bei Thiamazol-Unverträglichkeit
- Wegen geringerer Konz. in der Muttermilch dem Thiamazol während der Stillzeit vorzuziehen
- Propylthiouracil hat keinen Einfluss auf bereits ausgeschüttete Schilddrüsenhormone oder Zerfallshyperthyreose!

15.5 Schilddrüsenhormone

15.5.1 Thyroxin (T_4)

Wirkmechanismus Synthetisches Schilddrüsenhormon.

Pharmakokinetik Orale Bioverfügbarkeit 40–75 %, HWZ ca. 7 d, Verteilungsvolumen 0,1–0,2 l/kg, Plasmaproteinbindung 99,9 % (an thyroxinbindendes Globulin). Elimination: z. T. Umwandlung zu T_3 (30 %) oder reverse-T_3, Elimination: renal oder biliär nach Konjugation an Glukuron- oder Schwefelsäure

15

Indikationen
- **i. v.:** Schilddrüsenhormonsubstitution beim Myxödemkoma, Zustand nach Schilddrüsen-OP, wenn orale Gabe nicht möglich.
- **p. o.:** Schilddrüsenhormonsubstitution.

Dosierung
- **i.v.:** bei Myxödemkoma (▶ 15.1.4) initial 500 µg in 50 ml NaCl 0,9 % als Kurzinfusion; ab 2. Tag 100 µg als Kurzinfusion
- **p. o.:** Substitution nach Schilddrüsen-OP 50–150 µg/d

Nebenwirkungen Tremor, Unruhe, tachykarde Herzrhythmusstörung, Angina pectoris, Hyperthyreose, Glukosurie.

Wechselwirkungen
- Erhöhte fT_4-Spiegel durch Phenytoin und ASS (Verdrängung aus Proteinbindung) und Clofibrat (verlangsamter Abbau)
- T_4 verstärkt Kumarinwirkung (ggf. Kumarindosis reduzieren) und Wirkungen/NW von Katecholaminen und Digitalis am Herzen
- T_4 verringert die Wirkung von Insulin und oralen Antidiabetika

- Bei zu schneller Substitution und kardiovaskulärer Erkr. kardiale KO möglich (Rhythmusstörung, ACS)
- I. v. Gabe nur unter EKG-Kontrolle

15.5.2 Trijodthyronin (T_3)

Wirkmechanismus Synthetisches Schilddrüsenhormon.

Pharmakokinetik Orale Bioverfügbarkeit 80–90 %, HWZ 1–2 d, Verteilungsvolumen 0,1–0,2 l/kg, Plasmaproteinbindung 99,5 % (an thyroxinbindendes Globulin). Elimination: renal und biliär nach Konjugation an Glukuron- oder Schwefelsäure oder nach weitergehendem hepatischem Metabolismus (Dejodierung, Decarboxylierung).

Indikationen Myxödemkoma.

Dosierung **Perfusor:** 0,1 mg in 50 ml NaCl 0,9 % über 12 h = 4 ml/h.

Nebenwirkungen Hyperthyreose bei Überdosierung, Vorhof- und Kammerflimmern bei zu schneller Substitution

- Klinisch nur selten erforderlich
- Gabe nur unter fortlaufender EKG-Kontrolle
- 0,1 mg T_3 entsprechen 330 µg T_4
- Aufgrund der schnelleren biologischen Wirkung und der kürzeren HWZ nicht für Dauersubstitution bei Hypothyreose geeignet

15.6 Hydrocortison (Nebennierenrindenhormone)

Siehe auch ▶ 7.4.1.

Wirkmechanismus Glukokortikoide und mineralokortikoide Wirkung.

Pharmakokinetik Orale Bioverfügbarkeit ca. 75 % (interindividuelle Schwankungen bei hepatischem First-Pass-Metabolismus), HWZ 1–2 h, Verteilungsvolumen 0,4–0,7 l/kg, Plasmaproteinbindung: konzentrationsabhängig 50–90 %. Wirkdauer 12–36 h, max. biologischer Effekt 2–8 h nach i. v. Applikation, Elimination: vorwiegend hepatisch.

Indikationen Nebenniereninsuff. (Addison-Krankheit), evtl. bei Schock (Anaphylaxie, Sepsis, andere Genese), Hypophyseninsuff.

Dosierung

- **i. v.:** initial 200 mg als Bolus, anschließend Perfusor mit 100–250 mg in 50 ml NaCl 0,9 % über 24 h = 2 ml/h
- Bei chronischer NNR-Insuff. (Cover-Schema):
  - Bei Infekt und geringem Stress: Verdopplung der tgl. Substitutionsdosis
  - Bei kleinen OP-Eingriffen: Erhöhung der tägl. Substitutionsdosis um das Drei- bis Vierfache.
  - Bei großen OP-Eingriffen: 1. Tag: 100 mg Hydrocortison i. v. als Bolus, dann Perfusor 100–200 mg/24 h, Dosisreduktion nach Schwere der Erkr.

Nebenwirkungen Einzeldosis fast ohne NW, hohe Dosen über wenige Tage mit geringen NW:

- BZ ↑, K^+ ↓, Na^+ ↑
- BB: Lymphozyten ↓, Eosinophile ↓, Leukos ↑, Erys ↑, Thrombos ↑
- Thromboserisiko ↑, Gefahr gastrointestinaler Blutungen
- Schwächung der Infektabwehr
- Euphorie/Dysphorie

15

Relative Kontraindikationen Schwere Herpes-Infektionen, Pilzsepsis oder schwere bakterielle Erkrankungen ohne adäquate Chemother.

Wechselwirkung

- Barbiturate, Phenytoin, Rifampicin (Wirkungsabschwächung des Kortisols durch verstärkten Abbau infolge Enzyminduktion)
- Diuretika (Verstärkung des Kaliumverlusts)
- Östrogene (Wirkungsverstärkung des Kortisols)
- Antikoagulanzien (verstärkte Blutungsgefahr)
- Herzglykoside (Wirkungsverstärkung durch Hypokaliämie)
- ACE-Hemmer (erhöhtes Risiko von BB-Veränderungen)

- Eigenproduktion 15–60 mg/d, bei Stress erheblich mehr
- Hydrocortison enthält je nach Präparat einen hohen Alkoholanteil. **Cave:** Bolusgabe!
- Bei schweren Krankheitsbildern mit gleichzeitiger Leberinsuff. ist die Gabe von Hydrocortison Mittel der Wahl, da hier eine Inaktivierung des Steroids durch Lebermetabolismus entfällt
- Hydrocortison wirkt auch als Mineralokortikoid (mineralokortikoide Wirkung von 0,1 % im Vergleich zu Aldosteron)

15.7 Hämin (Enzyminhibitoren)

Wirkmechanismus Blockierung der δ-Aminolävulinsäure-Synthetase.

Indikationen Schub einer akuten intermittierenden Porphyrie (AIP), Porphyria variegata, hereditäre Koproporphyrie mit entsprechender klinischer Symptomatik.

15

Dosierung **i. v.:** 3 mg/kg in NaCl 0,9 % (errechnete Dosis in 100 ml lösen) langsam i. v. über 15 Min., danach 10–15 Min. NaCl 0,9 % nachspülen (für 4–7 d).

Nebenwirkungen

- Phlebitis
- Selten Gerinnungsfaktor X ↓, Fibrinogenspaltprodukte ↑, pos. Coombs-Test
- Übelkeit, Kopfschmerzen, kurze Bewusstlosigkeit
- ANS bei hohen Dosen!

Wechselwirkungen Wirkungshemmung durch Barbiturate, Östrogene, Steroide.

- Hämin ist bei Tageslicht instabil → lichtdichtes Infusionssystem verwenden!
- Enthält ca. 12 Vol.-% Alkohol
- Enthält Propylenglykol
- Streng i. v. in große Vene (Nekrosegefahr!)
- Nicht bei Symptomen ohne ALA- und PBG-Erhöhung (ALA: Aminolävulinsäure; PGB: Porphobilinogen) oder bei ALA- und PBG-Erhöhung ohne Symptome einsetzen

16 Blut, Blutprodukte und Gerinnungsstörungen

Jörg Braun

16.1 Leiterkrankungen

16.1.1 Anämie

Definition Verminderung der Sauerstofftransportkapazität des Blutes durch zu geringe Erythrozytenzahl, durch verminderte Hb-Konzentration bzw. durch erniedrigten Hkt.

Ätiologie

- **Akute Anämie** meist durch Blutung (Trauma ▶ Abb. 18.4, GIT ▶ 10.1.1), seltener durch Hämoptoe, Hämaturie, Hämolyse, hämorrhagische Diathese (▶ 16.1.2)
- **Chron. Anämie:**
  - Chron. Blutverlust mit nachfolgendem Eisenmangel: z. B. Ulcus ventriculi/duodeni, Hypermenorrhö
  - Blutbildungsstörung: bei Vit.-B_{12}-Mangel (= perniziöse Anämie), tox. (durch Alkohol, Blei, INH, Urämie), chron.-entzündlich (z. B. Tbc, rheumatoide Arthritis) und Ca
  - Umsatzstörung: z. B. chron. Hämolyse (z. B. Herzklappenersatz, medikamententox.), Hypersplenismus

Klinik

- Abhängig von Dauer der Anämie-Entstehung, Ausmaß der Anämie, Grund- und Begleiterkr.
- **Akut:** Tachykardie, RR↓, Schock (▶ 5.2.1), Durchblutungsstörungen (Angina pectoris, Claudicatio, Apoplex)
- **Chronisch:** Schwäche, Müdigkeit, Leistungsknick, Ischämiezeichen im EKG; Hämatemesis, Teerstuhl, Hämoptoe, Hypermenorrhö, Hämaturie; Hepatosplenomegalie, Tumor-Zeichen, Zeichen der Mangelernährung

Diagnostik **Abnahme (vor Transfusion):**

- Labor: BB (mit Diff.-BB und Retikulozyten), Blutgruppe und Kreuzblut; Gerinnung. Zur ätiologischen Klärung LDH, Bili (direkt und indirekt), Krea und E'lyte, Eisen, Transferrin, Ferritin, Vit. B_{12}, Folsäure, ggf. Porphyrine. U-Status, Stuhl auf okkultes Blut
- Rektale Untersuchung, Sono-Abdomen, Rö-Thorax
- Gastroskopie, Koloskopie, ggf. gynäkologische Untersuchung

16

Therapie

- **Schockther.** (▶ 5.2.1) **bzw. Bluttransfusion** (▶ 16.4.2):
  - **Schwere Blutung:** definiert als sympt. Blutung in ein kritisches Organ (Gehirn, Rückenmark, Auge, Retroperitoneum, Perikard, Gelenke oder Muskeln mit Kompartmentsy.), Hb-Abfall um ≥ 2 g/dl (1,24 mmol/l) oder blutungsbedingte Transfusion von ≥ 2 EK. Massive Blutung wird indirekt über die nötige Massentransfusion ≥ 10 EK/24 h definiert.
  - **Bei Verlust von bis zu 30 % des Blutvolumens:** 500–1.500 ml kolloidale Plasmaersatzlösung, z. B. Hydroxyäthylstärke. Kristalloide Lösungen (z. B. Ringer, NaCl 0,9 %), wenn Blutverlust plus Dehydratation oder Störung im E'lyt-Haushalt
  - **Bei Verlust von > 30 % des Blutvolumens** zusätzlich Blut in Form von EK ersetzen (auf ca. 2–3 EK → 1 FFP)
- Bei schwerer gynäkologischer oder GIT-Blutung (▶ 10.1.1) frühzeitig Operateur hinzuziehen!

- **Je nach Ätiologie weiterführende Ther.** (im Anschluss an ICU-Versorgung):
  - **Blutungsanämie:** Lokalisation des Blutungsherds, Blutstillung
  - **Eisenmangelanämie:** Eisen-II-Sulfat (z. B. Eryfer®) 3–6 Tabl./d p. o., nüchtern! Schlecht verträglich! I. v. Substitution z. B. mit Eisensaccharose max. 500 mg i. v.
  - **Perniziöse Anämie:** Hydroxycobalamin (Vit. B_{12}) i. m. Dosierung bei neurologischen Störungen 1 mg/d i. m. über 2 Wo., dann bis zur Normalisierung des Hkt. 2 × 1 mg/Wo. Dauersubstitution mit 1 mg alle 2–3 Mon. Bei schweren neurologischen Symptomen nicht die Einzeldosis erhöhen (vermehrte renale Elimination!), sondern die Häufigkeit der Injektionen.
  - **Cave:** Durch starke Stimulation der Erythropoese (bis 40 % Retikulozyten am 4.–5. d!) Eisenmangel (prophylaktisch substituieren!) und Hypokaliämie möglich. Ggf. Ausgleich eines Folsäuremangels

16.1.2 Hämorrhagische Diathese

www.antikoagulation-aktuell.de

Definition Erhöhte Blutungsneigung durch Koagulopathie, Thrombo- oder Vasopathie (meist erworben, seltener angeboren).

Klinik Abhängig vom Ausmaß des Blutverlusts, Blutungsort (z. B. intrakraniell ▶ 8.1.4) und der Gerinnungsstörung (▶ Tab. 16.1).

Tab. 16.1 Klinik und orientierende Diagnostik von Gerinnungsstörungen

Gerinnungsstörung	Klinik	Orientierende Diagnostik			
		aPTT	Quick	Blutungszeit	Rumpel-Leede-Test[2]
Koagulopathie	Hämatome (Blutung in Subkutis und Muskulatur). Bei schweren Formen Hämarthros (v. a. Pat. < 15 J)	Erhöht	Erniedrigt-normal[1]	Normal bis verlängert	Normal
Thrombopathie, Thrombopenie	Stecknadelkopfgroße Hautblutungen (Petechien), kleinflächige Kapillarblutungen v. a. der unteren Extremität (Purpura), flächenhafte Blutungen (Ekchymosen = Suffusionen = Sugillationen), Nasenbluten	Normal	Normal	Verlängert	Normal oder path.
Vasopathie	Uncharakteristisch. Meist petechial mit Hauteffloreszenzen und Purpura. Ebenfalls Ekchymosen	Normal	Normal	Verlängert	Path.

[1] Normal bei Mangel an F VIII, IX, XI, XII, erniedrigt bei Mangel an F II, V, VII, X
[2] Blutdruckmanschette 5 Min. lang über den diastol. RR aufgepumpt. Pathol. Befund bei Auftreten von Petechien

16

Typische Laborkonstellationen

- **Quick ↓, aPTT ↑, TZ ↑, Fibrinogen normal:** meist Heparineffekt (▶ 16.3.1, ▶ 16.3.2) durch Überdosierung v. a. bei Thrombopenie, häufig falsche Abnahme (zur Kontrolle Blut nicht aus liegendem Katheter abnehmen, sondern „neu stechen")
- **Quick ↓, aPTT ↑, TZ ↑, Fibrinogen ↓, AT III ↓, Thrombos ↓:** V. a. Verbrauchskoagulopathie (▶ 16.1.3)
- **Quick ↓ ↓, aPTT ↑, TZ normal, Fibrinogen normal, AT III ↓:** Prothrombinstörung z. B. durch Leberinsuff., Vit.-K-Mangel, Kumarin-Ther. (AT III normal). **Ther.:** Substitution nur bei Blutung: PPSB (▶ 16.4.4), Vit. K (▶ 16.4.11) p. o. mit verzögertem Wirkbeginn (bei Resorptionsstörung ggf. i. v.)
- **Quick normal oder ↓, aPTT ↑, TZ und Fibrinogen normal:** meist durch Hämophilie A oder B. **Ther.:** Bei Zeichen einer Blutung ist immer die Substitution des fehlenden Gerinnungsfaktors erforderlich
- **D-Dimere:** normal < 0,5 mg/l

D-Dimere
D-Dimere entstehen als Abbauprodukte aus vernetztem Fibrin durch die reaktive Einwirkung von Plasmin. Ein negativer D-Dimer-Wert schließt mit > 95 % Sensitivität eine Thrombembolie aus. Erhöhte Werte werden bei Pat. mit Lungenembolie und anderen thrombotischen Verschlüssen von großen Gefäßen gefunden. Die Erhöhung ist aber nicht spezifisch (Spezifität < 50 %), sondern bei Inf., Malignom, postop. und in der Schwangerschaft regelhaft nachweisbar.

- **Point-of-Care-Diagnostik** (POCT): verwendet werden Activated Clotting Time (ACT), INR (CoaguCheck®), Thrombelastometrie/-grafie (z. B. ROTEM®, TEG®, SonoClot®) und die Impedanz-Aggregometrie (Multiplate®). Vorteil: Zeitersparnis

Therapie

- **Ther.-Ziele:** Kreislaufstabilisierung (▶ 5.2.1) und Blutstillung
- **Prävention:** Monitoring von Körpertemperatur, O_2-Sättigung und Säure-Basen-Haushalt. Vermeiden von Kolloidlsg., welche die Hämostase beeinträchtigen. Gabe des Antifibrinolytikums Tranexamsäure (TXA) nach Polytrauma (innerhalb von 3 h), postpartal und bei größeren OP (z. B. Endoprothetik)
- Bei Koagulopathie möglichst gezielte Substitution der fehlenden Gerinnungsfaktoren (▶ Tab. 16.2), alternativ evtl. Gabe von FFP (▶ 16.4.3)
- Bei Koagulopathien erhöht 1 IE/kg eines Faktors die Aktivität um 1–2 %. Beispiel: Quick 30 %, Soll 70 %: 40 IE PPSB/kg, bei 70 kg also 2.800 IE
- Bei Thrombopenie Gabe von TK: Ein aus 6 Einzelspenden **gepooltes TK** erhöht die Thrombozytenzahl um ca. 10–20/nl, ein **Thrombozytenhochkonzentrat** um ca. 20–60/nl (▶ 16.4.1)
- Bei Vasopathien ist i. d. R. keine spezielle Ther. möglich, lediglich sympt. Gabe von Blutprodukten wie bei jeder Blutung. Evtl. Ther. der Grundkrankheit, z. B. Immunsuppression bei Vaskulitis
- Blutungen bei normalen Gerinnungsparametern: oft nach urologischer (z. B. Prostata-TUR) oder gynäkologischer OP (z. B. atonische Blutung nach Sectio) durch hohe lokale fibrinolytische Aktivität des operierten Organs. Ggf. Tranexamsäure (s. o.)
- Bei Nachblutung 1–6 h postop. bei meist normalen Globaltests: V. a. F-XIII-Mangel (ggf. blind substituieren, z. B. 1.250 IE F-XIII-Konzentrat ▶ 16.4.8)

Tab. 16.2 Substitution bei Faktorenmangel*		
Faktorenrestaktivität	**Blutung**	**Substitution**
65–45 %	Keine	Keine
45–35 %	Selten	Vor geplanter OP und bei Blutung
35–5 %	Selten spontan	Vor geplanter OP und bei Blutung
< 5 %	Spontanblutungen	Erforderlich

* Bei angeborenen Mangelzuständen (z. B. Hämophilie) keine Dauersubstitution, sondern nur bei Blutung oder bei häufigen Blutungen als Dauerprophylaxe alle 2–5 d!

16.1.3 Verbrauchskoagulopathie (DIC)

Definition Systemerkr. mit dem Risiko von Mikrothromben und hämorrhagischer Diathese. Durch intravasale Aktivierung des Gerinnungssystems bilden sich disseminierte Mikrothromben mit sek. Hyperfibrinolyse. Durch Verbrauch von Gerinnungssubstanzen hämorrhagische Diathese. DD: TMA (▶ 12.4), schwere Lebersynthesestörung, HIT.

Ätiologie

- Schock (durch Störung der Mikrozirkulation), extrakorporaler Kreislauf
- Hämolyse (Fehltransfusionen, Seifenabort, Toxine), maligne Erkr. (metastasierende Ca, v. a. Lunge, Pankreas, Prostata, Magen, Kolon; Promyelozytenleukämie)
- Inf. (gramneg. Sepsis, Malaria, Virusinf.)
- Geburtshilfliche KO (Fruchtwasserembolie, vorzeitige Plazentalösung, Missed Abortion, atonische Nachblutung)
- OP an thrombokinasereichen Organen (Prostata, Pankreas, Lunge)
- Hypernatriämische Dehydratation, diab. Koma, Pankreatitis, akutes Leberversagen, Leberzirrhose, Gefäßanomalien, Vaskulitis; Verbrennung, Polytrauma, Fettembolie, Schlangenbiss, Amphetaminüberdosierung

Differenzialdiagnosen Verdünnungskoagulopathie, Verlustkoagulopathie bei starker Blutung oder Massentransfusion (keine Hyperfibrinolyse).

Management ▶ Tab. 16.3.

Tab. 16.3 Management bei DIC	
Risikopatient (Trigger-Stadium)	
Klinik	Eine der o. g. für DIC disponierenden Erkr. liegt vor.
Labor	Tägl. gerinnungsanalytische Kontrollen (Thrombozytenzahl!) durchführen!
Therapie	Behandlung der Grunderkr. Prophylaxe mit Low-Dose-Heparin über Perfusor (10.000 IE auf 50 ml NaCl 0,9 %): ca. 2 ml/h (= 400 IE/h) unter TZ- und aPTT-Kontrolle, aPTT soll verlängert sein

16

Tab. 16.3 Management bei DIC *(Forts.)*	
Frühe Verbrauchsphase (Stadium I)	
Klinik	Symptome der Grunderkr. Unterschiedliche (reversible) Organfunktionsstörungen (z. B. in Leber, Niere, Lunge) durch Mikrothromben in der Endstrombahn
Labor	Absinken der Thrombozyten. Zusätzlich Fibrinogen ↓ (Verlauf!), aPTT ↓ und AT-III-Abfall (Hyperkoagulabilität) möglich, daher Kontrolle bei path. Werten. **Cave:** Abnahmefehler häufig Ursache für path. aPTT!
Therapie	Behandlung der Grundkrankheit und Schockther. (▶ 5.2.1) Heparin, falls keine Blutung vorliegt: Bolus von 5.000 IE i. v., danach über Perfusor 800–1.000 IE/h. Bei Blutungsgefahr oder Thrombopenie < 50/nl ½ oder ¼ dieser Dosierung
Verbrauchsphase (Stadium II)	
Klinik	Hämorrhagische Diathese Organversagen durch Mikrothrombosen, z. B. Schocklunge, ANV, Leberinsuff., Hautnekrosen usw.
Labor	Weiterer Abfall der Thrombozyten und der Gerinnungsfaktoren (v. a. Fibrinogen) Quick-Wert ↓, aPTT und TZ ↑ AT-III-Abfall, Hb-Abfall, fragmentierte Erythrozyten (Fragmentozyten auch bei TMA, ▶ 12.4)
Therapie	Fibrinogensubstitution nur, wenn Blutspiegel < 0,1 g/l Bluttransfusion bei Anämie Heparin nur in geringer Dosierung, z. B. 50–100 IE/h! Es ist fraglich, ob ein AT-III-Mangel ausgeglichen werden sollte, ggf. Substitution mit AT-III-Konzentrat (z. B. Kybernin HS®, ▶ 16.4.5, Ziel: AT III > 80 %, Dosis z. B. 3000–5000 IE/24 h), Gabe von PPSB (wenn Quick < 30 %) und Fibrinogen (wenn Konz. im Blut < 0,1 g/l ▶ 16.4.4), evtl. FFP (umstritten) Thrombozyten-Gabe als Einfach-TKs (▶ 16.4.1) bei Thrombos < 30–50/nl
Schwere protrahierte Verbrauchskoagulopathie (Stadium III)	
Klinik	Blutungen durch reaktive Hyperfibrinolyse: petechial, Schleimhaut, aus frischen Wunden, Stichkanälen, älteren Wunden
Labor	Hochgradige Thrombopenie: deutlichere Verlängerung von TZ und aPTT, Zunahme von Fibrin(ogen)spaltprodukten (FSP: Fibrinmonomere), Abfall von Quick-Wert, AT III und Einzelfaktoren (v. a. Fibrinogen). Wichtig ist der Verlauf der Parameter!
Therapie	Ther. wie im DIC-Stadium II, i. d. R. höhere Konz. erforderlich. Heparindosis reduzieren, aPTT soll **nicht** verlängert sein. Sind aPTT ↑ und Fibrinogen normal: V. a. F-VIII-Mangel (▶ 16.4.7)
KO	Blutungsanämie: Transfusion von EKs und FFP (▶ 16.4.1), ANS (▶ 12.1), ARDS (▶ 7.1.5), MOV (▶ 5.2.2)
Post-DIC-Phase	
Klinik	Reaktive Hyperkoagulabilität
Therapie	Vollheparinisierung, AT III > 80 % halten

16.1.4 Heparininduzierte Thrombopenie

Heparininduzierte Thrombopenie Typ I (HIT I)

Definition Wahrscheinlich vermehrte Thrombozytensequestration durch heparininduzierte Steigerung der Plättchenaggregation. Inzidenz ca. 1–5 % bei Gabe von unfraktioniertem Heparin, unter niedermolekularen Heparinen seltener.

Klinik Sofort oder 2–4 d nach Heparingabe leichte, komplikationslose Thrombozytopenie (100–150/nl).

Therapie Keine erforderlich, oft spontane Rückbildung nach 1–5 d selbst unter (kritisch zu überdenkender) Fortführung der Heparingabe. **Cave:** engmaschige Bestimmung der Thrombos zum Ausschluss einer beginnenden heparininduzierten Thrombopenie Typ II.

Heparininduzierte Thrombopenie Typ II (HIT II)

Definition Plättchenaktivierung mit Aggregation und Stimulierung des plasmatischen Gerinnungssystems. Wahrscheinlich durch Bildung von IgG-AK gegen einen Komplex aus Heparin und Plättchenfaktor 4. **Inzidenz:** ca. 0,1–1 %; bei Gabe von niedermolekularen Heparinen (▶ 16.3.2) deutlich seltener.

Klinik In ca. 40 % venöse oder art. Gefäßverschlüsse (sog. White-Clot-Syndrome), Blutungen < 5 %.

Diagnostik
- 6–14 d (bei Reexposition Stunden) nach Heparingabe Abfall der Thrombos auf < 100/nl
- Evtl. Serotoninfreisetzungstest, heparininduzierte Plättchenaktivierung (HIPA-Test): hohe Sensitivität und Spezifität
- Nachweis von heparinassoziierten antithrombozytären AK (pos. Nachweis aber auch ohne HIT-Sy. möglich!)
- Plättchenaggregationstest: weniger sensibel, aber schnell und relativ einfach durchführbar

Therapie
- Heparin sofort absetzen (Normalisierung der Thrombozytenzahl nach 5–7 d)
- Darüber hinaus derzeit keine standardisierte Therapieempfehlung:
  - Bei fortbestehender Indikation zur Antikoagulation, anhaltender Thrombopenie sowie nach thromboembolischen KO: Gabe des Heparinoids Lomoparan (Organan®, ▶ 16.3.3), bei längerer Antikoagulation auch Kumarine erwägen (▶ 16.3.5)
  - Andere Therapieoptionen: Argatroban (Argatra®)
  - Pentasaccharid Fondaparinux (▶ 16.3.4) bei HIT II aufgrund fehlender Kreuzallergie geeignet (aber nicht zugelassen)
  - Zur Prophylaxe im art. Gefäßsystem auch ASS 100–500 mg/d (▶ 17.5.3)
  - Bei schwerem Verlauf evtl. IgG-Gabe
  - Bei vitaler Ind. wie akuter Organgefährdung Fibrinolyse auch vor Bestätigung des HIT-Tests möglich

Prognose Letalität nach sofortigem Absetzen 12–23 %.

16.1.5 Agranulozytose

Meist im Rahmen einer Zytostatikather., aber auch allergisch (z. B. auf Metamizol, Penicillinderivate, Phenothiazin, Thiaziddiuretika, Thyreostatika, Sulfonamide, Sulfonylharnstoffe), toxisch (z. B. schwere Sepsis, Hämodialyse), autoimmun (z. B. SLE) oder bei AIDS.

Management der Agranulozytose (Neutrophile < 0,5/nl)

Allgemeine Maßnahmen – Expositionsprophylaxe

- „Schleusenpflege“: Einzelzimmer mit eigener Sanitäreinheit, keine Blumen!
- Saubere Kittel, Händedesinfektion und Mundschutz für Pflegepersonal, Ärzte und Angehörige obligatorisch!
- Schleusenkost: keine Salate wegen Pseudomonasinf.-Gefahr, kein Obst, keine Rohkost, kein Schimmelkäse
- Möglichst alle parenteralen Zugänge entfernen. Wenn Zugänge unbedingt erforderlich, Bakterienfilter verwenden
- Schleusenpat. neigen zu Deprivations- und Trauerreaktionen („Schleusensyndrom“) → psychische Betreuung der Pat. (und deren Angehörigen!)

Medikamentöse Infektionsprophylaxe

- **Dekontamination:** Reduktion der körpereigenen Bakterienflora, Immunstimulation
- Leukozytenstimulation zur Verkürzung der zytostaseinduzierten Leukopenie, z. B. mit G-CSF frühestens 24 h nach Chemother. 30 Mio. IE (< 60 kg) bzw. 48 Mio. IE/d s. c. NW: Muskel- und Knochenschmerzen, RR-Abfall. KI: myeloische Leukämie, Leuko > 40/nl
- Immunglobuline 1 × 10 g/Wo. bei nachgewiesenem Immunglobulinmangel
- **Mund:** Stomatitisprophylaxe bzw. -ther. mit Mundspülung 4×/d nach den Mahlzeiten mit Povidoniod und Chlorhexidin
- Vor den Mahlzeiten Amphotericin-B-Suspension (▶ 14.12.2), z. B. 400 mg p. o., alternativ Fluconazol (Tabl./Amp.) initial 1 × 400 mg/d p. o. oder i. v.; evtl. Reduktion der Dosis in den folgenden 3–5 d auf 1 × 200 mg/d
- **Nase:** antibakt. Nasensalbe (insbes. gegen Staph.), z. B. Mupirocin-Kalzium
- **Darm:** selektive Darmdekontamination mit Co-trimoxazol 2 × 960 mg/d p. o. (▶ 14.7.4) oder Ciprofloxacin 2 × 500 mg/d p. o. (▶ 14.8.2). **Cave:** Niereninsuff.
- **Hautfalten** (Axilla, Anal- und Genitalregion): Povidonid-Spray, farblos
- **Rektum und Vagina:** Amphotherecin B und Povidoniod als Ovula, z. B. 1 × 1 Ovulum/d
- Aciclovir 5 × 200 mg/d p. o. (▶ 14.11.2), v. a. bei Pat. nach KMT

Vorgehen bei Fieber > 38,5 °C

> **! Cave**
> - Fieber bei Agranulozytose ist ein Notfall, der eine sofortige, kalkulierte, Antibiotikather. erfordert!
> - Nach Infektionsherden und Eintrittspforten suchen (Mund, Urogenitaltrakt, Zugänge); Blut- (ZVK), Urin- und Sputumkulturen

- **Kalkulierte Antibiotikather., Stufe I:**
  - Ungezielte, sofortige Antibiotikather.: Beginn mit Ampicillin 3 × 2 g i. v. und Ceftazidim 3 × 2 g i. v., alternativ Meropenem 3 × 1 g/d i. v. als Kurzinfusion
  - Bei V. a. Pseudomonas-Inf. Pseudomonas-Ceph. + Aminoglykosid, z. B. Ceftazidim 2–3 × 1–2 g/d (▶ 14.4.5) + Gentamicin 1–3 mg/kg 1×/d (▶ 14.6.2) als Kurzinfusion
  - Bei V. a. Katheterinf. möglichst Katheterwechsel, wenn nicht möglich: Vancomycin 2 × 1 g als Kurzinfusion über 30 Min. (Gabe über den Katheter!)
  - Therapiedauer meist 14 d, mind. jedoch über 4–8 d nach Entfieberung fortsetzen
- **Bei anhaltendem Fieber ≥ 3 d: kalkulierte Antibiotikather., Stufe II:**
  - Anhaltendes Fieber ist ein Hinweis auf resistenten Keim (z. B. S. aureus oder Problemkeime), eine systemische Pilzinf. (z. B. A. fumigatus), eine Inf. mit P. jiroveci oder CMV
  - Diagn.: klinische Untersuchung, Kulturen, BGA (bei schwerer Hypoxämie und erhöhtem LDH, z. B. P. jiroveci), induziertes Sputum (P. jiroveci, Tbc)
  - Antibiotikather. erweitern; z. B. zusätzlich Glykopeptid, z. B. Vancomycin 2 × 1 g i. v./d (▶ 14.10.2) als Kurzinfusion (**Cave:** Niereninsuff.) und/oder Aminoglykosid. Bei Pneumonie durch P. jiroveci hoch dosiert Co-trimoxazol (▶ 14.7.4)
- **Bei anhaltendem Fieber > 6 d: kalkulierte Antibiotikather., Stufe III:**
  - Erneute Diagnostik (s. o.), zusätzlich erwägen: HR-CT (typische Befunde bei PCP und Aspergillose), Bronchoskopie mit BAL und ggf. transbronchialer Biopsie
  - Zusätzlich antimykotische Ther. (▶ 14.12): bei V. a. Candidose (z. B. Soorösophagitis) Fluconazol (▶ 14.12.3) initial 1 × 400–800 mg/d i. v.; **Cave:** keine Wirkung gegen C. krusei und A. fumigatus. Alternativ Echinocandin, z. B. Caspofungin (s. u.)
  - Bei V. a. Aspergillose Voriconazol (▶ 14.12.4) initial 2 × 6 mg/kg p. o. oder i. v., am 2. d 2 × 4 mg/kg. Hepatotoxisch. Alternative: Caspofungin initial 70 mg i. v., dann 50 mg i. v. (bei > 80 kg 70 mg). Dosisreduktion bei Leberinsuff.
  - Bei V. a. VZV-Inf. Aciclovir 1,5 g/m² (▶ 14.11.2) in 3 Dosen i. v., bei V. a. HSV-Inf. Aciclovir 750 mg/m² (▶ 14.11.2) in 3 Dosen i. v.
  - Immunglobuline (z. B. Pentaglobin® oder Sandoglobin®) nur bei anhaltender Agranulozytose und Immunglobulinmangel

16

16.2 Fibrinolytika

16.2.1 Übersicht

Das fibrinolytische System bewirkt unter physiologischen Bedingungen die Auflösung von Fibringerinnseln (▶ Abb. 16.1). Dabei wird inaktives Plasminogen in aktives, Fibrin spaltendes Plasmin überführt. Ziel einer Lysether. ist es, den verschließenden Thrombus aufzulösen, ohne gleichzeitig eine Blutung zu erzeugen. Die Dosierung und Behandlungsdauer der Fibrinolytika unterliegt einem ständigen Wandel: Klinikinterne Vorschriften beachten.

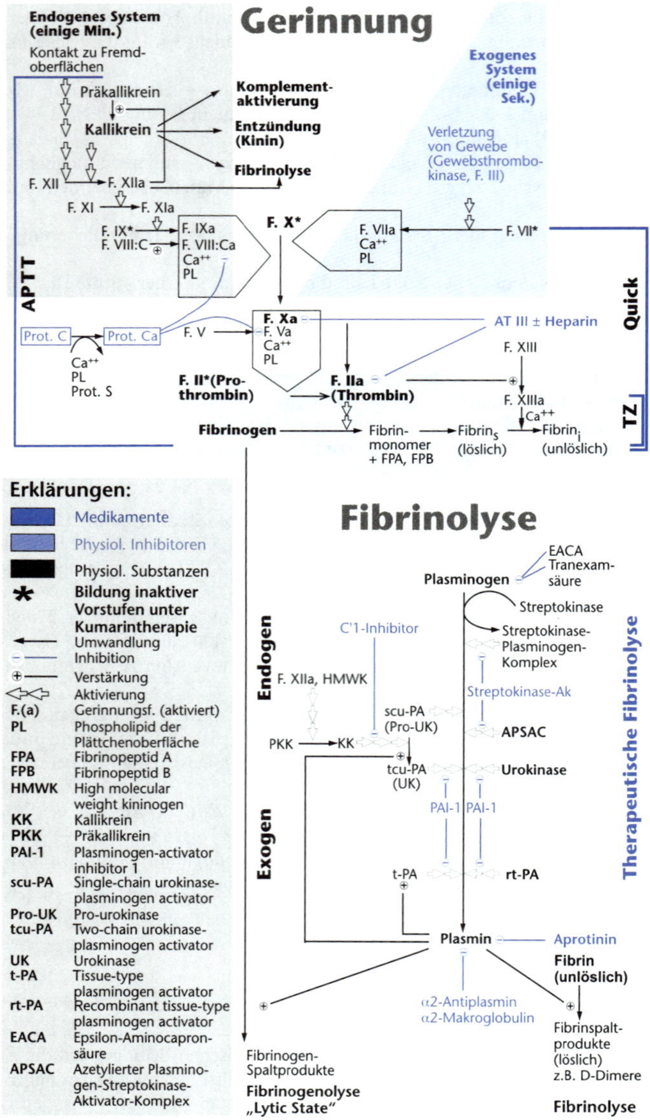

Abb. 16.1 Blutgerinnung und Fibrinolyse [L157]

Indikationen

- **Myokardinfarkt** (▶ 6.3): nur noch Reservemedikamente bei fehlender Möglichkeit zur Akut-Koronarangiografie. Lysether. möglichst in den ersten 4–6(–12) h nach ersten Symptomen beginnen. Verbesserung von ventrikulärer Funktion und Überlebensrate
- **Lungenembolie:** bei massiver Lungenembolie mit akuter Symptomatik wie Hypotonie und Schock (▶ 6.2.5). Nur geringe Wirkung auf Spätkomplikationen (pulmonale Hypertonie)
- **Akuter Schlaganfall:** innerhalb von 4,5 h (ggf. auf länger nach Blutungsausschluss und Nachweis des Gefäßverschlusses und Infarkt < ⅓ des Mediaterritoriums mit Risikogewebe). Systemische Lyse mit rt-PA
- **Basilaristhrombose** (▶ 8.1.2): eher neuroradiologische Intervention, Bridging mit GpIIb/IIIa, z. B. Abciximab oder Tirofiban. Nur im Einzelfall Lyse innerhalb von 6 h nach Ereignis, wenn im CCT keine Erweichungsherde erkennbar sind. Lokale Lyse über liegenden Angiografiekatheter
- **Sonstige Thrombosen:** seltener bei Sinusvenenthrombose, Thrombose von V. hepatica, V. renalis, V. jugularis, V. cava sup., re Vorhof; evtl. bei Thrombose von Vv. retinae und Corpus cavernosum
- Bei KI gegen Lysether. evtl. chirurgische Thrombektomie (nur bei großen Gefäßen!)
- **Peripherer art. Verschluss:** bevorzugt als lokale Lyse bei mit Kathetern erreichbaren Verschlüssen. Meist zusätzliche Angioplastie erforderlich. **NW:** distale Embolisation mit Ischämie
- **Shuntlyse:** über liegenden Angiografiekatheter z. B. 2,5–5 mg Alteplase, evtl. mit Ballondilatation

Kontraindikationen

- **Absolut:** progredientes Bauchaortenaneurysma, Ösophagus- oder Fundusvarizen, florides GIT-Ulkus, floride Colitis ulcerosa/Enteritis regionalis Crohn, schwere akute Pankreatitis, Blutungen aus Niere oder Ureter, frische offene Lungen-Tbc, kavernöse Lungenerkr.; 4–6 Wo. nach Schlaganfall, intrakranielle Neoplasien; Mitralvitien mit Vorhofflimmern, Endokarditis; schwerer Diab. mell. mit Augenhintergrundveränderungen (proliferative Retinopathie); 6 d post partum, Punktion nicht komprimierbarer Gefäße vor < 14 d; Malignome (bei schlechter Prognose)
- **Relativ:** < 16. SSW, nach Organbiopsien, Arterienpunktionen oder i. m. Injektionen, Alter > 65–70 J; schwere Leber-/Niereninsuff., hämorrhagische Diathese, manifeste art. Hypertonie mit $RR_{diastol.}$ > 105 mmHg, Fundus hypertonicus > Stadium II, 2–4 Wo. nach OP (Ausnahme Gehirn-OP: absolute KI < 28 d), jede Erkr. mit extrem schlechter Prognose; akute Endo-, Peri- oder Myokarditis; Nierensteine

Nebenwirkungen

- **Blutung:** Stärke und Lokalisation v. a. nach kurz zurückliegender Schädigung in Abhängigkeit von Dauer der Lyse und Dosierung des Fibrinolytikums. Tödliche Blutungen in 1–2 % der behandelten Pat., **Ther.:** Abbruch der Lyse (nur bei bedrohlicher Blutung). Selten indiziert ist Gabe von FFP, Human-Fibrinogen (z. B. Haemocomplettan HS®: einmalige Gabe von 1–2 g bei Fibrinogen < 0,3 g/l) bzw. Antifibrinolytika wie Aprotinin 200.000 IE einmalig und/oder Tranexamsäure (Anvitoff® 250 mg, Cyclokapron® 5 ml 10 % = 500 mg). Dabei kurze HWZ der Fibrinolytika beachten!
- **Embolie:** Schlaganfall und andere Organinfarkte, z. B. bei linksventrikulären Thromben

- **Allergie:** bes. bei Streptokinase, APSAC
- Evtl. Leukozytose, BSG ↑, Erhöhung von z. B. GOT, GPT, AP, nach Therapieende meist schnell rückläufig
- Rethrombosierung in 10–20 % trotz Antikoagulation: evtl. Komb. mit Angioplastie
- Rethrombosierung bei Venen oft Zeichen der inkompletten Lyse und zu geringer Heparinisierung

> **!** **Aufklärung des Patienten**
> Da es sich bei der Lyse um eine eingreifende Ther. handelt, bei der schwere KO auch mit letalem Ausgang auftreten können, ist eine intensive Aufklärung notwendig. Sie besitzt besondere Bedeutung, wenn Alternativen zur Verfügung stehen (z. B. bei peripherem art. Verschluss: konservative Ther., Thrombektomie). Das Aufklärungsgespräch muss schriftlich dokumentiert werden.

Labormonitoring
- Fibrinogen, aPTT alle 8 h; BB, U-Status (Mikrohämaturie?). **Ziel:** aPTT-Verlängerung auf das 1,5- bis 2-fache des Ausgangswerts
- Fibrinogenabfall ist nicht Wirkung, sondern NW der Lyse, daher auch bei normalen oder leicht erniedrigten Fibrinogenspiegeln gute Lysewirkung möglich (Angriffspunkt ist die Fibrinspaltung und nicht die Fibrinogenaufspaltung!)
- Das unter Lyse gemessene Fibrinogen wird methodisch bedingt zu niedrig bestimmt, die In-vivo-Aktivität ist höher anzusetzen. Bei Fibrinogenwerten < 0,3 g/l werden alle fibrinogenabhängigen Gerinnungsparameter verlängert gemessen

16.2.2 Alteplase

Rekombinanter Tissue-type Plasminogen-Aktivator.

16

Wirkmechanismus Aktives Zentrum zeigt Homologie mit Urokinase, besitzt zusätzlich eine Region mit Fibrinaffinität. Bewirkt bevorzugt Umwandlung von an Fibrin gebundenem Plasminogen zu Plasmin (Bildung eines Komplexes auf der Fibrinoberfläche, relative „Thrombusselektivität").

Pharmakokinetik Nur parenterale Gabe möglich, biotechnisch hergestelltes, körpereigenes Glykoprotein, MG 131.000, HWZ 6 Min. (terminale HWZ ca. 30 Min.), Elimination nach hepatischem Metabolismus.

Indikationen ▸ 16.2.1.

Dosierung
- **Tiefe Venenthrombose** (nicht zugelassen): Bolus von 5 mg (5 ml) danach 0,25–0,5 mg/kg/d kontinuierlich i. v. über 4–7 d
- **Herzinfarkt:** Bolus 15 mg in 1–2 Min., danach 50 mg über 30 Min., danach 35 mg über 60 Min. i. v. Gabe nur noch, wenn kein Herzkatheterlabor erreichbar ist.
- **Art. Verschluss:** lokale Gabe von 2–5 mg über 2 h (max. 2 mg/h über 48 h) i. v.
- **Lungenembolie:** Bolus 50 mg in 1–2 Min., danach 50 mg/h über 1 h i. v. Alternative: 50 mg als Bolus in den Truncus pulmonalis über den liegenden An-

giografiekatheter. Entfernung der Katheterschleuse frühestens 2 h nach Ende der Lysether.

- Alternativ 10-mg-Bolus über 1–2 Min., dann 90 mg über 2 h
- **Akuter ischämischer Schlaganfall:** 0,9 mg/kg bis max. 90 mg innerhalb 1 h i. v., zuvor 10 % der Gesamtdosis als Bolus. Therapiebeginn innerhalb von 4,5 h nach Symptombeginn. ASS und Heparin erst 24 h nach Ende der Gabe, zur Prophylaxe einer Thrombembolie max. 10.000 IE Heparin s. c./d

Kontraindikationen ▶ 16.2.1

Immer parallel zur Lyse High-Dose-Heparinisierung (▶ 16.3.1).

16.2.3 Reteplase

Wirkmechanismus Rekombinanter Plasminogenaktivator, Antithrombotikum für die thrombolytische Ther. über die Aktivierung von Plasminogen zu Plasmin, das wiederum Fribrin als Hauptbestandteil des Thrombus abbaut.

Indikationen Thrombolytische Ther. bei V. a. akuten Myokardinfarkt innerhalb von 12 h nach Symptombeginn.

Dosierung So früh wie möglich nach Beginn der Symptome langsame i. v. Gabe sofort nach Rekonstitution der Lösung, nicht in den gleichen Zugang mit anderen Medikamenten, 1 Bolus von 10 U, gefolgt von einem 2. Bolus von 10 U nach 30 Min.

Kontraindikationen Risikofaktoren für Blutung, zerebrovaskuläre Erkr., Z. n. GI-Blutung, RR > 160 mmHg, Thrombus im li Herzen wie bei Mitralstenose oder Vorhofflimmern, septische Thrombophlebitis, Alter > 75 J. Arrhythmien, allerg. Reaktionen, Abfall von Fibrinogen um 60–80 % (▶ 16.2.1).

- Begleitther. mit Heparin (in anderen Zugang, da beide Stoffe inkompatibel sind) und ASS empfohlen
- Schwangerschaft: keine hinreichenden Daten

16.3 Antikoagulanzien

16.3.1 Unfraktioniertes Heparin

Gemisch aus sulfatierten Mukopolysacchariden mit unterschiedlichen MG von 3.000–50.000.

Wirkmechanismus Bei niedriger Dosierung verstärkt Heparin im Komplex mit AT III die AT-III-Wirkung um das 7- bis 8-fache. Bei hoher Dosierung werden die Faktoren IXa, Xa, XIa, XIIa inaktiviert. Außerdem wird die Thrombinwirkung aufgehoben und die Plättchenaggregation gehemmt. Erhöhte Freisetzung einer Lipoproteinlipase mit Abbau von Chylomikronen, Beschleunigung des Histaminabbaus, Reduktion der Aldosteronbildung.

Pharmakokinetik Nur parenterale Gabe (s. c., i. v.), Bioverfügbarkeit 15–30 %, Verteilungsvolumen ca. 0,05 l/kg (Intravasalraum), Plasmaproteinbindung 95 %. Elimination (Clearance) nach i. v.-Bolus rasch durch Bindung v. a. an histidinreiche Glykoproteine und Plättchenfaktor 4 und Metabolisation durch Makrophagen und Endothelzellen. Besonders bei hohen Dosen nach Absättigung der bindenden Proteine langsamere renale Ausscheidung. HWZ (Low Dose): 30 Min. (i. v. Bolus mit 25 IE/kg), 60 Min. (i. v.-Bolus mit 100 IE/kg) bzw. 150 Min. (i. v. Bolus mit 400 IE/kg).

Indikationen

- Thromboseprophylaxe (Low Dose)
- Frischer Myokardinfarkt zur Prophylaxe der Thrombenbildung im hypokinetischen Infarktareal und in den Koronararterien (▶ 6.2)
- Vollheparinisierung bei art. oder venösen Verschlüssen (Embolien, Thrombosen), Kardiomyopathie, Mitralinsuff. bei gleichzeitiger absoluter Arrhythmie, künstlicher Herzklappe vor Marcumarisierung bzw. perioperativ, bei zentralen Embolien und protrahiertem zerebralem Insult nach Ausschluss eines hämorrhagischen Infarkts
- Anschlussbehandlung nach Ther. mit Streptokinase und APSAC sowie in Kombination mit Urokinase und Alteplase bei Lyse (▶ 16.2)
- Dialysebehandlung, AV-Filter (▶ 2.8.1), extrakorporaler Blutfluss
- Initialther. (5.000 IE i. v.) sowie Anschlussbehandlung nach lokaler Lysebehandlung einer Basilaristhrombose (▶ 8.1.2)
- Verbrauchskoagulopathie (Low Dose: 400–600 IE/h, ▶ 16.1.3)
- Fragliche Ind. bei frischem Vorhofflattern bzw. Vorhofflimmern vor Rhythmisierung (▶ 6.12.2)

Dosierung

- **Low Dose:** 200 IE/kg/d (10.000 IE auf 50 ml NaCl 0,9 %; 3 ml/h = 600 IE/h bei 70 kg)
- **Vollheparinisierung/High Dose:** 400 IE/kg/d Bolusgabe von 5.000 IE i. v., anschließend Perfusor mit 10.000 IE auf 50 ml NaCl 0,9 % mit 5–7 ml/h = 1.000–1.400 IE/h unter aPTT-Kontrolle (Verlängerung der aPTT auf das 1,5- bis 2-fache des Ausgangswerts angestrebt)

Nebenwirkungen

- Blutungsgefahr bei Überdosierung bzw. Begleiterkr. mit Störung des Gerinnungssystems
- Selten allergische Reaktionen
- Anstieg von Cholesterin und Triglyzeriden im Plasma, Transaminasen, γ-GT
- Thrombopenie, HIT-Sy. (▶ 16.1.4)
- Haarausfall (gering, reversibel), Osteoporose (bei Langzeitther. > 3 Mon. und > 20.000 IE/d)
- Großflächige erythematöse Infiltrate mit Schmerzen an den Einstichstellen, Ekzeme, Heparinnekrose

Wechselwirkungen

- Verstärkte Blutungsgefahr durch Thrombozytenaggregationshemmer und Dextrane.
- Antihistaminika, Digitalispräparate und Tetrazykline hemmen partiell die Heparinwirkung

- Heparine (fraktionierte und unfraktionierte) benötigen zur vollen Entfaltung ihrer Antikoagulationswirkung normale AT-III-Spiegel. Bei extrem niedrigen AT-III-Spiegeln ist keine oder nur eine eingeschränkte Antikoagulation zu erreichen

- Dosisanpassung nach aPTT, v. a. bei Leberinsuff., Thrombopenie
- Bei terminaler Niereninsuff. Dosisreduktion der High-Dose-Heparinisierung um ca. 25 % (▶ 20.4)
- Bei Allergie Wechsel des Präparats, da Allergie gegen Zusatzstoffe möglich ist, evtl. niedermolekulares Heparin
- In der Schwangerschaft anwendbar
- **Antidot:** Protaminchlorid (16.4.10, Protamin® ICN), 1.000 IE Protamin neutralisieren 1.000 IE Heparin. Ist die Antagonisierung innerhalb weniger Min. nach i. v. Injektion nötig: 100 %-Dosis geben, 60 Min. nach i. v. Injektion: 50 %-Dosis, 120 Min. nach i. v. Injektion: 25 %-Dosis geben
- Bei s. c. Heparininjektion Protaminsulfat (Protaminsulfat Leo®) in einer Dosis geben, die 50 % der letzten Heparindosis antagonisiert

16.3.2 Niedermolekulare Heparine

▶ Tab. 16.4

Wirkmechanismus Heparinpräparate, die durch Depolymerisation auf ein MG von 4.000–9.000 Dalton eingeengt wurden. Hemmung des F Xa und des Prothrombins im Verhältnis 2–3 : 1 je nach Präparat durch Fehlen der höhermolekularen Anteile des Heparingemischs. Geringerer Bindungsgrad an verschiedene Proteine und Zellen als bei unfraktionierten Heparinen (▶ 16.3.1), dadurch bessere Bioverfügbarkeit und eher voraussagbare Dosis-Wirkungs-Beziehung.

Pharmakokinetik Bioverfügbarkeit 95 %. Clearance überwiegend renal. HWZ nach i. v. Gabe 2–3 h, nach s. c. Gabe durch langsame Freisetzung aus dem Gewebedepot mehr als 18 h, sodass die Gabe 1×/d möglich ist. Peak-Werte unabhängig von der Dosis nach 3–4 h.

Indikationen
- Wie unfraktioniertes Heparin (▶ 16.3.1)
- Thrombopenie, Unverträglichkeit und Allergie nach Heparingabe

Dosierung
- Bei s. c. Applikation je nach Thromboserisiko (Prophylaxe, „low dose“) bzw. ther. Ind. („high dose“). Beispiele:
  - Prophylaxe bei niedrigem Risiko: z. B. Dalteparin 1 × 2.500 IU/d s. c.
  - Bei höherem Risiko: z. B. Dalteparin 1–2 × 5.000 IU/d s. c.
- Ther. („high dose“): z. B. bis maximal 200 IE/kg KG s. c., auf 1 oder max. 2 Dosen/d verteilt bis max. 20.000 IE/d (aus Multidose-Packungen), ▶ Tab. 16.4
- Monitoring der Anti-Xa-Aktivität ist selten indiziert (z. B. Blutung): Therapiebereiche: 0,2–0,4 anti-Xa-U/ml (Low Dose), 0,5–1,2 anti-Xa-U/ml (High Dose)
- Keine Steuerung über aPTT möglich

Nebenwirkungen
- Blutungsgefahr bei Überdosierung bzw. Begleiterkr. mit Störung des Gerinnungssystems, Niereninsuff.
- Selten allerg. Reaktionen (mögliche Symptome: Fieber, Urtikaria, Exanthem, Konjunktivitis, Asthma, Anaphylaxie), auch gegen einzelne Präparate
- Thrombopenie (▶ 16.1.4)

- Haarausfall (gering, reversibel), Osteoporose (bei Langzeitther. > 3 Mon. und > 20.000 IE/d)
- Großflächige erythematöse Infiltrate mit Schmerzen an den Einstichstellen, Ekzeme, Heparinnekrose
- Anstieg von Cholesterin und Triglyzeriden im Plasma
- Häufiger reversibler Anstieg von GOT, GPT, γ-GT, LDH, Lipase im Serum. Seltener Anstieg von Kalium

Kontraindikationen HIT II, da häufig Kreuzreaktion der HIT-II-AK auch gegen niedermolekulare Heparine.

Wechselwirkungen
- Thrombozytenaggregationshemmer, Kumarin (verstärkte Blutungsgefahr)
- Dextrane (verstärken Blutungsgefahr)
- Wirkungsverstärkung bei hoch dosierter Ther. mit Penicillin oder Cephalosporin, NSAID
- Wirkungsverstärkung von Propranolol
- Antihistaminika, Digitalispräparate und Tetrazykline hemmen partiell die Heparinwirkung, Wirkungsabschwächung durch Nitroglyzerin i. v.

- Das Antidot Protaminchlorid (Protamin ICN®, 16.4.10) antagonisiert niedermolekulare Heparine nur zu ca. 50 %. Die Antikoagulationswirkung kann daher nur teilweise gehemmt werden.
- Keine i. m. Spritzen insbes. bei High-Dose-Ther.
- Heparininduzierte Thrombopenie auch nach Gabe von niedermolekularem Heparin möglich!

16.3.3 Lomoparan

® Orgaran®, Amp. (0,6 ml à 750 IE ≡ 1.250 IE/ml) Anti-Faktor Xa s. c. und i. v.

Wirkmechanismus Heparinoid mit Hemmung des aktivierten Faktors X (Anti-Xa-Wirkung).

Indikationen
- Bei HIT II, wenn Hirudin nicht angewendet werden kann max. über 14 d
- Zur Anwendung bei den anderen Indikationen der Heparine liegen nur geringe Erfahrungen mit kleinen Fallzahlen vor

Dosierung
- **Low Dose (s. c.):** KG < 90 kg 1 Amp. à 750 IE/12 h, KG > 90 kg 1 Amp. à 750 IE/8 h (einzige zugelassene Dosierung)
- **High Dose (s. c.):** 2 × 1.500 IE/d s. c. (< 50 kg) bis 3 × 1.500 IE/d s. c. (> 90 kg)!
- **High Dose (i. v.):** kontinuierliche Gabe mit initialem Bolus von 1.250 IE i. v. (< 50 kg) bzw. 2.500 IE (55–90 kg) bzw. 3.750 IE (> 90 kg), danach für 4 h 400 IE/h, danach für 4–8 h 300 IE/h, anschließend fortlaufend mit 200 IE/h (Perfusor mit 7.500 IE [10 Amp. à 750 IE] auf 50 ml NaCl 0,9 % mit 2,7 ml/h bzw. 2 ml/h bzw. 1,3 ml/h)
- **Hämodialyse (i. v.):** jeden 2. d, beginnend mit 2.500 IE (< 55 kg) bzw. 3.250 IE (> 55 kg) 1. und 2. Dialyse, dann Bolus von 2.000–3.000 IE
- Monitoring ist i. d. R. nicht notwendig, Ausnahme Niereninsuff. Evtl. Messung der Anti-Xa-Aktivität: Zielwerte < 0,4 U/ml bei Low-Dose-Ther. bzw. 0,5–0,8 U/ml bei High-Dose-Ther.

Tab. 16.4 Prophylaxe und Therapie der tiefen Venenthrombose (TVT) oder Lungenembolie sowie bei Dialyse

Generikum	Handelsname	Zusammensetzung Anti-Xa-IU	Zugelassene Indikationen: Prophylaxe	Zugelassene Indikationen: Dosierung[2]	Zugelassene Indikationen: Therapie	Dosierung TVT; Lungenembolie; Dialyse	Schwangerschaft
Certoparin	Mono-Embolex® NM (A, FS*), multi, 8.000 Therapie	3.000 IU in A, FS, 15 ml (0,5 ml zu 3.000 IU)	Niedriges, mittleres und hohes periop. Risiko	1 × 3.000 IU	TVT	2 × 8.000 IU	Keine Erfahrungen im 1. Trimenon, im 2. und 3. Trimenon Hinweise auf Plazentagängigkeit
Dalteparin	Fragmin® P	2.500 IU	Niedriges, mittleres und hohes periop. Risiko Dialyse	1 × 2.500 IU		200 IU/kg/24 h	Keine Angaben, nur wenig Erfahrung im 1. Trimenon
	Fragmin® P forte	5.000 IU		1 × 5.000 IU			
Enoxaparin	Clexane® 20 mg	2.000 IU	Periop. Primärprophylaxe in Allgemeinchir., Orthopädie, bei internistischen Erkr., ECC in Hämodialyse	1 × 20 mg bei niedrigem und mittlerem Risiko, 1 × 40 mg bei hohem Risiko 0,01 mg/kg KG i. a. bei Dialyse	TVT, ACS, Lungenembolie, Non-Q-Wave-Infarkt	100 IU/kg/12 h oder 1 mg/kg/12 h	Bei Schwangeren mit künstlichen Herzklappen nicht zu empfehlen, sonst keine Informationen aus kontrollierten Studien
	Clexane® 40 mg	4.000 IU					
	Clexane® 60 mg	6.000 IU					
	Clexane® 80 mg	8.000 IU					
	Clexane® 100 mg (20 mg in 0,2 ml)	100.000 IU					
Nadroparin	Fraxiparin® 0,2 ml	1.900 IU	Niedriges, mittleres (Allgemeinchir.) und hohes Risiko (Orthopädie) periop.	1 × 0,3 ml/d < 50 kg KG: 0,2–0,350 –69 kg KG: 0,3–0,4 > 70 kg KG: 0,4–0,6	TVT, extrakorporaler Kreislauf in Hämodialyse	> 50 kg KG:0,4 ml/12 h 50–59 kg KG:0,5 ml/12 h 60–69 kg KG:0,6 ml/12 h 70–79 kg KG:0,7 ml/12 h 80–89 kg KG:0,8 ml/12 h > 90 kg KG:0,9 ml/12 h 0,3–0,6 ml i. a. bei Dialysebeginn	Begrenzte klinische Erfahrungen
	Fraxiparin® 0,3 ml	2.850 IU					
	Fraxiparin® 0,4 ml	3.800 IU					
	Fraxiparin® 0,6 ml	5.700 IU					

Tab. 16.4 Prophylaxe und Therapie der tiefen Venenthrombose (TVT) oder Lungenembolie sowie bei Dialyse *(Forts.)*

Generikum	Handelsname	Zusammensetzung Anti-Xa-IU	Zugelassene Indikationen			Dosierung TVT; Lungenembolie; Dialyse	Schwangerschaft
			Prophylaxe	Dosierung[2]	Therapie		
Nadroparin *(Forts.)*	Fraxiparin® 0,7 ml	7.600 IU					
	Fraxiparin® 1,0 ml (FS)	9.500 IU					
Reviparin	Clivarin® 1.750	1.750 IU	Periop. Primärprophylaxe in Allgemeinchir. und bei Immobilisation bei niedrigem und mittlerem Risiko; Thromboseprophylaxe bei traumatisierten, immobilisierten Pat.	1 × 1.750 IU/d	–	35–45 kg KG: 3.500 IU/12 h 46–60 kg KG:4.200 IU/12 h > 60 kg KG: 6.300 IU/12 h	Keine Studien, lediglich klinische Beobachtungen im 2. und 3. Trimenon
Tinzaparin	Innohep®	3.500 IU	Niedriges und mittleres Risiko periop.	3.500 IU/d 4.500 IU i. a. bei Dialyse	TVT, Lungenembolie, extrakorporaler Kreislauf bei Hämodialyse	175 IU/kg KG/24 h	Keine Erfahrungen
	Innohep® multi	10.000 IU					
	Innohep® 20.000	20.000 IU					

[1] Häufige Dosierungsempfehlungen perioperativ: 1. Gabe ca. 1–2 h präoperativ, danach 1×/d alle 24 h eine Dosis. Studien belegen aber keinen Vorteil einer präoperativen Gabe gegenüber einer 1. Gabe erst postoperativ am gleichen Tag.

Nebenwirkungen Tox. Wirkungen wie Kollaps, Tachykardie, Krämpfe, Schweißausbruch, Kopfschmerzen.

Kontraindikationen
- Kreuzreaktion der HIT-II-AK auch gegen das Heparinoid in max. 12 %
- In der Schwangerschaft nicht empfohlen

Kein Inhibitor oder Antidot bekannt. Bei Intoxikation evtl. Dialyse, möglichst schnelle Umstellung auf orale Antikoagulation.

16.3.4 Fondaparinux

® Arixtra®, 1,5 mg/0,3 ml, 2,5 mg/0,5 ml, 5 mg/0,4 ml, 7,5 mg/0,6 ml, 10 mg/0,8 ml Fertigspritze.

Wirkmechanismus Synthetischer selektiver Inhibitor (Pentasaccharid) des aktivierten Faktor X (Anti-Xa-Wirkung), antithrombinvermittelt.

Pharmakologie Max. Plasmaspiegel nach 2 h, 97 % an Plasma gebunden, spezifisch an Antithrombin, keine Metabolisierung, Elimination renal, HWZ 13–21 h.

Indikationen Prim. Prophylaxe venöser thrombembolischer Ereignisse bei Pat. mit größeren orthopädischen OP an den unteren Extremitäten (Hüftfrakturen, Endoprothese von Hüft- oder Kniegelenk).

Dosierung
- s. c. 1 × 2,5 mg/d 6 h nach OP-Ende bis zur vollständigen Mobilisation des Pat., mind. 5–9 d, nach Hüftfraktur über weitere 24 d
- Bei Fortführung der Antikoagulation mit niedermolekularem Heparin o. Ä. sollte die erste Gabe 24 h nach der letzten Fondaparinux-Gabe erfolgen
- Vorsicht bei Niereninsuff. (s. u.)
- Bei Leberinsuff. keine Dosisanpassung

Nebenwirkungen
- Erhöhung des Blutungsrisikos bei gleichzeitiger Gabe von anderen gerinnungshemmenden Medikamenten
- < 10 % Anämie, Blutungen an der Operationsstelle und im GIT, Hämaturie, Hämoptoe, Thrombopenie mit Purpura, veränderte Leberwerte, Ödeme
- < 1 % Thrombozytose, Schwindel, Kopfschmerzen, Blutdruckabfall, Übelkeit, Erbrechen, Gastritis, Diarrhö, Obstipation, Hautreaktionen
- Selten (< 1 %) allerg. Reaktionen

Kontraindikationen
- Bekannte Überempfindlichkeit gegen Fondaparinux, aktive klinisch relevante Blutung, akute bakt. Endokarditis, schwere Niereninsuff. (Krea-Clearance < 20–30 ml/Min.)
- Rel. KI: Blutungsneigung, GI-Blutung, intrakranielle Blutungc

- Keine Beeinflussung von ACT (Activated Coagulation Time), Quick-Wert, Thrombinzeit oder aPTT oder der nach ASS verlängerten Blutungszeit, keine Wirkung auf die Digoxin-Pharmakokinetik, keine Kreuzreaktion mit HIT-pos. Seren
- Messung der Konzentration in Milligramm über die Anti-Xa-Aktivität mit eigenem Standard, kann nicht mit dem herkömmlichen Standard der LMWH durchgeführt werden

- Schwangerschaft: keine klin. Erfahrungen, Gabe in der Stillperiode nicht empfohlen

16.3.5 Phenprocoumon, Warfarin

® Falithrom®, Marcumar®, Tabl. à 3 mg; Coumadin® (Warfarin), Tabl. à 5 mg.

Wirkmechanismus Indirekter Vit.-K-Antagonismus durch Hemmung der Carboxylierung von F II, VII, IX, X, Protein C und S.

Pharmakokinetik Orale Bioverfügbarkeit 100 %, HWZ 6–7 d, Verteilungsvolumen 0,12 l/kg, Plasmaproteinbindung 99 %. Elimination: biliär nach hepatischer Hydroxylierung und Konjugation, enterohepatischer Kreislauf. HWZ bei Warfarin ca. 2–3 d.

Indikationen Langzeitprophylaxe thrombembolischer Erkr. überlappend im Anschluss an eine Heparinther. oder alternativ bei Heparinunverträglichkeit, z. B.:
- Z. n. tiefer Bein- und Beckenvenenthrombose
- Z. n. Lungenembolie, besonders nach Rezidiv
- Herzwandaneurysma, Mitralvitien (besonders bei Dilatation des li Vorhofs und Vorhofflimmern)
- Z. n. prothetischem Herzklappenersatz durch eine Kunstklappe (obligate Dauerther.)

Dosierung
- Therapiebeginn überlappend zur High-Dose-Heparinisierung (aPTT im ther. Bereich):
  - Tag 1: 12 mg (z. B. 4 Tabl. Marcumar®)
  - Tag 2: 9 mg (z. B. 3 Tabl.)
  - Tag 3: 6 mg (z. B. 2 Tabl.)
  - Ab Tag 4 nach Quick-Wert
- Alternativ Warfarin: Tag 1 und 2 10 mg (z. B. 2 Tabl. Coumadin®), danach nach Quick-Wert

Nebenwirkungen
- Blutungen
- Übelkeit, Erbrechen, Diarrhö
- Haarausfall, Exanthem, hämorrhagische Hautnekrosen (selten)
- Hepatitis, Ikterus (selten)

Kontraindikationen
- Hämorrhagische Diathesen, GIT-Ulzera, offene Wunden
- Apoplexie, ZNS-OP
- Schwere Lebererkr., nekrotisierende Pankreatitis, kavernöse Lungenerkr., Tbc
- Schwangerschaft und Stillzeit

Wechselwirkung
- **Verstärkte Phenprocoumonwirkung durch:** Verdrängung aus Proteinbindung (z. B. Phenylbutazon, Chloralhydrat), Vit.-K-Mangel (z. B. infolge Antibiotikather. mit Zerstörung der GI-Flora), Thrombozytenaggregationshemmer (z. B. ASS in hohen Dosen)
- **Verminderte Phenprocoumonwirkung durch:** beschleunigten Abbau durch Enzyminduktion (z. B. Phenobarbital, Phenytoin, Carbamazepin, Rifampicin), Unterbrechung des enterohepatischen Kreislaufs (z. B. Colestyramin), Kortikosteroide

- Bei Blutung (z. B. infolge Überdosierung oder notfallmäßiger OP) Gabe von PPSB (▶ 16.4.4), anschließend Vit. K (16.4.11)
- Vor elektiven Eingriffen absetzen und Heparinisierung (z. B. 400–800 IE/h, ▶ 16.3.1) bei Quick > 30 % beginnen
- Bei erneuter Marcumarisierung: Heparingabe, bis der Quick-Wert unter 30 % abgefallen ist
- Nach größeren OP Wiederaufnahme der Phenprocoumonther. nach Abschluss der Wundheilung, bis dahin Heparin
- Nach kleineren OP Phenprocoumonther. ab 2.–4. d postop. wieder möglich

16.3.6 Clopidogrel

® Iscover® oder Plavix®, Tabl. à 75 mg.

Wirkmechanismus Irreversible Hemmung der ADP-vermittelten Thrombozytenaggregation. Ist wie Ticlopidin ein Thienopyridin. Keine Wirkung auf Thromboxan und Prostaglandinsynthese. HWZ 7,7 h.

Pharmakologie Resorptionsrate mind. 50 %. Clopidrogel ist ein Prodrug, aktiver Metabolit ist ein Thiolderivat. Metabolisation in der Leber. Ausscheidung der Metaboliten in Urin und Stuhl zu gleichen Teilen. Überdosierungsfälle zeigten keine NW, kein Antidot bekannt.

Indikationen Sekundärprophylaxe von ischämischen Ereignissen bei KI für ASS (z. B. Ulkus) oder ungenügender Wirkung von ASS; bei der Restenose-Prophylaxe nach Stent-Implantation.

Dosierung Einmalige Gabe von 1 × 75 mg/d, ggf. auch in Komb. mit ASS, ggf. Loading Dose 300–600 mg z. B. bei akutem Koronarsy.

Nebenwirkungen Allerg. Reaktionen, weniger Neutropenie als bei Ticlopidin (0,1 % vs. 1 %), Blutungskomplikationen geringer als nach ASS, TTP.

Kontraindikationen Agranulozytose, Blutbildungsstörungen (auch in der Anamnese), Blutungsneigung.

- BB-Kontrollen 1×/Wo. unter Ther.
- Präop. 7 d vorher absetzen, wenn Hemmung der Thrombozytenfunktion unerwünscht
- In Schwangerschaft und Stillzeit nicht anwenden!

16.3.7 Ticagrelor

® Brilique®, Filmtabl. à 90 mg.

Wirkmechanismus Cyclopentyltriazolopyrimidin. Selektiver und reversibler Adenosindiphosphat-Rezeptorantagonist am P2Y12ADP-Rezeptor; hemmt die ADP-vermittelte Thrombozytenaktivierung und -aggregation.

Indikationen Prävention atherothrombotischer Ereignisse bei akutem Koronarsy. (NSTEMI, STEMI) bei medikamentös behandelten Pat. und bei Pat., bei denen eine perkutane Koronarintervention (PCI) oder eine aortokoronare Bypass-OP (CABG) durchgeführt wurde.

Bewertung
Ticagrelor zeigte im Vergleich zu Clopidogrel eine höhere Reduktion der kardiovaskulären Mortalität und von Herzinfarkten, nicht aber von Schlaganfällen. Daher in der aktuellen ESC Leitlinie bei akutem Koronarsy. vor Clopidogrel aufgeführt.

Dosierung Anfangsdosis 180 mg, dann 90 mg 2×/d p. o.

Nebenwirkungen

- **Häufig** (≥ 1/100, < 1/10): Dyspnoe, Epistaxis, GI-Blutungen, subkutane oder dermale Blutungen, Hämatome, Blutungen an Einstichstelle
- **Gelegentlich** (≥ 1/1.000, < 1/100): intrakranielle Blutungen, Benommenheit, Kopfschmerzen, (intraokuläre, konjunktivale, retinale) Augenblutungen, Hämoptyse, Hämatemesis, GI-Ulkusblutungen, hämorrhoidale Blutungen, Gastritis, orale Blutungen, Erbrechen, Durchfall, Bauchschmerzen, Übelkeit, Dyspepsie, Hautausschlag, Juckreiz, Harnwegsblutungen, vaginale Blutungen, Blutungen nach Eingriffen
- **Selten** (≥ 1/10.000, < 1/1.000): Hyperurikämie, Verwirrtheit, Parästhesien, Ohrenblutungen, Schwindel, retroperitoneale Blutungen, Obstipation, Hämarthos, Kreatininanstieg, traumatische Blutungen

Wechselwirkungen

- Die gleichzeitige Anwendung starker CYP3A4-Inhibitoren (z. B. Clarithromycin, Ritonavir, Atazanavir) kann zu erheblichem Anstieg der Ticagrelor-Konzentration führen und ist kontraindiziert
- Die Anwendung starker CYP3A4-Induktoren (z. B. Rifampicin, Dexamethason, Phenytoin, Carbamazepin, Phenobarbital) kann zur Verringerung der Ticragrelor-Konzentration und -Wirksamkeit führen
- Die Anwendung der CYP3A4-Substrate Simvastatin oder Lovastatin kann zur Erhöhung derer Konzentration führen und Dosen > 40 mg werden nicht empfohlen

16.3.8 Prasugrel

16

® Efient®, Filmtabletten à 10 mg

Wirkmechanismus Prasugrel ist ein Prodrug. Sein aktiver Metabolit hemmt die ADP-vermittelte Thrombozytenaktivierung und -aggregation über die irreversible Bindung an den P2Y12-Rezeptor und wirkt damit wie Clopidogrel.

Indikationen Prävention atherothrombotischer Ereignisse bei Pat. mit akutem Koronarsy. (NSTEMI, STEMI) bei Pat., bei denen eine perkutane Koronarintervention (PCI) oder eine aortokoronare Bypass-OP (CABG) durchgeführt wurde.

Dosierung 1 × 10 mg/d p. o.

Nebenwirkungen Im Vergleich zu Clopidogrel erhöhtes Blutungsrisiko; häufig Symptome der verringerten Thrombozytenfunktion wie Hämaturie, gastrointestinale Blutung, Hämatom, Epistaxis und Bluthusten.

16.3.9 Rivaroxaban

® Xarelto®, Filmtabl. à 2,5 mg, 5 mg, 7,5 mg, 10 mg, 15 mg, 10 mg.

Wirkmechanismus Oraler, direkter, selektiver Faktor-Xa-Inhibitor. Antikoagulationseffekt ohne Beteiligung von Antithrombin.

Pharmakokinetik Mittlere HWZ 7–11 h. Max. Plasmakonz. nach ca. 2–4 h. Einmal tägl. Applikation.

Indikationen
- Schlaganfallprophylaxe bei Vorhofflimmern
- Behandlung von TVT (tiefe Venenthrombose) und Lungenembolie
- Prophylaxe thrombembolischer Ereignisse nach elektivem totalem Knie- und Hüftgelenkersatz

Dosierung
- Prophylaxe von Schlaganfällen und syst. Embolien bei Erw. mit nicht valvulärem Vorhofflimmern und ≥ 1 Risikofaktor: 1 × 20 mg/d p. o.
- Dosisanpassung bei Niereninsuff.: Kreatinin-Clearance 15–50 ml/Min.: 1 × 15 mg/d p. o.
- Thrombembolieprophylaxe: 1 × 10 mg/d p. o.
- Behandlung der TVT/Lungenembolie: 2 × 15 mg/d p. o. für 3 Wo., danach 1 × 20 mg/d
- Kein spezifisches Antidot vorhanden. Im Notfall FFP oder PPSB i. v.
- Kein Routinemonitoring notwendig. Im Bedarfsfall trotzdem über Anti-Xa-Aktivität möglich, aber spezielle Kalibrierung notwendig

Nebenwirkungen Blutung. Anwendung bei Niereninsuff. mit Kreatinin-Clearance < 15 ml/Min. nicht empfohlen.

Kontraindikation Schwere Lebererkr.

16.3.10 Apixaban

® Eliquis®, Filmtabl. à 2,5 mg, 5 mg, 10 mg.

Wirkmechanismus Oraler, direkter, selektiver Faktor-Xa-Hemmer.

Pharmakokinetik HWZ 8–14 h. Max. Plasmakonz. nach ca. 3–4 h. 2× tägl. Einnahme. Elimination zu 75 % biliär und zu 25 % renal.

Indikationen
- Prophylaxe von Schlaganfällen und syst. Embolien bei Erw mit nicht valvulärem Vorhofflimmern und ≥ 1 Risikofaktor
- VTE-Prophylaxe nach Hüft- und Kniegelenkersatz

Dosierung Behandlung von tiefer Beinvenenthrombose und Lungenembolie: 2 × 10 mg p. o. über 7 d, danach 2 × 5 mg p. o. Thromboseprophylaxe: 2 × 2,5 mg p. o. bei Erw.

- Kein spezifisches Antidot. Im Notfall FFP oder PPSB
- Kein Routinemonitoring notwendig

16.3.11 Dabigatran etexilate

® Pradaxa®, Kps. à 75 mg, 110 mg, 150 mg.

Wirkmechanismus Oraler, direkter, selektiver Thrombininhibitor. Prodrug. Ausscheidung: Niere (ca. 85 %). Plasma-HWZ: 14–17 h. Max. Plasmakonz. nach ca. 2 h.

Indikationen
- Prophylaxe von Schlaganfällen und syst. Embolien bei Erw. mit nicht valvulärem Vorhofflimmern und ≥ 1 Risikofaktor
- TVT-Prophylaxe bei Hüft- und Kniegelenkersatz
- Behandlung tiefer Beinvenenthrombose und Lungenembolie sowie deren Prävention bei Erw.

Dosierung Standarddosis 2 × 1 Kps. à 150 mg.

Nebenwirkungen
- Blutungen. Spezifisches Antidot Idarucizumab zugelassen. Bei schwerer Blutung 1 x 5 g i. v. (teuer!)
- GI-Beschwerden (evtl. durch die zur Steigerung der Bioverfügbarkeit eingesetzte Weinsäure). Unter Dabigatran mehr untere GI-Blutungen als unter Marcumar
- Dosisreduktion bei Niereninsuff.!

Wechselwirkung
- Amiodaron erhöht den Plasmaspiegel. Trotzdem bislang keine Dosisreduktion empfohlen
- Verapamil sollte nach Möglichkeit abgesetzt werden. Bei gleichzeitiger Einnahme von Verapamil Dosisreduktion auf 2 × 110 mg/d

16.3.12 Abciximab

® ReoPro®, Flaschen (5 ml) à 10 mg

Wirkmechanismus Monoklonaler AK, der die Thrombozytenfunktion hemmt: Das Fab-Fragment dieses monoklonalen AK besteht aus humanen und murinen Anteilen und ist gegen den Glykoprotein-IIb-/-IIIa-Rezeptor auf der Thrombozytenoberfläche gerichtet, sodass die Thrombozytenaggregation verhindert wird. Die Bindung von Von-Willebrand-Ag und anderen Adhäsivmolekülen wird gehemmt.

16

Indikationen Zusätzliche Gabe neben Heparin, ASS und/oder Clopidogrel (▶ 16.3.6) bei drohender kardialer Ischämie durch Gefäßverschluss unter einer PTCA oder wiederholtem Stent-Verschluss trotz üblicher, ausreichender Antikoagulation.

Dosierung Einmalige Gabe von 0,25 mg/kg als Kurzinfusion über 10 Min., danach weitere Gabe als Dauerinfusion über 12 h mit max. 10 µg/Min. (bzw. 0,125 µg/kg/Min.). HWZ initial 10 Min., später 30 Min.

Nebenwirkungen
- Blutungen innerhalb der ersten 36 h
- Hypotonie, Übelkeit, Erbrechen, Thrombopenie, Bradykardie, Fieber
- AK-Entwicklung bei ca. 7 %

Wechselwirkung Zunahme der Blutungsgefahr bei gleichzeitig in High Dose durchgeführter Antikoagulation mit ASS oder Heparin.

- Normalisierung der Thrombozytenfunktion nach 48 h
- Komb. mit Low-Dose-Heparin ist vermutlich günstig
- Schwangerschaft: nur bei strikter Indikationsstellung

16.3.13 Tirofiban

® Aggrastat® Infusionslösungskonzentrat, 0,25 mg/1 ml, als Infusionslösung 0,05 mg/ml.

Wirkmechanismus Gp-IIb-/-IIIa-Rezeptor-Antagonist, nicht peptidisches Tyrosinderivat mit niedrigem Molekulargewicht, hemmt dosisabhängig die Thrombozytenaggregation mit Verlängerung der Blutungszeit, reversibel.

Pharmakologie Proteinbindung 65 %, fast unveränderte Ausscheidung biliär (⅓) und renal (⅔), HWZ nach Ende der Infusion ca. 1,5 h.

Indikationen Instabile Angina pectoris oder akuter Non-Q-Wellen-Infarkt zusammen mit Heparin und ASS, auch bei einer PTCA oder Atherektomie.

Dosierung Dosis initial 0,4 µg/kg/Min. über 30 Min., danach 48 bis max. 108 h 0,1 µg/kg/Min., Dosisanpassung bei Pat. mit erniedrigter Kreatinin-Clearance (bei < 30 ml/Min.) auf 50 %. Vor der Anwendung verdünnen! Zusammen mit Heparin geben.

Nebenwirkungen Abfall von Hb, Thrombozyten durch Blutungen, selten schwere Thrombopenien (< 10/nl).

Wechselwirkungen Synergismus mit anderen Antikoagulanzien.

Kontraindikationen

- Überempfindlichkeit gegen Gp-IIb-/-IIIa-Antagonisten, akute oder < 1 J zurückliegende zerebrovaskuläre oder intrakranielle Erkr., relevantes Trauma oder große OP in den letzten 12 Wo., Thrombopenie (< 100/nl) oder Thrombopathie, Gerinnungsstörungen, schwere Leberinsuff.
- Rel. KI: traumatische oder verlängerte Reanimation, Biopsien oder Lithotrypsie in den letzten 2 Wo., GI-Blutung in den letzten 3 Mon., schlecht eingestellter Hypertonus, akute Perikarditis, Vaskulitis, Aortendissektion, Retinopathie mit Blutungsneigung, akute Blutungen, Thrombolysether. in den letzten 48 h
- Schwangerschaft: keine kontrollierten Studien

Bei Überdosierung (Blutung) ggf. Hämodialyse.

16.3.14 Eptifibatid

® Integrilin® Infusionslösung 0,75 mg/ml (100 ml mit 75 mg) und Injektionslösung 10 ml mit 20 mg.

Wirkmechanismus Entspricht im Wesentlichen dem des Tirofibans, synthetisches zyklisches Heptapeptid.

Dosierung 180 µg/kg als i. v. Bolus nach Diagnosestellung, danach i. v. Dauerinfusion von 2 µg/kg/Min. bis 72 h oder bis zur Bypass-OP.

Wechselwirkungen ▶ 16.3.13.

Kontraindikationen ▶ 16.3.13.

16.4 Blutpräparate

16.4.1 Übersicht

Gesetzliche Grundlagen und Richtlinien der Transfusionsmedizin

Texte

Transfusionsgesetz (TFG, Neufassung 28.8.2007, zuletzt geändert am 29.7.2017), Richtlinien zur Anwendung von Blutprodukten (Hämotherapie), Leitlinien der Bundesärztekammer zur Therapie mit Blutkomponenten und Plasmaderivaten, Empfehlungen des Arbeitskreises Blut und des Bundesgesundheitsministeriums.

Inhalt

Aufklärung und Einwilligung des Pat., Identitätssicherung, Dokumentation und Datenschutz, Qualitätssicherung und Qualifikation der behandelnden Ärzte, Unterrichtungspflicht bei unerwünschten Ereignissen und Nebenwirkungen, Nachweis über den Verbleib von nicht angewendeten Produkten, Straf- und Bußgeldvorschriften bei der Gewinnung, nicht jedoch bei der Anwendung von Blutprodukten.

Qualitätssicherung

- Einrichten einer Transfusionskommission (Etablierung eines Qualitätssicherungssystems, Verbrauchsstatistiken, Fortbildung), Einrichten eines Blutdepots oder eines blutgruppenserologischen Labors
- Ernennen von:
  - Transfusionsverantwortlichen (FA für Transfusionsmedizin, Leiter der Transfusionskommission eines Klinikums, Organisation der Durchführung von Transfusionen, spezielle Ther. von Pat. konsiliarisch begleiten)
  - Transfusionsbeauftragten (möglichst FA für Transfusionsmedizin oder mit Zusatzbezeichnung), in einer Klinik verantwortlich für den ordnungsgemäßen Umgang mit Blutprodukten und die Meldung unerwünschter Ereignisse
  - Qualitätsbeauftragten (approbierter Arzt, Kurs Qualitätssicherung, Aufgabe ist der Nachweis eines Qualitätssicherungssystems gegenüber der Behörde)
  - Transfundierendem Arzt (ausreichende Erfahrung in der Anwendung von Blutprodukten), Aufgaben sind die Pat.-Aufklärung, die Einwilligung, Dokumentation, Überwachung der Transfusion und die Meldung unerwünschter Ereignisse

Nebenwirkungen von Erythrozytenkonzentraten u. a. Blutpräparaten

- Hämolytische Transfusionsreaktion durch natürliche AK im AB0-System, durch irreguläre AK in anderen Blutgruppensystemen oder HLA-AK. Graft-versus-Host-Reaktion bei immunsupprimierten Pat. bei Gabe nicht bestrahlter Konserven
- Hämosiderose bei chron. Ery-Substitution
- Schwächung des Immunsystems und Zunahme von inf. KO
- Volumenüberladung durch zu große Mengen an FFP zum Ausgleich von Gerinnungsstörungen
- Hypothermie, Verschlechterung der pulmonalen Durchblutung durch Mikroaggregate aus Blutkonserven, die degenerierte Zellen und Proteine enthalten

- Theoretisches Risiko für die Übertragung von Prionen als Erreger der neuen Variante der Creutzfeldt-Jakob-Krankheit, bislang noch keine Übertragung durch Blutprodukte nachgewiesen

16.4.2 Bluttransfusion

Blutprodukte ▶ Tab. 16.5

Tab. 16.5 Blutprodukte

Produkt	Beschreibung	Indikationen, Bemerkungen
Zelluläre Blutprodukte		
Ery.-Konzentrat (EK)	Leukozytendepletion durch Vollblutfiltration oder EK-Inline-Filtration oder Apheresepräparat durch Filtration oder Optimierung der Zentrifugation (< 10^6 Leukos), durch Zentrifugation und Entfernung des **Buffy-Coats** sedimentierte Erys, Hkt. ca. 80 %, ca. 250 ml, 3–5 Wo. bei 4 °C lagerungsfähig	Routinetransfusion bei akutem Blutverlust, Blutungsanämie. Hb-Anstieg ca. 10 g/l/EK. Verminderung der Immunisierung gegen Leukozyten-Ag (HLA-System) und der Fieberreaktion, Vermeidung der Übertragung von zellständigen Viren und der Immunsuppression, febrile nicht hämolytische Transfusionsreaktionen durch antileukozytäre AK möglich
Gewaschenes EK	Entfernung von Restproteinen aus EKs (Restproteingehalt < 1,5 g/l)	Unverträglichkeiten gegen Plasmaproteine, relevante AK gegen IgA u. a. Plasmaproteine
Kryokonserviertes EK	Tiefgefroren auf –80 °C mit Konservierungsmittel, z. B. Glyzerin	Pat. mit komplexen AK-Gemischen oder mit AK gegen häufige Ag. Teuer! Nach Auftauen und Rekonditionierung sofortige Transfusion notwendig
Bestrahltes EK	< 14 d alt, verkürzte Haltbarkeit, Bestrahlung mit 25–30 Gy	Bei Stammzell- und KMT, vor autologer Stammzellentnahme, bei schwerem Immundefektsy., intrauteriner Transfusion, Austauschtransfusion, bei Hochdosis-Chemother. mit und ohne Ganzkörperbestrahlung, Hodgkin-Lymphom, Frühgeborene (< 37 SSW), bei Neugeborenen bei V. a. Immundefizienz
CMV-neg. EK	Kein AK-Nachweis bei Spender	In der Pädiatrie: Feten, Frühgeborene, Immundefekt, Empfänger von Stammzellen oder Organen, CMV-neg. und HIV-pos. Pat.
Thrombozytenkonzentrat (TK)	„Einfach-TK" aus 5–8 Vollblutspenden ca. 0,5 × 10^{11} Thrombos in ca. 50 ml Plasma	Ind. ▶ 16.4.2, Thrombo-Anstieg von ca. 30/nl, erhöhtes Infektions-/Immunisierungsrisiko. Möglichst frisch transfundieren! Teuer!
Apherese-TK	Zellseparator-TK („Hoch-TK") ca. 2–4 × 10^{11} Thrombos in 200 ml Plasma	Möglichst frisch transfundieren! Teuer! Ein Apherese-Spender, leukozytendepletiert, < 3 × 10^9 Ery.

Tab. 16.5 Blutprodukte *(Forts.)*

Produkt	Beschreibung	Indikationen, Bemerkungen
Zellarme/Zellfreie Blutprodukte		
Gefrorenes Frischplasma („Fresh Frozen Plasma", FFP)	200–250 ml Zitratplasma (ca. 50 ml Stabilisator), beinhaltet F II, VII, IX, X, XI, XII, XIII und hitzelabile F V und VIII, 1 J haltbar bei –30 °C. Auftauzeit 6–30 Min. im Warmwasserbad → baldige Transfusion	Bei erworbener Gerinnungsstörung (Ind. umstritten!), z. B. Lebererkr., Verbrauchskoagulopathie, akute Blutung mit Massentransfusionen (▶ 16.4.2), Auslösung einer DIC
PPSB	F II, VII, IX und X. enthält Heparin (Cave HIT II)	Akute hypoprothrombinämische Blutung (vitale Indikation)
Immunglobuline	Plasmapräzipitat (γ-Globulin)	Bei Immuninkompetenz zur passiven Immunisierung. Bei AK-Mangelsyndrom, evtl. bei Sepsis
Albumin 5 %, 20 %	Plasmapräzipitat ▶ 5.4.4	5 %: Plasmaexpander 20 % (osmotisch wirksam): Hypalbuminämie, Verbrennungen
Virusinaktiviertes Plasma	Entfernung von Zellbestandteilen durch Filtration aus Plasmapools und Virusinaktivierung	Wie FFP
Antithrombinkonzentrat	▶ 16.4.5	▶ 16.4.5

Durchführung bzw. Vorgehen bei starker Blutung

Die Transfusion ist ärztliche Aufgabe und kann nur in Notfällen delegiert werden.

16

Bei allen Komponenten

Übereinstimmung der Angaben zu Pat. (= Empfänger) und Spender, Blutgruppe und Konservennummer auf Präparat und Begleitpapieren, Verfallsdatum persönlich überprüfen sowie Gültigkeit der Kreuzprobe (i. d. R. 3 d).

Erythrozytenkonzentrate

- AB0-Kurzbestimmung des Empfängers mittels Bedside-Test des Pat. (Name!) ist Pflicht, der Präparate nicht (Verantwortung trägt die Blutbank), sollte aber aus Sicherheitsgründen ebenfalls vor der Transfusion überprüft werden
- EK nach Erwärmung auf Raumtemperatur und vorsichtigem Kneten und Schwenken umgehend transfundieren
- Bei Massivtransfusionen, bekannten Kälte-AK und Neugeborenen Verwendung eines speziellen Wärmegeräts (nicht improvisieren – Hämolyse und Proteindenaturierung bei Überhitzung!)
- Sicherer venöser Zugang (z. B. 17 G, gelb), keine Medikamente hinzusetzen, nur Transfusionsbestecke mit Filter-Tropfkammer verwenden; Tropfkammer nur zur Hälfte füllen

Richtlinien

- Der Arzt muss die Transfusion selbst einleiten: 50 ml zügig transfundieren (Reaktion des Pat. beobachten: Wohlbefinden? RR/Puls?). Transfusionsdauer unter Normalbedingungen ca. 1 h. Regelmäßige Überwachung
- Zur Prophylaxe einer Volumenüberlastung (v. a. bei Herz- oder Niereninsuff.) Transfusionsdauer auf 3–4 h verlängern, ggf. Diuretika i. v.
- Bei Flüssigkeitsbilanzierung aufgedrucktes Volumen mit berechnen
- Leerer Blutbeutel muss zur Klärung von Transfusionsreaktionen (s. u.) 24 h im Kühlschrank aufbewahrt werden

Vorgehen

Bei Massivtransfusion (Austausch des gesamten Blutes eines Pat. innerhalb von 24 h)

- Mind. 2 großlumige Zugänge (z. B. 14 G braun, 16 G grau)
- Druckinfusion mit spezieller Manschette
- Faustregel: ab 5 EK Gabe von FFP, z. B. 1 FFP auf 2–5 EK

Bei Notfalltransfusion

- Transfusion von EK ohne Verträglichkeitsprobe nur bei vitaler Indikation!
- Unbedingt vor Transfusionsbeginn 20 ml Nativblut für nachträgliche Blutgruppenbestimmungen und nachgezogene Verträglichkeitsproben abnehmen
- Bei schon bekannter Blutgruppe des Pat.: Bedside-Test, dann Transfusion
- Bei unbekannter Blutgruppe: EK der Blutgruppe 0 transfundieren, wenn möglich Rh-nega.

Bei starker Blutung

- Vitale Lebenszeichen vorhanden? Beatmung sicherstellen!
- Mind. 2 großlumige Zugänge (14 G braun, 16 G grau) bevorzugt an je einem Arm, daraus gleich Blutproben entnehmen für Blutgruppe und Kreuzprobe, eventuell weitere Laborparameter, insbes. Gerinnung und BB, klinische Chemie (Krea, Na^+, K^+, Bikarbonat)
- Gabe von 1–2 l kristalliner Lösung (> 100 ml/Min.) bis Blutdruck > 80 mmHg
- Abschätzen des Konservenbedarfs für die nächsten 30–90 Min. und Bestellung der notwendigen Konservenanzahl (EK und FFP)
- Gabe von gekreuzten EK ggf. mittels Druckinfusion mit spezieller Manschette, im Extremfall Gabe von ungekreuzten EK (siehe Notfalltransfusion)
- Raumtemperatur sollte höher gestellt werden, Anwärmen aller zu infundierenden Flüssigkeiten, Verwendung einer Wärmematratze und -decke, Körpertemperatur sollte bei 37 °C liegen
- Nach den ersten 6–8 EK Gabe von 1–2 FFP für jeweils 2 EK. Nach den ersten 8–10 EK Gabe von gepoolten TK (Verhältnis dann 1 TK auf 6 EK). Gezielte Substitution von einzelnen Faktorendefekten, z. B. auch Faktor-XIII-Konzentrate
- Wiederholte Messung von kl. BB, aPTT und Quick-Wert (ggf. POCT)
- Aufrechterhalten der Urinproduktion von mind. 75–100 ml/h: Reichlich Flüssigkeit i. v. (120–240 ml/h), evtl. Mannitol bis 50 g über 5–15 Min. **Cave:** DIC, ▶ 16.1.3
- Antikörpersuchtest und Coombs-Test

- Keine verbindlichen, durch Studien belegten Richtwerte für Transfusion. Einflussgrößen: Ursache, zeitlicher Verlauf, Ausmaß der Anämie, Begleiterkr. Dokumentation der Entscheidung zur Transfusion in der Akte!
- **Hb als Entscheidungskriterium für die Gabe von EK bei Erwachsenen:**
  - > 100 g/l: keine Ind.
  - 70–100 g/l: je nach klin. Ind., wobei derzeit eher zu viel als zu wenig transfundiert wird
  - < 70 g/l: 2 Einheiten EK, wenn Pat. klinisch stabil erscheint, danach Kontrolle des Hb. Bei Pat. > 65 J und bei Pat. mit kardialen oder pulmonalen Grunderkr. eher großzügige Indikationsstellung
- **Hkt. als Entscheidungskriterium für die Gabe von EK bei Erwachsenen:**
  - > 30 %: keine Ind. für die Gabe von EK, allenfalls Volumensubstitution
  - < 30 % (bei Pat. mit normalen Herz-Kreislauf-Funktionen ggf. erst < 20 %): Gabe von EK indiziert je nach Ausmaß des Blutverlusts
  - < 15 %: absolute Ind. für die Substitution von EK, bei Massivtransfusionen möglichst Konserven, die höchstens 10 d alt sind

! **Prioritäten bei der Versorgung des Patienten setzen**
- Blutvolumen initial mit kristallinen Lösungen möglichst konstant halten
- Gerinnung funktionsfähig halten: Thrombozyten > 50/nl, Quick-Wert > 50 %, aPTT < 35–40 Sek., AT III > 80 %
- Hkt. nicht < 20 %, bei kardialer oder pulmonaler Belastung > 30 %
- Korrektur von meist hohem Kalium, niedrigem Kalzium, Säure-Basen-Haushalt (mit $NaHCO_3^-$) möglichst nach Laborwerten; Behebung der Hypothermie bedingt durch kalte Infusionen, Blutverlust, ungeheizte Räume usw.
- Aufrechterhaltung des kolloidosmotischen Drucks: ausreichende Albuminkonzentration sicherstellen, aber nicht als Volumenersatz!

Thrombozytentransfusion

Indikationen

- Dringend bei Thrombos < 10/nl → akute Blutungsgefahr!
- Bildungsstörungen, z. B. Leukämie, Chemother.: bei Blutung, wenn Thrombos < 20/nl, ohne Blutung, wenn Thrombos < 10/nl. Großzügige Ind. bei Risikofaktoren (Alter > 60 J, septische Temperaturen, Blutungsanamnese)
- Akuter Blutverlust oder Verbrauchskoagulopathie: ab Thrombos < 50/nl, erst nach Stabilisierung des Inhibitorpotenzials (ggf. AT III) und niedrig dosierter Heparingabe

Kontraindikationen Immunthrombozytopenie, z. B. Werlhof-Krankheit. Keine prophylaktische Gabe, nur bei lokal nicht beherrschbarer Blutung oder OP (Blutungszeit überprüfen).

Verabreichung

- HLA-Typisierung und Transfusion von HLA-ähnlichem, CMV-negativem TK bei allen chron. zu substituierenden Pat. vor der ersten Transfusion
- **Therapiekontrolle:** Thrombozytenanstieg bei Standarddosis 6 Einfach-TK bzw. 1 Zellseparator-TK um 20–30/nl. Kontrolle 1 und 24 h post transfusionem. **Cave:** ASS und Heparin vermindern Thrombozytenfunktion

Transfusionsreaktionen

Sog. Sofort-/Frühreaktion während oder Spätreaktion noch Tage nach der Transfusion.

Risiken einer Bluttransfusion ▶ Tab. 16.6.

Tab. 16.6 Risiken einer Bluttransfusion

Risikofaktor	Geschätztes Risiko pro Einheit	Todesfälle/ 1 Mio. Einheiten
Virale Infektionen		
• Hepatitis A	1 : 1 Mio.	0
• Hepatitis B	1 : 50.000 bis 1 : 170.000	0–0,14
• Hepatitis C	1 : 200.000	< 0,5
• HIV	< 1 : 2 Mio.	< 0,5
• HTLV I und II	< 1 : 19.000 bis < 1 : 80.000	0
• Parvovirus	1 : 10.000	0
Bakterielle Kontamination		
• EK	1 : 500.000	0,1–0,25
• TK	1 : 12.000	21
Immunologische Ursachen		
• Akute hämolytische Reaktionen	1 : 250.000 bis 1 : 1 Mio.	0,67
• Verzögerte hämolytische Reaktionen	1 : 1.000	0,4
• Transfusion related acute Lung Injury (TRALI[1])	1 : 50.000–1 : 200.000	–
• Transfusionsbedingte Graft-versus-Host-Reaktion (ta-GvHD[2])	1 : 500.000–1 : 1 Mio.	–

[1] TRALI: Durch leukozytäre AK im Spenderplasma werden Leukozyten aktiviert, die in der Lungenzirkulation zu einem Ödem führen. Letalität 5 %. Symptome bei oder 6 h post infusionem: Dyspnoe, Hypotonie, Fieber. 70 % der Pat. werden beatmungspflichtig. Ther. mit Infusionen, Beatmung. Kortison ist umstritten, Diuretika gelten als nicht indiziert.
[2] ta-GvHD: selten, durch Übertragung von proliferationsfähigen T-Lymphozyten auf immuninkompetente Empfänger. Symptome: Fieber, makulopapulöses Exanthem, Übelkeit, Erbrechen, Diarrhö, cholestatische Hepatitis, Lymphadenopathie, Panzytopenie etwa 4–30 d nach Infusion. Ther. nach Symptomen. Prophylaxe: Bestrahlung des Präparats mit 30 Gy.

Ätiologie Am häufigsten Folge von **antileukozytären AK** (HLA-AK) des Empfängers, wenn leuko- oder thrombozytenhaltige Konserven transfundiert wurden. Auch durch bakt. Verunreinigungen, die bei Herstellung von leukozytenarmen oder gewaschenen EK sowie Aufschwemmen von EK mit NaCl 0,9 % (deshalb verkürzte Haltbarkeit ≤ 8 h) vorkommen können.

Klinik

- **Febrile, nichthämolytische Transfusionsreaktion:** Fieber, Schüttelfrost, Juckreiz, nur selten Blutdruckabfall und Atemnot (Bronchospasmus)
- **Hämolytische Transfusionsreaktion:** Allgemeinsymptome mit Symptomen der Mikrozirkulationsstörungen in allen Organen (Schmerzen in Lendengegend, hinter dem Sternum und in den langen Röhrenknochen), Schock (RR ↓↓, Tachykardie, blasse, kalte Akren, evtl. Übelkeit, Erbrechen), Verbrauchskoagulopathie und ANV. **Cave:** initial nicht von schweren hämolytischen Zwischenfällen zu unterscheiden (Letalität 6–20 %), die durch antierythrozytäre AK bedingt sind (z. B. AB0-Unverträglichkeit)
- **Bakt. bedingte Transfusionsreaktionen** (v. a. gramneg. Keime → Endotoxinbildung): Schock evtl. schon nach wenigen Millilitern, oft Hämolysen
- **Cave:** Symptomatik fehlt u. U. unter Narkose

Nebenwirkungen einer Transfusion von EK bzw. TK

- **Akute NW:** febrile Reaktionen bei 10 % aller Transfusionen durch AK oder Zytokinfreisetzung, bakt. Kontamination; transfusionsassoziierte Lungeninsuff. (TRALI), posttransfusionelle Purpura mit akuter Thrombopenie, GvHD
- **Langzeit-NW:** Immunisierung gegen Ag-Merkmale auf Ery., Leukos und Thrombos; abhängig von der Anzahl der transfundierten Leukos

Therapie

- Transfusion sofort stoppen. Keine Transfusion neuer Konserven ohne Abklärung
- Schockbehandlung (▶ 5.2.1)
- Heparin 20.000 IE über 24 h (Prophylaxe der Verbrauchskoagulopathie, ▶ 16.1.3)
- Abklärung: auch bei Notfalltransfusionen müssen mind. AB0-Verträglichkeit und das Fehlen intravasaler Hämolyse (s. u.) überprüft werden
- Bei V. a. bakt. Ursache Antibiotika
- **Cave:** Niereninsuff. → Diurese aufrechterhalten (→ Furosemid i. v., ▶ 6.15.2, ggf. Mannitol, ▶ 8.4.3)

Diagnosesicherung

- Sofortige posttransfusionelle Abnahme von:
  - 10 ml Nativblut und 5 ml EDTA-Blut zur blutgruppenserologischen Abklärung (häufigster Fehler: AB0-Unverträglichkeit infolge Verwechslung)
  - Nachweis intravasaler Hämolyse durch freies Hb im Serum
- Großes BB, Gerinnungsstatus, LDH, Bili, Haptoglobin; Urin: Hb, Sediment
- Verständigung des Dienst habenden Transfusionsmediziners
- Sofortige Rückgabe der transfundierten Konserve mit Transfusionsbesteck und Begleitpapieren an das immunhämatologische Labor

16.4.3 Gefrorenes Frischplasma (FFP)

Vertrieb über Blutbank, Poolplasma, auch als Blutplasma eines einzelnen Spenders aus einer Vollblutspende, hergestellt durch Zentrifugation und Abpressen in einen Transferbeutel, ca. 200–250 ml, innerhalb von 6–8 h gefroren, Ausgabe nach Quarantänelagerung von 4 Mon.

Wirkmechanismus Zellarmes Zitratplasma mit Stabilisator und den Gerinnungsfaktoren F II, VII, IX, X, XI, XII, XIII sowie den hitzelabilen F V und F VIII (mit z. T. eingeschränkter Aktivierbarkeit!). Außerdem Faktoren der Fibrinolyse, des Komplementsystems, Albumin u. a. Proteine, Immunglobuline.

Indikationen

- Ersatz von Plasma bei Massentransfusionen (> 4 EK)
- Faktor-V- und -XI-Mangel (keine Konzentrate erhältlich)
- Leberinsuff., Verbrauchskoagulopathie nur bei Blutung, besser PPSB
- Plasmaersatz bei Plasmapherese bes. bei TTP und Guillain-Barré-Sy.

Dosierung

- Bei Massentransfusionen im Verhältnis 1 FFP auf 2–5 EK
- Bei Plasmapherese je nach Entzug
- Möglichst Gabe von AB0-gleichem Plasma, FFP mit Blutgruppe 0 nur für Pat. mit Blutgruppe 0! Kinder und Frauen im gebärfähigen Alter mit Rh-neg. Blutgruppe sollten Rh-neg. FFP bekommen

Nebenwirkungen

- Allergisierung gegen HLA-Ag
- Infektionsrisiko (Hepatitis, EBV, CMV, HIV): Übertragung von Hepatitis-Viren
- Induktion einer Verbrauchskoagulopathie, kardiale Dekompensation, Lungenödem

> - Bei erworbener Gerinnungsstörung gezielte Substitution anstreben (PPSB, Einzelfaktoren)
> - Keine Ind. bei Volumenmangel und „schlechter Gerinnung", statt Albumin, nicht für parenterale Ernährung oder statt Immunglobulinen

16.4.4 PPSB (Prothrombinkomplex)

Wirkmechanismus Konzentrat von F II (**Pro**thrombin), F VII (**Pro**konvertin), F IX (antihämophiler Faktor **B**), F X (**S**tuart-Prower-Faktor). HWZ F II 40–60 h, F VII 3–6 h, F IX 16–30 h, F X 30–60 h. In einzelnen Präparaten Zusatz von bis zu 10 IE AT III und 50 IE Heparin/ml Lösung, Protein C, S, Z.

Indikationen

- Blutung unter Kumarinther. (die Synthese der Faktoren II, VII, IX und X ist Vitamin-K-abhängig)
- Schwere Verbrauchskoagulopathie unter Heparinschutz
- Schwere Synthesestörungen der Leber mit Blutung
- Vitamin-K-Mangelzustände, wenn keine Zeit für Vitamingabe bleibt, z. B. bei akuter Blutung oder OP-Indikation
- Angeborener Mangel von Faktor II und X

Dosierung Substitutionseinheiten = (Differenz zwischen Quick-Ist-Wert und gewünschtem Wert) × kg, z. B. 1.400 IE bei 70 kg Pat. zur Erhöhung des Quick um 20 %, Gabe langsam i. v. (5 Min.) oder im Perfusor über 30 Min.

Nebenwirkungen

- Allergie (Fremdeiweiß!), Fieber, sehr selten Hämolyse
- Sowohl für humane als auch für rekombinante Plasmapräparate besteht immer noch ein Restrisiko für die Übertragung von bekannten oder unbekannten Viren, Prionen und anderen infektiösen Agenzien
- Enthält geringe Mengen Heparin: daher theoretisch HIT-Sy. Typ II auslösbar

Kontraindikationen Angina pectoris, frischer Myokardinfarkt außer bei lebensbedrohlichen Blutungen.

16

- Evtl. bestehenden AT-III-Mangel zuerst ausgleichen
- Nicht mit Blut oder anderen Gerinnungspräparaten über denselben Zugang infundieren
- Vor OP Quick-Anhebung auf 50–60 % ausreichend
- Bei Überdosierung Thrombosegefahr, insbes. bei niedrigem AT III und nach vorhergehender Marcumar®-Ther., daher gleichzeitige Heparinisierung
- Bei Lebersynthesestörung häufig auch F V erniedrigt, der im PPSB nicht enthalten ist. Daher in seltenen Fällen Frischbluttransfusion notwendig (F V < 10 % Restaktivität)
- Geringes Hepatitis- und HIV-Risiko
- Bei angeborenen Blutgerinnungsmangelzuständen besser Einzelfaktorensubstitution (z. B. F VII, F IX)

16.4.5 Antithrombin (AT III)

Wirkmechanismus Thrombininhibitor. **Wirkdauer:** verbrauchsabhängig, HWZ 30–72 h (bei DIC kürzer!).

Indikationen Prophylaxe und Ther. thrombembolischer KO bei angeborenem oder erworbenem AT-III-Mangel.

Dosierung 1 IE/kg erhöht den AT-III-Spiegel um ca. 1 %. 1.400 IE bewirken z. B. bei einem 70 kg schweren Pat. eine Anhebung des Spiegels um ca. 20 %. Gabe im Perfusor über 30 Min. oder langsam i. v. (5 Min.).

Nebenwirkungen Kann geringe Mengen Heparin enthalten, kann theoretisch HIT Typ II auslösen, auch wenn vermerkt ist „Heparin nicht nachweisbar", da bei der Produktion und Isolierung heparinhaltige Säulen verwendet werden.

Wechselwirkungen Glukokortikoide (Erhöhung der AT-III-Aktivität), Östrogene (Erniedrigung von AT III).

- Nach Substitution Kontrolle des AT-III-Spiegels, erst danach erneute Gabe sinnvoll
- AT III ist ein mäßig guter Parameter für die Syntheseleistung der Leber
- Die Heparinwirkung (▶ 16.3.1) bei niedriger Dosierung ist an die Anwesenheit von AT III gebunden
- Strenge Indikationsstellung wegen hoher Kosten
- Bei Lebersynthesestörung mit symmetrischem Abfall von Quick und AT III erfolgt eine Substitution nur bei akuter Blutung

16.4.6 Protein C

Wirkmechanismus

- Humanes Protein-C-Konzentrat aus Plasmaspenden, Vitamin-K-abhängiges Protein, das in seiner aktivierten Form (APC) gerinnungshemmend durch die Inaktivierung von aktiviertem Faktor V und VIII wirkt
- Pharmakologie: HWZ zwischen 4 und 16 h bei Pat. mit hetero- oder homozygotem Protein-C-Mangel

Indikationen Purpura fulminans, kumarininduzierte Hautnekrose bei schwerem kongenitalem Protein-C-Mangel, als Kurzzeitprophylaxe bei Pat. mit schwerem kongenitalem Protein-C-Mangel, wenn folgende Faktoren zutreffen: präoperativ, bei Einleitung einer Kumarintherapie, oder wenn eine Kumaringabe nicht ausreicht oder unmöglich ist.

Dosierung Anfängliche Konz. von 100 %, danach 25 % ausreichend, Therapieüberwachung mittels chromogener Protein-C-Messung, bei Umstellung auf Kumarine so lange, bis stabile Antikoagulation erreicht ist.

Nebenwirkungen Allerg. Reaktionen, Übertragung von bislang unbekannten Erregern, vereinzelt Fieber, Arrhythmien.

Kontraindikationen Überempfindlichkeit gegen Mausprotein, Heparin.

Wechselwirkung Keine WW mit anderen Med. bekannt.

- Bei Gabe der gesamten max. Tagesmenge werden 200 mg Na^+ mit infundiert
- Schwangerschaft: keine Daten aus kontrollierten Studien, bislang kein Sicherheitsrisiko erkennbar

16.4.7 Einzelfaktorenkonzentrate

Erworbene Inhibitoren

Ätiologie

- Inhibitoren von Gerinnungsfaktoren sind AK vom IgG-Typ oder auch IgM-Typ. Sie können bei Hämophilen spontan in jedem Lebensalter, v. a. jedoch in den ersten 3 Lj. vorkommen. Die Entdeckung erfolgt entweder bei einer Routinekontrolle oder bei einer Blutung, die sich durch Gabe von herkömmlichen Mengen an Faktorenkonzentraten nicht stillen lässt
- Der Nachweis (z. B. aPTT ↑) bei sonst völlig Gesunden, die nie ein Faktorenkonzentrat erhalten haben, oder im Rahmen einer Grunderkr. (z. B. Malignom, Autoimmunerkr., Schwangerschaft u. a.) ist möglich
- Alle Inhibitoren können spontan auftreten und ohne Ther. wieder verschwinden
- Der Nachweis eines Inhibitors bedeutet nicht zwingend ein erhöhtes Blutungsrisiko. Bei Blutungskomplikationen z. B. im Rahmen einer OP muss jedoch v. a. bei Hämophilen von der Relevanz des Inhibitors ausgegangen werden
- Inhibitoren (Synonyma Hemmstoffe oder Hemmkörper) werden in Bethesda-Einheiten angegeben: 1 Bethesda-Einheit = Inhibition von 0,5 IE Faktor VIII/IX/ml nach 2 h Inkubation bei 37 °C in vitro

Therapie

- Die Behandlung eines Inhibitors gehört immer in ein spezialisiertes Zentrum, das Erfahrung mit der Ther. hat!
- Erster Schritt zur Elimination ist die Gabe von hohen Dosen des bislang wirksamen Faktor-VIII-Präparats (bis 10-fache Menge!) oder eines anderen Präparats mit einem anderen Reinheitsgrad (▶ Tab. 16.7)
- Adjuvante Maßnahmen: Plasmaseparation, Gabe von Immunglobulinen, Immunsuppression mit Cyclophosphamid und Glukokortikoiden
- Bei ausbleibender Blutstillung sind die in ▶ Tab. 16.8 beschriebenen Präparate anzuwenden

Substitution von Gerinnungsfaktorenkonzentraten – Grundregeln

- Jede Substitution mit Faktorenkonzentraten muss in der Akte dokumentiert werden (Präparatenamen, Menge und Chargen-Nr.)
- Die Informationen über die verabfolgten Präparate sollte der Pat. in einen eigenen Substitutionskalender eintragen
- Nach Möglichkeit soll immer das gleiche Präparat und so lange wie möglich die gleiche Charge verabreicht werden: häufiger Wechsel eines Präparats kann die Bildung eines Inhibitors (▶ 16.4.8) bewirken
- Vor erstmaliger und nach wiederholter Gabe eines Faktoren-Präparats sollte der Inhibitor-Titer bestimmt werden

Jede Operation ist bei Pat. mit Hämophilie möglich!

Tab. 16.7 Faktor-VIII-Präparate

Handelsname	Indikation	Dosierung
Konzentrate aus menschlichen Plasmen, behandelt mit den verschiedenen zugelassenen Verfahren der Virusinaktivierung, Intermediate-Purity-Präparate		
Beriate® P, Immunate® STIM plus, Haemoctin® SDH, Faktor VIII SDH Intersero, Octanate®, Fanhdi® (Flaschen à 250/500/1.000 IE)	Blutung bei Faktor-VIII-Mangel mit und ohne Inhibitor	Prinzip: 0,5(–1,0) IE Faktor VIII/kg KG erhöhen den Plasmaspiegel um 1 %; bei akuter Blutung evtl. höhere Dosierung notwendig (F-VIII-Verbrauch). Prophylaxe bei häufigeren Blutungen 2–3×/Wo. mit je 1.000–2.000 IE
Haemate® HS (Flaschen à 250/500/1.000 IE)	Substitution des Faktors VIII und des Von-Willebrand-Ag Blutung bei F-VIII-Mangel	
Rekombinante Präparate		
Helixate® NexGen, Recombinate® (Flaschen à 250/500/1.000, 2.000 IE)	Keine Von-Willebrand-Eigenschaften. Blutung bei Faktor-VIII-Mangel	Prinzip: 0,5(–1,0) IE Faktor VIII/kg KG erhöhen den Plasmaspiegel um 1 %; bei akuter Blutung evtl. höhere Dosierung notwendig (F-VIII-Verbrauch). Prophylaxe bei häufigeren Blutungen 2–3×/Wo. mit je 1.000–2.000 IE

16

Tab. 16.8 Einzelfaktoren bei erworbenen Inhibitoren				
	Wirkmodus	**Indikation**	**Dosierung**	**NW**
Factor VIII inhibitory bypassing Activity (Feiba® NF, Flaschen à500/1.000 IE)	Aktivierter Prothrombinkomplex (F II, VII, IX, X), der die Gerinnungsaktivierung ohne F VIII ablaufen lässt. Erfolgsrate unterschiedlich (40–88 %)	Blutung bei Inhibitoren bei Hämophilie A oder B (Hemmkörperhämophilie) oder bei Inhibitoren gegen F XI oder XII oder bei nicht Hämophilen mit erworbenem Hemmkörper	Initial 50–100 IE/kg i. v. alle 6–12 h, max. 200 IE/kg KG/d, gefolgt von der gleichen Dosis eines Faktor-VIII-Präparats bis zur Blutstillung oder Wechsel auf ein anderes Therapieprinzip	Bei hohen Dosierungen Entwicklung einer Verbrauchskoagulopathie
Rekombinanter Faktor VIIa (NovoSeven®, Flaschen à 50, 100, 250, 400 KIE; 1 KIE entspr. 20 µg)	Neues Therapieprinzip, das die Aktivierung des Gerinnungssystems über den F VIIa ohne die Faktoren IX und VIII bewirkt	Blutungen und Prophylaxe intra- und postop. bei Pat. mit Hämophilie A oder B mit erworbenem Inhibitor, insb. wenn Ther. mit anderen Einzelkonzentraten erfolglos war, Faktor-VII-Mangel, Thrombasthenie Glanzmann mit AK gegen Gp-IIb-/-IIIa	3–6 IE/kg KG als Kurzinfusion alle 2 h bis ca. 6–12 h nach Ende der Blutung	Hautreaktionen, allerg. Symptome, in Einzelfällen schwerwiegende KO wie Nierenversagen, Angina pectoris, Kreislaufschock
Alle Faktoren sehr teuer!				

16.4.8 Andere Gerinnungsfaktoren-Präparate

▶ Tab. 16.9

Tab. 16.9 Andere Gerinnungsfaktoren-Präparate		
	Indikation	**Dosierung**
Faktor-IX-Konzentrat (Berinin®, Octanine, Mononine®-P, BeneFIX®) (200–1.000 E)	Blutung oder Prophylaxe bei Faktor-IX-Mangel	Wie bei Hämophilie A: 0,5–1 IE/kg KG Faktorenkonzentrat pro 1 % Faktorenanstieg
Faktor I, Fibrinogen (Haemocomplettan® HS) (1 g, 2 g)	Blutung bei kongenitaler Hypo-, Dys- und Afibrinogenämie, bei erworbenem Fibrinogen-Mangel (ab < 0,1 g/l, Globalteste der Gerinnung wie Quick und aPTT dann nicht mehr messbar!), bei schwerer Leberinsuff., DIC mit übermäßiger Hyperfibrinolyse. KI: manifeste Thrombosen und Herzinfarkt	Meist genügen 1–2 g einmalig, um einen messbaren Fibrinogenspiegel zu erreichen

Tab. 16.9 Andere Gerinnungsfaktoren-Präparate *(Forts.)*

	Indikation	Dosierung
Faktor XIII (Fibrogammin® HS) (250, 1.250 E)	Substitution bei erworbenem oder angeborenem Faktor-XIII-Mangel bei gleichzeitiger Blutung, Faktor-XIII-Verlust bei entzündlichen Darmerkr., großflächigen Verbrennungen, umstritten bei Wundheilungsstörungen, Frakturheilung. **Cave:** Bei F-XIII-Mangel kommt es 12–36 h postop. nach primärer Hämostase zu einer typischen Nachblutung, wobei die Standardgerinnungsparameter Quick, aPTT und Thrombozyten meist im Normbereich liegen	Bei schweren Blutungen und Hämatomen 10–20 IE/kg KG/d bis zur Blutstillung; evtl. einmalige Gabe ausreichend (je nach Schweregrad der Blutung)
C1-Inaktivator (Berinert® P) (500 E)	Hereditäres Angioödem in Gesicht, an Extremitäten oder Stamm ohne Urtikaria, Schwellung des GIT und der Luftwege, Schmerzattacken abdominal, bei erblicher nicht allerg., angioneurotischem Ödem präop. als Prophylaxe, Ther. des akuten Schubs	500 IE in 10 ml Lösung langsam i. v.
Alle Faktoren sehr teuer, Preis Verhandlungssache und sehr variabel		

16.4.9 Desmopressin, DDAVP

Wirkmechanismus

- Analogon des Vasopressins. Wirkt blutungsstillend über eine Steigerung der Faktor-VIII-Aktivität durch Freisetzung des Faktors VIII aus den Leberendothelien und des Von-Willebrand-Faktors aus den peripheren Endothelzellen sowie über eine Zunahme der Adhäsivität von Thrombozyten
- Antidiuretikum bei zentralem Diabetes insipidus, bei Polyurie und Polydipsie nach Trauma oder OP in Hypophysenbereich oder Schädelbasis

Indikationen

- Blutung bei leichter bis mittelschwerer Hämophilie A (> 5 % Faktor-VIII-Restaktivität), bei Von-Willebrand-Jürgens-Sy. (außer Typ II B und III)
- Medikamentös induzierte Thrombozytendysfunktion, z. B. nach ASS
- Blutung unbekannter Ursache bei Urämie oder Leberzirrhose

16

Dosierung

- 0,2–0,4 µg/kg (0,5–1 Amp. pro 10 kg) in 50 ml NaCl 0,9 % im Perfusor über 30 Min. direkt präop. oder bei Blutung
- Wiederholung frühestens nach 12 h sinnvoll, da die Wirkung durch Erschöpfung der Faktor-VIII-Depots in den Endothelien rasch abnimmt. In den folgenden 2–5 d je 1×/d
- 2 Sprühstöße Spray intranasal 30 Min. vor dem Eingriff oder bei Blutung

16.4.10 Protaminchlorid, Protaminsulfat

Wirkmechanismus 1–1,5 IE Protamin inaktivieren ca. 1,4 Anti-Xa-Einheiten eines niedermolekularen Heparins zu ca. 50 %, also inaktivieren 1–1,25 ml Protamin (1.000–1.250 IE) die Low-Dose-Gabe eines niedermolekularen Heparins. Bei höheren Dosen keine höhere Antagonisierung, sondern eher Blutung durch eigene Antikoagulationswirkung, ebenso bei alleiniger Gabe von Protamin ohne vorherige Heparingabe. Bei der Antagonisierung ist die vergangene Zeit seit der Heparingabe zu berücksichtigen, ggf. die genaue Dosierung durch Austitrierung in vitro zu bestimmen (durch Zugabe verschiedener Dosen von Protamin zu heparinhaltigem Zitratblut).

Indikationen Heparinüberdosierung, Antagonisierung z. B. nach extrakorporalem Kreislauf, Gefäß-OP.

Dosierung
- **Direkt nach Heparingabe:** 90 % antagonisieren, d. h. 9.000 IE Protaminchlorid nach Gabe von 10.000 IE Heparin langsam i. v.
- **Postop.:** 50–70 % der eingesetzten Heparindosis

Nebenwirkungen Unverträglichkeitsreaktionen, RR-Abfall (selten).

Kontraindikationen Fischeiweißallergie.

- Gabe von 1.000-IE-Ampullen bevorzugen: besser steuerbar. Bei Überdosierung Blutungsneigung
- Schwangerschaft: keine Daten

16.4.11 Vitamin K, Phytomenadion

Wirkmechanismus Kofaktor bei der Synthese der Gerinnungsfaktoren II, VII, IX und X (Prothrombinkomplex), Protein C und S.

Pharmakokinetik Orale Bioverfügbarkeit ca. 50 %, Plasma-HWZ 1,5–3 h, Verteilungsvolumen 0,7 l/kg, Plasmaproteinbindung > 90 %. Elimination nach hepatischer Oxidation und Glukuronidierung über Galle und Urin.

Indikationen
- Lebensbedrohliche Blutungen unter Kumarin-Ther. zusammen mit PPSB
- Vit.-K-Mangel infolge Resorptionsstörung bei z. B. exogener Pankreasinsuff. oder Malabsorptionszuständen sowie lang anhaltender biliärer Verschlusskrankheit
- Behandlung mit Moxalactam®
- **Koller-Test:** Quick-Bestimmung vor und nach i. v. Gabe von Vit. K, fehlender Anstieg eines erniedrigten Werts spricht für Synthesestörung (Leberzirrhose), bei Anstieg Vit.-K-Mangel (Malabsorption, gestörte Darmflora durch Antibiotika, Verschlussikterus)

Dosierung Abhängig vom klinischen Schweregrad des Mangels: I. d. R. 10–30 mg einmalig i. v. oder 10–30 Tr. oral.

Nebenwirkungen Bei zu schneller i. v.-Gabe Gefahr von Unverträglichkeitsreaktionen (Flushsymptome, Dyspnoe, Thoraxschmerzen, Kreislaufkollaps).

- Bei ausgeprägten Blutungen unter Kumarin-Ther. durch primäre Gabe von Frischplasma (FFP, ▶ 16.4.3) oder PPSB (▶ 16.4.4) sicherere und schnellere Anhebung des Quick als durch Vit. K
- Zur nachhaltigen Antagonisierung des Kumarineffekts (z. B. nach Intoxikationen) ist eine Vit.-K-Behandlung über mehrere Tage (z. B. 10 mg/d) indiziert (HWZ von Phenprocoumon: 7 d ▶ 16.3.5)

- Ein Quick-Abfall bei schwerkranken Intensivpat. oder Pat. mit ausgeprägtem Leberparenchymschaden beruht auf einer Synthesestörung der Leber und lässt sich i. d. R. nicht durch Vit.-K-Gabe beeinflussen
- Zum Vermeiden von Unverträglichkeitsreaktionen bei i. v.-Gabe, die z. T. durch den Lösungsvermittler bedingt sind, Applikation als Kurzinfusion (z. B. 10–30 mg pro 100 ml 0,9 % NaCl) empfehlenswert
- MM-Lösung besser i. v. verträglich, daher unverdünnt applizierbar

17 Schmerz, Sedierung und Delirmanagement

Martin Lindig und Jonas Klameth

17.1 Zusammenwirken von Schmerz, Agitation und Delir (DAS-Konzept)

Schmerz, Angst bzw. Agitation und Delir beeinflussen sich gegenseitig (▶ Abb. 17.1). Ein koordinierter Ansatz ist vielversprechender als die Behandlung von Einzelfaktoren. Ziel ist ein ruhiger, angst-, schmerz- und delirfreier, erweckbarer und kooperativer Patient.

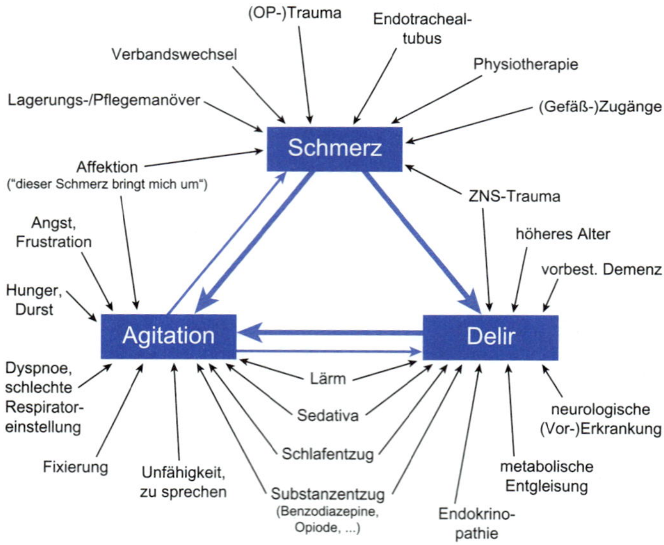

Abb. 17.1 Ursachen und Interaktion von Schmerz, Agitation und Delir [V492]

Durch unkontrollierte Schmerzen gesteigerter Sympathikotonus, verschlechterte Hämodynamik, gestörte Mikrozirkulation, gesteigerter O_2-Verbrauch, eingeschränkte Spontanatmung, Schonatmung, erhöhter intrakranieller Druck und psychischer Stress. Durch adäquate Schmerzther. somit Beschleunigung des Heilungsverlaufs.

17

17.2 Schmerzmanagement auf der Intensivstation

17.2.1 Diagnostik und Dokumentation

Diagnostik Unterschiedliche Schmerztypen (▶ Tab. 17.1) führen zu verschiedenen Therapiestrategien, daher möglichst genaue Symptomanalyse; oft Komb. mehrerer Mechanismen.

Tab. 17.1 Einteilung des Schmerzes

Typ	Pathophysiologie	Vorkommen	Therapieansatz
Nozizeptorschmerz	Stimulation intakter Schmerzrezeptoren durch freigesetzte Entzündungsmediatoren	Postoperativer Schmerz, Wund-, Entzündungs-, Stumpfschmerz, Spasmen	Antipyretische Analgetika, Opioide, Lokalanästhesie
Neuropathischer Schmerz	Läsion oder Dysfunktion des zentralen und/oder peripheren Nervensystems	Nervenkompression, diab. Neuropathie, (Post-)Zosterneuralgie, Trigeminusneuralgie	Sympathikusblockaden, Antidepressiva (z. B. Amitriptylin). Bei einschießenden Schmerzen Antikonvulsiva (z. B. Pregabalin). Opioide nur mäßig wirksam
Deafferenzierungs-/Phantomschmerz	Überschießende Erregung von zentralen Neuronen nach Verlust der sensorischen Zuflüsse	Phantomschmerz nach Amputationen, Schmerzen nach Nervendurchtrennungen	Gabapentin, Morphin, ggf. Sympathikusblockade. Prophylaktisch Lokalanästhesie vor und während Nervendurchtrennungen
Schmerzen durch Störungen der Sympathikusfunktion	Komplexer Mechanismus mit wesentlicher Beteiligung des sympathischen Nervensystems	Sympathische Reflexdystrophie (CRPS), atypischer Gesichtsschmerz	Sympathikusblockade, Antidepressiva (z. B. Amitriptylin)
Psychosomatischer Schmerz	Körperlicher Ausdruck seelischer Belastung	Vielfältige körperliche Symptome nach traumatischem psychischem Auslöser bei biografischer Disposition	Psychotherapeutische (Mit-)Behandlung

Schmerzanamnese Lokalisation, Charakter, Intensität, Beginn und Verlauf der Symptomatik, Beeinflussungsfaktoren (z. B. Bewegung, Nahrungsaufnahme), Begleitsymptome; vorbestehende Schmerzproblematik (z. B. Migräne, chron. Rückenschmerzen) ggf. durch Fremdanamnese eruieren.

Kausalther. und symptomatische Schmerzbekämpfung parallel durchführen.

Schmerzmessung und Verlaufsdokumentation Möglichst wiederholte Selbsteinschätzung des Pat. mittels einfacher Skalen oder – bei nicht ansprechbaren Pat. – Fremdeinschätzung anhand vegetativer Reaktionen. Dokumentation bei Erstkontakt, in Ruhe und bei Bewegung (Mobilisation, schmerzhafte Maßnahmen), bei Routinedokumentation der Vitalparameter, vor und nach Analgetikagabe (nach i. v. Gabe, 1 h nach p. o. Gabe), bei Schmerzexazerbation und in Zusammenhang mit ther. Maßnahmen oder Verschlechterung der Vitalparameter (z. B. Fieber) z. B. mit „Numerischer Rating-Skala" (NRS): Pat. gibt eine Zahl auf einer Skala von 0 (= kein Schmerz) bis 10 (= max. Schmerz) an.

17.2.2 Probleme

- **Nicht ansprechbarer Pat.:** Schmerzstärke und Therapieerfolg anhand der Reaktionen des Vegetativums abschätzen. Abgeschwächte Abwehr- oder Vermeidungsreaktionen des Pat. durch Sedierung oder Muskelrelaxation
- **Pat. mit chron. Schmerzen:** Pat. sind oft mit individuell angepasster Vormedikation eingestellt. Diese zunächst übernehmen sowie zusätzliche, der derzeitigen Schmerzursache angepasste Analgetikadosis verabreichen. Dosis muss individuell austitriert werden: je nach bisherigem durchschnittlichem Tagesbedarf Anfangsdosis und Größe der Titrationsschritte abschätzen
- **Medikamenten-WW:** veränderte Pharmakokinetik und -dynamik der Analgetika durch Komedikation, Leberinsuff., Niereninsuff., Fieber, Hypoproteinämie. Daher je nach Wirkung Dosisanpassung
- **Toleranzentwicklung gegenüber Opioiden:**
  - Diagn.: zunehmender Opioidverbrauch bei sonst gleichbleibender Schmerzursache. DD: vermehrte Schmerzintensität, verändertes Schmerzerleben
  - Prozedere: Austausch eines Opioids gegen ein anderes. Alternativen: Wechsel des analgetischen Regimes, wie z. B. regionale Lokalanästhesie zusätzlich oder anstelle von i. v. Opioiden; Zusatz von Clonidin (▶ 6.31.2)
- **Präexistente Substanzabhängigkeit:**
  - Opioide: erhöhter Bedarf. Zur Vermeidung einer Entzugssymptomatik keine Opioidantagonisten (▶ 19.3.2) applizieren. Je nach bisherigem durchschnittlichem Tageskonsum und Art des Opioids Anfangsdosis und Größe der Titrationsschritte abschätzen
  - Psychopharmaka: bei Barbituratabhängigkeit Krampfanfälle bei Entzug mögl. Bei Analgosedierung daher Benzodiazepine verwenden. Durch Enzyminduktion verkürzte HWZ von Analgetika → Dosisintervalle verkleinern und/oder Dosierungen erhöhen
  - Alkohol: Zusatz von Clonidin (▶ 6.31.2) zu i. v. oder epidural applizierten Opioiden. Dadurch nicht nur analgetische Wirkverstärkung/-verlängerung, sondern auch Unterdrückung der vegetativen Entzugssymptomatik
- **Schmerzther. bei kontinuierlicher Hämofiltration:** Abfall der Plasmakonzentration (z. B. um 75 % bei Morphin), erhöhter Bedarf

> **! Typische Fehlerquellen**
> - Mischmedikation von Substanzen derselben Wirkgruppe (z. B. mehrere Opioide gleichzeitig) → Konkurrenz um dasselbe Wirkprinzip
> - Zu geringe Dosierung aus Angst vor Sucht, Abhängigkeit oder Atemdepression

> **! Nichtmedikamentöse Beeinflussung der Schmerzempfindung**
> - Verstärkung: Angst, mangelnde Orientierung, Kontrollverlust, Depression, Einsamkeit, Sorgen, Schlaflosigkeit
> - Verminderung: Zuwendung, Information, Verständnis, Beschäftigung

17.2.3 Substanzauswahl

- **Antipyretische Analgetika** (▶ 17.3.1): geeignet bei Nozizeptorschmerzen (vermittelt durch Entzündungsmediatoren, z. B. Prostaglandine). Bei Kombination mit Opioiden oft Dosisreduktion der Einzelsubstanzen möglich.

- **Nichtsteroidale Antiphlogistika:** hemmen die Cyclooxygenase und damit die Synthese von Schmerzmediatoren. Bei Knochenverletzungen den Opioiden oft gleichwertig
- **Metamizol:** wegen spasmolytischer Komponente besonders geeignet bei kolikartigen Schmerzen (Opioide sind spasmogen und damit oft symptomverstärkend)
- **Paracetamol:** bei KI gegen NSAID. Paracetamol ist schwach wirksam

- **Opioidanalgetika** (▶ 17.4.1): am häufigsten auf Intensivstationen eingesetzte Analgetika. Wirkung durch Besetzung von Opioidrezeptoren in ZNS und Körperperipherie. Mittel der ersten Wahl bei posttraumatischen oder postop. Schmerzen
- **Lokalanästhetika** (auch ▶ 17.5). V. a. bei eng umschriebenen schmerzhaften Arealen, zur Sympathikolyse z. B. bei sympathischer Reflexdystrophie und bei neuropathischen Schmerzen.
- **Nichtanalgetika:** je nach Schmerztyp, z. B. Kalzitonin, Antikonvulsiva, bestimmte analgetisch wirksame Antidepressiva (z. B. niedrig dosiertes Amitriptylin).

Applikationswege

- Bei Dauerschmerz Analgetikamenge mittels Bolustitration ermitteln und gleichmäßigen Analgetikaspiegel durch kontinuierliche i. v. Zufuhr anstreben
- Zur Dämpfung von Schmerzspitzen **vor** Manipulationen oder Mobilisation i. v. Zusatzbolus
- Bei ansprechbaren Pat. „patientenkontrollierte Analgesie"
- Bei wachen kooperativen Pat. auch orale/rektale Applikation

Patientenkontrollierte Analgesie (PCA)
Analgesie mittels programmierbarer Pumpe mit der Möglichkeit einer kontinuierlichen Analgetikazufuhr und/oder einer per Knopfdruck vom Pat. abrufbaren Einzelbolusapplikation.

17.2.4 Regionale und lokale Analgesie

Periduralkatheter (PDK)

Indikationen Nach OP oder Trauma im Bereich des Thorax, Abdomens, Unterbauchs oder der unteren Extremität. Gute Prophylaxe zur Verhinderung von Phantomschmerzen nach Amputation, bes. wenn Periduralkatheter (PDK) bereits zur OP verwendet wurde.

Durchführung

- Punktionsstelle für PDK zwischen T4/T5 und L4/L5, je nach zu blockierenden Dermatomen
- Lagekontrolle durch Injektion von 2–3 ml Bupivacain 0,5 % (▶ 17.5) in den PDK zum Ausschluss einer intrathekalen Lage
- NW: Sympathikolyse: RR-Abfall, Bradykardie, Miktionsstörungen

Substanzauswahl

- **Lokalanästhetika:** wegen der langen Wirkdauer Einsatz von Ropivacain (▶ 17.5). Hierbei bessere Diskriminierung zwischen sensibler und motorischer Blockade
  - **Nachteil:** oft schnellere Tachyphylaxie als bei Bupivacain
  - **Alternative:** Bupivacain (▶ 17.5)

17

- **Dosierung:** Ropivacain 0,2 % (▶ 17.5) Bolusgabe entsprechend gewünschter segmentaler Höhe der Analgesie (lumbaler PDK: meist 10–14 ml). Anschließend kontinuierlich Ropivacain 0,2 %-Perfusor á 2–8 ml/h oder alle 4–6 h repetitive Einzeldosen. Höchstdosis: 675 mg/24 h (z. B. 340 ml Ropivacain 0,2 %/24 h) bei normaler Leber- und Nierenfunktion

- **Opioide:**
  - **Vorteile:** bei rückenmarknaher Applikation weniger Obstipation, geringere Kreislaufwirkung, geringere Beeinträchtigung von Atmung und kutaner Durchblutung als bei i. v. Gabe
  - **Nachteile:** intensive Überwachung wegen möglicher dosisunabhängiger Atemdepression noch Stunden nach periduraler Opioidgabe, Urinretention und Juckreiz häufiger als nach i. v. Gabe
  - **Dosierung:** ▶ Tab. 17.2 und ▶ 17.4.1

Tab. 17.2 Dosierung und Pharmakokinetik der Opioide

Substanz	Dosierung	Wirkbeginn	Wirkdauer
Fentanyl	0,05–0,1 mg	ca. 5 Min.	4–6 h
Sufentanil	10–25 µg	ca. 5 Min.	4–6 h
Buprenorphin	0,15–0,3 mg	ca. 10 Min.	15–20 h
Morphin	1–4 mg	ca. 20 Min.	10–15 h

Praktische Tipps

- Zur guten Verteilung des Opioids Substanz in ausreichenden Volumina applizieren. Entweder in Bolusdosis des Lokalanästhetikums oder in 5–10 ml NaCl 0,9 % mischen
- Selten als Monotherapeutikum im Periduralkatheter
- Alternative bei intolerablen NW wie schwer therapierbarer Obstipation oder Übelkeit durch systemische Anwendung

- **Clonidin** (▶ 6.31.2): Antinozizeptive Wirkung durch Stimulation absteigender inhibitorischer Bahnen. Zur Wirkverstärkung opioider und sedierender Substanzen sowie Lokalanästhetika. Auch als Monosubstanz analgetisch einsetzbar, z. B. bei ehemaliger Opioidabhängigkeit
  - **Pharmakokinetik:** Wirkeintritt peridural nach 20 Min., Wirkdauer bei 0,1–0,3 mg ca. 1 h, bei 0,4–0,9 mg ca. 4–5 h
  - **Dosierung** (gilt bei Verwendung als analgetische Monosubstanz und zur Verstärkung der Opioide): periduraler Initialbolus à 0,15–0,3 mg, Erhaltungsdosis 0,02–0,04 mg/h kontinuierlich über Perfusor

Praktische Tipps

- Clonidin in ausreichenden Volumina applizieren. Entweder in Bolusdosis des Lokalanästhetikums oder in 5–10 ml NaCl 0,9 % mischen
- Als Monosubstanz per Perfusor Clonidin 4 Amp. á 0,15 mg + 46 ml NaCl 0,9 % z. B. 1–5 ml = 0,012–0,06 mg/h.

- **Kombinationen:**
  - **Opioid + Lokalanästhetikum:** Opioide in die Bolusdosis mischen, dadurch Wirkverstärkung des Lokalanästhetikums und oft bereits geringer konzentriertes Lokalanästhetikum (z. B. Ropivacain 0,2 %) ausreichend
  - **Opioid + Clonidin:** Wirkungsverstärkung des Opioids. Initial 0,15–0,3 mg, Erhaltungsdosis 0,02–0,04 mg/h kontinuierlich
  - **Lokalanästhetikum + Opioid + Clonidin:** gegenseitige Wirkverstärkung der Einzelkomponenten. Zusatz von Opioiden und Clonidin zum peridural applizierten Lokalanästhetikum in den Dosierungen wie bei den obigen Zweifachkomb.

Clonidin, Fentanyl peridural
Vom Hersteller wurde bislang keine Zulassung für die rückenmarknahe Applikation beantragt! Anwendungsrisiko liegt beim Arzt.

Komplikationen Prim. oder sek. Perforation nach intrathekal oder intravasal; dadurch beim Aufspritzen Intoxikationssymptome (▶ 17.2.6). Luxation des Katheters aus der ursprünglichen Lage, dadurch Wirkverlust.

Intrapleurale Analgesie

Blockade der Interkostalnerven nach Diffusion des Lokalanästhetikums durch die Pleura.

Indikationen Bei Pat. nach thorakalen OP oder Trauma (z. B. Rippenserienfraktur), wenn thorakale Periduralanästhesie nicht möglich.

Durchführung Einlegen eines Pleurakatheters (▶ 2.5). Lagern des Pat. auf die betroffene Seite für die Dauer der Fixierung des Lokalanästhetikums am Wirkort (ca. 10–15 Min.), thorakale Saugdrainagen für 10–15 Min. abklemmen. Injektion von Lokalanästhetikum durch den Katheter.

Substanzauswahl Bupivacain 0,25 % (▶ 17.5), alternativ Ropivacain 0,2 % (▶ 17.5). Bupivacain-Höchstdosis/Einzelapplikation beträgt 150 mg (z. B. 60 ml Bupivacain 0,25 %). Alle 4–6 h wiederholbar. Max. 600 mg/24 h Bupivacain bei normaler Leber- und Nierenfunktion.

Komplikationen Intoxikationssymptome aufgrund hoher Resorptionsrate. Daher nur Ther. der 2. Wahl.

Plexusanalgesie

Indikationen Bei Pat. nach OP, Trauma oder mit sympathischer Reflexdystrophie im Bereich der oberen Extremität. Prophylaktisch zum Verhindern von Phantomschmerzen nach Amputation, bes. wenn Katheter bereits zur OP verwendet wird.

Durchführung Anlage durch Anästhesisten.

Substanzauswahl Bupivacain 0,25 % (▶ 17.5), alternativ: Ropivacain 0,2 % (▶ 17.5). 20–30 ml Bupivacain 0,25 % intermittierend alle 4–6 h oder nach Initialbolus kontinuierlich Bupivacain 0,25 % über Perfusor à 5–8 ml/h durch Katheter zum Plexus brachialis.

Komplikationen Perforation nach intravasal, dadurch beim Aufspritzen Intoxikationssymptome. Luxation des Katheters aus Gefäß/Nervenscheide, dadurch Wirkverlust.

17.3 Antipyretische Analgetika

17.3.1 Übersicht

Wirkmechanismus Analgetische, antipyretische und (teilweise) antiphlogistische Wirkung durch Hemmung der Zyklooxygenase und damit der Prostaglandinbiosynthese. Periphere und zentrale Wirksamkeit. Der antipyretische Effekt ist Folge der Beeinflussung des Hypothalamus. Die sauren Analgetika reichern sich selektiv in entzündetem Gewebe an und bewirken einen antiphlogistischen Effekt, während nichtsaure Analgetika nicht antiphlogistisch wirken.

Nebenwirkungen (substanzabhängig) Ulcera ventriculi/duodeni, Thrombozytenaggregationshemmung, Verschlechterung der Nierendurchblutung, Niereninsuff., Bronchialobstruktion, Wehenhemmung, intrauteriner Verschluss des Ductus Botalli bei Einnahme im letzten Trimenon.

17.3.2 Paracetamol

Wirkmechanismus Anilinderivat mit antipyretischen und analgetischen Eigenschaften. Keine selektive Anreicherung in entzündlichem Gewebe; daher keine antiphlogistische Wirkung.

Pharmakokinetik Orale Bioverfügbarkeit > 90 %, HWZ 2,5 h, Verteilungsvolumen 0,9 l/kg, Plasmaproteinbindung < 25 %. Elimination: nur zu 5 % unverändert renal, zu 80–90 % Konjugation (Glukuronidierung, Sulfatierung), bei Normaldosen Abbau von 5–10 % durch Cytochrom-P450-abhängige Oxidasen in der Leber, das dabei entstehende tox. Intermediärprodukt wird durch Glutathion konjugiert. Bei Überdosierung Erschöpfung der hepatischen Glutathionreserven und kovalente Bindung des tox. Metaboliten an hepatische Makromoleküle (irreversibler Zellschaden, Lebernekrose, ▶ 19.2.14). Wirkeintritt nach 30–60 Min. p. o., nach rektaler Gabe wegen verzögerter Resorption später; i. v. 5–10 Min

Indikationen
- Akute und chron. Schmerzzustände (analgetische Wirkung)
- Fieber infektiös-entzündlicher Ursache (antipyretische Wirkung)

Dosierung
- **i. v.:** 1.000 mg als 15 Min. Kurzinfusion, alle 4–6 h, max. 4 g Tagesdosis. Kinder über 11 J, 33–50 kg KG: 15 mg/kg, max. 60 mg/kg Tagesdosis
- **p. o.:** Einzeldosis: 0,5–1,0 g, max. Tagesdosis: 4,0 g

Nebenwirkungen
- GIT-Beschwerden, Übelkeit, Erbrechen
- Exanthem, Urtikaria, anaphylaktoide Reaktionen
- BB-Veränderungen (Leukopenie, Thrombopenie, hämolytische Anämie bei Glukose-6-Phosphat-Dehydrogenase-Mangel, Methämoglobinbildung)
- Bei Überdosierung Gefahr von Leberzellschädigung bis zur Lebernekrose und Nierenversagen infolge Tubuluszellnekrose

Kontraindikationen Schwere Leberfunktionsstörungen (**Cave:** bei Alkoholabusus), G6PDH-Mangel (selten).

Wechselwirkungen
- Enzyminduktoren (Antiepileptika, Rifampicin, Alkohol bei chronischem Abusus) beschleunigen die Paracetamolelimination und führen zu einer ver-

mehrten Bildung des potenziell lebertox. Metaboliten (bedeutsam besonders bei Überdosierung von Paracetamol)

- Erhöhte Resorptionsgeschwindigkeit bei schneller Magenentleerung (z. B. infolge Metoclopramid)
- Paracetamol erhöht die Eliminations-HWZ von Chloramphenicol um den Faktor 5

> - Bei Einnahme der empfohlenen Mengen ist Paracetamol das nebenwirkungsärmste Analgetikum
> - Bei isolierter Einnahme keine Auslösung von Bronchialobstruktion, daher bei Asthmapat. einsetzbar
> - In der Schwangerschaft geeignet (▶ 20.6)
> - Paracetamolintox. (▶ 19.2.14), Antidot: Acetylcystein

17.3.3 Acetylsalicylsäure (ASS)

Wirkmechanismus Benzoesäurederivat mit analgetischen, antipyretischen und antiphlogistischen (Anreicherung im entzündlichen Gewebe wegen schlechterer Löslichkeit bei saurem pH) Eigenschaften infolge Prostaglandinsynthesehemmung. Thrombozytenaggregationshemmende Wirkung durch Hemmung der thrombozytären Thromboxan-A_2-Synthese

Pharmakokinetik

- Orale Bioverfügbarkeit ca. 70 %, ASS wird bereits im Magen und in der Darmwand, besonders aber in der Leber und im Plasma mit einer HWZ von 15 Min. in die pharmakologisch aktive Salicylsäure überführt (Deacetylierung)
- Salicylsäure: HWZ konzentrationsabhängig, nach einer üblichen Einmaldosis ca. 2,5 h, bei Intox. bis zu 30 h, Verteilungsvolumen 0,17 l/kg, Plasmaproteinbindung konzentrationsabhängig 80 % (hohe Salicylatkonz.) bis 95 % (niedrige Salicylatkonz.), Elimination ca. 20 % unverändert renal (bei alkalischem Urin-pH bis 80 %), Rest in Leber weiter metabolisiert (Sättigungskinetik!) und an Glycin, Glukuron- und Schwefelsäure konjugiert. Wirkeintritt nach oraler Gabe in 20–30 Min.

Indikationen

- Akute und chron. Schmerzzustände, Migräneattacke (analgetische Wirkung)
- Fieber infektiös-entzündlicher Ursache (antipyretische Wirkung)
- Akute und chron. Entzündungen, bes. rheumatische Erkr. (antiphlogistische Wirkung)
- Prophylaxe zerebraler Durchblutungsstörungen und nach Myokardinfarkt (Thrombozytenaggregationshemmung)
- Pericarditis epistenocardica

Dosierung

- Analgetische und antipyretische Wirkung. Einzeldosis: 0,5–1,0 g (p. o.; i. m.; i. v.), max. Tagesdosis: 3,0–5,0 g (p. o.; i. m.; i. v.)
- Antiphlogistische Wirkung. Einzeldosis: 0,5–1,0 g, max. Tagesdosis: 5,0–6,0 g
- Thrombozytenaggregationshemmung. Einzeldosis: 0,1–0,5 g, max. Tagesdosis: 0,5 g

Nebenwirkungen Dosisabhängig:

- GIT-Beschwerden, Übelkeit, Erbrechen, erosive Gastritis, Ulkus
- Verminderte Harnsäureausscheidung (gleicher renaler Sekretionsmechanismus)

- Transaminasenanstieg, Hepatitis besonders bei Pat. mit SLE oder anderen Kollagenosen
- Verlängerung der Blutungszeit
- Bronchokonstriktion und Auslösung von Asthmaanfällen bei prädisponierten Pat.
- ZNS-Störungen (Ohrensausen, Benommenheit, Hyperventilation) als erste Symptome einer Salicylatintox. (▶ 19.2.13)

Kontraindikationen

- Ulcus duodeni oder ventriculi
- Hämorrhagische Diathese
- Salicylat-Hypersensibilität (ASS-induzierte Asthmaanfälle)
- Kinder < 12 J (begünstigt die Auslösung des Reye-Sy.)
- 3. Trimenon der Schwangerschaft (▶ 20.6): Gefahr der Geburtsverzögerung, erhöhte Nachblutungsgefahr, beim Kind vorzeitiger Verschluss des Ductus Botalli möglich
- Antikoagulanzienther. (relative KI)

Wechselwirkungen

- Erhöhte Gefahr einer erosiven Gastritis oder Ulkusbildung bei gleichzeitiger Einnahme von NSAID, Glukokortikoiden oder Alkohol
- Erhöhte Blutungsgefahr bei gleichzeitiger Ther. mit Antikoagulanzien (Phenprocoumon, Heparin) oder Fibrinolytika (Streptokinase, Urokinase, rt-PA)
- Verzögerte Ausscheidung von Penicillinen (gleicher renal-tubulärer Sekretionsmechanismus)
- Verstärkung der Methotrexat-Toxizität (Hemmung der renalen Sekretion und Verdrängung aus der Plasmaproteinbindung)
- Verstärkung der blutzuckersenkenden Wirkung von Insulin und Sulfonylharnstoffen
- Verminderte diuretische Wirkung von Furosemid und Spironolacton durch Hemmung der renalen Prostaglandinsynthese

> - In hohen Dosen besitzt ASS eine urikosurische (und keine harnsäureretinierende) Wirkung
> - ASS 100 **vor** anderen NSAID geben, sonst keine sichere Hemmung der Thrombozytenaggregation

17.3.4 Metamizol

Wirkmechanismus Pyrazolderivat mit analgetischen und antipyretischen Eigenschaften durch Prostaglandinsynthesehemmung. Als nichtsaure Substanz keine selektive Anreicherung in entzündlichem Gewebe, daher nicht antiphlogistisch. In höherer Dosis auch spasmolytisch wirksam.

Indikationen

- Akute und chron. Schmerzzustände
- Fieber, das auf andere Maßnahmen nicht anspricht (antipyretische Wirkung)

Dosierung

- Oral und rektal: Einzeldosis: 0,5–2,0 g; max. Tagesdosis: 5,0 g
- Parenteral: Einzeldosis: 1,0–2,5 g (Koliken); max. Tagesdosis: 5,0 g

Nebenwirkungen

- RR ↓
- Intoleranz (selten Kreuz-Hypersensitivität mit Salicylaten) mit Fieber, Urtikaria und Atemwegsobstruktion, selten echte Pyrazolonallergie
- Anaphylaktischer und (bei zu schneller i. v. Injektion) tox. Schock (während der Injektion und bis zu 2 h später). **Cave:** bei Einzeldosierungen > 1,0 g
- Agranulozytose mit Fieber, Schüttelfrost, Halsschmerzen, Schluckbeschwerden, nekrotisierenden Entzündungen im Bereich der Körpereintrittspforten (Auftreten 1 : 10^6, hohe Letalität)
- GIT: Übelkeit, Erbrechen (selten und leicht)

Kontraindikationen

- Hepatische Porphyrie
- G6PDH-Mangel
- Schwangerschaft im 1. Trimenon und in den letzten 6 Wo. (Störung der Hämatopoese, Gefahr des vorzeitigen Verschlusses des Ductus Botalli) ▶ 20.6

Wechselwirkung Chlorpromazin (erhöhte Gefahr der Hypotonie und schwerer Hyperthermien)

- Keine Interaktionen mit Alkohol oder Antikoagulanzien bekannt
- Rotfärbung des Urins möglich durch Metamizolmetaboliten Rubazonsäure: kein Krankheitswert
- Vasodilatation durch direkt muskelrelaxierende Wirkung

17.3.5 Ibuprofen und Diclofenac

Wirkmechanismus Antiphlogistische, analgetische und antipyretische Wirkung durch Prostaglandinsynthesehemmung.

Indikationen

- Akute und chron. Schmerzzustände (analgetische Wirkung)
- Akute und chron. Entzündungen, bes. rheumatische Erkr. (antiphlogistische Wirkung)

Dosierung

- **Ibuprofen:** oral und rektal: Einzeldosis: 0,2–0,4 g; max. Tagesdosis: 0,8–2,4 g
- **Diclofenac:**
  - Einzeldosis: 25–50 mg, initial 3 × 50 mg
  - Erhaltungsdosis: 3 × 25 mg/d, max. Tagesdosis: 150 mg

Nebenwirkungen

- Bronchospasmus bei Pat. mit Analgetika-Überempfindlichkeit (z. B. auch gegen andere antipyretische Analgetika)
- Leber- und Nierenfunktionsstörungen (selten)
- Blutbildveränderungen wie Leukopenie, Thrombopenie (selten)
- ZNS-Störungen wie Kopfschmerzen, Depression, Somnolenz (selten), aseptische Meningitis (selten)

Kontraindikationen

- Ulcus duodeni oder ventriculi
- Hämorrhagische Diathese
- Überempfindlichkeit gegen saure Analgetika
- Schwangerschaft (▶ 20.6)
- Schwere Leber- und Nierenschäden

Wechselwirkung

- **Ibuprofen:**
  - Erhöhte Gefahr einer erosiven Gastritis oder Ulkusbildung bei gleichzeitiger Einnahme von NSAID, Glukokortikoiden oder Alkohol
  - Erhöhte Blutungsgefahr bei gleichzeitiger Ther. mit Antikoagulanzien (Phenprocoumon, Heparin) oder Fibrinolytika (Streptokinase, Urokinase), insbes. bei ASS-Begleitmedikation (Verdrängung von Ibuprofen aus der Plasmaeiweißbindung)
  - Erhöhte Digoxinspiegel durch Verminderung der Digoxin-Clearance
- **Diclofenac:**
  - Verminderung der renalen Lithium-Clearance (Lithiumspiegel ▶ 20.2)
  - Verminderung der Digoxin-Clearance (Digoxinspiegel ▶ 20.2)

Ibuprofen

- Das ulzerogene Risiko ist gegenüber ASS (bei vergleichbarer Wirkung) geringer ausgeprägt
- Kaum Kumulationsneigung wegen kurzer HWZ
- Aufgrund der relativ großen ther. Breite kaum lebensbedrohliche KO bei Überdosierung in suizidaler Absicht
- Durch die Aufbereitung als Lysinsalz Verbesserung der Resorptionsgeschwindigkeit und der Verträglichkeit
- Brausetbl. wasserlöslich, dadurch auch sondengängig

17.4 Opioidanalgetika

17.4.1 Übersicht

Wirkmechanismus Prä- und postsynaptische Hemmung durch Besetzung von Opiatrezeptoren. Mit dem reinen Antagonisten Naloxon (▶ 19.3.2) lassen sich die Effekte der Opioidanalgetika aufheben (Ausnahme: Buprenorphin).

Pharmakokinetik Wirkeintritt innerhalb von 2–3 Min. nach i. v. Gabe, Wirkdauer dosisabhängig 1–4 h. Rebound-Effekt nach Ablauf der Naloxon-Wirkdauer. Dosierung nach Wirkung; Titrationsdosen von 0,4–2,0 mg i. v. alle 2–3 Min. bis etwa 10 mg Gesamtdosis.

Indikationen

- Starke und sehr starke Schmerzen (z. B. Myokardinfarkt, postop. Wundschmerz)
- Tumorschmerzen
- Schmerzen, die nicht ausreichend mit antipyretischen Analgetika allein behandelt werden können

Wirkungen und Nebenwirkungen

- **Zentral:** Analgesie, Sedierung, antitussive Wirkung, Atemdepression, Miosis, Übelkeit und Erbrechen, Senkung des zentralen Sympathikotonus, Steigerung des Liquordrucks (durch Hypoventilation)
- **Peripher:** spasmogene Wirkung auf die glatte Muskulatur des GIT und der ableitenden Harnwege (verzögerte Magenentleerung, spastische Obstipation, Harnverhalt, Sekretstau in Galle- und Pankreaswegen). Histaminfreisetzung bes. bei Morphin mit Bronchospasmus und Vasodilatation

Kontraindikationen

- Hirnödem, SHT (intrakranieller Druckanstieg). Ausnahme bei kontrollierter Beatmung und Hyperventilation
- Ateminsuff. (zentrale Atemdepression)
- Asthma bronchiale (Bronchospasmus, ▶ 7.1.2)
- Akute Pankreatitis (Sekretstau, ▶ 11.1.5)
- Akute hepatische Porphyrie (▶ 15.1.6)
- Colitis ulcerosa (Perforationsgefahr)

Besondere Vorsicht bei:

- Gallengangskolik, Postcholezystektomiesy. (spasmogene Wirkung)
- Hypovolämie, Antihypertensiva (verstärkte Blutdrucksenkung)
- Leberfunktionsstörung (Kumulationsgefahr)
- Myxödem (vermehrte Empfindlichkeit des Organismus)
- Addison-Krankheit (erhöhte Sensibilität)
- Schwangerschaft, Geburt und Stillzeit: plazenta- und muttermilchgängige Opioidanalgetika können beim noch ungeborenen und neugeborenen Kind zur verminderten Empfindlichkeit des Atemzentrums mit postpartaler Atemdepression führen

Toleranz und Abhängigkeit Die Toleranzentwicklung für die analgetische, atemdepressorische und euphorisierende Wirkung verläuft etwa gleich schnell, diejenige für spasmogene Wirkungen allerdings viel langsamer. Deshalb sind Obstipation und Miktionsstörungen bei längerer Anwendung dominierende NW.

- **Physische Abhängigkeit** (Sucht) durch Gewöhnung des Organismus an ständige Wirkstoffzufuhr, Entzugssymptomatik wird verhindert durch schrittweises Ausschleichen des Opioids
- **Psychische Abhängigkeit** (Sucht) zeigt sich in zwanghaftem Verlangen nach weiterer Substanzzufuhr, um Euphorie auszulösen. Grad der Euphorie ist abhängig vom steilen Konzentrationsanstieg des Opioids im ZNS. Bei sachgemäßer Schmerztherapie ist Auftreten einer psychischen Abhängigkeit eine Rarität!

17.4.2 Morphin

BtMVV.

Dosierung Abhängig vom Schweregrad der Schmerzen, übliches Dosierungsintervall bei parenteraler Gabe 4 h, bei oraler Einnahme des Retardpräparats 8 h.

- **Einzeldosen:** p. o. und s. c.: 10–30 mg; i. v. (langsam und vorverdünnt mit Aqua ad inject.): 5–10 mg
- **Perfusor:** 1 Amp. à 100 mg in NaCl 0,9 % auf 50 ml mit 1–4 mg/h (= 0,5–2 ml/h)
- Tageshöchstmengen: Klinik entscheidet!

- Morphin ist noch Referenzsubstanz aller Opioide bezüglich Wirkstärke und -profil
- Bei akuter Lungenstauung sinnvoll, da Morphin den Lungenkreislauf durch peripher-venöses Pooling entlastet und das Gefühl der Atemnot dämpft

- Retardgranulat in Flüssigkeit löslich, damit sondengängig
- Die pharmakologischen Wirkungen von Morphin sind streng dosisabhängig, d. h., mit steigender Dosierung verstärken sich die Morphin-Wirkungen und -NW „ohne Obergrenze“
- Akute Morphin-Intox. (▶ 19.2.10), Antidot: Naloxon (▶ 19.3.2)
- Wirkdauer nach parenteraler und rektaler Applikation ca. 4–6 h, bei Retardtbl. 8–12 h

17.4.3 Tramadol

Dosierung

- **Einzeldosen:** 50–100 mg p. o., rektal, s. c., i. m., i. v., max. Tagesdosis: 400 mg p. o., rektal, s. c., i. m., i. v.
- **Perfusor:** oft in fester Komb. mit Metamizol: z. B. Tramadol 400 mg + 3.000 mg Metamizol auf 50 ml NaCl 0,9 % à 2–5 ml/h

- Wirkeintritt nach 5–10 Min. (Tropfen), Wirkdauer 2–4 h
- Tramadol-Tropfen enthalten 20 Vol.-% Ethanol

17.4.4 Tilidin

BtMVV: nur für die nichtretardierten Zubereitungen.

Dosierung Einzeldosis: 50–100 mg, max. Tagesdosis: 400 mg (Tilidinmenge).

- Wirkeintritt nach 5–10 Min. (Lösung) bzw. 15–20 Min. (Kapseln), Wirkdauer 2–4 h
- Valoron®-Lösung enthält 11,9 Vol.-% Ethanol
- Tilidin hat kaum antitussive Eigenschaften
- Der enthaltene Antagonist Naloxon (▶ 19.3.2) wird bei der ersten Leberpassage durch Metabolisierung größtenteils unwirksam, erst bei sehr hohen oralen Dosen kann die analgetische Tilidinwirkung beeinträchtigt werden
- Gefahr der Ausbildung schwerer Entzugssymptome bei Opiatabhängigen, besonders nach i. v. Injektion der ausschließlich für den oralen Gebrauch bestimmten Darreichungsform
- Durch starke Lipophilie schneller Wirkeintritt und Euphorie

17.4.5 Piritramid

BtMVV: nur für die nichtretardierten Zubereitungen.

Dosierung Einzeldosis: i. m. 15–30 mg, i. v. 7,5–15 mg (Richtdosis 0,1–0,2 mg/kg), bei Bedarf alle 6 h wiederholbar.

- Wirkungseintritt: i. m. nach ca. 15 Min., i. v. nach ca. 5 Min., Wirkdauer 4–6 h
- Kaum euphorisierende Wirkung
- Verwendung häufig bei PCA (▶ 17.2.3)

17.4.6 Fentanyl

BtMVV: nur für die nichtretardierten Zubereitungen.

Pharmakokinetik Parenteral, HWZ dosisabhängig 1–6 h (bei höheren oder repetitiven Dosen Verlängerung der HWZ durch begrenzte Metabolisierungskapazität der Leber), Wirkeintritt innerhalb ca. 1 Min., die begrenzte Wirkdauer nach der initialen Injektion (ca. 20–30 Min.) ist Folge der Umverteilung der Substanz (vom ZNS insbes. in Fettgewebe, lipophile Substanz). **Pflaster:** Anfluten über 12 h, dann gleichmäßiger Wirkspiegel im Plasma, Wirkdauer 48–72 h, alle 3 d Pflasterwechsel.

Indikationen Fentanylpflaster: opioidsensibler Dauerschmerz, alternativ zu i. v. oder enteraler Applikation.

Dosierung

- **i. v.:** je nach Schmerzintensität; beginnend mit 0,05–0,1 mg
- Zur Analgesie bei Beatmungspat.: **Perfusor:** Fentanyl „pur" = 2,5 mg in NaCl 0,9 % auf 50 ml à 0,05–0,4 mg/h (= 1–10 ml/h)c

- Fentanyl ist eine hoch wirksame Substanz: vorsichtige Dosierung unter Berücksichtigung der klinischen Situation (Bradykardie? Hypotonie? Volumenmangel?) und der Begleitmedikation
- Dosisabhängiger Rebound-Effekt: erneut auftretende Atemdepression noch Stunden nach letzter Fentanylapplikation möglich (Fentanylgabe bei Beatmungspat. rechtzeitig ausschleichen)
- Verstärkung der bradykardisierenden Wirkung frequenzsenkender Medikamente (z. B. Verapamil, Diltiazem, Clonidin, Urapidil)

17.4.7 Alfentanil

BtMVV: nur für die nichtretardierten Zubereitungen.

Dosierung

- Initialdosis (Narkose-Einleitung): 15 µg/kg (1 mg/70 kg), Repetitionsdosis: 7–15 µg/kg (0,5–1 mg/70 kg)
- Analgosedierung: Initialbolus: 0,5–1,0 mg, Perfusor 0,5–4,0 mg/h (▶ 17.2.4)

- Alfentanil wirkt meist etwas kürzer als Fentanyl
- Wirkungseintritt 30 Sek. nach i. v. Gabe, Wirkdauer 15–20 Min.
- Thoraxrigidität kann vermieden/vermindert werden durch langsame i. v. Injektion (währenddessen mit Pat. sprechen, so lange, bis Wirkung eintritt)

17.4.8 Sufentanil

> BtMVV: nur für die nichtretardierten Zubereitungen.

Dosierung

- **Einleitungsdosis** bei balancierten Narkoseverfahren: 0,3–1 µg/kg (20–70 µg)
- **Erhaltungsdosis:** alle 30–40 Min. intermittierend je 20 µg oder Perfusor 20–70 µg/h
- **Analgosedierung:** Initialbolus 20–40 µg, anschließend Perfusor 35–100 µg/h

> - Größere hämodynamische Stabilität als Fentanyl
> - Aufwachen zügiger als nach Fentanyl
> - Ausgeprägte Sedierung, daher auch als Monosubstanz bei Analgosedierung verwendbar
> - Sehr große ther. Breite (100-fache Breite von Fentanyl)
> - Erhöhung des Plasmaspiegels von Propofol (▶ 17.9.1)

17.4.9 Remifentanil

> BtMVV

Dosierung Bolusinjektion nicht empfehlenswert, da Thoraxrigidität abhängig ist von Dosis und Injektionsgeschwindigkeit, daher Perfusor mit 2 mg/40 ml (= 50 µg/ml Remifentanil).

- **Narkoseeinleitung:** 0,5–1 µg/kg/Min. (× kg × 1,2 = ml/h → bei 70 kg: ca. 40 ml/h). Zuerst Gabe des Hypnotikums, dann Remifentanil
- **Aufrechterhaltung:** z. B. 0,25 µg/kg/Min. (→ bei 70 kg: ca. 20 ml/h) zusammen mit Propofol 6 mg/kg/h (▶ 17.8.4)
- **Analgesie bei Spontanatmung:** 0,04 µg/kg/Min. (→ bei 70 kg: ca. 3–4 ml/h)

> - Wirkungseintritt ca. 1–1½ Min. nach i. v. Applikation, HWZ 3–10 Min., unabhängig von Dosis und Applikationsdauer
> - Größere hämodynamische Stabilität als Fentanyl
> - Keine Dosisanpassung bei Nieren- oder Leberinsuff. erforderlich
> - Einschlafen und Aufwachen durch schnellen Wirkeintritt und kurze HWZ innerhalb weniger Min. Somit gut steuerbar. **Cave:** nach Beendigung der Zufuhr keine Analgesie mehr vorhanden. Frühzeitige Schmerzbekämpfung mit anderen Substanzen erforderlich
> - Unspezifische Esterasen in Blut, Serum oder Plasma können Remifentanil hydrolysieren, wenn über selben Zugangsweg appliziert, und zu Wirkungseinschränkung führen

17.4.10 Buprenorphin

> BtMVV.

Dosierung

- **Einzeldosis:** 0,2–0,4 mg s. l., alle 6–8 h wiederholbar, i. m., i. v. 0,15–0,3 mg, alle 6–8 h wiederholbar
- **Max. Tagesdosis:** s. l.: 1,6 mg, parenteral: 1,2 mgc

> - Wirkungseintritt ca. 30 Min. nach s. l. oder i. m. Gabe, ca. 15 Min. nach i. v. Applikation. Pflasterwechsel alle 3 d
> - Pflaster: 35 µg/h-Größe ≅ 0,6–1,2 mg Buprenorphin s. l./d
> - Wegen der hohen Rezeptoraffinität treten mögliche Entzugssympt. erst mit einer Latenz von 1–2 Wo. auf
> - Aufgrund der hohen Rezeptoraffinität zeigt die Behandlung akuter NW mit dem Opiatantagonisten Naloxon nur geringe Wirkung. Bei Atemdepression kann die Anwendung des Atemanaleptikums Doxapram versucht werden

17.5 Lokalanästhetika

Wirkmechanismus Reversible Blockade der Erregungsleitung in Nervenendigungen, peripheren Nervenfasern oder Spinalnervenwurzeln. Damit Ausschaltung von Sensibilität und (bei höheren Konzentrationen des Lokalanästhetikums) Motorik des innervierten Gebiets distal des Injektionsorts.

Chemische Klassifizierung

- **Substanzen mit Esterbindung:** Aminoester (Procain, Chloroprocain, Tetracain)
- **Substanzen mit Amidbindung:** Aminoamide (Lidocain, Prilocain, Mepivacain, Bupivacain, Etidocain)
  - Aminoamide sind schneller, intensiver und lang anhaltender wirksam, weniger tox. und weniger allergen im Vergleich zu Aminoestern
  - Zusatz von Adrenalin (max. Tagesdosis 0,25 mg = 0,25 ml Adrenalin 1 : 1.000) verlängert die Wirkdauer des Lokalanästhetikums um mehr als 100 % durch Vasokonstriktion und Fixation der Substanz am Wirkort
  - Zusatz von CO_2 verkürzt den Wirkungseintritt und verstärkt die Wirkung

Nebenwirkungen

- Allerg. Reaktionen mit Hautrötung, Juckreiz; allergischer Schock (▶ 5.2.1)
- Intox. durch versehentliche intravasale Injektion, auch durch verlangsamte Elimination und Überschreitung der Maximaldosis, führt innerhalb von ca. 30 Sek. zu ZNS-Erregung (Metallgeschmack, Unruhe, Bewusstseinsverlust, Krämpfen) und zentraler und kardiovaskulärer Depression (Atemstillstand, Bradykardie, RR-Abfall, Koma). **Ther.:** rasche Volumenzufuhr, Kopftieflagerung, O_2-Gabe, Diazepam 2,5–30 mg i. v., Vasopressoren (z. B. Ephedrin 10–15 mg i. v.), kardiopulmonale Reanimation (▶ 5.1.1), „lipid-rescue" (z. B. Lipofundin 20% 1,5 ml/kg als Initialbolus, gefolgt von 0,25 ml/kg über 60 Min.; ggf. Wiederholen des Initialbolus bei persistierender Asystolie)

Kontraindikationen

- Methämoglobinbildung bei Gabe von Prilocain mögliche KI
- Allergie gegen Lokalanästhetika (fast nur bei Aminoestern)
- Schwerer art. Hypertonus, Diab. mell., schwere Mitralstenose, pAVK, Hyperthyreose

Umrechnung von Prozent in Milligramm: % × 10 × ml = Gesamtmenge (mg), z. B. 30 ml Bupivacain 0,5 %: 0,5 × 10 × 30 = 150 mg.
Beispiel für Umrechnung der Maximaldosis von Milligramm in Milliliter, z. B. Bupivacain: max. Einzeldosis 150 mg = 30 ml Bupivacain 0,5 % (1 % Lösung enthält 1 g Wirksubstanz in 100 ml).

Cave
Wegen Gangrängefahr kein Zusatz von Adrenalin in Endarteriengebieten (Finger, Zehen, Ohrmuschel, Penis).

Tab. 17.3 Anwendung und Eigenschaften von Lokalanästhetika

Substanz	Anwendung und Konzentration (%)	Wirkeintritt Wirkdauer	Maximale Einzeldosis (mg)	Rel. Tox.[1]
Ropivacain	Infiltration (0,75) Peridural (0,2–1,0) Nervenblock (0,2–0,75)	Langsam 3–6 h	250; 675 über 24 h	3
Bupivacain	Infiltration (0,25–0,5) Peridural (0,25–0,75) Spinal (0,5) Nervenblock (0,5)	Langsam 4–12 h, niedrige Konz. kürzer	150	4
Lidocain	Oberfläche[2] (2–4) Infiltration (0,5–1) Peridural (1–2) Spinal (5) Nervenblock (1–1,5)	Rasch[2] 60–120 Min.	200 o. A., 500 m. A.[3]	1
Mepivacain	Infiltration (0,5–1) Peridural (1,5–2) Spinal (4) Nervenblock (1–1,5)	Relativ rasch 90–180 Min.	300 o. A., 500 m. A.[3]	1
Prilocain	Infiltration (0,5–1) Peridural (2) Nervenblock (1)	Relativ rasch 90–180 Min.	400 o. A., 600 m. A.[3]	0,5
Chloroprocain	Spinal (1)	Relativ rasch 30–40 Min.	50	0,25

[1] Relative Toxizität
[2] Oberflächenanästhesie: Wirkung nach 5 Min., Wirkdauer bei Lidocain etwa 15–30 Min. Aufgrund der schnellen Resorption wird rasch hoher Plasmaspiegel erreicht!
[3] o. A. = ohne Adrenalin, m. A. = mit Adrenalin

17

17.6 Delirmanagement

Definition und Relevanz des Delirs Gleichzeitige Störung der Aufmerksamkeit, der Wahrnehmung, des Denkens, der Psychomotorik und des Schlaf-Wach-Rhythmus, mit akutem Beginn und häufig einer Fluktuation im Tagesverlauf (nachts typischerweise aggraviert). Das Delir verlängert die Beatmungsdauer und

den Aufenthalt auf der Intensivstation und führt zu längerfristigen kognitiven Einbußen auch nach Intensivbehandlung.
Man unterscheidet ein hyperaktives (ca. 10 %) und ein hypoaktives (ca. 40 %) Delir sowie Mischformen (ca. 50 %). Insbesondere das hypoaktive Delir wird leicht übersehen. Fluktuationen im Tagesverlauf sind häufig.

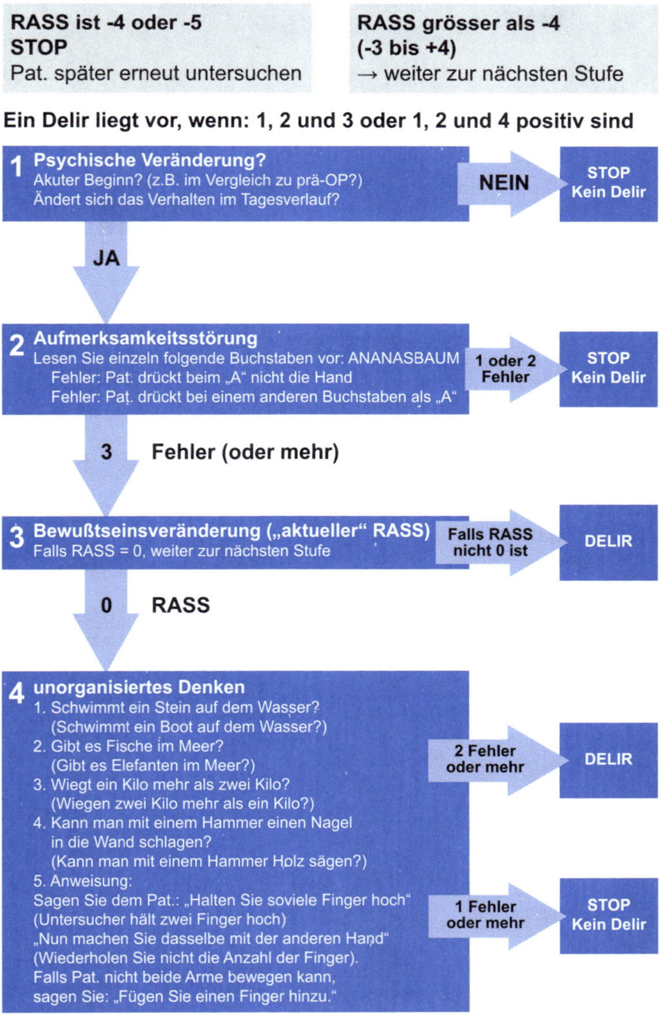

Abb. 17.2 CAM-ICU-Flowchart [T733]

Delirmonitoring
- Mind. 1x/d (besser 1x/Schicht) Monitoring von Analgesie, Sedierung und Delir und Festlegung eines Therapieziels für den Pat.
- Am häufigsten verwendet werden CAM-ICU („Confusion Assessment Method", ▶ Abb. 17.2) und die ICDSC („Intensive Care Delirium Screening Checklist")
- Zeitnaher Beginn einer Delirther., Beenden der Ther., wenn Monitoring über 24 h neg.

Prävention
- Vermeiden von (Über-)Sedierung
- ausreichende Flüssigkeitszufuhr
- Sicherstellung adäquater Analgesie, weitgehende Aufrechterhaltung der Homöostase, Ausschluss Harnverhalt/Obstipation
- Vermeidung von Benzodiazepinen und anticholinergen Substanzen (z. B. Atropin, Dimenhydrinat, Butylscopolamin), insb. bei älteren Pat.
- Aufrechterhaltung des Tag-/Nacht-Rhythmus: tagsüber stimulierende, nachts schlaffördernde Maßnahmen:

Tagsüber
- Frühzeitige Mobilisation, frühzeitiges Entfernen von Drainagen, Zugängen etc., wo immer möglich
- frühzeitige enterale Ernährung
- Krankengymnastik, Atemtherapie, Ergotherapie
- Brille, Hörgeräte, Uhr anreichen
- Fensterplatz bzw. Einsatz von Tageslicht
- kognitive Stimulation, Reorientierung, Gespräch mit Pat.

Nachts
- Lärmvermeidung
- Abdunkeln der Fenster, Monitore, Zwischenräume o.a. Lichtquellen
- Vermeidung von Manipulationen / Interventionen
- Anbieten von Gehörschutz und Schlafbrille

Medikamentöse Prophylaxe Generelle pharmakologische Prophylaxe nicht sinnvoll, bei Hochrisikopat. kann niedrig dosiert Haloperidol (▶ 9.2.2) erwogen werden. Bei älteren Pat. kann nächtliche Gabe von Melatonin bei Aufrechterhaltung bzw. Wiederherstellung des Tag-/Nacht-Rhythmus helfen.

Therapie ▶ 9.1.1

17.7 Sedierung auf der Intensivstation

17.7.1 Kurzfristige (Analgo-)Sedierung

Indikationen
- Analgosedierung postop. bis zur Extubation bei Z. n. großer OP
- Diagnostische Eingriffe, z. B. Gastroskopie, Bronchoskopie
- Schmerzhafte, unangenehme Prozeduren, z. B. große Verbandswechsel
- Unruhezustände, Agitation, z. B. bei Delir, Entzug usw. (▶ 9.1.2)

Durchführung Medikamente mit guter Steuerbarkeit und kurzer HWZ bevorzugen.

Sedierung:

- Propofol (▶ 17.9.1), Initialdosis 2–4 mg/kg i. v. (140–280 mg bei 70 kg), Erhaltungsdosis 2–6–10 mg/kg/h i. v.
- Alternativ Midazolam (▶ 17.9.2), Initialdosis 0,05–0,2 mg/kg i. v., Erhaltungsdosis 0,05–0,3 mg/kg/h i. v.

Analgesie:

- Remifentanil 0,1–0,4 μg/kg/Min. (▶ 17.4.9)
- Alternative: Piritramid (▶ 17.4.5), Einzeldosis 3,75–15 mg titrieren
- Weitere alternative Komb.: Esketamin (▶ 17.9.5) und Midazolam (▶ 17.9.2)

Nebenwirkungen

- Verschleiern von Symptomen, z. B. zunehmende neurologische Ausfälle durch Hämatombildung bei SHT
- Induktion oder Verstärkung einer Atemdepression
- Hämodynamische Instabilität, Katecholaminpflichtigkeit
- Medikamentenabhängigkeit

Praktischer Tipp

Jeder sedierte Pat. soll stets erweckbar und orientiert sein, Spontanatmung und Hustenreflex sollten z. B. beim Absaugen unbeeinträchtigt bleiben. Orientierung am Richmond Agitation Sedation Scale (RASS, ▶ Tab. 17.4).

Tab. 17.4 Richmond Agitation Sedation Scale (RASS)

Punkte	Ausdruck	Beschreibung
+4	Streitlustig	Offene Streitlust, gewalttätig, unmittelbare Gefahr für das Personal
+3	Sehr agitiert	Zieht oder entfernt Schläuche oder Katheter, aggressiv
+2	Agitiert	Häufige ungezielte Bewegungen, atmet gegen das Beatmungsgerät
+1	Unruhig	Ängstlich, aber Bewegungen nicht aggressiv oder lebhaft
0	Aufmerksam und ruhig	
–1	Schläfrig	Nicht ganz aufmerksam, aber erwacht anhaltend durch Stimme (> 10 s)
–2	Leichte Sedierung	Erwacht kurz mit Augenkontakt durch Stimme (< 10 s)
–3	Mäßige Sedierung	Bewegung oder Augenöffnen durch Stimme (aber keinen Augenkontakt)
–4	Tiefe Sedierung	Keine Reaktion auf Stimme, aber Bewegung oder Augenöffnen durch körperlichen Reiz
–5	Nicht erweckbar	Keine Reaktion auf Stimme oder körperlichen Reiz

Sessler CN, et al. The Richmond Agitation-Sedation Scale: validity and reliability in adult intensive care patients. Am J Respir Crit Care Med 2002; 166:1.338–44.

17.7.2 Langzeit-Analgosedierung

Indikationen

- Sorgfältige Indikationsstellung: **keine** generelle Sedierung des Intensivpat.
- Medikamentöse Abschirmung gegen körperliche und psychische Stressfaktoren (z. B. Trauma, maschinelle Beatmung, Endotrachealtubus). Ziel ist ein ruhiger, kooperativer Pat. (RASS 0 bis –1, ▶ Tab. 17.4).
- Tiefe Analgosedierung lediglich bei wenigen, speziellen Ind. wie:
  - ARDS mit unmöglicher adäquater Ventilation
  - Hirndruck mit drohender Einklemmung
  - Spezielle Lagerung zur Sicherstellung eines OP-Erfolgs o.ä.
  - Status epilepticus

Substanzauswahl

Analgesie:

- **Remifentanil** (▶ 17.4.9): ultrakurz wirksames Opioid, gute Steuerbarkeit, nur als kontinuierliche Applikation
- **Sufentanil** (▶ 17.4.8): starke sedierende Komponente, daher auch als Monosubstanz ohne Kombination mit Sedativa einzusetzen. Aufwachen bes. bei adipösen Pat. zügiger als bei Fentanyl
- **Fentanyl** (▶ 17.4.6): derzeit eines der am häufigsten verwendeten Analgetika

Eliminations-HWZ der Opioide schwankt stark. Kumulation und verlängerte Wirkdauer bei Langzeitapplikation beachten (kontextsensitive HWZ).

- **Morphin** (▶ 17.4.2): wegen der schlechteren Steuerbarkeit und geringen analgetischen Potenz sowie der erhöhten Histaminfreisetzung nur selten eingesetzt
- **Ketamin/Esketamin** (▶ 17.9.5): stark analgetisch wirksam, Stimulation des sympathikoadrenergen Systems, Anstieg des HZV (Verwendung oft bei kreislaufinsuff. Pat. als Opioidersatz zur Einsparung exogen zugeführter Katecholamine), bronchodilatatorischer Effekt, Hirndruck-Anstieg, außer beim kontrolliert beatmeten Pat. **Cave:** um oft bizarre Traumerlebnisse zu verhindern, stets Komb. mit Sedativum

Sedierung:

- **Propofol** (▶ 17.9.1): **Vorteil:** kürzere Aufwachphasen als nach Midazolam, **Nachteile:** bei schneller Injektion und hoher Dosis deutlich negative Inotropie und Vasodilatation, bei längerer Applikation (> mehrere Tage) stark zunehmende Eliminations-HWZ auf 5–10 h
- **Midazolam** (▶ 17.9.2): **Vorteile:** kurz wirksames, gut steuerbares Benzodiazepin. **Nachteile:** bei Applikation über mehrere Tage Kumulation und stark zunehmende Eliminations-HWZ, Thrombophlebitis möglich, Wirkungsverstärkung durch Dosissteigerung nach oben begrenzt (Ceiling-Effekt), delirante Syndrome, paradoxe Reaktionen v. a. bei älteren Pat., RR-Senkung

„Ceiling-Effekt"
Trotz Dosissteigerung kein verstärkter Effekt mehr erreichbar.

- **Clonidin** (▶ 6.31.2): koanalgetisch, anxiolytisch und sedierend wirksam, Wirkungsverstärkung von Opioiden, Lokalanästhetika, Sedativa, Applikation i. v., peridural oder intrathekal

17

- **Dexmedetomidin:** hoch selektiver α_2-Agonist. Zugelassen zur Sedierung erw. Intensivpat. mit benötigter Sedierungstiefe entsprechend RASS 0 bis –3. **Dosierung:** initiale Infusionsgeschwindigkeit 0,7 µg/kg/h, ggf. schrittweise variieren auf 0,2–1,4 µg/kg/h, je nach gewünschter Sedierungstiefe. Max. 1,4 µg/kg/h. Da Dexmedetomidin nicht als Bolus gegeben werden soll, v. a. anfangs alternatives Sedativum bereithalten. Im Vergleich zu Midazolam kürzere Beatmungsdauer, seltener Delir, weniger Tachykardien, weniger Hypertonie, kaum Atemdepression. **NW:** Bradykardie

Durch Alpha-2-Agonisten (Clonidin, Dexmedetomidin) kann i. d. R. keine tiefere Sedierung als RASS -3 erreicht werden. Bis zu diesem Zielwert jedoch zunehmende klinische Relevanz dieser Substanzen, sowohl als adjuvantes, wie auch alleiniges Sedativum.

- **Barbiturate** (z. B. Thiopental, Methohexital): hauptsächlich bei neurochir. bzw. neurotraumatologischen Pat. zur Senkung von Hirnstoffwechsel und Hirndruck. Sonst nur selten eingesetzt, da schwer zu titrieren (ausgeprägte Akkumulation). Hyperalgetischer Effekt → Komb. mit Opioid erforderlich.

Geeignete Substanzkomb.:

- Analgetisch wirksame Substanz (Opioide, Ketamin, selten auch nur Nichtopioide) mit sedierenden Pharmaka (Propofol, Alpha-2-Agonisten, Benzodiazepine, Inhalationsanästhetika). Die analgetische Komponente kann auch durch regionalanästhesiologische Verfahren (▶ 17.2.4) abgedeckt werden.
- Dexmedetomidin und Clonidin können alleine gegeben werden oder adjuvant die Dosierung der Sedativa reduzieren.
- Auswahl der Substanzen und Dosierung nach individuellen Vor- und Begleiterkr. des Pat., dem geplanten diagnostischen und ther. Prozedere, aber auch nach der spezifischen hausinternen Expertise ausrichten.
- Im zeitlichen Verlauf muss die individuell ausgewählte Substanzkombination meist modifiziert werden (Tachyphylaxie, Krankheitsverlauf, vorgesehene Maßnahmen).

Wichtige Ursachen von Verhaltensstörungen in/nach der Weaning-Phase

- Mangelnde Information des Pat. über momentanen Ort und Zeit, bisherigen Verlauf und jetzige Situation
- Ungünstig eingestelltes Beatmungsgerät
- Insuffiziente Analgesie
- Medikamentenentzug, z. B. Opiate, Benzodiazepine; vgl. Vormedikation! Daher vorbeugende Verwendung von Clonidin oder Dexmedetomidin
- Alkoholentzug (▶ 9.1.1)
- Metabolische, tox., febrile, hypoxische Entgleisungen
- Medikamenteninduziertes zentrales anticholinerges Sy. (ZAS)

Durchführung

- **Monitoring:** vegetative Reaktionen (Tränenfluss, Pupillen, Herzfrequenz, RR) und Anwendungen von **Scoringsystemen** für Analgesie (z. B. BPS, NRS, VAS, Smiley-Skala) und Sedierung (z. B. RASS ▶ Tab. 17.4 oder Ramsay-Score). Bei tiefer Sedierung und/oder Muskelrelaxation erweitertes Monitoring (z. B. EEG, Relaxometrie)

- Tägl. mehrfache Evaluation von Indikation, Sedierungsgrad, erforderlichem Medikamentenbedarf
- Beginn mit titrierenden Bolusgaben bis zur gewünschten Analgesie- und Sedierungstiefe
- Anschließend Aufrechterhaltung durch kontinuierliche Zufuhr mittels Perfusor. Initial oft höhere Dosierung erforderlich, bedarfsadaptierte Analgosedierung
- Dosisanpassung nach Klinik; große Variabilität möglich
- Keine Mischinfusionen, pro Spritze nur eine Substanz
- Sedierungspause bei kontinuierlicher i. v. Analgosedierung weiterhin empfohlen, außer wenn Pat. ohnehin im Sedierungs-Zielbereich (RASS 0 bis –1)
- Delirprävention ▶ 17.6

Praktische Tipps
- Sedierung mind. 1x/Schicht messen, z.B. mit dem RASS (▶ Tab. 17.4), tägliche Festlegung eines individuellen Zielwerts (generell RASS 0 bis -1) für jeden Pat.
- Grundlage ist die suffiziente **Analgesie**, erst dann erfolgt möglichst spezifisches Sedierungskonzept
- Tägliche Sedierungspause („Aufwachtest"), aber nur, wenn Ist-RASS nicht ohnehin > –1
- Individualisierte, titrierende Analgosedierung, Dosisanpassung nach Bedarf und Ziel-RASS

! Analgosedierung ausschleichend beenden. Sonst Gefahr von Entzugserscheinungen nach Opioiden und Benzodiazepinen. Ggf. vorbeugen mit Clonidin oder Dexmedetomidin.

Tachyphylaxie von Opioiden und Lokalanästhetika

Häufiges Problem bei Langzeit-Analgosedierung.

Vermeiden und Therapie

- Mehrfache Wechsel von Substanzen derselben Wirkklasse (Austausch eines Opioids/Lokalanästhetikums/Sedativums gegen ein anderes)
- Komb. von syst. und regionaler Medikamentenzufuhr
- Zusatz von Clonidin (▶ 6.31.2):
  - Bei i. v. und periduraler Applikation als Monosubstanz oder zur Verstärkung der Opioide/Lokalanästhetika Dosierung initial 0,15–0,3 mg/Einzelbolus, Erhaltungsdosis 0,02–0,04 mg/h kontinuierlich
  - Bei intrathekalen Opioiden/Lokalanästhetika Initialbolus 0,075–0,15 mg, Erhaltungsdosis 0,01–0,02 mg/h kontinuierlich
- Peridurale Applikation von Dreifach-Komb.: Opioide (▶ 17.4), Lokalanästhetika (▶ 17.5) und Clonidin (▶ 6.31.2)

17.8 Narkose auf der Intensivstation

17.8.1 Vorgehen

- **Einleitung der Narkose:** I. v. Gabe von Sedativa (▶ 17.7) zur reversiblen Ausschaltung des Bewusstseins, von Opioiden (▶ 17.4) zur Analgesie und, falls erforderlich, von Muskelrelaxanzien (▶ 17.10) zur vorübergehenden Erschlaffung der Muskulatur. **Cave:** keine Muskelrelaxation bei Maskennarkose
- **Aufrechterhalten der Narkose:** Repetitive/kontinuierliche Gabe der Substanzen. In ausgewählten Fällen (z. B. Pat. mit COPD) Komb. mit Inhalationsanästhetika (z. B. Sevofluran, Isofluran, Desfluran). Dabei stets Sauerstoffzufuhr von mind. 30 % des inspiratorischen Gasgemischs

17.8.2 Intubationsnarkose

Indikationen
- Intubation bzw. Umintubation
- Diagnostische und ther. Eingriffe, z. B. Brochoskopie, Tracheotomie, Lavage

Substanzauswahl
- **Sedativa:** Propofol 2–4 mg/kg i. v. (140–280 mg bei 70 kg) (▶ 17.9.1)
- **Opioide:**
  - Remifentanil 0,1–0,4 µg/kg/Min. i. v. (▶ 17.4.9)
  - Sufentanil 20–70 µg i. v. (▶ 17.4.8
  - Alfentanil 15 µg/kg (= 1 mg bei 70 kg) i. v. (▶ 17.4.7)
  - Fentanyl 0,2–0,5 mg i. v. (▶ 17.4.6)
- **Muskelrelaxanzien:**
  - Rocuronium 0,6 mg/kg (42 mg bei 70 kg) (▶ 17.10.4). Antagonist: Sugammadex 2–4 mg/kg (140–280 mg bei 70 kg), bei Blitzeinleitung 16 mg/kg
  - Mivacurium 0,2 mg/kg (14 mg bei 70 kg) (▶ 17.10.3)
  - Cisatracurium 0,1–0,15 mg/kg (7–10 mg bei 70 kg) (▶ 17.10.5)

Durchführung Pat. wird orotracheal, nasotracheal oder via Trachealkanüle assistiert oder kontrolliert beatmet.

> **Cave**
> Muskelrelaxation erst wenn Maskenbeatmung sicher durchführbar ist. Pat. muss bei erfolgloser Intubation weiter oxygeniert werden können.

17.8.3 Maskennarkose

Indikationen Diagnostische und ther. Eingriffe wie z. B. Bronchoskopie, Bülau-Drainage, Verbandswechsel, Gelenkmobilisation. **Cave:** nicht bei erhöhter Aspirationsgefahr (→ Intubationsnarkose)

Substanzauswahl
- **Sedativa:** Propofol 2–4 mg/kg i. v. (140–280 mg bei 70 kg) (▶ 17.9.1)
- **Opioide:**
  - Remifentanil 0,1–0,4 µg/kg/Min. i. v. (▶ 17.4.9)
  - Sufentanil 20–70 µg i. v. (▶ 17.4.8)
  - Fentanyl 0,2–0,5 mg i. v. (▶ 17.4.6)
  - Piritramid 7,5–15 mg i. v. (▶ 17.4.5)

Durchführung

- **Gesichtsmaske:** Pat. wird assistiert oder kontrolliert über Gesichtsmaske beatmet, keine Muskelrelaxation, Gefahr der Aspiration und Atemwegsverlegung
- **Larynxmaske:**
  - **Vorteil:** sichererer, dichterer Zugang zur Trachea als mit der Gesichtsmaske. Kann auch überbrückend bei primär nicht intubierbaren Pat. angewendet werden. Nach Einführung und Positionierung der Larynxmaske sind die Hände des Anästhesisten frei. Fiberoptische Bronchoskopie durch die Larynxmaske hindurch möglich. Narkosetiefe kann geringer als bei Intubationsnarkose sein
  - **Nachteil:** kein sicherer Aspirationsschutz (keine Dichtigkeit bei Inspirationsdruck > 25 mbar)

„Ataranalgesie"
Analgosedierung mit Ketamin und Benzodiazepin (▸ 17.7). Pat. atmet spontan, erhält über Nasensonde oder Maske zusätzlich Sauerstoff.

! Probleme während der Narkose

Hypotonie

- **Ursachen:** Sympathikolyse, Reizabschirmung, Vasodilatation; insb. bei vorheriger Hypovolämie
- **Therapie:** vor Narkoseeinleitung Hypovolämie ausgleichen, Katecholaminperfusor einsetzen oder Dosis erhöhen, während der Narkose weitere Volumen- und/oder Katecholaminzufuhr

Unzureichende Narkosetiefe

- **Ursachen:** zu geringe Anästhetikadosis, analgosedierte Pat. benötigen häufig deutlich höhere Dosierungen als „Normalpat.", unzureichende Analgesie
- **Therapie:** individuelle Dosisanpassung

Schwierige Intubationsbedingungen
Keine Muskelrelaxation vor sicherer Maskenbeatmung, fiberoptische Wachintubation wenn möglich. Bereits vor Narkoseeinleitung Hilfsmittel für schwierigen Atemweg bereitstellen: **Videolaryngoskop** und mind. 1 supraglottisches Atemwegshilfsmittel (Larynxmaske, Larynxtubus, Kombitubus). Ausreichende Narkosetiefe sicherstellen, Intubation durch erfahrensten Kollegen.

17.9 Überblick über die Sedativa

17.9.1 Propofol

Wirkmechanismus Kurz wirksames, rasch metabolisiertes Injektionsnarkotikum ohne analgetische Wirkung.

Pharmakokinetik Nur parenterale Anwendung, HWZ 30–60 Min., Verteilungsvolumen 4–12 l/kg, Plasmaproteinbindung 97 %, Elimination nach rascher Konjugation an Glukuron- oder Schwefelsäure. Wirkbeginn 30–45 Sek. nach i. v. Gabe, Wirkungsende ca. 5 Min. nach einer Einmaldosis infolge Umverteilung und Inaktivierung in der Leber

Indikationen

- Narkoseeinleitung und -aufrechterhaltung bei Erw. und Kindern > 1 Monat
- Sedierung von beatmeten Pat. über 16 Jahren (▶ 3, ▶ 17.7) bis zu einer Dauer von 7 Tagen

Dosierung

- **Einzeldosis** zur Narkoseeinleitung: 2–4 mg/kg (140–280 mg) i. v. langsam injizieren, Dosis nach individueller Wirkung ausrichten
- **Nachinjektion** zur Aufrechterhaltung der Narkose je 25–50 mg als Bolus oder auch als Infusion möglich: 3–6 mg/kg/h (0,05–0,2 mg/kg/min; 250–600 mg/h)
- **Analgosedierung:** Initialbolus 100 mg i. v., anschließend Perfusor 100–600 mg/h

Nebenwirkungen

- Atemdepression bis hin zur Apnoe
- Injektionsschmerz (kann durch vorherige i.v.-Gabe von Lidocain gelindert werden)
- Bei schneller Injektion und hoher Dosis deutlich negative Kreislaufeffekte (HZV ↓, RR ↓↓) → ausreichende Hydrierung, Katecholamin aufziehen
- Exzitatorische Bewegungen (häufiger als bei Thiopental, weniger häufig als bei Etomidat)
- Verstärkte Wirkung von Antihypertensiva
- Erhöhte Plasmaspiegel von Propofol durch Fentanyl, Sufentanil, Alfentanil
- Selten: um Stunden verzögert auftretende epileptiforme Anfälle, bei Epileptikern sowohl anfallsauslösende als auch antikonvulsive Wirkung möglich

> **!** **Cave: Propofol-Infusionssyndrom (PRIS)**
> Sehr seltenes, z. T. lebensbedrohliches Syndrom bei Langzeitanwendung (v.a. > 7 Tage, höherer Kumulativdosis und häufiger bei Kindern < 16 J.). Ätiologie ungeklärt.
> - **Klinik:** metabolische Azidose, Herzinsuff., Kreislaufversagen, Rhabdomyolyse, Herzrhythmusstörungen (v.a. Bradykardie, AV-Block, seltener Brugada-ähnliche EKG-Veränderungen), ANS
> - **Ther.:** sofortiger Wechsel auf anderes Sedativum, symptomatische Behandlung: Katecholamine, passagerer Schrittmacher, Nierenersatzverfahren

Kontraindikationen

- Erdnuss- oder Sojaallergie
- Kinder < 1 Mon. (Narkose) bzw. Kinder < 16 J (Langzeitsedierung)

> - Aufgrund des raschen hepatischen Abbaus ist mit einer Kumulation bei wiederholter Gabe kaum zu rechnen, nach Therapieende rasches Erwachen zu klarem Bewusstsein.
> - Propofol bewirkt keine Histaminfreisetzung und keine Senkung des Plasmakortisolspiegels (wie bei Etomidat beobachtet).
> - Bei längerer Anwendung können Metaboliten Urin dunkelbraun oder grün verfärben.
> - Bei Anwendung über mehrere Tage stark zunehmende Eliminations-HWZ ab 5–10 h
> - Bei Dosierungen > 4 mg/kg KG/h über längere Zeit Triglyzeridkontrollen und Berücksichtigung der Fettzufuhr durch die Trägersubstanz (Sojaöl), Wachsamkeit bzgl. PRIS (s.o.).

17.9.2 Midazolam

Wirkmechanismus ▶ 9.4.1, wasserlösliches Benzodiazepin.

Pharmakokinetik Orale und rektale Bioverfügbarkeit ca. 50 % (Alternativen zur „invasiven" Applikationsart der i. v. oder i. m. Gabe), HWZ 2–3 h (bei Langzeitther. und hohen Dosen oft erheblich länger), Verteilungsvolumen 1–2 l/kg, Plasmaproteinbindung 96 %, Elimination: hepatische Hydroxylierung und Konjugation an Glukuronsäure. Wirkeintritt ca. 3 Min. nach i. v. Gabe, 10 Min. nach i. m., p. o. oder rektaler Applikation.

Indikationen

- Prämedikation vor op. Eingriffen
- Narkoseeinleitung und -aufrechterhaltung
- Kombinationspräparat in Verbindung mit Ketamin (▶ 17.9.5)
- Sedierung bei Eingriffen in Lokal- und Regionalanästhesie (▶ 17.2.4)
- Sedativum zur Analgosedierung bei Beatmungspat. (▶ 3, ▶ 17.7)

Dosierung

- **Prämedikation:**
  - i. v.: 2,5–5 mg 5–10 Min. vor dem Eingriff, ggf. Wiederholung
  - p. o.: 7,5 mg ca. 30–60 Min. vor dem Eingriff
  - Rektal: 0,3 mg/kg 20 Min. vor dem Eingriff
  - i. m.: 0,05–0,1 mg/kg (3,5–7 mg) 20–30 Min. präop.
- **Narkoseeinleitung:** 0,15–0,2 mg/kg (10–15 mg) i. v. Aufrechterhaltung der Narkose: individuell dosierte kleine Nachinjektionen nach Wirkung. (**Cave:** wiederholte Nachinjektionen führen zu deutlich verlängerter Wirkdauer)
- **Allgemeinnarkose:** Prämedikation mit Atropin 0,5 mg i. m. oder i. v., 0,15–0,2 mg/kg (10–15 mg) Midazolam i. v. und 1 mg/kg (50–100 mg) Esketamin i. v. (▶ 17.9.5)
- **Sedierung bei Eingriffen in Lokal- und Regionalanästhesie:** wie Prämedikation
- **Sedierung bei Beatmung** (▶ 3): Midazolam (▶ 17.9.2) 50 mg auf 50 ml in NaCl 0,9 % mit 2–15 mg/h i. v.

Nebenwirkungen

- Geringer RR ↓ (vorher Volumenmangel ausgleichen)
- Atemdepression bis Atemstillstand, bes. bei schneller i. v. Gabe
- Gehäuft bei Kindern und im Alter paradoxe Wirkung (Exzitation statt Sedierung)

Kontraindikationen

- Myasthenia gravis
- Intox. mit Alkohol oder Psychopharmaka
- Endogene Psychose, Schizophrenie (Exazerbation möglich)
- 1. und 3. Trimenon der Schwangerschaft („floppy-baby"), Stillzeit
- Benzodiazepinallergie

Wechselwirkungen Verstärkung des sedativen Effekts in Kombination mit anderen Psychopharmaka, Hypnotika, Anästhetika, Opioiden und Alkohol.

- Doppelte Wirkstärke und kürzere Wirkdauer im Vergleich zu Diazepam (▶ 9.4.2)
- Atemstillstand bes. bei älteren Pat. und i. v. Applikation
- Benzodiazepin-Intox. (▶ 19.2.3)
- **Antidot:** Flumazenil → Aufhebung der Atemdepression (▶ 19.3.1)

17.9.3 Thiopental

Wirkmechanismus Thiobarbiturat mit guter narkotischer und kaum analgetischer Wirkung.

Pharmakokinetik Nur parenterale Anwendung, Eliminations-HWZ 9–16 h, Verteilungsvolumen 2,5 l/kg, Plasmaproteinbindung 50–80 %, Elimination nach langsamer, aber fast vollständiger hepatischer Oxidation. Wirkeintritt nach 20–60 Sek. Die kurze Wirkdauer von 5–15 Min. nach einer initialen intravenösen Dosis beruht auf Umverteilung aus dem ZNS in die Skelettmuskulatur und das Fettgewebe. Repetitionsdosen führen zu deutlich verlängerter Narkosedauer.

Dosierung Einzeldosis zur Narkoseeinleitung (▶ 17.8): 3–7 mg/kg (200–500 mg) i. v. über 30 Sek. (abhängig von individueller Wirkung).

Nebenwirkungen
- Dosisabhängige kardiovaskuläre Depression mit RR ↓ (daher langsam injizieren), Vasodilatation, Abnahme des Herzzeitvolumens
- Dosisabhängige Atemdepression bis hin zur Apnoe
- Bei Langzeitanwendung Einschränkung der Immunkompetenz
- Histaminfreisetzung, Husten, Laryngo- und Bronchospasmus
- Selten Injektionsschmerz durch Reizung der Gefäßwände bei i. v. Gabe

Kontraindikationen
- Akute intermittierende Porphyrie, da Thiopental die Porphyrinsynthese steigert und einen Anfall auslösen kann
- Barbituratallergie, bes. bei Pat. mit Asthma und Urtikaria
- Dekompensierte Herzinsuff., akuter Myokardinfarkt
- Schwerer Leberschaden
- Schock

Wechselwirkungen
- Als Barbiturat Induktion der mikrosomalen Leberenzyme mit Beschleunigung des Metabolismus von Kortikosteroiden, Phenytoin, Digitoxin, Kumarin
- Hemmung des Metabolismus von trizyklischen Antidepressiva (▶ 19.2.7)

! Cave
- Versehentliche intraarterielle Injektion verursacht Gefäßspasmus mit Gefahr der Gangrän der betroffenen Region. **Ther.:** Verdünnung durch Nachinjektion mit NaCl 0,9 %; Vasodilatation durch Nachinjektion von 10 ml Lidocain 0,25 %
- Paravasale Injektion verursacht Gewebenekrosen (stark alkalische Substanz)

17.9.4 Etomidat

Wirkmechanismus Hypnotikum mit narkotischer, aber fehlender analgetischer und muskelrelaxierender Wirkung

Pharmakokinetik Nur parenterale Anwendung, Wirkeintritt nach 15–20 Sek., HWZ 3–5 h, Verteilungsvolumen 2,0–4,5 l/kg, Plasmaproteinbindung 75 %, Elimination nach fast vollständigem hepatischem Abbau (Esterasen, oxidative N-Dealkylierung) zu inaktiven Metaboliten. Der Wirkverlust (2–3 Min. nach i. v. Gabe einer Einmaldosis) ist durch Umverteilung aus dem ZNS in Skelettmuskel- und Fettgewebe bedingt

Dosierung

- **Einleitungsdosis:** 0,15–0,3 mg/kg (10–20 mg) i. v.
- **Nachinjektionen:** möglichst vermeiden (NNR-Suppression), falls doch nötig: Wirkungsabhängig bis zu max. 80 mg (= 4 Amp.) Höchstdosis

Nebenwirkungen

- Hemmung der Steroidsynthese in der Nebennierenrinde, auch bereits bei einmaliger Gabe
- Schmerzen bei der i. v. Injektion
- Myoklonien und Dyskinesien, Prophylaxe: vorangehende Gabe eines Opioids (z. B. Sufentanil) oder eines Benzodiazepins (z. B. Midazolam)
- Dosisabhängige Atemdepression
- Geringe Senkung des intrakraniellen Drucks

Kontraindikationen Allergie gegen Etomidat (selten)

Wechselwirkungen Antihypertensiva (verstärkte RR-Senkung möglich).

- Etomidat ist das Injektionsnarkotikum mit den geringsten hämodynamisch bedeutsamen NW
- Versehentliche i. a. Injektion soll keine Schäden hervorrufen
- Etomidat bewirkt keine Histaminfreisetzung
- Vorsichtige Anwendung bei Pat. mit zerebralen Krampfleiden: Etomidat besitzt eine gewisse antikonvulsive Wirkung, andererseits wurden auch prolongierte Myoklonien, Krampfanfälle und epileptiforme EEG-Veränderungen nach Gabe der Substanz beobachtet
- Bereits bei einmaliger Anwendung NNR-Suppression, bei lang dauernder Anwendung NNR-Insuff. möglich
- Etomidat®-Lipuro verursacht geringeren Injektionsschmerz als Etomidat

17.9.5 Ketamin / Esketamin

Wirkmechanismus Chemische Verwandtschaft zu Halluzinogenen. Zuerst Depression des thalamo-neokortikalen, dann des retikulären und limbischen Systems. „Dissoziierte Anästhesie": Sinnesreize scheinen zwar aufgenommen, jedoch nicht bewusst wahrgenommen zu werden. Pat. verharrt in einer bestimmten, eingenommenen Körperhaltung („kataleptischer Zustand"), einhergehend mit ausgeprägter Analgesie und Amnesie. Reflexe und Spontanatmung bleiben weitgehend erhalten.

17

Pharmakokinetik Nur parenterale Anwendung, Eliminations-HWZ 2–4 h, Verteilungsvolumen ca. 4 l/kg, Plasmaproteinbindung 20–50 %, Elimination nach umfangreichem hepatischem Metabolismus zu teilweise pharmakologisch aktiven Metaboliten und anschließender Konjugation.
Unterschied Ketamin-Razemat (Ketamin) und S-Enantiomer (Esketamin): Vigilanz nach der Gabe von Esketamin besser, psychomimetische Wirkungen geringer, Pat. nach anästhetischen Dosierungen schneller wieder orientiert

Indikationen
- Einleitung und Aufrechterhaltung einer Narkose bei ausgewählten Ind.
- Wiederholte Kurznarkose z. B. bei Verbrennungs-Pat., unkooperativen Pat. (i. m. Gabe möglich)
- Analgosedierung in Komb. mit Sedativum (▶ 17.7)
- Ultima ratio beim Status asthmaticus (bronchodilatatorische Wirkung von Ketamin)

Dosierung **Esketamin:**
- **Narkoseeinleitung:**
  - i. v.: 0,5–1 mg/kg langsam (über 1 Min.)
  - i. m.: 2–4 mg/kg
- **Repetitionsdosen:** jeweils i. v. oder i. m. Einzelinjektionen mit der Hälfte der Initialdosis
- **Perfusor:** 50-ml-Inj.-Flasche (25 mg/ml) pur à 15–150 mg/h = ca. 0,6–6 ml/h
- **Analgosedierung:**
  - Vorweg Midazolam 1–2 mg i. v. (▶ 17.9.2)
  - i. v.: 0,25-0,5 mg/kg i.v.
  - i. m.: 0,5-1 mg/kg

Cave
Zur Vermeidung von bizarren Traumerlebnissen stets Komb. mit einem Sedativum, z. B. Midazolam.

Esketamin hat eine postulierte doppelte Wirkstärke von Ketamin! Oft aber Beobachtung, dass Dosierungen Ketamin ≙ Esketamin! → in der Praxis meist gleiche Wirkstärke.

Nebenwirkungen
- Katecholaminfreisetzung mit RR ↑, Tachykardie, Zunahme des myokardialen O_2-Verbrauchs, Bronchodilatation, Uteruskontraktion, intrakranieller und intraokulärer Druckanstieg
- Hypersalivation, Muskeltonuserhöhung und Dyskinesien
- Unangenehm bis bedrohlich empfundene Träume, Halluzinationen und Erregungszustände in der Aufwachphase
- Bei sehr rascher Injektion Atemdepression bis hin zur Apnoe

Kontraindikationen
- Manifeste Herzinsuff., KHK, Aorten-, Mitralstenose
- unkontrollierte art. Hypertonie (RR > 180 mmHg syst.)
- Hyperthyreose, Phäochromozytom
- Gesteigerter intrakranieller Druck, SHT, intrakranieller Tumor
- Perforierende Augenverletzung
- Präeklampsie, Eklampsie (▶ 18.3.7)

Wechselwirkungen Wirkungsverstärkung blutdruck- und frequenzsteigernder Medikamente (Katecholamine, Theophyllin, Pancuronium, Schilddrüsenhormone).

- Keine Mononarkose mit Ketamin wg. der psychomimetischen Wirkungen. Stattdessen stets Kombination mit Benzodiazepinen, bei erhaltener Spontanatmung O_2-Gabe durch Nasensonde oder Maske
- Große ther. Breite
- Aufgrund der bronchodilatatorischen und gering ausgeprägten atemdepressiven Wirkung eignet sich Ketamin für die Sedierung von Asthmapat.
- Wirkt opioidbedingten Motilitätsstörungen des Darms entgegen
- Ruhiger, abgeschirmter Raum für die Aufwachphase

17.10 Muskelrelaxanzien auf der Intensivstation

17.10.1 Übersicht

Indikationen

- Verbesserung der Intubationsbedingungen, Intubation kann aber auch ohne Relaxanzien erfolgen, abhängig vom Pat. und der Situation
- Ruhigstellung in schwierigen Phasen der Beatmungstherapie, zur Änderung des Beatmungsmusters (3), v. a. wenn der Pat. gegen den Respirator atmet. Reduktion des Sauerstoffbedarfs durch Aufhebung der Muskelaktivität, nachdem andere kausal orientierte Maßnahmen nicht zum Ziel geführt haben (z. B. ARDS-Pat.)

- Generell keine Relaxierung auf Intensivstation, da sonst hohes Risiko von Critical-Illness Myopathy (CIM) und/oder Critical Illness Polyneuropathy (CIP). Stattdessen Ziel: Erhalt der Spontanatmung, wo immer möglich.
- Auf der Intensivstation ist ein agitierter Pat. nicht durch Muskelrelaxanzien zur Ruhe zu bringen, sondern durch adäquate Analgosedierung (▶ 17.7)

Komplikationen

- Eigenatmung kann bei akzidenteller Diskonnektion nicht einsetzen
- Weaning (3.9) wird durch Induktion einer Inaktivitätsatrophie der Atemmuskulatur verzögert und erschwert
- Gefahr der muskelrelaxanzienassoziierten Myopathie mit persistierender Paralyse
- Kaum Daten zu Pharmakodynamik und -kinetik bei Dauermedikation
- Katabole Stoffwechsellage wird durch Ausschaltung des Muskeltonus gefördert
- Sekretanreicherung im Tracheobronchialraum durch Blockade des Hustenreflexes → Gasaustausch eingeschränkt

Cave

- Muskelrelaxation verbessert die Intubationsbedingungen, Maskenbeatmung muss aber beherrscht werden, um Pat. auch bei erfolgloser Intubation weiter oxygenieren zu können.
- Relaxation erst nach ausreichender Analgosedierung des Pat.

Wirkmechanismus Hemmung der neuromuskulären Erregungsübertragung, entweder durch Depolarisation an der motorischen Endplatte (depolarisierende Relaxanzien wie Succinylcholin) oder kompetitive Blockade der Acetylcholinrezeptoren der Endplatte (nichtdepolarisierende Relaxanzien).

Anwendung
- Routine-Intubation: nichtdepolarisierende Muskelrelaxanzien
- Blitz-Intubation: Succinylcholin oder Rocuronium
- „Präkurarisierung" ist obsolet

> Die nichtdepolarisierenden Relaxanzien sind dem Succinylcholin (einziges depolarisierendes Relaxans) aufgrund ihres günstigeren Risikoprofils möglichst vorzuziehen. Mit Cholinesterasehemmern (z. B. Pyridostigmin 10–25 mg i. v., ggf. kombiniert mit 0,5 mg Atropin i. v.) stehen zudem Substanzen zur Antagonisierung zur Verfügung.

17.10.2 Succinylcholin (Suxamethonium)

Pharmakokinetik Schnellster Wirkeintritt aller Relaxanzien (45-60 Sek.), sehr kurze Wirkdauer (3–10 Min.).

Indikationen Verwendung zur Blitzintubation (▶ 3.3.2) und zur kurzfristigen Muskelerschlaffung bei sehr kurzen Eingriffen oder Maßnahmen (Bronchoskopie, Elektrokrampfther.).

Dosierung 1–1,5 mg/kg KG i. v.

Nebenwirkungen
- Muskelfaszikulation infolge Depolarisation („Muskelkater" am Folgetag)
- Hyperkaliämie durch Depolarisation und Kaliumausstrom aus der Muskelzelle
- Myoglobinämie mit Gefahr der Nierenschädigung
- Rhabdomyolyse (selten, insb. bei vorbestehender Myopathie)
- Triggersubstanz der malignen Hyperthermie (▶ 18.1.5)
- Erhöhung des Augeninnendrucks und intragastralen Drucks
- Bradykardie und Hypotension
- Histaminfreisetzung mit Gefahr eines Bronchospasmus
- Hypersalivation und vermehrte Bronchosekretion
- Verlängerung der Wirkdauer bei genetisch bedingter atypischer Pseudocholinesterase (Häufigkeit ca. 1 : 3.000)

Kontraindikationen
- 3. Tag bis 3. Mon. nach Polytrauma; Verbrennungen (→ Hyperkaliämie)
- Neuromuskuläre Störungen wie Myotonie, Poliomyelitis, Paresen
- Perforierende Augenverletzungen, Glaukom
- Erhöhter intrakranieller Druck
- Hyperkaliämie
- Atypische Cholinesterase: verzögerter Abbau

Wechselwirkungen Verstärkung der neuromuskulären Blockade durch Aminoglykoside, Amphotericin B, Chinin, Betablocker, Lidocain.

- Bei Pat. mit atypischer Cholinesterase muss ggf. bis zu mehreren Stunden „nachbeatmet“ werden.
- Die parasympathomimetischen Effekte (Bradykardie, Hypersalivation) lassen sich durch Prämedikation mit Atropin begrenzen
- Möglichst keine Nachinjektionen zur Vermeidung eines „Phase II-Blocks“ (Auftreten eines z.T. stundenlangen Nichtdepolarisationsblocks, Mechanismus unklar)

17.10.3 Mivacurium

Pharmakokinetik Kurze Wirkdauer, nach Initialbolus 10–20 Min. Wirkeintritt nach 2–3 Min. Nicht zur Blitzintubation geeignet.

Dosierung: 0,2 mg/kg KG, Repetitionsdosis 0,1 mg/kg KG

Nebenwirkungen Allergische Reaktion bis zur Anaphylaxie, Flush durch Histaminfreisetzung.

Kontraindikationen
- Schwangerschaft, da noch keine Anwendungserfahrungen
- Säuglinge < 3 Mon., da noch keine Anwendungserfahrungen
- Plasmacholinesterasemangel, atypische Pseudocholinesterase
- Überempfindlichkeit gegen Mivacurium
- Myasthenia gravis

Wechselwirkung
- Verlängerte Wirkung durch Reduktion der Plasmacholinesterase-Aktivität (MAO-Hemmer, Organophosphate)
- Verringerte Wirkung durch chron. Ther. mit Phenytoin oder Carbamazepin
- Inkompatibel mit alkalischen Substanzen/Lösungen

Bei Pat. mit atypischer Cholinesterase muss ggf. bis zu mehreren Stunden „nachbeatmet“ werden.

17.10.4 Rocuronium

Pharmakokinetik Bei Blitzintubation deutlich längere Wirkdauer von bis zu 1,5 h aufgrund höherer Einleitungsdosis. Bei normaler Dosierung Wirkdauer von 30–45 Min.

17

Indikationen Alternative zu Succinylcholin bei der Blitzintubation

Dosierung:
- Routine-Intubation: 0,6 mg/kg KG i. v. (Anschlagszeit 1,5-2 Min.)
- Blitz-Intubation: 1,0 mg/kg KG i. v. (Anschlagszeit 45–60 Sek.)

Nebenwirkungen Allerg. Reaktionen bis zur Anaphylaxie.

Kontraindikationen
- Überempfindlichkeit gegen Rocuronium oder Bromide
- Myasthenia gravis

Wechselwirkungen Inkompatibilität u. a. mit Dexamethason, Diazepam, Furosemid, Hydrocortison, Insulin, Thiopental, Vancomycin.

- Alternative zum Succinylcholin wegen kurzer Anschlagzeit (identische Intubationsbedingungen nach 60 Sek.)
- Antagonisierbar durch Sugammadex (16 mg/kg bei Blitz-Intubation)
- In der Schwangerschaft (bei begrenzten Erfahrungen) anwendbar, kaum plazentagängig
- Dosisreduktion bei Leberinsuff.

17.10.5 Cisatracurium

Indikationen Geeignet bei Leber- und Niereninsuff., da Abbau durch unspez. Hofmann-Eliminierung. Wirkdauer nach Initialbolus 45 Min., Wirkeintritt nach 3 Min., nicht zur Blitzintubation geeignet.

Dosierung 0,1-0,15 mg/kg KG i. v., Repetitionsdosis 0,1 mg/kg KG i. v.

Kontraindikationen
- Schwangerschaft, da noch keine Anwendungserfahrungen
- Säuglinge < 2 J, da noch keine Anwendungserfahrungen
- Überempfindlichkeit gegen Cisatracurium, Atracurium

- Nicht mit Propofol oder Thiopental mischen (Substanz ist nur in Säurelösung stabil)
- Cisatracurium als ein Stereoisomer von Atracurium mit fünffach höherer Blockadepotenz und kaum Histaminfreisetzung ist bei sonst gleichem pharmakologischem Profil dem Atracurium vorzuziehen, kostet derzeit jedoch mehr.

18 Operative Intensivmedizin

Wolfgang Eichler und Anja Voß

18.1 Perioperatives Management

18.1.1 Präoperative Vorbereitung

Basisdiagnostik

Nach dem anästhesiologischen Aufklärungsgespräch ggf. EKG und Rö-Thorax anfertigen lassen. Vor jedem Notfall- oder Elektiveingriff von Pat. auf der Intensivstation sollten zumindest folgende Laborparameter vorliegen:

- **Hb, Hkt.:** Hinweise auf die O_2-Transportkapazität. Bei Anämie präop. Auftransfusion. Polyglobulie erhöht Thromboserisiko und beeinträchtigt die Mikrozirkulation. Beurteilung in Zusammenhang mit Volumensituation des Pat.:
  - Bei exsikkierten Pat. trotz Blutverlust falsch hohe Hb-Werte
  - Bei" überwässerten" Pat. trotz ausreichender Gesamtmenge an Hb oft zu niedriger Hb
- **Serum-E'lyte:** K^+ und Na^+ stets in Zusammenhang mit Säure-Basen- und Wasserhaushalt beurteilen: Alkalose bewirkt Hypokaliämie, Azidose Hyperkaliämie. Überwässerung führt zu Hyponatriämie, Exsikkose zu Hypernatriämie:
  - K^+ ↓ (▶ 13.1.2): Erregbarkeit des Herzens ↑, erhöhte Gefahr von Rhythmusstörungen unter Digitalis
  - K^+ ↑: Rhythmusstörungen, Kammerflimmern, Asystolie
  - Vgl. dazu das EKG: K^+ ↑→ T-Welle ↑; K^+ ↓→ T-Welle ↓ (engl. Merkspruch: „No pot[assium], no tea [T-wave], but U-wave"). Das EKG gibt Auskunft über die intrazelluläre K^+-Konz., das Serum-K^+ über die intravasale Kaliumkonz.
- **Gerinnung:**
  - Quick ↓: z. B. bei Marcumar®-Ther., Leberfunktionsstörung
  - PTT ↑: z. B. bei Verbrauchskoagulopathie, Heparinther.
  - Thrombozytenzahl ↓: z. B. bei Zytostatikather., DIC (▶ 16.1.3), HIT (▶ 16.1.4)
- **Kreatinin:** ggf. Dosisanpassung von renal eliminierten Pharmaka (▶ 20.4)
- **Blutzucker:**
  - BZ ↑: z. B. bei Postaggressionsstoffwechsel, Fieber, Sepsis, Medikamenten (Diuretika, Katecholaminen, Kortikoiden), Diab. mell.
  - BZ ↓: z. B. bei Medikamenten (Betablocker, Antidiabetika), Diab. mell.
- **Weitere Parameter:** in Abhängigkeit von der Erkrankung des Pat., z. B. CRP, Herzenzyme, Leberenzyme

Weitere präoperative Maßnahmen

- **Zugänge:** Legen oder auf Durchgängigkeit prüfen. Erfordernis je nach Zustand des Pat. und geplantem Eingriff, z. B. Dauerkatheter, art. Kanüle, periphere und zentralvenöse Zugänge. Lagekontrolle des ZVK. Deutliche Markierungen der Zugänge, z. B. Beschriftung mit „Arterie", „ZVK", „Drainage intraabdominal"
- **Ausgleich des Wasser-, Elektrolyt- und Säure-Basen-Haushalts,** z. B.:
  - Präop. Dialyse bei terminaler Niereninsuff., anschließend erneut E'lyte bestimmen
  - Hypovolämieausgleich durch Infusion/Transfusion

- **Stabilisierung des Gerinnungssystems,** je nach Gerinnungsbefund, z. B.:
  - Gabe von FFP, TK, EK (▶ 16.4)
  - Gezielte Faktorensubstitution PPSB (▶ 16.4.4). Faktor XIII (▶ 16.4.8), Fibrinogen (▶ Tab. 16.9)
  - Umstellung von Marcumar®- auf Heparinther. (▶ 16.3.1)
- **Herzschrittmacher** (Ind. ▶ 2.9.3): bei Pat. mit bradykarden Rhythmusstörungen nach entsprechender Diagn. Anlage eines temporären SM über eine Schleuse in der V. cava. sup. Alternativ: Aufkleben von transkutanen SM-Elektroden
- **Endokarditisprophylaxe** (▶ 6.11), z. B. bei Pat. mit entsprechenden kardialen Vorerkr. und Risikoeingriffen

Blutverlust und Transfusionen

(▶ 16.4.2). Je schlechter der Zustand des Pat., je höher sein Alter, je gefäßreicher das OP-Gebiet, je umfangreicher der Eingriff, je unerfahrener der Operateur, desto großzügiger soll die Bereitstellungsanforderung für EK und FFP sein (▶ Tab. 18.1).

Vorgehen:

- Bei zu erwartenden Massivtransfusionen zusätzlich Anforderung von Thrombozytenkonz. und Bereitstellung von Gerinnungsfaktoren, z. B. PPSB, Fibrinogen (▶ Tab. 16.9), Faktor XIII (▶ 16.4.8)
- Bei ausgedehnter Tumor-OP, polytraumatisiertem Pat., rupturiertem Aneurysma oft sehr hoher Transfusionsbedarf. Um nachträgliche intraop. Anforderungen für EK und FFP (▶ 16.4.3) zügig abwickeln zu können, benötigt die Blutbank baldmöglichst eine ausreichende Menge Nativblut (20–30 ml)
- Rechtzeitig **vor** blutungsbedingter Hypovolämie und Hypotension möglichst mehrere großlumige periphere Zugänge, z. B. 16 G (grau) legen und mit Pflasterstreifen sichern, evtl. frühzeitig Schleuse 8–9 F erwägen
- **Cell-Saver:** periop. Einsatz zur Einsparung von Fremdblut:
  - Prinzip: Aufbereitung von Blut aus dem Operationsfeld oder einer Blutungshöhle und sofortige Retransfusion an den Pat.; rentabel ab Blutungsmengen ≥ 1.000 ml
  - Zumeist auch von Zeugen Jehovas akzeptiert, solange es sich um ein geschlossenes System handelt
  - KI: Tumorchir., bakt. Kontamination (Sepsis)

Tab. 18.1 Mögliche Richtwerte für die präoperative Bereitstellung von EK und FFP

Indikation bzw. Art des Eingriffs	Anzahl EK	Anzahl FFP
Akutes Abdomen, OP im Bereich des GIT, Splenektomie, Nierentransplantation, peripherer art. Verschluss	2	–
Herzchir. OP, ACVB, Klappenersatz	3	2
OP nach Whipple, Hirntumor, Leberteilresektion, Lungenlappenresektion, Zystektomie der Harnblase	4	2
Aortenaneurysma, zerebrales Aneurysma, Ös.-Resektion	6	4
Notfall-OP bei großen art. Blutungen, Pat. im Schock	10	10

Aufklärung zum Eingriff und zur Narkose

(Einwilligung ▶ 1.7.2).

Der Operateur stellt die OP-Ind., der Anästhesist beurteilt die Narkosefähigkeit, konsiliarisch herangezogene Ärzte die Frage präop. Verbesserungsmöglichkeiten.

- Je weniger dringlich die OP-Ind., desto ausführlicher ist über Risiken zu sprechen
- Pat. besonders dann über Bluttransfusionen und ihre Risiken aufklären, wenn die OP weder als lebensrettend noch als dringlich einzustufen ist und mit der Möglichkeit einer Transfusion ernsthaft gerechnet werden muss
- Die Aufklärung über die Transfusionen ist Aufgabe des Operateurs. Der Anästhesist sollte jedoch auch darüber sprechen, weil er die Transfusion intraop. veranlasst und durchführt
- **Aufklärung durch den Operateur:**
  - Art und Umfang des Eingriffs
  - Vorgehensweise
  - Typische KO
  - OP-Zeitpunkt
  - Prä- und postop. Maßnahmen
  - Beantwortung der Fragen des Pat.
- **Der Anästhesist bespricht unter Berücksichtigung der Wünsche, Ängste und Fragen des Pat.:**
  - Die in Frage kommenden Narkoseverfahren mit den typischen Risiken
  - Präop. Flüssigkeits-, Nahrungs- und Nikotinkarenz
  - Prämedikation
  - Postop. Schmerzther.

18.1.2 Prä- und perioperative Medikamentengabe

Vorbestehende Dauermedikation

- **Weitergeben:** Antiarrhythmika, Antihypertensiva (Ausnahme: ACE-Hemmer und AT-Rezeptor-Antagonisten), Betablocker, Digitalis, Antikonvulsiva, Thyreostatika, Schilddrüsenhormon-Substitution. Ausnahme: Überdosierungssymptome, z. B. höhergradiger AV-Block bei Betablockern
- **Unter besonderen Vorsichtsmaßnahmen weitergeben:**
  - Neuroleptika blockieren zentrale Dopaminrezeptoren und wirken anticholinerg, kurzfristiges Absetzen wegen der langen Wirkdauer jedoch unsicher. Stattdessen gute kardiovaskuläre Überwachung
  - Antidepressiva sensibilisieren gegenüber Katecholaminen und haben eine lange Wirkdauer. Kurzfristiges Absetzen wenig sinnvoll. Stattdessen gutes kardiovaskuläres Monitoring
- **Ggf. Dosiserhöhung:** Glukokortikoide weitergeben. Bei Dosis über der Cushing-Schwelle präop. Substitution mit Hydrocortison 100 mg i. v. (▶ 15.6), bei größeren OP je 100 mg Hydrocortison präop., intraop. und postop. i. v.
- **Umstellen:** orale Antikoagulanzien durch Heparin ersetzen

Perfusoren, Infusionen, Transfusionen

- Reduktion der Anzahl an laufenden Perfusoren, Infusionen, Transfusionen auf periop. unbedingt erforderliche Substanzen, z. B. Katecholamine, um die Situation beim Transport und am Narkosearbeitsplatz im OP möglichst übersichtlich zu halten

- Wenn Infusionen als Trägerlösungen für Medikamente laufen sollen, z. B. Katecholamine oder E'lyte, auch beim Transport auf **gleichbleibende Infusionsgeschwindigkeit** achten. Blut nicht in die Infusionsschläuche zurücklaufen lassen. Bei größeren Fördermengen der Perfusionspumpe ganz auf Trägerlösung verzichten. Bessere art. Druckstabilität des Pat. durch kontinuierliche Katecholaminperfusion **ohne** Trägerlösung, da gleichmäßigere i. v. Substanzzufuhr
- Mitzugebende EK, FFP, Thrombozytenkonzentrate zuvor nochmals mit Begleitscheinen der Blutbank und Identität des Pat. vergleichen
- Auch unmittelbar vor Transport und Übergabe des Pat. applizierte Medikamente in der Tageskurve als gegeben vermerken, z. B. Antibiotika, Glukokortikoide, Thromboseprophylaxe

Prämedikation

- **Wache, ansprechbare Pat.:** präop. Anxiolyse mit Benzodiazepinen. Ziel: Pat. soll ohne Atemdepression wach und freundlich-distanziert sein. Beispiele: Midazolam (▶ 17.9.2) in Titrationsschritten von je 1–2 mg i. v., Nitrazepam 5 mg p. o. oder Flunitrazepam 0,5–1 mg zum Lutschen. Orale Gaben 1–2 h präop. verabreichen
- **Sedierte Pat.:** assistiert oder spontan bei liegendem Tubus atmend: vor Transport und Eingriff stärker sedieren, evtl. auf kontrollierte Beatmung übergehen. Sind Schmerzen beim Umlagern zu erwarten, prophylaktische Gabe von Opioiden, z. B. Piritramid 3,75–7,5 mg i. v. (▶ 17.4.5)
- **Intubierte und beatmete Pat.:** Vertiefung der Analgosedierung (▶ 17.7)
- **Pat. mit bekannten Allergien:** ca. 30 Min. vor geplanter Maßnahme i. v. Gabe von H_1-Blocker (Clemastin 4 mg) Bei bekannter KM-Allergie zusätzlich Prednisolon 250 mg i. v. (▶ 7.4.2)

Nahrungskarenz

- Vor Elektiveingriffen in Regionalanästhesie oder Allgemeinnarkose bei noch nicht intubierten Pat. ist eine Nahrungskarenz von. 6 h notwendig, d. h. auch keine Zufuhr über enterale Ernährungssonde. Dadurch verringertes Aspirationsrisiko während der Narkoseeinleitung. Schluckweise klare Flüssigkeiten (Wasser, Tee, Kaffee ohne Milch) bis 2 h vor Narkoseeinleitung ist möglich und erwünscht. Die Verabreichung der oralen Medikation präop. mit einem Schluck Wasser steht dem Nüchternheitsgebot nicht entgegen
- Wenn vom Operateur oder Anästhesisten gewünscht, noch präop. Magensonde legen. Bei liegender Magensonde Lagekontrolle und Absaugen von Mageninhalt und Luft zur Druckentlastung
- Bei Notfalleingriffen Information über Zeitpunkt der bekannten letzten Nahrungszufuhr an Anästhesisten weitergeben

18.1.3 Übergabe an Operateur und Anästhesisten

OP-Voraussetzungen

- Soweit möglich, muss der Pat. präop. in operations- und narkosefähigen Zustand gebracht werden, z. B. Normalisierung des Gerinnungssystems, Ausgleich des E'lyt-, Säure-Basen- und Wasserhaushalts (▶ 18.1.1)
- Vervollständigung präop. Diagn.: z. B. Sonografie, CT (▶ 18.1.1)
- Aufklärung und Einverständniserklärung ermöglichen, ggf. durch eingesetzten Betreuer des Pat. (▶ 1.7)

> Die Art der benötigten Informationen richtet sich nach dem bevorstehenden Eingriff und der Vertrautheit des Operateurs und Anästhesisten mit dem Pat.; Umfang und Dauer der Übergabe richten sich nach der Dringlichkeit des Eingriffs.

Übergabeinformationen bei Notfalleingriffen

- Name und Geburtsdatum des Pat.
- Bisheriger Verlauf und jetziges Problem
- Vitalparameter, Bewusstseinslage, kardiopulmonaler Status, Beatmungsmodus und BGA, Nieren- und Leberfunktion
- Path. Befunde aus bisheriger Diagn.: z. B. Laborwerte, bildgebende Verfahren
- Aktuelle Medikation (insbes. Katecholamine)
- Zugänge (Lage kontrolliert?), Anzahl bereitgestellter EK und FFP
- Sonstige Besonderheiten des Pat.: Vorerkr., Allergien, Infektiosität wie MRSA, Hepatitis, HIV

Übergabeinformationen bei Elektiveingriffen

Bei Elektiveingriffen ausführlichere Informationen übermitteln und schriftlich dokumentieren, z. B. Kurzarztbrief, Kopie des Aufnahmebogens, aktuelle Zusammenfassung der neuesten Befunde.

Anamnese

- **Jetzige Beschwerden:** zeitliche Entwicklung, Symptome
- **Frühere Unfälle und OP:** Zeitpunkt, Art, Auffälligkeiten bei früheren Eingriffen oder Narkosen, Transfusionszwischenfälle
- **Vor- und Begleiterkr.:**
  - Herz-Kreislauf-System: Herzinsuff., KHK, Hyper- oder Hypotonie, Rhythmusstörungen, Herzinfarkt, Varikose, Thrombose, Embolie, pAVK
  - Atmungsorgane: chron. Bronchitis, obstruktive Atemwegserkr., Emphysem, Tbc, Pneumonie
  - Nieren: Insuff., Steine, Entzündungen
  - Leber: Insuff., Hepatitis, Fettleber, Gallenblasenerkr.
  - ZNS: Lähmungen, Epilepsie, Apoplex
  - Stoffwechsel: Diab. mell., Gicht, Hyper-/Hypothyreose
  - Augen: Glaukom, Glasauge
  - Bewegungsapparat: rheumatoide Arthritis, Arthrose, Wirbelsäulenschäden (z. B. Dens-Instabilität, eingeschränkte HWS-Beweglichkeit)
  - Gerinnungssystem: Marcumar®-Ther., Hinweise auf Blutungsneigung wie Nasenbluten, blaue Flecken
  - Suchtkrankheiten: Alkohol, Zigaretten/d, Drogen, Medikamentenabhängigkeit
- **Allergien:** Antibiotika, andere Medikamente, Pflaster, Heuschnupfen, Nahrungsmittel (z. B. Soja)
- **Bei Frauen:** mögliche Schwangerschaft (ggf. β-hCG-Bestimmung)

Jetziger Status und bisheriger Verlauf

- **AZ und EZ:** Körpergröße, Gewicht, Temperatur, Bewegungs- und Lagerungseinschränkungen, Ödeme, Exsikkose
- **Infektiosität:** z. B. MRSA-Besiedlung, Hepatitis, HIV
- **Bewusstseinslage:** orientiert, verwirrt, kontaktfähig oder bewusstlos (▶ 5.2.3)

- **ZNS:** neurologischer Status (▶ 1.2.2), Vigilanz, Pupillenreaktion, vorbestehende Anisokorie, Hirndruckzeichen. Befunde von CCT und MRT
- **Atmungsorgane und Beatmung:** Atemgeräusch, Nebengeräusche, Einengung der Luftwege, Heiserkeit, Grad der Mundöffnung, HWS-Reklination, Zahnprothese, Zahnspange, lockere Zähne. Beatmungsmuster (spontan, assistiert oder kontrolliert). Verhältnis Inspiration/Exspiration, PEEP, O_2-Anteil, ggf. Art der Analgosedierung und Muskelrelaxation. Hierbei resultierende Beatmungsdrücke, art. Sauerstoffsättigung, BGA-Befunde, Rö-Thorax. Bei intubiertem Pat.: Lage und Größe des Tubus, seit wann intubiert. Bei Tracheostoma: Größe des Lumens, Schwierigkeiten beim Kanülenwechsel
- **Herz-Kreislauf-System:** Herzrhythmus, Strömungsgeräusche, Pulsdefizit, Herzfunktion, Schrittmacher; Befunde von EKG, Herzecho, Langzeit-/Belastungs-EKG, Koronarangiografie, Hämodynamik: z. B. Pulsfrequenz, art. RR, ZVD, HZV, PiCCO®- oder Pulmonaliskatheterbefunde
- **Nierenfunktion:** Ein-/Ausfuhr-Bilanz, Dauerkatheter, Sonografiebefunde, Krea; bei terminaler Niereninsuff.: Hämo-/Peritonealdialysen, Dialyserhythmus, Zeitpunkt der letzten Dialyse, Lokalisation und Funktion des Shunts
- **Leber:** Sonografiebefunde, evtl. Funktionsparameter
- **GIT:** enterale/parenterale Ernährung, Spülungen, Rö- oder Endoskopiebefunde

Aktuelle Medikation

Art, Dosis, Applikationsweg. Zu erwähnen sind:

- **Dauermedikation:** Antihypertensiva, Nitropräparate, Herzglykoside, Antiarrhythmika, Antikoagulanzien, Antidiabetika, Antikonvulsiva, Psychopharmaka, Opioide, Antibiotika
- **Laufende Perfusoren:** Medikamente, insbes. Katecholamine, mit Konz. (mg/ml) und Infusionsgeschwindigkeit (auf entsprechende Beschriftung achten)

Jetzige Zugänge, Sonden und Drainagen

- **Anzahl, Größe, bisherige Verweildauer und Punktionsort:** von peripheren Braunülen, ZVK (ein- oder mehrlumig, Schleuse, Pulmonaliskatheter; jeweils lagekontrolliert?), art. Kanüle, Periduralkatheter; Port, Hickman-, Broviac-Katheter u. a.
- **Magensonde:** Menge und Beschaffenheit im Beutel, z. B. blutig, gallig?
- **Harnblasen-Dauerkatheter:** Fördermenge/h, Urindiagn.
- **Pleuradrainagen:** abgeklemmt oder Sog mit wieviel cmH_2O?
- **Wunddrainagen:** Fördermenge und Aussehen des Sekrets, Hb-Gehalt?
- **Ventrikeldrainage:** Ablaufreservoir in welcher Höhe relativ zum Pat. platziert?

Ansprechpartner

Name, Adresse, Telefon, Fax von vor- und mitbehandelnden Kollegen, Hausarzt, vorheriger Klinik, Familienangehörigen, ggf. Betreuer.

Besonderheiten

- Sprachprobleme: Dolmetscher erreichbar?
- Brille, Kontaktlinse, Hörgerät
- Blutbank: Anzahl der auf Station und in der Blutbank bereitgehaltenen EK, FFP, TK
- Zeugen Jehovas: Bluttransfusionen?

Praktisches Vorgehen

Präop. Bearbeitung der Pat.-Unterlagen:
- Vorhandensein, Aktualität und Vollständigkeit prüfen:
  - Aufklärungs- und Einverständniserklärung zum Eingriff und zur Anästhesie
  - Neueste Labor- und evtl. Beatmungsbefunde
  - Neueste diagn. Befunde, z. B. EKG, Röntgen, Endoskopie
  - Blutgruppenbefund (Originalschein), Blutkomponenten-Anforderungsscheine
  - Aktuelle Kurve und Verordnungsbögen
  - Zusammenfassende Verlegungsbriefe, alte Pat.-Akte
- Weitere Befunde, Konsile, Maßnahmen, je nach Anforderung durch Operateur oder Anästhesisten. Anordnungen auf Prämedikations- oder Konsilformular
- Beschriften und Beifügen von Formularen für den Eingriff, z. B. Narkoseprotokoll, OP-Bericht, Histologieschein

18.1.4 Intraoperative Phase

- **Eingriffe auf der Intensivstation:**
  - **Beispiele:** Tracheotomie, Bronchoskopie, Wundrevision, Verbandswechsel, aber auch größere OP bei nicht transportfähigen Pat.
  - Häufig sind Operateur und Anästhesist samt Assistenzpersonal zu Gast auf Station und nicht mit den Örtlichkeiten vertraut. Daher vor Beginn des Eingriffs genau absprechen, welche personelle und technische Hilfestellung und welches Material benötigt wird. Steriles Material muss rechtzeitig aus „Heimat-OP" herangebracht werden. Je nach räumlichen Verhältnissen Schaffung von ausreichend Platz für Operationsfeld und sterile/unsterile Ablageflächen, Abschirmung des Pat. von übrigen Pat. und Besuchern
- **Eingriffe außerhalb der Station:**
  - **Beispiele:** interventionelle Radiologie (z. B. Dilatation, Embolisation von Gefäßen), Transplantationen, Tumor-OP, Eingriffe der Traumatologie, Herz- und Thoraxchirurgie, Abdominalchirurgie, Gefäßchirurgie, Neurochirurgie usw.
  - Koordination und Verantwortlichkeit klären: Operateur und Anästhesist fordern eigenes Assistenzpersonal an, OP-Zeitpunkt und -Ort in gegenseitiger Absprache festlegen, Hin- und Rücktransporte für Pat. und erforderliches Material bestellen, Übergabeort und Zuständigkeit für Pat.-Begleitung absprechen („Wer holt an welchem Ort wann ab?" ▶ 2.12.1)

Cave

Vor Pat.-Transport Füllungszustand der Gasflaschen und Perfusorspritzen sowie Ladestatus der Akkus von Transportmonitoren und Perfusoren prüfen, evtl. Ersatz mitgeben.

- Patientenplatz auf Station für die postop. Phase herrichten lassen: Beatmungsgerät, Absaugungen, Perfusoren, Monitore prüfen. **Wichtig:** Abschätzung, ob Pat. postop. isoliert werden muss (Infektiosität, geschwächte Immunabwehr, Z. n. Organtransplantation)

18.1.5 Postoperative Phase

Übergabe von Operateur und Anästhesist

Persönlich und schriftlich dokumentierte Informationsübermittlung sind Grundlage des Weiteren postop. Prozedere. Für Rückfragen Name, Telefon- und Funknummer der verantwortlichen Beteiligten notieren.

Bekannte Pat. von der eigenen Intensivstation

- **Verlauf von Eingriff und Anästhesie mit Besonderheiten, Komplikationen sowie jetziger Status:**
  - Op. Vorgehen und beabsichtigtes weiteres Vorgehen: z. B. nicht verschlossenes Abdomen, künftige Spülung und Revision
  - Körpertemperatur, hämodynamische und Beatmungs-Parameter, Ausscheidung, Blutverluste, Hb, BGA, E'lyte, Anzahl und Art der Infusionen und Transfusionen
  - Laufende Medikation mit Dosierung, z. B. Katecholamine
  - Sonstige Veränderungen gegenüber präop., z. B. neue Zugänge
- **Postop. Empfehlungen:** z. B. Lagerung, Antibiose, Heparinisierung, Handhabung der Drainagen und Verbände, enteraler Kostaufbau, postop. Diagn. wie Rö-Thorax, Doppler-Sonografie operierter Gefäße
- **Bei erfolgter Transfusion:** Entgegennahme der leeren Blutbeutel zur Aufbewahrung über 24 h sowie der (noch) nicht verabreichten EK und FFP samt Begleitpapieren

Neuer Patient

Wie oben. Zusätzliche Informationsabfrage analog der präop. Übergabe (▶ 18.1.3).

Postoperative Komplikationen

Atemstörungen beim nicht intubierten Patienten

- **Verlegung der Atemwege:** durch Zurücksinken des Zungengrunds, Schnarchen. **Ther.:** Esmarch-Handgriff (▶ 5.1), nasopharyngealer Tubus (Wendl-Tubus), O_2-Gabe
- **Hypoxie, Hyperkapnie:** durch Hypoventilation aufgrund von Schonatmung, zu fest gewickelten Verbänden, Übergewicht, Atemdepression z. B. durch nachwirkende Opioide (seltene Atemzüge, normales Atemzugvolumen) oder Muskelrelaxanz-Überhang (geringes Atemzugvolumen, Tachypnoe). **Ther.:** Ursachen behandeln, O_2-Gabe, ggf. Benzodiazepine, Muskelrelaxanzien und Opioide antagonisieren. Oberkörper hochlagern

Gasaustauschstörungen beim intubierten Patienten

(▶ 3).

- Technische Probleme des Respirators, z. B. Gaszufuhr diskonnektiert, Ventile undicht, O_2-Flasche leer
- Inadäquate Einstellung der Beatmungsparameter, z. B. falscher Modus, zu geringes Hubvolumen, zu geringer O_2-Anteil
- Verlegung und Dislokation des Tubus, z. B. Abknickung, Abgleiten in re Hauptbronchus, Lumenverlegung durch den vorgewölbten Cuff („Cuffhernie")
- **Patientenbezogene KO:**
  - Pulmonale Ursachen: Lungenödem (durch Volumenverschiebungen z. B. nach Massivtransfusion), Lungenembolie, intraop. entstandene Atelektasen, Aspiration bei Intubation oder mangelhaft geblocktem Cuff, Pneumonie, ARDS, Bronchospasmus bei zu flacher Analgosedierung

  - Kardiale Genese: dekompensierte Herzinsuff., Herzinfarkt, Rhythmusstörungen
  - Renale Genese: Überwässerung bei niereninsuff. Pat. (Bilanzierung!)

Arterielle Hypotonie

- **Volumenmangel:** häufige Ursache. Ein- und Ausfuhr (Blutverluste, Drainagen- und Magensondeninhalt, Verdunstung durch Schwitzen) gegenüberstellen
  - **Diagn.:** Tachykardie, atemabhängige Schwankungen der art. Druckkurve („Swing"), wenig und konzentrierter Urin
  - **Ther.:** Volumenzufuhr, schnelle Besserung durch Kopftieflage
- **Kardiale Ursache:** zu geringe Auswurfleistung des Herzens, Brady- oder Tachykardie
  - **Diagn.:** Herzinsuff. (▶ 6.7)
  - **Ther.:** Frequenznormalisierung, Zufuhr von Katecholaminen

Arterielle Hypertonie

- **Ursache:** häufig aufgrund von Schmerzen, Hypervolämie, voller Harnblase (Dauerkatheter abgeklemmt?)
- **Ther.:** je nach Ursache Analgetika, Antihypertensiva wie Nitro-Spray 1–2 Hübe, Urapidil fraktioniert nach Wirkung jeweils 5–10 mg i. v., Clonidin 75–150 µg i. v., Nitro-Perfusor (50 mg/50 ml), beginnend mit 2 ml/h. Antihypertensive Vormedikation fortsetzen

Herzrhythmusstörungen

Mit präop. EKG vergleichen. Ursächlich häufig E'lytstörungen (insbes. K^+ ↓), Hypoxie/Hyperkapnie, pH-Verschiebungen.

Nachblutung

- **Hinweise:** Durchbluten von Verbänden, hohe Fördermenge der Drainagen, RR ↓, Tachykardie, Hb/Hkt. ↓
- **Management:** Verlaufskontrolle durch wiederholte Umfangsmessungen z. B. des blutenden Oberschenkels oder des Halses. Bestimmung des Hb-Gehalts in den Drainagen. Klären, ob eine lokalisierte chir. Blutung, z. B. Nahtinsuff. und/oder systemische Blutung durch Gerinnungsstörung, vorliegt. Operateur verständigen, Volumenzufuhr, Transfusionen, Überprüfung der Gerinnungsparameter (Thrombozyten, Quick, PTT, TZ, Fibrinogen, Faktor XIII), ggf. op. Revision veranlassen

Muskelzittern

V. a. nach Inhalationsnarkosen, Mechanismus nicht genau geklärt. O_2-Verbrauch ↑ ↑, daher O_2-Gabe. Ist Pat. wach genug, Pethidin 25–50 mg i. v. zur Reduktion des Muskelzitterns.

Hypothermie

- **Ursache:** nach mehrstündigen Eingriffen, unzureichende intraop. Patientenwärmung, insbes. bei Eingriffen an Abdomen und Thorax
- **Klinik:** allgemeine Verlangsamung, Bradykardie, RR ↓, Atemfrequenz ↓, Körperkerntemp. ↓, Kältezittern
- **Therapie:** Aufwärmen mit Warmluftgebläse, Infusionswärmung. Bei Kältezittern O_2-Verbrauch ↑ ↑, daher O_2-Gabe. Weaning und Extubation erst ab Körperkerntemp. > 35

Hyperthermie

- **Ursache:** im Rahmen des Postaggressions-Katabolismus nach großen OP „physiologische" Temperaturerhöhung bis etwa 38,5 °C
- **DD:** bei höherem Fieber ursächlich häufig Pneumonie, HWI, Wundinf., beginnende Sepsis. Seltener Fremdkörperreaktion
- **Therapie:** kalte Wadenwickel, Antipyretika (z. B. Paracetamol 1.000 mg i. v. ▶ 17.3.2), ggf. Antibiotika, Wundrevision

Maligne Hyperthermie

- **Klinik:** außer Temp.-Erhöhung fulminante Zunahme von Herzfrequenz, Atemminutenvolumen, Muskeltonus, K^+ und endexspiratorischer CO_2-Konz. sowie metabolische Azidose durch massive intrazelluläre Ca^{2+}-Freisetzung in der Skelettmuskulatur. Unbehandelt folgen Zellmembranzerstörung, Gewebeuntergang und Tod des Pat. Typische Triggersubstanzen sind Inhalationsanästhetika und Succinylcholin
- **Diagn.:** BGA, E'lyte, CK, Transaminasen, Laktat und Myoglobin

> **!** Die maligne Hyperthermie kann auch mit deutlichem zeitlichem Abstand (bis zu 24 h) zum Narkosebeginn auftreten!

- **Häufigkeit:** 1 : 15.000 Narkosen bei Kindern; 1 : 60.000 bei Erw., erhebliche regionale Unterschiede
- **Therapie** (Info-Dienst ▶ Tab. 18.2):
  - Trigger abstellen
  - 2- bis 3-fache Erhöhung des Atemminutenvolumens unter 100 % Sauerstoff Frischgasflow 10–12 l/Min.
  - Dantrolen 2,5 mg/kg innerhalb von 5 Min. schnell infundieren, alle 5 Min. bis zur Gesamtdosis von 20 mg/kg wiederholen. Wenn bis dahin keine Normalisierung von Herzfrequenz, Atemminutenvolumen, Muskeltonus und endexspiratorischer CO_2-Konz., Diagnose überprüfen. Nach erfolgreicher Ther. 5–10 mg/kg/24 h
  - Pufferung der Azidose, physikalische Kühlung

Tab. 18.2 Rund-um-die-Uhr-Informationsdienst für maligne Hyperthermie

Deutschland	08221/9600
Österreich	01/4 04 00 64 23
Schweiz	0 61/2 65 44 00

Übelkeit und Erbrechen

- **Ursachen:** oft nach abdominaler OP, bei RR ↓, Schmerzen und Opiatgabe; fehlende intraop. Prophylaxe bei Risikopat.
- **Ther.:** je nach Ursache Antihypotonika, Volumengabe, Analgetika, Antiemetika, z. B. Ondansetron 4 mg i. v. oder Dexamethason 4 mg i. v. oder Dimenhydrinat 62 mg langsam i. v. Ggf. müssen diese Antiemetika auch kombiniert werden.

18.1.6 Operative Risikopatienten

Koronare Herzkrankheit

Risiko Verminderung der koronaren Durchblutungsreserve → bis zu 10-fach erhöhtes periop. Infarktrisiko gegenüber Gesunden.

Management
- Möglichst keine OP und Narkose innerhalb von 6 Mon. nach Herzinfarkt, da sonst erhebliche Reinfarktgefahr
- Möglichst keine OP und Narkose bei Z. n. koronarer Stenteinlage:
  - 6–12 Mon. nach DES (Drug Eluting Stent)
  - 4–6 (besser 12) Wo. nach BMS (Bare Metal Stent)
  - Nach komplexen Koronarinterventionen gemäß Herzkatheterbefund
- Ausnahme: vitale OP-Indikation
- **Vermeiden von Stress mit vermehrtem O_2-Verbrauch:**
  - Bei wachen Pat. ausreichende präop. Anxiolyse und Analgesie sowie schonende Ein- und Ausleitung der Narkose
  - Bei intubierten und beatmeten Pat. gute Analgosedierung. Vertiefung der Analgosedierung besonders bei Umlagerung und Transport. Gleichmäßige Zufuhr von laufenden Analgetika, Sedativa und Katecholaminen sicherstellen
- **Gewährleistung eines ausreichenden O_2-Angebots an das Herz:**
  - Bei wachen Pat. während des Transports bis zur Narkoseeinleitung O_2-Insufflation über Nasensonde oder Gesichtsmaske
  - Bei intubierten und beatmeten Pat. FiO_2 für die Transportphase auf 1,0 erhöhen, intraop. O_2-Reduktion je nach aktueller BGA
  - Vermeidung von RR ↓ durch ausreichende Volumenzufuhr und/oder Katecholamingabe
  - Hb ↓ frühzeitig durch Transfusion ausgleichen
- **Erweitertes hämodynamisches Monitoring:** kontinuierliche art. RR-Messung, evtl. ZVK, evtl. PiCCO® oder Pulmonaliskatheter

Niereninsuffizienz

Risiken Renale Hypertonie, urämische Herzkrankheit (Kardiomyopathie, Linksherzhypertrophie, KHK), Salz-Wasser-Retention mit „Fluid Lung", renale Anämie, Hyperkaliämie, metabolische Azidose, Polyneuropathie, Thrombozytenfunktionsstörung.
Bei Dialyse-Pat. zusätzlich erhöhte Infektionsbereitschaft, Gefahr der Überwässerung, Urämie, Hypoproteinämie.

Management
- Präop. evtl. noch dialysieren, danach Kontroll-Labor. K^+ sollte max. 5,0 mmol/l betragen
- Am Shuntarm keine RR-Manschette, keine intravasalen Zugänge, keine Punktionen. Weiche Polsterung
- **Kompensierte Niereninsuff.:** renal eliminierte Medikamente entsprechend in der Dosierung reduzieren (▶ 20.4). Blasenkatheter zur Bilanzierung. Wiederholte BGA-Kontrollen zur Überwachung des Säure-Basen-Haushalts
- **Blutersatz:** bei chron. urämischen Pat. meist normochrome Anämie. Transfusionsindikation sehr streng stellen, um HLA-Sensibilisierung zu vermeiden (Hb ≥70 g/l, Hkt. ≥21 % i. d. R. ausreichend)

- **Muskelrelaxanzien:** bei K^+ > 5,5 mmol/l kein Succinylcholin verwenden. Mittel der Wahl: Cisatracurium (▶ 17.10.5): Zerfall unabhängig von Leber- und Nierenfunktion

Diabetes mellitus

Risiken

- Peri- und postop. Manifestation, Verstärkung oder Entgleisung eines Diabetes (Coma diabeticum ▶ 15.1.1, hypoglykämischer Schock ▶ 15.1.2)
- Wundheilungsstörungen durch erhöhte Infektionsneigung und Angiopathien
- Erhöhtes Risiko für die Allgemeinanästhesie durch:
  - Schwankungen des BZ-Spiegels und damit einhergehende labile Stoffwechsellage
  - Begleiterkrankungen Adipositas, Hypertonie, KHK, Nephro- und Angiopathie, Neuropathie, Fettleber

Management

- Diabetiker zu Beginn des OP-Programms operieren, um Gesamtdauer der Nahrungskarenz kurz zu halten
- Regionalanästhesie häufig günstiger als Allgemeinnarkose

Eine Hyperglykämie geht vermutlich mit einer erhöhten Mortalität bei Intensivpat. einher. Derzeit Ziel-BZ ≤ 150 mg/dl.

18.2 Operative Notfälle

18.2.1 Gefäßerkrankungen

Bauchaortenaneurysma

Erweiterung der Bauchaorta über 3 cm. In 95 % infrarenal, d. h. distal der Abgänge der Aa. renales (Abschnitt V, ▶ Abb. 18.1). Selten suprarenal mit Einschluss der Nierenarterien oder thorakoabdominal. Inzidenz 40 Erkr./100.000 Einwohner/Jahr. M : F = 6 : 1, Erkrankungsgipfel 60.–70. Lj. Verlauf in 30 % asympt., 45 % sympt., 25 % rupturiert (Ruptur in Peritoneum, freie Bauchhöhle, selten V. cava).

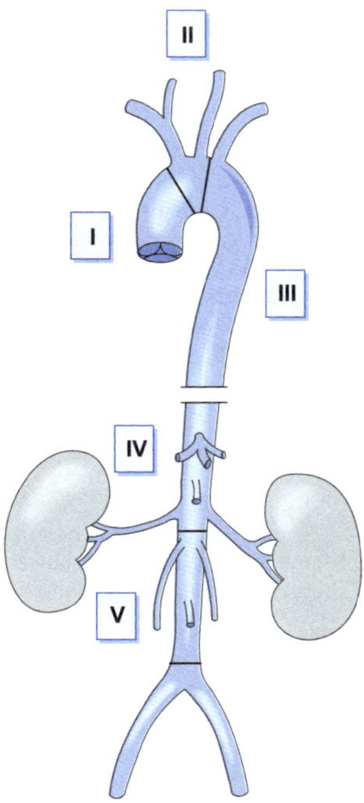

Abb. 18.1 Abschnitte der Aorta [L157]

Ätiologie Meist arteriosklerotisch. 10 % der Pat. Mit Hypertonie und pAVK betroffen.

- Major-Risikofaktoren: männliches Geschlecht, Nikotinabusus, Alter > 65 J

- Minor-Risikofaktoren: Familienanamnese, KHK, pAVK, Hypercholesterinämie, art. Hypertonus, zerebrovaskuläre Insuff.

Klinik

- **Asympt.:** oft sonografischer Zufallsbefund, pulsierende Resistenz im li Mittelbauch
- **Sympt.:** Flanken-, Rückenschmerzen (durch Druck auf viszerale und spinale Nerven). **Cave:** Fehldiagnose: Nieren- oder Ureterkolik, Ulcus duodeni, akute Lumbago, Claudicatio intermittens
- **Rupturiert:**
  - **Gedeckt:** dauerhaft schmerzhafte pulsierende Resistenz, stechender plötzlicher Schmerz nach Husten oder Belastung, Schmerzausstrahlung Rücken/Flanke, Kreislauf oft stabil, Hb- und Hkt-Abfall (retroperitoneale Einblutung)
  - **Frei:** wie akutes Abdomen. Plötzlich einsetzende Schmerzen, rascher Kreislaufverfall (hämorrhagischer Schock), bei Fistelbildung zum GIT: GI-Blutung, bei Ruptur in V. cava Bildung einer aortokavalen Fistel mit rascher kardialer Dekompensation und Einflussstauung. Abdomenpalpation (pulsierender Tumor), Auskultation (systol. Strömungsgeräusch)

Diagnose

- **Abdomensonografie:** Sensitivität/Spezifität 90 %; Ausdehnung, Thrombosierung, durchflossenes Lumen, Verlaufskontrolle
- **CT-Abdomen:** Goldstandard, Form, Wanddicke, Teilthrombosierung, retroperitoneale Einblutung?
- **Angiografie:** Beteiligung von Nierenarterien, Bifurkation oder Iliakalarterien? Lumbalarterien thrombosiert? Keine Notfalldiagn.! Ind: OP-Planung
- **Abdomenleeraufnahme:** Kalksicheln neben Wirbelsäule (meist Zufallsbefund)

OP-Indikationen

- **Rupturierte Aneurysmen:** sofortige, offene Notfall-OP, alle zeitverzögernden Maßnahmen verschlechtern die Prognose erheblich, keine OP bei laufenden Reanimationsmaßnahmen
- **Symptomatische Aneurysmen:** dringliche Behandlung, (auch bei > 75 J) mit max. 2 Risikofaktoren innerhalb von Stunden, bei drohender Ruptur Vorbereitung des Pat. auf Eingriff
- **Asymptomatische Aneurysmen:** prophylaktisch-elektiv. Behandlungsziel ist das Vermeiden von Rupturen. OP-Ind. abhängig von Rupturrisiko:
  - Rupturrisiko abhängig von Aneurysmagröße: 4,0–4,9 cm → 3 %, 6,0–6,9 cm → 15 %, > 7 cm → 60 %
  - Rupturrisiko abhängig von Wachstumsrate: < 0,3 cm/J → gering; 0,5 cm/J → mittel; > 0,5 cm/J → hoch

! **Kleine Aneurysmen und schwere Begleiterkr.:** Abwarten unter halbjährlicher sonografischer Kontrolle

Therapie (präop./postop.) Offene OP (Rohrprothese, Y-Prothese) vs. endovaskuläre Aneurysmaausschaltung (EVAR), möglichst im asympt. Stadium und nach optimaler Vorbereitung.

- **Vorgehen präop. bei drohender Ruptur:**
  - Bettruhe
  - Analgesie, z. B. Piritramid 5–10 mg i. v. (▶ 17.4.5), Sedierung, z. B. Midazolam 2–5 mg i. v. (▶ 17.9.2, Pat. soll ansprechbar bleiben), 2–6 l O_2
  - Intensivüberwachung, mehrere großlumige periphere Zugänge, art. RR-Messung (A. radialis!)

   - BB, Gerinnung, Krea und E'lyte, CK, Laktat. Blutgruppe und Kreuzblut für mind. 6 EK, 4 FFP, ggf. ungekreuzte Konserven (Blutgruppe 0, Rh neg.)
   - Kontrollierte RR-Senkung auf niedrig normale Werte (oft Komb. notwendig): bei Tachykardie Betablocker, z. B. Metoprolol (▶ 6.18.1), ansonsten Vasodilatanzien, z. B. Urapidil (▶ 6.29.2), Nitroglyzerin (▶ 6.14.1)
   - Periop. Hypovolämie ist Hauptursache für ischämische KO, daher Volumendefizit ausgleichen!
   - Spätestens in Narkose ZVK-Anlage, da oft Katecholamine benötigt werden; gleichzeitige Anlage einer großvolumigen Schleuse erwägen
- **Vorgehen postop.:**
   - Postop. Überwachung: engmaschige Hb-Kontrolle, Laktat, Volumenbilanzierung, E'lytkorrektur, CK, CK-MB, Myoglobin
   - RR eher niedrig halten (bei Hypertonie Gefahr der Nachblutung)
   - Bei Tachykardie zunächst Ursachen behandeln: Hypovolämie, Schmerz, Infektion. Betablocker bei hypertonen Kreislaufverhältnissen (z. B. Metoprolol ▶ 6.18.1)
   - Bei Linksherzinsuff. (▶ 6.7) Dobutamin (▶ 5.3.3), evtl. Nitroglyzerin (▶ 6.14.1)
   - Enterale Ernährung (▶ 4) frühzeitig nach Rücksprache mit dem Operateur
   - Pulsstatus, Gefäßdoppler, Temperaturdifferenz der Beine?
   - Antikoagulation gemäß Anordnung Operateur (▶ 16.3.1)

Komplikationen
- Hypovolämischer Schock (Flüssigkeitsverlust in Darm, Nachblutung, Polyurie) v. a. bei renalen oder mesenterialen Rekonstruktionen
- ANV (durch Hypotonie, Schock, Gefäßstenose, -abklemmung)
- Stenose, Thrombosierung, Inf. des Gefäßimplantats
- Embolisierung (Thromben, Kalk)
- Querschnittssymptomatik nach Rückenmarkischämie
- Respir. Insuff. (Pneumonie, ARDS)
- Akutes Lungenödem, Herzinfarkt
- Akute Pankreatitis, Cholezystitis, ischämische Kolitis, paralytischer Ileus

Prognose Bei elektivem Eingriff Letalität 3 %, nach Ruptur 40 %, bei Schock und ANV bis 60 %.

Aortendissektion

Aneurysma dissecans: Über einen proximalen Intimariss („entry") kommt es im Bereich der Media zur Längsspaltung mit Ruptur oder Wiedereintritt in das Gefäßlumen („reentry"). Es entsteht ein „wahres" inneres und ein „falsches" äußeres Lumen. Zu 75 % Männer betroffen. Lokalisation: V. a. thorakale Aorta. Typen der Aortendissektion ▶ Abb. 18.2, ▶ Tab. 18.3.

Ätiologie Risikofaktoren sind art. Hypertonus, Arteriosklerose, Diab. mell., angeborene Mediaschwäche bei Marfan-Sy. oder Ehlers-Danlos-Sy., Traumen (z. B. durch Lenkradaufprall), selten Lues III (Mesaortitis luica), bakt. Aortitis.

Klinik Auftreten der Symptome meist in folgender Reihenfolge:
- Plötzlich einsetzende stärkste Schmerzen in Thorax (DD: Herzinfarkt), Rücken, Abdomen
- Pulsdifferenz obere/untere Extremität
- Evtl. Schock (Perikardtamponade)
- Herzinsuff., Aortenklappeninsuff.
- Schlaganfall
- ANV, Darmnekrose, periphere Ischämie, Querschnittssymptomatik

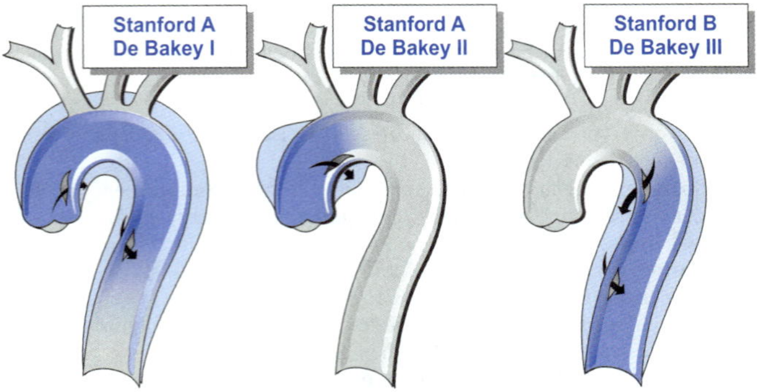

Abb. 18.2 Typen der Aortendissektion nach DeBakey und Stanford [L106]

Tab. 18.3 Typen der Aortendissektion nach DeBakey und Stanford

DeBakey-Klassifikation	
Typ I (70 %)	Aorta ascendens bis Bifurkation (häufig mit Beteiligung der Aortenklappe → Aorteninsuff.)
Typ II	Aorta ascendens bis proximal der li A. subclavia
Typ III	Distal der li A. subclavia bis Aorta descendens bzw. Aa. iliacae
Stanford-Klassifikation	
Typ A	Dissektion der Aorta ascendens (= DeBakey Typ I + II), ca. 70 % der Fälle
Typ B	Dissektion der Aorta descendens (= DeBakey Typ III), distal der Abgänge der li A. subclavia, ca. 30 % der Fälle

Diagnostik

- Transösophageales Echo (TEE)
- Thorax- bzw. Abdomen-CT mit KM (Angio-CT), Aortografie
- Rö-Thorax in 2 Ebenen zeigt Mediastinalverbreiterung, evtl. Doppelkontur, Pleuraerguss, Perikarderguss
- EKG: evtl. Infarktzeichen, Niedervoltage, Erregungsrückbildungsstörungen (Dissektion in Koronararterien)

Differenzialdiagnosen Myokardinfarkt (▶ 6.3), Perikarditis, akutes Abdomen (▶ 18.2.3), akute Pankreatitis (▶ 11.1.5), Lungenembolie (▶ 6.10), Pneumothorax (▶ 7.1.7), Pleuropneumonie.

OP-Indikationen

- Not-OP bei Ruptur
- Typ I und II innerhalb von Stunden
- Typ III evtl. elektiv nach Tagen bis Wo. oder EVAR (endovaskuläre Aneurysmaausschaltung) erwägen

Therapie Prothetischer Ersatz von Aorta und ggf. Aortenklappe mit Reinsertion der Koronararterien, evtl. Vernähen der dissoziierten Schichten.

- **Präop.:**
  - Sofort absolute Bettruhe
  - Analgesie, z. B. Piritramid 7,5–15 mg i. v., Morphin 2–10 mg i. v. (▶ 17.4.2); evtl. Sedierung, z. B. Promethazin 25 mg i. v. (▶ 9.2.4), Lorazepam 0,5–2 mg i. v. (▶ 8.6.2)
  - Mind. 6 EK und 6 FFP bestellen, mehrere großvolumige Zugänge, art. Druckmessung (**Cave:** A. radialis re! Nicht A. femoralis)
  - Evtl. ZVK mit Schleuse (nur sofern keine Verzögerung eintritt). **Cave:** evtl. schwierige Punktion durch Gefäßverlagerung
  - Blasenkatheter, Stundendiurese
  - Kontrollierte RR-Senkung durch Nitro-Perfusor (▶ 6.14.1) oder Urapidil (▶ 6.29.2), evtl. in Komb. mit niedrig dosiertem Betablocker (z. B. Metoprolol fraktioniert milligrammweise, ggf. Perfusor) (senkt Druckanstiegsgeschwindigkeit ▶ 6.18). **Cave:** Monother. oft nicht ausreichend
- **Postop.:** kontrollierte Beatmung, Volumenbilanzierung. Bei Aortenklappenersatz High-Dose-Heparinisierung (Ziel: 1,5- bis 2-fache Verlängerung der PTT, ▶ 16.3.1). Normothermie. Kontrollen von Hb, CK, Myoglobin, Laktat, ggf. Echo

Komplikationen

- Ruptur mit hämorrhagischem Schock, Perikardtamponade. Letalität bei Ruptur 80 %!
- Myokardinfarkt, v. a., wenn Koronarien mitbetroffen (▶ 6.4)
- Kardiogener Schock (z. B. durch akute Aortenklappeninsuff, ▶ 5.2.1)
- Organischämien und -embolien (v. a. ZNS, Niere, Leber, Darm): hohe Letalität
- **Postop.:** Blutung, Myokardinfarkt, Schlaganfall (▶ 8.1.1), Prothesenthrombose/-inf.

> **!** **Cave**
> Keine invasive Blutdruckmessung in den Aa. femoralis (die Dissektion kann bis in die Leistenarterien reichen und eine A. femoralis wird häufig als Zufluss für die Herz-Lungen-Maschine kanüliert)!

Akuter Verschluss einer Extremitätenarterie

Ätiologie

- 70 % thromembolisch
- 80–90 % kardiale Ursache: AA/VHF (70 %), Vitien, Endokarditis, Herzwandaneurysmen, dilatative Kardiomyopathie, akuter Myokardinfarkt
- 10–20 % nichtkardiale Ursachen: Aneurysmen, arteriosklerotische Plaquesruptur, Kompressionssyndrom, selten Bluterkr. (z. B. Polyzythämie), Medikamente (z. B. Ovulationshemmer)
- 30 % akute lokale Thrombose
- 5–10 % unklar

Klinik (▶ Tab. 18.4)

- „6 mal **P**" nach Pratt: **P**ain, **P**aleness, **P**aresthesia, **P**ulselessness, **P**aralysis, **P**rostration (plötzlicher Schmerz, Blässe, Gefühlsstörung, Pulslosigkeit, Bewegungsunfähigkeit, Schock), z. T. nur einzelne „**P**"

- Klinische Untersuchung immer im Seitenvergleich: Hautkolorit, Temperatur, Pulsstatus, Motorik, Sensibilität
- Häufig Arrhythmie bei Vorhofflimmern
- Rekapillarisierungszeit stark verlängert
- Schweregrad am zunehmenden Ausfall von Motorik und Sensibilität abschätzbar
- Lokalisation (in absteigender Häufigkeit): Femoralis-Bifurkation, Iliaka-Bifurkation, A. poplitea, A. brachialis

Diagnostik Duplexsonografie, Angiografie, CT-/MR-Angiografie, TEE (Thromben?), EKG (AA?), Labor (CK, Myoglobin, Laktat) (▶ Tab. 18.4).

Differenzialdiagnosen
- pAVK: Claudicatio-intermittens-Anamnese, meist subakuter Beginn mit mäßigen Schmerzen, in der Angiografie Kollateralen und generalisierte Wandveränderungen
- Arterienspasmus (posttraumatisch; Ergotaminpräparate)
- Akute Phlebothrombose (Extremität warm, gefüllte Venen)
- Akute periphere Neuropathie (z. B. bei Bandscheibenprolaps)

Therapie
- **Sofortmaßnahmen:**
  - Heparin 5.000–10.000 IE i. v. (▶ 16.3.1)
  - Schmerzbekämpfung, z. B. Piritramid 7,5–15 mg i. v. (▶ 17.4.5)
  - Tieflagerung der Extremität (verbessert Perfusionsdruck)
  - Watteverpackung (senkt Wärmeverlust; Dekubitusprophylaxe)
  - (Gefäß-)Chirurgen konsultieren
  - ! Keine i. m. oder i. a. Injektionen (KI für Fibrinolyse)!
  - ! Keine Vasodilatatoren (Steal-Effekt)!
- **Maßnahmen innerhalb der nächsten 4 h:**
  - Thrombendarteriektomie mit Fogarty-Ballonkatheter, Bypassverfahren
  - Antikoagulation nach Anweisung des Operateurs
  - Thrombolyse (Urokinase, Plasminogenaktivator [rtPA]) (▶ 16.2.1) bei peripheren Embolien oder art. Thrombose
  - Bei KI zur Thrombolyse Heparinisierung, evtl. mit nachfolgender Marcumarisierung

Komplikationen Reperfusionssy. (Kompartment): Überwachung Gewebedruck; Crushniere (Myoglobinurie): forcierte Diurese, Kreislaufversagen, Schock; später Gangrän.

Prognose (▶ Tab. 18.4)
- Ischämiezeit entscheidend: bei Reperfusion innerhalb von 4 h Amputationsrate 4 %, bei Reperfusion > 48 h Amputationsrate 25 %!
- Hohes Risiko für ARDS und ANS: bei Thrombose/Embolie vor mehr als 12 h oder bei Nekrosen und Rhabdomyolyse (▶ 7.1.5, ▶ 12.4) CK ↑ ↑, Myoglobin i. S. ↑. Hier prim. Antikoagulation und Amputation als lebensrettende Maßnahme anstreben

18.2.2 Ischämische Darmerkrankungen

Mesenterialinfarkt

Darmnekrose durch Verschluss der Mesenterialarterien oder -venen. Zeitpunkt der Diagnose wegen schwerere Erkennbarkeit meist zu spät → rascher ischämi-

Tab. 18.4 Kategorie, Prognose, Klinik und Diagnostik des akuten Gefäßverschlusses

Kategorie	Prognose	Sensibilität	Motorik	Doppler-Signal	
				arteriell	venös
I. Lebensfähig	Nicht unmittelbar gefährdet	Erhalten	Erhalten	+	+
IIa. Gering gefährdet	Gut bei sofortiger Behandlung	Erhalten bis minimaler Verlust (Zehen)	Erhalten	+	+
IIb. Unmittelbar gefährdet	Rettbar bei unverzüglicher Revaskularisierung	Sensibilitätsverlust über Zehen hinaus, Ruheschmerz	Leicht reduziert	–	+
III. Irreversibel	Amputation erforderlich	Anästhesie	Paralyse	–	–

scher Gewebezerfall → Letalität ca. 70 %. Häufigkeit: 1–2 % aller Patienten mit akutem Abdomen.

Ätiologie

- Mesenterialarterienverschluss: zu 85 % Verschluss der A. mesenterica sup., meist durch art. Thrombose (häufig generalisierte Arteriosklerose) oder art. Embolie bei Vorhofflimmern
- Selten Thrombose der Mesenterialvenen (durch Rechtsherzinsuff., Polyzythämie oder Ovulationshemmer)
- Selten Aortenaneurysma, -dissektion
- Sehr selten Aortitis, z. B. bei Takayasu-Arteriitis, Panarteriitis nodosa

Klinik Vieldeutig. Typischer 3-phasiger Verlauf (▶ Tab. 18.5) Meist liegt zusätzlich eine KHK oder pAVK vor. AZ-Verschlechterung, oft progrediente postprandiale Abdominalschmerzen. Im weiteren Verlauf paralytischer Ileus und Peritonitis. Bei Z. n. OP fehlende Darmgeräusche, verdickte Darmwand (Sono). Stuhlverhalt trotz Stimulation.

Diagnostik ▶ Tab. 18.5.

- **Anamnese:** Risikofaktoren, bekanntes Aortenaneurysma, Herzrhythmusstörungen, Vitien, Angina abdominalis
- **Körperliche Untersuchung:** Darmgeräusche? Blutiger Stuhl oder Teerstuhl bei der rektalen Untersuchung? Suche nach Emboliequellen (abs. Arrhythmie?)
- **Sono-Abdomen:** freie Flüssigkeit, stehende Darmschlingen
- **Farbduplex:** Bestimmung der Flussgeschwindigkeit in den Mesenterialgefäßen
- **Art. DSA:** Diagnostik der Wahl
- **Rö-Abdomen:** Ileus? Luftspiegel, isolierte erweiterte Dünndarmschlingen
- **Labor:** BGA (metabol. Azidose), Laktat ↑, CK ↑, BB, E'lyte, Krea, Gerinnung, CRP-Erhöhung, Blutgruppe und Kreuzprobe
- **Mesenterikografie:** schon bei Verdacht (▶ Abb. 18.3)
- **Explorative Laparoskopie:** im Verdachtsfall frühzeitige und großzügige Ind.

Therapie (▶ Tab. 18.5). Ziel ist die rasche Wiederherstellung der viszeralen Perfusion. **Cave:** nur in Frühphase akzeptable Behandlungsergebnisse.

- Antikoagulation: Heparin 5.000IE als Bolus, anschließend kontinuierlich nach PTT, Ziel-PTT 50–60 Sek.

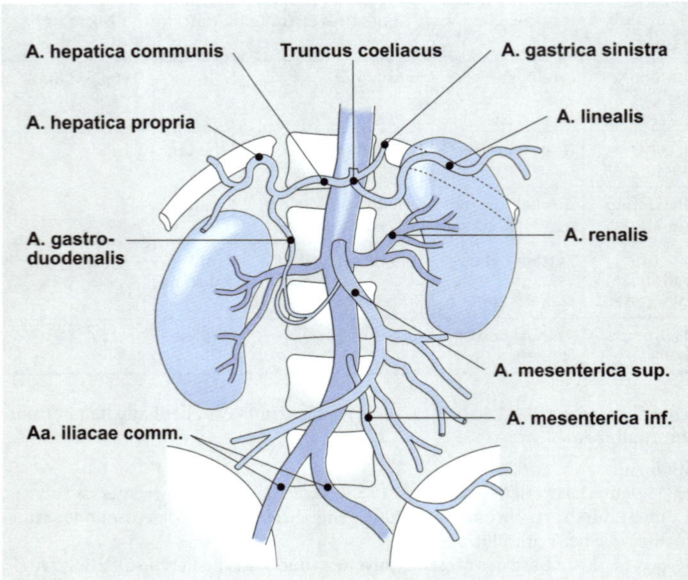

Abb. 18.3 Viszeral-Arteriografie [L157]

- Kreislaufstabilisierung: Volumen (großvolumige Zugänge, ZVK, art. Druckmessung, Dauerkatheter [▶ 2.2.1, ▶ 2.2.4]). **Cave:** Flüssigkeitsverluste in den Darm berücksichtigen
- Ausgleich der metabolischen Azidose nach BGA (▶ 13.1.6), E'lytausgleich
- Analgesie
- Antibiotikather., z. B. Ceftriaxon plus Metronidazol
- Bereitstellung von mind. 4 EK und 2 FFP (▶ 16.4.2, ▶ 16.4.3)
- **Op. Vorgehen:** Embolektomie, Aorto-Mesenterika-Bypass. Bei sicherer Infarzierung Resektion des betroffenen Segments. Evtl. Second-Look-OP nach 12–24 h zur Kontrolle von Darmwand und Resektionsrändern. Heparinisierung: bei Z. n. Embolektomie High-Dose-Heparin (▶ 16.3.1)
- **Postop.:** kontrollierte Beatmung unter Analgosedierung (▶ 17.7) bis zum endgültigen Bauchdeckenverschluss. Parenterale Ernährung (▶ 4) bis Zeichen der Darmtätigkeit nachweisbar

Prognose Letalität 60–80 %. Thrombotischer Verschluss ungünstiger als embolischer Verschluss. Todesursache meist diffuse Peritonitis (▶ 18.2.3).

18

Prozedere
- Ätiologie, Frühdiagnose mit Angiografie (Kollateralversorgung) und Ther. bestimmen die Letalität
- Bereits bei klinischem V. a. einen akuten Mesenterialarterienverschluss sind eine diagn. Laparoskopie oder eine explorative Laparotomie indiziert
- Wichtig: daran denken bei kardiolog. Vorgeschichte und akutem Abdominalschmerz

Tab. 18.5 Klinik und Management bei akutem mesenterialem Verschlusssyndrom

	Initialstadium	Stilles Intervall	Endstadium
Zeit (h)	1–6	7–12	≥ 13
Klinik	Heftiger, kolikartiger Abdominalschmerz, Durchfall evtl. blutig	Relativ beschwerdefreies Intervall: ggf. dumpfer Schmerz, Paralyse, AZ-Verschlechterung	Paralytischer Ileus, Durchwanderungsperitonitis, Sepsis, akutes Abdomen, Schock (Spätzeichen), MOV
Diagnostik	Rö-Abdomen neg., bei dringendem Verdacht → Angiografie, Labor: Laktat ↑, CK ↑	Rö-Abdomen neg., Diagnostik läuft der Ischämie hinterher!	Rö-Abdomen: Spiegel, Luftsichel, Leukozytose, Laktat ↑↑, CK ↑
Therapie/ Prognose	Frühintervention: • Embolektomie • Radiologische Intervention • Meist keine Darmresektion	• Revaskularisierung noch möglich • Ggf. Darmresektion • Second-Look-OP	• Resektion größerer Darmanteile • Second-Look-OP • Schlechte Prognose

Ischämische Kolitis

Ischämische Schädigung des Kolons mit sekundärer Entzündung. I. d. R. segmental begrenzt, meist im Bereich der li Kolonflexur („letzte Wiese“ zwischen Aa. mesenterica sup. und inf.). Durch temporäre Verschlechterung der art. Blutzirkulation.

Ätiologie Verschluss der Mesenterialgefäße, meist bei Arteriosklerose (ältere Pat.). Nach Resektion eines Bauchaortenaneurysmas bei insuff. Riolan-Anastomose (Verbindung zwischen den beiden Mesenterialarterien → Kollateralkreislauf bei Verschluss einer der beiden Arterien), bei Aneurysma dissecans der Aorta, bei Schock (Perfusionsausfall).

Klinik Krampfartige linksseitige, postprandiale Bauchschmerzen, blutige Diarrhöen. Meist chron. Verlauf mit uncharakteristischen Beschwerden: „Angina abdominalis“: chron. Darmischämie mit postprandialen Schmerzen; evtl. Stuhlunregelmäßigkeiten bei Stenosen. Später evtl. Fieber und Leukozytose.

Diagnostik

- **Koloskopie:** zunächst ödematöse Schleimhautareale mit Einblutungen, später dunkelrote bis schwarze Mukosa – DD: pseudomembranöse Kolitis
- **Sono-Abdomen/CT:** Darmwandverdickung im Kolon
- **Duplex-Sono:** veränderte Flussgeschwindigkeiten
- **Selektive Mesenterikografie**
- **Labor:** unspezifisch, Laktatanstieg, metabol. Azidose, Leukozytose, CK-Erhöhung

Therapie

- **Prim. konservativ:** Nahrungskarrenz mit parenterale Ernährung bis zum Abklingen der ischämischen Schleimhautreaktion (Verlaufskontrolle durch Koloskopie). Antibiotikather. mit Metronidazol in Komb. mit Ceph. (▶ 14.4, ▶ 14.13). Ausgleich metabolische Azidose (▶ 13.1.6, ▶ 13.3), Flüssigkeits- und E'lytsubstitution
- **OP:** Darmresektion bei akutem gangränösem Verlauf

Prognose Gut. Rasche Beschwerdebesserung.

Komplikationen Peritonitis, hypovolämischer septischer Schock, Darmstenose (oft spätere Resektion nötig).

18.2.3 Peritonitis

Diffuse oder lokalisierte Entzündung des Bauchfells. Zellen des mononukleären-phagozytären Systems setzen lysosomale Enzmye frei, die zusammen mit bakt. Ekto- und Endotoxinen, die „Peritonitiskrankheit" einleiten. Durch fortschreitende Keimeinschwemmung kommt es zum „septischen Schock" (▶ 14.1.1). Der Flüssigkeitsumsatz des GIT umfasst 9.000 ml/d → große Flüssigkeitsverschiebung in den 3. Raum. Bei progredientem Verlauf droht MOV. Unbehandelt führt die Peritonitis meist zum Tod. Letalität 40–60 %.

Ätiologie

- **Prim. Peritonitis:** bei systemischer Inf., durch hämatogene Keiminvasion
- **Sek. Peritonitis:** vom GIT ausgehende Perforations- oder Durchwanderungsperitonitis: häufig phlegmonöse Appendizitis, perforiertes Magen- oder Duodenalulkus, Dünn-/Dickdarmperforationen (z. B. Divertikulitis), Gallenwegs- und Pankreaserkr., EU, postop. Peritonitis bei Nahtinsuff., Anastomosenleckage
- Klassifikation ▶ Tab. 18.6

Tab. 18.6 Klassifikation zur Beschreibung der Peritonitis (alle Komb. möglich)	
Ätiologie	Spontan – Perforation – Durchwanderung – posttraumatisch – postop.
Pathologie	Eitrig – kotig – fibrinös – gallig/kotig/urinös – chron.-tox.
Ausdehnung	Lokal – diffus
Verlauf	Mit/ohne Organversagen

Klinik

- **Anamnese:** letzter Stuhlgang, letzte Miktion, Medikamente, Ernährung, Alkohol, Übelkeit und Erbrechen, OPs. Bei Frauen: Dysmenorrrhö, letzte Regel (EU)
- **Familienanamnese:** familiäres Mittelmeerfieber, Thalassämie, Sichelzellanämie, Porphyrie
- **Allgemeine Krankheitszeichen:** Fieber, Übelkeit, Erbrechen, Facies abdominalis, Exsikkose, Schock mit Zentralisation, ZNS-Störungen
- **Befund:** Druckschmerz, Loslassschmerz, Perforationsschmerz (akut, vernichtend), Abwehrspannung (Lokalisation initial im Entzündungsbereich), bretthartes Abdomen, Schock, Darmparalyse (zu Beginn eher Hyperperistaltik, später „Grabesstille"), evtl. Miserere (Koterbrechen)

Diagnostik

- **Labor** (v. a. zur OP-Vorbereitung): BB, Kreuzblut (4 EK, 2 FFP), CRP, Procalcitonin, E'lyte, Krea, Lipase, GOT, GPT, γ-GT, BZ, Laktat, Albumin, Gerinnung, (▶ 16.4.5), BGA, Blutkulturen, U-Status, CK, Troponin (zur DD Herzinfarkt)
- **Mikrobiologische Diagn.:** BK, Wundabstriche
- **Sono** (▶ 2.11.3): Nachweis von freier Luft oder freier Flüssigkeit, Zeichen der Pankreatitis, flüssigkeitsgefüllte Darmschlingen, Darmschlingenkonglomera-

te, Invagination, Appendizitis, Gallenblasenhydrops, Aerobilie, Milzkapselhämatom, Nierensteine, Harnaufstau, BAA, EU, Ovarialzysten
- **CT:** freie Flüssigkeit, BAA (Dissektion, Ruptur), Nekrosen (Pankreatitis), Abszess
- **EKG:** Zeichen des Herzinfarkts (▶ 6.4)
- **Rö-Abdomen** (▶ 2.11.2) in Linksseitenlage: freie Luft als Zeichen der Perforation, Spiegel bei Ileus, Steinschatten, Aerobilie (Gallensteinileus)
- **Rö-Thorax** (▶ 2.11.1): Pneumonie, Pleuraerguss, Zwerchfellhochstand (z. B. subphrenischer Abszess), subphrenische Luftsichel (fehlt bei 30 % der Perforationen)
- **Kolonkontrasteinlauf:** mit Gastrografin bei V. a. Sigmaperforation oder Anastomoseninsuff. bei Z. n. Kolonop., ggf. Gastrografinschluck bei V. a. Perforation oder Anastomoseninsuff. im oberen GIT
- **Endoskopie:** Ulkusperforation, biliäre Pankreatitis, Cholangitis, Blutung
- **Laparoskopie, ggf. Laparotomie:** Diagnose und nachfolgende Ther.

Differenzialdiagnose akutes Abdomen

- **Abdominelle Ursachen:**
  - **Peritonitis:** bakt. (Perforation), chemisch (z. B. Pankreatitis mit akutem Beginn, oft gürtelförmigen Schmerzen, ▶ 11.1.5), entzündlich (z. B. Divertikulitis)
  - **Mechanisch:** Obstruktion, Ileus (häufig, ▶ 10.1.4), Choledocholithiasis, Harnleitersteine (vor Schmerzen unruhiger Pat., dagegen bei Peritonitis Schonhaltung)
  - **Vaskulär** (▶ 18.2.1): Embolie, Thrombose, Aortenaneurysma
  - **Traumatisch:** Milz-, Leber-, Nieren- und Harnblasenruptur (stumpfes Bauchtrauma, Schock), Rektushämatom, retroperitoneale Blutung (v. a. bei Antikoagulation)
  - **Gynäkologisch:** Schwangerschaft (β-hCG ↑), EU, Tubarabort, Adnexitis, stielgedrehtes Ovar, Zyste
  - **Kinder:** Invagination (Kinder unter 2 J): Ileus, Appendizitis (im 5.–20. Lj. häufig)
- **Extraabdominelle Ursachen:**
  - **Hinterwandinfarkt** (▶ 6.4): Bauchschmerzen manchmal einziges Symptom, Schmerzausstrahlung nicht bis unterhalb des Nabels
  - **Akute Rechtsherzinsuff.,** z. B. nach Lungenembolie (▶ 6.10, Kapseldehnungsschmerz der gestauten Leber)
  - Basale Pleuropneumonie (▶ 7.1.3)
  - Von der Wirbelsäule ausgehende Schmerzen, akute Koxitis
  - Hodentorsion (Palpation des Hodens extrem schmerzhaft; sofortige OP!)
  - Diab. Ketoazidose (▶ 15.1.1, „Pseudoperitonitis“): Oberbauchkrämpfe, Erbrechen, Azetongeruch
  - Urämie
- **Seltener:** Purpura Schoenlein-Henoch (v. a. Kinder), akute intermittierende Porphyrie (▶ 15.1.6), Herpes zoster, Enteritis regionalis Crohn

Management

- **Ziel:** Erfassung der Dringlichkeit, Ausgleich der E'lyt- und Flüssigkeitsentgleisungen und Zuführung zur OP als kausale Ther.
- Pat. bleibt bis zum Ausschluss der OP-Ind. nüchtern, Bettruhe
- **Kreislaufstabilisierung** (▶ 5.1), Volumensubstitution (kristalloide Lösungen, EK, FFP), Azidoseausgleich (▶ 13.1.6) nach BGA mit Natriumbikarbonat 8,4 %
- Parenterale Ernährung (▶ 4)

- **Monitoring:** art. Druckmessung, ZVK, Blasenkatheter, Magensonde, intraabdominelle Druckmessung
- **O_2-Gabe** nach BGA, bei schwerem Verlauf frühzeitige Intubation und Beatmung
- **OP-Indikation:**
  - Absolut dringlich: Perforationsperitonitis, intraabdominelle Blutung
  - Dringlich: gedeckte Perforation, Dünndarmileus, akute Appendizitis, akute Cholezystitis
  - Aufgeschoben: Dickdarmileus, akute Pankreatitis (OP-Indikation, ▶ 11.1.5)
- **Fokussanierung und Elimination von Bakterien und Toxinen** (ohne Fokussanierung keine Heilung):
  - Laparotomie
  - Ursachenbeseitigung, z. B. Übernähen einer Perforation
  - Mechanische Reinigung: Débridement von Eiter und Fibrinauflagerungen durch Spülung
  - Im Verlauf: Drainage, geschlossene Spülung, programmierte abdominale Lavage alle 24–48 h. Früher Bauchdeckenverschluss häufig problematisch wegen Anstieg des intraperitonealen Drucks und Störung der Mikrozirkulation
- **Mikrobiologisches Monitoring:** intraop. Abstriche, dann wiederholt, Urinkultur, Blutkultur, Wundabstrich, Drainagen und Katheterspitzen nach Entfernung einschicken (▶ 14.2.3)
- **Gezielte Antibiotikather.** nach Antibiogramm anstreben. Zunächst kalkulierte Ther., z. B. mit Ceftriaxon 3 × 2 g/d i. v. (▶ 14.4.4) und Metronidazol 3 × 500 mg/d i. v. (▶ 14.13) evtl. plus Gentamicin 1 × 3 bis 5 mg/kg KG/d (▶ 14.6.2). Alternativ Meropenem (▶ 14.5.3) 3 × 0,5 g/d i. v. oder Piperacillin/Tazobactam 3 × 4,5 g/d i. v. (▶ 14.3.6)

Komplikationen Septischer Schock (▶ 14.1.1), ARDS (▶ 7.1.5), ANS (▶ 12.1), paralytischer Ileus, GIT-Blutung (▶ 10.1.1), Platzbauch, abdominale Abszesse. Fisteln, Verwachsung (Spätkomplikationen).

! Cave
- Auf ausreichende Kreislaufstabilisierung vor OP achten
- Diab. Pseudoperitonitis nicht übersehen
- Auch an gynäkologische Ursachen denken (EU, rupturierte oder stielgedrehte Zysten)
- Ältere Pat. und Kinder: evtl. abgeschwächte oder atypische klin. Zeichen
- Unter Glukokortikoidther. kann das bretharte Abdomen fehlen

18.2.4 Akute Blutverluste

Indikation zur Bluttransfusion

- Sie besteht, wenn die O_2-Transportkapazität des Blutes kritisch abgesunken ist, d. h., wenn der Verlust an Sauerstoffträgern nicht mehr durch eine Steigerung des HZV kompensiert werden kann
- Bei akutem Blutverlust hat die Volumenersatzther. zur Sicherstellung einer Normovolämie höchste Priorität
- Bei akutem Blutverlust kommt es durch kompensatorischen Flüssigkeitseinstrom aus dem Interstitium zu einer zunehmenden Blutverdünnung. Labor-

parameter wie Hb- bzw. Hkt.-Werte können in der Akutphase ausgesprochen irreführend sein

Jede Entscheidung zur Bluttransfusion ist eine Einzelfallentscheidung. Allgemeine Richtwerte lassen sich dementsprechend nicht angeben, sondern nur Anhaltswerte (▶ Tab. 18.7, ▶ Tab. 18.8):

- Transfusion bei Hb-Werten formal erst ab 6,0 g/dl bei erhaltenen kardialen Kompensationsmechanismen, fehlender Blutung und optimaler Überwachung
- Bei Pat. mit einem Hb von 6–8 g/dl sollte spätestens transfundiert werden, wenn kardiovaskuläre oder zerebrovaskuläre Vorerkr. vorliegen (Fähigkeit zur kompensatorischen Steigerung des HZV bzw. der O_2-Aufnahme ist herabgesetzt)
- Bei akuten Blutungen sind diese Grenzwerte ungeeignet und müssen passager höher gehalten werden
- Bei chron. kompensierter Anämie (z. B. terminale Niereninsuff.) können im Einzelfall auch niedrigere Werte toleriert werden

Massivtransfusion

Uneinheitliche Angaben in der Literatur:

- Austausch des einfachen Sollblutvolumens (≈ 70 ml/kg) innerhalb von 24 h
- Austausch des 1,5-fachen Sollblutvolumens innerhalb von 24 h
- Austausch des halben Sollblutvolumens in 12 h und ein Transfusionsvolumen von 1,5 ml/kg/Min.
- Transfusion von > 10 EK

Tab. 18.7 Transfusionsempfehlungen unter Berücksichtigung der aktuellen Hämoglobinkonzentration [G400]

Hb	Kompensationsfähigkeit/Risikofaktoren	Transfusion
≤ 6 g/dl	–	Ja
6–8 g/dl	• Kompensation adäquat • Keine Risikofaktoren	Nein
	• Kompensation eingeschränkt • Risikofaktoren vorhanden: z. B. KHK, Herzinsuff., zerebrovaskuläre Insuff.	Ja
	• Hinweise auf anämische Hypoxie • Physiologische Transfusionstrigger: z. B. Tachykardie, Hypotension, EKG-Ischämie, Laktatazidose, globale O_2-Extraktion > 50 %, gemischtvenöse Sättigung < 50 %	Ja
8–10 g/dl	• Hinweise auf anämische Hypoxie • Physiolog. Transfusionstrigger: z. B. Tachykardie, Hypotension, EKG-Ischämie, Laktatazidose, globale O_2-Extraktion > 50 %, gemischtvenöse Sättigung < 50 %	Ja
≥ 10 g/dl	–	Nein

Die Hb-Konz. alleine ist kein adäquates Maß des O_2-Angebots.
Bei Hypovolämie gibt der Hkt. den Erythrozytenmangel nicht korrekt wieder.
Individuelle Faktoren können eine von den Empfehlungen abweichende Indikationsstellung erforderlich machen.

18

Management akuter Blutungen

- Fremdblutsparende Maßnahmen: bei elektiven Eingriffen Eigenblutspende; maschinelle Autotransfusion
- Behandlung von Hypothermie (Temperatur < 34 °C), Azidose (pH < 7,2), Hypokalzämie (Ca^{2+} < 1 mmol/l)
- **EK:** abhängig von Hb, Kompensationsmechanismen, zu erwartenden Blutverlusten (▶ Tab. 18.7, ▶ Tab. 18.8)
- **Plasmaderivate** (Fresh Frozen Plasma [FFP]): Dosierung 15–20 ml/kg KG
- **PPSB** (Prothrombinkomplex): Präparate sind auf den Gehalt des Faktor IX standardisiert, die Faktoren II, VII, X sowie Protein C, S und Z unterliegen großen Schwankungen
  - **Ind.:** Blutungen unter Vitamin-K-Antagonisten, Trauma mit hohen Blutverlusten
  - **Dosierung:** Initialdosis (IE) = gewünschter Quickanstieg (%) × Körpergewicht (kg)
  - **NW** allerg. Reaktionen, thromboembolische KO
- **TK:** bei < 100.000/µl
- **Fibrinogen** (Faktor I): führt zur Gerinnungsaktivierung
  - **Ind.:** Substitution ab Werten < 50–100 mg/dl
  - **Dosierung:** Initialdosis 1–2 g, bei schweren Blutungen 3–6 g
  - **NW:** allerg. Reaktionen, thromboembolische KO
- **Tranexamsäure** (Cyclocapron) hemmt die Bildung von Plasmin aus Plasminogen.
  - **Dosierung:** 500–1.000 mg langsam i. v. bis zu 3 ×/d, Kinder 10 mg/kg
- **Desmopressin:** aktiviert Thrombozyten, setzt Von-Willebrand-Faktor frei.
  - **Dosierung:** 0,3 µg/kg KG über 30 Min.
- **Faktor-VII-Konzentrat** (NovoSeven): Ind. angeborene Hemmkörperhämophilie, Ultima Ratio bei lebensbedrohlichen traumatischen/perioperativen/peripartalen Blutungen
  - **KI:** DIC, akuter Myokardinfarkt, akute zerebrale Ischämie, Sepsis, Kumarinblutung
  - **Vorgehen:** vor Substitution Normothermie, ausgeglichener Säure-Basen-Haushalt, Thrombozyten > 50.000/µl, Fibrinogen > 50–100 mg/l, Gabe von 4–6 FFP/1–2 TK/PPSB/Fibrinogen/Tranexamsäure
  - **Dosierung:** initial 90 µg/kg KG als Bolus i. v., ggf. nach 2 h wiederholen
- **Faktor-VIII-Konzentrat:**
  - **Ind.:** angeborenen oder erworbener Faktor-VIII-Mangel (Hämophilie A), Von-Willebrand-Jürgens-Sy.
  - **Dosierung:** 1 IE/kg KG führt zu Aktivitätsanstieg von F VIII um 1–2 %
- **Faktor-IX-Konzentrat:**
  - **Ind.:** Prophylaxe und Ther. von Blutungen bei Hämophilie B
  - **Dosierung:** 1 IE/kg KG führt zu Aktivitätsanstieg von 0,8 %

Nebenwirkungen und Komplikationen

- **Gerinnungsstörungen:** als Verlustkoagulopathie durch Blutung, Verdünnungskoagulopathie durch Substitution mit kristalloiden oder kolloidalen Volumenersatzmitteln oder EK sowie DIC (▶ 16.1.3). **Ther.:** FFP in hämostatisch wirksamen Dosierungen (≥ 10–15 mg/kg). Faktorenkonzentrate gezielt, d. h. erst nach Gerinnungsanalyse, geben. „Blindsubstitution" auf klinische Situationen beschränken, in denen das Ergebnis der Gerinnungsanalyse nicht abgewartet werden kann (▶ Tab. 18.8)

- **Hypothermie:** Bei einer größeren Anzahl kalter Blutkonserven kann die Körperkerntemperatur gefährlich abfallen → Gefahr des Kammerflimmerns. Außerdem verschlechtert die Hypothermie die Gerinnungsfunktion. **Ther.:** EK erwärmen und/oder Durchlauferwärmer verwenden
- **Hyperkaliämie:** abhängig vom EK-Alter Freisetzung von Kalium aus zerstörten Erythrozyten → die Azidose verstärkt die Hyperkaliämie
- **Zitratintoxikation/Hypokalzämie:** Bei Zitratüberschwemmung durch EK und insbes. durch FFP kommt es zu einer Hypokalzämie (Zitrat bindet ionisiertes Kalzium). Eine verminderte Leberfunktion (Leberinsuffizienz, Schock, Hypothermie) verstärkt den Effekt. Kardiale Effekte bei Ca^{2+} < 0,75 mmol/l; Störung der Blutgerinnung bei Ca^{2+} < 0,5 mmol/l. **Ther.:** Substitution, wenn möglich nur bei erniedrigtem ionisiertem Kalziumspiegel; wenn keine Ca^{2+}-Bestimmung möglich: 10 ml Ca^{2+}-Glukonat pro 4–6 EK oder 4–6 FFP

Tab. 18.8 Volumenersatz in Abhängigkeit vom Blutverlust

Ausmaß des Blutverlusts	Therapie
Blutverluste bis 20 % des Blutvolumens	Ersatz mit kristalloiden und kolloidalen Infusionslösungen (▶ 5.4.1)
Blutverlust ab 30 % des Blutvolumens	EK-Ersatz[1] nach Hb-Wert, FFP-Gabe[2] im Verhältnis EK : FFP = 4 1 : 1 bis 2 : 1
Ab Verlust des einfachen Blutvolumens	EK-Ersatz[1] nach Hb-Wert, FFP-Gabe[2] im Verhältnis EK : FFP = 1 : 1,2–3 g Fibrinogen erwägen
Ab Verlust des 1,5-fachen Blutvolumens	EK-Ersatz[1] nach Hb-Wert, FFP-Gabe[2] im Verhältnis EK : FFP = 1 : 1 TK-Gabe[3] wenn Thrombozyten < 100/nl (▶ 16.4.2) 1.000–2.000 IE PPSB erwägen

[1] Faustregel: 3–4 ml EK/kg KG → Erhöhung des Hb um ca. 1 g/dl (1 EK enthält ca. 280 ml Blut)
[2] Faustregel: 1 ml FFP/kg KG → Erhöhung des Faktorengehalts um ca. 1–2 % (1 FFP enthält ca. 200 ml Frischplasma)
[3] Faustregel: 1 Einheit Hochkonzentrat oder 4–6 Einheiten Einzelkonzentrat führen zu einem Thrombozytenanstieg von 20.000–30.000/µl

18.2.5 Polytrauma

Gleichzeitig entstandene Verletzungen mehrerer Körperregionen oder Organsysteme, wobei wenigstens eine Verletzung oder die Kombination mehrerer lebensbedrohlich ist. Häufigste Ursache sind Verkehrsunfälle. Einteilung ▶ Tab. 18.9.

Mortalität
- In der **Frühphase** (< 24 h) durch prim. tödliche Verletzungen z. B. Aortenabriss beim Dezelerationstrauma, Verblutung, schweres SHT, schwere respir. oder kardiozirkulatorische Störungen
- In der **Spätphase** durch prim. oder sek. Hirnschädigung, Entwicklung eines SIRS und MOV aufgrund von Gewebetraumatisierung und Freisetzung von Mediatoren (Ischämie-/Reperfusionsschaden)

Tab. 18.9 Einteilung des Polytraumas (mod. nach Schweiberer)

Grad	Einschätzung	Befunde	Beispiele
I	Mäßig verletzt	Kein Schock	SHT I.° + 1–2 Frakturen der oberen Extremität oder Unterschenkelfraktur oder vordere Beckenringfraktur
II	Schwer verletzt, zunächst nicht lebensbedrohlich	Schock, Blutverlust ca. 25 %, art. pO_2 erniedrigt	SHT II.° + Oberschenkelfraktur oder 2 Unterschenkelfrakturen, offene Frakturen II.–III.°, komplexe Beckenringfraktur
III	Lebensbedrohlich verletzt	Schwerer Schock, Blutverlust > 50 %, art. pO_2 < 60 mmHg	SHT III.°, Thorax- und Bauchverletzungen, offene/geschlossene Extremitätenverletzung, Verletzung von parenchymatösen Organen (Milz, Leber, Lunge)

Klinik Abhängig von Trauma und Organbeteiligung, z. B.:
- Bewusstlosigkeit, Koma (Einteilung nach Glasgow Coma Scale, ▶ Tab. 5.5)
- Tachykardie, RR ↓, Zentralisation, Anurie: Zeichen des hypovolämischen Schocks (▶ 5.2.1)
- Unterkühlung
- Prellmarken: Hinweis auf innere Verletzungen
- Einflussstauung: Perikardtamponade, Spannungspneumothorax
- RR ↓, Puls ↑, Auskultationsbefund des Herzens: Luftembolie
- Hämoptysen, atemabhängige Schmerzen, respir. Insuff., paradoxe Atembewegungen: Rippenserienfraktur, Lungenverletzung, Pneumothorax
- Hämaturie, Oligurie: Nieren-, Ureter-, Harnblasenverletzung; Schock
- Fehlstellung, Krepitation, abnorme Beweglichkeit: Fraktur

Allgemeine Therapierichtlinien (nach ATLS)
- Schnelles Erkennen aller bedrohlichen Verletzungen
- Setzen der richtigen Prioritäten („treat first what kills first“)
- Keinen zusätzlichen Schaden hinzufügen
- Zeitverlust bei der Erstversorgung vermeiden
- **Primary Survey** (nach ATLS; ▶ Tab. 18.10): Am Ende der Erstuntersuchung im Primary Survey steht die Entscheidung, ob der Pat. ohne weitere Stabilisierungsmaßnahmen operiert werden muss, z. B.
  - Notthorakotomie
  - Notlaparotomie
  - Op. Versorgung stammnaher Massenblutungen
  - Entlastung Perikardtamponade
  - Blutstillung und Stabilisierung bei instabiler Beckenfraktur

Tab. 18.10 Primary Survey (nach ATLS)

A	Airway with cervical spine protection	Untersuchen und Sichern der Atemwege
B	Breathing	Indikation zur Beatmung? Intubation
C	Circulation control external bleeding	Blutdruck, Herzfrequenz, Zentralisation, Blutungskontrolle
D	Disability or neurological status	GCS und neurologische Ausfälle
E	Exposure and Environment	Entkleiden des Pat., aktive Wärmung

- **Secondary Survey:** Kraniokaudaler Untersuchungsgang:
  - **Kopf:** GCS, Pupillen, Blutungen aus Mund und Ohr, Instabilität Gesichtsschädel, Neurostatus
  - **HWS:** Verletzungszeichen
  - **Thorax:** Instabilität, Hautemphysem, Auskultation, Atemfrequenz, Atemmuster
  - **Abdomen:** Umfangsvermehrung, Abwehrspannung, FAST (focused assessment with sonography for trauma) Sonografie Abdomen
  - **Becken:** Instabilität
  - **Wirbelsäule:** äußere Verletzungszeichen, Deformität
  - **Extremitäten:** Frakturen (Blutverlust, ▶ Abb. 18.4), Luxationen, Durchblutung

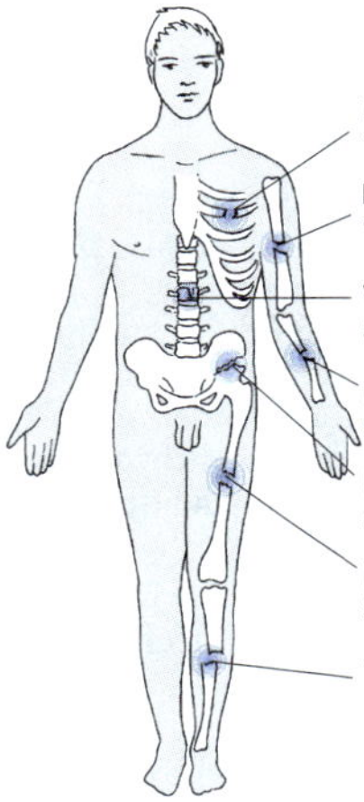

Abb. 18.4 Durchschnittliche Blutverluste bei Frakturen [A300]

Basisdiagnostik

- Sonografie Abdomen, Thorax (freie abdominelle Flüssigkeit, Perikardtamponade, Luxatio cordis, traumatische Aortendissektion)
- Urinkatheter (**Cave:** Beckenverletzungen, Harnröhrenabriss)
- **Labor:** Blutgruppe und Kreuzprobe, ggf. ungekreuzte EK der Blutgruppe 0 Rh negativ, BGA, BB, Gerinnung, Krea, E'lyte, CK, Laktat
- **EKG:** Contusio cordis (Niedervoltage, Erregungsrückbildungsstörungen)
- **Röntgendiagn.:** je nach klin. Verdacht. Obligat sind Schädel, Thorax und Becken. CCT beim geringsten V. a. intrakranielle Läsion (z. B. Halbseitensymptomatik, Bewusstseinsstörung, path. Pupillenbefund), Spiral-CT erwägen
- Monitoring: große Zugänge, ggf. ZVK, art. Blutdruckmessung

Basistherapie

- Bei erhaltenem Bewusstsein adäquate Analgesie (z. B. Sufentanyl 10–20 µg), Sedierung (z. B. Midazolam 1–2 mg i. v.), evtl. Narkoseeinleitung (z. B. Propofol 2–3 mg/kg und Sufentanil 20–40 µg sowie Succinylcholin 1–2 mg/kg i. v.), Zwischenbeatmung vermeiden → polytraumatisierter Pat. gilt immer als nicht nüchtern → Aspirationsrisiko ↑
- Kreislaufstabilisierung und Normalisierung der Organperfusion, optimales O_2-Angebot zur Prophylaxe des Multiorganversagens mit Volumensubstitution (Kristalloide), Katecholamine, z. B. Noradrenalin (▶ 5.3.5) und Dobutamin (▶ 5.3.3) zur Kreislaufstabilisierung und Inotropiesteigerung
- Überwachung und Ausgleich von Blutverlusten und Gerinnungsstörungen (Verbrauchskoagulopathie ▶ 16.1.3, Verdünnungskoagulopathie nach Volumenersatz), frühzeitige Antifibrinolyse mit Tranexamsäure (10 mg/kg) empfohlen
- Art. Katheter, ZVK
- Grob dislozierte Extremitätenfrakturen und Luxationen reponieren (Vermeidung von Durchblutungs- und Nervenschäden)

- Ggf. Prednisolon bei isoliertem Wirbelsäulentrauma mit Querschnittssymptomatik erwägen: Bolus 30 mg/kg KG über 15 Min. i. v., dann 5,4 mg/kg KG/h für 23 h
- Tetanusprophylaxe
- Antibiotikaprophylaxe

Nach planmäßigem Abschluss der Basisdiagnostik und -therapie

- **Notfalleingriffe bei:**
  - Verletzung großer Stammgefäße
  - Intrakraniellen Raumforderungen
  - Offenen Hirnverletzungen
  - Verletzung parenchymatöser Organe (Thorax und Abdomen)
  - Hämodynamisch instabiler Beckenverletzung (Beckenzwinge, Angiografie, Embolisation, operative Revision)

HWS-Verletzungen bei Polytrauma
Bei jedem polytraumatisierten Pat. sollte bis zum Beweis des Gegenteils von einer Wirbelsäulen- und/oder Rückenmarksverletzung ausgegangen werden → Anlegen einer immobilisierenden Halsmanschette, Anwendung von Vakuummatratze und Schaufeltrage.

- **Stabilisierungsphase:** prim. op. Maßnahmen abgeschlossen → Minimierung der Sekundärfolgen:
  - Thromboseprophylaxe
  - Lagerung dem Verletzungsmuster entsprechend, z. B. Oberkörperhochlagerung von 30° bei SHT, kinetische Therapie bei Lungenkontusion (z. B. RotaRest®-Bett)
  - Falls längerfristige Beatmung abzusehen ist, frühzeitige Tracheostomaanlage (▶ 3.5)
  - Bei ANV kontinuierliche Nierenersatzther. (▶ 2.8.2)
- **Versorgung der Verletzungen mit aufgeschobener Dringlichkeit:**
  - Definitive Frakturversorgung
  - Deckung von Weichteildefekten
  - Ausräumung von Hämatomen
  - Sanierung septischer Herde
- **Rehabilitationsphase:**
  - Frühzeitig enterale Ernährung anstreben (Ernährungssonde, PEG, ▶ 2.7.2, ▶ 4.6)
  - Mit Abschluss der operativen Versorgung des Pat. beginnt die Phase der Erholung, Wundheilung, Pflege, Krankengymnastik, Mobilisation und Rehabilitation

Komplikationen SHT (▶ 8.2.1), Hirnödem (▶ 8.3.1), Koma (▶ 5.2.3), Pneumothorax (▶ 7.1.7), ARDS (▶ 7.1.5), AN (▶ 12.1), zweizeitige Milzruptur, Nervenläsionen, Kompartmentsyndrom (CK- und Myoglobinverlauf, intraabdominale Druckmessung).

18.2.6 Verbrennungen

Die nach einem thermischen Trauma ablaufenden Veränderungen im Organismus werden als „Verbrennungskrankheit“ bezeichnet.

Ätiologie

- **Direkte Flammeneinwirkung:** Trauma abhängig von Temperatur und Einwirkzeit (z. B. bei Explosion wenig Tiefenwirkung)
- **Verbrühungen:** meist Kinder, Hauterwärmung auf ca. 80 °C, Ödembildung unter Erhalt der Zellstrukturen
- **Heiße inerte Massen (Fette, Teer):** Speicherwirkung des haftenden Materials führt schnell zu drittgradigen Schäden. **Cave:** nicht mit organischen Lösungsmitteln lösen!
- **Chemische Verletzungen:** häufig Verätzungen durch Säuren oder Laugen. Solange Kontakt mit der Substanz besteht, schreitet die Verbrennung fort. Maßnahmen: Selbstschutz! Wiederholtes Spülen mit Wasser, feste Partikel in Narkose abbürsten. **Cave:** Neutralisationsversuche verursachen Reaktionswärme!
- **Elektrische Verletzungen** (▶ 5.2.7): Folge einer direkt durch den Körper ziehenden Stromschleife. Selbstschutz vor Ort. Reanimation nach der CAB-Regel (▶ 5.1)

Pathophysiologie

- **Ödem:** Druckanstieg im Gewebe mit Gefahr der Ischämie durch Verlust der mikrovaskulären Integrität, Verlust von Proteinen, E'lyten und Flüssigkeit, Dysfunktion der Na^+/K^+-Pumpe → intrazelluläres Ödem
- **Toxine:** inflammatorische Mediatoren und freie O_2-Radikale führen zu Organschäden (z. B. ANV, ARDS)
- **Infektion:** nicht mehr regenerationsfähige Haut, Sistieren der Kapillardurchblutung durch Thrombose, AV-Shunts und Abstoßung der Nekrosen führen zur raschen Keimbesiedlung. Das Keimspektrum unterliegt einem ständigen Wechsel und bedarf einer sorgfältigen und kontrollierten Antibiotikather.

Management

- Pat. immer vollständig ausziehen!
- **Verbrennungsausmaß:**
  - Berechnung der verbrannten Körperoberfläche: Abschätzen durch Neuner-Regel nach Wallace (▶ Abb. 18.5); die Handfläche des Pat. ≈ 1 % der KOF. Bei Verbrennungen von > 15 % der Körperoberfläche bzw. bei tiefen Verbrennungen Schockgefahr. Intensivtherapie indiziert bei > 30 % betroffene Hautoberfläche, Stromunfall, Inhalationstrauma, Organbeteiligung
  - Grad der Verbrennung (▶ Tab. 18.11) abschätzen
- **Lungenbeteiligung** (Inhalationstrauma): Bei Explosionen, Brand in geschlossenen Räumen, Plastikbrand, bei Brandmarkierung an Hals und Gesicht (Hemdkragen). Heiserkeit, Husten, Ruß im Sputum, Schwellung im Oro- und Nasopharynx, abgebrannte Haare in der Nase

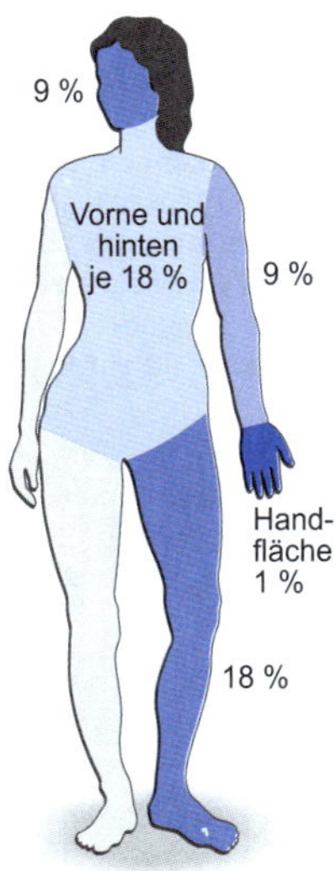

Abb. 18.5 Neuner-Regel [L106]

Tab. 18.11 Grade der Verbrennung

Grad	Klinik
I	Rötung, Schwellung, Schmerz (heilt ohne Narbenbildung): Verletzung der Epidermis
IIa	Rötung, Schwellung, Schmerz, Blasen (heilt ohne Narbenbildung): Abheben der Epidermis
IIb	Anämische Haut (Hautzirkulation nicht mehr erhalten, Glasspatelprobe negativ), Schmerz, Blasen (Narbenbildung): Zerstörung der Kutis
III	Graufleckig bis weiße Haut (Glasspatelprobe negativ), Totalnekrose, kein Schmerz (Analgesie bei Nadelstichprobe). Zerstörung der Haut und Anhangsgebilde
IV	Verletzung von tiefen Strukturen: Knochen, Sehnen, Muskeln

  - Frühzeitige Intubation und Beatmung bei supraglottischer Schwellung
  - Diagnose und Beurteilung durch Bronchoskopie: Rötung und Ödem (Grad I), Bläschen (Grad II), Ischämie und Ulzerationen (Grad III)
  - Path. Oxygenierungsindex
  - ! Keine systemischen Glukokortikoide, fraglicher Nutzen von inhalativen Glukokortikoiden
- **Kohlenmonoxidvergiftung:**
  - Hohe Affinität von CO zu Hämoglobin (HWZ von HbCO bei FiO_2 von 1,0 : 0,5 h)
  - Die „typische" kirschrote Farbe wird oft von einer Zyanose überlagert und ist oft nicht zu verwerten
  - SpO_2 ist i. d. R. niedriger, als bei dem häufig normalen arteriellen PaO_2 zu erwarten ist
  - Diagnosesicherung durch direkte Messung des Carboxyhämoglobins im Blut
- **Begleitverletzungen:** Bewusstseinsstörungen (Elektrounfall, CO-/CO_2-Vergiftung, SHT, Drogen, Alkohol). Sekundäre Verletzungen: z. B. Sturz nach Stromschlag (stumpfes Bauchtrauma, Frakturen, Organbeteiligung)
- **Alter des Pat.:** wichtig zur Abschätzung der verbrannten Körperoberfläche und für die Prognose
- **Gewicht des Pat.:** zur Berechnung der Infusionsther.

Prognose

Je geringer die Schmerzangabe bei ausgedehnten Verbrennungen, desto schlechter die Prognose! Differenzialdiagnostische Abklärung durch Spatel und Sensibilität ist unsicher.

Sofortmaßnahmen

- Prüfung der Vitalfunktionen, ggf. kardiopulmonale Reanimation (▶ 5.1) mit Intubation
- Beseitigung der Hitzequelle, Erstversorgung der Brandwunde mit kaltem, sauberem Leitungswasser (ca. 6–12 °C über 10–20 Min.), verhindert „Nachbrennen", KI: Unterkühlung!

- Venösen Zugang legen, ggf. frühzeitig intraossärer Zugang
- Analgosedierung: Fentanyl 1–2 µg/kg i. v., z. B. 0,1 mg = 2 ml (▶ 17.4.6), Midazolam 0,1 mg/kg, z. B. 5 mg fraktioniert i. v. (▶ 17.9.2), evtl. zusätzlich Ketamin 0,5 mg/kg, z. B. 35 mg langsam i. v. (▶ 17.9.5)
- Trockenes, steriles Abdecken

Therapie

Volumensubstitution nach Parkland
Ab 15 % KOF bei Erwachsenen und 8 % KOF bei Kindern
Balancierte Vollelektrolytlösung: 4 ml × % verbrannte Körperoberfläche × kg KG in 24 h, davon die Hälfte in den ersten 8 h.

- **Infusionsther.:** initial z. B. nach Parkland zur Verhinderung des Verbrennungsschocks, in den ersten 24 h keine Kolloide anwenden, weil diese durch den Kapillarschaden in das Interstitium gelangen und das Ödem verstärken, in den ersten 24 h kein Humanalbumin, danach nach Abwägung
- **Monitoring:** RR, Puls, Temperatur, EKG, Gewicht (Anstieg bis zu 15 % am 3. d), Blasenkatheter (stdl. Bilanzierung, Diurese 1–2 ml/kg/h)
- **Schmerzther.:** am besten PCA oder durch geschultes Personal (NCA = Nurse Controlled Anaesthesia) mittels spezieller PCA-Pumpe
- **Parenterale Ernährung** (▶ 4)
- **Enterale Ernährung:** frühzeitig aufbauen, wenn möglich in den ersten Stunden niedrig dosiert beginnen
- **Höchst dosierte Kalorienzufuhr:** 25 kcal/kg + 40 kcal × % verbrannte Körperoberfläche täglich, Fette, Spurenelemente (Zink fördert Epithelisation), Vitamine. Initial parenteral wegen Gefahr eines paralytischen Ileus. Frühzeitig enterale Ernährung aufbauen (PEG günstiger als Magensonde)
- **Frühzeitige Eiweißther.:** spätestens 24 h nach Trauma (Richtwert: 2 g Humanalbumin pro % Verbrennung, Substitution bevorzugt mit Humanalbumin 20 %). Ziel: Gesamteiweißspiegel > 35 g/l, onkotischer Druck > 16 mmHg; Effekt auf Mortalität unsicher
- **Antiinfektiöse Ther.:**
  - Keimquellen: Analregion, Zimmerluft, Hände des Personals
  - Eintrittspforten: defekte Haut, Kathetereintrittsstellen
  - Isolierung des Pat., regelmäßige Wundabstriche
  - Aseptische Pflege, antiseptische Wundbehandlung (z. B. offene Behandlung mit PVP-Jod, senkt Keimzahl < 10^5/g Gewebe, gute Demarkation. **Cave:** hohe Jodbelastung)
- **Chir. Ther.:** Débridement, konservative Ther. für Spontanheilung oder Überbrückung bis zum operativen Wundverschluss (z. B. Silbersulfadiazin-Verband 1 ×/d, elastische Binde; offene Behandlung mit PVP-Jod 6 ×/d oder Fusidinsäure). Exzision und Hauttransplantation, Granulationsmethode
- Umgebungstemperatur sollte annähernd der Neutraltemperatur entsprechen (30–36 °C)
- **Gezielte Antibiotikather.:** (▶ 14.2.2) nach Antibiogramm

Kriterien für die Verlegung in ein Zentrum für Schwerbrandverletzte
- Verbrennungen II. Grads > 15 % KOF
- Verbrennungen III. Grads > 10 % KOF
- Inhalationstrauma
- Alle Pat. mit Verbrennungen an Gesicht/Hals, Händen, Füßen, Anogenitalregion Achselhöhlen, Bereiche über großen Gelenken oder sonstiger komplizierter Lokalisation
- Verbrennungen bei Starkstromverletzungen
- Verbrennungen mit mechanischen Begleitverletzungen
- Pat. mit präexistenten Erkrankungen oder Alter < 8 J bzw. > 60 J

Zentrale Vermittlung von Betten für Schwerverbrannte: Telefon: 040/428 51-3998, -3999.

Komplikationen
- Verbrennungsschock durch Flüssigkeitsverlust und Toxinfreisetzung
- ANS (▸ 12.1)
- Reflektorischer Ileus (▸ 10.1.4), Stressulkus
- V. a. bei Rauchgasvergiftung Bronchopneumonie (▸ 7.1.3, ▸ 7.1.6)
- Septischer Schock (▸ 5.2.1, ▸ 14.1.1)
- Verbrauchskoagulopathie (▸ 16.1.3)
- Kompressionssy. (Unterarm, -schenkel, Thorax, Hals): frühzeitige großzügige Inzision

Prognose Bei drittgradigen Verbrennungen von 35–40 % der Körperoberfläche Letalität von 50 %. Faustregel: Lebensalter + % verbrannter Körperoberfläche > 80 → schlechte Prognose, > 100 → infauste Prognose. Ein Inhalationstrauma erhöht die Mortalität um weitere 20–40 %!

! Cave
- Katecholamine führen zur Minderdurchblutung der Haut und damit zu einer Vertiefung der Verbrennung (II.° → III.°)
- Gefahr der Hyperkaliämie durch Succinylcholin zur Intubation (ab dem 2. Tag bis zu 60 Tage nach der Verbrennung)

18.3 Spezielles postoperatives Management

18.3.1 Allgemeinchirurgische Eingriffe

- **Typische postop. Probleme:**
  - Häufig: Hypovolämie durch Unterschätzung des Volumenbedarfs
  - Hypothermie durch lange OP-Dauer, großes OP-Feld, Verdunstung über intraop. freiliegende Darmschlingen, Spülung
  - Postop. Nachblutung: **Cave:** Eine Vorwölbung des Abdomens kann lange ausbleiben, daher Diagnose aus Hb-/Hkt.-Verlauf, Transfusionsbedarf und Flüssigkeitsbilanz rechtzeitig bekannt geben. In fraglichen Fällen frühzeitig Diagnostik anstreben (Sonografie, CT)
- **Ind. für intensivmedizinische Nachbetreuung:**
  - Ösophagektomie
  - Gastrektomie

- Anteriore Rektumresektion
- Leberteilresektion
- OP nach Whipple
- Endokrin aktive Tumoren: Phäochromozytom, Karzinoid

Besonderheiten einzelner Eingriffe

Ösophagektomie

Indikationen Meist Ösophaguskarzinom im mittleren oder unteren Drittel.

OP-Verfahren Meist radikale subtotale Ösophagektomie mit Lymphadenektomie und Rekonstruktion der Speisepassage durch Magenhochzug.

Besonderheiten
- Häufig reduzierter AZ der Pat. mit Tumorkachexie, Nikotin- und Alkoholabusus
- Zweihöhleneingriff, i. d. R. mit passagerer Ein-Lungen-Beatmung

Komplikationen
- Gasaustauschstörungen infolge der Ein-Lungen-Beatmung (Verletzung von Trachea oder Hauptbronchien, Atelektasen der nichtventilierten Lungenseite)
- Mechanisch bedingte Kreislaufdepression/Arrhythmien (Kavakompression, direkte Manipulation am Herzen, Luxatio cordis)
- Massivtransfusion (▶ 18.2.4)

Leberteilresektion

Indikationen Karzinome, Metastasen, Adenome, Hämangiome, Echinokokkuszysten.

Besonderheiten Bei hepatozellulären Ca oft zusätzlich Leberzirrhose (Leberfunktion ↓).

OP-Verfahren Hemihepatektomie, Segmentresektion oder atypische oberflächliche Resektion.

Komplikationen
- Massive Blutung bes. bei Hemihepatektomie und eingeschränkter Syntheseleistung der Leber möglich
- Bei zusätzlicher Leberzirrhose an Ösophagusvarizen denken (**Cave:** keine Magensonde legen)
- Tumorembolie bei in die V. cava eingewachsenen Tumoren
- Leberfunktionsstörungen abhängig vom Ausmaß der Resektion (Gerinnungsstörungen, Hypoglykämie)

OP nach Whipple

Indikationen Pankreaskopf-, Papillen-, Duodenum-Ca.

OP-Verfahren
- Cholezystektomie, Duodenohemipankreatektomie mit regionaler Lymphadenektomie
- Rekonstruktion durch Anastomosierung des Pankreasschwanzes, Choledochojejunostomie und Gastrojejunostomie

Besonderheiten Lange OP-Dauer, Leberfunktionsstörung bei cholestatischem Ikterus möglich.

Komplikationen Massivtransfusion (▶ 18.2.4), Hypothermie.

Phäochromozytom

▶ 15.1.7.

18.3.2 Eingriffe mit Herz-Lungen-Maschine (HLM)

Prinzip Die HLM übernimmt während des artifiziellen Herzstillstands die Pumpfunktion des Herzens, die Oxygenierung des Blutes sowie die CO_2-Eliminierung. Durch einen Wärmetauscher kann der Pat. schnell abgekühlt und aufgewärmt werden. Schema der extrakorporalen Zirkulation ▶ Abb. 18.6.

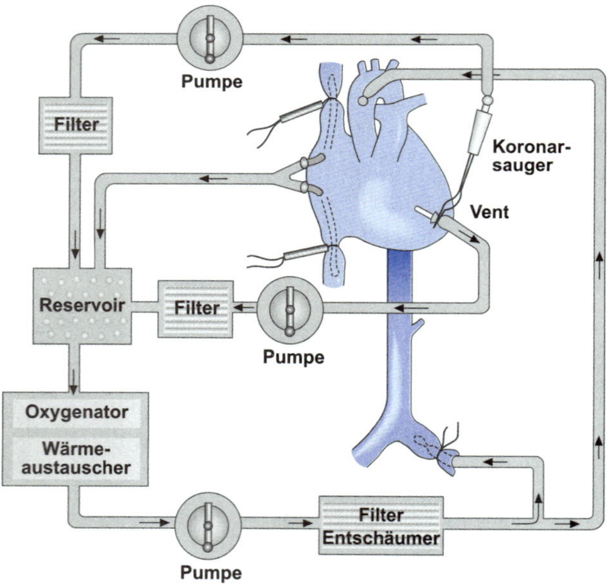

Abb. 18.6 Schema der extrakorporalen Zirkulation [L157]

Indikationen

- Koronararterienbypass
- Rekonstruktion und Ersatz von Herzklappen
- Korrektur kongenitaler Herzfehler
- Eingriffe an der thorakalen Aorta

Durchführung

- Vor der Kanülierung Gabe von Heparin 300 IE/kg bis ACT („activated clotting time", Normalwert 100–120 Sek.) > 400 Sek., ggf. Repetitionsdosen
- Das Blut aus beiden Hohlvenen („Doppelkanülierung") oder aus dem re Vorhof („2-Etagen-Kanüle") wird dem Reservoir zugeführt, von hieraus einem Oxygenator zugeleitet und nach Anreicherung mit O_2 und Elimination von CO_2 in die Aorta ascendens oder A. femoralis zurückgepumpt

- Der „Vent“ schützt den li Ventrikel durch Drainage vor Überdehnung und befördert zusammen mit dem Koronarsauger das Blut aus dem OP-Gebiet in das Reservoir zurück
- Myokardprotektion des still stehenden Herzens durch Hypothermie und kardioplegische Lösung (Lösungen mit hohem Kaliumanteil zur Erzeugung eines diast. Herzstillstands; alle 20–30 Min. Infusion über Aortenwurzel oder retrograd über den Sinus coronarius)
- Nach „Abgang“ von der HLM wird das Heparin mit Protamin (1 IE Protamin/1 IE Heparin) antagonisiert; nach ACT-Kontrolle ggf. Nachinjektion

Postoperative Übergabe

- Art und Besonderheiten des Eingriffs
- Art und Dosierung der Katecholamine
- Angaben zu systol. Blutdruckgrenzen durch den Operateur
- Herzrhythmusstörungen, bisherige Ther.
- Respiratorische Funktion, aktuelle Einstellung der Beatmung
- Bisherige Gabe von Blutprodukten, Anzahl der bereitgestellten EK und FFP
- Wichtige Vorerkr.

Komplikationen Das Ausmaß der KO korreliert mit der Dauer der extrakorporalen Zirkulation, der Schwere vorbestehender Organerkr. (▶ Tab. 18.12) und dem Grad der operativen Korrigierbarkeit der Herzerkr. Eine überschießende Aktivierung der körpereigenen Abwehr durch den Kontakt zum Fremdmaterial der HLM, Ischämie und Reperfusion („Post-Perfusions-Sy.“) kann bis zum MOV mit hoher Letalität führen. Typische postop. KO ▶ Tab. 18.13.

Tab. 18.12 Vorerkrankungen und ihre postoperative Bedeutung

Vorerkrankung	Klinik	Postoperative Probleme
Z. n. Myokardinfarkt	• Frisch (< 1 Mon.) • Alt (> 6 Mon.) • Mehrfach	• Erhöhtes periop. Ischämierisiko • Einfluss auf LV-Funktion variabel • Ischämische Kardiomyopathie
KO nach Myokardinfarkt	• Linksherzinsuff. • Arrhythmien	• LV-Funktion ↓, Stauungspneumonie • Periop. Arrhythmien wahrscheinlich
Ang. pect.	Instabile AP, Postinfarktangina	Hohes periop. Ischämierisiko
Diab. mell.	Vaskulopathie	• Diffuse Koronarsklerose • Zerebrale Durchblutungsstörung • ANV • Periphere Minderperfusion
pAVK	Claudicatio, Z. n. op. Revaskularisierung	• Periphere Minderperfusion • IABP-Anlage transfemoral erschwert oder mit erhöhter Ischämiegefahr
Eingeschränkte Lungenfunktion	• COPD • Adipositas	• Verlängerte Respiratorentwöhnung • Erhöhtes Atelektasenrisiko
Eingeschränkte Nierenfunktion	• Kompensiert • Dialysepflichtig	• ANV • Erhöhte Blutungsneigung
Zerebrale Vorerkr.	Schlaganfall, PRIND, TIA	• Verlängerte Aufwachphase, Schlaganfall • Verwirrtheit, Wesensveränderungen
Lebererkr.		Erhöhte Blutungsneigung, möglicherweise Enzephalopathie

Tab. 18.13 Typische postoperative Probleme und Komplikationen

Problem	Ursache	Therapie
Hypovolämie Häufigste Ursache des postop. RR-Abfalls	• Volumenverschiebungen, häufig durch periphere Vasodilatation in der Aufwärmphase • Eingeschwemmte Mediatoren • Blutverlust	• Überprüfung eines Volumeneffekts durch kurzzeitige Trendelenburg-Lagerung • Kristalloider Volumenersatz, ggf. Blutprodukte
Verminderte Kontraktilität	• Periop. Myokardischämie, unzureichende Kardioplegie bei hochgradigen Stenosen und Myokardhypertrophie • Vorbestehend schlechte LV-Funktion, lange Bypasszeit	Kardiovaskuläres Management, ▸18.1.5
Arrhythmien	• Wie verminderte Kontraktilität • Hypokaliämie und Hypomagnesiämie	• Herzrhythmusstörungen ▸6.12 • Bei neu aufgetretener AA Kardioversion erwägen
Nachblutung > 300 ml/h	• Chir. Nachblutung • Gerinnungsstörung	• Revision • Gerinnungsstörungen behandeln ▸16.4
Perikardtamponade RR ↓, ZVD ↑, HF ↑, häufig TAA, ANV	• Nachblutung, Abfluss über Mediastinaldrainagen nicht gewährleistet • DD: Spannungspneumothorax	• Zügige Rethorakotomie • Beseitigung von Gerinnungsstörungen
Akutes Nierenversagen	• Präop. eingeschränkte Nierenfunktion • Periop. Minderperfusion	• CVVHDF ▸2.8.2 • Nephrotox. Substanzen absetzen
Delir	• Mikroembolien unter HLM • Periop. Minderperfusion	Sympt. Ther. mit Clonidin (▸6.31.2) oder Haloperidol (▸9.2.2)

AA = absolute Arrhythmie, TAA = tachykarde absolute Arrhythmie, ANS = akuter Nierenschaden, CVVHDF = kontinuierliche venovenöse Hämodiafiltration

Kardiovaskuläres Management

▸Tab. 18.14

- Hypovolämie ist die häufigste Ursache der hämodynamischen Instabilität in der frühen postop. Phase
- In der Frühphase wird häufig eine erhöhte Vorlast benötigt (PCWP oder LAP > 12 mmHg), Normalisierung meist innerhalb von 24–48 h
- Die optimale Vorlast ändert sich, wenn sich die Herzleistung verbessert, individuelle Einstellung der Vorlast, ohne die Lunge zu überwässern
- Ein orientierendes transthorakales/transösophageales Echo ist hilfreich bei unklaren Kreislaufeinbrüchen

Therapie des „Low-Output"-Syndroms

Definition: Herzindex < 2,2 m^2 KOF × Min^{-1} und SVR > 1.200 dyn × Sek. × cm^{-5}.

- Dobutamin (▸5.3.3) 1–15 µg/kg/Min. (250 mg/50 ml NaCl 0,9 %: 2–10 ml/h)
- Adrenalin (▸5.3.4) 0,02–0,2 µg/kg/Min. (10 mg/50 ml NaCl 0,9 %: 0,5–4 ml/h)
- Nitroglyzerin (▸6.14.1) 30–250 µg/kg/Min. (50 mg/50 ml NaCl 0,9 %: 1–6 ml/h)

Tab. 18.14 Kardiovaskuläres Management nach Eingriffen unter Einsatz der HLM

Art. RR	PCWP (LAP)	HZV	Wahrscheinliche Ursache	Therapie
↓	↓	↓	Hypovolämie	Volumengabe (Kristalloide)
↓	↑	↓	LV-Versagen	Pos. inotrope Substanzen, IABP erwägen, Assist-Systeme
↑	↓	↑	Schmerzen, Hyperdynamik	Adäquate Analgesie, Betablockade erwägen
↑	↓	↓	Periphere Vasokonstriktion	Hypovolämie ausgleichen, Vasodilatanzien, evtl. zusätzlich pos. inotrope Substanzen
↑	↑	↑	Hypervolämie	Volumenrestriktion, Diuresesteigerung, Vasodilatanzien

PCWP = Pulmonary Capillary Wedge Pressure, LAP = Left Atrial Pressure, HZV = Herzzeitvolumen, IABP = intraaortale Ballongegenpulsation

- PDE-III-Hemmer (▶ 6.24), z. B. Milrinon, Bolus 35 µg/kg und 0,35 µg/kg/Min.
- Ggf. zusätzlich Noradrenalin (▶ 5.3.5) 3–6 µg/kg/Min. (10 mg/50 ml NaCl 0,9 %: 0,5–3 ml/h)
- Ggf. Therapieversuch mit Levosimendan (▶ 6.26) 0,05–0,2 mg/kg/Min. **Cave:** Blutdruckabfall
- **Intraaortale Ballongegenpulsation** (IABP, ▶ 2.3):
  - **Ind.:** trotz optimierter Vorlasteinstellung hohe Katecholamindosierungen notwendig, kardiale Ischämiezeichen (EKG); Einsatz umstritten
  - Engmaschig Durchblutung der Beine überwachen, z. B. mittels Doppler-Untersuchung der Beinarterien. **Cave:** Anstieg von CK und Myoglobin
- **Adjuvante Maßnahmen:**
  - Rhythmisierung des Pat.
  - Kalziumsubstitution: nur sinnvoll, wenn Serum-Kalzium erniedrigt, z. B. im Rahmen einer Massivtransfusion (▶ 16.4.1)

Therapie von Herzrhythmusstörungen

Häufige postoperative Rhythmusprobleme und ihre Ther. ▶ Tab. 18.15.

- **Basismaßnahmen:**
  - Hypoxie und erhöhtes CO_2 beseitigen
  - Hypokaliämie und Hypomagnesiämie auf hochnormale Werte ausgleichen (häufig Elektrolytverschiebungen post HLM)
- **Epikardialer Schrittmacher:**
  - Intraop. werden i. d. R. eine atriale und eine ventrikuäre Schrittmacher-Sonde epikardial aufgenäht und zusammen mit einer Neutralelektrode transkutan ausgeleitet. Die Elektroden sollten eindeutig gekennzeichnet sein
  - Bei ausreichender Spontanfrequenz sollte der Schrittmacher immer ventrikulär angeschlossen sein, mit einer niedrigen Reizerkennungsschwelle („Sense") und einer Sicherheitsfrequenz (z. B. 60/Min.)

Cave

- Zur Sondenidentifizierung kann man die äußeren Anschlüsse der Schrittmacher-Sonden mit dem Monitor-EKG-Kabel verbinden (atriales Kabel: P-Wellen ↑, ventrikuläres Kabel: R-Zacke ↑)
- Bei ventrikulärer Stimulation mit hoher Reizerkennungsschwelle kann in der vulnerablen Phase durch eine Schrittmacher-Aktion Kammerflimmern/-flattern ausgelöst werden!

Tab. 18.15 Häufige postoperative Rhythmusprobleme und ihre Therapie

Rhythmusstörung	Therapie
Sinustachykardie	• Hypovolämie ausgleichen • Adäquate Analgesie • Rebound-Phänomen nach Absetzen von Betablockern? • Betablockade bei guter LV-Funktion mit Metoprolol (▶ 6.18)
Sinusbradykardie	Vorhofpacing über epikardiale atriale Schrittmacher-Elektroden
AV-Block II.°–III.°	Ventrikuläres Pacing, möglichst Einsatz eines sequenziellen Schrittmachers
TAA bei Vorhofflimmern	• Elektrische Kardioversion bei fehlenden KI • Betablockade bei guter LV-Funktion mit Metoprolol (▶ 6.18) • Alternativ: Amiodaron (▶ 6.19.2) insbes. bei schlechter LV-Funktion, wenn Sinusrhythmus zur Stabilisierung des Kreislaufs notwendig ist
Vorhofflattern	• Elektrische Kardioversion • Atriales „Overpacing", kurzzeitige Vorhofstimulation (300–400/Min.) • Metoprolol (▶ 6.18) **oder** Digitalisierung (▶ 6.22) zur Frequenzkontrolle
Kammertachykardie	Elektrische Kardioversion

TAA = tachykarde absolute Arrhythmie

Gerinnungsstörungen

Ursache Hypothermie, Azidose, Hypokalzämie, Heparin-Rebound nach Protamingabe, Fibrinolyse, DIC, bei Thrombozytopenie und/oder Thrombozytenfunktionsstörung, Verdünnungskoagulopathie, präop. Einnahme von Thrombozytenaggregationshemmern, DOAK und/oder Marcumar®.

Prokoagulatorische Therapiemöglichkeiten

- Behandlung von Hypothermie, Azidose, Hypokalzämie
- **Antifibrinolytika:** Tranexamsäure: Bolus 10 mg/kg, danach 1 mg/kg/h für 24 h
- **Gerinnungsfaktoren:**
  - Fibrinogen 2–4 g
  - FFP: 1 ml enthält 1 Einheit Faktoren (▶ 16.4.3)
  - Einzelfaktorenersatz: 1 Einheit/kg erhöht die Konz. um 1 % (▶ 16.4.7)
  - PPSP: 1 Einheit/kg erhöht die Konz. um 1 % (▶ 16.4.4)
- **Bei gestörter Thrombozytenfunktion** (lange Bypasszeit, ASS präop.): Desmopressin 0,2–0,4 µg/kg in 50 ml NaCl 0,9 % über 30 Min.; TK

18

- Bei dualen oralen Antikoagulanzien: Idarucizumab 2 × 2,5 g/50 ml als Kurzinfusion, Abstand 5 – 10 min. über als spezifisches Antidot für Dabigatran. Bei allen anderen symptomatische Therapie, PPSB, Ultima Ratio Faktor VIIa (90 µg/kg)

Nierenfunktionsstörungen

Ursachen und Risikofaktoren

- Präop. eingeschränkte Nierenfunktion und/oder Kontrastmittelgabe
- Protrahierter Schockzustand
- Lange Bypass-Zeit
- Massivtransfusion

Management

- Bei kompletter Anurie Dauerkatheter auf Durchgängigkeit prüfen
- Normovolämie herstellen, um prärenales Nierenversagen auszuschließen
- Behandlung eines“ Low-Output“ -Syndroms
- Schleifendiuretika: z. B. Furosemid in Bolusgaben von 10–20 mg. **Cave:** Schleifendiuretika sind selbst nephrotoxisch!
- CVVHDF (kontinuierliche venovenöse Hämodiafiltration, ▶ 2.8.2): insbes. bei pulmonaler Überwässerung und Hyperkaliämie, wenn die obigen Therapiemaßnahmen versagen

18.3.3 Thoraxchirurgie

Präoperative Erfassung der Lungenfunktion/Risikoabschätzung

- **Perfusionsszinti:** kann bei Grenzfällen zur Bestimmung einer prognostischen FEV_1 dienen
- **Restriktive Lungenerkr.** sind präop. zumeist nicht zu verbessern (Ausnahmen Lungenödem und langfristige Gewichtsreduktion bei Adipositas)
- **Obstruktive Lungenerkr.** können oft durch pharmakologisch-physikalische Maßnahmen gebessert werden
- **Kardiale Evaluation:** v. a. eine stark eingeschränkte rechtsventrikuläre Funktion ist eine KI für eine Lungenresektion

Postoperatives Management

- **Nachbeatmung:** Bei ausreichendem Gasaustausch und adäquater Schmerzther. Extubation noch im OP anstreben. Eine längere Nachbeatmung gefährdet das op. Ergebnis durch Druckbelastung des Resektionsstumpfs und durch Überblähung der kontralateralen Lungenseite (Pneumonierisiko deutlich erhöht)
  - In Absprache mit dem Operateur ein Druckmaximum für die druckkontrollierte Beatmung festgelegen
  - Atemther., Sekretolyse
- **Pleuradrainagen** (▶ 2.5.2): nach Thorakotomien und thorakoskopischen Eingriffen auf der op. Seite. Sog 10–20 cmH_2O. **Ausnahme:** Pneumektomie, kein oder nur minimaler Sog (max. 5 cmH_2O), da es sonst akut zur Mediastinalverschiebung kommt (später langsame Kompensation durch Höhertreten des Zwerchfells und kompensatorische Überblähung benachbarter Lungenabschnitte)

> **!** **Cave**
> - Drainageflaschen müssen immer unterhalb des Patientenniveaus angebracht werden
> - Bei kontrollierter Beatmung dürfen die Drainagen zum Transport nicht abgeklemmt werden
> - Bei spontan atmenden Pat. (wenn keine Saugung angeschlossen ist) müssen die Drainagen dagegen entweder abgeklemmt oder mit einem Heimlich-Ventil versehen werden

- **Flüssigkeitszufuhr:** Nach Lungenresektion Anstieg des pulmonalarteriellen Drucks mit dem erhöhten Risiko eines Lungenödems. Post-Pneumektomie-Lungenödem jedoch nicht direkt vom pulmonalart. Druck abhängig (PCWP: häufig niedrig oder normal). Eine zu restriktive Volumentherapie führt nach Lungenresektion zum Abfall des HZV, zu verminderter Organperfusion und zur Sekreteindickung und Retention
- **Kardiale Funktion:**
  - Inotropie ↑: Substanz der Wahl Dobutamin (▶ 5.3.3)
  - Tachyarrhythmien sind häufig (▶ 6.12)
- **Schmerzther.:** besondere Bedeutung bei der Erhaltung eines suffizienten Hustenstoßes. Die opiatbedingte Atemdepression ist zu vermeiden, möglichst Regionalanästhesieverfahren einsetzen:
  - Thorakale PDA mit Kathetertechnik
  - Intrapleurale Blockade: Einlegen eines Katheters in den Pleuraspalt und transkutane Ausleitung
  - Interkostale Nervenblockade

Komplikationen
- Respir. Insuff., Lungenödem, bronchopleurale Fisteln z. B. bei Ausriss des Bronchusstumpfs, Atelektasen, Sekretretention, Pneumonie, Pneumothorax, Spannungspneumothorax
- Herniation des Herzens
- Massive Blutung bei Nahtinsuff.

18.3.4 Unfallchirurgie

Typische präoperative Probleme
- Häufig Pat. im hohen Lebensalter mit Multimorbidität
- Abwägung zwischen Optimierung der internistischen Ther. und Vermeidung einer längerfristigen Immobilisierung und deren Folgen insbes. im hohen Lebensalter

Indikationen für intensivmedizinische Nachbetreuung Weniger vom Eingriff als vom Alter und von den Begleiterkr. des Pat. abhängig.

Besonderheiten einzelner Eingriffe

Totale Endoprothese der Hüfte (HTEP)

Indikationen Mediale Schenkelhalsfraktur.

Besonderheiten Oft Pat. im red. AZ, häufig Exsikkose und Herzinsuff.

OP-Verfahren Versorgung mit (zementierter) totaler Endoprothese, möglichst innerhalb von 24 Std nach Aufnahme

Komplikationen Kreislaufdepression beim Einzementieren des Schafts mit RR ↓, selten HF ↓, Arrhythmien, pCO_2 ↓. Mögliche Ursachen:

- Embolisation von Thromben, Knochenzement, Luft oder Fett aus dem Knochenmark
- Anaphylaktische bzw. anaphylaktoide Reaktion auf den Knochenzement

DD Lungenarterienembolien bei alten exsikkierten und immobilisierten Pat. immer möglich.

Verletzungen im Beckenbereich

OP-Indikationen Rupturen von Symphyse und Iliosakralgelenk, Azetabulumfraktur, andere dislozierte Frakturen.

Besonderheiten

- Häufig unterschätzter präoperativer Blutverlust (z. T. bis zu mehreren Litern)
- Evtl. Subileussymptomatik bei retroperitonealem Hämatom

OP-Verfahren Schrauben- oder Plattenosteosynthese.

Komplikationen

- Massiver Blutverlust aus den Beckengefäßen, Massivtransfusion (▸ 18.2.4)
- Verletzungen von Blase, Darm und pelvinen Nervenbahnen

Eingriffe an der Wirbelsäule

Indikationen Frakturen oder Tumoren der Wirbelsäule.

Besonderheiten

- Umlagerung mit mind. 6 Helfern unter Aufsicht des Chirurgen, Verwendung einer Schaufeltrage o. ä. Hilfsmittel. Bei gefährdeten Pat. bedeutet jede Umlagerung ein zusätzliches Schädigungsrisiko
- Bei HWS-Fraktur Beugung im Halsbereich vermeiden, ggf. fiberoptische Intubation (▸ 3.3.2), nur in Notfallsituationen direkte (Video-) Laryngoskopie unter Stabilisierung des Kopfs durch einen Helfer
- **Querschnittssyndrom:**
  - Auswirkungen einer akuten Schädigung des Rückenmarks abhängig von der Höhe der Läsion
  - Ausfall der Zwerchfellatmung bei Schädigung oberhalb C5 → mechanische Beatmung
  - Kardiovaskuläre Störungen durch Verlust des Vasotonus unterhalb der Schädigung (→ art. Hypotonie, neurogener Schock, [5.2.1], bei Ausfall der kardialen Nn. accelerantes → Bradykardie)
  - Succinylcholin ab 1. Wo. bis 6. Mo. kontraindiziert → Gefahr der Hyperkaliämie
  - Bei akutem hohem Querschnitt Gefahr der Sympathikolyse mit Bradykardie und starkem RR-Abfall, v. a. bei Lagerungsmaßnahmen
  - Methylprednisolon 30 mg/kg als Bolus in den ersten 8 h nach Trauma, anschließend 5,4 mg/kg über 23 h (schnellere Rekonvaleszenz, jedoch höhere Pneumonierate, längere Beatmungsdauer; verbessertes neurologisches Outcome fraglich)

OP-Verfahren Ventrale, dorsale oder laterale Spondylodesen, evtl. mit Ein-Lungen-Beatmung bei transthorakaler BWS-Spondylodese.

Komplikationen

- Massivtransfusion (▶ 18.2.4)
- KO der Ein-Lungen-Beatmung (Verletzung der Trachea oder der Hauptbronchien, Atelektasen der nichtventilierten Lungenseite)
- Hypothermie (aufgehobene Thermoregulation unterhalb der RM-Läsion)
- Pneumothorax (▶ 7.1.7) bei ventralen LWS-OP

! Cave

Neurologische Ausfälle nach Rückenmarksverletzungen können evtl. vermindert werden, wenn möglichst bald nach dem Trauma – am besten schon am Unfallort – Methylprednisolon (z. B. Urbason®) infundiert wird (Bolus 30 mg/kg KG über 15 Min., dann Infusion: 5,4 mg/kg KG/h für 23 h).

18.3.5 Neurochirurgie

Zerebrovaskuläre Autoregulation

In einem Bereich des zerebralen Perfusionsdrucks von 50–150 mmHg wird der zerebrale Blutfluss (CBF) durch regulative Veränderungen der zerebralen Gefäßweite konstant gehalten.

Der zerebrale Perfusionsdruck (CPP) ist abhängig von:

- Art. Mitteldruck (MAP)
- Intrakraniellen Druck (ICP ▶ 2.6.2)
- ZVD, wenn ZVD > ICP

Der CPP berechnet sich aus der Beziehung: CPP = MAP – ICP

Ursachen für eine gestörte zerebrale Autoregulation

- Zerebrale Ischämie: Kritischer Grenzwert des CPP, unterhalb dessen eine zerebrale Ischämie zu erwarten ist ca. 40 mmHg bei Gesunden, 60–70 mmHg bei path. intrakranieller Hämodynamik (z. B. ICP-Steigerung)
- Hirntrauma
- Krampfaktivität
- Zerebral vasoaktive Substanzen
- Arterielle Hypoxie
- Hyperkapnie

CO_2-Reaktivität der Hirngefäße

- Veränderungen des $PaCO_2$ beeinflussen über reziproke Änderungen des zerebralen Gefäßwiderstands die Hirndurchblutung (▶ Abb. 18.7)
- Die zerebrovaskuläre CO_2-Reaktivität ist weniger störanfällig als die beschriebene Autoregulation

Beeinträchtigungen

- Häufig beeinträchtigen Prozesse, die zu einem ICP-Anstieg führen, gleichzeitig auch die zerebrale Autoregulation
- Bei chron. arterieller Hypertonie ist die Autoregulationskurve nach re verschoben
- Sind die Autoregulationsvorgänge aufgehoben, erfolgt die Hirndurchblutung druckpassiv, d. h. entsprechend den Änderungen des zerebralen Perfusionsdrucks

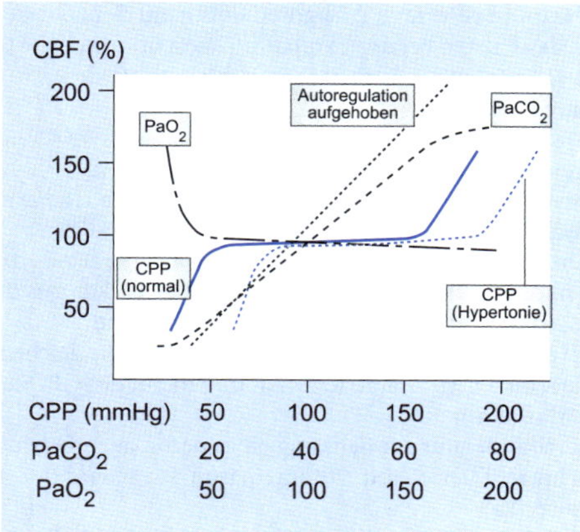

Abb. 18.7 Autoregulation der Hirndurchblutung [L157]

Intrakranieller Druck (ICP)

(▶ 8.3.1). Ursachen für eine periop. Erhöhung des ICP ▶ Tab. 18.16. Die Höhe des ICP wird im Wesentlichen durch die im knöchernen Schädel befindlichen Flüssigkeitskompartimente bestimmt:

- Zerebrales Blutvolumen
- Liquor
- Extrazellulärflüssigkeit

Tab. 18.16 Ursachen für eine perioperative ICP-Erhöhung

• Intrakranielle Raumforderung	• Husten, Pressen, Erbrechen
• Hirnödem	• Schmerz, Unruhe, Angst
• Kopftieflagerung	• Beatmung mit hohem PEEP
• Arterielle Hypertonie	• $PaCO_2$ ↑ (Hypoventilation)
• Anstieg des ZVD	• $PaO_2 < 50$ mmHg
• Venöse Abflussbehinderung im Kopfbereich	• pH ↓

Therapie bei erhöhtem ICP

- **Primäre Therapieziele:**
  - $SpO_2 > 95$ %
  - MAP > 90 mmHg
  - Normovolämie
  - Normoglykämie
  - Unter Beatmung: $PaO_2 > 100$ mmHg und $PaCO_2$ 32–34 mmHg
- **Unspezifische Maßnahmen:**
  - **Lagerung:** Oberkörperhochlagerung (ca. 30°), auf Abflussbehinderungen der Halsvenen achten
  - **Normothermie:** Normothermie oder evtl. milde Hypothermie (34–36 °C) anstreben → CBF ↓ und CBV ↓
  - Vermeiden von Hyperglykämie, Hypoglykämie, Hyponatriämie

  - **Analgesie und Sedierung:** Analgosedierung mit Benzodiazepinen und Opiaten, das Husten bei der Extubation kann oft durch die Gabe von Lidocain 1–1,5 mg/kg i. v. kurz vorher verhindert werden
  - **Suffiziente Beatmung:**
  - Bei $PaO_2 < 50$ mmHg sinkt der CBF
  - Atemwegsdruck so niedrig wie möglich
  - PEEP ist v. a. zur Verbesserung der Oxygenierung auch bei erhöhtem ICP nicht falsch
  - **Moderate kurzfristige Hyperventilation:** $PaCO_2$ = 32–34 mmHg, Wirksamkeit max. 24 h. **Cave:** Bei zu niedrigem $PaCO_2$ kann es durch zerebrale Vasokonstriktion zu zerebralen Ischämien kommen
  - **Stabile Herz-Kreislauf-Situation:** Hypovolämie ausgleichen, ggf. Katecholamine, um einen Abfall des MAP und damit des CBF zu verhindern
- **Spezifische Maßnahmen:**
  - **Glukokortikoide:** nur zur Senkung eines perifokalen Ödems bei Tumoren (nicht beim SHT!), z. B. mit Dexamethason 4 × 4 mg/d (▶ 8.4.4)
  - **Osmodiuretika:**
  - **Mannitol:** (z. B. Osmofundin® 15 %: 3–6 × 100–125 ml/d über 15 Min.) führt zu osmotischem Wasserentzug aus ödematösen Hirnanteilen und Reduktion der Blutviskosität → CBF und ICP ↓, wahrscheinlich über reflektorische Vasokonstriktion
  - **NaCl** 7,5 % Bolus 3 ml/kg KG i. v., bis zu 250 ml/d (siehe auch ▶ 13.2.1)
  - **THAM:** Tris-Hydroxyl-Aminomethan-Puffer „TRIS-Puffer" kann den Liquor-pH bei Liquorazidose anheben und den ICP senken (50 ml TRIS 36,34 % i. v.)
  - **Liquordrainage:** Über eine spinale Drainage kann das Liquorvolumen bei Liquoraufstau und damit der ICP gesenkt werden. **Cave:** bei schneller Drainage droht Einklemmung
  - **Barbiturate:** senken den zerebralen Metabolismus, Steuerung nach „Burst-Suppression"-Muster im EEG (isoelektrische Intervalle, unterbrochen von „Bursts" mit einer Frequenz von 8–12 Hz bis zu 1–4 Hz kurz vor der elektrischen Stille)

Übergabe des Patienten

- Art und Dauer sowie Besonderheiten des Eingriffs (Luftembolien bei sitzender Position, Aneurysmaruptur)
- Notwendige Kreislaufunterstützung und Respiratoreinstellung (idealerweise wird der Pat. zur besseren klinischen Beurteilung extubiert aus dem OP verlegt)
- Bisherige Gabe an Bluttransfusionen
- Anordnungen des Operateurs bzgl. Therapieregime (z. B. Steroide, Osmotherapie, Antikoagulation, Antikonvulsiva) und postop. Diagn.
- Bestehende Anisokorie (wichtig für die postop. Beurteilung)

Besonderheiten spezieller Eingriffe

Subarachnoidalblutung (SAB)

- **EKG-Veränderungen:** häufig bei SAB (sympathoadrenerge Reaktion), Arrhythmien und myokardinfarktähnliche Veränderungen. **Cave:** Verwechslung
- **Nachblutung:** häufig in den ersten 2 Wo.
- **Zerebrale Vasospasmen:** Diagnose durch transkranielle Doppler-Sonografie, in ca. 70 % der Fälle vom 2./3.–14. d nach Blutung, **Ther.:** Nimodipin (▶ 8.5).

Cave: langsam steigern → MAP ↓. Prophylaxe nach Diagnosestellung sinnvoll (6 × 60 mg/d p.o. für 21 Tage)

- **Hypervolämie und Hypertonie** bei ischämischen Defiziten Aufrechterhaltung eines hohen zerebralen Perfusionsdrucks durch Volumensubstitution und Katecholamine
- **Krampfanfälle** (ca. 15 %): Phenytoin 3 × 125 mg/d i. v. (▶ 8.6.5)

Hypophysentumoren

- Typische Gesichtsfeldausfälle durch Druck auf das Chiasma opticum
- Zugang supratentoriell oder transsphenoidal durch die Nase, postop. verhindert eine Nasentamponade die Nasenatmung
- **Besonderheiten endokrin aktiver Adenome:**
  - Akromegalie: Makroglossie kann die konventionelle Intubation oder die Reintubation erschweren oder unmöglich machen, im Zweifelsfall fiberoptische Intubation (▶ 3.3.2)
  - Cushing-Syndrom: zur Prophylaxe einer postop. Addison-Krise (Tachykardie, Hypotonie, Schwächegefühl, ▶ 15.1.5) Hydrocortison substituieren (100–300 mg/d)
  - Hormonspiegelbestimmungen zur Beurteilung, ob endokrin aktive Tumoren in toto exstirpiert wurden
- **SIADH** (Syndrom der inadäquaten ADH-Sekretion): vermehrte ADH-Ausschüttung führt zu hypotoner Hyperhydratation, Flüssigkeitsrestriktion, evtl. Furosemid und Natriumsubstitution
- **Zentraler Diabetes insipidus:** ADH-Mangel führt zu Polyurie bei fehlender Konzentrierung, Ther. mit dem ADH-Analogon Desmopressin (▶ 16.4.9), z. B. als Nasenspray 10–40 µg (1 Hub = 10 µg)

! Cave

- Jede postop. neurologische Verschlechterung kann auf eine intrakranielle Blutung oder Hirndruck hinweisen → dringliche CCT-Diagn.
- Eine neu aufgetretene Anisokorie ist bis zum Beweis des Gegenteils (CCT) der Hinweis auf eine ernsthafte Störung

18.3.6 Urologie

Risikofaktoren Meist Pat. fortgeschrittenen Alters mit entsprechenden Begleiterkrankungen (KHK, art. Hypertonie, Diab. mell., pAVK, COPD, kompensierte und dekompensierte chron. Niereninsuff.).

Indikationen für intensivmedizinische Nachbetreuung

- Radikale Zystektomie
- Retroperitoneale Lymphadenektomie
- Radikale Prostatektomie
- Tumornephrektomie
- TUR-Syndrom

Besonderheiten einzelner Eingriffe

Tumornephrektomie

- Atelektasenbildung durch überstreckte Seitenlagerung, ggf. Nachbeatmung
- Zwerchfelleröffnung möglich → Pneumothorax-Gefahr (Rö-Thorax postop.), ggf. Thoraxdrainage

- Lungenembolie (Luft, Tumorfragmente)
- Entfernung der ipsilateralen Nebenniere, ggf. Substitution von Hydrocortison (200 mg/d, ab dem 3. postop. Tag langsam reduzieren)
- **Cavazapfen:** Tumorthrombus, der über die V. renalis in die V. cava inf. reichen kann → hohes Embolierisiko → OP unter Einsatz der Herz-Lungen-Maschine → postop. Antikoagulation notwendig (Ziel: PTT = 40–50 Sek.)

Radikale Zystektomie

- OP-Verfahren:
  - Ileozökale Ersatzblase mit kontinentem Hautstoma in der Nabelgrube
  - Rektosigmoidaler Pouch
  - Intestinaler Blasenersatz mit Urethraanschluss, am häufigsten als „Ileum-Neoblase". Engmaschig den Ablauf der Ureterschienen überwachen, ggf. mit kleinen Mengen NaCl 0,9 % anspülen (2–5 ml)

Radikale Prostatektomie

- Einschwemmung von Fibrinolyseaktivatoren aus der Prostata (Urokinase), ggf. Gabe von Antifibrinolytika: Tranexamsäure-Bolus 10 mg/kg, danach 1 mg/kg/h für 24 h
- Gefahr der Luftembolie bei Eröffnung des Venengeflechts
- Rasche größere Blutverluste intra- und postop. möglich
- Vorsichtiger Umgang mit dem Blasenkatheter (Überbrückung der Blasenhals-Urethrastumpf-Anastomose), spannungsfrei am Oberschenkel fixieren

TUR-Syndrom (Einschwemmsyndrom)

Ursache: hypotone Hyperhydratation bei der transurethralen Resektion (TUR) der Prostata infolge übermäßiger Einschwemmung hyposmolarer Spülflüssigkeit in den Systemkreislauf über eröffnete Venen des Plexus prostaticus und/oder Flüssigkeitsresorption über die Blasenschleimhaut.

Begünstigende Faktoren

- Resektionszeit > 60 Min.
- Druck der Spülflüssigkeit > 60 cmH_2O
- Großes Adenom
- Einschwemmrate (Volumen/Zeit)
- Patientenalter und Vorerkr.

Pathophysiologie

- Hirnödem durch intrazelluläre Hyperhydratation (Serum-Na^+ < 120 mmol/l)
- Lungenödem bei Hypervolämie und linksventrikulärer Dekompensation
- Hyponatriämie mit intravasaler Hämolyse → DIC (Gewebethrombokinase aus zerstörten Erythrozyten); ANV

Symptome

- Unruhe, Verwirrtheit, Bewusstseinstrübung
- Zerebrale Krampfanfälle
- Hypertension → Hypotension
- Tachykardie → Bradykardie
- Abfall der Sauerstoffsättigung
- Halsvenenstauung

Verdünnungshyponatriämie

- **Leicht:** Na^+ = 125–135 mmol/l
- **Mittel:** Na^+ = 120–125 mmol/l
- **Schwer:** Na^+ < 120 mmol/l

Therapie

- Möglichst rasche Beendigung des Eingriffs
- Monitoring erweitern (ZVK, ggf. invasive Blutdruckmessung)
- Diuresesteigerung mit Schleifendiuretika (z. B. Furosemid 10–40 mg i. v., ▸ 6.15.2)

! Langsamer Ausgleich der Hyponatriämie (▸ 13.1.1) nach der Formel:

- zu substituierendes $Na^+ = (Na^+_{Soll} - Na^+_{Ist}) \times kg \times 0{,}2$
- Lungenödem:
  - Senkung der Vorlast mit Nitraten
  - Inotropiesteigerung mit Dobutamin (▸ 5.3.3)
  - Frühzeitige Intubation und Beatmung bei respiratorischer Insuff.

> **Cave**
> Eine zu rasche Normalisierung des Serumnatriumwerts birgt die Gefahr eines osmotischen Dysäquilibriums mit der Entwicklung einer pontinen Myelinolyse. Deshalb soll das Serumnatrium um nicht mehr als 1,0–1,5 mmol/l/h (▸ 13.1.1) angehoben werden!

18.3.7 Gynäkologie

Präeklampsie (EPH-Gestose) und Eklampsie

Präeklampsie und Eklampsie gehören zu den Gestosen (in der Schwangerschaft erworbene Erkr.) → deutlich erhöhte maternale und neonatale Letalität! Klinik ▸ Tab. 18.17.

Tab. 18.17 Klinik von EPH-Gestosen und HELLP-Syndrom

Präeklampsie EPH-Gestose: **E** = **E**dema + **P** = **P**roteinuria + **H** = **H**ypertension	• Art. RR > 140/90 mmHg (Leitsymptom) • Proteinurie > 300 mg/d • Generalisierte Ödeme
Schwere Präeklampsie	• $RR_{systol.}$ > 160 mmHg und/oder $RR_{diast.}$ > 100 mmHg • Oligurie, Kreatininerhöhung • ZNS-Symptome (Unruhe, Schwindel, Kopfschmerzen, Sehstörungen) • Lungenödem • HELLP-Sy.
Eklampsie	Zusätzlich Konvulsionen und Koma **Cave:** auf Prodromalstadium achten → Kopfschmerzen, Sehstörungen, epigastrischer Schmerz
HELLP-Sy. Hemolysis **EL** = **e**levated **l**iver enzymes **LP** = **l**ow **p**latelets	• Sonderform der schweren Präeklampsie • Leitsymptom: rechtsseitige Oberbauchbeschwerden • Anstieg der Transaminasen • Abfall plasmatischer Gerinnungsfaktoren • Abfall der Thrombozytenzahl • **Cave:** in 15 % fehlen die klassischen Zeichen der Präeklampsie • KO: Leberhämatome/-ruptur/-versagen, DIC

Pathophysiologie

- Endothelschädigung unklarer Ätiologie führt zu Mikrozirkulationsstörungen in verschiedenen Organen
- Dysbalance im Prostaglandinstoffwechsel (Prostazyklin ↑, Thromboxan A_2 ↓)

- Generalisierte Vasokonstriktion in der Endstrombahn, Thrombozytenaggregation ↑, Bildung von Mikroaggregaten
- Peripherer Widerstand und art. RR ↑, kapillärer Filtrationsdruck ↑
- Flüssigkeitstranssudation in das Interstitium mit Abnahme des Plasmavolumens. **Cave:** Hypovolämie bei Zunahme des Gesamtkörperwassers
- Zunahme der interstitiellen Ödembildung durch renale Eiweißverluste
- In erster Linie betroffen: Plazenta, Niere, ZNS und Leber

Prophylaxe Bei hohem Risiko evtl. ASS 100/d p.o. (Hemmung der Thromboxan-A_2-Synthese) bis max. zur 36. SSW. Nicht gerechtfertigt zur Routineprophylaxe oder bei bereits bestehender Präeklampsie!

Therapie bei schwerer Präeklampsie und HELLP-Syndrom Basiert mehr auf der Behandlung der Symptome und Prävention von KO als auf einer spezifischen Ther. (▶ Tab. 18.18).

- Bei ausreichendem Gestationsalter des Fetus (ab 34. SSW) vaginale Entbindung anstreben (günstig: Epiduralanästhesie mit Verbesserung der Vasokonstriktion durch die Sympathikolyse. **Cave:** Gerinnungsstörungen); sonst Sectio caesarea
- Induktion der fetalen Lungenreife bis max. 34. SSW, z. B. Betamethason 2 × 12 mg im Abstand von 12 h

Tab. 18.18 Therapie bei schwerer Präeklampsie und HELLP-Syndrom

Maßnahme	Vorgehen
Flüssigkeitsmanagement	• Korrektur des intravasalen Flüssigkeitsdefizits, ggf. unter ZVD-Kontrolle • Humanalbumin 20 %: 3 × 50 ml/d zum Ausgleich der Eiweißverluste • **Cave:** unkritische Volumensubstitution führt aufgrund der Permeabilitätsstörung schnell zu einem Lungenödem
Blutdrucksenkung	• **Urapidil** (▶ 6.29.2): initial 6,25–12,5 mg i.v. als Bolus über 2 Min., danach 3–24 mg/h (Perfusor) • Akutther.: **Dihydralazin** (▶ 6.30.3): initial: 10–25 mg i.v. in 5-mg-Schritten. Perfusor: 50 mg/50 ml NaCl 0,9 %, Beginn mit 2 ml/h, max. 100 mg/d
Antikonvulsive Ther.	**Magnesiumsulfat** (z. B. Mg-5-Sulfat 10 %® 1 Amp. à 10 ml enthält 1 g = 4 mmol oder 98,6 mg Mg^{2+}, ▶ 4.5.7): • Initial 16–24 mmol Mg^{2+} langsam i.v. (= 4–6 Amp.) • Perfusor: 50 ml (= 20 mmol Mg^{2+} bzw. 5 Amp.) auf 10 ml/h (= 4 mmol/h Mg^{2+} oder 1 Amp./h) • Therapeutischer Plasmaspiegel: 3–4 mmol/l • Patellarsehnenreflex soll abgeschwächt, aber noch auslösbar sein • Zeichen der Überdosierung: Somnolenz, Flush, Bradypnoe • Antidot: 1 g Kalziumglukonat 10 % langsam i.v.

Therapie bei Eklampsie Eine schnelle Entbindung ist die einzige kausale Ther.

- Allgemeines Management s. o.
- Antikonvulsive Ther. mit Magnesiumsulfat (s. u.)
- Evtl. Benzodiazepine
- Bei anhaltenden Krämpfen und/oder respir. Insuff. → Narkoseeinleitung mit endotrachealer Intubation und kontrollierter Beatmung (▶ 3.3)

Komplikationen

- **Mutter:**
  - Hypertensive Krise mit Linksherzversagen und Lungenödem
  - Hirnödem/Hirnblutungen
  - ANV, akutes Leberversagen
  - DIC mit Verbrauchskoagulopathie
- **Kind:** fetale Asphyxie durch Plazentainsuff./Plazentalösung

Prognose

- **Mütterliche Mortalität:** Eklampsie: 2–5 % bei einem, > 35 % bei mehreren Krampfanfällen, HELLP-Sy.: 3–5 %
- **Kindliche Mortalität:** Eklampsie: 10–20 % bei einem, > 50 % bei mehreren Krampfanfällen, HELLP-Sy.: 20–25 %
- **Wiederholungsrisiko:** bei erneuter Schwangerschaft für HELLP-Sy. 20 %, für Eklampsie 25 %

> **!** **Cave**
> Gefahr der postop. Ateminsuff. durch die potenzierende oder alleinige Wirkung von Magnesium oder Diazepam.

Fruchtwasserembolie

Inzidenz 1 : 80.000

Pathophysiologie

- Offene Sinusoide am uteroplazentaren Übergang mit Eintritt von Fruchtwasserbestandteilen und fetalen squamösen Zellen in das venöse System
- Direkte Verlegung der Lungenstrombahn sowie reflektorisch und humoral ausgelöste Vasokonstriktion
- Erhöhter funktioneller Rechts-links-Shunt
- Gerinnungsstörungen durch die Gewebethrombokinase des Fruchtwassers → Verbrauchskoagulopathie, hämorrhagischer Schock durch uterine Blutung
- Fetale Depression durch die vorgenannten Faktoren

Prädisponierende Faktoren Gesteigerte Wehentätigkeit, Uterusruptur, Plazentalösung, hoher Zervixeinriss, Multiparität, Sectio caesarea, Amniozentese, intrauteriner Fruchttod.

Klinik Typischer zweiphasischer Verlauf:

- Zu Beginn kardiopulmonale (und zerebrale) Auswirkungen der rechtsventrikulären Nachlasterhöhung:
  - Plötzlich auftretende Dyspnoe, Zyanose, Tachypnoe
  - Arterielle Hypotonie, Abnahme des HZV, Tachykardie
  - Pulmonale Hypertonie
  - Generalisierter Krampfanfall
- Dann Gerinnungsstörungen mit massiven uterinen Blutungen nach etwa 15–20 Min.

Therapie

- Intubation und kontrollierte Beatmung ($FiO_2 = 1,0$)
- Anlage mehrerer großlumiger Verweilkanülen, ZVK, art. Kanüle, HZV-Monitoring (z. B. PiCCO®, PAK) zur Verlaufskontrolle, wenn dadurch keine Verzögerung entsteht

- Kreislaufstabilisierung:
  - Katecholamine, bevorzugt Noradrenalin zur Erhaltung eines ausreichenden Perfusionsdrucks
  - Volumenzufuhr, vorzugsweise Blutprodukte
- Gerinnungsther.:
  - EK, FFP, TK
  - Gerinnungsfaktoren nach Gerinnungsanalyse
- Uterustonisierung (Oxytocin, Methylergotamin, Prostaglandine, s. u.)
- Op. Maßnahmen: instrumentelle Nachräumung des Cavum uteri, Tamponade. **Ultima Ratio:** Hysterektomie

Prognose

- **Mütterliche Mortalität:** ca. 80 %, von den Überlebenden ca. 80 % mit neurologischen Schäden
- **Kindliche Mortalität:** ca. 20 %, bleibende neurologische Schäden ca. 60 %

Peripartale Blutungen

Ursachen

- **Präpartal:** ektope Schwangerschaft, Spontanabort, Placenta praevia, Abruptio placentae, Uterusruptur
- **Postpartal:** Uterusatonie, Plazentareste, Zervix- und Vaginaeinrisse

Uterusatonie

Risikofaktoren

- Sehr schneller Geburtsverlauf
- Einsatz von Wehenmitteln
- Tokolytische Ther.
- Mehrlingsgeburten
- Allgemeinanästhesie mit hohen Konz. an Inhalationsanästhetika

Therapie

- **Ausschalten der Blutungsursache:**
  - V. a. Plazentaretention → Nachkürettage
  - Geburtsverletzungen versorgen
- **Manuelle Blutstillung:** Uterus massieren bzw. halten (Credé-Handgriff), Versuch mit Eisblase auf dem Unterbauch
- **Pharmakologische Blutstillung:**
  - Methylergometrin 0,1–0,2 mg i. v.
  - Oxytocin 10 IE langsam i. v., danach 20 IE in 500 ml NaCl 0,9 % i. v. bis Uterus gut kontrahiert
  - Prostaglandine → Prostaglandin E_2: 500 µg in 50-ml-Perfusorspritze mit NaCl 0,9 %, 3 Min. 8,3 µg/Min. (Laufrate 50 ml/h) , anschließend 7 Min. Reduktion auf 1,6 µg/Min. (Laufrate 10 ml/h), dann Erhaltungsdosis mit 0,16–0,32 µg/Min. (Laufrate 1–2 ml/h)
- **Ultima Ratio:**
  - Bilaterale Ligatur der A. hypogastrica bzw. der A. uterina
  - Hysterektomie
  - Klemmung der Bauchaorta
  - Notfallmäßiges Coiling

19 Intoxikationen

Volkhard Kurowski

19.1 Allgemeines Management

19.1.1 Übersicht

- Intox. bei bis zu 10 % der Pat. auf nicht operativen Intensivstationen (Tendenz rückläufig)
- **Ind. zur Aufnahme:** Überwachung nach mutmaßlicher oder gesicherter Giftaufnahme, Behandlung von manifesten Vergiftungserscheinungen und Einleitung supportiver Maßnahmen (z. B. Intubation und Beatmung bei erloschenen Schutzreflexen, E'lyt- und Flüssigkeitssubstitution, Anlage passagerer Schrittmacher bei Bradykardie)

> **Cave**
> Bei bis zu 25 % der Pat. mit unklarer Bewusstseinsstörung ist die Ursache eine Intox.! Risiko abhängig von Intention der Giftaufnahme (bei suizidaler Absicht höhere Mortalität als bei akzidenteller Vergiftung). Bei suizidaler Absicht häufig Mischintox. (z. B. Alkohol in Komb. mit Tabl. oder Komb. mehrerer Medikamente).

- Maßnahmen zur prim. und sek. Giftelimination (▶ 19.1.2, ▶ 19.1.3) sind von untergeordneter Bedeutung
- **Überwachung:** auch aus forensischen Gründen sollen Pat. mit mutmaßlicher oder gesicherter Intox. für einen genügend langen Zeitraum überwacht werden. I. d. R. gilt, dass 24 h nach Ingestion nicht mehr mit dem Auftreten oder einer Verschlechterung von Vergiftungssymptomen zu rechnen ist
- Ggf. Giftnotrufzentrale (▶ 19.1.4), Beratungsgespräch dokumentieren
- Mortalität: unter konsequenter Überwachung und bei Anwendung einer regelrechten supportiven Ther. unter 2 %

19.1.2 Primäre Giftelimination

Ziel: Entfernung toxischer Substanzen vor Resorption. Keine gesicherte Verbesserung der Prognose! Daher kein routinemäßiger Einsatz. Früher praktizierte Verfahren (endoskopische Giftentfernung, induziertes Erbrechen, repetitive Gabe von Aktivkohle oder Laxanzien) haben keine klinische Relevanz mehr. In Einzelfällen können erwogen werden:

- **Magenspülung** bei potenziell lebensbedrohlicher oraler Vergiftung nur innerhalb der 1. h nach Aufnahme des Gifts indiziert. Bei nicht lebensbedrohlichen Vergiftungen oder weiter zurückliegenden Ingestionen sollte keine Magenspülung erfolgen
- **Aktivkohle** (einmalig 1 g/kg KG), in Wasser aufgeschwemmt und über Magensonde appliziert, bei Aufnahme einer potenziell tox. Dosis eines Gifts, das an Aktivkohle bindet, innerhalb der letzten 60 Min. KI: Pat. mit fehlenden Schutzreflexen, sofern diese nicht intubiert sind (Gefahr einer schweren Aspirationspneumonitis
- **Anterograde Darmspülung** („Whole Bowel Irrigation") nur in Ausnahmefällen nach Einnahme von Arzneimitteln mit verzögerter Wirkstofffreisetzung (Retardpräparate). Einmalige Kohlegabe und anterograde Darmspülung können miteinander kombiniert werden. Keine wiederholte Kohlegabe während einer anterograden Darmspülung

19.1.3 Sekundäre Giftelimination

Ziel: Entfernung tox. Substanzen nach erfolgter Resorption mit Erreichen der syst. Zirkulation und der peripheren Organe.

Verfahren Hämodialyse, Hämofiltration und Hämoperfusion, wenn die Elimination von Giftstoffen durch Herz-, Nieren- oder Leberinsuff. deutlich eingeschränkt ist oder ein schwerer oder letaler Verlauf der Vergiftung wahrscheinlich ist. Wirksamkeit wesentlich abhängig von den physikochemischen und pharmakokinetischen Eigenschaften der zu entfernenden Giftstoffe. Bei großem Verteilungsvolumen und hoher Eiweißbindung schlechte Wirksamkeit.

- Hämodialyse oder Hämofiltration bei renal eliminierbaren Stoffen
- Hämoperfusion bei allen anderen Substanzen, z. B. unter Verwendung von XAD-4, einem Austauscherharz auf Polystyrolbasis
- Forcierte Diurese ohne gesicherten Stellenwert in der sek. Giftelimination. Kann als Alkalidiurese (Alkalisierung des Harns durch Gabe von Alkalizitraten, z. B. Uralyt®, und Natriumbikarbonat) bei Substanzen, die eine Rhabdomyolyse verursachen, eine drohende Niereninsuff. vorbeugen

Indikationen

- Eingenommene Dosis potenziell letal oder Gefahr irreversibler Schäden. Bei manchen Intox. sek. Giftelimination bereits vor Eintritt schwerwiegender KO als prophylaktische Maßnahme, z. B. bei Paraquat, Methylalkohol, kardiotoxischen Substanzen (Antiarrhythmika, Betablocker, trizyklische Antidepressiva)
- Tiefes Koma, im EEG Burst-Suppression-Muster. Kritische Blutplasmaspiegel
- Bei schweren Vergiftungen mit dialysablen Giften und bei Niereninsuff. Hämofiltration, Hämodialyse, Hämoperfusion (▶ 2.8.2)
- Bei Giften mit hoher Plasmaproteinbindung ggf. Plasmapherese (▶ 2.8.2)
- Bei schweren Vergiftungen mit Blutgiften (CO, Methämoglobinbildner) Austauschtransfusion

19.1.4 Informationszentren für Vergiftungsfälle mit 24-Stunden-Dienst

▶ Tab. 19.1

Tab. 19.1 Giftnotrufzentralen: Auskünfte für Kinder und Erw.

Ort	Telefonnummer	Faxnummer
Berlin (Landesberatungsstelle für B und BB)	030/1 92 40	030/30 68 67 99
Bonn (Informationszentrale für NRW)	0228/1 92 40	0228/2 87 333 14
Erfurt (Landesberatungsstelle für MV, S, SA, T)	0361/730 730	0361/730 73 17
Freiburg (Informationszentrale für BW)	0761/1 92 40	0761/2 70 44 570
Göttingen (Landesberatungsstelle für HH, HB, SH, NS)	0551/1 92 40	0551/3 83 18 81
Homburg/Saar (Informationszentrale für SL)	06841/1 92 40	06841/16 28 43 8

Tab. 19.1 Giftnotrufzentralen: Auskünfte für Kinder und Erw. *(Forts.)*

Ort	Telefonnummer	Faxnummer
Mainz (Informationszentrale für RP, HE)	06131/1 92 40	06131/17 66 05
München (Informationszentrale für BY)	089/1 92 40	089/41 40 24 67
Wien	0043/(0)1–4 06 43 43	0043/(0)1–4 04 00 42 25
Zürich	0041/44–2 51 51 51	0041/44–2 52 88 33
B: Berlin, BB: Brandenburg,, BW: Baden-Württemberg, BY: Bayern, HB: Bremen, HE: Hessen, HH: Hamburg, MV: Mecklenburg-Vorpommern, NRW: Nordrhein-Westphalen, NS: Niedersachsen, RP: Reinland-Pfalz, S: Sachsen, SA: Sachsen-Anhalt, SH: Schleswig-Holstein, SL: Saarland, T: Thüringen		

19.2 Spezielles Management

19.2.1 Ethanol

Klinik

- Vergiftungsstadien abhängig von der Alkoholkonz.:
  - Exzitationsstadium (nur beim Ansteigen des Blutalkoholspiegels)
  - Hypnotisches Stadium
  - Narkotisches Stadium
  - Asphyktisches Stadium (Tod durch Atemlähmung und Kreislaufversagen)
- ZNS: Fehleinschätzungen, Konzentrations- und Koordinationsstörung, Verlangsamung, ggf. Bewusstlosigkeit, Atemdepression
- Vasodilatation mit Hautrötung und Hypothermie bei gleichzeitig gestörter Thermoregulation
- Polyurie durch gehemmte ADH-Sekretion
- Hypoglykämie
- Zuerst metabolische Azidose, bei Ateminsuff. auch respir. Azidose

Diagnose Alkoholbestimmung im Blut, BZ, BGA, BB, E'lyte, U-Status (Ketone?), Lipase, Amylase, Leberwerte, Gerinnung, CHE, Albumin, Bikarbonat.

Management

- Auf induziertes Erbrechen oder Magenspülung wegen der hohen Aspirationsgefahr und fehlender Effektivität verzichten
- Hypotension (Volumenmangel): Infusionsther. mit Volle'lytlösung 100–200 ml/h (evtl. ZVD-Kontrolle, Hypokaliämie beachten → Kalium substituieren)
- Hypoglykämie: Glukose 20 %, z. B. 40 ml/h
- Metabolische Azidose: Natriumbikarbonat 8,4 % (▶ 13.1.6,▶ 13.3), auf relative oder absolute Hypokaliämie achten und ggf. Kalium substituieren
- Respiratorische Azidose oder erloschenen Schutzreflexe: Intubation und maschinelle Beatmung
- Exzitation: Haloperidol 5–10 mg langsam i. v. (▶ 9.2.2)
- Schwere Kreislaufdepression: Hämodialyse (▶ 2.8)
- Alkoholentzugsdelir: Behandlung, ▶ 9.1.1

Differenzialdiagnose

- Andere oder gleichzeitig bestehende Koma-Ursachen (▶ 5.2.3) nicht übersehen (z. B. Meningitis, SHT, intrazerebrale Blutung, Hypoglykämie, Mischintox., ▶ 19.1)
- An „alkoholische Ketoazidose" denken. Bei Alkoholikern häufig nach mehrtägiger Nahrungskarenz (Erschöpfung der Glykogenspeicher) begleitet von Übelkeit und Erbrechen, typischerweise niedrige oder fehlende Blutalkoholkonz., Ketonkörper im Urin. Ther.: Rehydratation und Gabe von Glukose, Kaliumausgleich, Gabe von Vit. B_1 (▶ 9.1.1, ▶ 4.5.3), Pufferung nur bei pH ≤ 7,1 (▶ 13.1.6, ▶ 13.3)
- Bei schwerer metabolischer Azidose an eine zusätzliche Intox. mit Methanol (▶ 19.2.2) oder Ethylenglykol (Frostschutzmittel) denken.

19.2.2 Methanol

Methanol wird sehr langsam über Formaldehyd als Zwischenprodukt zu Ameisensäure oxidiert, die für die eigentliche Giftwirkung und die Azidose verantwortlich ist (lange HWZ!).

Letaldosis: 30 ml (5–100 ml), bei gleichzeitiger Einnahme/Gabe von Ethanol können auch höhere Dosen ohne schwerwiegende Folgen überlebt werden, da Ethanol eine höhere Affinität zum Enzym Alkoholdehydrogenase besitzt, das für die „Giftung" von Methanol verantwortlich ist. Bei verminderter Oxidation über die Alkoholdehydrogenase wird Methanol vermehrt über die Lunge abgeatmet und über die Nieren ausgeschieden.

Klinik

- Initial Schwindel, Kopfschmerzen, Übelkeit, motorische Unruhe. Im Verlauf Abdominal- und Lumbalschmerzen (Pankreasschädigung mit erhöhter Amylase). Sehstörungen mit Nebelsehen, gestörter Farbempfindung mit Übergang in Erblindung (bei Bewusstlosen keine Pupillenlichtreaktion!)
- Tox. ZNS-Schädigung, falls überlebt: extrapyramidale Bewegungsstörungen, Bradykardie bei erhöhtem Hirndruck (ungünstiges prognostisches Zeichen!). Schwere metabolische Azidose

Diagnose BGA, Blutmethanolspiegel, Blutalkohol, E'lyte, Bikarbonat, Lipase, Amylase, Leberwerte, Gerinnung, BB.

Management

- Frühzeitiger Ther.-Beginn entscheidet über die Prognose
- Unmittelbar nach oraler Einnahme Erbrechen auslösen
- 0,25 ml Alkohol 95 %/kg/h (z. B. Alkoholkonzentrat 95 % Braun®) im Perfusor = 420 ml 95 %/70-kg-Pat. tägl. (1 ‰ Serumalkoholspiegel anstreben)
- Alkalisierung mit Bikarbonat nach BGA (▶ 13.1.6, ▶ 13.3)
- Dialyse: bei eingenommener Dosis > 15 ml oder Blutmethanolspiegel > 0,5–1 ‰. Im Zweifel jedoch immer! Verspäteter Behandlungsbeginn kann zu Sehstörungen, ZNS-Schädigung und schwerer metabolischer Azidose führen
- Lichtschutz für die Augen
- Ggf. 10 mg Folsäure/kg KG/d i. v. (▶ 4.5.5), bei 70 kg z. B. 46 Amp. Folsan® à 1 ml im Perfusor mit 2 ml/h; bewirkt nach 12–24 h vermehrte Ausscheidung der Ameisensäure

! Überwachung des Pat. bis zu 4 d, auch bei Beschwerdefreiheit

19

19.2.3 Benzodiazepine, Zolpidem, Zopiclon

Intox. mit Benzodiazepinen gehören zu den häufigsten Tabl.-Vergiftungen. Neben ihrer weiten Verbreitung als „Schlaf- und Beruhigungsmittel" und der damit verbundenen fälschlichen Verschreibung an psychotische (erhöht suizidgefährdete) Pat. werden sie als „Ersatzdroge" von Heroinabhängigen genommen (bes. Flunitrazepam, das seit Nov. 2011 nur noch auf BtM-Rezept erhältlich ist). Benzodiazepine haben eine große ther. Breite, letale Intox. sind selten, kommen aber bei Einnahme sehr hoher Dosen, nach i. v. Applikation und im Rahmen von Mischintox. vor.
Das Imidazopyridin-Derivat Zolpidem und das Cyclopyrrolon-Derivat Zopiclon sind die derzeit am häufigsten verschriebenen Schlafmittel. Beide Substanzen sind wie die Benzodiazepine GABA-Agonisten mit vergleichbaren Wirkungen, NW und Abhängigkeitspotenzial.

Klinik Schläfrigkeit, selten bis zum Koma, Nystagmus, Ataxie, Sprachstörungen, muskuläre Hypotonie und Hyporeflexie, Hypotonie (▶ Tab. 19.2).

Management
- Bei alleiniger Einnahme von Benzodiazepinen besteht keine Indikation für eine primäre Giftelimination
- Bei erloschenen Schutzreflexen: Intubation und Beatmung
- Flumazenil (▶ 19.3.1) initial 0,5 mg = 5 ml i. v., 0,1 mg/Min., bis Pat. wach. **Ind.:** Diagn. bei V. a. Benzodiazepinintox., in Ausnahmefällen auch repetitive Gaben bei somnolenten Pat. zum Bewusstseinserhalt (z. B. bei fehlender Beatmungsmöglichkeit). Wirkt auch bei Zolpidem- oder Zopiclon-Intox.

> **!** **Cave**
> HWZ von Flumazenil ist mit 50 Min. deutlich kürzer als die der Benzodiazepinderivate, somit häufig erneutes Auftreten von Intoxikationserscheinungen → weitere Überwachung des Pat., keine Entlassung bei subjektivem Wohlbefinden nach Antidotgabe!

Tab. 19.2 Benzodiazepin-Intoxikation

Substanz	HWZ (h)	Potenziell tox. Plasmaspiegel (mg/l)	Besonderes
Bromazepam	20	> 0,3	Uncharakteristische EKG-Veränderungen
Chlordiazepoxid	36	10–30	Führt selten zu tiefem Schlaf
Clobazam	18	?	
Clonazepam	32–38	?	Bei Kleinkindern ↑ Speichel- u. Bronchialsekretion
Diazepam	28(8–72)	> 5	Ataxie, Dysarthrie, Müdigkeit, Koma, RR ↓, Temp. ↓, Atemmuskulatur früh relaxiert
Clorazepat	24	?	Pat. bis zu hohen Dosen ansprechbar
Flunitrazepam	19(–33)	?	Atemdepression u. RR-Abfall bereits bei geringer Überdosierung, z. B. 10 Tabl. à 2 mg, BtM-pflichtig

Tab. 19.2 Benzodiazepin-Intoxikation *(Forts.)*

Substanz	HWZ (h)	Potenziell tox. Plasmaspiegel (mg/l)	Besonderes
Lorazepam	13	> 0,5	Hohes Missbrauchs- und Abhängigkeits-Potenzial bei starker Bindung an den GABA-Rezeptor
Lormetazepam	10	?	
Nitrazepam	4–9(–24)	> 0,5	Bewusstlosigkeit ab 150 mg Letaldosis ca. 50–500 mg/kg KG
Oxazepam	8–12	> 5	Nach hohen Dosen RR-Abfall u. Zyanose, in der Aufwachphase Erregungszustände
Triazolam	3(4–8)	?	Koordinationsstörungen, selten Kopfschmerzen, Geschmacksstörung, Niedergeschlagenheit
Zolpidem	2–3	?	Chemisch kein Benzodiazepin, aber vergleichbare Wirkungen und Intoxikationserscheinungen
Zopiclon	4–6	?	Chemisch kein Benzodiazepin, aber vergleichbare Wirkungen und Intoxikationserscheinungen

19.2.4 Barbiturate

Intox. sehr selten. Seit 1992 nicht mehr als Schlafmittel zugelassen. Barbituratintox. sind möglich bei Pat. mit Epilepsie (Vergiftungen mit Phenobarbital oder Primidon, das zu Phenobarbital metabolisiert wird) oder nach Intox. mit Substanzen, die durch Sterbehilfeorganisationen bereitgestellt werden.

Klinik

- Bewusstseinstrübung, evtl. Koma, zentral bedingte Ateminsuff., Hypoventilation (Hauptgefahr!), Ausmaß der Reflexabschwächung entspricht dem Ausmaß der ZNS-Depression, Pyramidenbahnzeichen (pos. Babinski). Initial Miosis, im Spätstadium hypoxiebedingt weite Pupillen. Bei schwerer Intox. Schock, Hypothermie, Hautblasen, Bradykardie
- Schwere Allgemeinveränderungen im EEG mit Burst-Suppression-Muster, Nulllinien-Einblendungen von 1–2 Sek. Dauer
- Letaldosis ca. 3–5 g

Management

- Intubation und Beatmung (PEEP): bereits bei mäßiggradiger Hypoxämie
- Sekundäre Giftelimination mittels Hämoperfusion mit XAD-4 bei schweren Vergiftungen (bei Plasmaspiegel > 100 mg/l)
- Bei Hypotonie: Flüssigkeitssubstitution (hoher Bedarf)

Komplikationen

- ARDS (▶ 7.1.5) mit Hypoxie und respir. Azidose (▶ 13.1.6)
- Protrahiertes Sy. bei unzureichender Giftelimination mit DIC (▶ 16.1.3, ▶ Tab. 16.3)
- Irreversibler Schock (▶ 5.2.1)

- ANS (▶ 12.1)
- Metabolische Azidose (▶ 13.1.6)
- Disseminierte Gewebenekrosen

19.2.5 Antihistaminika (Diphenhydramin, Doxylamin)

In zahlreichen rezeptfrei erhältlichen Schlafmitteln teils als Zusatzstoff, teils als Monosubstanz enthalten. Wegen fehlender Verschreibungspflicht sind Antihistaminika-Intox. nicht selten.

Pharmakokinetik

- Diphenhydramin: HWZ 3–8 h, Metaboliten 5–10 h, Letaldosis bei Erw. etwa 2,8 g. Verlauf meist gutartig (bei Kindern jedoch schon letale Verläufe ab 10 mg/kg KG möglich)
- Doxylamin: HWZ 9 h

Klinik

- Zentrales und peripheres anticholinerges Sy.: u. a. Unruhe und Verwirrtheit, Fieber, trockene Schleimhäute, heiße und rote Haut, Tachykardie, Mydriasis
- Rhabdomyolyse (häufig)
- Bei schweren Intox.: tonisch-klonische Krämpfe, Koma, Atemlähmung

Management

- Antidot (diagn. Bedeutung): Physostigmin (▶ 19.3.4) initial 2 mg langsam i. v., 1- bis 2-malige Wiederholung möglich
- Bei epileptischen Anfällen: Gabe von Benzodiazepinen, z. B. Diazepam (▶ 9.4.2)
- CK-Verlauf über 24 h kontrollieren. Bei Anstieg im Sinne einer Rhabdomyolyse (▶ 12.4): Alkalidiurese (▶ 19.1.2)

19.2.6 Neuroleptika

Intox. mit Neuroleptika sind häufig (Ursache: Patientengruppe mit krankheitsbedingt höherer Suizidalität, weite Verbreitung, geringe ther. Breite; ▶ Tab. 19.3). Im Gegensatz zu anderen „dämpfend“ wirksamen Substanzen (Opiate, Benzodiazepine) haben Neuroleptika jedoch kein Suchtpotenzial und sind somit keine „Szene“-Medikamente.

Klinik

- Bei Intox. mit hochpotenten Neuroleptika eher Parkinson-Sy. oder bizarres neurologisches Sy., gutartiger Verlauf: z. B. Haloperidol, Benperidol, Fluphenazin, Sulpirid (Syndromgruppe A, ▶ Tab. 19.3). Ausnahme: Triflupromazin, Perphenazin → eher anticholinerge Wirkung
- Bei Substanzen mit ausgeprägter anticholinerger Wirkung stärkere Sedierung. In toxischen Dosen ähnelt das Vergiftungsbild dem der Antidepressiva (▶ 19.2.7): z. B. Promethazin, Thioridazin, Chlorprothixen, Droperidol, Melperon (Syndromgruppe B, ▶ Tab. 19.3)

Management

- Bei Parkinson-Sy. oder bizarren neurologischen Sy. Biperiden 2,5–5 mg i. v. (▶ 19.3.3)
- Bei anticholinergem Sy. Gabe von Physostigmin (▶ 19.3.4), initial 2 mg, ggf. mehrere Nachdosierungen („Titrieren“ der klinischen Symptome)

Tab. 19.3 Neuroleptika-Intoxikationen

Substanz	Syndromgruppe*	HWZ (h)	Potenziell tox. Plasmaspiegel (mg/l)	Besonderes
Phenothiazinderivate				
Fluphenazin	A	15 (30)	?	Toxizität eher gering
Perphenazin	A (B)	8–12	1	Dehydratation, Latenzzeit von 12–24 h möglich
Triflupromazin	A (B)	6	> 4	Starke antiemetische Potenz: kein induziertes Erbrechen auslösen
Promethazin	B	8–15	> 5	Halluzinationen möglich, Aggressivität und Exzitation im Wechsel mit Schlaf
Thioridazin	B	10	> 2	Starke Sedation, Hypotonie, kardiale „chinidinartige" NW (▶ 19.2.7)
Thioxanthenderivate				
Chlorprothixen	B	8–10	0,4–0,8	Starke Sedation
Butyrophenonderivate				
Haloperidol	A	20	> 0,5	Latenzzeit von 12–24 h möglich, Toxizität gering
Benperidol	A			Toxizität eher gering
Sulpirid	(A)	5,5–12		Toxizität eher gering
Melperon	(B)	5		Toxizität eher gering

* **Syndromgruppe A** (extrapyramidales Sy.): Parkinson-Sy., bizarres neurologisches Sy.: Opisthotonus, Kopf- u. Blickwendung zur Seite, Pat. spricht leise mit Anstrengung (Laryngospasmus), Speichelfluss, Kiefersperre, Hypertonie der oberen Extremität, Vorstrecken der Zunge. **Syndromgruppe B** (anticholinerges Sy.): Mydriasis, Akkommodationsstörungen, trockene, gerötete Haut, Mundtrockenheit, Fieber, Tachykardie, Harnverhalt, Obstipation, Erregung, Ataxie, Pyramidenbahnzeichen, Delir, Koma.

19.2.7 Antidepressiva

Trizyklische Antidepressiva

Vergiftungen mit trizyklischen Antidepressiva (TAD; ▶ Tab. 19.4) gehören zu den gefährlichsten, potenziell tödlichen Intoxikationen. Aufgrund der besonderen Voraussetzungen (Pat.-Gruppe mit überdurchschnittlicher Suizidalität, Medikamente mit schmaler ther. Breite, bei chron. Erkr. häufig Verschreibung größerer Mengen) haben Suizidversuche mit TAD selten nur „demonstrativen" Charakter und erfordern größte Sorgfalt und Aufmerksamkeit.

Tab. 19.4 Trizyklische Antidepressiva

Freiname	HWZ (h)
Amitriptylin	10–20, Metabolit 36
Clomipramin	21, Metabolit > 30
Desipramin	15–18
Dibenzepin	3,5
Doxepin	11–19, Metabolit 40
Imipramin	7–26, Metabolit 15–18
Nortriptylin	36
Ther. Plasmakonzentrationen ▶20.2	

Klinik

- **Leichte bis mittelschwere Vergiftung** (Dosis < 1.000 mg): Erregtheit und Halluzinationen im Wechsel mit Müdigkeit, choreoathetotische Hyperkinesien und Zuckungen (zentral anticholinerge Wirkung); trockene Schleimhaut, Tachykardie, Frequenz > 110/Min. (auch nach Abklingen der Unruhe), Harnverhalt (peripher anticholinerge Wirkung)
- **Schwere Vergiftung:**
  - **ZNS** (nach zunehmendem Vergiftungsgrad geordnet): Unruhe (Warnzeichen!), später Koma, Pyramidenbahnzeichen, Grand-Mal-Anfall, Atemstillstand. **Cave:** oft plötzliches Auftreten der ZNS-Symptome
  - **Fieber:** nach etwa 12–36 h wegen fehlender Wärmeabgabe (ausgeprägte Hyperthermie prognostisch ungünstig)
  - **Herz:** Die gefährlichsten NW der TAD manifestieren sich am Herzen und sind durch entsprechende EKG-Veränderungen zu erfassen (prognostische Bedeutung: höhere Letalität bei QRS-Verbreiterung > 0,12 Sek., QT-Verlängerung > 120 % und Drehung der elektrischen Herzachse nach re). Pharmakodynamisch sind kardiale NW der TAD anticholinerg, adrenerg (Inaktivierung von Katecholaminen ↓) und membranstabilisierend („chinidinartige" Blockade der Natriumkanäle, auch im Reizleitungssystem und Arbeitsmyokard). Anticholinerge und adrenerge Wirkungen führen zu vorwiegend supraventrikulären Tachykardien und Tachyarrhythmien, membranstabilisierende NW resultieren in einem Bild, das der Überdosierung mit Antiarrhythmika der Klasse Ia (▶6.17) gleicht: QRS-Verbreiterung, QT-Verlängerung, AV-Blockierungen, SVT mit aberranter Überleitung, komplexe ventrikuläre Rhythmusstörungen mit Kammertachykardie und Kammerflattern/-flimmern, schrittmacherrefraktäre Asystolie bei elektromechanischer Entkoppelung

Management

- **Prim. Giftelimination erwägen:** Nach kurz zurückliegender Ingestion Magenspülung oder induziertes Erbrechen, Gabe von Aktivkohle
- **Koma, Krampfanfall, Exzitation, Hyperkinesie:** Physostigmin initial 1 Amp. à 2 mg Anticholium® langsam i. v., ggf. mehr („Titrieren" der klinischen Symptome)
- **Ther. der kardialen KO:** Gabe von NaCl, z. B. NaCl 10 % 20–50 ml, oder Natriumbikarbonat 8,4 % 100 ml. Bei Bradykardie Schrittmacheranlage. Bei ven-

trikulären Tachykardien trotz Natrium-Gabe Antiarrhythmika der Klasse Ib (Verkürzung des Aktionspotenzials), z. B. Lidocain oder Phenytoin

- **Azidose:** frühzeitig Natriumbikarbonat 8,4 % (▶ 13.3). Vorteil: gleichzeitig Natrium-Gabe mit Behandlung der chinidinartigen NW
- **Hypokaliämie:** K^+-Substitution (▶ 13.1.2)
- **Schwerste Intox.:** sek. Giftelimination durch Hämoperfusion mit XAD-4 (▶ 2.8.2)

Cave

- Rein symptomatische Behandlung der Krampfanfälle mit Antikonvulsiva ist meist wirkungslos und verschlechtert die Bewusstseinslage
- Die membranstabilisierenden NW der TAD können **nicht** durch die Gabe von Physostigmin behandelt werden. Bei QRS-Verbreiterung, QT-Verlängerung und/oder zunehmenden Rhythmusstörungen Möglichkeit der Hämoperfusion auch bei nur mäßiger Wirksamkeit frühzeitig wahrnehmen

Tetrazyklische Antidepressiva

Substanzen ▶ Tab. 19.5.

Tab. 19.5 Tetrazyklische Antidepressiva

Freiname	HWZ (h)
Maprotilin	43, aktiver Metabolit > 40
Mianserin	17
Mirtazapin	30

Klinik

- **Maprotilin:** wie bei TAD
- **Mianserin, Mirtazapin:** Müdigkeit, supraventrikuläre Tachykardien, AV-Block I.°, Schwindel, Ataxie, Erbrechen, Miosis. Kein ausgeprägtes anticholinerges Syndrom, keine so schwerwiegenden kardialen NW, damit im Vergleich zu Maprotilin geringere Toxizität

Management Sympt. Ther., keine Physostigmingabe bei Mianserin-Intox.

Selektive Serotonin-Wiederaufnahmehemmer (SSRI)

Selektive Hemmstoffe der Serotin-Wiederaufnahme (Selective Serotonin Reuptake Inhibitors, SSRI; ▶ Tab. 19.6) erhöhen die Konz. des Neurotransmitters Serotonin im synaptischen Spalt. Mittlerweile häufiger verordnet als trizyklische Antidepressiva (TAD). Die durch Wirkungen an den α-Adrenozeptoren, Histaminrezeptoren und Muskarinrezeptoren verursachten NW der TAD spielen bei einer SSRI-Intox. eine geringere Rolle. Zusätzlich sind im Vergleich zu den TAD die kardialen NW der SSRI weitaus geringer ausgeprägt und deshalb viel seltener schwerwiegende oder gar tödliche Verläufe zu erwarten.

Klinik

- **Leichte Vergiftung** (Einnahmen bis zum 30-fachen der mittleren Tagesdosis): nur geringe oder keine Beschwerden (SSRI haben eine große ther. Breite)
- **Mittelschwere Vergiftung** (Einnahmen des 50- bis 75-fachen der mittleren Tagesdosis): Übelkeit, Erbrechen, Somnolenz, Tremor

- **Schwere Vergiftung** (Einnahmen von mehr als dem 100-fachen der mittleren Tagesdosis): Delir, Somnolenz bis Koma, Krampfanfälle, Bradykardien, Sinustachykardien, selten ventrikuläre Tachykardien, bei Citalopram Verlängerung der QT-Zeit mit Torsade-de-pointes-Tachykardien. Tödliche Verläufe sind nach Einnahme extrem hoher Dosen (mehr als das 150-fache der mittleren Tagesdosis) oder bei Mischintox. (z. B. mit Alkohol oder Benzodiazepinen) beschrieben. Das Auftreten eines „Serotoninsy." ist selten Folge einer isolierten SSRI-Vergiftung. Es tritt meist bei Mischintox. mit anderen Antidepressiva (bes. mit Monoaminooxidase-Hemmern) auf und ist durch erhöhten Muskeltonus, Agitation, Tremor, Hyperreflexie und Fieber gekennzeichnet. Schwere Verläufe eines Serotonin-Syndroms können mit Hyperthermie, Rhabdomyolyse, metabolischer Azidose, akutem Nierenversagen und DIC einhergehen und tödlich verlaufen

Management

- Substitution von Flüssigkeit und E'lyten
- Epileptische Anfälle: Benzodiazepine
- Erloschene Schutzreflexe: Intubation und Beatmung
- Rhabdomyolyse: Alkalidiurese

! Cave
Aus prognostischen Gründen erfordern Hinweise auf das Vorliegen eines Serotonin-Syndroms eine konsequente Überwachung und eine zielgerichtete supportive Therapie!

Tab. 19.6 Selektive Serotonin-Wiederaufnahmehemmer (SSRI)

Freiname	HWZ (h)
Fluvoxamin	15
Fluoxetin	120, Metabolit 240
Citalopram	33–36
Escitalopram	33–36
Sertralin	23, Metabolit 66
Paroxetin	24

Lithium

Weite Verbreitung zur Akutbehandlung der Manie und Prophylaxe der manisch-depressiven Erkrankung („Bipolare Störung"). Schmale ther. Breite (▶ 20.2). Intox. Folge intentioneller Ingestion einer höheren Dosis bei vorbehandelten Pat. („acute on chronic"). Oder einer Nierenfunktionsverschlechterung oder Interaktion mit anderen Medikamenten (z. B. Diuretika, NSAR).

Klinik

- **Niere:** Polyurie, Diab. insipidus, Salzverlust-Nephropathie, Nierenfunktionsverschlechterung mit weiterem Ansteigen des Lithiumspiegels (Circulus vitiosus)
- **ZNS:** Verwirrtheit, Agitation, Eintrübung bis hin zum Koma, Krampfanfälle, Tremor, Ataxie, Hyperreflexie. Aufgrund des langsamen Übertritts von Li-

thium durch die Blut-Hirn-Schranke entwickeln sich ZNS-Symptome häufig langsam und können auch bei fallenden Blutspiegeln mehrere Tage persistieren

- **GIT:** Erbrechen, Durchfälle

Management Sek. Giftelimination durch Hämodialyse (▶ 2.9.2) oder kontinuierliche VVHF immer bei chron. Überdosierung, z. B. infolge Niereninsuff., sowie bei Serumspiegeln > 3.000 µmol/l.

19.2.8 Carbamazepin

Carbamazepin ist ein Antiepileptikum, das darüber hinaus bei Neuralgien, beim Alkoholentzugssy. und in der Prophylaxe manisch-depressiver Phasen eingesetzt wird. Aufgrund der weiten Verbreitung der Substanz und der schmalen ther. Breite sind Intox. nicht selten und verlaufen häufig kompliziert.

Klinik Schwindel, Ataxie, Benommenheit, Übelkeit, Erbrechen, Unruhe, Verwirrtheit, athetotische Bewegungen, Tremor, Nystagmus und anticholinerge Symptome wie Mydriasis, Harnretention, Obstipation, Sinustachykardie und Hautröte. Bei schweren Vergiftungen (ab einer eingenommenen Menge von 15 g) Erregungsleitungsstörungen und ventrikuläre Tachykardien, Atemdepression, tonisch-klonische Krämpfe, Koma, Rhabdomyolyse, Azidose und protrahierte Hypotonie.

Management

- Prim. Giftentfernung nach Einnahme großer Mengen wegen möglicher Konglomeratbildung („Bezoare“) mittels Gastroskopie
- Gabe von Aktivkohle, bei Einnahme hoher Dosen ausnahmsweise repetitive Kohlegaben (Reduktion der HWZ um 50 %)
- EKG und Monitorüberwachung
- Flüssigkeits- und E'lytsubstitution, Azidoseausgleich
- Epileptische Anfälle: Benzodiazepine
- Erloschene Schutzreflexe: Intubation und Beatmung
- Rhabdomyolyse: Alkalidiurese

Für Carbamazepin besteht die Möglichkeit des ther. Drug-Monitorings, mit dessen Hilfe die Gefährdung der Pat. abgeschätzt werden kann: ther. Plasmaspiegel 4–12 µg/ml, bei Vergiftungserscheinungen meist > 20 µg/ml, bei Plasmaspiegeln > 40 µg/ml Gefahr tödlicher Verläufe. Eine sek. Giftentfernung mit Hämoperfusion mit XAD-4 sollte bei tiefem Koma und Plasmakonz. > 40 µg/ml erwogen werden, Hämodialyse und Hämofiltration sind wegen hoher Plasmaeiweißbindung von Carbamazepin unwirksam.

19.2.9 Heroin

Intox. meist Folge unsachgemäßen Gebrauchs als Suchtmittel. Heroin (Diazetylmorphin) besitzt gleiche Wirkqualitäten wie Morphin (▶ 17.4.2). Aufgrund besserer Lipophilie besonders nach i. v. Applikation raschere zentralnervöse Anflutung („kick“) → hohes Suchtpotenzial. Neben i. v. Gabe („fixing“) intranasale Applikation („snorting“) möglich. Heroinvergiftungen meist Folge akzidenteller Überdosierungen: Reinheitsgrad des „Straßenheroins“ bei 5–90 %. Daneben intentionelle Vergiftungen (goldener Schuss). Letale Verläufe ab Dosen von 50 mg Heroin.

Klinik

- **Auge:** Miosis (Stecknadelkopfpupille!), bei schwerer Hypoxie und RR-Abfall jedoch Mydriasis!
- **ZNS:** nach initialer Euphorie zunehmende Eintrübung bis Koma; Hirndruckzeichen, tonisch-klonische Anfälle, Eigenreflexe erloschen
- **Lunge:** respiratorische Insuff. durch zentrale Atemlähmung, Sekretstau bei erloschenem Hustenreflex, toxisches Lungenödem („Heroinlunge")
- **GIT:** Übelkeit, Erbrechen, Darmatonie
- **Haut, Zunge:** Einstichstellen?
- **Hypothermie**

Management

- Erloschene Schutzreflexe, Hypoventilation oder Atemstillstand: Intubation und Beatmung (3)
- Erhaltene Atmung: evtl. Gabe von Naloxon (▶ 19.3.2), dabei vorsichtig „hochtitrieren", um akuten Entzug zu vermeiden. Ggf. Gabe einer zweiten Naloxon-Dosis s. c. oder i. m., um über dieses „Depot" eine prolongierte Wirkung zu erreichen
- Tox. Lungenödem: Glukokortikoide, z. B. Methylprednisolon (▶ 7.4.2) initial 250–500 mg i. v., weitere Dosen nach klinischem Verlauf. Immer O_2-Gabe (4–6 l/Min.), frühzeitig Beatmung

19.2.10 Weitere toxikologisch bedeutsame Opiate

Viele unter das BtMVV fallende Opiate werden von Heroinabhängigen benutzt, um Entzugserscheinungen zu verhindern oder zu behandeln. Bevorzugt werden länger wirksame Substanzen ohne partielle antagonistische Eigenschaften (z. B. Pethidin, Piritramid ▶ 17.4.5, Morphin ▶ 17.4.2, Methadon). Besondere Bedeutung hat Kodein (Methylmorphin, unterliegt nicht der BtMVV), das oral gut resorbiert und intrahepatisch zu ca. 10 % zu Morphin metabolisiert wird. Schwere Intox. infolge zusätzlich i. v. applizierter Heroindosen bei Personen, die am oralen Methadon-Substitutionsprogramm teilnehmen oder dauerhaft hohe Dosen von Codein nehmen. Zunehmendes Auftreten von „Designer-Derivaten" handelsüblicher Opiate auf dem illegalen Markt, besonders von Fentanyl und Pethidin, die z. T. deutlich potenter als Heroin sind (z. B. α-Methyl-Fentanyl = „China White"). Seit 2011 Auftreten von Intox. mit aus Codein hergestelltem Desomorphin („Krokodil", „Krok" wegen der Verfärbung der Haut an den Einstichstellen infolge eines hohen Verunreinigungsgrads). Behandlung: wie Heroinintox. (▶ 19.2.9).

! Cave

- Heroin wird im Körper zu 6-Monoacetylmorphin und weiter zu Morphin (HWZ 3–4 h) metabolisiert. Nach Gabe von Naloxon (HWZ 1–1,5 h) muss daher mit einem erneuten Auftreten der Symptome der Opiatintox. gerechnet werden
- Bei Drogenabhängigen besteht grundsätzlich durch die Suche nach Ersatzdrogen eine Polytoxikomanie, daher mit Mischintox. rechnen! Außerdem wird Straßenheroin häufig mit Substanzen, die ein eigenes Suchtpotenzial besitzen, „gestreckt" („streetballing", z. B. durch Zusatz von Kokain oder Amphetamin)
- Neben Intox. bei i. v. Drogenabhängigen immer an infektiologische Begleiterkr. denken, z. B. Endokarditis, bakt. Meningitis, Hirnabszesse, Virushepatitis, HIV-Infektion

19.2.11 Indirekte Sympathomimetika, Halluzinogene

Amphetamin und Designerdrogen auf Amphetaminbasis

Amphetamin und verwandte Substanzen wie Amphetamin- oder Ephedrin-Derivate wirken durch Freisetzung von Noradrenalin, Dopamin und Serotonin bei gleichzeitiger Hemmung der Wiederaufnahme. Neben der peripheren sympathomimetischen Wirkung beruht das Suchtpotenzial auf den ZNS-Wirkungen, wegen der die Substanzen (meist illegal) als „Psychostimulanzien", „Weckamine" oder Appetitzügler verwendet werden.

Die aktuell größte Bedeutung besitzt Amphetamin als chemische Basis sog. „Designerdrogen", die im Straßen- oder Diskothekenhandel in Dosen von 50–200 mg/Tabl. abgegeben werden, z. B. Methylendioxyamphetamin (MDA, „love drug", „the love pill"), Methylendioxyethamphetamin (MDEA, „eve"), 3,4-Methylendioxymethamphetamin (MDMA, „Ecstasy", „XTC", „adam", „clarity", „lover's speed"). Tox. Wirkungen ab Dosen > 50–100 mg, die Toleranzentwicklung ist ausgeprägt. Besondere Bedeutung (rasant ansteigender Konsum, hohes Abhängigkeitspotenzial, ca. 5-fach stärkere Wirkung als Amphetamin) hat Methamphetamin („crank", „ice", „crystal meth"), das mehrheitlich nasal appliziert, geraucht oder i. v. gespritzt wird. „Crystal meth" hat im Straßenverkauf üblicherweise einen hohen Reinheitsgrad, Intox. oft insbes. bei kurzfristig wiederholter Applikation („Nachlegen").

Klinik

- Sympathomimetische Wirkung: Hypertonie, Hyperthermie, Tachykardie, Mydriasis, Mundtrockenheit
- Aktivitätssteigerung mit Logorrhö, Unruhe, Angstgefühl, Schlaflosigkeit, Bewegungsstereotypien, Tremor, Nystagmus, Krampfanfälle, Koma

Management

- Sedierung und Behandlung von Krampfanfällen, z. B. Diazepam (▶ 9.4.2)
- Gabe von Aktivkohle zur Verringerung der weiteren Resorption
- Anlage eines ZVK zur Messung des ZVD und bedarfsgerechten Flüssigkeits- und E'lytsubstitution
- Ausgeprägtes anticholinerges Sy.: Gabe von Physostigmin (▶ 19.3.4), bei Tachykardie und Hypertonie vorsichtige Gabe von Betablockern (z. B. Metoprolol 1–5 mg i. v., ▶ 6.18.1)
- Evtl. forcierte Diurese (▶ 19.1.3): bei saurem Urin-pH am wirkungsvollsten, da Amphetamin-Derivate chemisch schwache Basen sind

! Cave

- Das sog. „Serotonin-Syndrom" nach Einnahme von „Ecstasy" oder verwandten Substanzen mit Hyperthermie, Dehydratation und epileptischen Anfällen beruht mutmaßlich auf einer Komb. zentraler Wirkungen auf das Stammhirn und extremer Flüssigkeitsverluste durch körperliche Anstrengungen (Tanzen) und erfordert ein konsequentes ther. Handeln mit Kühlung und erheblicher Flüssigkeitszufuhr (5–10 l)
- Keine Urinansäuerung zur sek. Giftelimination bei Rhabdomyolyse (oft bei Amphetaminintox.) → Gefahr des ANV durch Ausfällung von Proteinen, z. B. Myoglobin

19

Kokain

Pflanzenalkaloid aus den Blättern des südamerikanischen Kokastrauchs. Neben lokalanästhetischen Eigenschaften periphere und ZNS-Effekte durch Freisetzung von Neurotransmittern (z. B. Dopamin, Noradrenalin) bei gleichzeitiger Hemmung der Rückaufnahme. In der Drogenszene als Salz (Hydrochlorid, Sulfat) oder freie Base (Crack) angeboten. Kokainsalze werden rasch über die Schleimhäute von Nase, GIT und Genitalien aufgenommen (häufigste Applikationsform: „Kokainschnupfen", seltener i. v.), während das wasserunlösliche und hitzestabile Crack fast ausschließlich geraucht wird.

Klinik

- **ZNS:** Unruhe, Exzitation, Überheblichkeit, Aggression, Logorrhö, nach ca. 1 h Kopfschmerz, Depression mit Suizidalität, Halluzinationen, Krampfanfall, Nervenlähmung, Koordinationsstörungen, Atemlähmung, Hyperthermie
- Mydriasis, Exophthalmus, Blässe
- **Herz:** Tachykardie, Hypertonie, Koronarspasmen mit lebensbedrohlichen Rhythmusstörungen und kardialer Ischämie bis hin zum Herzinfarkt

Management Symptomatisch, Sedierung mit Diazepam 5–10 mg i. v. (▶ 9.4.2), ggf. deutlich höhere Dosen notwendig.

> **!** **Cave**
> - Bei schweren Kokainvergiftungen immer an eine Mischintox. denken. Gebräuchliche „Kombinationsstoffe": Strychnin („death hit"), Heroin („speedball"), Alkohol („liquid lady"), Halluzinogene
> - Bei persistierenden neurologischen Störungen an Subarachnoidalblutung (▶ 8.1.5) oder Hirnmassenblutungen (▶ 8.1.4) denken!
> - Bei Crack-Rauchern deutlich erhöhtes Pneumothoraxrisiko (▶ 7.1.7). **Cave:** bei Ateminsuff. und assistierter oder kontrollierter Beatmung

Halluzinogene

Halluzinogene (synonym Psychotomimetika, Psychedelika) können illusionäre Verkennungen hervorrufen, die mutmaßlich infolge einer Interaktion mit zentralnervösen Serotoninwirkungen auftreten. Klassischer Vertreter: LSD (Lysergsäurediethylamid). Weitere Substanzen mit halluzinogenen Wirkungen: DMT (Dimethyltryptamin), Psilocin und Psilocybin, Meskalin oder eine Reihe chemisch modifizierter Amphetamin-Derivate, z. B. DOM (Dimethoxyamphetamin) oder DOB (Dimethoxyamphetamin-Hydrobromid = „blotter blaze").
Die meisten Halluzinogene können oral, intranasal, s. l. oder i. v. appliziert werden. Gebräuchliche „Darreichungsformen" auf dem Drogenmarkt sind imprägnierte Löschpapierstücke („blotter paper"), die gekaut und geschluckt werden, auf bedrucktes Papier aufgebrachte und getrocknete kleine Drogenmengen („microdots"), die vom Trägerpapier abgeleckt werden, und kleine durchscheinende gepresste Quadrate von ca. 3 × 3 mm Größe („window panes"), die s. l. oder in den Konjunktivalsack eingebracht oder auch geschluckt werden können.

Klinik

- **ZNS:** ca. 40 Min. nach oraler Einnahme verzerrte Sinneswahrnehmung, Verlust von Raum- und Zeitgefühl, Affektlabilität bis Horrortrip, Schwindel, Tremor, Hyperthermie
- **Herz:** Tachykardie, Hypertonie, Vasospasmus
- **GIT:** Erbrechen
- **Auge:** Mydriasis

Management Symptomatisch. Sedierung: Mittel der Wahl ist Diazepam (▶ 9.4.2). Spätrausch möglich, üblicherweise jedoch völlige Restitution innerhalb von 24 h.

19.2.12 Gamma-Hydroxybuttersäure (GHB)

GHB ist ein Neurotransmitter und ein enger chemischer Verwandter des Neurotransmitters GABA und findet in der Medizin als i. v. zu applizierendes Narkotikum Verwendung. Wegen seiner euphorisierenden und antriebssteigernden Wirkung wird GHB als „Partydroge" („liquid ecstasy") eingesetzt. Dabei kommen entweder GHB (als Pulver oder Flüssigkeit) oder Gamma-Butyrolacton (GBL, als farblose Flüssigkeit) zur Anwendung. GBL ist die Ringform des GHB, wird nach oraler Einnahme im Körper zu GHB umgewandelt und wird als Lösungs- oder Reinigungsmittel vermarktet. Anders als GHB fällt GBL nicht unter das Betäubungsmittelgesetz, die Abgabe wird lediglich durch die Vertreiber „überwacht". Neben der intentionellen Einnahme wird GHB/GBL als „K. O.-Tropfen" eingesetzt (z. B. Beimischung in Getränke als Vorbereitung von Sexualdelikten).

Klinik

- **Leichte Intox.:** Symptome wie bei einem Alkoholrausch mit Antriebssteigerung, vermehrtem Mitteilungsbedürfnis, Somnolenz, Schwindel, Übelkeit, Einschränkung der motorischen Kontrolle
- **Schwere Intox.:** narkotisches Zustandsbild mit Tiefschlaf, Koma, Atemlähmung, zusätzlich möglich sind Krampfanfälle, Kreislaufdepression (Hypotonie, Bradykardie) und Rhabdomyolyse

Management Symptomatisch und supportiv. Konsequentes Monitoring, eine prim. Giftelimination ist bei rascher Resorption nicht sinnvoll. Der quantitative Nachweis von GHB ist zeitaufwendig, nur in Speziallaboren innerhalb der ersten 12 h nach Ingestion möglich (schneller Abbau zu Kohlendioxid und Wasser) und hat eher forensische als klinisch-praktische Bedeutung. Bettseitige Schnelltests sind in Entwicklung. Sedierung bei Agitation durch Gabe von Benzodiazepinen, z. B. Diazepam (▶ 9.4.2). Bei begründetem Verdacht auf eine GHB-Intox. frühzeitige Intubation und Beatmung. Nach regelmäßigem Gebrauch ist ein Entzugssyndrom möglich, das einem Benzodiazepinentzug ähnelt.

> **!** **Cave**
> - Eine isolierte GHB-Intox. ist möglich, häufiger liegt eine Mischintox. (Alkohol, Ecstasy, Methamphetamine, Kokain) vor (Verstärkung der atemdepressiven Wirkung)
> - Eine Monitorüberwachung sollte erfolgen, bis die Pat. wach und komplett adäquat sind
> - Bei unklarer Bewusstlosigkeit, z. B. von jungen Frauen bei oder nach einem Diskothekenbesuch, sollte an die Möglichkeit einer GHB-Intox. gedacht werden (Asservierung von Blut und Urin zur toxikologischen Analyse), das Beibringen von GHB als „K. O.-Tropfen" wird zahlenmäßig mutmaßlich deutlich unterschätzt

19.2.13 Acetylsalicylsäure (ASS)

ASS (▶ 17.3.3) wird bereits in Magen und Darmwand zur pharmakodynamisch wirksamen Salicylsäure deacetyliert. Salicylsäure führt über Reizung des Atemzentrums zunächst zur respiratorischen Alkalose (ca. 2–4 h nach Einnahme). Spä-

ter kombinierte metabolische und respiratorische Azidose durch Salicylsäure und Hypoventilation infolge zentraler Atemdepression.
Salicylsäure hat eine konzentrationsabhängige HWZ: bei Normaldosen (z. B. 500 mg ASS) 2,5 h; bei Intox. dagegen 15–30 h.

Klinik
- **Leichte Intox.:**
  - GIT: brennendes Gefühl in Mund und Magen, Erbrechen
  - ZNS: mäßige Hyperventilation, Ohrensausen, Hörstörungen, Schwindel
- **Schwere Intox.** (bei einer Dosis < 200 mg/kg sind keine schweren Verlaufsformen zu erwarten):
  - ZNS: starke Müdigkeit, Reizbarkeit, Delir, ausgeprägte Hyperventilation, Fieber, Schwitzen, Dehydratation
  - Evtl. hämorrhagische Diathese (Thrombozytenfunktionsstörung!)
  - Letaldosis: ASS, Na^+-Salicylat, Salicylsäure bei Erw. 30–40 g (nur zwei handelsübliche Packungsgrößen von ASS!), bei Kindern 3 g.
- Zu erwartende Verlaufsform der Intox. in Abhängigkeit vom Salicylat-Plasmaspiegel nach Abschluss der Resorptionsphase:
  - Asymptomatisch: < 450 mg/l
  - Leicht: 450–650 mg/l
  - Mittelschwer: 600–900 mg/l
  - Schwer: > 900 mg/l

Management
- Sympt. Ther.
- O_2 über Nasensonde (2–6 l/Min.)
- Flüssigkeitssubstitution: z. B. Volle'lytlsg. (▶ 13.1.1) 100–200 ml/h, bei Hypernatriämie hypotone Lösungen, z. B. Glukose 5 %
- K^+-Substitution. **Cave:** falsch hohe K^+-Konz. durch Azidose (▶ 13.1.2, ▶ 13.1.6)
- Ausgleich der metabolische Azidose (▶ 13.1.6): Na^+- oder K^+-Bikarbonat
- Ggf. Intubation und Beatmung (▶ 3)
- Glukose 20 % oder 50 % bei Hypoglykämie, Dosis nach BZ (▶ 15.1.2, ▶ 4.2)
- Bei schweren Intox. Hämodialyse (Salicylsäure ist gut dialysierbar)
- Bei Hirn- und Lungenödem Diuretikagabe: z. B. 20–60 mg Furosemid nach Diurese
- **Cave:** bei schwerer Intox. mit path. Schwitzen (hypertone Dehydratation) ausgeprägte Hypokaliämie möglich, auf ausreichende Substitution achten

19.2.14 Paracetamol

Paracetamolvergiftungen gehören zu den gefährlichsten Vergiftungen, da die handelsüblichen Präparate rezeptfrei erhältlich sind und die ther. Breite von Paracetamol gering ist. Tödliche Verläufe werden ab Dosierungen von 5–10 g beschrieben, das entspricht nur 10–20 Tabl.! In tox. Dosen entstehen über Zwischenstufen nach Verbrauch der Glutathionvorräte der Leber Makromoleküle in der Leberzelle, die zum Zelltod führen.
Kritische Plasmakonz. nach Abschluss der Resorption (ca. 4 h): > 200 mg/l. Zur Pharmakokinetik ▶ 17.3.2.

Klinik
- In den ersten Stunden nach Einnahme Übelkeit und Erbrechen, keine Bewusstseinstrübung

- Nach beschwerdefreiem Intervall von ca. 24 h Übelkeit, Erbrechen, abdominale Schmerzen, Ikterus, Hypoglykämie, Anstieg der Leberenzyme, Abfall der Lebersyntheseparameter (Gerinnungsfaktoren, CHE), hämorrhagische Diathese, metabolische Azidose, Nierenversagen, Herzrhythmusstörungen
- Am 2.–4. d: Maximum der Leberschädigungen

Management

- N-Acetyl-L-Cystein (z. B. Fluimucil®) als Antidot (SH-Gruppen-Donator). Ind.: Einnahmemenge > 100 mg/kg (5–10 g = 10–20 Tabl.!), Überschreiten der kritischen Plasmakonz. (s. o.), im Zweifel jedoch immer und möglichst frühzeitig
- Glukose 20 % und 50 % bei Hypoglykämie, Dosis nach BZ
- Na^+-Bikarbonat (▶ 13.3) bei metabolischer Azidose (▶ 13.1.6)

19.2.15 Betablocker

Verhinderung der Katecholaminwirkung durch kompetitive Hemmung der β_1- und β_2-Rezeptoren (relative Selektivität bedeutungslos bei Einnahme hoher Dosen), nach Einnahme hoher Dosen Membranstabilisierung (▶ 19.2.7, trizyklische Antidepressiva). Hohe Letalität. Zur Pharmakokinetik einzelner Substanzen ▶ 6.18.

Klinik

- Symptome bereits 15–30 Min. nach Einnahme, Maximum nach ca. 6–12 h
- Bewusstlosigkeit, Krämpfe, Mydriasis
- Bronchialobstruktion
- Starker RR-Abfall, Sinusbradykardie, Vorhofstillstand mit Ersatzrhythmen, rascher Übergang in Asystolie
- Bei Kindern oft Hypoglykämie

Management

- Nach kurz zurückliegender Ingestion Magenspülung oder induziertes Erbrechen
- Anlage einer „Schleuse“ falls Schrittmacher-Ther. notwendig (▶ 2.9.3), bei progredienter Bradykardie oder SA-Block Schrittmacher-Anlage
- Dopamin (▶ 5.3.2), ggf. Adrenalin i. v. (▶ 5.3.4), bei kardioselektiven Betablockern kann die Gabe von Dobutamin (▶ 5.3.3) ausreichend sein
- Antidotther. mit Glukagon (▶ 19.3.5)

> **!** **Schwere Intoxikationen**
> Bei schweren Intox. können extrem hohe Katecholamindosierungen zur kompetitiven Antagonisierung der betablockierenden Wirkung an den Betarezeptoren notwendig werden!

19.2.16 Digitalis

Die Mehrzahl der Digitalisintox. ist akzidentell und z. B. Folge einer Kumulation bei Abnahme der Nierenfunktion oder bei Einnahme einer inadäquat hohen „Erhaltungsdosis“. Daneben kommen intentionelle Einnahmen größerer Mengen, zumeist bei „vordigitalisierten“ Pat. vor (gefährliche „acute-on-chronic“-Intox). Zur Pharmakodynamik und Pharmakokinetik (▶ 6.22).

Klinik

- **GIT:** Übelkeit und Erbrechen, Beginn bereits 30 Min. nach Einnahme möglich, evtl. lang anhaltend
- **Herz:** alle brady- und tachykarden Herzrhythmusstörungen bis hin zu Kammerflimmern bzw. Asystolie. Typisch ist der sehr rasche Wechsel verschiedener Rhythmusstörungen, einschließlich Vorhoftachykardien mit Block
- **E'lyte:** Hyperkaliämie (durch toxische Schädigung der Membran-ATPase kommt es zur K^+-Verschiebung von intra- nach extrazellulär). Serum-K^+ > 5 mmol/l prognostisch ungünstig
- **ZNS:** Sehstörungen mit Farbensehen, Benommenheit, Halluzinationen

Management

- Nach kurz zurückliegender Ingestion Magenspülung oder induziertes Erbrechen erwägen
- Zuerst Herzrhythmusstörungen behandeln:
  - Bradykardie: niedrige Dosen Atropin (z. B. 0,5 mg i. v.), temporärer Schrittmacher bei Serum-K^+ > 5 mmol/l obligat, ggf. sehr niedrige Dosis Phenytoin (▶ 8.6.5)
  - VES: Lidocain 100–200 mg i. v. (▶ 6.17.3), bei Unwirksamkeit Phenytoin 50–100 mg langsam i. v. (▶ 8.5.3)
  - Hyperkaliämie: Wiedereinschleusung des K^+ in die Zelle durch Glukose-Insulin-Infusion (▶ 13.1.2)
  - **Digitalisantidot** (▶ 19.3.6): bei schweren Herzrhythmusstörungen oder zu erwartender akut lebensbedrohlicher Vergiftung. 80 mg Digitalis-Antidot binden 1 mg Digitalis im Körper, vorher Allergietestung. **Cave:** unter Digitalis-Antidot Abfall des Serum-K^+-Spiegels
- Colestyramin: zur Unterbindung des enterohepatischen Kreislaufs v. a. bei Digitoxin: 4–8 g alle 6 h. **Cave:** ausgeprägte Obstipation, Steatorrhö!

19.2.17 Kalzium-Kanalblocker (Kalziumantagonisten)

Kalziumantagonisten wirken durch Blockade des Kalzium-Einstroms in die Zelle. Substanzen vom Dihydropyridin-Typ (z. B. Nifedepin, Nitrendipin, Amlodipin, Felodipin) wirken vorwiegend auf die glatte Gefäßmuskulatur (Vasodilatation, Nachlastsenkung). Substanzen vom Nicht-Dihydropyridin-Typ (z. B. Verapamil, Diltiazem) wirken zusätzlich am Reizleitungssystem und Arbeitsmyokard des Herzens (negativ-chronotrope und negativ-inotrope Wirkung). Relativ große therapeutische Breite → Intox. fast nur nach Einnahme in suizidaler Absicht (Ausnahme: höhergradige SA- und AV-Blockierungen infolge relativer Überdosierung von Kalziumantagonisten vom Nicht-Dihydropyridin-Typ bei Reizleitungsstörungen des Herzens, zumeist zusätzlich Betablocker und/oder Digitalisther.).

Klinik

- Protrahierte Hypotension mit Schock, metabolischer Azidose, ANV und zentralnervösen NW (Somnolenz, Koma, Krampfanfälle)
- Besonders nach Einnahme von Nicht-Dihydropyridin-Kalziumantagonisten Bradykardien durch SA- und/oder AV-Blockierungen
- Elektromechanische Entkoppelung, Asystolie

Management

- Volumensubstitution, Azidoseausgleich (▶ 13.1.6) mit Natriumbikarbonat (▶ 13.3)

- Katecholaminther.: bei Schock mit begleitender Tachykardie (meist Intox. mit Dihydropyridin-Kalziumantagonisten) Infusion von Noradrenalin (▶ 5.3.5), bei schwerer Intox. hohe Dosen notwendig. Bei Schock mit begleitender Bradykardie (meist Intox. mit Nicht-Dihydropyridin-Kalziumantagonisten) Infusion von Adrenalin (▶ 5.3.4)
- Bei Bradykardie Anlage eines passageren Schrittmachers
- Bei schweren Intox. (Schock, drohende elektromechanische Entkoppelung) Antidot-Ther. mit Kalziumglukonat 10 % (partielle Überwindung der Kalziumkanal-Blockade durch Erhöhung des extrazellulären Angebots an Ca^{2+}-Ionen). Initial 20 ml (2 g) i. v., im Verlauf wiederholte Gaben à 10 ml (1 g) i. v. oder Dauerinfusion mittels Perfusor auf 10–20 ml/h (1–2 g/h). **Cave:** keine i. v. Therapie mit Kalzium bei Pat. mit vorbestehender Digitalisther. (Gefahr des Kammerflimmerns)

19.2.18 Methylxanthine

Nichtselektive Hemmer der Phosphodiesterase, führen zu einer Erhöhung des intrazellulären cAMP und cGMP. Klinisch erwünschte Wirkungen von Theophyllin (▶ 7.3): Bronchospasmolyse, zentral atemanaleptische, antiinflammatorische, immunmodulierende Effekte. NW bei Überdosierung/Intox. entsprechen denen einer übersteigerten Katecholaminwirkung. Theophyllin hat eine geringe ther. Breite (▶ 20.2). Intox. meist Folge einer verminderten Clearance durch die Hemmung des hepatischen Abbaus bei gleichzeitiger Gabe ebenfalls über die Leber verstoffwechselter Substanzen, z. B. Azathioprin, Cimetidin, Ciprofloxacin, Makrolidantibiotika, Methotrexat, orale Kontrazeptiva.

Klinik

- Tachykardie, supraventrikuläre und ventrikuläre Rhythmusstörungen, Hypotonie
- Übelkeit, abdominale Beschwerden, Erbrechen
- Schwindel, Kopfschmerzen, Halluzinationen, epileptische Anfälle
- Steigerung der Diurese, Hypokaliämie, Hypophosphatämie

Management

- Volumensubstitution nach ZVD, Azidoseausgleich (▶ 13.1.6) mit Natriumbikarbonat 8,4 % (▶ 13.3). **Cave:** Natriumbikarbonat verstärkt die häufig ausgeprägte Hypokaliämie (steigende Gefahr ventrikulärer Rhythmusstörungen)
- Kalium- und Phosphatsubstitution
- Supraventrikuläre Rhythmusstörungen: Betablocker i. v., z. B. Propranolol oder Metoprolol (▶ 6.18.1)
- Ventrikuläre Tachykardien: elektrische Kardioversion, Rezidivprophylaxe mit Lidocain (▶ 6.17.3)
- Epileptische Anfälle: Diazepam i. v. (▶ 9.4.2)
- Schwere Intox. (Plasmaspiegel > 36–50 mg/ml): Hämoperfusion über Kohlefilter oder Kunstharz (XAD-4)

19.2.19 Alkylphosphate

Tox. Wirkung durch irreversible Cholinesterasehemmung (Phosphorylierung des Enzyms) sowie direkte toxische Schädigung von Herz, Gehirn, Niere und Leber. Schon in niedrigen Dosen bedrohlich, daher konsequentes und rasches Vorgehen prognostisch entscheidend.

® Parathion (z. B. Nitrostigmin®, E 605 forte®), Phosphamidon (z. B. Dimecron 20®), Trichlorphon (z. B. Dipterex®), Demeton-S-Methylsulfoxid (z. B. Metasystox®), Dimethoat (z. B. Rogor®, Roxion®), Endothion, Formothion, Malathion, Mevinhos.

Klinik

- Erbrechen (evtl. Knoblauchgeruch), abdominale Schmerzen
- Angst, Unruhe, Verwirrtheit, Sprachstörungen, Krämpfe, Koma, Miosis
- Faszikuläre Muskelzuckungen, -krämpfe, -lähmung
- Laryngospasmus, Bronchialobstruktion, Speichelfluss
- Tachykardie, VES, Kammerflimmern, z. T. Bradykardie mit AV-Block
- Hyperglykämie

Diagnose Anamnese, BGA, CHE-Erniedrigung: Abfall auf < 20–30 % prognostisch ungünstig, Wiederanstieg kann 30–40 d dauern.

Management

- Vitalfunktionen stützen: Intubation, Beatmung mit PEEP und hoher O_2-Konz. **Cave:** Selbstschutz! Keine Mund-zu-Mund- oder Mund-zu-Nase-Beatmung!
- Atropin (▶ 6.24.2) sofort nach Behebung der respiratorischen Insuff. initial mit 2–5 mg i. v. (10–100 mg). Weiterbehandlung mit etwa 2 mg/h bis Rückgang der Bronchialsekretion
- Antidotbehandlung mit Obidoxim (19.3.7): frühestens 5 Min. nach erster Atropin-Gabe. Obwohl es nicht bei allen Alkylphosphaten ausreichend wirksam ist, initiale Gabe auch bei fehlender Kenntnis der genauen chemischen Struktur gerechtfertigt. Weitere Ther. nur bei Parathion, Trichlorphon, Phosphamidon und Demeton-S-Methylsulfoxid mit 1–3 × 1 Amp. a 0,25 g in den ersten 24–48 h nach Ingestion
- Azidosekorrektur (▶ 13.1.6)
- Prim. Giftelimination:
  - Bei kutaner Aufnahme gründliche Hautreinigung mit Wasser und Seife (Vorsicht vor Kontamination)
  - Nach kurz vorangegangener oraler Aufnahme bei ansprechbaren Pat. induziertes Erbrechen, danach Gabe von Aktivkohle
- Sek. Giftelimination und Entfernung der vermehrt entstandenen Neurotransmitter durch Hämoperfusion mit XAD-4 möglich (▶ 2.8.2)

! Cave

- Genügend lange überwachen: Ateminsuff. in Einzelfällen erst nach Tagen!
- Bei schweren Alkylphosphatintox. ist die Atropinbehandlung ggf. über viele Tage bis Wo. fortzuführen. Atropin antagonisiert dabei lediglich die muskarinartigen Wirkungen der Alkylphosphate, die nikotinartigen Wirkungen, z. B. Muskelfaszikulationen oder periphere Lähmung der Atemmuskulatur, bleiben unbeeinflusst

19.2.20 Säuren und Laugen

Lokale Wirkung: Schleimhautveränderungen mit Koagulationsnekrose bei Säureintox. und Kolliquationsnekrose bei Laugenintox.

Syst. Wirkung: Metabolische Azidose bei Säureresorption, bei Laugenintox. metabolische Azidose zumeist auch infolge einer Laktatazidose.

Klinik Verätzungen mit Gewebethrombosierung und bakterieller Infektion. **KO:**

- Durch lokale Wirkung: Glottisödem, Pneumonie durch Säureaspiration, Ösophagus- und Magenperforation. Spätfolge: Ös.-Stenose
- Durch systemische Wirkung: metabolische Azidose, intravasale Hämolyse (nicht bei Laugenintox.), Schock, DIC, Leberzellnekrose, ANS

Diagnose BGA, Hb im Serum (Hämolyse?), Gerinnungsstatus (DIC?), Rö-Abdomen, Rö-Thorax, Gastroskopie zur Magenspülung und zur Quantifizierung der Schleimhautschädigung.

Management

- Sofort mehrere Liter Wasser trinken lassen
- Visköses Lokalanästhetikum, z. B. Lidocain (z. B. Xylocain® viskös 2 %) 10–15 ml, max. 45 ml in 12 h, trinken lassen
- Gastroskopie mit Magenspülung nur in den ersten Stunden nach der Ingestion. **Cave:** vorsichtige Durchführung (Perforationsgefahr), anschließend nasogastrale Verweilsonde
- Frühzeitige Tracheostomie bei schweren Verätzungen im Nasenrachenraum (Gefahr des Glottisödems)
- V. a. bei Säureaspiration: bronchoskopische Absaugung und Vernebelung mit Na^+-Bikarbonat
- Frühzeitiger Azidoseausgleich (▶ 13.1.6) mit Na^+-Bikarbonat 8,4 % (▶ 13.3)
- Schockbehandlung mit Volumensubstitution (▶ 5.2.1)
- Low-Dose-Heparin zur DIC-Prophylaxe (▶ 16.3.1). Parenterale Ernährung (4)
- Vorsichtige Analgetika-Dosierung, um Perforationen nicht zu übersehen
- Bei schwersten Verätzungen Ösophago- und/oder Gastrektomie indiziert
- Ab 2.–3. d Prednisolon 100 mg (▶ 7.4.2) i. v., langsam absteigende Dosierung bis zur 3. Wo., dann Gabe von 10–20 mg/d für weitere 4 Wo. (Prophylaxe von Strikturen, keine sofortige Gabe wegen der Gefahr der Maskierung einer Durchwanderungsperitonitis oder Perforation)

19.2.21 Pilze

Pilzvergiftungen (▶ Tab. 19.7) mit tödlichem Ausgang sind in Mitteleuropa fast ausnahmslos Folge einer Knollenblätterpilzintox., die meist akzidentell (Verwechslung mit Speisepilzen) erfolgt. Typisch ist die Latenzzeit von 8–24 h nach Pilzmahlzeit bis zum Auftreten erster Symptome, vorher gibt es keinerlei Warnzeichen. Dagegen spricht eine kurze Latenzzeit für eine prognostisch deutlich günstigere Vergiftung mit anderen Pilzarten.

Tab. 19.7 Übersicht Pilzvergiftungen

Pilzart	Latenzzeit	Toxische Substanz und Symptome	Therapie
Tigerrittling, Satanspilz, Riesenrötling	5–60 Min.	Akute Gastroenteritis mit Übelkeit, Nausea, Diarrhö, in schweren Fällen Dehydratation	Infusionsbehandlung bei Dehydratation
Risspilz, weiße Trichterlinge	15–60 Min.	**Muskarin:** Salivation, Schwitzen, Lakrimation, Miosis, Erbrechen, Bradykardie, Hypotonie	1–2 mg Atropin i. v.,

Tab. 19.7 Übersicht Pilzvergiftungen *(Forts.)*

Pilzart	Latenzzeit	Toxische Substanz und Symptome	Therapie
Pantherpilz, Fliegenpilz	0,5–3 h	Pantherina-Sy. (atropinartig) mit Erregung, Verwirrung, Mydriasis, Halluzinationen, Tobsuchtsanfällen, Koma, Atemlähmung	Tagelange Beobachtung (Selbst- u. Fremdgefährdung)
Grüner Knollenblätterpilz (a), Frühjahrslorchel (b)	8–48 h	**Amanitine, Phalloidin** (a), **Gyromitrin** (b): 2-Phasen-Verlauf, anfangs unstillbares Erbrechen, Diarrhö (choleraartig), später – nach vorübergehender scheinbarer Besserung von 12–24 h – Ikterus, hämorrhagische Diathese, akute gelbe Leberdystrophie, ANS, Hirnödem	Siehe Management „Knollenblätterpilzvergiftung"

Knollenblätterpilzvergiftung

Diagnose

- Anamnese: Symptomatik erst 5–6 h nach Pilzmahlzeit
- Pilznachweis durch Zeitungspapiertest: verdächtiges Pilzstück auf Zeitungspapier festdrücken, 6–8 ml Salzsäure 20 % → bei Blaufärbung pos.
- Giftnachweis in Serum, Urin, Mageninhalt
- Labor: AT III, Quick, Leberwerte, E'lyte, Krea, BB

Management

- Sofortige stationäre Aufnahme aller an der Pilzmahlzeit Beteiligten, Magenspülung, Aktivkohle, Duodenalsonde, Darmsterilisation mit Paromomycin (Humatin®, ▶ 11.2.3), 3 × 30–40 ml Laktulose (▶ 11.2.1)
- Silibinin (▶ 19.3.8): 20 mg/kg KG/d, verteilt auf 4 Einzeldosen
- Penicillin G (▶ 14.3.2) 1 Mio. IE/kg KG am 1. d und 0,5 Mio. IE/kg am 2. und 3. d
- Hämoperfusion, sofern Vergiftung < 24 h zurückliegt; kontinuierliche Hämofiltration kann Amanitinspiegel senken
- Hochkalorische parenterale Ernährung (4)
- Ther. der Gerinnungsstörung und DIC (▶ 16.1.3) mit Heparin (200 IE/h), AT III (8 × 500 IE/d, ▶ 16.4.5) und FFP (▶ 16.4.3)

19.2.22 Botulismus

Systemische Vergiftung durch ein von C. botulinum produziertes Neurotoxin.

Ätiologie Unsachgemäß konserviertes Gemüse, Früchte und Fleischwaren. Riskant, wenn gekochte Speisen > 16 h bei Raumtemperatur aufbewahrt werden.

Wirkweise Toxin blockiert die Freisetzung von Acetylcholin an peripheren Nervenendigungen, Wirkbeginn sehr variabel (6 h bis 8 d), meist nach 18–36 h.

Klinik

- **Auge:** Doppelbilder, Akkommodationsstörung im Nahbereich, Mydriasis, Strabismus, Ptosis, fehlende Lichtreaktion
- **ZNS:** Pat. meist bewusstseinsklar, Dysphagie, Dysarthrie, Schwäche der Extremitäten, Schwindel, Atemarbeit erschwert bis zur peripheren Atemlähmung. Liquor meist normal, allenfalls Eiweiß leicht erhöht
- **GIT:** Mundtrockenheit, Übelkeit, Erbrechen, abdominale Krämpfe, eher Obstipation, Meteorismus

Diagnose Pat.-Serum im Tierversuch toxisch, Antigenspezifität durch Neutralisationstest an Mäusen. Laborwerte nicht spezifisch verändert.

Management
- Alle gefährdeten Personen müssen ausreichend lange beobachtet werden
- Antitoxingabe (▶ 19.3.11) schon bei wahrscheinlicher Diagnose – je früher, desto wirksamer. Bei fraglicher Exposition Antitoxingabe gegen das Risiko einer anaphylaktoiden Reaktion auf Pferdeserum abwägen. 500 ml polyvalentes Antitoxin werden initial und weitere 250 ml nach 4–6 h je nach klinischem Verlauf verabreicht
- **Wichtig:** frühzeitige Beatmung bei respirator. Partialinsuff. BGA möglichst 1- bis 2-stdl., kontinuierliche Pulsoxymetrie (▶ 2.1.2)

19.2.23 Zyanid

Hemmung der zellulären Atmung durch Blockierung der Zytochromoxidase. Zyanid entsteht unter anderem bei der Erhitzung und Verbrennung von Kunststoffen.

Klinik
- Nach Inhalation oder Einnahme **größerer** Mengen: Pat. bricht plötzlich – oft mit Aufschrei – tot zusammen
- Nach Ingestion **kleinerer** Mengen: Bittermandelgeruch, Atemnot trotz rosiger Hautfarbe, evtl. Zyanose, Schleimhautreizung, Kopfschmerzen, Schwindel, Bewusstlosigkeit, Krämpfe, Atemlähmung

Diagnose Anamnese, Gasspürgerät.

Management
- Reanimation **ohne** Mund-zu-Mund- bzw. Mund-zu-Nase-Beatmung!
- Antidot-Behandlung mit 4-DMAP (▶ 19.3.9): bei schwersten Intox. 3,25 mg/kg 4-DMAP (= 1 Amp. = 250 mg bei 70 kg), bei mittelschweren Intox. 1 mg/kg. **Cave:** keine Nachinjektionen wegen kumulativer Methämoglobinbildung. Danach 6–10 Amp. à 10 ml Natriumthiosulfat 10 % (▶ 19.3.10)
- Bei ansprechbaren Pat. mit leichter Intox. bzw. bei V. a. Zyanidintox.: Natriumthiosulfat (▶ 19.3.10)
- Bei perkutaner Giftaufnahme Waschen mit Seife und viel Wasser (Handschuhe anziehen!)
- Zyanid (tox. Plasmaspiegel > 1 mg/ml) und das aus Thiosulfat und Zyanid entstandene Thiozyanat (tox. Plasmaspiegel > 60 mg/ml) sind dialysierbar

19.2.24 Methämoglobinbildner

Zahlreiche Substanzen, z. B. Nitrobenzol, aromatische Amine, Nitrate, Nitrite, Chromate, Anilin oder 4-DMAP (▶ 19.3.9) oxidieren Ferrohämoglobin (Eisen in zweiwertigem Zustand, wichtig für die Sauerstoffbindung an das Hb-Molekül) zu Ferrihämoglobin (Methämoglobin, Fe^{3+}, Normalwert < 2 % des Gesamt-Hb).

Klinik Intoxikationszeichen treten auf, sofern der Met-Hb-Gehalt 30–40 % des Gesamt-Hb übersteigt.
- Met-Hb 15–30 %: leichte Zyanose, Müdigkeit
- Met-Hb 30–40 %: mittelschwere Zyanose
- Met-Hb > 40 %: schwere Zyanose, Dyspnoe, Tachykardie, Schwindel, Kopfschmerzen, Unruhe
- Met-Hb > 50 %: Somnolenz, Koma

Cave
Die pulsoxymetrische Sättigung zeigt bei hohen Met-Hb-Konzentrationen falsch hohe Werte um ca. 85 % (Gefahr der Unterschätzung einer tatsächlich schwerwiegenden Gewebehypoxie).

Management
- Supportive Ther., nötigenfalls Intubation und Beatmung
- Antidot-Therapie mit Toloniumchlorid (Toluidinblau) 2–4 mg/kg i. v., nötigenfalls wiederholte Gabe bis Met-Hb < 40 % des Gesamt-Hb

19.2.25 Kohlenmonoxid

Kohlenmonoxid (CO) hat eine 300 Mal höhere Affinität zu Hb als O_2. Führt über mangelnde O_2-Sättigung des Hb und fehlende O_2-Abgabe an das Gewebe in Anwesenheit von CO-Hb zu Hypoxie und Gewebeazidose.

Klinik
- **Akute Form:** rosige Haut, Übelkeit, Erbrechen, Adynamie ab 30–40 % CO-Hb, Bewusstlosigkeit ab 50 % CO-Hb, zuletzt Asystolie und Apnoe
- **Subakute und chron. Form:** als Folge der länger andauernden Hypoxie schwere metabolische Azidose, HZV ↓, RR ↓, Bewusstlosigkeit, Streckspasmen als Ausdruck der Hirnstammschädigung, Krampf und gesteigerte Muskeleigenreflexe

Diagnose Anamnese, CO-Prüfröhrchen, CO-Hb-Bestimmung im Blut, BGA. **Cave:** Sauerstoffsättigung mit Pulsoxymetrie falsch normal!

Management
- Antidot-Ther. mit Sauerstoff (Verdrängung des CO vom Hb) über Gesichtsmaske oder nach Intubation (**Cave:** Die pulsoxymetrische Sättigung zeigt bei CO-Intox. ausgeprägt falsch hohe Werte)
- Bei schweren Intox. hyperbare O_2-Ther. in Spezialdruckkammern (2–3 atm) mit daraus resultierender erheblich verkürzter HWZ des CO-Hb
- Reanimation bei Atem- und Kreislaufstillstand nach CAB-Regel (▶ 5.1), Beatmung mit PEEP und FiO_2 1,0 (▶ 3.3)
- Azidose-Korrektur (▶ 13.1.6) mit Na^+-Bikarbonat (▶ 13.3)
- Hirnödemprophylaxe (▶ 8.3.1) mit Mannitol (▶ 8.4.3) und 3 × 8 mg/d Dexamethason (▶ 8.4.4) i. v.
- Häufig begleitende Reizgasinhalation (▶ 7.1.6)

19.3 Antidote

19.3.1 Flumazenil

Wirkmechanismus Imidazobenzodiazepin (keine intrinsische Aktivität), kompetitive Hemmung des Benzodiazepinrezeptors.

Pharmakokinetik Bei niedriger oraler Bioverfügbarkeit nur parenterale Gabe sinnvoll. HWZ ca. 50 Min., bei Leberinsuff. länger, Verteilungsvolumen 0,95 l/kg, Plasmaproteinbindung 50 %. Elimination: hepatischer Metabolismus. Wirkbeginn 1–2 Min. nach i. v. Applikation, Wirkdauer abhängig von der Konz. des eingenommenen Benzodiazepins (kompetitiver Antagonismus).

Indikationen
- V.a. schwere Benzodiazepinintox. zur DD und Ther.
- Kurzfristige Aufhebung einer Langzeitsedierung beatmeter Pat. für neurologische Untersuchung
- Aufhebung einer paradoxen Reaktion auf Benzodiazepingabe
- Enzephalopathie bei Coma hepaticum (Ind. umstritten)

Dosierung
- **Initial** 0,2 mg (= 2 ml) Bolus i.v., dann 0,1 mg/Min., bis der Pat. wach ist
- **Gesamtdosis** ca. 1 mg (jedoch wurden selbst bei 100 mg keine Überdosierungserscheinungen beobachtet)

Nebenwirkungen Übelkeit und Erbrechen, Angstgefühl, RR- und Frequenzschwankungen, selten Entzugserscheinungen (Krampfanfälle, sympt. Psychosen).

Kontraindikationen
- Pat. mit Epilepsie, die Benzodiazepine als Zusatzmedikation erhalten
- Relativ: Schwangerschaft, Stillzeit, Kinder

> - Wegen fehlender Erfahrung strenge Ind. bei Schwangerschaft, Stillzeit und Kindern < 15 J
> - Nur bei ausreichend langer Nachbeobachtung anwenden, da die HWZ von Flumazenil viel kürzer ist als die der Benzodiazepine!

19.3.2 Naloxon

Wirkmechanismus Reiner Opiatantagonist, der alle Opiatwirkungen aufhebt und in breitem ther. Bereich keine eigene pharmakologische Wirkung besitzt.

Pharmakokinetik Bei niedriger oraler Bioverfügbarkeit nur parenterale Gabe sinnvoll, HWZ 1–1,5 h, Verteilungsvolumen 5 l/kg, Plasmaproteinbindung 50 %. Elimination: hepatische Oxidation und Glukuronidierung. Wirkbeginn: 1–2 Min. nach i.v. Applikation, Wirkdauer abhängig von der Konz. des zu antagonisierenden Opiats (bei üblichen Dosen ca. 15–90 Min.).

Indikationen
- Atemdepression und Dämmerzustände durch Opiate und synthetische Narkotika, z.B. Fentanyl, Methadon, Pentazocin, Dextropropoxyphen, Tilidin
- Zur DD bei V.a. Opioidintox
- Postop. opioidinduzierte Atemlähmung

Dosierung
- Bei Opioidüberdosierung nach dem Titrationsverfahren, Dosierung nach Wirkung mit initial 0,4–2 mg i.v., Wiederholung nach 3 Min. bis zu 3 × möglich
- Postop. fraktionierte Gabe von 0,1–0,4 mg i.v.

Nebenwirkungen
- Bei zu plötzlicher Antagonisierung: Schwindel, Erbrechen, Schwitzen, Tachykardie, Hypertonus, Tremor, Krampfanfall, Asystolie
- Bei Opioidabhängigen akutes Entzugssy.

Kontraindikationen Relative: Schwangerschaft (plazentagängig), vorbestehende Herzerkr.

- Erhöhte Vorsicht bei V. a. Opioidabhängigkeit, Pat. vor Injektion in Bauchlage fixieren!
- Wegen kurzer HWZ sorgfältige Nachbeobachtung und ggf. Nachinjektion
- Nach Gabe von 2–4 mg Naloxon ohne Wirkung ist eine Opioidüberdosierung sehr unwahrscheinlich

19.3.3 Biperiden

Wirkmechanismus Zentral und peripher wirkendes Anticholinergikum.

Pharmakokinetik Orale Bioverfügbarkeit 30 % (hepatischer First-Pass-Metabolismus), biphasischer Plasmaspiegelverlauf, HWZ der Alphaphase 1–2 h, der Betaphase (Elimination) 12–18 h, Verteilungsvolumen 24 l/kg, Plasmaproteinbindung 95 %. Elimination: hepatische Hydroxylierung.

Indikationen
- Nikotinvergiftung
- Vergiftung durch organische Phosphorverbindungen
- Parkinsonsy., extrapyramidale Bewegungsstörungen, bizarres neurologisches Sy. bei Neuroleptika-Intox.
- Gedecktes SHT zur Behandlung des postkommotionellen Sy.
- Trigeminusneuralgie

Dosierung
- Ca. 2,5–5 mg Biperidin bei 70-kg-Pat. i. m. oder verdünnt langsam i. v. = 0,04 mg/kg
- Bei gedecktem SHT 10 mg Biperiden i. v.

Nebenwirkungen Mundtrockenheit, Akkommodationsstörungen, Müdigkeit, Schwindel, Obstipation, Tachykardie, Hypotonie, Miktionsbeschwerden, evtl. Harnverhalt. Bei Überdosierung: Unruhe, Psychose.

Kontraindikationen Engwinkelglaukom, mechanische GIT-Stenose, paralytischer Ileus, Megakolon.

Wechselwirkung Wirkungsverstärkung durch andere Antiparkinsonmedikamente, Antidepressiva, Chinidin.

- Vorsicht bei Pat. mit Tachykardieneigung und erhöhter Krampfbereitschaft
- Hohe Dosen zurückhaltend einsetzen, da Überdosierung von Biperiden ein zentrales und peripheres anticholinerges Sy. erzeugt, das durch die anticholinergen Wirkungen der Neuroleptika verstärkt werden kann
- **Antidot:** Physostigmin (▶ 19.3.4)

19.3.4 Physostigmin

Wirkmechanismus Indirektes, auch zentral wirksames Parasympathomimetikum (reversible Hemmung der Cholinesterase).

Pharmakokinetik Orale Bioverfügbarkeit ca. 80 %, mit Blick auf Ind. jedoch nur parenterale Gabe sinnvoll, HWZ 20–60 Min., Verteilungsvolumen ca. 1 l/kg. Elimination: hydrolytische Spaltung durch Cholinesterasen (Leber, Serum).

Indikationen

- Antidot bei Intox. mit anticholinergen Substanzen: Parasympatholytika, Neuroleptika auf Phenothiazinbasis, Antidepressiva, Antihistaminika, Alkohol
- Zur DD unklarer Bewusstseinsstörung bei Vorhandensein von mindestens einem zentralen anticholinergen Symptom (Koma, Halluzinationen, Choreoathetose, Pyramidenbahnzeichen) und mind. 2 peripheren anticholinergen Symptomen (Mydriasis, Tachykardie, Vasodilatation, Mundtrockenheit, Darmatonie). Bei Vigilanzverbesserung Intox. mit anticholinerger Substanz wahrscheinlich

Dosierung

- **Initial** 2 mg bei 70-kg-Pat. langsam i. v. oder i. m. (entspricht 0,03 mg/kg)
- **Bei Wirksamkeit** 1–4 mg alle 20 Min. oder Perfusor mit 2 mg/h

Nebenwirkungen

- Allergie, evtl. anaphylaktischer Schock bei Sulfitüberempfindlichkeit
- Bei Überdosierung Bradykardie, Speichelfluss, Erbrechen, Durchfall, sehr selten generalisierter Krampfanfall, Pankreatitis

Kontraindikationen Bei vitaler Bedrohung relativ: KHK, Asthma (v. a. bei bekannter Sulfitüberempfindlichkeit), mechanischer Ileus, mechanischer Harnverhalt, Diab. mell., Hypotonie, Bradykardie, SHT, Hyperkapnie.

- Applikation unter EKG- und RR-Kontrolle
- NW durch Atropin in halber Dosierung des Physostigmins aufhebbar

19.3.5 Glukagon

Wirkmechanismus Aktivierung der Adenylatzyklase mit erhöhter Bereitstellung von cAMP am Herzen, dadurch pos. inotrope Wirkung (nicht über Betarezeptoren vermittelt), Glykogenabbau, Fettsäureoxidation und -speicherung in Form von Triglyzeriden.

Indikationen

- Betablocker-Intox., Intox. mit Kalziumantagonisten vom Nicht-Dihydropyridin-Typ
- Therapierefraktäre Hypoglykämie
- Ruhigstellung des GIT, z. B. für radiologische Untersuchungen

Dosierung

- **Betablocker-Intox.:** 0,2 mg/kg als Kurzinfusion, anschließend Gesamtdosis von 0,5 mg/kg über 12 h applizieren, nicht länger als 24 h anwenden
- **Perfusor:** 10 Amp. à 1 mg auf 10 ml, bei 70 kg 3 ml/h über 12 bis max. 24 h, je nach Symptomatik (BZ-Kontrolle)
- **Bei insulin-, sulfonylharnstoffbedingter Hypoglykämie:** 0,5–1 mg i. v., evtl. 1- bis 2-mal wiederholen

Nebenwirkungen Allergie, Tachykardie, Hyperglykämie, GIT-Unverträglichkeit.

- Engmaschige BZ-Kontrollen
- Keine Wirksamkeit bei Hypoglykämie, wenn kein Leberglykogen vorhanden ist

19

- Aufgrund der NW und besser wirksamer und verträglicher Medikamente heute keine Ind. mehr zur Ther. der Herzinsuff.
- Bei Insulinom kann Glukagon zu einer Stimulation der Insulinproduktion des Tumors führen!

19.3.6 Digitalisantidot

Wirkmechanismus Fab-Fragmente von Anti-Digoxin-Antikörpern, die im Blut zirkulierendes Digoxin binden und inaktivieren. Auch bei Digitoxinintox. wirksam.

Indikationen Lebensbedrohliche Digitalisintox. v. a. bei schweren Herzrhythmusstörungen mit multifokalen VES und Kammerflimmern.

Dosierung
- 80 mg Antitoxin binden 1 mg Digitalis
- **Bei unbekannter Glykosidmenge:** 480 mg in 120 ml NaCl 0,9 % auflösen und als Kurzinfusion geben, z. B. initial 250 ml/h i. v. Bei Sistieren der Rhythmusstörungen Infusionsrate reduzieren und Restmenge über längeren Zeitraum (z. B. 4–6 h) infundieren
- **Bei bekannter oraler Einnahmemenge:** bei erfolgreicher primärer Giftelimination ca. 10–20 % der Gesamteinnahmemenge abziehen, davon werden 80 % resorbiert. Auf dieser Basis berechnete Digitalis-Gesamtmenge im Körper in mg × 80 = erforderliche Antitoxindosis

Nebenwirkungen Allergie bis zu anaphylaktischem Schock, Abfall des Serum-K^+ durch K^+-Verschiebung nach intrazellulär.

Kontraindikationen Schafeiweißallergie.

- Immer zuerst Allergietest durchführen: 0,1 ml der hergestellten Digitalis-Antidot-Lösung mit NaCl 0,9 % auf 0,4 ml verdünnen und davon 0,1 ml am Unterarm intrakutan injizieren: Bei Allergie nach 15 Min. Quaddel mit Erythem
- Konjunktivaltest: 1 Tr. der für Intrakutantest vorbereiteten Lösung in Konjunktivalsack: pos. bei Juckreiz, Tränenfluss und Lidödem nach 15 Min.
- Immer gleichzeitig Kontrolluntersuchung auf der Gegenseite nur mit NaCl 0,9 %
- Unter Ther. übliche Glykosidspiegelbestimmungen nicht mehr aussagekräftig (Glykosid-Antidot-Komplexe werden mitgemessen)
- Hypokaliämieneigung → kurzfristige K^+-Kontrolle und vorsichtige K^+-Substitution (▶ 13.1.2, ▶ 13.2.2)
- Aufgrund der langen HWZ und des großen Verteilungsvolumens der Herzglykoside (besonders bei Digoxin ▶ 6.22) muss mit einem Wiederauftreten von Rhythmusstörungen einige Stunden nach Ende der Antidot-Infusion gerechnet werden (Rückverteilung von Digitalis in den Plasmaraum). In diesem Fall ist eine erneute und prolongierte Antidot-Infusion indiziert

19.3.7 Obidoxim

Wirkmechanismus Reaktivator der Cholinesterase.

Indikationen Alkylphosphatintox.: **sehr gute Wirkung** bei Parathion (Nitrostigmin®, E 605 forte®), Phosphamidon (Dimecron 20®), gute Wirkung bei Demeton-S-Methylsulfoxid (Metasystox®), Trichlorphon (Dipterex®), **schlechte Wirkung** bei Dimethoat (Rogor®, Roxion®), Endothion, Formothion, Malathion, Mevinhos.

Dosierung 5 Min. nach Gabe von Atropin 1 Amp. = 0,25 g langsam i. v. Kann in Abständen von 2 h 1- bis 2-mal wiederholt werden.

Nebenwirkungen Hitze- und Spannungsgefühl im Kopf, Kälteempfinden möglich, Tachykardie, Übelkeit.

Kontraindikationen Intox. mit Carbamaten (Carbaryl, Aldicarb, Ethiofencarb).

> 1. Dosis möglichst innerhalb von 6 h nach Ingestion verabreichen, Gabe > 8 h nach Ingestion ist wegen „Alterung" des Alkylphosphat-Cholinesterase-Komplexes wirkungslos.

19.3.8 Silibinin

Wirkmechanismus Hemmung der Aufnahme von Amanitin in die Leberzelle.

Indikationen Knollenblätterpilzintox.

Dosierung Silibinin 20 mg/kg KG/d, verteilt auf 4 Einzelgaben mit Infusion über 2 h. Bei 70 kg schweren Pat. 4 × 350 mg. Inhalt der Durchstechflasche mit 35 ml Glukose 5 % oder NaCl 0,9 % auflösen → 1 ml = 10 mg Silibinin. Je nach errechneter Dosis wird die erforderliche Menge auf z. B. 250 ml Infusionslösung aufgefüllt und mit 125 ml/h infundiert.

Nebenwirkungen In Einzelfällen Flush während der Infusion.

> Hämoperfusion in infusionsfreien Intervallen beginnen. Ther.-Dauer so lange, bis Intox.-Erscheinungen abgeklungen.

19.3.9 4-DMAP

Wirkmechanismus 4-Dimethylaminophenol ist ein Met-Hb-Bildner. Da Zyanid eine größere Affinität zu Met-Hb als zur Zytochromoxidase besitzt, wird die Zytochromoxidase aus der Zyanidbindung freigesetzt.

Indikationen Zyanid-, Blausäure-, Nitril-, Schwefelwasserstoffintox.

Dosierung

- Schwerste Intox.: max. 3,25 mg/kg (bei 70-kg-Pat. 1 Amp. à 250 mg) i. v.
- Mittelschwere Intox.: 1 mg/kg (bei 70-kg-Pat. ⅓ Amp.) i. v.

Nebenwirkungen Hämolyse bei hoch dosierter Gabe.

Kontraindikationen

- Mischintox. mit Kohlenmonoxid
- Relative KI: Säuglinge und Kleinkinder, Sulfitallergie

> Keine Nachinjektionen wegen kumulativer Met-Hb-Bildung. Stattdessen weitere Ther. mit Natriumthiosulfat (▶ 19.3.10).

19.3.10 Natriumthiosulfat

Wirkmechanismus Schwefeldonator zur Bildung ungiftiger Abbauprodukte, z. B. Förderung der enzymatischen Umwandlung von Zyanid zu Thiocyanat durch das Enzym Rodanase.

Indikationen

- **i. v.:** bei Intox. mit Blausäure, Rauchgas, N-Lost (Alkylanzien), Stickoxiden, aliphatischen und aromatischen Nitroverbindungen, Infusion von Nitroprussidnatrium (▶ 6.29.2)
- **p. o.:** bei Intox. mit Oxidationsmitteln (Kaliumpermanganat, Silbernitrat, Jodverbindungen, Peroxide) und Bromat zur Magenspülung. Bei Quecksilbersalzen nach Magenspülung

Dosierung

- **Zyanidintox.** 6–12 g (6–12 Amp.) sofort nach 4-DMAP (▶ 19.3.9) langsam i. v.
- **Alkylanzienintox.** Erw.: 100–500 mg/kg (max. 35 g bei 70-kg-Pat.), Kinder: 50–100 mg/kg.
- **p. o.:** 1 %-Lösung zur Magenspülung
- **Quecksilberintox.:** 250 ml nach Magenspülung

Nebenwirkungen Bei zu schneller i. v. Injektion RR-Abfall möglich.

Kontraindikationen Asthmatiker mit bekannter Sulfitüberempfindlichkeit.

> Im Gegensatz zu 4-DMAP auch bei Mischintox. mit CO anwendbar.

19.3.11 Botulismus-Antitoxin

Wirkmechanismus Wirkungsverlust durch Toxinbindung.

Indikationen Botulismus und begründeter Verdacht auf Botulinustoxin-Exposition.

Dosierung Initial 500 ml i. v. (= 2 Flaschen), nach 4–6 h erneut 250 ml je nach klinischem Verlauf.

Nebenwirkungen Allergie, evtl. anaphylaktischer Schock.

Kontraindikationen Pferdeeiweiß-Allergie.

> Zunächst Allergietest intrakutan und konjunktival durchführen. Zum Vorgehen ▶ 19.3.6.

20 Pharmakologie

Volkhard Kurowski

20

20.1 Pharmakokinetik

20.1.1 Bioverfügbarkeit

Definition
Prozentualer Anteil einer Dosis, der nach Applikation unverändert die syst. Zirkulation erreicht.

Definitionsgemäß wird bei i.v. Gabe eines Arzneimittels die Bioverfügbarkeit (BV) mit 100 % angesetzt. Für alle anderen Applikationsformen (s.c., i.m., transkutan, intrabronchial, s.l., p.o., rektal) wird die BV zur Abschätzung der zu erwartenden Wirkungen und Nebenwirkungen herangezogen. Die orale BV ist abhängig vom:

- **Ausmaß der enteralen Resorption des Wirkstoffs,** bestimmt durch folgende Einflussgrößen: chemische Struktur des Wirkstoffs (bessere Resorption lipophiler Substanzen), galenische Zubereitung, Interaktion mit anderen Substanzen im GIT, Funktionszustand des Darms (Passagezeit, bakt. Besiedlung, Veränderungen der Darmmukosa, z.B. infolge entzündlicher Prozesse, Blutstase)
- **Ausmaß des präsystemischen Metabolismus in Dünndarm und Leber** („First-Pass-Effekt"): meist innerhalb des therapeutischen Dosisbereichs annähernd konstant. Ausnahme: Überschreiten der Sättigungskapazität des präsystemischen Metabolismus, dann durch hohe Dosierung bessere orale BV

Medikamente mit hoher BV (> 80 %) sind bei oraler Anwendung relativ sicher zu handhaben. Hier ist die orale Gabe auch unter intensivmedizinischen Bedingungen eine sinnvolle Alternative zur parenteralen Arzneimittelther.
Medikamente mit niedriger BV (< 50 %) erfordern höhere orale Dosen und sind häufig wegen großer interindividueller Schwankungsbreite unsicher bei oraler Applikation

20.1.2 Plasmahalbwertszeit (HWZ)

Definition
Zeit, in der die Plasmakonzentration eines Medikaments auf die Hälfte des Ausgangswerts abgefallen ist.

Die Plasma-HWZ ist eine wichtige Kenngröße zur Abschätzung der Wirkdauer einer Einzeldosis und zur Festlegung des Dosierungsintervalls:

- HWZ deutlich kürzer als gewähltes Dosierungsintervall → Gefahr der zeitweise nicht vorhandenen Medikamentenwirkung
- HWZ erheblich länger als Dosierungsintervall → Gefahr der Akkumulation (z.B. bei renal eliminierbaren Medikamenten und Niereninsuff., ▶ 20.4)

Der Angabe der HWZ liegen pharmakokinetische Modelle zugrunde, die das Verhalten eines Arzneistoffs im Verhältnis zum Organismus näherungsweise zu beschreiben versuchen. Im **Ein-Kompartiment-Modell** wird der Körper als homogenes Volumen betrachtet, in das der Arzneistoff absorbiert, in dem er umgehend verteilt und aus dem er mit einer Funktion erster Ordnung eliminiert wird. Dieses Modell beschreibt die Kinetik von Arzneimitteln, die sich sehr rasch im Organismus verteilen, und ist geeignet für die Berechnung der Eliminationskinetik von renal eliminierbaren Substanzen bei Einschränkung der Nierenfunktion (▶ 20.4). I. d. R. verteilt sich eine verabreichte Substanz im Körper nicht nur auf ein, sondern auf zwei oder mehr Kompartimente. Die Pharmakokinetik ist dann die Summe der voneinander abhängigen Invasions- und Evasionsvorgänge in die Kompartimente hinein und aus ihnen heraus.

Im **Zwei-Kompartiment-Modell** (▶ Abb. 20.1) wird neben dem zentralen Kompartiment, in das das Arzneimittel primär gelangt (z. B. durch Resorption oder Injektion) und aus dem es eliminiert wird, ein zweites im Nebenschluss befindliches Kompartiment angenommen. Dieses Modell beschreibt z. B. die Verhältnisse für eine Substanz, die nach Gabe in das Blut (zentrales Kompartiment) einer Verteilung in den Extrazellulärraum unterliegt. Zur Beschreibung der Pharmakokinetik können in diesem Fall zwei HWZ angegeben werden:

- HWZ der Alphaphase, die im Wesentlichen die Verteilung in das Gewebe charakterisiert
- HWZ der Betaphase, die durch die Rückverteilung aus dem Gewebe und die Elimination bestimmt wird

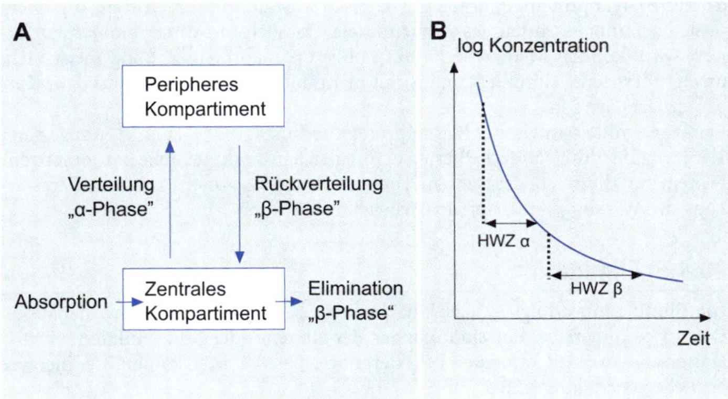

Abb. 20.1 Pharmakokinetisches Zwei-Kompartiment-Modell (A) mit dazugehörigem Konzentrations-Zeit-Verlauf (B) [A300]

20.1.3 Verteilungsvolumen (V_D)

Definition
Quotient aus der Menge des im Organismus befindlichen Arzneimittels und seiner Plasmakonzentration, ausgedrückt in Liter pro Kilogramm (l/kg KG).

Wegen selektiver Gewebebindung (z. B. Affinität zum Fettgewebe) entsprechen die für die jeweiligen Arzneimittel angegebenen Verteilungsvolumina nur in Ausnahmefällen einem physiologisch definierten Raum, z. B. dem Plasmavolumen (V_D = 0,05 l/kg), dem Extrazellulärraum (V_D = 0,2 l/kg) oder dem Körperwasser (V_D = 0,67 l/kg). Bei Anreicherung von Arzneimitteln in einzelnen Körpergeweben können Verteilungsvolumina > 1 l/kg erreicht werden.

Arzneimittel mit großen Verteilungsvolumina:

- Besitzen häufig mehrere HWZ (Verteilung aus dem zentralen Kompartiment in den gesamten Verteilungsraum, Eliminations-HWZ, s. o.)
- Haben oft lange terminale HWZ (je größer das Verteilungsvolumen, desto länger die Eliminations-HWZ)
- Lassen sich durch Entgiftungsmaßnahmen wie Hämodialyse oder Hämoperfusion nur sehr schwer (V_D > 2 l/kg) oder überhaupt nicht (V_D > 5 l/kg) aus dem Körper eliminieren

20.1.4 Plasmaproteinbindung

Definition
Prozentualer Anteil des im Plasma vorhandenen Medikaments, der reversibel an Plasmaproteine gebunden ist.

Die Bindung erfolgt zumeist an Albumin, bei basischen Substanzen auch an das α1-saure Glykoprotein. Pharmakodynamisch wirksam ist nur der freie, d. h. nicht proteingebundene Anteil des Arzneimittels. Da auch nur dieser glomerulär filtriert wird, können Medikamente mit hoher Plasmaproteinbindung meist nicht unverändert renal eliminiert und somit nicht mittels Hämodialyse aus dem Körper entfernt werden.
Bei Arzneimitteln mit hoher Plasmaproteinbindung (> 90 %) kann es infolge einer Verdrängung durch andere Pharmaka mit gleicher Bindungsstelle am „besetzten" Protein zur klinisch bedeutsamen Erhöhung des freien Anteils kommen (Verstärkung der Wirkung, Auftreten unerwünschter Wirkungen).

20.1.5 Elimination

Die Elimination erfolgt je nach Pharmakon überwiegend renal bzw. hepatisch. Dies ist besonders bei Einschränkungen der Nieren- oder Leberfunktion wichtig. Dosierung von Medikamenten bei Niereninsuff. ▶ 20.4. Medikamentöse Therapie bei Leberschädigung ▶ 20.5.

20.2 Plasmaspiegel und therapeutische Bereiche von Arzneimitteln

- **Ther. Bereich:** Spanne der pharmakodynamisch wirksamen Plasmakonzentration, in der unerwünschte Wirkungen nur mit geringer Wahrscheinlichkeit auftreten, aber keinesfalls ausgeschlossen sind
- **Ther. „Drug-Monitoring" (TDM):** Messung von Medikamentenkonzentrationen im Blutplasma zur Dosisanpassung von Arzneimitteln mit geringer ther. Breite

! Cave
Ein TDM entbindet den Arzt nicht von der Aufgabe, das Behandlungsschema der klinischen Situation (Ausbleiben des gewünschten Effekts, Auftreten von NW) anzupassen!

Gut etabliert ist das TDM für Aminoglykoside, Antiepileptika, Digitalis, Lithium, Theophyllin und Ciclosporin A. Bei anderen Substanzen kann ein TDM bei unterschiedlichen Fragestellungen hilfreich sein, z. B.:

- Hinweis auf ausreichende Dosierung oder bereits vorhandenen proarrhythmogenen Effekt bei Gabe von Antiarrhythmika
- Dosisanpassung bei Niereninsuff. (Flucytosin, Fluconazol, Vancomycin, Teicoplanin)
- Hinweis auf Pat.-Compliance
- Grad einer Intoxikation, z. B. bei trizyklischen Antidepressiva

Ther. Bereiche von Antiarrhythmika ▶ Tab. 20.1, Talspiegel und therapeutische Bereiche von Antibiotika ▶ Tab. 20.2, ther. Bereiche ausgewählter Antidepressiva ▶ Tab. 20.3, ther. Bereiche gängiger Antiepileptika ▶ Tab. 20.4, ther. Bereiche weiterer Arzneimittel ▶ Tab. 20.5.

Tab. 20.1 Therapeutische Bereiche von Antiarrhythmika

Antiarrhythmikum	Ther. Bereich [µmol/l]	Umrechnungsfaktor[1]	Ther. Bereich [mg/l]
Ajmalin	0,09–0,15	3,0	0,03–0,05
Amiodaron	0,8–4,7	1,6	0,5–3,0
Disopyramid	6–15	3,0	2–5
Flecainid	0,5–2,5	2,5	0,2–1,0
Lidocain	8,5–21,5	4,3	2–5
Mexiletin	2,8–11,2	5,6	0,5–2,0
Phenytoin[2]	40–80	4,0	10–20
Propafenon	0,6–3,0	3,0	0,2–1
Sotalol	3–10	3,7	0,8–2,7
Verapamil	0,04–0,20	2,0	0,02–0,10

[1] Umrechnungsfaktor (UF) = 1.000 : MG, d. h. µmol/l = UF × mg/l
[2] Ther. Bereich definiert für antikonvulsive Langzeitbehandlung

Tab. 20.2 Talspiegel und therapeutische Bereiche von Antibiotika

Substanz	Talspiegel[2] [µmol/l]	Ther. Bereich [µmol/l]	Umrechnungsfaktor[1]	Talspiegel[2] [mg/l]	Ther. Bereich [mg/l]
Amikacin	< 9	26–43	1,7	< 5	15–25
Amphotericin B	–	0,2–2,2	1,1	–	0,2–2,0
Chloramphenicol	–	16–62	3,1	–	5–20
Co-trimoxazol = Trimethoprim + Sulfamethoxazol	–	5–14 160–400	3,44,0	–	1,5–4,0 40–100
Fluconazol	–	13,2–26	3,3	–	4–8
Flucytosin	–	bis 780	7,8	–	bis 100

Tab. 20.2 Talspiegel und therapeutische Bereiche von Antibiotika *(Forts.)*

Substanz	Talspiegel[2] [μmol/l]	Ther. Bereich [μmol/l]	Umrechnungsfaktor[1]	Talspiegel[2] [mg/l]	Ther. Bereich [mg/l]
Ganciclovir	–	2,3–97,5	3,9	–	0,6–25
Gentamicin	< 4,5	11–26	2,2	< 2	5–12
Griseofulvin	–	0,84–3,6	2,8	–	0,3–1,3
Isoniazid	–	3,7–110	7,3	–	0,5–15
Pyrazinamid	–	58–87	2,9	–	20–30
Streptomycin	< 8,5	26–68	1,7	< 5	15–40
Teicoplanin	–	bis 5	0,5	–	bis 10
Tobramycin	< 4,5	11–25	2,1	< 2	5–12
Vancomycin	< 7	bis 28	0,7	< 10	bis 40

1 Umrechnungsfaktor (UF) = 1.000 : MG, d. h. μmol/l = UF × mg/l
2 Talspiegel (Trough Level) werden am Ende des Dosierungsintervalls direkt vor erneuter Medikamentenapplikation bestimmt und sollen den angegebenen Wert nicht überschreiten

Tab. 20.3 Therapeutische Bereiche ausgewählter Antidepressiva

Antidepressivum	Ther. Bereich [μmol/l]	Umrechnungsfaktor[1]	Ther. Bereich [mg/l]
Amitriptylin + Nortriptylin[2]	0,40–0,90	3,6	0,10–0,25
Clomipramin + Desmethylclomipramin[2]	0,50–1,00	3,2	0,15–0,30
Desipramin	0,25–0,95	3,8	0,06–0,25
Doxepin + Desmethyldoxepin[2]	0,20–0,90	3,6	0,06–0,25
Imipramin + Desipramin[2]	0,35–1,10	3,6	0,10–0,30
Nortriptylin	0,20–0,60	3,8	0,05–0,15

1 Umrechnungsfaktor (UF) = 1.000 : MG, d. h. μmol/l = UF × mg/l
2 Im Rahmen des ther. „Drug-Monitorings" oder der tox. Analyse werden die Plasmakonzentrationen des entsprechenden Pharmakons mit denen des jeweiligen aktiven Metaboliten (in Klammern) summiert

Tab. 20.4 Therapeutische Bereiche gängiger Antiepileptika

Antiepileptikum	Ther. Bereich [μmol/l]	Umrechnungsfaktor[1]	Ther. Bereich [mg/l]
Carbamazepin	17–42	4,2	4–10
Clonazepam	0,06–0,22	3,2	0,02–0,07
Ethosuximid	285–710	7,1	40–100
Phenobarbital	43–130	4,3	10–30

Tab. 20.4 Therapeutische Bereiche gängiger Antiepileptika *(Forts.)*

Antiepileptikum	Ther. Bereich [µmol/l]	Umrechnungs-faktor[1]	Ther. Bereich [mg/l]
Phenytoin	40–80	4,0	10–20
Primidon[2]	23–55	4,6	5–12
Valproat	345–690	6,9	50–100

[1] Umrechnungsfaktor (UF) = 1.000 : MG, d. h. µmol/l = UF × mg/l
[2] Wird zu Phenobarbital metabolisiert, gleichzeitige Bestimmung des Phenobarbitalspiegels (deutlich längere HWZ) erforderlich

20

Tab. 20.5 Therapeutische Bereiche weiterer Arzneimittel

Arzneimittel	Ther. Bereich [µmol/l]	Umrechnungs-faktor[1]	Ther. Bereich [mg/l]
Ciclosporin A	0,08–0,25	0,8	0,1–0,3
Digitoxin	17–33 nmol/l	1,3	13–25 µg/l
Digoxin	0,9–2,6 nmol/l	1,3	0,7–2,0 µg/l
Lithium	300–1.300	–	–
Salizylat	145–720[2] 420–2.160[3]	7,2	20–100[2] 100–300[3]
Tacrolimus	0,006–0,024	1,2	0,005–0,020
Theophyllin	44–110	5,5	8–20

[1] Umrechnungsfaktor (UF) = 1.000 : MG, d. h. µmol/l = UF × mg/l
[2] Bei analgetisch/antipyretischer Wirkung
[3] Bei antiphlogistischer Wirkung

20.3 Nomogramm zur Bestimmung der Körperoberfläche bei Erwachsenen

Formel

$$\text{Körperoberfläche (KOF) in mm}^2 = \frac{(\text{KG in kg})^{0{,}425} \times (\text{Größe in cm})^{0{,}425}}{139{,}15}$$

Üblicherweise werden Medikamente nach KG dosiert. Durch dieses Vorgehen besteht aber bei adipösen Pat. die Gefahr einer Medikamentenüberdosierung – insbes. bei Substanzen, die nicht in nennenswertem Umfang in das Fettgewebe verteilt werden. Wird zur Dosisfindung in diesen Fällen die Körperoberfläche herangezogen, geht das Gewicht und damit die Körperfettmenge in geringem Ausmaß in die Berechnung ein. Routinemäßig etabliert ist die Medikamentendosierung nach Körperoberfläche für Zytostatika. Nomogramm ▶ Abb. 20.2.

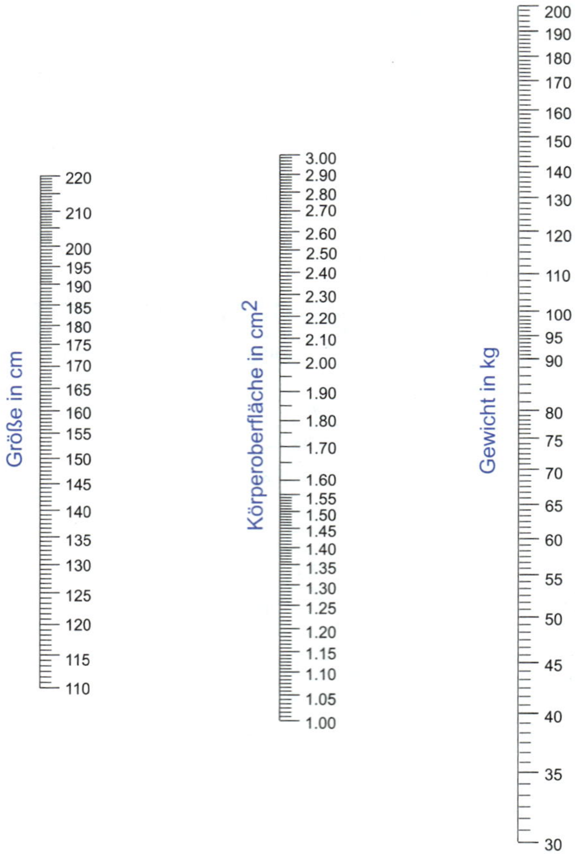

Abb. 20.2 Nomogramm zur Bestimmung der Körperoberfläche. Größe und Gewicht mit einer Geraden verbinden, Körperoberfläche am Schnittpunkt ablesen [A300]

20.4 Arzneimitteldosierung bei Niereninsuffizienz

20.4.1 Endogene Kreatinin-Clearancec

Bestimmung der endogenen Kreatinin-Clearance
Urin über 24 h sammeln, Bestimmung von Urin-Volumen (V), Urin-Kreatinin (U_{Krea}) und Serum-Kreatinin (S_{Krea}, Mittelwert aus Proben zu Beginn und Ende der Sammelzeit), Sammelzeit in Min. (t). Wichtig: komplette Urinsammlung!

Formel zur Berechnung der Kreatinin-Clearance (C_{Krea})

$$C_{Krea}\,(\text{ml/Min.}) = \frac{U_{(Krea)} \times V}{S_{(Krea)} \times t}$$

- Krea-Angaben in mg/dl oder µmol/l (mg/dl × 88,4 = µmol/l)
- t = Zeit (Min., 24 h = 1.440 Min.)
- V in ml

! Einheiten des Kreatinins müssen im Serum und im Urin gleich sein

Norm: **M** = 97–140 ml/Min., **F** = 75–125 ml/Min. Ab 40. Lj. Reduktion um ca. 1 ml/J.

Abschätzung der endogenen Krea-Clearance

Mittels Nomogramm (▶ Abb. 20.3) oder nach folgender **Formel** abschätzbar:

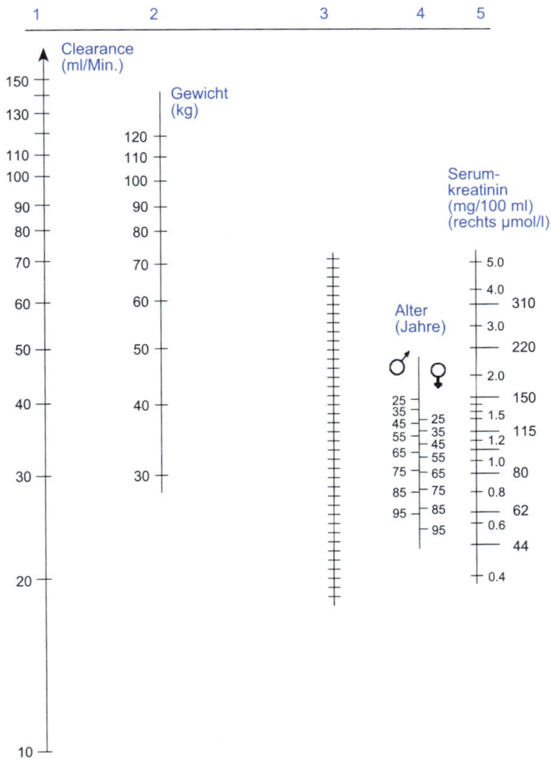

Abb. 20.3 Nomogramm zur Abschätzung der endogenen Kreatinin-Clearance. Mit Lineal Gewicht des Pat. (Skala 2) mit dem Alter (Skala 4) verbinden. Es resultiert ein Schnittpunkt mit Skala 3. Diesen Schnittpunkt durch Drehen des Lineals mit dem gemessenen Serumkreatininwert (Skala 5) verbinden. Die li. Hälfte des Lineals schneidet dann Skala 1 → zugehöriger Clearance-Wert [A300]

$$C_{Krea}(\text{ml/Min.}) = \frac{(140 - \text{Alter}) \times \text{kg KG}}{(72 \times S_{Krea})} \times 0{,}85 \text{ (bei Frauen) bzw. } 1{,}0 \text{ (bei Männern)}$$

Abschätzung der Nierenfunktion

- Stadieneinteilung nach der GRF nach der MDRD (bei GFR < 60 ml/Min./ 1,73 m^2)
- Modification on Diet in Renal Disease: GFR (ml/Min./1,73 m^2) : (186 × S_{Krea}, mg/dl) × Alter (Jahre)$^{-0,203}$ (× 0,742 bei Frauen)
- Vorteil: kann vom Labor ohne Bestimmung von KG ohne Sammelurin mit ausgegeben werden, da Alter, Geschlecht und Serum-Kreatinin bekannt sind

20.4.2 Anpassung der Medikamentendosis bei Niereninsuffizienz

Neben der Leber ist die Niere das Haupteliminationsorgan für Arzneimittel. Demzufolge nehmen bei Niereninsuff. Häufigkeit und Schwere von Arzneimittel-NW zu. Ursächlich beteiligt sind daran mehrere Faktoren:

- Abnahme der renalen Clearance (durch Beeinträchtigung der glomerulären Filtration, des tubulären Transports und der tubulären Rückresorption)
- Erniedrigung der Plasmaproteinbindung von Arzneimitteln bei Urämie (durch kompetitive Verdrängung aus der Bindungsstelle, Abnahme der Plasmaproteinkonz. und/oder Synthese von Proteinen mit verminderter Zahl an Bindungsstellen)
- Zunahme des Verteilungsvolumens (durch Erhöhung des freien Arzneimittelanteils bei erniedrigter Proteinbindung)
- Störung der Biotransformation (verlangsamte Inaktivierung durch beeinträchtigte Oxidation, Reduktion, Konjugation an Glukuron- oder Schwefelsäure, Acetylierung oder Hydrolyse)

Die **Anpassung der Medikamentendosis** kann unter zwei Gesichtspunkten erfolgen:

- Erreichen vergleichbarer Maximalspiegel (Peak Level) und Talspiegel (Trough Level) wie bei Nierengesunden (bedeutsam für die ther. Medikamentenwirkungen und für NW)
- Erreichen einer gleichen Medikamentenmenge im Organismus innerhalb eines vorgegebenen Intervalls wie bei Nierengesunden

Abhängig vom gewünschten Ziel gibt es folgende Modifikationen der Arzneimittelther.:

- Verlängerung des Dosisintervalls ohne Veränderung der Einzeldosis
- Verringerung der Einzeldosis ohne Änderung des Dosierungsintervalls
- Komb. aus Verlängerung des Dosierungsintervalls und Verringerung der Einzeldosis

Das jeweils geeignete Konzept ist abhängig vom Ausmaß der renalen Funktionseinschränkung, der Toxizität des Medikaments und dem ther. Ziel:

- Substanzen, deren Toxizität mit der Verweildauer im Körper und dem Überschreiten bestimmter Talwerte korrelieren, werden vorzugsweise mit verlängertem Dosisintervall gegeben (Beispiel: Aminoglykoside)
- Substanzen, deren gewünschter Effekt eine relativ konstante Wirkstoffkonzentration voraussetzt, werden vorzugsweise in verringerter Einzeldosis unter Beibehaltung des üblichen Intervalls gegeben (Beispiel: Antikonvulsiva, Antiarrhythmika, Analgetika)

20.4.3 Praktisches Vorgehen

- Bei Ther.-Beginn (neues Medikament): Gabe der für Nierengesunde vorgesehenen Initialdosis **(Loading Dose)**
- Bestimmung der GFR durch Messung der Krea-Clearance, notfalls Abschätzung der GFR anhand des Nomogramms (▶ Abb. 20.3)
- Entsprechend dem Grad der Nierenfunktionseinschränkung Angleichung der Erhaltungsther. (Maintenance Therapy) durch Änderung von Dosisintervall und/oder Einzeldosierung (s. o.)

Einen Anhaltspunkt für die mittlere Tagesdosis in Prozent der „Normaldosis" (für Nierengesunde) gibt ▶ Tab. 20.6.

Cave

- Bei akuter Nierenschädigung (ANS ▶ 12.1), bei wechselnder Nierenfunktion, bei Einsatz von Dialyseverfahren und bei abnormer Muskelmasse (z. B. ausgeprägte Kachexie) darf der aktuelle Kreatininwert nicht zur Abschätzung der GFR herangezogen werden. Hier sind eher die Dosierungen zu verwenden, die für die terminale Niereninsuff. (GFR < 10 ml/Min.) angegeben sind (Verhinderung von Überdosierungen und Reduktion etwaiger zusätzlicher nephrotox. NW)
- Bei ANS und instabiler renaler Funktion häufige Bestimmung des Ausmaßes der Niereninsuff. (z. B. 2–3×/Wo. Bestimmung der Krea-Clearance) und konsekutive Adaptation der medikamentösen Ther.
- Die Änderung der Pharmakokinetik bei Niereninsuff. ist nicht allein Folge der verringerten GFR (▶ 20.4.2). Daher ist auch bei Verwendung verringerter Dosierungen die klinische Beobachtung (Wirkung? Überdosierungserscheinungen? NW?) unerlässlich
- Bei Medikamenten mit geringer ther. Breite **Drug Monitoring** (▶ 20.2)

Tab. 20.6 Medikamentendosierungen bei Niereninsuffizienz

Substanz	Dosis in % Normaldosis bei Glomerulusfiltrat von … [ml/Min.]			Serum-HWZ [h] bei normaler Nierenfunktion
	> 50	10–50	< 10	
Abciximab	100	100	100	0,5
Acebutolol	100	25	15	3
β-Acetyldigoxin	75–100	30–60	20–30	24
Acetylsalicylsäure	100	100	100	12
Aciclovir	100	50	15	2
Alfentanil	100	100	100	1,5
Allopurinol	100	50–75	10–30	0,8
Alteplase	100	100	100	0,6
Amantadin	50	15–30	5–10	12
Amikacin	30–60	15–30	10–15	1,8
Amilorid	100	–	–	8

Tab. 20.6 Medikamentendosierungen bei Niereninsuffizienz *(Forts.)*				
Substanz	**Dosis in % Normaldosis bei Glomerulusfiltrat von ... [ml/Min.]**			**Serum-HWZ [h] bei normaler Nierenfunktion**
	> 50	10–50	< 10	
Amiodaron	100	100	100	ca. 800
Amitriptylin	100	100	100	20
Amoxicillin	100	50	25	1,1
Amphotericin B	100	100	50–75	ca. 300
Ampicillin	100	50	10–20	1,1
Apixaban	100	50	–	12
Argatroban	100	100	100	0,9
Atenolol	100	50	25	4,2
Atorvastatin	100	100	100	14
Azathioprin	100	100	75	0,2
Azithromycin	100	100	100	40
Aztreonam	100	50	25	1,7
Baclofen	100	100	100	3
Bezafibrat	100	30	15	2,5
Biperiden	100	100	100	22
Bisoprolol	100	100	100	11
Bivalirudin	100	75	–	0,4
Bromocriptin	100	100	100	48
Buprenorphin	100	100	100	5
Candesartan	100	100	100	9
Captopril	100	100	25–75	2
Carbamazepin	100	100	100	15
Carbimazol	100	100	100	0,5
Carvedilol	100	100	100	5,8
Caspofungin	100	100	100	10
Cefaclor	100	50–75	25–50	0,8
Cefadroxil	100	50	25	1,4
Cefalexin	100	50–75	25	1,5
Cefazolin	100	50	25	1,8
Cefepim	100	50	25	2,5
Cefixim	100	100	50	3,5

Tab. 20.6 Medikamentendosierungen bei Niereninsuffizienz *(Forts.)*

Substanz	Dosis in % Normaldosis bei Glomerulusfiltrat von ... [ml/Min.]			Serum-HWZ [h] bei normaler Nierenfunktion
	> 50	10–50	< 10	
Cefotaxim	100	50	25	1,1
Cefotiam	50–75	20–50	10–20	0,75
Cefpodoxim	100	50	25	2,4
Ceftazidim	100	50	25	1,8
Ceftibuten	100	50	25	2
Ceftriaxon	100	100	100	7
Cefuroxim	100	50	15–25	1,1
Chloralhydrat	100	–	–	10
Chloramphenicol	100	100	100	4
Chlordiazepoxid	100	100	100	36
Chloroquin	100	25–50	25	ca. 1.000
Chlorpromazin	100	100	–	25
Chlorprothixen	100	100	100	15
Ciclosporin	100	100	100	8
Cilastatin	100	50–75	25–50	0,8
Cimetidin	100	75	50	3,8
Ciprofloxacin	100	50–75	50	3–5
Clarithromycin	100	50	50	3,5
Clavulansäure	100	100	50–75	1
Clindamycin	100	100	100	3
Clomethiazol	100	100	100	6
Clonazepam	100	100	100	40
Clonidin	100	100	50–75	8
Clopidogrel	100	100	100	8
Dabigatran	100	30	–	12
Danaparoid	100	50	–	25
Diazepam	100	100	100	50–70
Diazoxid	100	100	100	48
Diclofenac	100	100	100	1,5
Digitoxin	100	100	100	180
Digoxin	100	50	25	40

20

Tab. 20.6 Medikamentendosierungen bei Niereninsuffizienz *(Forts.)*				
Substanz	**Dosis in % Normaldosis bei Glomerulusfiltrat von ... [ml/Min.]**			**Serum-HWZ [h] bei normaler Nierenfunktion**
	> 50	10–50	< 10	
Dihydralazin	100	100	75–100	3
Diltiazem	100	100	100	6
Diphenhydramin	100	100	100	7
Disopyramid	100	50	25	6
Dobutamin	100	100	100	2,4 Min.
Dopamin	100	100	100	7,5 Min.
Dopexamin	100	100	100	5,5 Min.
Doxepin	100	100	100	17
Doxycyclin	100	100	100	20
Edoxaban	100	50	–	10
Enalapril	100	75	50	11
Enoxaparin	100	75	50	4,4
Eplerenon	100	–	–	4
Eptifibatid	100	100	–	2,5
Ertapenem	100	–	–	4
Erythromycin	100	100	100	2,0
Ethambutol	100	50	25	3,1
Ethosuximid	100	100	100	40
Etomidat	100	100	100	4,6
Felodipin	100	100	100	14
Fenofibrat	100	30	15	22
Fentanyl	100	100	100	3
Flecainid	100	50–75	25–50	15
Flucloxacillin	50–100	50	20–40	0,9
Fluconazol	100	50	25	35
Flucytosin	100	50	10–25	4
Flumazenil	100	100	100	0,8
Flurazepam	100	100	100	70–100
Fondaparinux	100	75	–	17
Furosemid	100	100	100	0,9
Ganciclovir	50	25–50	25	3

Tab. 20.6 Medikamentendosierungen bei Niereninsuffizienz *(Forts.)*				
Substanz	**Dosis in % Normaldosis bei Glomerulusfiltrat von ... [ml/Min.]**			**Serum-HWZ [h] bei normaler Nierenfunktion**
	> 50	10–50	< 10	
Gentamicin	30–70	15–30	10	2,5
Glibenclamid	100	100	100	10
Gliquidon	100	100	100	17
Haloperidol	100	100	100	20
Heparin	100	100	50	2
Hydrochlorothiazid	100	100	–	2,5
Ibuprofen	100	100	100	2
Imipenem	100	50–75	25–50	1,0
Imipramin	100	100	100	12
Indometacin	100	100	100	4
Irbesartan	100	100	100	15
Isoniazid	100	100	25–50	2
Isosorbiddinitrat	100	100	100	0,4
Isradipin	100	100	100	8
Itraconazol	100	100	100	30
Ivabradin	100	100	100	11
Ketamin	100	100	100	3
Ketoconazol	100	100	100	5
Lepirudin	50	25	–	10 Min.
Levodopa	100	100	100	1,3
Levofloxacin	70–100	50–70	10–30	6,5
Levomepromazin	100	100	100	50
Lidocain	100	100	100	2
Linezolid	100	100	100	6
Lisinopril	100	50	25	12
Lithium	100	25–50	25	26
Lorazepam	100	100	100	16
Losartan	100	100	100	2
Lovastatin	100	50	25	1,5
Mebendazol	100	100	100	3
Melperon	100	100	100	6

Tab. 20.6 Medikamentendosierungen bei Niereninsuffizienz *(Forts.)*				
Substanz	**Dosis in % Normaldosis bei Glomerulusfiltrat von ... [ml/Min.]**			**Serum-HWZ [h] bei normaler Nierenfunktion**
	> 50	10–50	< 10	
Meropenem	100	50	25	1
Metamizol	100	100	100	1
Metformin	100	–	–	6,5
Methadon	100	75	50	30
Methylprednisolon	100	100	100	2
Methyldigoxin	75–100	30–60	20–30	40
Methyldopa	100	100	50–75	1,8
Metoclopramid	100	75	50	6
Metoprolol	100	100	100	3,5
Metronidazol	100	100	25–50	7
Mexiletin	100	100	50–75	10
Mezlocillin	75	40–50	25	0,8
Midazolam	100	100	100	2,5
Milrinon	100	75	50	2,4
Minoxidil	100	100	100	3,1
Morphin	100	75	50	2,5
Moxifloxacin	100	100	100	12
Moxonidin	100	75	50	2
Mycophenolat mofetil	100	100	50	6
Naloxon	100	100	100	1,3
Naproxen	100	100	100	14
Nifedipin	100	100	100	3
Nimodipin	100	100	100	1,5
Nisoldipin	100	100	100	9
Nitrendipin	100	100	100	12
Nitroglyzerin	100	100	100	0,5
Nortriptylin	100	100	100	35
Ofloxacin	70–100	50–70	10–30	5
Omeprazol	100	100	100	0,7
Ondansetron	100	100	100	4
Oxacillin	100	100	50–75	0,5

Tab. 20.6 Medikamentendosierungen bei Niereninsuffizienz *(Forts.)*

Substanz	Dosis in % Normaldosis bei Glomerulusfiltrat von ... [ml/Min.]			Serum-HWZ [h] bei normaler Nierenfunktion
	> 50	10–50	< 10	
Oxazepam	100	100	100	16
Paracetamol	100	100	100	2,3
Penicillin G	100	75	15–50	0,5
Pentamidin	100	100	50	6
Phenobarbital	100	100	100	80
Phenprocoumon	100	100	100	150
Phenytoin	100	100	100	20
Pindolol	100	100	100	3,5
Piperacillin	75	40–50	10–20	1,4
Pravastatin	100	50	25	2
Prazosin	100	100	100	2,5
Prednisolon	100	100	100	2,2
Prednison	100	100	100	3,5
Primidon	100	75	–	12
Propafenon	100	75–100	50–75	3
Propofol	100	100	100	0,75
Propranolol	100	100	100	3,5
Quinapril	100	50	25	2
Ramipril	100	75	50	14
Ranitidin	100	75	50	2,5
Remifentanil	100	100	100	10 Min.
Reteplase	100	100	100	1,6
Rifampicin	100	100	100	3,5
Rivaroxaban	100	75	-	9
Roxithromycin	100	100	100	2,7
Simvastatin	100	100	100	2
Sotalol	100	30	15–30	7
Spironolacton	100	–	–	20
Streptomycin	100	50–75	25–50	2,5
Sufentanil	100	100	100	2,7
Sulbactam	100	50–75	25–50	1,2

Tab. 20.6 Medikamentendosierungen bei Niereninsuffizienz *(Forts.)*				
Substanz	**Dosis in % Normaldosis bei Glomerulusfiltrat von ... [ml/Min.]**			**Serum-HWZ [h] bei normaler Nierenfunktion**
	> 50	10–50	< 10	
Tacrolimus	100	100	100	24
Tazobactam	100	75	50	1,1
Teicoplanin	100	25–50	10–25	50
Temazepam	100	75	75–50	13
Tenecteplase	100	100	100	0,4
Terbutalin	100	50	–	3,5
Theophyllin	100	100	100	8
Thiamazol	100	100	100	5
Tirofiban	100	50	50	2
Tobramycin	30–70	15–30	10	2
Torasemid	100	100	100	4
Tramadol	100	100	100	0,6
Triamteren	100	–	–	15
Trimethoprim/ Sulfamethoxazol	75	50	–	10
Urapidil	100	100	100	2,7
Valproinsäure	100	100	75	12
Valsartan	100	100	100	7
Vancomycin	50–100	10–50	10	6
Verapamil	100	100	50–75	5
Voriconazol	100	100	100	6

20.4.4 Arzneimitteltherapie unter Dialysebehandlung und Hämofiltration

Maschinelle Verfahren zur Behandlung der Niereninsuff. (▸ 2.8.2) können bedeutsame Mengen von Arzneimitteln aus dem Körper entfernen. Für dialysierbare Substanzen besteht nach einer Dialysebehandlung oder unter laufender Hämofiltration die Möglichkeit der Unterdosierung. Nennenswerte Reduktion v. a. bei:

- Guter Wasserlöslichkeit
- Kleiner Molekülgröße (< 500 D)
- Niedrigem Verteilungsvolumen (< 0,25 l/kg)
- Geringer Plasmaproteinbindung (< 50 %)

Intermittierende Dialyseverfahren

Bei intermittierenden Dialyseverfahren daher Dosierungszeitpunkte nach Ende der Behandlung, v. a. bei Substanzen mit > 30 % Reduktion der im Körper befindlichen Gesamtmenge (▶ Tab. 20.7).

Kontinuierliche Hämofiltration und Hämodiafiltration

- Dosisangleichung notwendig für Medikamente, deren Eliminationsfraktion durch das kontinuierliche Nierenersatzverfahren 25 % der Gesamtkörperclearance übersteigt, d. h. wasserlösliche Substanzen mit niedrigem Verteilungsvolumen (0,25 l/kg), niedriger Eiweißbindung (< 50 %), geringem Molekulargewicht

Tab. 20.7 Entfernung der Gesamtkörpermenge von Pharmaka während einer 4-stündigen Dialysebehandlung

Medikament (Gruppe)	Eliminierter Anteil [in %]
Aminoglykoside	30–40
Cephalosporine[1]	30–60
Penicilline[2]	30–45
Imipenem/Cilastatin	50
Flucytosin	40
Aciclovir	40
Lithium	50
Theophyllin	30

[1] Ausnahme: Ceftriaxon
[2] Ausnahme: Oxacillinderivate (z. B. Flucloxacillin) und Apalcillin

- Aufgrund der Kontinuität und des unterschiedlichen Modus (Konvektion) der Elimination können die Dosierungsempfehlungen für nierengängige Pharmaka für Pat. mit terminaler Niereninsuff. und intermittierender Dialyse nicht übernommen werden. Häufig liegen die ther. wirksamen Dosierungen bei kontinuierlichen Nierenersatzverfahren etwas oberhalb der Substanzmengen, die für Dialysepat. empfohlen werden. Dosis von Pharmaka mit schmaler ther. Breite mittels TDM adaptieren
- Keine Dosisanpassung notwendig bei Substanzen, die vorwiegend hepatisch eliminiert werden, ein großes Verteilungsvolumen und/oder eine hohe Plasmaeiweißbindung besitzen
- Kontinuierliche Nierenersatzverfahren werden besonders bei akutem Nierenversagen infolge einer Sepsis eingesetzt. Hierbei ist eine adäquate, aber möglichst wenig toxische Antibiotikatherapie notwendig (▶ Tab. 20.8)

Tab. 20.8 Dosierung von Antibiotika, Antimykotika und Virustatika unter kontinuierlicher Hämofiltration oder Hämodiafiltration

Substanzklasse	Substanz	Normaldosis (i. v., pro Tag)	Dosierung* unter Hämofiltration (pro Tag)
Penicilline	Penicillin G	3 × 10 g	3 × 5 g
	Ampicillin	3 × 5 g	3 × 2 g
	Ampicillin/Sulbactam	3 × 3 g	1 × 3 g
	Amoxicillin/Clavulansäure	3 × 2,2 g	2 × 2,2 g
	Piperacillin	3 × 4 g	2 × 4 g
	Piperacillin/Tazobactam	3 × 4,5 g	2 × 4,5 g
	Flucloxacillin	3 × 2 g	3 × 2 g
Cephalosporine	Cefazolin	3 × 2 g	1 × 2 g
	Cefuroxim	3 × 1,5 g	2 × 0,75 g
	Cefotaxim	3 × 2 g	2 × 1 g
	Ceftriaxon	1 × 2 g	1 × 2 g
	Ceftazidim	3 × 2 g	2 × 1 g
Carbapeneme	Imipenem	3 × 1 g	2 × 0,5 g
	Meropenem	3 × 1 g	2 × 0,5 g
Aminoglykoside	Gentamicin	320 mg	120 mg
	Amikacin	1.500 mg	375 mg
Chinolone	Ofloxacin	2 × 200–400 mg	1 × 200–400 mg
	Ciprofloxacin	2–3 × 200–400 mg	2 × 200 mg
Glykopeptide	Teicoplanin	400 mg	200 mg
	Vancomycin	2 × 1 g	1 × 0,5 g
Anaerobiermittel	Clindamycin	3 × 600 mg	3 × 600 mg
	Metronidazol	3 × 500 mg	2 × 500 mg
Makrolide	Erythromycin	4 × 1 g	3 × 1 g
Antimykotika	Amphotericin B	50 mg	50 mg
	Flucytosin	4 × 2,5 g	1 × 2,5 g
	Fluconazol	1 × 400 mg	1 × 200 mg
Virustatika	Aciclovir	3 × 500 mg	1 × 500 mg
	Ganciclovir	2 × 300 mg	1 × 150 mg
	Foscarnet	3 × 4 g	2 × 2 g

* Dosierungen für normalgewichtige Erwachsene (60–70 kg KG) ohne erhaltene Nierenrestfunktion unter kontinuierlichen Nierenersatzverfahren mit einer Kreatinin-Clearance von ca. 25 ml/Min.

20.5 Medikamentöse Therapie bei Leberschädigung

Folgende Faktoren erschweren die Arzneimittelther. bei Leberschädigung:

- Eingeschränkter Metabolismus
- Möglichkeit der tox. und/oder allerg. Leberschädigung durch an sich indizierte Medikamente, die bei bereits vorhandener Leberschädigung die Substanzauswahl einschränken
- Hypoproteinämie → erhöhte Toxizität von Pharmaka mit hoher Proteinbindung
- Hämorrhagische Diathese → Vorsicht bei Antikoagulation und antiphlogistischer Ther.
- Hepatische Enzephalopathie → Symptome können durch zentral wirksame Pharmaka verstärkt werden, aber auch durch Diuretika (→ Hypokaliämie)

Tab. 20.9 Pharmaka bei Leberschädigung

Substanzgruppe	Hohes Risiko (Medikament vermeiden bzw. max. 25–50 % der Normaldosis)	Mittleres Risiko (Reduktion auf 50 % der Normaldosis)	Geringes Risiko (normale Dosis kann gegeben werden)
Analgetika	Pethidin, Pentazocin	Paracetamol (in hoher Dosis[1]), Metamizol, Indometacin, ASS	Phenylbutazon[2], Naproxen
Psychopharmaka	Clomethiazol, Chlorpromazin[2], Imipramin, Demipramin, Nortriptylin, MAO-Hemmer[2]	Diazepam, Barbiturate	Lorazepam, Oxazepam
Antiepileptika	Phenytoin[2], Valproinat[1]	Barbiturate	
Antibiotika	Isoniazid[1,2], Pyrazinamid, Rifampicin, Linezolid, Tetrazykline[1], Sulfonamide[2], Makrolide, Nitrofurantoin	Clindamycin, Fusidinsäure, Metronidazol, Chloramphenicol	Penicillin
Antihypertensiva	Methyldopa, Prazosin, Glyceroltrinitrat	Na-Nitroprussid	ACE-Hemmer, Kalziumantagonisten
Diuretika			Furosemid, Thiazide, Spironolacton
Kardiaka	Lidocain, Mexiletin, Tocainid, Propranolol, Labetolol, Metoprolol	Digitoxin, Chinidin	Digoxin
Antidiabetika	Metformin, Sulfonylharnstoffe[2]		
Gichtmittel	Allopurinol[2], Probenecid		
Narkosemittel	Halothan[2]		
Hormone	Androgene[1], Östrogene[1]		

[1] **Cave:** tox. Leberschädigung, dosisabhängig
[2] **Cave:** allergische Leberschädigung, dosisunabhängig

- Flüssigkeitsretention → evtl. durch Glukokortikoide und Antiphlogistika verstärkt

▶ Tab. 20.9 gibt Anhaltspunkte für die Substanzauswahl bei lebergeschädigten Pat.

20.6 Arzneimittel in Schwangerschaft und Stillzeit

Da fast alle systemisch applizierten Arzneimittel die Plazenta passieren bzw. in die Muttermilch übergehen, müssen Medikamente in der Schwangerschaft und Stillzeit unter **strengster Indikationsstellung** verabreicht werden. Die Positivliste (▶ Tab. 20.10) ist hilfreich bei der Auswahl geeigneter Präparate. Gerade in der Intensivmedizin ist aber zuweilen eine Therapie erforderlich, die Risiken für das Kind birgt. Bei lebensbedrohlichen Zuständen wird man diese Gefahr im Interesse des Lebens der Mutter in Kauf nehmen. Dennoch führt die Applikation selbst der mit „–" bezeichneten Medikamente nicht zwangsläufig (bei kurzfristiger Dosierung häufig sogar nur mit sehr geringer Wahrscheinlichkeit) zu einer Schädigung des kindlichen Organismus.

Beratungsstellen für den Einsatz von Arzneimitteln in der Schwangerschaft befinden sich z. B. in Berlin (Abteilung Embryonaltoxikologie für Vergiftungserscheinungen – Tel.: 030/30 68 6711).

Tab. 20.10 Arzneimittel in der Schwangerschaft (Positivliste)

Arzneimittel	1.–12. SSW	13.–39. SSW	Um die Geburt	Stillperiode
Acetylsalicylsäure	(+)	(+)	– –	(+)
Aminoglykosid-Antibiotika	– –	– –	– –	+
Amphotericin B (systemisch)	– –	(–)	(–)	+
Amoxicillin	+	+	+	+
Ampicillin	+	+	+	+
Ascorbinsäure	(+)	+	+	+
Atropin	(+)	(+)	(+)	(+)
Barbiturate	– –	(+)	(+)	+
Benzodiazepine[1]	(–)	(–)	– –	
Betablocker (vorwiegend β_1)[2]	(+)	+	+	+
Betamimetika (vorwiegend β_2)	(+)	+	(+)	+
Bromhexin	– –	(+)	(+)	+
Bromocriptin	– –	– –	– –	(–)
ACE-Hemmer	– –	– –	– –	(+)
Carbamazepin	(–)	(–)	(–)	+

Tab. 20.10 Arzneimittel in der Schwangerschaft (Positivliste) *(Forts.)*

Arzneimittel	1.–12. SSW	13.–39. SSW	Um die Geburt	Stillperiode
Carbimazol	– –	(–)	(–)	(+)
Cephalosporine	(+)	+	+	+
Chloroquin	(+)	(+)	(+)	+
Chlorpromazin	– –	(+)	(+)	– –
Cimetidin	– –	(–)	– –	– –
Clomethiazol	– –	– –	(+)	(–)
Clotrimazol	(+)	+	+	+
Codein	– –	(–)	(–)	(+)
Co-trimoxazol	– –	(+)	(+)	[3]
Cromoglicinsäure	– –	+	+	+
Dextran	+	+	+	+
Diclofenac	– –	(+)	– –	(+)
Digoxin/Digitoxin	+	+	+	+
Dihydralazin	(+)	+	+	+
Dihydroergotamin	– –	(+)	– –	+
Diphenhydramin	– –	– –	– –	(+)
Doxylamin	(+)	(+)	(+)	(+)
Erythromycin	(+)	+	+	+
Fentanyl	– –	– –	– –	– –
Furosemid	– –	(–)	(–)	(+)
Fusidinsäure	(+)	+	+	+
Glukokortikoide	– –	(–) Min.	(–) Min.	(–) Min.
Glyzeroltrinitrat	(+)	+	+	+
Haloperidol	– –	– –	– –	(+)
Halothan	(+)	(+)	(+)	+
Heparin	(+)	+	+	+
Hydrochlorothiazid	– –	(–)	(–)	(+)
Ibuprofen	– –	(+)	– –	+
Imipramin	– –	(+)	– –	+
Indometacin	– –	(+)	– –	– –
Insulin (Human-)	+	+	+	+
Jodid (Substitution)	+	+	+	+

20

Tab. 20.10 Arzneimittel in der Schwangerschaft (Positivliste) *(Forts.)*

Arzneimittel	1.–12. SSW	13.–39. SSW	Um die Geburt	Stillperiode
Kumarine	– –	(–)	– –	4
Lidocain	(–)	(–)	– –	+
Lithiumsalze	– –	– –	– –	– –
Mebendazol	(+)	(+)	(+)	+
Meclozin	+	+	– –	+
Meprobamat	– –	(+)	(+)	– –
Metamizol	– –	(–)	– –	– –
Methoxyfluran	(+)	(+)	(+)	+
α-Methyldopa	– –	+	+	+
Methylergometrin	– –	– –	(–)	– –
Metoclopramid	(+)	(+)	(+)	(+)
Metronidazol	– –	– –	– –	°
Miconazol (lokal)	– –	+	+	+
Naloxon	– –	(+)	(+)	+
Nifedipin	– –	(+)	(+)	– –
Nystatin	(+)	(+)	(+)	+
Opium-Alkaloide	– –	– –	(–)	°°
Orale Antidiabetika	– –	– –	– –	– –
Oxytocin	– –	– –	(–) Min.	+
Paracetamol	(+)	(+)	(+)	+
Penicillamin	– –	– –	– –	(–)
Penicilline	+	+	+	+
Pentazocin	– –	(+)	(+)	(+)
Pethidin	– –	(+)	(–)	(+)
Phenylbutazon	– –	(–)	– –	(+)
Phenytoin	(+)	(+)	(+)	+
Prazosin	– –	– –	– –	– –
Primaquin	– –	(+)	(+)	+
Primidon	(-)	(-)	(-)	+
Probenecid	(+)	(+)	(+)	– –
Promethazin	– –	(+)	(–)	(+)
Propylthiouracil	(–) Min.	(–) Min.	(–) Min.	+

Tab. 20.10 Arzneimittel in der Schwangerschaft (Positivliste) *(Forts.)*

Arzneimittel	1.–12. SSW	13.–39. SSW	Um die Geburt	Stillperiode
Prostaglandine	– –	– –	(–) Min.	– –
Pyrimethamin	(+)	(+)	– –	+
Ranitidin	– –	– –	– –	– –
Radiopharmaka	– –	(+)	(–)	– –
Reserpin	– –	(–)	– –	(+)
Rifampicin	– –	– –	– –	+
Spironolacton	– –	– –	– –	(+)
Streptokinase	(–)	(–)	(–)	+
Sulfonamide	– –	(–)	– –	[3]
Tetrazykline	– –	– –	– –	+
Theophyllin	(+)	(+)	(+)	+
Thiamazol	– –	(–)	– –	(+)
Thyroxin (L-)	(+)	+	+	+
Tranexamsäure	– –	– –	– –	– –
Valproat	(–)	(–)	(–)	+
Vasopressin	– –	– –	– –	– –
Verapamil	– –	(+)	(+)	+
Vit.-D-Substitution	+	+	+	+
Vitamin K 1	– –	(–)	(+)	+
Virustatika	(–)	(–)	(–)	(–)

– – Nicht empfohlen oder kontraindiziert (ggf. Stillpause)
(–) Verordnung nur im Ausnahmefall
( ) min Verordnung in Minimaldosis möglich
(+) Bei strenger Indikationsstellung anzuwenden
+ Ohne Bedenken indikationsgerecht zu verordnen
[1] Medikament der Wahl beim Status epilepticus
[2] Nicht geben: Sotalol, Atenolol, Acebutolol, Pindolol
[3] Nicht in den ersten 4 Wo.
[4] Evtl. Warfarin, Acenocoumarol
° Möglichst nur Einzeldosis
°° Ggf. Pethidin oder Dextropropoxyphen
Tabelle mod. nach: C. Schaefer u. H. Spielmann: Arzneiverordnung in Schwangerschaft und Stillzeit, Elsevier GmbH, 2006.

Register

Perfusordosierungen ausgewählter Medikamente

Wirkstoff	Kapitel	Verdünnung	Dosierung		Hinweise
			pro kg KG/Min. oder mmol/h	in ml/h (bei 60 kg KG)	
Abciximab	16.3.12	10 g auf 50 ml NaCl 0,9 % = 200 µg/ml	**Initial:** 0,25 mg/kg über 10 Min.	**Initial:** 15 mg = 75 ml über 10 Min.	–
			Dann: 0,125 µg/kg/Min., bei 60 kg: 7,5 µg/Min. (max. 10 µg/Min.) über 12 h	**Dann:** 450 µg/h = 2,25 ml/h über 12 h	
Adrenalin = Epinephrin	5.3.4	3 mg bzw. 5 mg auf 50 ml NaCl 0,9 % = 60 bzw. 100 µg/ml	0,01–0,4 µg/kg/Min. (= 0,6–24 µg/kg/h)	Dosierung nach Wirkung, z. B. 0,5–20 ml/h	Mittel der Wahl bei Reanimation
Alteplase	16.2.2	–	Dosierschema 16.2.2	–	–
Amiodaron	6.19.2	300 mg in 250 ml Glukose 5 % (→ Infusionspumpe) = 1,2 mg/ml	**Einleitung:** 5 mg/kg über 20–120 Min.	300 mg über 20–120 Min.	Schwere NW in 10 %, Gefahr von Schilddrüsenfunktionsstörungen Kein Mischen mit anderen Medikamenten
			Erhaltungsdos.: 10–20 mg/kg/24 h	**Erhaltungsdos.:** 20 ml/h	
Atropin	6.24.2	500 mg in 50 ml = 10 mg/ml	**Initial:** 50–100 mg bis zum Verschwinden der Vagussympt.	**Nach Initialdosis:** 0,5–20 ml/h je nach Sympt.	Bei Alkylphosphatintox.
Clonidin	6.31.2	0,45 bzw. 0,75 mg auf 50 ml NaCl 0,9 % = 0,9 bzw. 1,5 µg/ml	**Ther. von Entzugssympt.:** 0,03–0,12 mg/h oder 0,7–2,9 mg/24 h	**Ther. von Entzugssympt.:** 2–8 ml/h	**Cave:** initial RR ↑ Entzugshypertonie bei abruptem Absetzen
			Antihypertensive Ther.: 9–45 µg/h oder 0,22–1,1 mg/24 h	**Antihypertensive Ther.:** 1–5 ml/h	
Dihydralazin	6.30.3	6 ml auf 50 ml NaCl 0,9 % = 1,5 mg/ml	1,5–7,5 mg/h	1–5 ml/h	Keine Dosisreduktion bei Niereninsuff. Mittel der Wahl in der Schwangerschaft
Dobutamin	5.3.3	250 mg (1 Inj.-Fl. Trockensubst.) auf 50 ml Glukose 5% = 5 mg/ml	**Niedrige Dos.:** 3 µg/kg/Min.	**Niedrige Dos.:** 1,8–3,2 ml/h	Tachyphylaxie bei kontinuierlicher Gabe > 72 h Nicht über selben Zugang wie $NaHCO_2$ oder Haloperidol, da Wirkverlust durch alkalische Lsg.
			Mittlere Dos.: 6 µg/kg/Min.	**Mittlere Dos.:** 3,6–6,4 ml/h	
			Hohe Dos.: 12 µg/kg/Min.	**Hohe Dos.:** 7,2–12,8 ml/h	
Dopamin	5.3.2	250 mg auf 50 ml NaCl 0,9 % = 5 mg/ml	**Niedrige Dos.:** 0,5–5 µg/kg/Min.	**Niedrige Dos.:** 1–3,5 ml/h	Tachyphylaxie beachten Bei Dos. > 10 µg/kg/Min. Nierendurchblutung ↓, RR ↑ Nicht über selben Zugang wie $NaHCO_2$ oder Haloperidol, da Wirkverlust durch alkalische Lsg.
			Mittlere Dos.: 6–9 µg/kg/Min.	**Mittlere Dos.:** 4–7,2 ml/h	
			Hohe Dos.: 10–18 µg/kg/Min.	**Hohe Dos.:** 8–16 ml/h	

Perfusordosierungen ausgewählter Medikamente *(Forts.)*

Wirkstoff	Kapitel	Verdünnung	Dosierung		Hinweise
			pro kg KG/Min. oder mmol/h	in ml/h (bei 60 kg KG)	
Enoximon	6.24	100 mg auf 50 ml NaCl 0,9 % = 2 mg/ml	**Initial:** 0,5 mg/kg über 3–5 Min.	**Initial:** 15 ml über 3–5 Min.	Nicht kompatibel mit Glukose KI: akuter Myokardinfarkt Gabe nur unter Monitorkontrolle
			Dann: 0,153–0,612 mg/kg/h	**Dann:** 4,5–18 ml/h (bei 60 kg)	
Furosemid	6.15.2	500 mg auf 50 ml = 10 mg/ml	50–100 mg/h **Max. Tagesdos.:** 2000 mg	5–10 ml/h	Mögliches Rebound-Phänomen nach Absetzen
Heparin	16.3.1	10 000 IE auf 50 ml NaCl = 200 IE/ml	1000–1400 IE/h	5–7 ml/h	PTT-Verlängerung auf das 1,5- bis 2-fache des Ausgangswerts anstreben
Hydrocortison	15.6	250 mg in 50 ml = 5 mg/ml	250 mg über 24 h	2 ml/h	**Cave** Bolusgabe, da hoher Alkoholanteil (50 Vol.-% Ethanol)!
Kaliumchlorid	13.2.2	100 ml 7,45 % = 1 mmol/ml	5–10 (max. 20) mmol/h **Max. Tagesdos.:** 200 mmol	5–10 ml/h (max. 20 ml/h)	Möglichst ZVK, über periphere Vene max. 40 mmol/l Bei Alkalose KCl, bei Azidose $KHCO_3$ verwenden Sehr hohes Überdosierungsrisiko bei Niereninsuff. und ACE-Hemmer-Ther.
Ketamin	17.9.5	250 mg auf 50 ml NaCl 0,9 % = 5 mg/ml	**Narkose:** 30–300 mg/h	**Narkose:** 6–60 ml/h	Keine Mononarkose wegen psychomimetischer Wirkung
			Analgosedierung: 20–200 mg/h	**Analgosedierung:** 4–40 ml/h	
Lidocain	6.17.3	1000 mg auf 50 ml NaCl 0,9 % = 20 mg/ml	2–4 mg/kg/h **Max. Tagesdosis:** 6 g	6–12 ml/h	Bei Leberinsuff., schwerer Herzinsuff. oder Schock Dosis ↓ um 50 %
Lomoparan	16.3.3	7500 IE auf 50 ml NaCl 0,9 5 = 150 IE/ml	Dosierschema 16.3.3	400 IE = 2,7 ml/h 300 IE = 2,0 ml/h 400 IE = 1,3 ml/h	–
Midazolam	17.9.2	50 mg auf 50 ml NaCl 0,9 % = 1 mg/ml	2–15 mg/h	2–15 ml/h	–
Morphin	17.4.2	100 mg auf 50 ml NaCl 0,9 % = 2 mg/ml	1–4 mg/h **Max. Tagesdos.:** 100 mg	0,5–2 ml/h	–
Nifedipin	6.14.3	1 Inf.-Fl. à 5 mg/50 ml = 0,1 mg/ml	**Initial:** Bolusgabe von 0,5–1 mg/5 Min.	**Initial:** Bolusgabe von 5–10 mg/5 Min. (= 60–120 ml/h)	Anwendung unter Lichtschutz
			Dann: 0,63–1,25 mg/h	Dann 6,3–12,5 ml/h	